U0210633

血液病理与遗传学综合诊断

主　编　陈辉树　李小秋

科 学 出 版 社

北　京

内 容 简 介

本书依据现代血液病诊断新模式，即基于形态学（morphology，M）、免疫表型（immunotyping，I）、细胞遗传学（cytogenetics，C）和分子遗传学（molecule genetics，M）相结合的综合诊断模式，参照 2017 年《造血与淋巴组织肿瘤 WHO 分类》及国内《血液病诊断及疗效标准》（第 4 版）和当前《中华血液学杂志》公布的相关血液病诊治标准的专家共识，结合作者多年丰富的工作经验编写而成。全书内容包括髓系肿瘤及其他相关血液病的诊断、髓外淋巴组织肿瘤、常见非肿瘤性血液病、常见非肿瘤性淋巴细胞增生疾病、分子遗传学技术、血液病理诊断形态学与免疫学相关技术，共六篇，35 章，110 余万字，图片 600 余幅，图文并茂，资料珍贵。

本书可作为血液肿瘤学、血液病理学、细胞遗传学、分子生物学领域临床与病理医师、临床检验医师、检验和临床医学生的参考书或血液肿瘤及淋巴组织瘤样增生病变的鉴别诊断用书或工具书。

图书在版编目（CIP）数据

血液病理与遗传学综合诊断 / 陈辉树，李小秋主编．—北京：科学出版社，2021.1

ISBN 978-7-03-067280-3

Ⅰ.①血…　Ⅱ.①陈…②李…　Ⅲ.①血液病－诊断　Ⅳ.① R552

中国版本图书馆 CIP 数据核字（2020）第 251986 号

责任编辑：戚东桂 / 责任校对：张小霞
责任印制：肖　兴 / 封面设计：龙　岩

科学出版社 出版
北京东黄城根北街 16 号
邮政编码：100717
http：//www.sciencep.com

北京汇瑞嘉合文化发展有限公司 印刷
科学出版社发行　各地新华书店经销

*

2021 年 1 月第　一　版　开本：889×1194　1/16
2021 年 1 月第一次印刷　印张：41 1/2
字数：1 134 000

定价：398.00 元

（如有印装质量问题，我社负责调换）

《血液病理与遗传学综合诊断》编写人员

名誉主编	朱雄增	复旦大学附属肿瘤医院
	于世辉	广州金域医学检验集团股份有限公司
主　　编	陈辉树	天津金域医学检验实验室有限公司 中国医学科学院血液病医院（血液学研究所）
	李小秋	复旦大学附属肿瘤医院
副 主 编	王晋芬	山西省肿瘤医院（山西省第三人民医院）
	王　超	天津金域医学检验实验室有限公司
	王　哲	空军军医大学西京医院
	郑宏刚	天津金域医学检验实验室有限公司
	张凤奎	中国医学科学院血液病医院（血液学研究所）
	赵　强	广州金域医学检验集团股份有限公司
	梅开勇	广州医科大学附属第二医院
	周剑峰	天津金域医学检验实验室有限公司
	陈　刚	福建省肿瘤医院
	常　娟	天津金域医学检验实验室有限公司
主　　审	郝玉书	中国医学科学院血液病医院（血液学研究所）
	朱梅刚	广州金域医学检验集团股份有限公司
	肖志坚	中国医学科学院血液病医院（血液学研究所）
	邱录贵	中国医学科学院血液病医院（血液学研究所）
	赵薇薇	广州金域医学检验集团股份有限公司
	陈禹欣	广州金域医学检验集团股份有限公司
主编助理	杨小雨	天津金域医学检验实验室有限公司
	张　娜	天津金域医学检验实验室有限公司
编　　者	（按姓氏汉语拼音排序）	
	毕　欣	广州金域医学检验集团股份有限公司
	曹立宇	安徽医科大学第一附属医院
	曹蒙蒙	天津金域医学检验实验室有限公司

常　娟　天津金域医学检验实验室有限公司
陈　刚　福建省肿瘤医院
陈辉树　天津金域医学检验实验室有限公司
陈梦帆　广州金域医学检验集团股份有限公司
陈晓娟　中国医学科学院血液病医院（血液学研究所）
陈燕坪　福建省肿瘤医院
陈玉梅　中国医学科学院血液病医院（血液学研究所）
陈振萍　首都医科大学附属北京儿童医院
程　兵　广州金域医学检验集团股份有限公司
樊祥山　南京鼓楼医院
范波涛　济南金域医学检验中心有限公司
冯沿芬　中山大学肿瘤防治中心
郭双平　空军军医大学西京医院
郭振兴　北京华信医院
何　敏　天津金域医学检验实验室有限公司
胡　元　中山大学附属第三医院
胡晓杰　石家庄金域医学检验实验室有限公司
黄　欣　北京大学第三医院
蒋　谊　中南大学湘雅医院
蒋翔男　复旦大学附属肿瘤医院
井丽萍　中国医学科学院血液病医院（血液学研究所）
李文才　郑州大学第一附属医院
李文生　陕西省人民医院
李小秋　复旦大学附属肿瘤医院
李新霞　新疆医科大学第一附属医院
李增军　山东省肿瘤医院
林素暇　中山大学肿瘤防治中心
刘　栋　广州金域医学检验集团股份有限公司
刘　谦　江西省人民医院
刘　倩　济南金域医学检验中心有限公司
刘　硕　天津金域医学检验实验室有限公司
刘　勇　江西省人民医院
刘爱宁　江南大学附属医院
刘翠苓　北京大学第三医院

刘卫平　四川大学华西医院
卢义生　东莞市人民医院
罗东兰　广东省人民医院
罗彦英　天津市中西医结合医院（南开医院）
梅开勇　广州医科大学附属第二医院
孟　斌　天津市肿瘤医院（天津医科大学肿瘤医院）
彭广新　中国医学科学院血液病医院（血液学研究所）
彭挺生　中山大学附属第一医院
齐飞飞　天津金域医学检验实验室有限公司
邱录贵　中国医学科学院血液病医院（血液学研究所）
邵英起　中国医学科学院血液病医院（血液学研究所）
施　均　中国医学科学院血液病医院（血液学研究所）
石柳湘　上海金域医学检验所有限公司
史倩芸　南京鼓楼医院
王　超　天津金域医学检验实验室有限公司
王　丹　天津金域医学检验实验室有限公司
王　微　北京大学第一医院
王　昭　首都医科大学附属北京友谊医院
王　哲　空军军医大学西京医院
王冠男　郑州大学第一附属医院
王晋芬　山西省肿瘤医院（山西省第三人民医院）
王立荣　天津金域医学检验实验室有限公司
王亮涛　天津金域医学检验实验室有限公司
王新根　北京大学深圳医院
郗彦凤　山西省肿瘤医院（山西省第三人民医院）
闫长松　天津金域医学检验实验室有限公司
杨红梅　天津金域医学检验实验室有限公司
杨文钰　中国医学科学院血液病医院（血液学研究所）
杨小雨　天津金域医学检验实验室有限公司
叶　蕾　中国医学科学院血液病医院（血液学研究所）
叶伟标　东莞市人民医院
殷仁斌　郑州金域临床检验中心有限公司
尹为华　北京大学深圳医院
岳保红　郑州大学第一附属医院

翟琼莉　天津市肿瘤医院（天津医科大学肿瘤医院）
张　芬　广东省医学科学院（广东省人民医院）
张　莉　中国医学科学院血液病医院（血液学研究所）
张　娜　天津金域医学检验实验室有限公司
张　岩　复旦大学附属肿瘤医院
张翠娟　山东大学齐鲁医院
张凤奎　中国医学科学院血液病医院（血液学研究所）
张军花　天津金域医学检验实验室有限公司
张文燕　四川大学华西医院
赵　强　广州金域医学检验集团股份有限公司
郑宏刚　天津金域医学检验实验室有限公司
郑娟娟　天津金域医学检验实验室有限公司
郑以州　中国医学科学院血液病医院（血液学研究所）
钟云峰　天津金域医学检验实验室有限公司
周　康　中国医学科学院血液病医院（血液学研究所）
周建华　中南大学湘雅医院
周剑峰　天津金域医学检验实验室有限公司
邹德慧　中国医学科学院血液病医院（血液学研究所）
左晓娜　济南金域医学检验中心有限公司
James Huang　Oakland University William Beaumont School of Medicine
Jun Wang　Loma Linda University Medical Center
Ziying Zhang　Henry Ford Health System

序　一

造血与淋巴组织肿瘤是肿瘤诊治进展最迅速的领域之一，《造血与淋巴组织肿瘤WHO分类》于2001年、2008年和2017年进行了多次修订。自2001年《造血与淋巴组织肿瘤WHO分类》（第3版）中文版在国内发表后，我国造血与淋巴组织肿瘤基础研究和临床诊治研究也快速发展，现在国内很多三甲医院及重点医学检验中心（第三方医学检验）的血液病理诊断基本实现了“形态学（M）、免疫表型（I）、细胞遗传学（C）和分子遗传学（M）”相结合的MICM综合诊断模式。近年来，随着肿瘤分子生物学和遗传学的进展，造血与淋巴组织肿瘤已从单纯形态学分型发展为结合形态学、免疫组织化学和分子生物学的分型，临床治疗也从单纯放、化疗进入了更精准的分子靶向与化学治疗及精准放疗联合的综合治疗时代。在精准医疗时代，没有精准诊断就不可能有精准治疗，为了适应当前血液病理与基因/遗传相结合的综合诊断的迫切需要，由陈辉树和李小秋两位教授牵头组织专家团队编写了此专著。本书以2017年《造血与淋巴组织肿瘤WHO分类》和国内外最新文献为基础，突出实用性，除了重点介绍髓系和淋系肿瘤，又包含很多非肿瘤性血液病，以及容易误诊的淋巴组织反应性增生疾病，还包含骨髓及淋巴结转移性肿瘤。此外，对细胞遗传与分子生物学技术及病理检测关键技术也做了相应的介绍。

本书邀请了国内外血液肿瘤及分子遗传学方面的著名专家参与指导编写和审校。两位主编——陈辉树教授和李小秋教授为国内造血与淋巴组织肿瘤方面的顶级专家，在国内外发表了许多论文，多次主持及参与国际淋巴瘤学术大会，李小秋教授还参与了WHO肿瘤分类中有关淋巴瘤的撰写工作，很好地保证了本书内容的权威性。相信本书将为促进国内外相关领域人员学术交流，提升造血与淋巴组织肿瘤诊疗水平产生重要的推动作用。

朱雄增

2020年6月

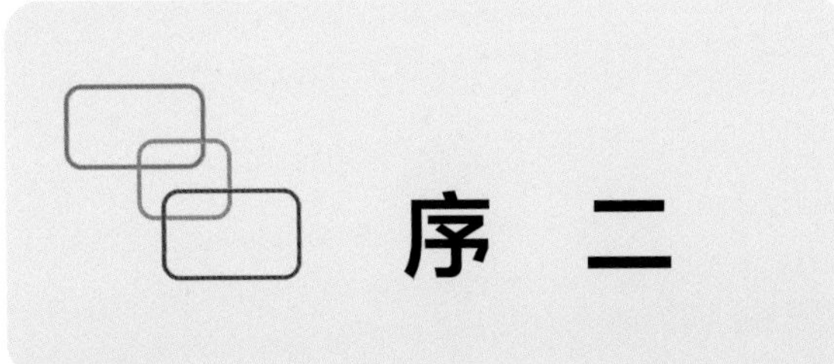

序 二

病理医师或血液病理专科医师能否对临床送检的血液肿瘤性或非肿瘤性病例做出精确诊断，对于患者来说至关重要，换言之，病理医师如同生命的“大法官”。可以说，没有病理医生的“精确诊断”，就没有临床医生的“精准治疗”！

陈辉树教授是我国著名的血液病理专家，在推动我国血液肿瘤的形态学（M）、免疫表型（I）、细胞遗传学（C）和分子遗传学（M）相结合的MICM综合诊断与国际接轨发挥了重要作用。由陈辉树教授与李小秋教授共同主编的《血液病理与遗传学综合诊断》，依据现代血液病诊断新模式，参照2017年《造血与淋巴组织肿瘤WHO分类》及国内最新《血液病诊断及疗效标准》，结合作者多年丰富的工作经验编写而成。全书分为六篇，包括髓系肿瘤及其他相关血液病的诊断、髓外淋巴组织肿瘤、常见非肿瘤性血液病、常见非肿瘤性淋巴细胞增生疾病、分子遗传学、血液病理诊断形态学与免疫学相关技术。

该书突出实用性，既包含髓系和淋系肿瘤，又包含非肿瘤性血液病，以及淋巴组织反应性增生疾病，还包含骨髓及淋巴结转移性肿瘤。全书图文并茂，资料珍贵，是迄今第一部以2017年《造血与淋巴组织肿瘤WHO分类》为标准，采用“MICM”综合诊断模式编写的血液肿瘤病理工具书。

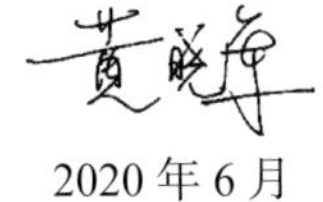

2020年6月

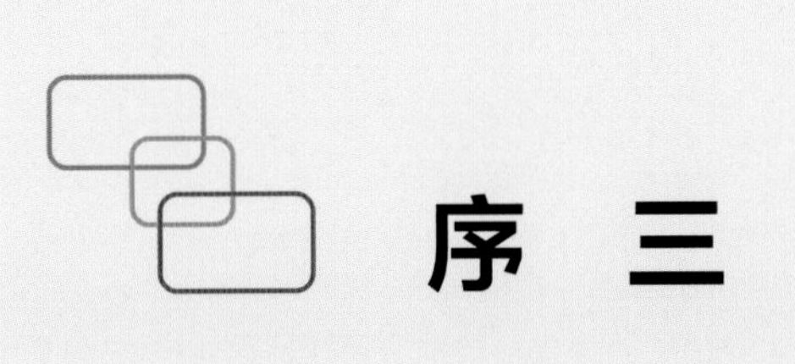

序 三

陈辉树教授是我国著名的血液病理专家，由于对我们“帮助医生看好病”初心的高度认同，2011 年他从中国医学科学院血液病医院（血液学研究所）病理科主任岗位上荣退后，便加入到金域医学的大家庭。在金域的九年时间里，陈辉树教授将多年积累的经验和心得倾囊相授，培养了一大批专科病理医生，帮我们把血液病理诊断水平提升到一个新的高度，令人感佩。

在指导各级医疗机构开展病理诊断的工作过程中，陈辉树教授发现有些医生对于 MICM 综合诊断的认知还不够。鉴于此，他联合上海复旦大学肿瘤医院李小秋教授共同组织编写了此书。同时，很多活跃在一线的临床医生、金域自己培养的病理医生以及参与 MICM 诊断的其他学科技术骨干也参与其中。

此书以 2017 年《造血与淋巴组织肿瘤 WHO 分类》为蓝本，分别从 MICM 四个层面介绍了血液肿瘤的诊断、鉴别诊断及预后评估；同时还介绍了非肿瘤性血液病常见的病理特征及鉴别要点。书中引用的病例，很多出自金域医学的病理库，这都是专家们日积月累的宝贵财富，既能对病理科医生诊断提供帮助，也能够让血液科临床医生从中受益。这也是金域为中国血液病理事业所做的一点点贡献。我们也将不断紧跟国际国内最新技术前沿，为我国血液病诊断水平的提升贡献更多的智慧和力量。

再次感谢和祝贺陈辉树、李小秋两位教授！

梁耀铭

2020 年 6 月

前　言

自从2001年世界卫生组织（WHO）《造血与淋巴组织肿瘤WHO分类》（第3版）中文版发表以来，国内血液病理诊断学研究及应用逐步与国际接轨，我们根据2008年《造血与淋巴组织肿瘤WHO分类》（第4版）血液病理与遗传相结合的诊断模式，即形态学（M）、免疫表型（I）、细胞遗传学（C）和分子遗传学（M）相结合的模式综合诊断血液病。其中，形态学包括骨髓穿刺细胞形态学和骨髓活检组织形态学；免疫表型包括骨髓活检免疫组化和流式细胞分析；遗传学包括染色体核型分析和相关异常基因检测（包括PCR、FISH和测序等技术）。我们曾参照《血液病诊断及疗效标准》（第3版），在此基础上增加常见非肿瘤性血液病，淋巴瘤侵犯骨髓、骨髓转移癌及脂质储积病等，于2010年出版了《骨髓病理学》一书，深受血液病理医师及血液病临床专业人员的欢迎。近年提出的“精准医学”理念，简言之，首先必须“精准诊断”，没有“精准诊断”就不可能实现“精准治疗”。只有二者紧密结合，才能实现真正的“精准医学”，从而提高广大人民健康水平。本书强调MICM综合诊断就是为了精准诊断，以求精准治疗。

我们参照2017年《造血与淋巴组织肿瘤WHO分类》，邀请国内外血液肿瘤及分子遗传学方面的著名专家指导编写，组织众多活跃在造血与淋巴组织基础和临床医学领域的专家教授共同编写了《血液病理与遗传学综合诊断》一书。

本书突出实用性，既包含髓系和淋系肿瘤，又包含常见非肿瘤性血液病，以及淋巴组织反应性增生且容易与非典型及肿瘤性疾患相混淆的疾病的病理诊断与鉴别诊断要点；还包含骨髓和淋巴结内转移性肿瘤病理诊断与鉴别要点，共四篇；另有两篇专门介绍细胞染色体核型分析与分子遗传学，如PCR、FISH、一至三代测序技术，以及血液病理与遗传综合诊断相关的细针穿刺活检组织（包括骨髓、脾、淋巴结）常规病理制片染色技术及免疫组化染色技术，还有外周血细胞、骨髓细胞学及淋巴瘤细胞悬液流式细胞分析技术等。全书内容丰富，图文并茂，资料珍贵，希望能对广大读者有所裨益。

在此，我们衷心感谢中国抗癌协会淋巴瘤专业委员会名誉主任委员、复旦大学附属肿瘤医院朱雄增教授，中国医师协会血液科医师分会会长、北京大学血液病研究所所长黄晓军教授，广州金域医学检验集团股份有限公司董事长兼首席执行官、广州医科大学金域检验学院院长梁耀铭教授为本书作序。

此外，在本书编写过程中得到张杨、杨雅君、廖学娜的无私援助与大力支持，特此一并表示由衷的感谢！

由于编者水平有限，加之编写时间仓促，书中难免有欠妥和错误之处，敬请读者和专家不吝批评指正，谨致谢忱！

陈辉树　李小秋

2020年2月

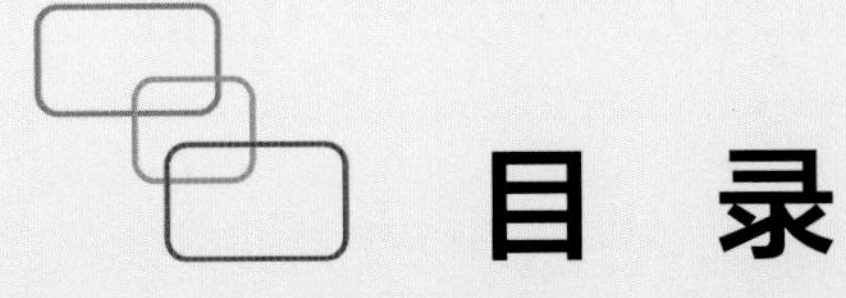

目 录

第一篇 髓系肿瘤及其他相关血液病的诊断

第二篇 髓外淋巴组织肿瘤

第四篇 常见非肿瘤性淋巴细胞增生疾病

第五篇　分子遗传学技术

第六篇　血液病理诊断形态学与免疫学相关技术

第一篇 髓系肿瘤及其他相关血液病的诊断

第一章 现代血液病诊断模式及其应用

第二章 骨髓增生异常综合征

第三章 急性髓系白血病

第四章 急性未定系列白血病

第五章 骨髓增殖性肿瘤

第六章 骨髓增生异常／骨髓增殖性肿瘤

第七章 髓系与淋系肿瘤伴嗜酸性粒细胞增多及 *PDGFRA*，*PDGFRB* 或 *FGFR1* 重排，或伴 *PCM1-JAK2*

第八章 胚系易感性髓系肿瘤

第九章 骨髓常见淋巴组织肿瘤

第一章

现代血液病诊断模式及其应用

第一节　造血细胞起源

造血细胞的发生与分化

（一）血细胞的发生

人胚胎造血分三个期：①胚外卵黄囊造血期；②胚胎肝造血期；③出生前骨髓造血期。

1. 卵黄囊造血期　人胚第3周（或19天），在体蒂、绒毛膜和次级卵黄囊壁紧贴内胚层的胚外间充质细胞，称为第一代造血，部分间充质细胞聚集成团，称为血岛（blood island），在中胚层和内胚层细胞的相互作用下，血岛细胞向两个方向分化，其周边的细胞变扁，成为血管母细胞（angioblast）；中央的细胞变圆，与周边细胞分离，成为血母细胞（hemoblast），即为最早的多功能造血干细胞（multipotential stem cell），光镜下酷似原始有核红细胞（图1-1-1，图1-1-2），即为造血细胞的起源。原红细胞与血管母细胞源自同一干细胞，其免疫表型均为CD34+/−，CD117+，CD38−，CD33−，血管内皮细胞 −，钙黏蛋白 +，KDR/FLKI+，FLK2−/FLT3−，CD133+/−。造血血管母细胞可直接生成造血干细胞，或生成特殊的内皮细胞，即生血内皮细胞，进一步转化为造血干细胞。此期胎体尚无造血干细胞产生。

2. 胚胎肝造血期　人胚第4～6周有3处可产生定向造血细胞：①卵黄囊血岛；②主动脉 - 性腺 - 中肾区（AGM）的前部；③发育中的胎盘的尿囊部。此三处的造血干细胞均可循环至肝分化发育成为各种造血细胞，胚胎发育中期肝成为主要造血场所（胎体有了造血干细胞），所产生的绝大部分为有核红细胞。因造血干细胞在卵黄囊、AGM区和胎盘时并不分化。但是胎盘绒毛及脐带与胚胎同源，有较多造血干细胞和（或）原红细胞提供给胎儿（图1-1-3～图1-1-5）。胚胎第7周卵黄囊已测不到造血祖细胞。

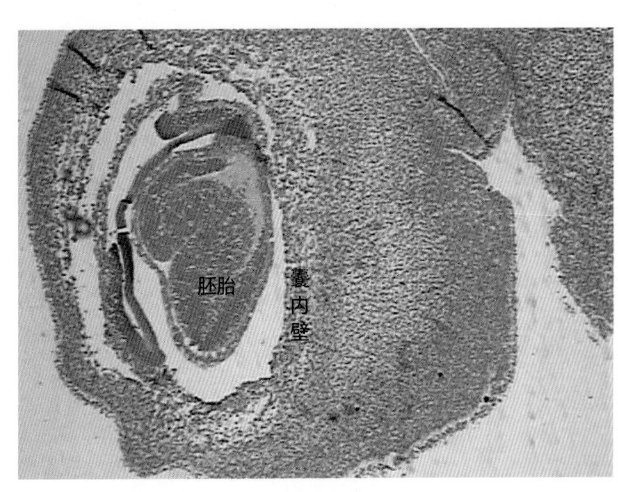

图1-1-1　53天胚囊内壁造血组织结构

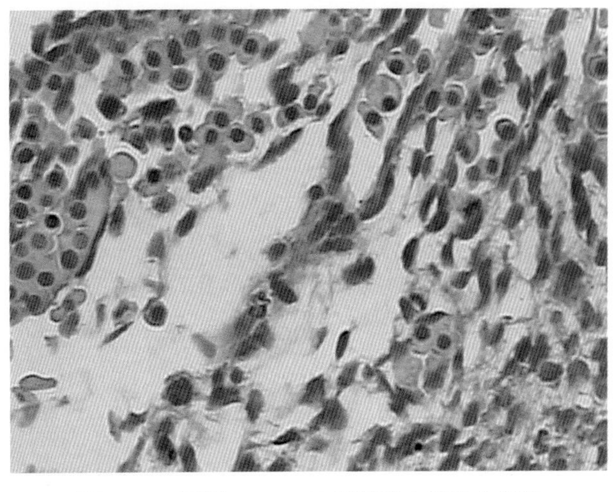

图1-1-2　同图1-1-1，53天胚囊内壁造血细胞
胞质粉红似红系幼稚细胞，造血干细胞

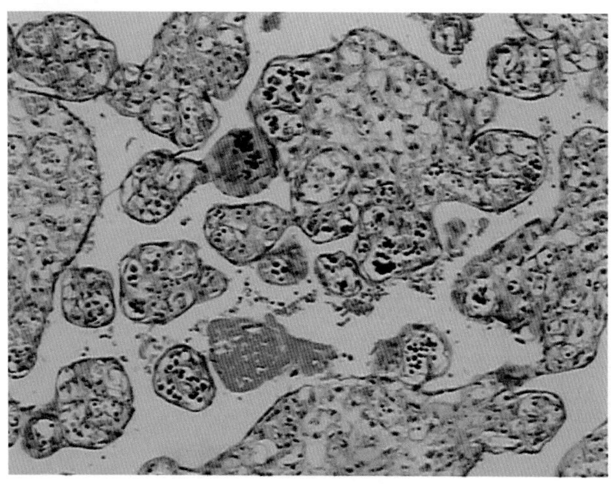

图 1-1-3　胎盘绒毛髓外造血细胞（HE 染色）

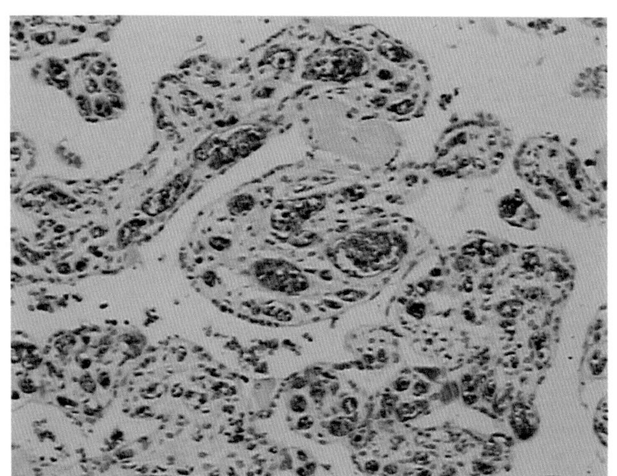

图 1-1-4　胎盘绒毛红系造血细胞（GPA+）

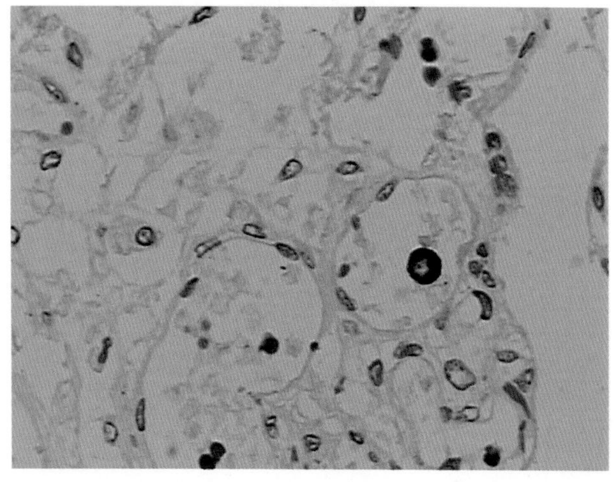

图 1-1-5　胎盘绒毛 MPO 染色，偶见阳性

胚胎造血干细胞从卵黄囊迁徙至胎肝造血，并持续至胎儿第 5 个月之后。造血干细胞主要分布于肝窦内（图 1-1-6）。此时，肝内亦含有大量造血调控因子（见后）。

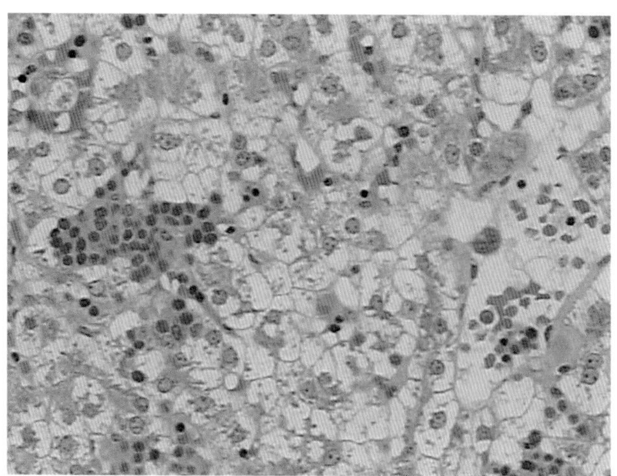

图 1-1-6　5 个月胎儿肝窦幼稚红系造血岛

3. 出生前骨髓造血期　为胚胎发育第三阶段，从肝迁徙而来的造血干细胞经血流入脾和骨髓并开始造血，肝造血功能逐渐减退。出生前主要是骨髓造血。

骨髓造血：胎龄 4 个月时，骨髓开始有红、粒、巨核 3 系造血细胞（图 1-1-7 ～图 1-1-9）。人体终身造血功能由骨髓承担。3 岁前的骨髓均为造血细胞，基本上无脂肪细胞。5 岁左右时，开始有脂肪细胞增生。随着年龄增大，从管状骨开始骨髓造血组织逐渐萎缩。全身骨髓造血细胞向心性减少、脂肪细胞向心性增多。即离心脏越远，骨髓越容易脂肪化。

骨髓也是 B 淋巴细胞分化的场所，B 淋巴细胞在骨髓内发育和分化的过程不同于髓系细胞。

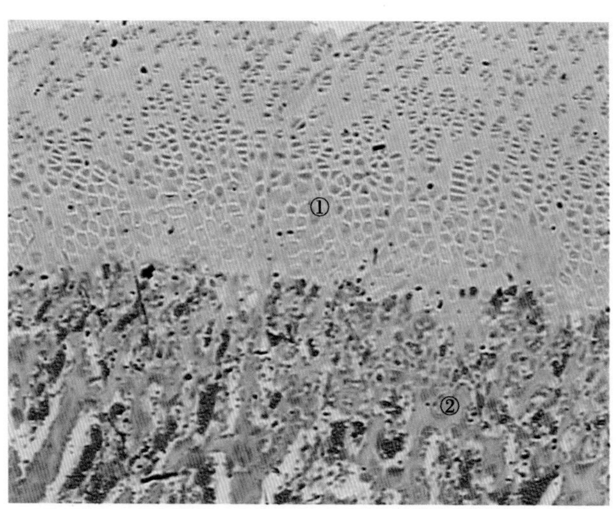

图 1-1-7　妊娠 8 个月胎儿骨髓

①上半部分为软骨组织，有特征性的叠碗样排列的软骨细胞；②下半部分是由较密集的骨小梁和骨髓细胞构成的骨髓组织

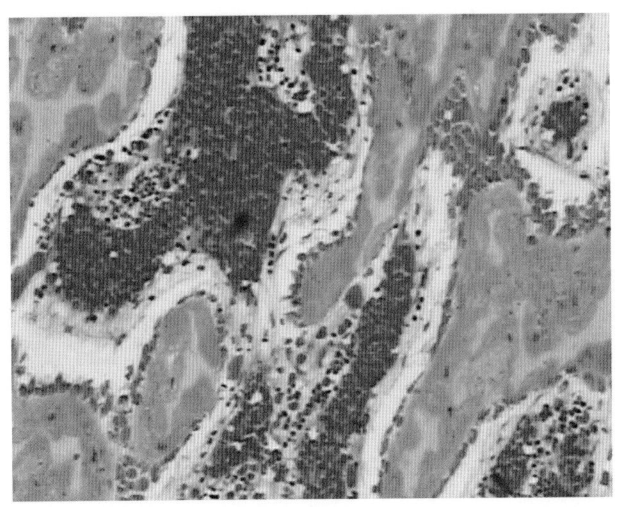
图 1-1-8　8 个月胎龄时骨髓造血，小梁间血窦扩张充血

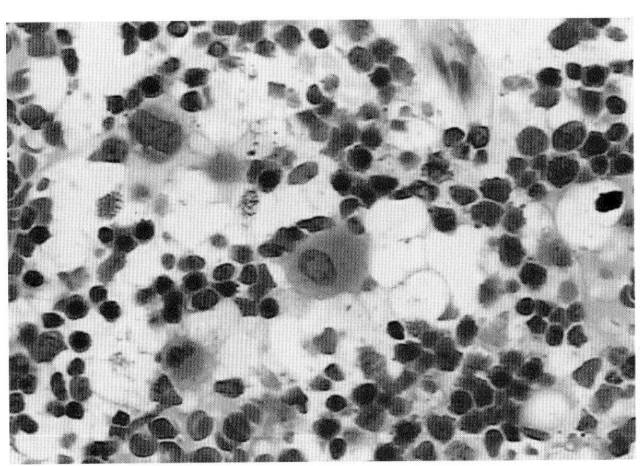
图 1-1-9　同图 1-1-8，骨髓切片，粒、红、巨核 3 系细胞增生

儿童骨髓的粒、红、巨核、单核、淋巴细胞处于增生发育过程，原始和早幼阶段细胞比例较高，少数细胞形似淋巴母细胞，染色质稍粗、无核仁，相当于骨髓前体 B 细胞（precursor B-cell）；该细胞的早期型（血胚细胞Ⅰ期）表达 TdT、CD34、CD10 和 CD19，较成熟型（血胚细胞Ⅱ期）呈 TdT 和 CD34 阴性。婴幼儿骨髓活检免疫组化检测 Ki67 阳性细胞可达 90%，TdT、CD34、CD10 和 CD19 阳性细胞（血胚细胞）占 5%～15%，而正常成人血胚细胞低于 5%，在儿童尤其注意不要误认为肿瘤性增生（图 1-1-10，图 1-1-11）。

4. 脾与造血　脾在胎龄 10 周后开始造血，脾髓系造血短暂，主要生成淋巴细胞和单核细胞（图 1-1-12）。出生前胎儿脾因未受外界抗原刺激，其相关结构尚未发育，无淋巴滤泡，只有淋巴细胞聚集灶，即初始的“白髓”。无动脉周围淋巴鞘，亦无脾窦基膜，待发育完善时 CD8 染色可显示。正常脾的组织结构和功能参见第四篇相关章节。

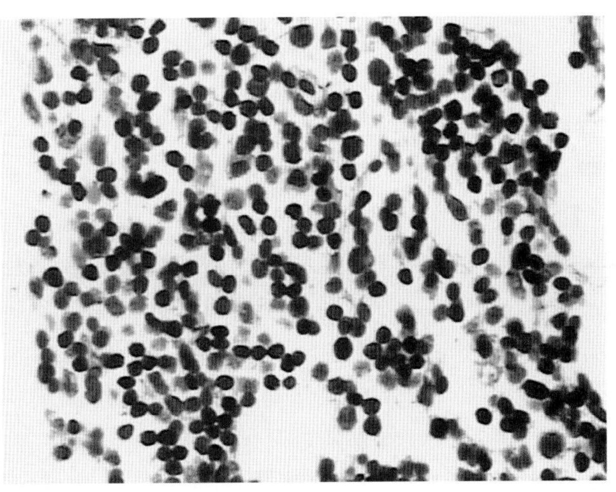
图 1-1-10　幼儿骨髓活检原始血细胞，少数形似淋巴母细胞增生

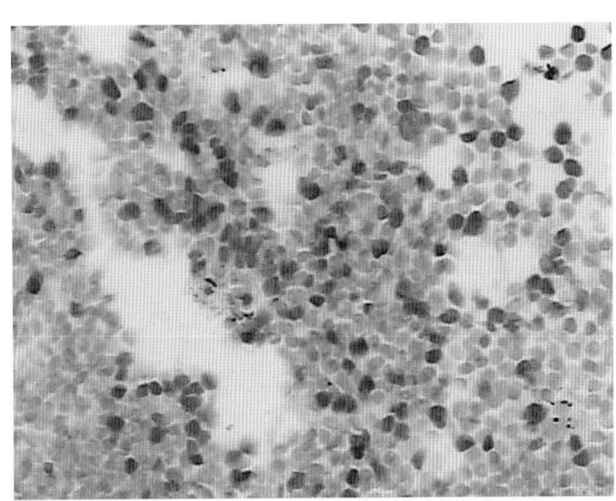
图 1-1-11　同图 1-1-10 切片，TdT 染色，胞核阳性少于 15%

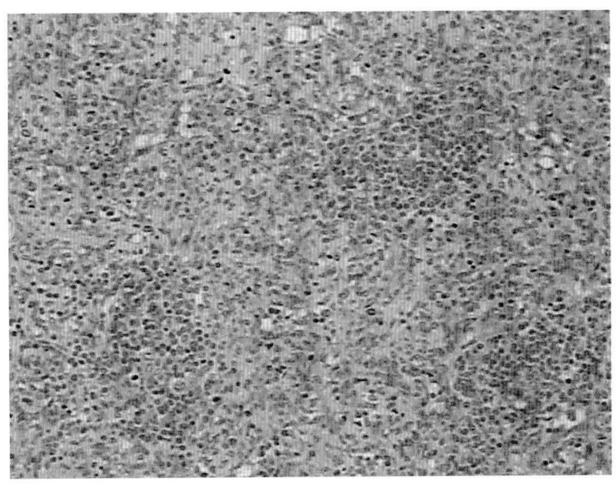
图 1-1-12　6 个月胎儿脾，似有初级滤泡（锥形），未见造血岛。6 个月胎儿脾见多灶小细胞，酷似小淋巴细胞，组成白髓

脾是一个二级淋巴器官，是体内最大的淋巴免疫器官，但与淋巴结的结构和功能有所不同，其具有开放与闭合两套血液微循环系统，即使没有特异性免疫反应，也可清除血液中不需要的外源物质及衰老的红细胞，起血液过滤器的作用。

脾的髓系造血于出生后早已停止。但出生后（成人至中老年）在某些情况下脾红髓的脾索及脾窦又出现粒系、红系及巨核细胞散在或簇状分布，即髓外造血，常见于骨髓纤维化。此时骨髓微环境被破坏，不成熟造血细胞迁徙至脾聚集，但脾没有与骨髓相似的微环境滋养体系，故它们不能发育成熟，为异常造血现象。

5. 胚胎期胸腺　胚胎 4 周左右胸腺开始发育（为一级或中枢淋巴器官）。小儿胸腺位于纵隔上部胸骨后方，大体呈三角形，分左、右两叶。纤维结缔组织包裹胸腺并深入胸腺实质将其分为若干小叶（图 1-1-13）。胚胎时期胸腺发育的第一阶段即前 4 ～ 8 周，从咽囊产生的胸腺上皮及其胸腺上皮扩增；第二阶段即第 9 ～ 15 周，胸腺被膜下皮髓质已发育，此时来自肝的干祖细胞在胸腺定植并产生淋巴细胞，并有表型成熟的 T 细胞产生。第三阶段开始于胚胎 16 周直到出生后 1 ～ 2 年，T 细胞发育成熟。胸腺是 T 祖细胞或干祖细胞（T 中枢淋巴细胞）的发源地，出生前于胚胎 20 周胸腺已发育成熟，新生儿胸腺重 15 ～ 20g，并逐渐增大，青春期达高峰（30 ～ 40g），胸腺细胞发育顺序是从外周（皮质）向内部（中央髓质），即从原始向成熟发育，分为三期，其表型：Ⅰ期 / 早期 TdT+，CD38+，CD1a−，CD4−，CD8−；Ⅱ期 / 中期 TdT−，CD38−，CD1a+，CD4+ 及 CD8+；Ⅲ期 / 晚期 CD1a−，CD4+ 或 CD8+，TdT−。胸腺皮质由上皮细胞（分泌胸腺激素）、胸腺细胞及少量巨噬细胞 [分泌白细胞介素 1（IL-1）] 构成，髓质可见胸腺小体（或 Hassall 小体）及大的Ⅴ型网状内皮细胞。性成熟后胸腺淋巴细胞逐渐减少，60 岁以后逐渐萎缩、纤维化或脂肪化。正常胸腺的组织结构和生理功能见第四篇相关章节。

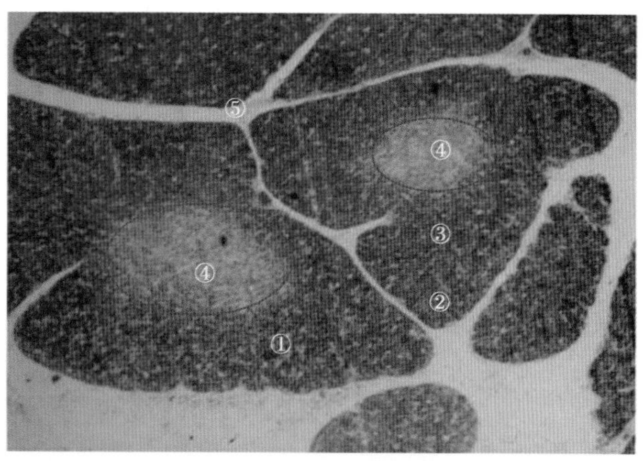

图 1-1-13　正常胸腺组织学结构（石蜡切片，HE 染色）
①胸腺小叶；②浅皮质；③深皮质；④髓质；⑤小叶间疏松结缔组织

6. 淋巴结　胚胎期由于未受抗原刺激，淋巴结组织只是很小的幼稚淋巴细胞簇，无被膜组织。出生后淋巴结逐渐形成。淋巴结为外周淋巴器官（二级淋巴器官）。人类成型淋巴结直径为 2 ～ 10mm，呈圆形或肾形，沿淋巴管遍布全身。常分布于颈部、腋下、腹股沟、纵隔、肠系膜、腹膜后等处。人体有 500 ～ 600 个淋巴结。

人全身体表或内脏所产生的淋巴液进入微细淋巴管，接受过局部抗原刺激的淋巴液经由远心部位淋巴结逐级流向近心部位淋巴结，经过多次（个）淋巴结过滤后的淋巴液流入乳糜管，再流入上腔静脉进入体循环。对于淋巴结来说，最先接触外来抗原的部位是淋巴结的输入淋巴管和淋巴结皮质区，表现为副皮质区增宽，淋巴滤泡细胞增生，体积增大，初级滤泡转化为次级滤泡（生发中心扩大），接着发生髓质区浆细胞增多，窦组织细胞增生等变化（图 1-1-14，图 1-1-15）。正常淋巴结的组织结构和生理功能详见第四篇相关章节。

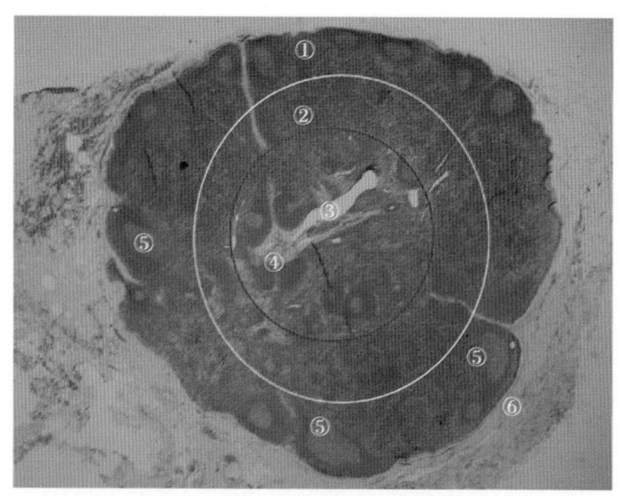

图 1-1-14　正常淋巴结组织结构
①皮质；②副皮质；③髓质；④初级滤泡；⑤次级滤泡；⑥包膜
（石蜡切片，HE 染色）

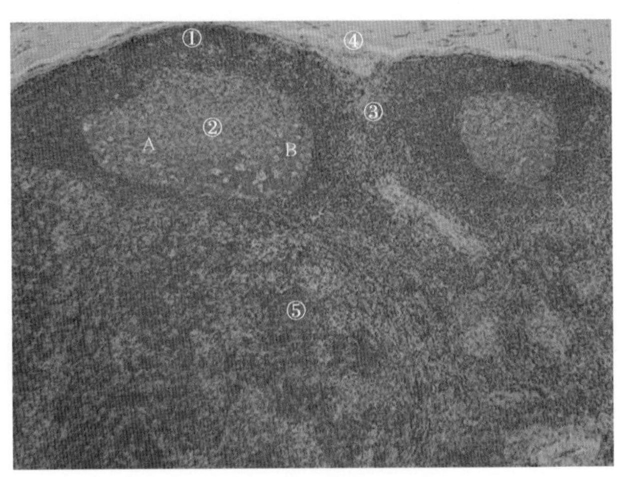

图 1-1-15　正常淋巴结局部组织结构

①套区；②生发中心：A 亮区，B 暗区；③滤泡间区；④边缘窦；⑤副皮质区（方法同图 1-1-14）

7. 扁桃体　胚胎期，扁桃体只是很小的幼稚淋巴细胞簇。出生后接受抗原刺激，发展为扁桃体组织。扁桃体亦属于二级淋巴器官，包括腭扁桃体、咽扁桃体和舌扁桃体。表面被覆复层扁平上皮，无纤维被膜。上皮向固有层内陷，形成 10 ～ 20 个隐窝。出生后因感染或打预防针后的发热，即免疫反应，扁桃体淋巴组织发生淋巴滤泡增生、扁桃体肿大等病理改变，详见第四篇相关章节。

8. 黏膜相关淋巴组织（mucosa associated lymphoid tissue，MALT）　1983 年，Isaacson 首先提出这一概念，是除胃肠道外，包括呼吸道、泌尿道、涎腺、泪腺、甲状腺、生殖道、皮肤、胸腺等有黏膜或无黏膜上皮的淋巴组织。出生前均未发育成熟。出生后有关淋巴组织的组织形态特点和功能见本书第四篇相关章节。

（二）骨髓组织的形成

1. 骨髓组织构成　胚胎第 4 个月后，四肢、脊柱、肋骨、髂骨及颅骨等骨骼已开始发育，造血干细胞经血液循环迁徙至骨髓，开始造血并持续至出生后以至终身，成为体内最大的造血器官。因骨髓组织位于骨松质内，骨小梁之间充满造血细胞构成的髓系造血组织。双侧髂前上棘、髂后上棘是骨髓穿刺与活组织取样的首选部位，亦可选胸骨做骨髓穿刺，但不能做骨髓活检。

2. 骨组织的发生　骨发生（osteogenesis）：骨组织起始于胚胎时期的间充质细胞，以两种形式形成骨组织，即膜内成骨（intramembranous ossification）和软骨内成骨（endochondral ossification）。

（1）膜内成骨：先由间充质细胞分化为骨祖细胞，成骨细胞（又称骨母细胞），形成初级骨松质。成骨细胞分泌类骨质包埋自身成为骨细胞，类骨质钙化成为骨质，形成骨组织，成为最早的骨化中心。骨化中心不断扩大，经过破骨细胞的改建，形成骨小梁，如此不断再扩大与再改建，外侧部转变为骨密质并增厚；内侧骨松质的区域扩大，骨小梁增多，形成骨髓腔。

（2）软骨内成骨：需先形成透明软骨，然后逐渐被相邻的骨组织替代。人体的四肢骨及躯干骨等多以此种方式形成。

3. 骨髓组织的形成　基本过程：骨发生及骨组织和骨髓腔形成的过程已如上述。起源于卵黄囊的造血干细胞迁徙到此骨髓腔内分化增殖，在各种相关造血因子作用下分化发育为粒系、红系、巨核系造血细胞，形成骨髓组织。形象地说，骨组织是由长短、粗细不一，不规则排列的骨小梁形成立体的“丝瓜络”样的网状结构（实际上骨小梁本是片状与骨皮质或骨密质相连接的，因切片为断面而呈小梁状），其间的“骨髓腔”内充满造血细胞，构成了骨髓组织。

综上所述，卵黄囊造血期、肝造血期及骨髓造血期全过程依次为红系细胞、巨核系细胞、粒系细胞、淋系细胞及单核系细胞的生成、发育及增殖。随着胎儿生长，各系细胞生长旺盛及消减呈现交替过程。出生前 3 个月脾已停止造血，出生时肝已停止造血，骨髓组织则保持造血功能。出生后的骨髓造血组织，主要分布于脊椎骨、胸骨、髂骨、肋骨等骨松质内，持续终身；而管状骨中的造血骨髓组织随着年龄增大逐渐被脂肪组织取代。

第二节　骨髓造血诱导微环境与干/祖细胞分化发育相关调节因子

一、造血诱导微环境

造血诱导微环境（hematopoietic inductive microenvironment，HIM）是造血细胞赖以生存（长）、

发育、分化、成熟及增殖的功能机构和场所。它没有具体的形态特征。按其功能可分为两大类：即有形成分和无形成分。

有形成分包括骨髓内动脉周鞘中的有髓鞘和无髓鞘的神经纤维，可调节动脉血管张力、微血管系统（细小动、静脉及血窦）、成纤维细胞、巨噬细胞、血管内皮细胞、网状细胞、脂肪细胞、骨内膜细胞（CD56+）（成骨细胞前体，有文献报道它有双向分化潜能，即既可向成骨细胞分化，又可向髓系细胞分化，故越贴近骨小梁，粒系细胞越幼稚，而成熟粒细胞多位于骨小梁之间，相对远离骨小梁）；红系偏幼稚的细胞多位于血窦附近，有时可形成以巨噬细胞为中心的幼红细胞岛（erythroblastic isled），吞噬了含铁血黄素的巨噬细胞可向幼红细胞提供“铁原料”，促使幼红细胞发育成熟。巨核细胞无特定的位置，有时胞质贴近血窦，可能与血小板形成有关。但有学者证实，右心房内血中的血小板数少于左心房内的血小板数，从而认为巨核细胞随下腔静脉血流经右心房→右心室→肺动脉，进入肺时，规则的舒缩呼吸运动促使巨核细胞胞质的分离膜发生胞质脱落形成较多血小板，随血流经左心房、左心室入体循环。巨核细胞胞质分离，膜越发达，产生的血小板数量越多。无形成分包括骨髓中众多的基质成分和造血调控因子、黏附分子、相关配体等。

上述多种非系性的基质细胞与骨髓组织内外末梢神经、微循环系统构成了造血诱导微环境的形态基础；在此基础上加上人体关键的，即骨髓中众多的细胞外基质成分和造血调控因子、黏附分子、相关配体等无形成分（表 1-2-1 ～表 1-2-3）共同构成了复杂的 HIM。HIM 相当于“土壤”，众多的造血调节因子相当于“肥料”。造血干细胞则相当于“种子”。这三个环节中任何一个或多个环节发生障碍，造血细胞的分化发育及增殖都会发生异常，导致各类血液疾病。

表 1-2-1 骨髓中的主要细胞外基质成分

成分	相关细胞和功能
胶原（网硬蛋白）	其中Ⅰ、Ⅵ型与粒、红未成熟细胞黏附
纤连蛋白	黏附早期幼红细胞及其他造血细胞和间质细胞
血结素	髓系前体细胞，调节白细胞趋化
蛋白聚糖	结合硫酸、肝素硫酸软骨素和透明质酸酶，与层粘连蛋白和Ⅳ型胶原相互作用，有保存细胞因子和调节细胞分化的功能
血小板应答蛋白	与胶原、纤连蛋白和 CD36 相互作用

表 1-2-2 造血调控因子

造血因子	主要作用
GM-CSF	刺激粒细胞和巨噬细胞（G/M）克隆发生，增强成熟细胞功能
G-CSF	刺激粒系克隆发生，增强粒细胞功能
M-CSF	刺激巨噬细胞克隆发生，增强单核/巨噬细胞功能
EPO	刺激红系发生，促进巨核细胞增生
TPO	刺激巨核细胞增殖，促进产生血小板
青灰因子	刺激干细胞和肥大细胞增生
IL-1	造血因子，诱导其他因子合成，B 和 T 淋巴细胞调节因子，内源性致热源
IL-2T	细胞生长因子，可能抑制 G/M 克隆形成及红系造血
IL-3（multi-CSF）	刺激 G/M 克隆形成，与 EPO 作用相同，促进肥大细胞和巨核细胞克隆形成
IL-4	促进 B 细胞增殖和 IgE 合成
IL-5	促进嗜酸性粒细胞、B 细胞分化
IL-6	与 IL-1 作用相同，促进 B 细胞增殖
IL-7	促进 B、T 细胞前体发育
IL-8	粒细胞趋化因子
IL-9	促进肥大细胞和 T 细胞生长
IL-10	炎症和免疫应答抑制因子
IL-11	促进干细胞和巨核细胞生长
IL-12	Th1 促进因子，Th2 功能抑制因子
IL-13B	细胞增殖，促进合成 IgE
IL-15	活化 T 细胞、中性粒细胞和巨噬细胞
IL-16	Th 细胞的趋化因子
IL-17	促进 T 细胞增殖，前炎症因子
IL-18	活化 T 细胞、中性粒细胞和成纤维细胞
IL-19	IL-10 家族成员，促进 IL-10 转录
IL-20	IL-10 家族成员，有表皮细胞的功能
IL-21	促进 T 和 B 细胞增殖，增强 NK 细胞活性
IL-22	IL-10 家族成员，诱导炎症反应
IL-23	促进自身免疫反应
IL-24	IL-10 家族成员，肿瘤抑制分子
IL-25	放大过敏性炎症

续表

造血因子	主要作用
IL-26	IL-10 家族成员，参与黏膜和皮下免疫功能
TGF- β4	抑制 BFU-E、CFU-S 和 HPP-CFC
IFN	抑制 BFU-E、CFU-GEMM 和 CFU-GM
TNF-α，TNF-β	抑制 BFU-E、CFU-GEMM 和 CFU-GM
PGE-1，PGE-2	抑制 GFU-GM、GFU-G 和 GFU-M
乳铁蛋白	抑制 IL-1 释放

注：GM-CSF，粒 - 巨噬细胞集落刺激因子；G-CSF，粒细胞集落刺激因子；M-CSF（CSF-1），巨噬细胞集落刺激因子；EPO，红细胞生成素；TPO，血小板生成素；青灰因子，c-kit 配体；IL，白细胞介素；TGF，转化生长因子；BFU-E，爆式红细胞集落形成单位；CFU-S，脾集落生成单位；HPP-CFC，高增殖潜能集落细胞；CFU-GEMM，髓系多向造血祖细胞；CFU-GM，粒细胞 - 巨噬细胞集落形成单位；IFN，干扰素；TNF，肿瘤坏死因子；PGE，血小板颗粒提取物。

表 1-2-3　主要黏附分子家族

黏附分子成员	主要分布部位	配体 / 基质
白细胞黏附分子		
CD11a（LFA-1 α）	白细胞	ICAM-1
CD11b（MAC-1）	中性粒细胞，单核细胞	C3bi，ICAM-1
CD11c（gp150/95）	粒细胞，单核细胞	C3bi
CD18（LFA-1 β）	广泛分布	CD11a，b，c
免疫球蛋白超家族		
CD2（LFA-2）	T 淋巴细胞	LFA-3
CD50（ICAM-3）	白细胞	LFA-1
CD58（LFA-3）	广泛分布	CD2
CD54（ICAM-1）	分布广泛	LFA-1
CD102（ICAM-2）	内皮细胞	LFA-1
CD106（VCAM-1）	树突状细胞，内皮细胞	VLA-4
ICAM-4	红系细胞	αvβ3
选择素		
CD62E（E- 选择素）	活化内皮细胞	路易斯寡糖 -X
CD62L（L- 选择素）	白细胞	CD34
CD62P（P- 选择素）	巨核细胞，内皮细胞	路易斯寡糖 -X
唾（液）黏蛋白		
CD34	干细胞，未成熟细胞	L- 选择素
CD45	造血细胞	硫酸乙酰肝素
CD162（PSGL-1）	白细胞	选择素
非常晚期抗原（VLA）		
CD49a（VAL-1）	淋巴细胞，成纤维细胞	层粘连蛋白
CD49b（VAL-2）	成纤维细胞，巨核细胞	胶原蛋白
CD49c（VAL-3）	间质细胞，纤连蛋白	层粘连蛋白，胶原蛋白
CD49d（VAL-4）	广泛分布	VCAM-1，纤连蛋白
CD49e（VAL-5）	幼红细胞	纤连蛋白
CD49f（VAL-6）	广泛分布	层粘连蛋白

二、造血干细胞、造血祖细胞及其特征

（一）造血干细胞

造血干细胞（hematopoietic stem cell，HSC）是淋系髓系共同祖细胞，源于多能干细胞（pleuripotent stem cell，PSC）（图 1-2-1），是生成各种血细胞的原始细胞。它起源于人胚卵黄囊血岛。这种造血干细胞一方面能够原态分裂增殖（自我复制），保持自身群体的数量；另一方面又可向下分化成熟为各系血细胞。造血干细胞的可检测标志：CD34+ 和 CDW90+，CD33− 和 CD71− 最常见；CD34+ 和 CD38−，同时均阳性则次之。

（二）造血祖细胞

CD117 是髓系祖细胞的标志，但比瑞氏染色光镜下可识别的原粒细胞更幼稚或处于更早阶段，这类细胞已失去自我复制能力，只能向下分化成熟。CD38 既是胸腺（T）祖细胞（胎儿胸腺组织可检测到），又是浆细胞标记。B 祖细胞主要表达 CD34+/CD10+/CD38+/CD19+/CD20+。NK 祖细胞表达 CD56。骨内膜细胞（成骨细胞的前身）恒定表达 CD56。

有关干细胞起源、自我复制及分化途径，以及参与调控的细胞因子理论有多种，如一元论（Maximow 和 Bloom）、二元论（Naegli 和 Ehrch）、三元论（Schilling）和多元论（Sabin）；现今基本趋向于一元论，将于后文介绍（图 1-2-1）。

国内血液专业学者基本坚持沿用传统的一元论观点，不过在“造血细胞分化发育成熟全过程模式图”中的淋系祖细胞只有 B 和 T 祖细胞，而无 NK 祖细胞或称母细胞（blast）模式图，实际上 NK 母细胞一词早已见于文献了，2017 年《淋巴与造血组织肿瘤 WHO 分类》中已有“NK 母细胞白血病 / 淋巴瘤”之病种。笔者拟将“NK 祖细胞”补充入该模式图中（图 1-2-2）供读者参考。

人体动静脉血液循环中有形成分主要包括一定数量的成熟或偏成熟的粒细胞、红细胞、血小板、单核细胞、淋巴细胞、浆细胞等（见后文）。在正常的生理情况下这些细胞各自有一定的生存寿命（如成熟红细胞能生存 120 天），生存或再生、衰老或退化及程序性死亡（凋亡）保持动态平衡。

如果循环血中上述细胞出现某一种或多种成分迅速或缓慢增多或减少，打破了生理平衡，并出现相应的症状与体征或某些功能异常，很可能发生某种血液病。

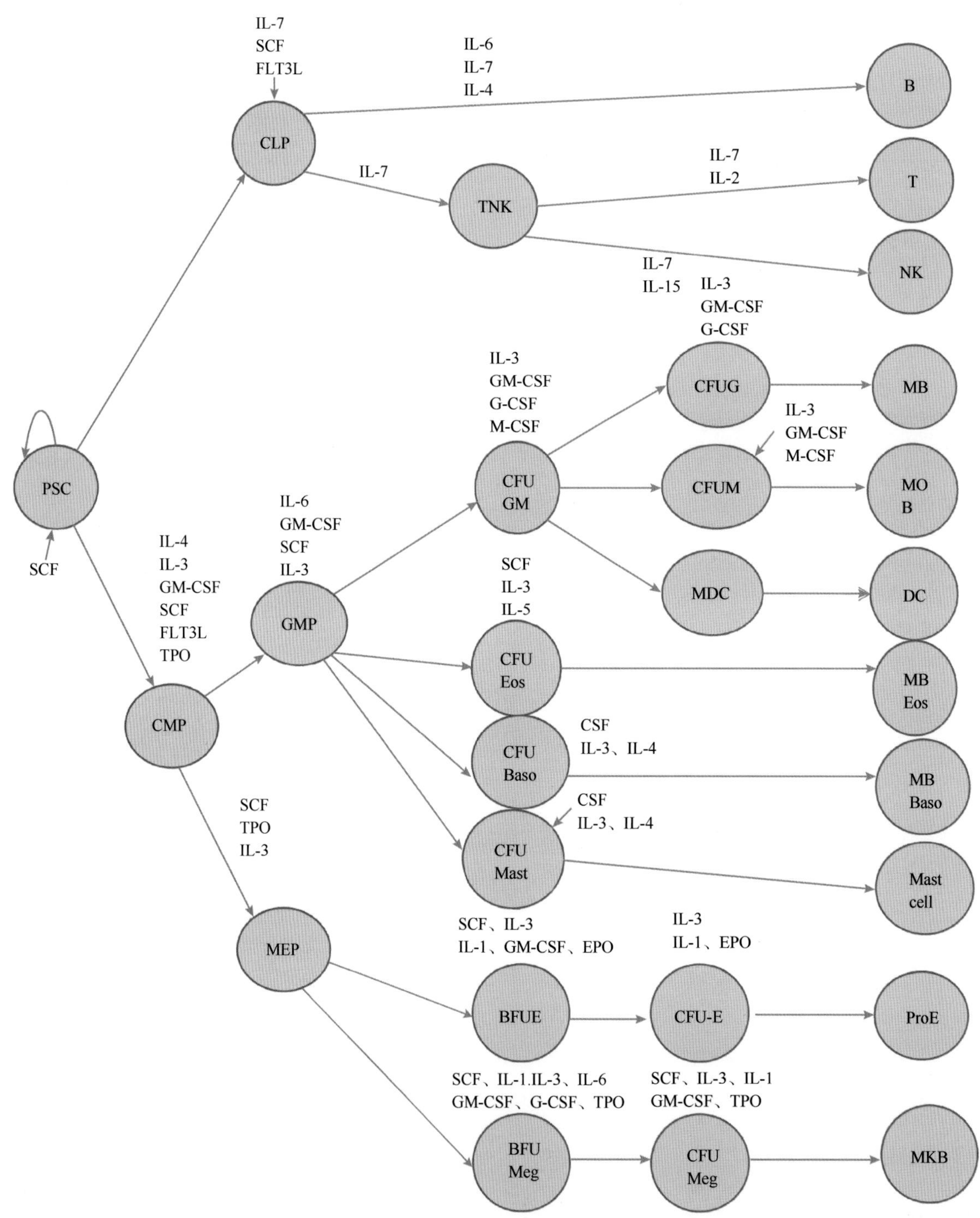

图 1-2-1 干细胞逐级分化及相关生长因子参与调控示意图（从左向右，从上向下）

PSC，红系与巨核系共同祖细胞的祖细胞直接源于多能淋巴系－髓系干细胞（PSC 亦称多能淋系－髓系祖细胞）而不是共同髓系祖细胞（CMP，又称多能髓系干细胞）；B，B 淋巴细胞；Baso，嗜碱性粒细胞；BFU，爆式集落形成单位；CFU，集落形成单位；CLP，共同淋系祖细胞；DC，树突状细胞；E，红系细胞；Eos，嗜酸性粒细胞；EPO，红细胞生成素；FLT3L，FLT3 配体；G，粒细胞（中性粒细胞）；G-CSF，粒细胞集落刺激因子；GM，粒细胞－巨噬细胞；GM-CSF，粒细胞－巨噬细胞集落刺激因子；GMP，粒系－单核系祖细胞；IL，白细胞介素；M，巨噬细胞；Mast，肥大细胞；MB，原粒细胞；M-CSF，单核细胞集落刺激因子；MDC，髓系树突状细胞；Meg，巨核细胞；MEP，髓系红系祖细胞；MKB，原巨核细胞；MoB，原单核细胞；NK，自然杀伤细胞；ProE，原红细胞；SCF，干细胞因子；T，T 淋巴细胞；TNK，T/NK 祖细胞；TPO，血小板生成素

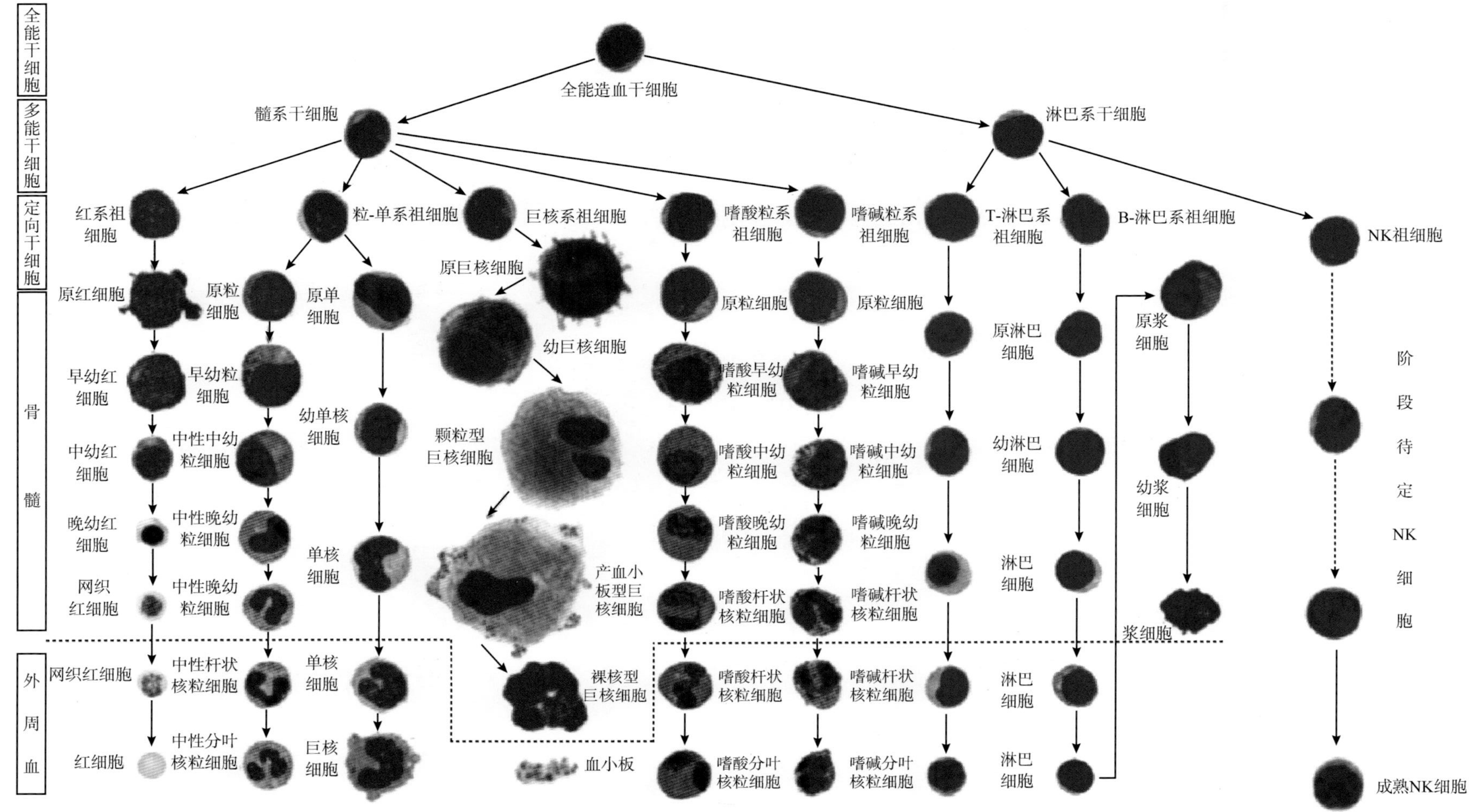

图 1-2-2　造血干细胞向髓系淋系祖细胞逐级分化示意图

（陈辉树）

第三节 骨髓穿刺细胞形态学评估方法及其在血液病综合诊断中的意义

一、血细胞的发育

根据终末细胞的形态特征和功能特性，可将血细胞分为六个系统：粒细胞系统、红细胞系统、巨核细胞系统、单核细胞系统、淋巴细胞系统和浆细胞系统。其中以粒细胞系统、红细胞系统及巨核细胞系统最为重要。正常情况下，血细胞是骨髓中的基本成分。各系统血细胞的分化成熟是一个连续的过程。为了描述方便，人为地将其过程划分为原始、幼稚和成熟三个大的阶段。而粒、红系细胞数量众多，形态演变较大，故又将这两个系的幼稚阶段再分化为早幼、中幼和晚幼三个亚阶段，成熟阶段再分为两个亚阶段。下面介绍各系统中各阶段细胞的形态特点。

（一）粒细胞系统

粒细胞系统发育成熟过程中，其形态变化规律为：①胞体，规则，呈圆形或椭圆形；②胞质，无颗粒→非特异性颗粒→特异性颗粒→特异性颗粒增多、非特异性颗粒减少→仅有特异性颗粒；③胞核，类圆形→椭圆形→核一侧扁平→凹陷→杆状→分叶状。各阶段粒细胞形态学特点见图1-3-1～图1-3-3。

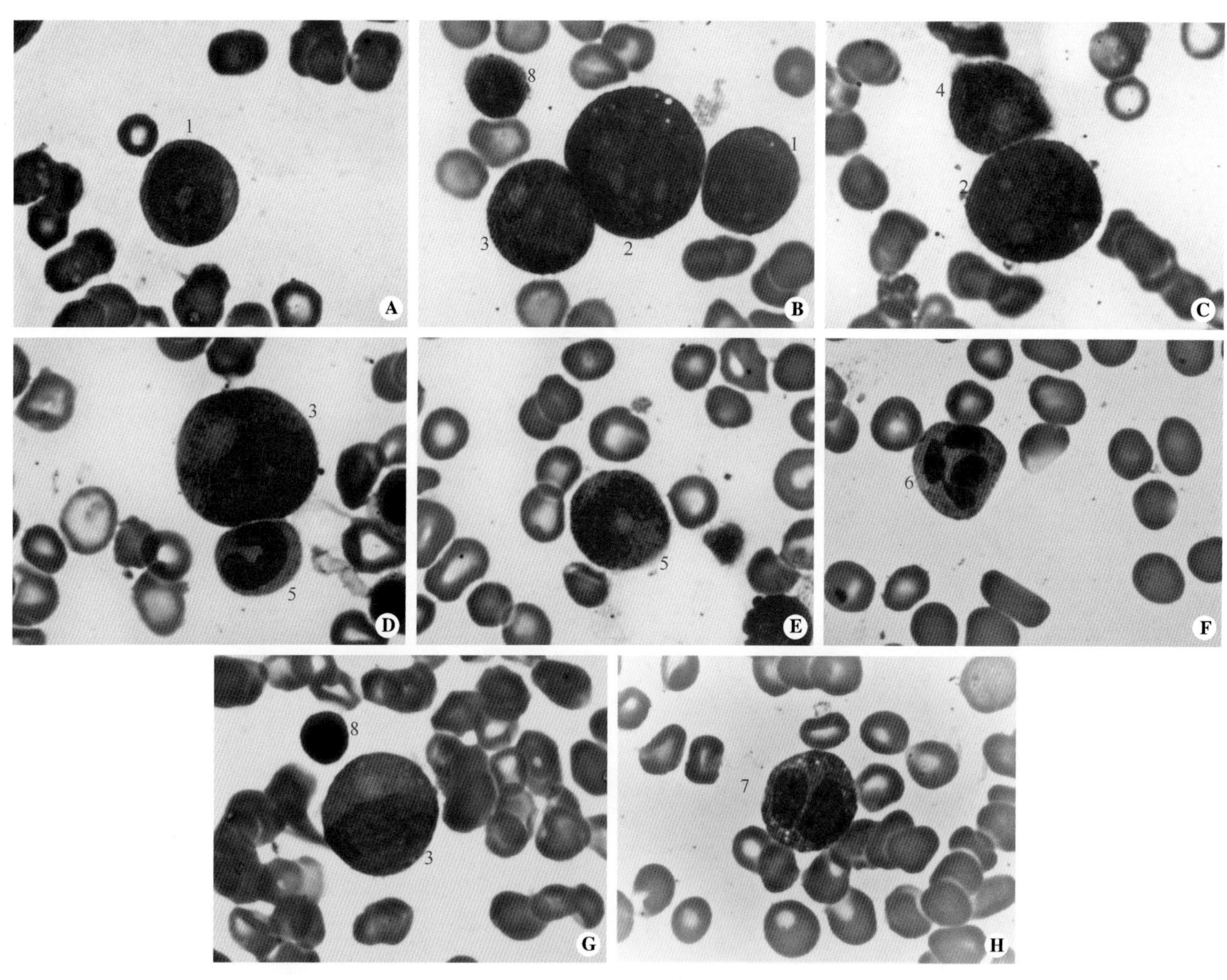

图 1-3-1 各期粒细胞的形态特点

1. 原粒细胞；2. 早幼粒细胞；3. 中性中幼粒细胞；4. 中性晚幼粒细胞；5. 中性杆状核粒细胞；6. 中性分叶核粒细胞；7. 嗜酸性分叶核粒细胞；8. 淋巴细胞

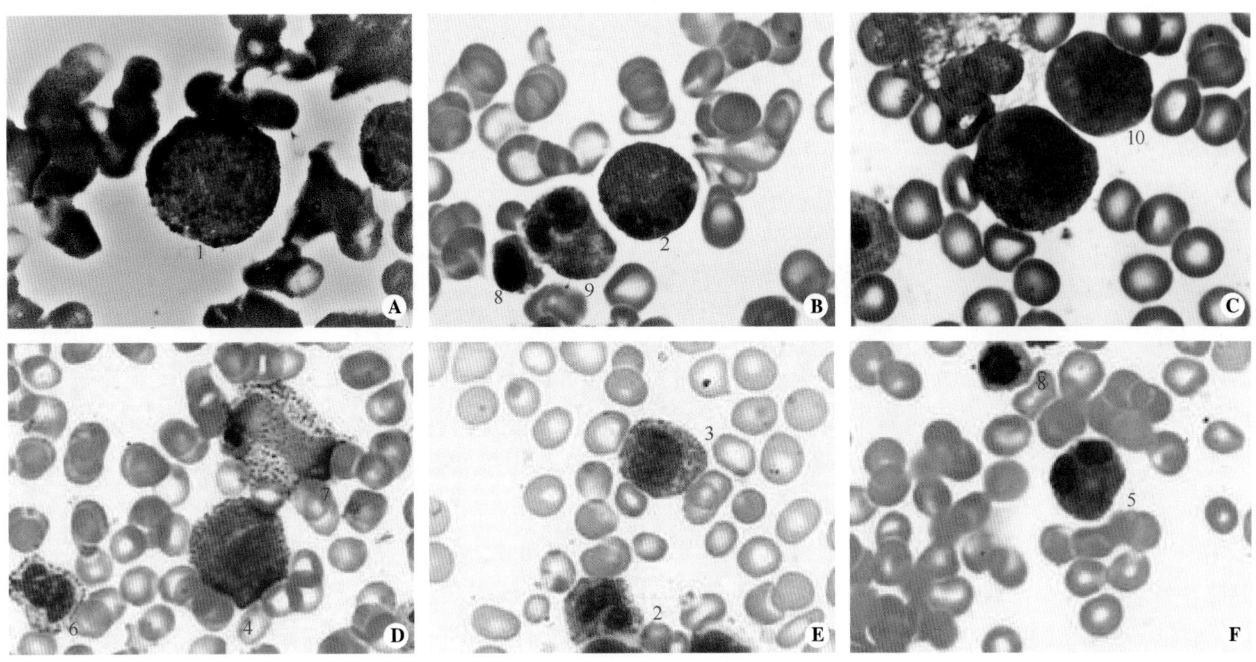

图 1-3-2　嗜酸性粒细胞形态特点

1. 嗜酸性中幼粒细胞（含嗜碱颗粒）；2. 嗜酸性杆状核粒细胞；3. 嗜酸性晚幼粒细胞（含嗜碱颗粒）；4. 嗜酸性中幼粒细胞；5. 嗜酸性分叶核粒细胞；6. 嗜碱性分叶核粒细胞；7. 嗜碱性晚幼粒细胞；8. 晚幼红细胞；9. 中性分叶核粒细胞；10. 中性中幼粒细胞

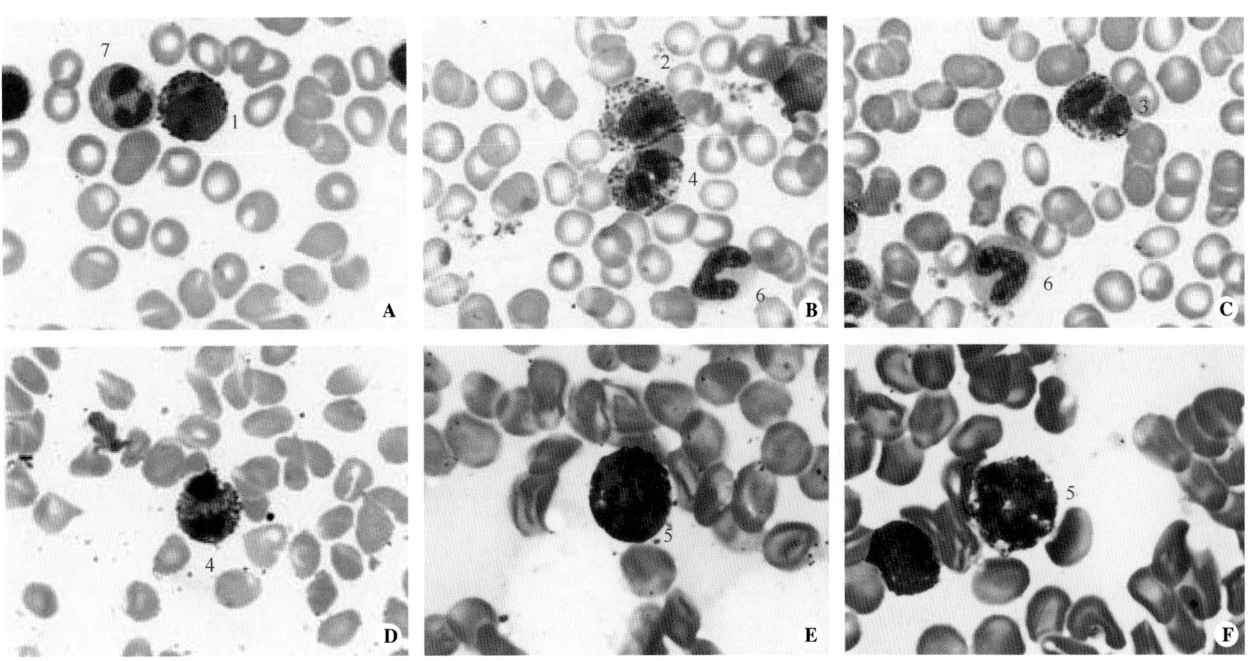

图 1-3-3　嗜碱性粒细胞形态特点

1. 嗜碱性中幼粒细胞；2. 嗜碱性晚幼粒细胞；3. 嗜碱性杆状核粒细胞；4. 嗜碱性分叶核粒细胞；5. 嗜碱性粒细胞（核型不清楚）；6. 中性杆状核粒细胞；7. 中性分叶核粒细胞

1. 原粒细胞（myeloblast）　胞体直径 10 ～ 20μm，圆形或类圆形。胞核大，圆形或类圆形，居中或略偏位；核染色质呈细颗粒状，排列均匀，平坦如一层薄纱，无浓集；核仁 2 ～ 5 个，较小，清楚，呈蓝色。胞质较少，呈浅蓝色或天青色，绕于核周，无颗粒或有少许细小嗜天青颗粒。根据颗粒有无将原粒细胞分为Ⅰ型和Ⅱ型：Ⅰ型为典型的原粒细胞，胞质中无颗粒；Ⅱ型胞质中有少量细小颗粒。

2. 早幼粒细胞（promyelocyte）　胞体直径

12 ～ 25μm，较原粒细胞稍大，圆形或椭圆形。胞核大，圆形、椭圆形或一侧稍平，核常偏一侧。染色质开始聚集，较原粒细胞粗，核仁常尚可见。胞质较多，呈天青色或浅蓝色，胞质内含有大小、形态和数目不一、分布不均的粗大紫红色非特异性嗜天青颗粒，部分可覆盖于胞核之上。

3. 中幼粒细胞（myelocyte）

（1）中性中幼粒细胞（neutrophilic myelocyte）：胞体直径 10 ～ 20μm，圆形。胞核一侧开始扁平或略凹陷，其凹陷程度＜假设圆形核直径的 1/2，核常偏于一侧，直径＞细胞的 1/2，染色质凝聚成粗索状或小块状，核仁消失。胞质多，分布淡红色或淡紫红色细小、均匀一致的中性颗粒，由于中性颗粒非常细小，在光镜下不易看清其具体形态，看似一片浅红色区。

（2）嗜酸性中幼粒细胞（eosinophilic myelocyte）：胞体直径 15 ～ 20μm，比中性中幼粒细胞略大。核与中性中幼粒细胞相似。胞质多，内含很多排列稀疏、大小一致、规则圆形、形似珍珠的嗜酸性颗粒，呈橘红色，有立体感及折光性，有时可呈暗黄色或褐色。此阶段的胞质中除嗜酸性颗粒外，还可见紫黑色嗜碱性颗粒。

（3）嗜碱性中幼粒细胞（basophilic myelocyte）：胞体直径 10 ～ 15μm，较中性中幼粒细胞略小。胞核圆形或椭圆形，轮廓不清，核染色质结构较模糊。胞质内及核上含分布稀疏、粗大、大小不等的，呈深紫黑色的嗜碱性颗粒。

4. 晚幼粒细胞（metamyelocyte）

（1）中性晚幼粒细胞（neutrophilic metamyelocyte）：胞体直径 10 ～ 16μm。胞核一侧明显凹陷，呈肾形或半月形，其凹陷程度＞假设圆形核直径的 1/2，胞核偏于一侧，核染色质粗糙呈粗块状，缺少副染色质（即块状染色质之间的空隙），无核仁。胞质量多，充满中性颗粒，常看不到胞质的底色。

（2）嗜酸性晚幼粒细胞（eosinophilic metamyelocyte）：胞体直径 10 ～ 16μm，胞质中充满嗜酸性颗粒，其他方面基本同中性晚幼粒细胞。

（3）嗜碱性晚幼粒细胞（basophilic metamyelocyte）：胞体直径 10 ～ 14μm，胞核呈肾形，轮廓不清楚；胞质内及核上稀疏分布有嗜碱性颗粒。

5. 杆状核粒细胞（stab granulocyte）

（1）中性杆状核粒细胞（neutrophilic stab granulocyte）：胞体直径 10 ～ 15μm。核弯曲呈粗细均匀的带状，也可呈“S”形、多呈“U”形，核染色质粗，呈块状。胞质丰富，充满中性颗粒。

（2）嗜酸性杆状核粒细胞（eosinophilic stab granulocyte）：胞体直径 11 ～ 16μm，胞质中充满嗜酸性颗粒，其他特点基本同中性杆状核粒细胞。

（3）嗜碱性杆状核粒细胞（basophilic stab granulocyte）：胞体直径 10 ～ 12μm，胞质呈模糊杆状；胞质内及核上稀疏分布有嗜碱性颗粒。

6. 分叶核粒细胞（segmented granulocyte）

（1）中性分叶核粒细胞（neutrophilic segmented granulocyte）：胞体直径 10 ～ 14μm，圆形。胞核可分成 2 ～ 5 叶，叶与叶之间有细丝相连。其他特点基本同中性杆状核粒细胞。

（2）嗜酸性分叶核粒细胞（eosinophilic segmented granulocyte）：胞体直径 11 ～ 16μm，圆形核多呈 2 叶，胞质充满嗜酸性颗粒。

（3）嗜碱性分叶核粒细胞（basophilic segmented granulocyte）：胞体直径 10 ～ 12μm。胞核分叶但轮廓不清。胞质相对较少，胞质内及核上稀疏分布嗜碱性颗粒。

（二）红细胞系统

红细胞系统（简称红系）发育成熟的过程中，形态变化规律：①胞体，基本上呈较规则的圆形，有的原红细胞及早幼红细胞可见瘤状突起；②胞质，较厚，颜色深蓝色→蓝灰色→灰红色→淡红色，无颗粒；③胞核，圆形居中，晚期可偏位。最终脱核为无核红细胞。各阶段红细胞形态学特点见图 1-3-4。

1. 原红细胞（pronormoblast） 胞体直径 15 ～ 25μm，圆形。有时边缘可有小的瘤状突起。胞核圆形，居中，核染色质呈颗粒状，较原粒细胞粗而显，核仁 1 ～ 3 个，染浅蓝色。胞质较多，深蓝色且不透明，有油墨画蓝感，在核周围不形成浅染区；胞质中无颗粒。

2. 早幼红细胞（basophilic erythroblast） 胞体直径 10 ～ 18μm，圆形。胞核圆形，居中，核染色质颗粒浓集呈粗颗粒状，核仁模糊或消失。胞质略增多，不透明深蓝色，可较原红细胞稍浅，不含颗粒。

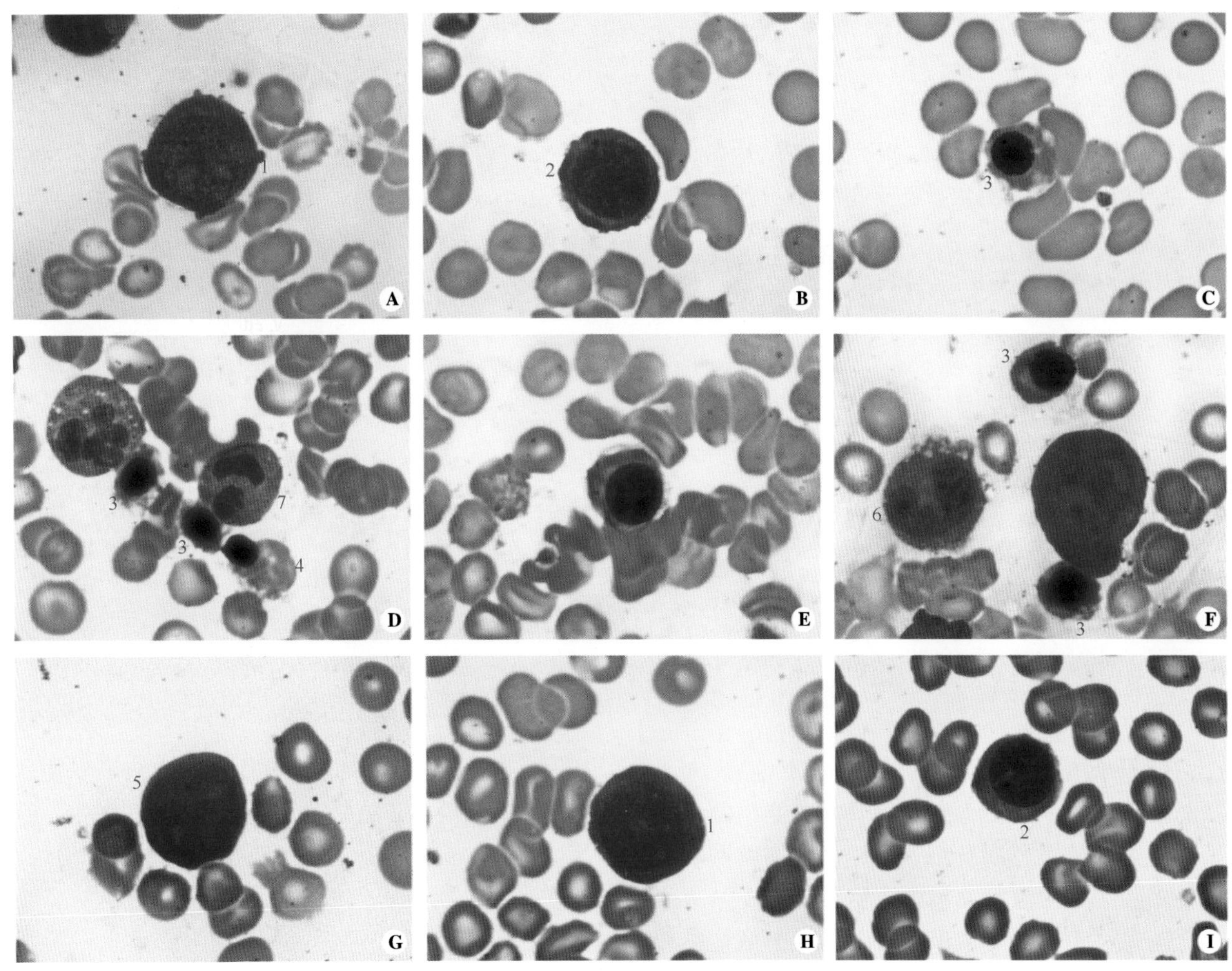

图 1-3-4　各期有核红细胞的形态特点

1. 早幼红细胞；2. 中幼红细胞；3. 晚幼红细胞；4. 晚幼红细胞（正在脱核）；5. 原红细胞；6. 单核细胞；7. 中性分叶核粒细胞

3. 中幼红细胞（polychromatic normoblast）　胞体直径 8 ～ 15μm，圆形。胞核圆形，核染色质凝集，呈块状，副染色质明显减少或消失而形成透亮缝隙，如打碎的圆墨砚状，无核仁。胞质多无颗粒，由于血红蛋白合成逐渐增多而嗜碱性物质逐渐减少，使胞质呈多色性（蓝灰色、灰色、灰红色）。

4. 晚幼红细胞（orthochromatic normoblast）　胞体直径 7 ～ 10μm，圆形。晚期可呈蛋形，胞核圆形，居中，晚期可偏位，核染色质凝聚呈数个大块状或紫黑色团块状（称为碳核），有时可见胞核碎裂或正脱出胞外。胞质多，淡红色或灰红色，无颗粒。

5. 网织红细胞（reticulocyte）　胞体直径 7.2 ～ 7.5μm，是晚幼红细胞脱核以后尚未完全成熟的红细胞，瑞氏染色呈多嗜性，煌焦油蓝活体染色可见蓝色细颗粒或线状、网状结构。

6. 红细胞（erythrocyte）　正常红细胞平均直径为 7.2μm，呈双面凹陷之圆盘状，中央较薄，染色稍浅，边缘较厚，染色稍深，呈粉红色，无核。

（三）单核细胞系统

单核细胞系统（简称单核系）包括原单核细胞、幼单核细胞和单核细胞。单核系一般具有以下特点：①胞体，较大，可不规则或呈伪足状突起；②胞质，量多，灰蓝色，较厚，可有空泡和粉尘样颗粒；③胞核，大且常不规则，呈扭曲、折叠状，核染色质比其他同期细胞细致、疏松。各阶段单核细胞形态学特点见图 1-3-5。

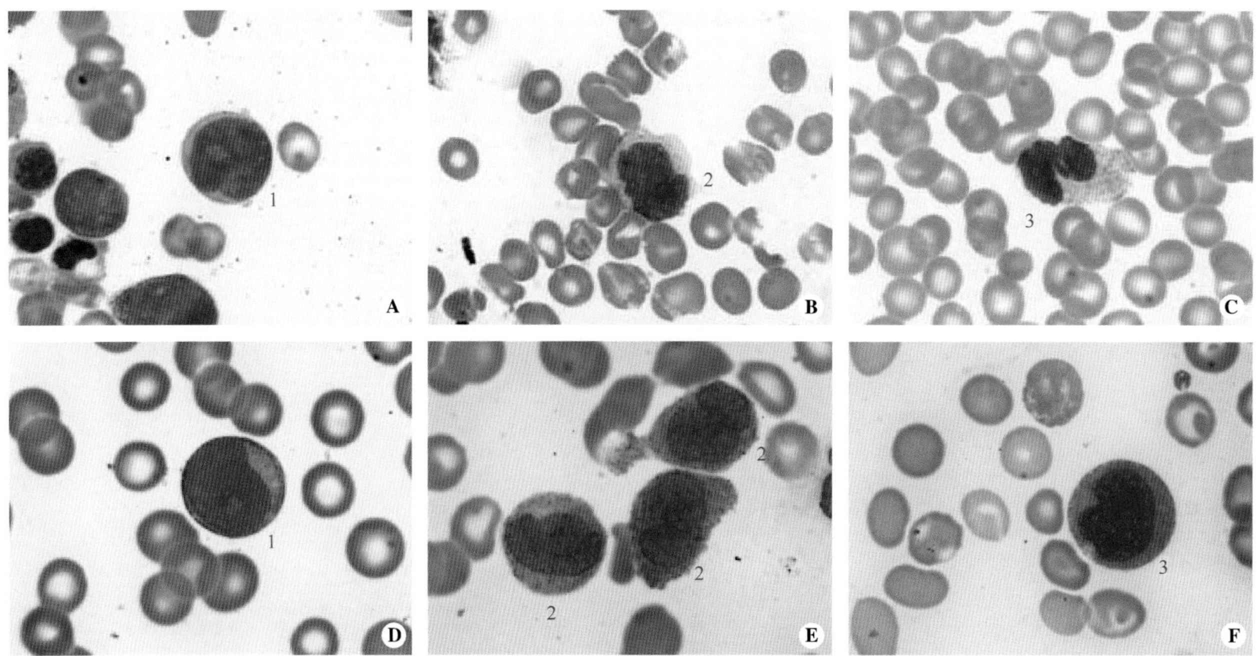

图 1-3-5 各阶段单核细胞形态学特点

1. 原单核细胞；2. 幼单核细胞；3. 单核细胞

1. 原单核细胞（monoblast） 胞体直径 14～25μm，圆形或椭圆形，偶可有伪足。胞核圆形或稍不规则，核染色质纤细、疏松，呈细丝网状，核仁多数为 1 个且大而清楚。胞质较多，呈灰蓝色或蓝色，不透明、磨玻璃样，可有空泡，颗粒无或少许。

2. 幼单核细胞（promonocyte） 胞体直径 15～25μm，圆形或稍不规则，偶可有伪足。胞核已不规则，呈扭曲、折叠状，或有凹陷或切迹。核染色质开始聚集呈丝网状，核仁消失。胞质增多，呈灰蓝色、不透明，胞质内可见细小、分布均匀的淡紫红色嗜天青颗粒和空泡。

3. 单核细胞（monocyte） 胞体直径 12～20μm，圆形或不规则，常见伪足。胞核不规则，呈扭曲、折叠状，或呈大肠状、笔架形、“S”形等。染色质疏松，可呈条索状、小块状，核仁消失。胞质多，呈淡灰蓝色或略带红色，半透明如磨玻璃样，胞质内可见细小、分布均匀的灰尘样淡紫红色颗粒，可有空泡。

（四）淋巴细胞系统

淋巴细胞系统（简称淋系）包括淋巴母细胞、幼淋巴细胞和淋巴细胞。淋系一般具有以下特征：①胞体，偏小，圆形或类圆形；②胞质，少，呈深蓝色或浅蓝色。各阶段淋巴细胞形态学特点见图 1-3-6。

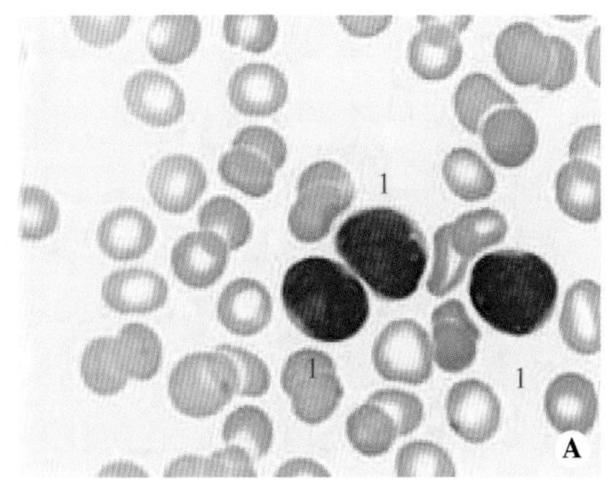

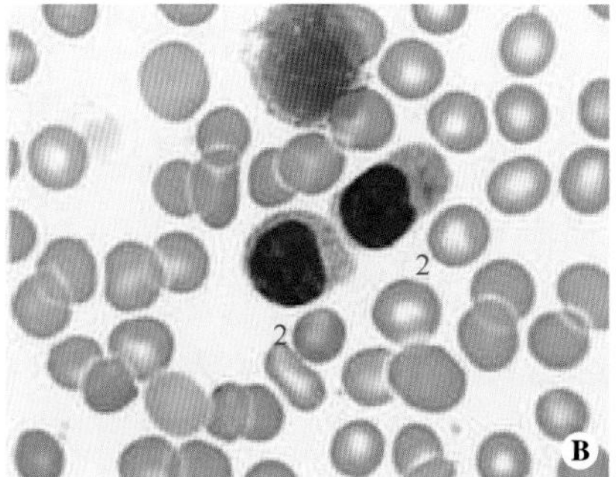

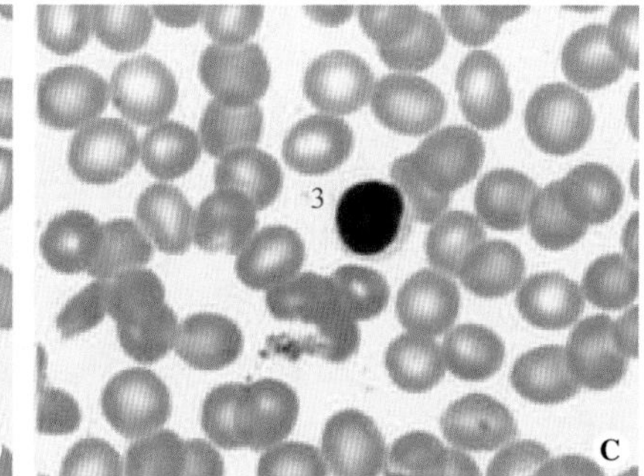

图 1-3-6 各阶段淋巴细胞形态学特点

1. 淋巴母细胞；2. 幼淋巴细胞；3. 淋巴细胞

1. 淋巴母细胞（lymphoblast） 胞体直径10～18μm，多为圆形。胞核圆形或类圆形。核染色质呈细颗粒状，核仁1～2个，较清楚。胞质少，常不能完全包裹核一周，无颗粒。

2. 幼淋巴细胞（prolymphocyte） 胞体直径10～16μm，多为圆形或椭圆形。胞核圆形，稍偏位，核仁模糊或消失，核染色质较淋巴母细胞粗。胞质少，呈蓝色。

3. 淋巴细胞（lymphocyte）

（1）大淋巴细胞：胞体直径12～15μm，圆形或类圆形。胞核椭圆形，常偏一侧，核染色质排列紧密均匀，核仁消失。胞质多，呈清澈淡蓝色，常有少许紫红色颗粒。

（2）大颗粒淋巴细胞：形态如大淋巴细胞，但胞质内稀疏散布少量清晰的粗颗粒。

（3）小淋巴细胞：胞体直径6～9μm，圆形或类圆形。胞核类圆形或圆形，有小切迹，核染色质聚集，呈大块状，无核仁。胞质很少（颇似裸核），为淡蓝色透明区，有时为深蓝色，无或有几个颗粒。

（4）异形淋巴细胞：大小如大淋巴细胞或稍小，外形稍不规则，较小者胞质深浓染，较大者胞质浅，呈透明状，无或有几个颗粒。

（五）浆细胞系统

浆细胞系统（简称浆系）由B淋巴细胞转化而来，B淋巴细胞在一定条件下可母细胞化，形成原始浆细胞、幼稚浆细胞、浆细胞。浆系一般具有以下特点：①胞质，丰富，呈深蓝色，有泡沫感，常有核旁淡染，胞体边缘可不规则；②胞核，圆形或椭圆形，偏位。各阶段浆细胞形态特点见图1-3-7。

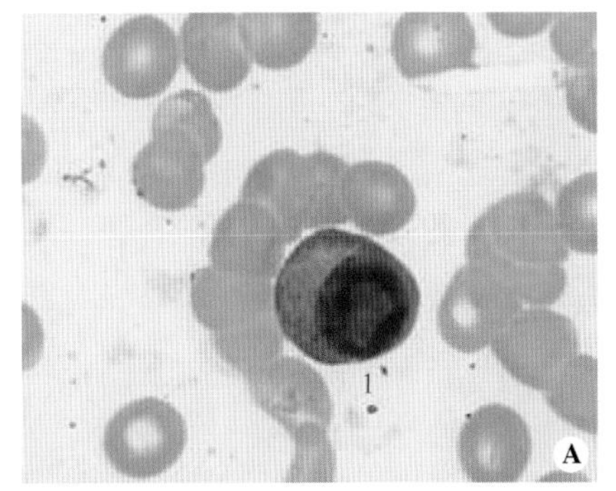

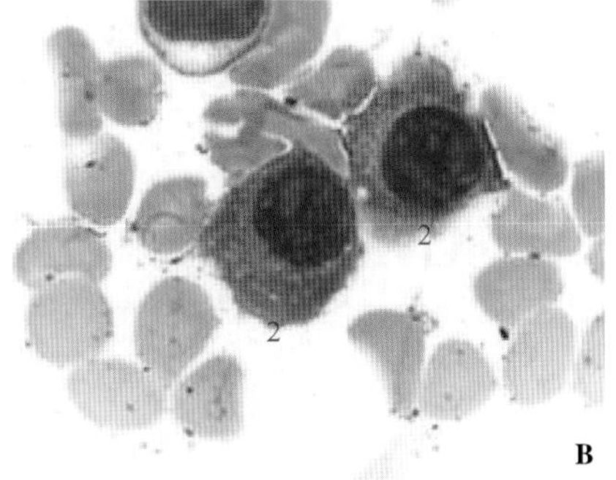

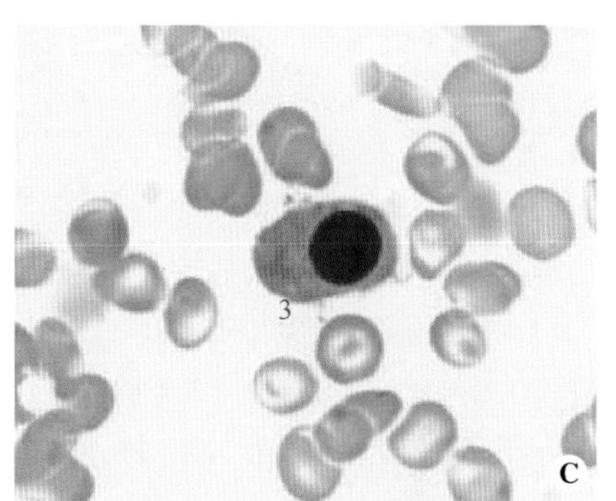

图1-3-7 各阶段浆细胞形态特点

1. 原始浆细胞；2. 幼稚浆细胞；3. 浆细胞

1. 原始浆细胞（plasmablast）**和幼稚浆细胞**（proplasmacyte） 一般可见于病理情况(浆细胞病)下，胞体直径12～25μm，圆形或椭圆形。胞核圆形，常偏位，核染色质呈粗颗粒状。胞质较多，染深蓝色，不透明，有核旁淡染区（呈半月形），无颗粒，可有空泡。

2. 浆细胞（plasmacyte） 胞体大小不一，直径8～15μm，可呈椭圆形、扇形或火焰状。胞核圆形，较小且偏位于胞体一侧，偶可见双核，核染色质呈块状，无核仁。胞质丰富，常呈深蓝色，不透明，有泡沫感，可有较多空泡，个别胞质呈红色或胞质边缘呈红色，核旁常有明显浅染区，偶见少许紫红色颗粒。

（六）巨核细胞系统

巨核细胞系统（简称巨核系）是骨髓中最大的造血细胞，是多倍体细胞。其形态特征（除原巨核细胞外）：①胞体，巨大，不规则，边缘不清；②胞质，成熟巨核细胞胞质常极丰富，并有大量细小浓密形如云雾状的颗粒；③胞核，常巨大，成熟巨核细胞的胞核分叶但重叠成团。各阶段巨核细胞形态特点见图1-3-8。

1. 原巨核细胞（megakaryoblast） 胞体直径15～30μm，圆形或类圆形，常可见胞质瘤状突起。胞核较大，圆形或椭圆形，胞核1～2个；核染色质颗粒状（但比粒、红原始细胞粗），深紫红

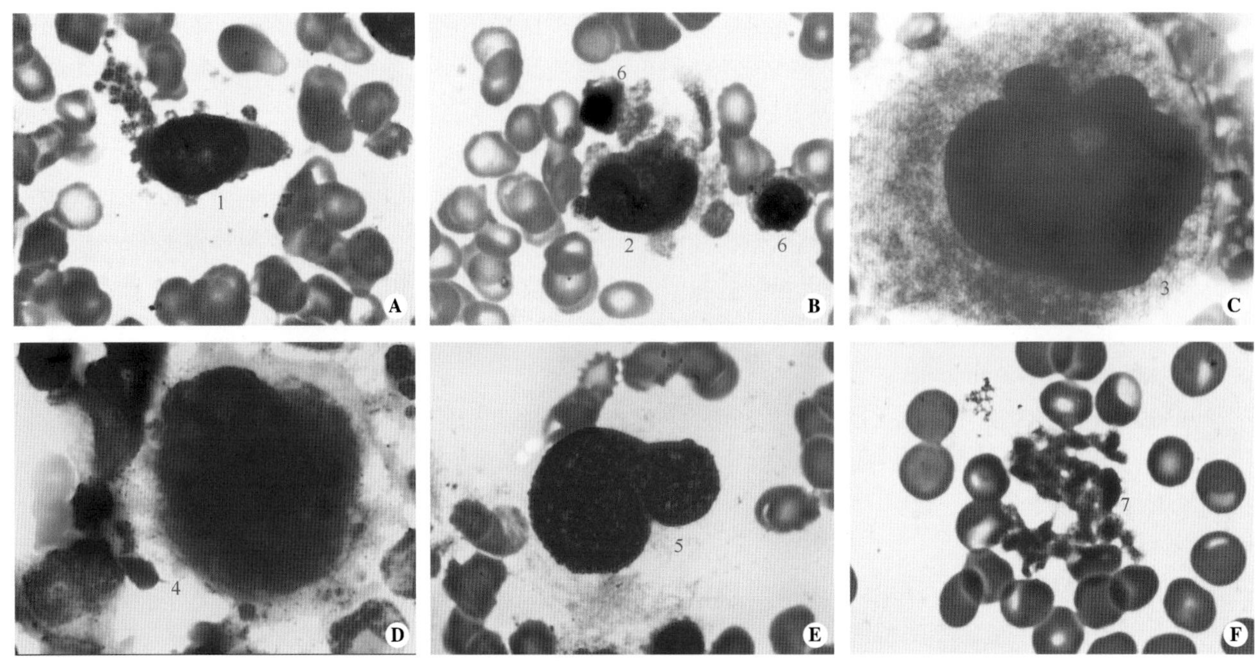

图 1-3-8　各阶段巨核细胞形态特点

1. 原巨核细胞；2. 幼巨核细胞；3. 颗粒型巨核细胞；4. 产血小板型巨核细胞；5. 裸核型巨核细胞；6. 晚幼红细胞；7. 成堆血小板

色，排列紧密；核仁 2 ～ 3 个，淡蓝色，不清晰。胞质较少，深蓝色或蓝色，周边深浓，无颗粒。此类细胞单凭瑞氏染色常不易识别。

2. 幼巨核细胞（promegakaryocyte）　胞体直径 30 ～ 50μm，常不规则。胞核已呈不规则形，核染色质粗或小块状，排列紧密；无核仁。胞质丰富，深蓝色或蓝色，近核处可出现少许细小且大小一致的淡紫红色颗粒而使该处呈淡红色。

3. 颗粒型巨核细胞（granular megakaryocyte）胞体直径 40 ～ 70μm，甚至可达 100μm 以上，胞体常不规则，边界不清。胞核巨大、不规则，分叶后重叠，核染色质呈麻团状。胞质极丰富，充满细小、紧密的云雾状淡紫红色颗粒，胞膜完整，无血小板形成。

4. 产血小板型巨核细胞（thromocytogenic megakaryocyte）　大小、形态如颗粒型巨核细胞，胞体周边有形成的血小板。

5. 裸核型巨核细胞（naked megakaryocyte）是产血小板型巨核细胞的胞质崩解释放血小板后，仅剩一个裸细胞核。

6. 血小板（platelet）　胞体直径 2 ～ 4μm，圆形、椭圆形，或稍不规则形，轮廓不太清晰，无胞核，胞质淡蓝色，有细小、稀疏、分布均匀的紫红色颗粒。

（七）其他细胞

骨髓中其他细胞包括肥大细胞、组织细胞、吞噬细胞、成骨细胞、破骨细胞、脂肪细胞、内皮细胞、纤维细胞、破碎细胞及退化细胞等。各种其他细胞形态学特点见图 1-3-9。

1. 肥大细胞（mast cell）　又称组织嗜碱细胞（tissue basophilic cell），其胞体直径 12 ～ 20μm，正常情况下为圆形、椭圆形、多角形。胞核较小、圆形，常被颗粒遮盖，结构不清。胞质较丰富，充满粗大、圆形、排列紧密、大小一致、深紫红或紫黑色的颗粒。有的肥大细胞由于胞质中颗粒排列非常致密，整个细胞呈紫黑色，易误认为杂质而不被识别。

2. 内皮细胞（endothelial cell）　直径 8 ～ 22μm，多呈长圆形或梭形，两极核膜常不完整，核呈圆形或椭圆形，核染色质呈网状，多无核仁；胞质量较多，染浅淡蓝色，可有细小紫红色颗粒。此类细胞可连体或连片存在。

3. 纤维细胞（fibrocyte）　胞体较大，多为长梭形，核圆形或椭圆形（1 至数个），核染色质呈或细或粗的网状结构，核仁有或无，不清晰，胞质丰富，多在胞核两端，染色浅淡，两极模糊，内含纤维网状物及少许浅淡颗粒。

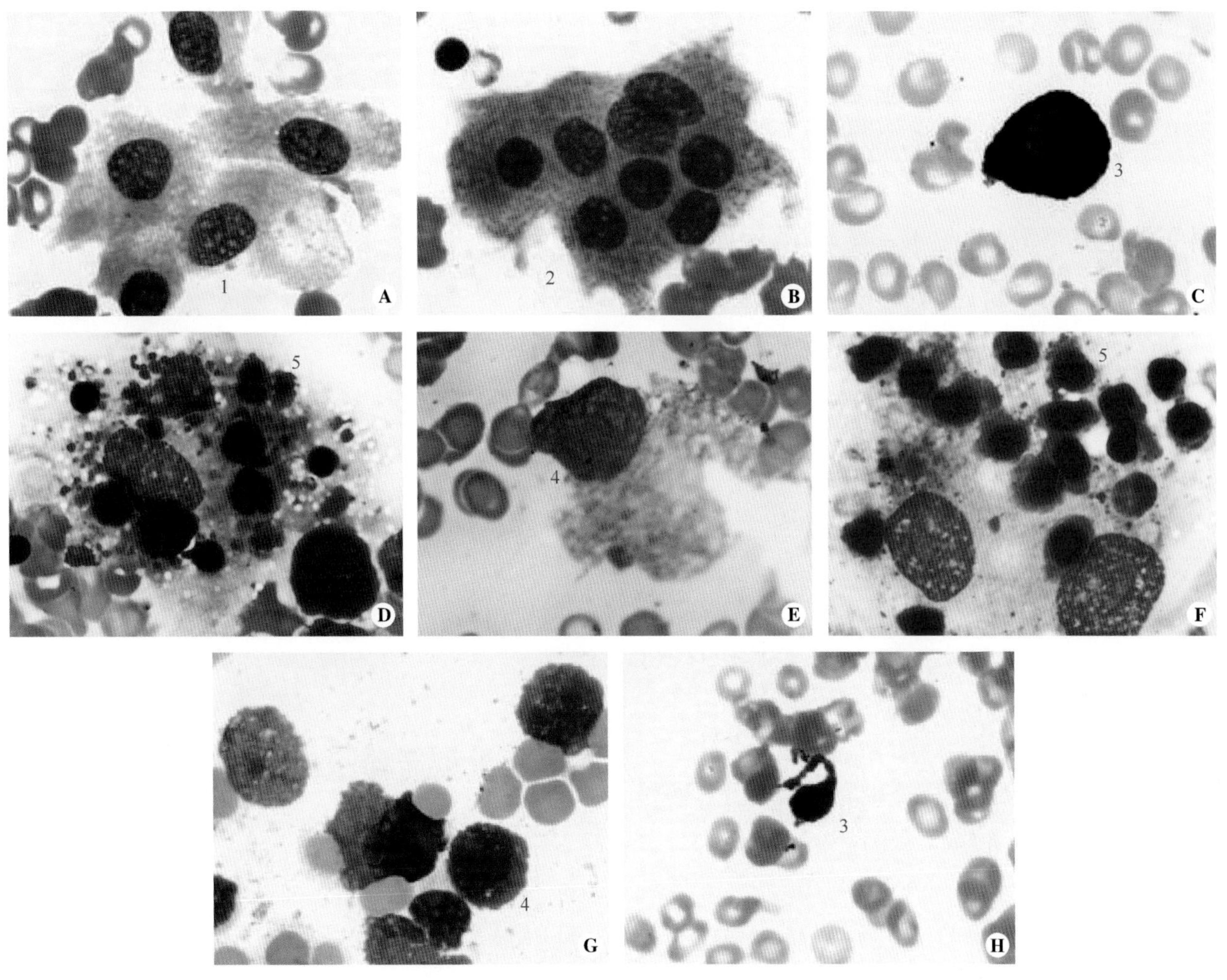

图 1-3-9　各种其他细胞形态学特点

1. 成骨细胞；2. 破骨细胞；3. 肥大细胞；4. 涂抹细胞；5. 吞噬细胞（吞噬有核红细胞、粒细胞）

4. 成骨细胞（osteoblast）　胞体较大，直径 20 ～ 40μm，长椭圆形或稍不规则，单个或多个成群分布，核圆形或椭圆形，偏于细胞一侧，核染色质排列呈粗网状，染深紫红色，可有核仁；胞质丰富，染深蓝色或灰蓝色，呈玻璃纤维外观，胞核与胞膜之间（不贴近两者）常又见一胞质中椭圆形透明区。

5. 破骨细胞（osteoclast）　胞体巨大，直径 60 ～ 100μm，形态不规则，边界不清，有多个分散小细胞核，圆形或椭圆形，大小大致相等，边缘清晰，彼此独立，倾向于离心排列，核染色质呈粗网状，可有一个蓝色核仁；胞质丰富，染淡蓝色或浅红色，含较粗大稀疏棕色颗粒。

6. 脂肪细胞（fatty cell）　直径 30 ～ 50μm，胞体圆形或椭圆形，核较小，形状不规则，常被挤压在一边，核染色质呈细、致密网状，无核仁；胞质内充满大量空泡。

7. 组织细胞（histiocyte）　胞体较大，直径 20 ～ 50μm，形态多样，一般呈圆形或椭圆形或稍不规则，核圆形或椭圆形，核染色质呈疏松网状结构，核仁 2 ～ 4 个不等；胞质较多，一般为浅淡蓝或灰蓝色，边缘多不规则或不清楚，无颗粒或含有少量或细或粗、或粗细不一的嗜天青颗粒，可有空泡。

8. 吞噬细胞（phagocyte）　不是一种独立的细胞，而是胞质内含有吞噬物质的一组细胞的总称。具有吞噬功能的细胞有中性粒细胞、单核细胞、组织细胞、血管内皮细胞。

二、骨髓涂片有核细胞增生程度分级方法

（一）骨髓增生程度分级

通常在光镜低倍镜（10×）下，凭直观根据有核细胞与无核的成熟红细胞的大致比例判断增

生程度，分为五个等级（表 1-3-1）。

表 1-3-1 骨髓增生程度分级

增生程度	红细胞与有核细胞之比 *
增生极度活跃	1 ∶ 1
增生明显活跃	10 ∶ 1
增生活跃	20 ∶ 1
增生减低	50 ∶ 1
增生重度减低	300 ∶ 1

* 此比例为直观目测分完等级后，对每一级别做的验证，实际工作中，直接目测即可，无须计数比例。

（二）我国正常成人髂骨骨髓涂片有核细胞构成比

我国正常成人髂骨骨髓涂片有核细胞构成比见表 1-3-2。

表 1-3-2 骨髓及外周血有核细胞构成比

项目	骨髓	外周血
粒系细胞	占骨髓有核细胞的 45% ～ 70%	中性粒细胞为主，占 50% ～ 70%，其中杆状核粒细胞＜ 10%，嗜酸性粒细胞占 0 ～ 3%，嗜碱性粒细胞占 0 ～ 1%
原粒＋早幼粒细胞	2.2%（＜ 5%）	
中性中幼粒细胞	（6±2）%	
中性晚幼粒细胞	（8±2）%	
中性杆状核粒细胞	（23±4）%	
中性分叶核粒细胞	（9±3）%	
嗜酸性粒细胞	（中幼粒 - 分叶核粒细胞）＜ 5%	
嗜碱性粒细胞	（中幼粒 - 分叶核粒细胞）0 ～ 1%	
红系细胞	占骨髓有核细胞 15% ～ 25%	
原红细胞	0.2% ～ 1.3%	
早幼红细胞	0.5% ～ 2.4%	
中幼红细胞	10%	
晚幼红细胞	10%	
粒 / 红（G/E）	（2 ～ 4）∶ 1	
巨核系细胞	正常骨髓涂片（1.5cm×3cm）巨核细胞数目 7 ～ 136 个	
淋巴细胞	占骨髓有核细胞 15% ～ 25%	成熟淋巴细胞占 20% ～ 40% 为成熟淋巴细胞，在正常成人骨髓中 在 4 个月至 6 岁儿童，淋巴细胞多，中性粒细胞少；成人则相反 无原始淋巴细胞及幼淋巴细胞，婴、幼儿除外
单核细胞	约占骨髓有核细胞 5%	
浆细胞	成熟浆细胞＜ 2.5%	

（王立荣）

第四节 骨髓活检病理组织形态学评估方法

一、骨髓活检组织 / 细胞形态学评估

进行骨髓穿刺（bone marrow aspiration，BMA）和骨髓活检（bone marrow biopsy，BMB）评估（BMA 和 BMB 取材质量是关键，BMB 的固定脱钙处理和染色必须高度重视，后文将介绍），过去骨髓活检组织用重铬酸钾 - 升汞 - 甲醛（PCF）混合液固定，塑料包埋切片，苏木精 - 吉姆萨 - 伊红（HGE）染色，在切片中识别造血细胞各系、各阶段的形态特点极具优势，但此切片不能常规做免疫组化是其不足，且又不宜常规同时加做石蜡包埋切片项目（因增加了成本），所以为了能常规加做免疫组化及相关分子生物学检测，骨髓活检必须常规中性甲醛固定，甲酸及盐酸混合脱钙后常规石蜡包埋切片 HE 染色光镜观察，同时选相应抗体做免疫组化（见第六篇）。最后结合流式细胞检测、染色体分析，分子遗传学检测及患者临床病史资料进行综合诊断。

需要说明的是，BMA 细胞形态学观察与评估和 BMB 组织形态学观察与评估本章未进行同时介绍而是先后分别介绍，这是基于国内传统的做法，血液病临床检查首先常规做外周血检查，首诊医生再根据血象变化特点决定做 BMA 及选择性做 BMB 检查（至今基层医院此做法仍存在，即 BMA 和 BMB 不是同时做）。因为前者普通血

液科医生即可处理，而后者必须血液专科病理医生经过专业培训才能处理。国内有很少部分血液病理医师是经过血液专科（业）病理医师培训的，既懂BMA骨髓细胞形态学，又懂骨髓活检组织形态学，同时对免疫分（表）型、细胞遗传学、分子生物学（PCR、FISH、基因测序等）很熟悉。他（她）既熟悉BMA，又熟悉BMB造血组织中各系各阶段的细胞形态特点，再结合患者临床表现及相关化验结果（或者“M”“I”“C”“M”结果）很容易对骨髓形态特点做出评估和判断。所以，对血液病理医师进行常规“M、I、C、M”基本知识普及性培训是血液病理诊断技术与国际接轨的必经之路。

（一）粒系细胞

粒系细胞由原粒细胞发育至成熟粒细胞可分为原始、早幼、中幼、晚幼、杆状核和分叶核粒细胞6个阶段，与第三节骨髓细胞形态学的分法一致（以下类同）。杆状核和分叶核粒细胞为成熟粒细胞。早幼粒细胞以下分化阶段又根据胞质颗粒形态不同分为中性、嗜酸性和嗜碱性3个子系列。中性颗粒呈红色细沙状。嗜酸性颗粒粗大呈橘红色。嗜碱性细胞的胞质嗜碱性颗粒在HE切片中不能识别。早幼以下阶段粒细胞胞质中的中性、嗜酸性颗粒，在苏木精-伊红（HE）染色切片中容易辨认。偏幼稚的粒细胞多贴近骨小梁分布，偏成熟的粒细胞多位于骨小梁之间，混杂分布（图1-4-1）。

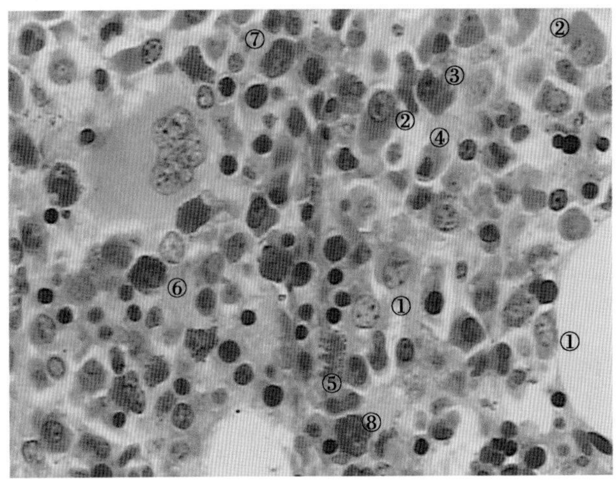

图1-4-1 粒系各阶段细胞

①原粒细胞；②早幼中性粒细胞；③中幼中性粒细胞；④晚幼中性粒细胞；⑤杆状核中性粒细胞；⑥中幼嗜酸性粒细胞；⑦晚幼嗜酸性粒细胞；⑧杆状嗜酸性粒细胞

1. 原粒细胞（myeloblast） 胞体偏大，胞质少，淡嗜碱性，无颗粒。核染色浅灰蓝，平面感（与淋巴母细胞胞核呈立体感不同），圆形或稍不整形，核膜稍厚，染色质稀少而浅淡，核仁小，1个或多个，偶见核分裂象。正常骨髓组织中原粒细胞极少。

2. 早幼中性粒细胞和嗜酸性粒细胞 胞核椭圆或类椭圆，常见核仁，胞质分别含中性、嗜酸性颗粒。此阶段及以下阶段细胞不见核分裂象。

3. 中幼中性粒细胞和嗜酸性粒细胞 胞核占胞体一半，可见核仁。胞质分别含中性或嗜酸性颗粒。

4. 晚幼中性粒细胞及嗜酸性粒细胞 胞核更小，杆状核和分叶核中性粒细胞、嗜酸性粒细胞形似骨穿或外周血涂片中的相应细胞，胞质中分别含有中性、嗜酸性颗粒。

（二）红系细胞

红系细胞原始阶段至发育成熟分为原始、早幼、中幼、晚幼和成熟红细胞5个阶段。由原红细胞至晚幼红细胞，胞体、胞核皆为圆形；胞质由少变多、由嗜碱性渐变为嗜酸性，胞质皆无颗粒；胞核多居中。一般远离骨小梁，散在或偶呈岛状分布，或贴近血窦分布（图1-4-2）。

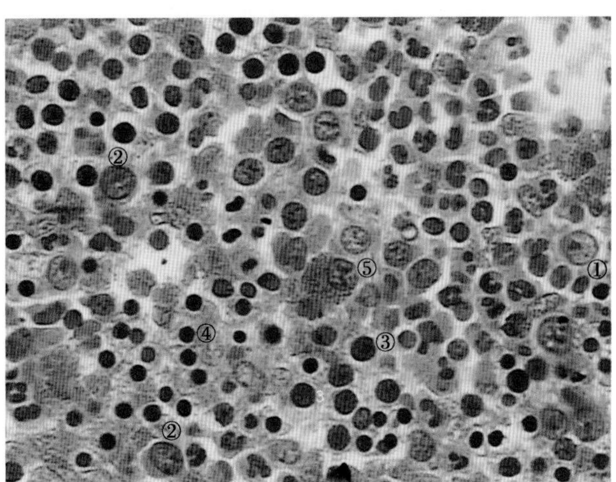

图1-4-2 红系各阶段细胞

①原红细胞；②早幼红细胞；③中幼红细胞；④晚幼红细胞；⑤成熟红细胞

1. 原红细胞 胞体中等偏大，核染色质细致，核仁1～3个，胞质嗜碱性（蓝色）、量少。核分裂象罕见。

2. 早幼红细胞 核染色质凝集、深浅不一，核仁不明显。胞质稍多，弱嗜碱性。

3. 中幼红细胞 核比原红细胞小，染色质粗块状，无核仁。胞质增多，均一嗜酸性（粉红）。

4. 晚幼红细胞 胞核比中幼红细胞小，染色质凝集成“煤球样”。胞质丰富，均一嗜酸性。

晚幼红细胞的胞核脱出后演变为成熟红细胞，脱出的胞核退化、消失。网织红细胞外形与成熟红细胞一致，只是胞质含有晚幼红细胞脱核后残留的染色质（需在涂片中用煤焦油蓝染色识别网织红细胞）。

（三）巨核系细胞

巨核系细胞是所有正常造血细胞中胞体最大的（巨核细胞是多倍体细胞，正常巨核细胞以 2^n 速度进行核内复制，即核膜不破裂，不见核分裂象）。骨髓中以 16*N* 巨核细胞为主，其次是 8*N* 和 32*N*，倍体数越大，胞核越大（可通过胞核 DNA 含量测定出倍体数）。8*N* 开始产生血小板，16*N* 和 32*N* 产生血小板最多。

正常巨核细胞胞核是分叶状的，且分化越成熟，核分叶越多，胞体越大，胞质越丰富，产生血小板越多，常见于骨髓增殖性疾病，尤其是原发性血小板增多症。反之，如巨核细胞失去分化，胞体小，胞质少，胞核不分叶或分叶少，或呈现单圆核或双圆核甚至淋巴样小巨核细胞，因而产生血小板的数量可能会减少，常见于骨髓增生异常综合征。但是巨核细胞胞体小，胞核分叶少（呈现单圆核），血小板常不一定减少，如慢性粒细胞白血病的骨髓巨核细胞胞体小，核分叶少，以单圆核巨核细胞为主，但其外周血小板计数不减少却是慢性粒细胞白血病特征之一。还有，骨髓增生异常综合征中的铁粒幼细胞增多性贫血伴血小板增多患者的骨髓的巨核细胞主要为胞体小的单圆核巨核细胞。这种胞体小、核分叶少（小单圆核或淋巴样小巨核），胞质也很少，但血小板不但不减少，反而是增多的，这可能与巨核细胞生成的正调节因子（白细胞介素类：IL-1a、IL-3、IL-6、IL-11、IL-12；GM-CSF 及 TSF 等）的活性增高有关。

不论幼稚或成熟巨核细胞，其核染色质是最浓染的，胞质是最丰富的（由若干分解膜构成，分化越成熟分解膜越多，所形成的血小板数越多，反之越少），单圆核与淋巴样小巨核细胞，胞质少、无分解膜，多发育不良。巨核细胞由原始阶段至发育成熟：胞体由小增大，胞质由少增多、由嗜碱性变为嗜酸性。胞核由圆形变为多分叶状，石蜡切片胞核染色质浓集、不见核膜。巨核细胞胞质逐渐脱落形成血小板，最终只剩下裸核（称为裸核型巨核细胞）（图 1-4-3）。

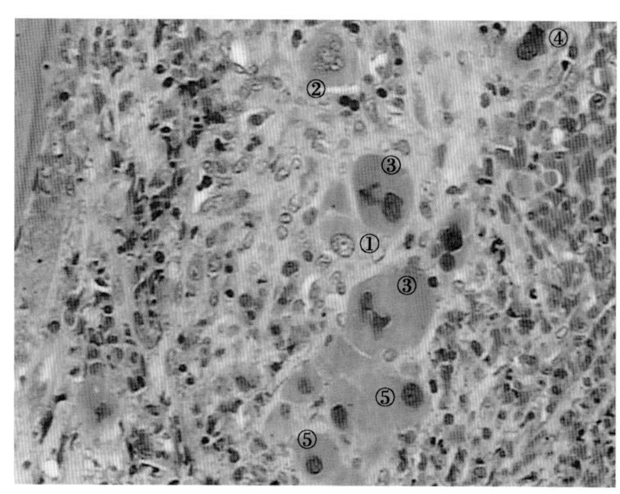

图 1-4-3 巨核系细胞

①幼巨核细胞；②幼稚分叶核巨核细胞；③成熟多核叶巨核细胞；④裸核型巨核细胞；⑤单圆核巨核细胞

巨核细胞无特定分布，文献介绍可贴近血窦分布，与其胞质可伸入血窦内，胞质随血流易于脱落形成血小板有关。

1. 原巨核细胞（megakaryoblast） 胞体小（一般比原粒细胞、原红细胞大），直径 16 ～ 40μm，胞质少。胞核分叶少或圆形，染色相对浅，染色质粗沙状、密集分布，核仁不易见，罕见核分裂象。单个散在分布。

2. 幼巨核细胞（promegakaryocyte） 直径 20 ～ 70μm，胞核圆形或稍不规则（开始分叶）、浓云朵样，染色质粗、深染，不见核仁，罕见核分裂象。单个散在或成簇分布。人巨核细胞总成熟时间为 5 ～ 10 天。

3. 成熟巨核细胞 胞体大小不等，最大直径可达 100μm，倍体 32*N* ～ 128*N* 不等，胞质嗜酸性。胞核分叶多少不等，染色质浓集。不见核膜，无核仁，不见核分裂象。发育正常的成熟巨核细胞为多核巨核细胞；发育不良的成熟巨核细胞胞体小、核分叶少，呈单个圆核或多个圆核，胞质丰富呈嗜酸性或较少。成熟巨核细胞最终成为裸核巨核细胞，单个散在或成簇分布。

依据胞核形态，巨核细胞可为 8 种：①多核叶（包括不规则凸起）；②多核性；③单圆核；④双圆核；⑤多圆核（即三圆核及以上）；⑥淋巴样小巨核；⑦裸核；⑧无核（与切面有关）（除①、②、⑦和⑧之外，③至⑥均为发育异常巨核细胞）。

4. 血小板 在 HE 染色的组织切片中呈粉红色细小颗粒，不易察觉。免疫组化染色 CD42b+ 或 CD61+（DAB 显色为棕褐色颗粒），分布于骨髓血管内或巨核细胞旁或间质中。巨核细胞 / 血小板抗原（GP）类型：GP Ⅲ a（CD61）最早出现。但晚于 CD34+ GP Ⅲ a– → CD34+ GP Ⅲ a+ → CD34– GP Ⅲ a+。接着出现糖蛋白 GP Ⅱ b（CD41），最后出现 GP Ⅰ b。

（四）单核（系）细胞

胞质（HGE 染色）无特异性颗粒，可与粒系细胞鉴别。

1. 原单核细胞 胞体中等大小，胞质少、淡嗜碱性。胞核圆或类圆形，核膜薄，染色质细致、浅染，核仁小。

2. 幼（前）单核细胞（promonocyte） 胞核有凹陷、切迹或呈肾形，核仁小。胞质丰富、浅染、无颗粒。

3. 成熟单核细胞 胞质浅染、无颗粒。胞核形态变化多样，呈泡状或虫体样、生姜样，无核仁。进入组织后成为组织细胞，具有吞噬功能。如果吞噬红细胞必须高倍镜下才能识别。

4. 组织细胞 来自骨髓单核细胞系的成熟单核细胞，即组织中的“单核细胞”，也可由间质干细胞分化形成。胞体中等偏大，胞质丰富、淡染，胞界不清。胞核形似单核细胞胞核，吞噬异物后即为巨噬细胞。实际上石蜡切片 HE 染色光镜下是很难准确识别单核细胞与组织细胞的。

5. 巨噬细胞 来源于单核细胞的分化，是吞噬了异物的组织细胞。胞体大，类圆形。胞核多偏位、浅染，圆形或类圆形。胞质丰富、淡染，可含吞噬的红细胞、粒细胞、血小板、含铁血黄素或核碎片等。

（五）B 淋巴系细胞

1. 淋巴母细胞 胞核直径 10μm 左右（稍大于成熟淋巴细胞）。胞质少、弱嗜碱性。胞核圆形呈立体感，与原粒细胞核呈平面感不同，染色质细沙状、稍深染，核仁小或不明显。正常骨髓中罕见。

2. 幼 / 前淋巴细胞 胞核直径 7μm 左右。胞质少。核圆，染色质稍细，均有小核仁，比淋巴母细胞染色质粗，核仁细小，比慢性淋巴细胞白血病细胞核染色质细腻，且有小核仁，与慢性淋巴细胞白血病细胞无核仁不同。

3. 成熟小淋巴细胞 胞核直径 6μm 左右。胞质少，核圆，染色质稍粗，无核仁。其他转化的 B 淋巴细胞至少有如下 5 种，属于转化的 B 淋巴细胞，但正常骨髓活检组织较少见。

4. 中心细胞（裂细胞） 胞核直径 6（小裂细胞）～ 10μm（大裂细胞），形状不规则（酒瓶样、烧瓶样、多角形及弯曲的粗杆状等）。核膜清楚、立体感明显，有切迹或与核长轴平行的线形核沟，染色质稍细，不见核仁。胞质少，淡染。

5. 中心母细胞（无裂细胞） 胞核直径 10（小无裂细胞）～ 15μm（大无裂细胞）。核圆形或椭圆形、居中，核膜厚，染色质稍细致、浅染，核仁 1 至多个或无核仁，大中心母细胞的核仁贴近核膜。胞质嗜碱性。

6. B 免疫母细胞 胞体直径＞ 15μm。胞核圆形或椭圆形，居中或偏位，染色质粗块状，常凝集于核膜处，核膜厚。胞质丰富嗜碱性。

7. 单核细胞样 B 细胞 胞体直径 7μm 左右。胞核呈裂核样、居中或偏位，染色质较细致，核仁不明显。胞质淡染、透明。

8. 浆细胞样淋巴细胞 如同成熟小淋巴细胞大小。胞质少、嗜碱性、无空晕。核染色质粗块状，无核仁。

（六）浆细胞

胞体直径 10μm 左右，胞体圆形或椭圆形。胞质嗜碱性、核旁呈现淡染区（空晕）。核偏位，无核仁，染色质粗块状、呈钟面或车辐状排列。肿瘤性浆细胞多失去上述特征。

（七）T 淋巴系细胞

1. T 小淋巴细胞 与小 B 细胞大小类似。胞质少，淡染。核膜薄，染色质细致，无核仁。

2. T 曲核细胞 又称脑回样核小淋巴细胞。胞质少，淡染。核膜薄，染色质细致，呈现脑回样迂曲沟纹，无核仁。

3. T 免疫母细胞 形似 B 免疫母细胞，一般较 B 免疫母细胞小。核膜薄，染色质细致，单个核仁。胞质丰富、透明。

（八）NK 细胞

胞体圆形或稍不整形，形似成熟小 T 淋巴细胞。染色质稍细，无核仁。胞质少。

（九）肥大细胞

HE 染色切片中，肥大细胞形似组织细胞。胞质颗粒透明。吉姆萨或甲苯胺蓝染色时，胞体不规则，有时呈长梭形或多角形（形态与其在组织中的位置有关），胞质充满紫红色粗颗粒（异染性），甚至遮盖胞核。胞核形态可呈圆形或不规则形，核仁不明显。

（十）脂肪细胞

胞体大而圆，胞质透明（含脂肪），胞核偏向一侧以至边缘，呈窄月牙状。骨髓活检组织切片中可见血管（小动脉、毛细血管、血窦、毛细静脉和小静脉）和神经。

（陈辉树）

二、骨髓特殊染色在血液病理诊断中的意义

（一）网状纤维染色

网状纤维染色又称嗜银染色，是一种常用的特殊病理染色方法（见第六篇），多用于癌与肉瘤的鉴别诊断。网状纤维在生物化学上称网硬蛋白（reticulin），可由成纤维细胞、纤维细胞、血管外膜细胞等间叶细胞及间叶性肿瘤细胞产生，纤维穿行于细胞体和胞突之间，交错排列形成致密网状。

HE 染色在光镜下看不到网状纤维，嗜银染色方可显示网状纤维的存在，胶原纤维光镜下可见，常用 Masson 染色，呈蓝绿色。骨髓活检网状纤维银染色密度分级见表 1-4-1（图 1-4-4 ～图 1-4-8），正常人骨髓活检网状纤维染色多为 0 ～ 1 级，偶见 2 级。一些炎症可引起网状纤维增多，其发病机制可能与免疫反应有关。骨髓增殖性疾病，如原发性骨髓纤维化、原发性血小板增多症等大多是由于功能异常的血小板（或巨核细胞）释放成纤维细胞刺激因子等导致的纤维组织增生。上皮来源的肿瘤细胞不产生网状纤维，但可引起反应性网状纤维增生。

表 1-4-1 网状纤维银染色密度分级

网状纤维分级	形态特点
0 级	除血管壁周围外，无网状纤维
1 级	除血管壁周围外，散在少量长短不一、发丝样网状纤维，无交叉
2 级	网状纤维稀疏散在，多处交叉
3 级	网状纤维较密集，广泛交叉，有胶原纤维束形成
4 级	网状纤维十分密集，胶原纤维束呈带状，有核细胞极少

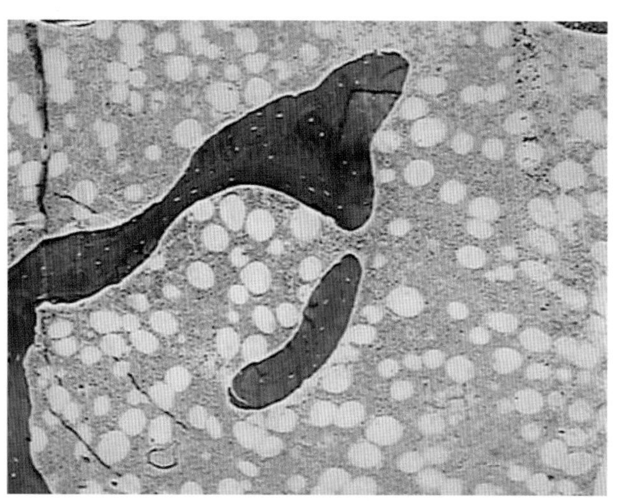

图 1-4-4 网状纤维 0 级（塑料切片，Gomori 银染色法）

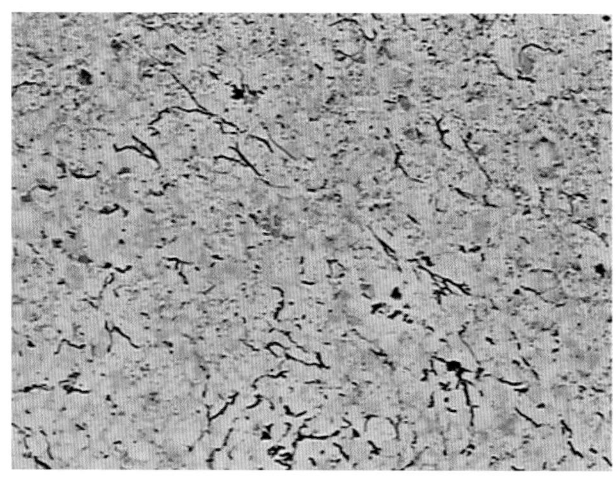

图 1-4-5 网状纤维 1 级，无交叉（方法同图 1-4-4）

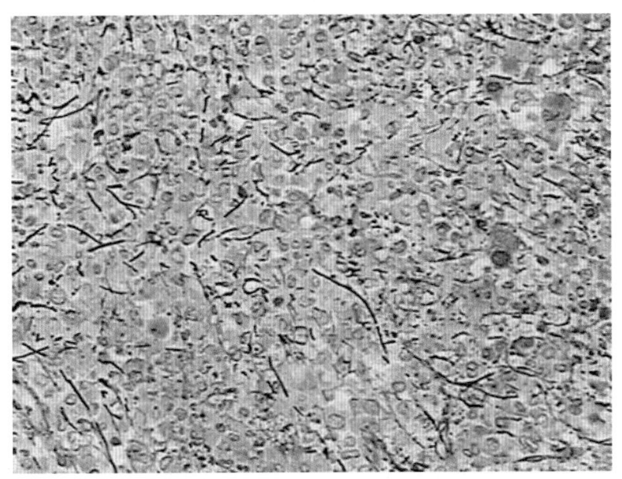

图 1-4-6　网状纤维 2 级，有交叉（方法同图 1-4-4）

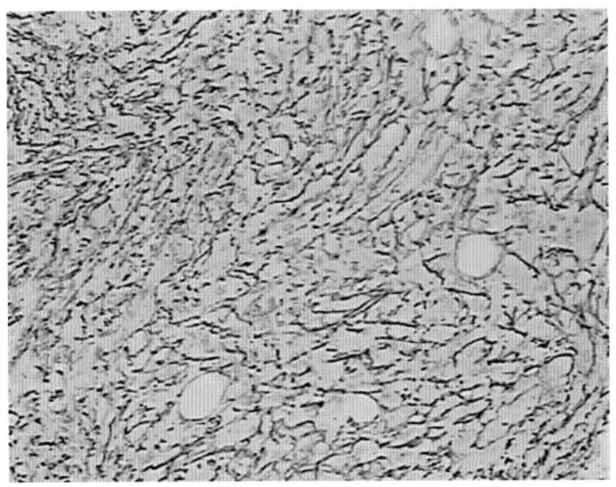

图 1-4-7　网状纤维 3 级，广泛交叉（方法同图 1-4-4）

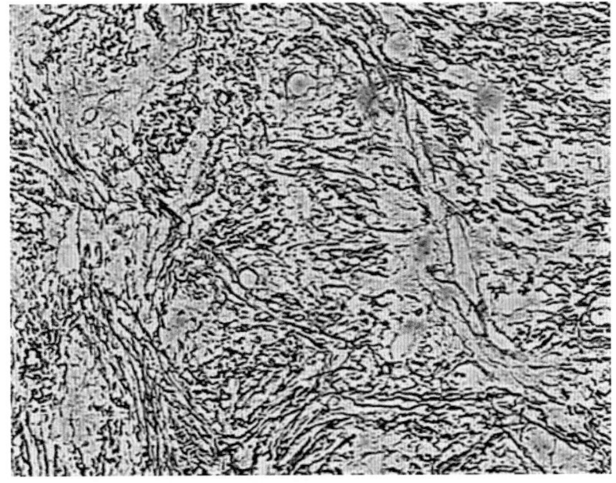

图 1-4-8　网状纤维 4 级，密集交叉（方法同图 1-4-4）

网状纤维在血液系统疾病的分布特点：

1. 骨髓转移癌　上皮来源肿瘤，癌细胞常形成癌细胞巢，压迫周围网状纤维，网状纤维呈黑色发丝样，围绕癌巢周围分布，呈现基底膜样不规则环形结构，癌细胞间无网状纤维。

2. 血液系统肿瘤　最常见的是骨髓增殖性肿瘤，尤其是原发性骨髓纤维化纤维化期（≥ 3 级）、纤维化前期（＜ 2 级），网状纤维多分布于瘤细胞之间，淋巴瘤侵犯骨髓时瘤细胞密集此部位网状纤维多，瘤细胞较少部位网状纤维较少，呈不规则交叉网状分布。骨髓纤维化的网状纤维随骨髓胶原纤维的增多而增多。

3. 急性淋巴母细胞淋巴瘤、急慢性淋巴细胞及慢性粒细胞白血病　网状纤维多呈广泛性较均匀的网状分布，相对较稀疏。

4. 多发性骨髓瘤　瘤细胞呈片状或结节状浸润时，相应区域呈密集网络状分布。

5. 平滑肌肉瘤与纤维肉瘤　在平滑肌肉瘤时瘤细胞呈错综或漩涡状排列，并有呈特殊的栅栏排列，网状纤维与瘤细胞走向平行；纤维肉瘤的瘤细胞形成纤维束，呈平行、交错、漩涡状排列，瘤细胞之间有丰富的网状纤维，网状纤维几乎存在于每一个瘤细胞之间并围绕瘤细胞。

（二）铁染色

在一些不增生疾病，如再生障碍性贫血、纯红细胞再生障碍性贫血等，铁利用障碍或减少导致储存铁或可染铁增多（游离铁为三价铁，成熟红细胞内结合铁为二价铁）。高倍镜下可见大小不等蓝色颗粒分布于巨噬细胞胞质内，有的在间质中成簇分布，也有呈颗粒状或团块状或成堆分布，部分巨噬细胞胞质呈蓝色，颗粒结构不清。HE 染色可见橘黄色的含铁血黄素沉积，铁染色多为 ++；铁染色 + 时，HE 染色则不易看到含铁血黄素沉积。与 HE 染色相比，铁染色更敏感、准确。

铁染色在血液病骨髓活检病理诊断与鉴别中有辅助意义，如当特发性血小板减少性紫癜、骨髓增生异常综合征、慢性再生障碍性贫血，骨髓组织形态典型时易误诊。可做铁染色帮助区分，特发性血小板减少性紫癜大部分情况下铁染色阴性，阳性率显著低于骨髓增生异常综合征和慢性再生障碍性贫血，阳性强度也低。CML、纯红细胞再生障碍性贫血临床病史不明、无血象及骨髓象且骨髓切片均不见巨核细胞时也极易误诊，可行铁染色帮助区分。骨髓活检铁染色较骨髓涂片铁染色也有不足之处。骨髓组织制片要经过固定、脱水，甚至脱钙处理，细胞收缩比涂片中的细胞明显，光镜下观察不如涂片清楚。对于铁粒幼细胞贫血只能依据骨髓涂片铁染色确诊。骨髓活检铁染色阳性强度分级见表 1-4-2 和图 1-4-9 ～图 1-4-13。

表 1-4-2　骨髓活检铁染色阳性强度分级

铁染色分级	形态特点
-	阴性。无蓝色物质
+	偶见巨噬细胞胞质内蓝色（细颗粒）物质
++	巨噬细胞胞质内及间质中散在蓝色粗颗粒物
+++	巨噬细胞胞质内及间质中存在蓝色粗颗粒物，偶见中等块状物
++++	巨噬细胞胞质内及间质中较多大小不等蓝色块状物

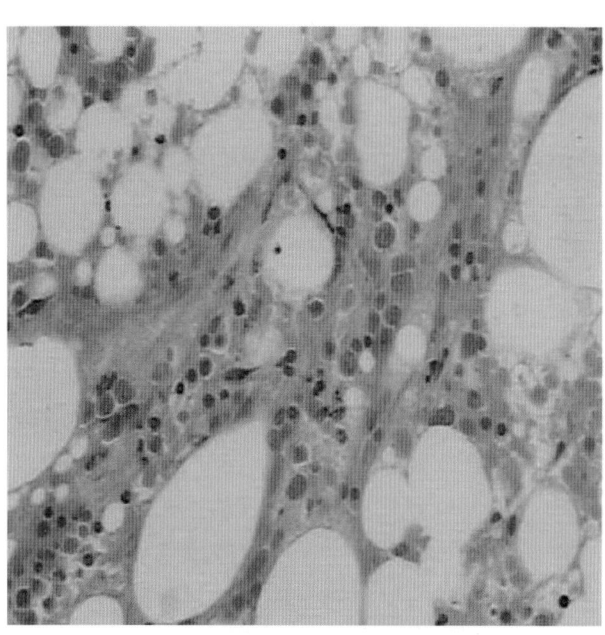

图 1-4-9　铁染色 –（Perl 蓝染色法）

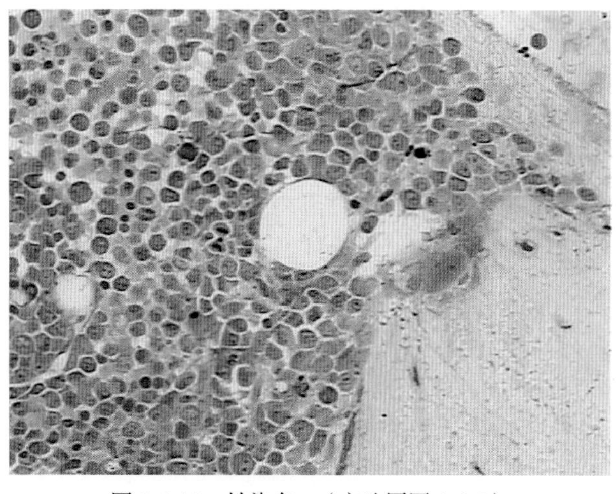

图 1-4-10　铁染色 +（方法同图 1-4-9）

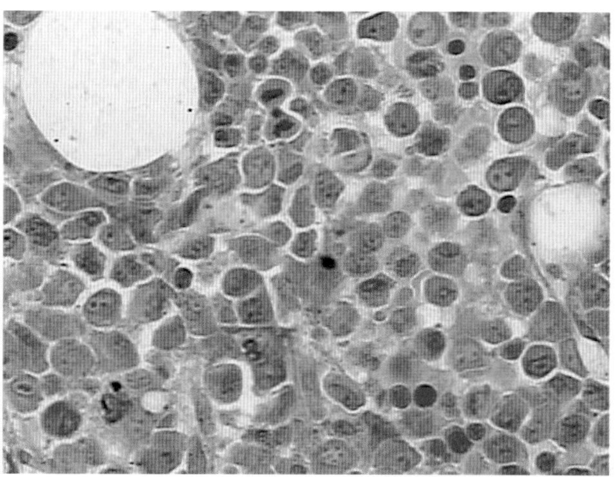

图 1-4-11　铁染色 ++（方法同图 1-4-9）

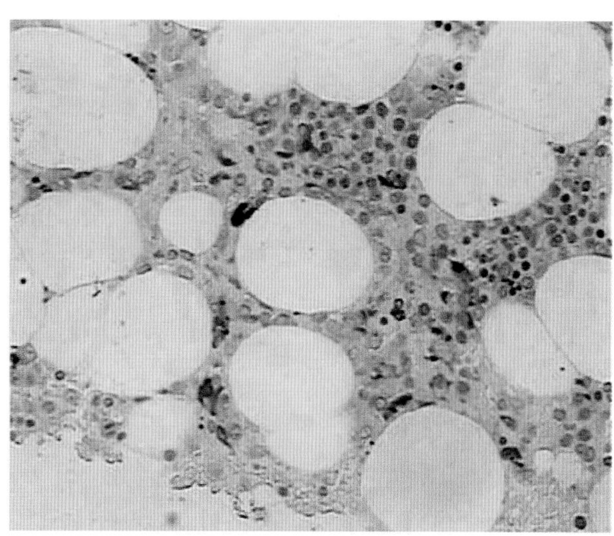

图 1-4-12　铁染色 +++，成团块趋势（方法同图 1-4-9）

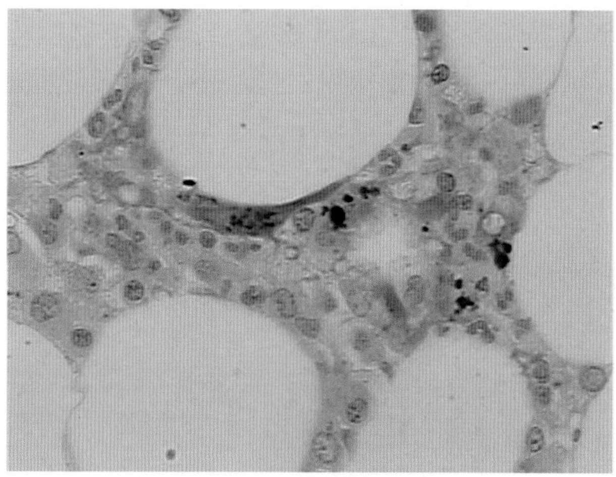

图 1-4-13　铁染色 ++++，成团块状（方法同图 1-4-9）

（三）刚果红染色

刚果红染色常用于诊断淀粉样变性。淀粉样变性 HE 染色，其镜下特点为淡红色均质状，但在实际病理诊断中，淀粉样变性的判定并不十分容易，与玻璃样变性及纤维素样坏死很难鉴别；而使用刚果红染色，淀粉样变性则呈现砖红色，玻璃样变性及纤维素样坏死却没有这样的反应。

（四）Masson 染色

Masson 染色常用于胶原纤维的染色，呈蓝绿色。在原发性骨髓纤维化前期，网状纤维染色（0～1 级）可用 Masson 染色帮助诊断。骨髓间质黏液变性时，在疏松浅淡背景中散在漂浮细条索状物，用此染色可确定为胶原物（绿色）。可用于鉴别肿瘤中的胶原纤维和平滑肌纤维，如纤维瘤与神经鞘瘤。纤维瘤与神经鞘瘤在胶原纤维染色下可呈现相同颜色，但神经鞘瘤纤维更加纤细和疏松，组织内一般无胶原化及玻璃样变的区域，因此用 Masson 染色可以鉴别。

（杨小雨）

第五节 常见骨髓病理改变

骨髓常见病理变化包括胶样变性、淀粉样变性、肉芽肿性炎症和非特异性炎症等，也较常见良性淋巴小结（淋巴滤泡）、含铁血黄素沉着、坏死、骨样组织增生和纤维组织增生等。这些都不是独立的疾病，而是多种不同病因或疾病在骨髓中的某种病理变化。了解这些病变的病因和形态特点，有助于骨髓活检的诊断与鉴别诊断。

一、胶样变性

胶样变性（gelatinous transformation）又称胶样转化，是骨髓活检中常见的病理变化。文献报道多由结核病、慢性肾病、溃疡性结肠炎、肿瘤、饥饿或结缔组织病引起。笔者观察的病例中多见于自身免疫功能低下、甲状腺功能低下和慢性再生障碍性贫血等，也可见于真性红细胞增多症、CML。凡是伴有严重体重减轻和恶病质的患者均有可能发生骨髓胶样变性。胶样变性的机制尚不清楚，可能与饥饿情况下骨髓内脂肪细胞动员有关，推测是一种代偿性填充现象。大量胶状物的存在常可引起骨髓造血容量减少。肉眼观，胶样变性呈胶冻样或透明胶水样黏稠物；镜下，HGE 染色呈粉红色、均一的不定形物，边界较清楚（图 1-5-1），其中不含细胞或血管（不同于黏液样变性），组织化学染色显示含有酸性或中性黏多糖和少量纤维蛋白（不同于浆液样变性），刚果红染色阴性（不同于淀粉样变性），病灶周围不见泡沫细胞（不同于脂肪坏死）。电镜显示胶样物位于细胞外。

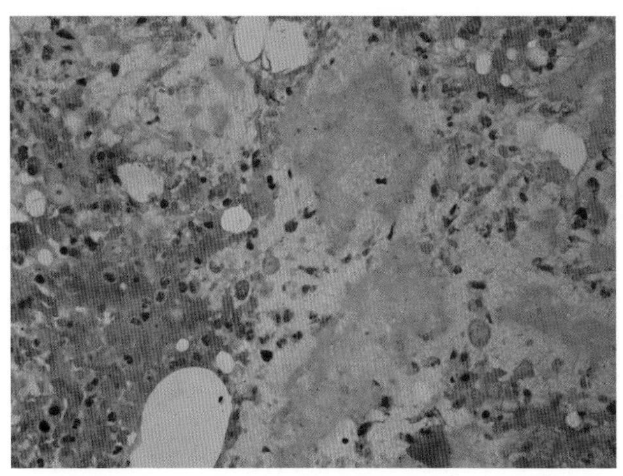

图 1-5-1 骨髓胶样变性，间质可见粉红色不定形物质

二、淀粉样变性

骨髓间质中有淀粉样物沉着，位于细胞间（图 1-5-2）、小血管基底膜，或沿网状纤维支架沉着。HE 染色呈粉红色，刚果红染色呈深红色，碘液染色呈赤褐色，甲基紫染色呈玫瑰红色（周围组织为蓝色），Masson 三色染色和 PAS 染色皆呈红色。电镜下呈细丝状。免疫荧光检测显示，呈现强阳性荧光的淀粉样物与 γ 球蛋白相似，因此有人认为淀粉样物是抗原－抗体复合物。也有人认为是浆细胞产生的免疫球蛋白与成纤维细胞、内皮细胞产生的含硫黏多糖结合形成的复合物（图 1-5-3，图 1-5-4）。淀粉样变性（amyloid degeneration）的发生机制尚未明确，患者常有不同程度的免疫功能失常、蛋白质代谢障碍和蛋白质丢失。

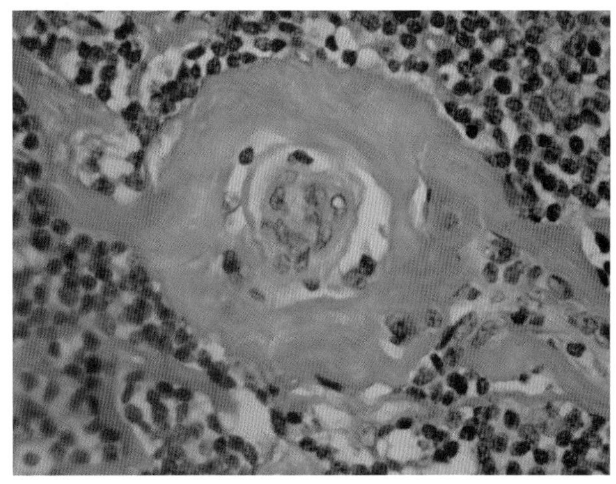

图 1-5-2 淀粉样变性

间质或血管壁不定形、粉红色均质性物质（塑料切片，HGE 染色）

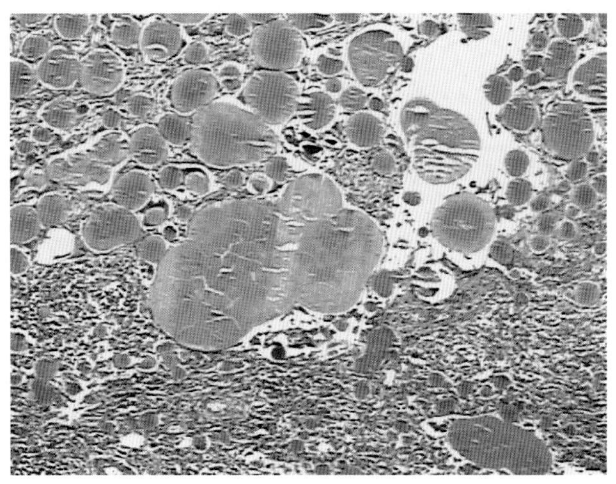

图 1-5-3 孤立性骨髓瘤

间质中沉积大量大小不等球形淀粉样物质，刚果红染色呈红色（石蜡切片，刚果红染色）

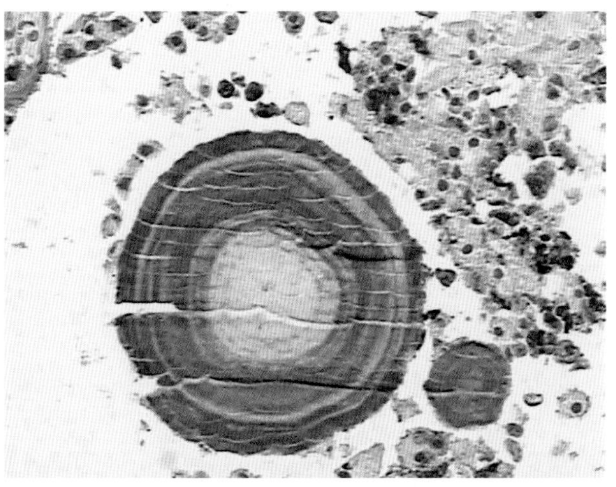

图 1-5-4 图 1-5-3 切片，球形淀粉样物质（κ 免疫组化染色阳性）

淀粉样变性分为原发性和继发性。①原发性者原因不明，主要累及舌、心脏、喉和上呼吸道等。②继发性者多伴发于全身性慢性感染性和消耗性疾病。

淀粉样变性可为全身性或局灶性。①全身性者国人少见，多发生于慢性结核病、风湿病、类风湿关节炎、慢性肾盂肾炎、多发性骨髓瘤、溃疡性结肠炎、霍奇金淋巴瘤和慢性化脓性疾病等。中川报告的 185 例继发性淀粉样变性的原发性疾病中，最多为结核病（83 例，占 44.9%），其次是淋巴瘤和癌（27 例，14.6%），再次为风湿病和麻风病（各 16 例，各占 8.6%）。淀粉样物可弥漫地浸润脾、肾、肝、肾上腺、淋巴结、胰等的间质，使实质细胞受压萎缩，导致功能障碍。②局灶性者仅累及一个器官或部分组织，发生于上呼吸道（特别是喉部）、下呼吸道、膀胱、皮肤、口腔黏膜等，骨髓淀粉样变性可抑制造血功能。

三、肉芽肿性炎症和非特异性炎症

肉芽肿性炎症（granulomatous inflammation）是由组织细胞或巨噬细胞聚积形成的结节状病变，其中可含淋巴细胞和浆细胞。引起肉芽肿性炎症的病原体有结核杆菌、胞内鸟型分枝杆菌、梅毒螺旋体、布氏杆菌、放线菌、肺炎支原体、病毒和真菌（隐球菌、组织胞质菌等）等。肉芽肿还见于结节病和异物反应（异物性肉芽肿）等，淋巴瘤（尤其霍奇金淋巴瘤和 T 细胞淋巴瘤）可呈现肉芽肿反应。有些肉芽肿（如结核性肉芽肿等）具有较特殊的形态，称为特殊性或特异性肉芽肿，有的肉芽肿无典型的形态模式，称为非特异性肉芽肿。骨髓肉芽肿可单个存在，也可多灶性或多个融合在一起。80% 的骨髓肉芽肿病因不明。

（一）特异性肉芽肿

1. 结核性肉芽肿 是骨髓中最常见的特异性肉芽肿，是全身性结核病（如粟粒性结核）经血流扩散至骨髓的局部表现，患者有时可无结核病史。患者可贫血、血小板减少或白细胞减少、低热、消瘦、体重下降等，结核菌素试验阳性，抗结核治疗有效。对于所有疑为肉芽肿性疾病的患者，尤其获得性免疫缺陷综合征（acquired immune deficiency syndrome，AIDS）或不明原因发热的患者，应做骨髓穿刺物的结核菌或真菌培养。

典型的结核性肉芽肿，中央为干酪样坏死，坏死边缘常有朗格汉斯巨细胞，围以上皮样细胞和淋巴细胞浸润。抗酸染色可见阳性杆菌。以无干酪样坏死（甚至无朗格汉斯巨细胞）的肉芽肿为主的结核病称为增殖性结核病，应慎重诊断，需注意与结核病等肉芽肿病变或疾病鉴别。凡疑为结核病的病变都应做抗酸染色，抗酸染色阴性不能排除结核病。有条件者可做结核杆菌 PCR 检测。结核患者的骨髓标本中，约 25% 可检到病原菌。试验性抗结核治疗有效支持结核病。骨髓结核性肉芽肿病变中无造血细胞，远离病变区域的粒、红系细胞比例和形态正常，骨髓结核病偶可伴发白血病样反应或病态造血（图 1-5-5）。

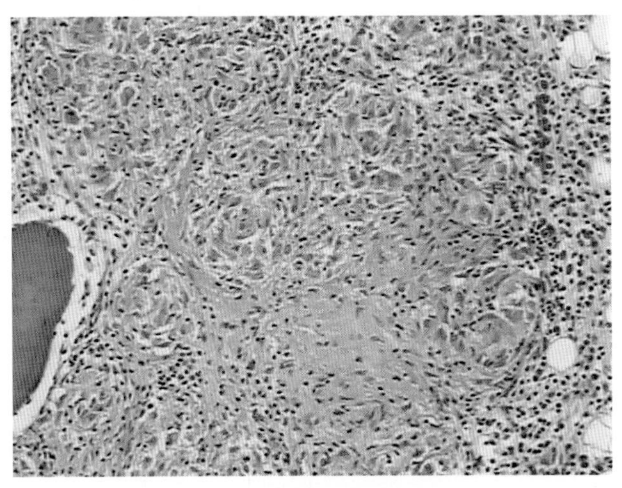

图 1-5-5　骨髓结核性肉芽肿

由淋巴细胞、上皮样细胞、巨噬细胞及浆细胞聚积形成的结节状病灶，中央区凝固性坏死

2. 脂质肉芽肿（lipid granuloma）　胞质充满空泡的巨噬细胞和不同数量的淋巴细胞、浆细胞、嗜酸性粒细胞等聚集而成，其中可见巨细胞（5% 病例）和多少不等的脂滴空泡。肉芽肿直径 0.2 ～ 0.8mm。若肉芽肿内脂肪空泡少，可形似结节病，应注意鉴别。活检诊断脂质肉芽肿需做有关病原体染色除外结核病、真菌病等感染性疾病。国人少见，Rywlin 1972 年报道，其发病率为 9%，发病机制未明。

3. 草酸盐性肉芽肿　国人少见。原发性高草酸盐尿症（hyperoxaluria）是遗传性乙醛酸盐（glyoxalate）代谢性疾病。草酸盐结晶在骨髓中沉积可形成一种特殊形态的肉芽肿：淡黄色的结晶呈放射状排列，并被上皮样细胞和多核巨细胞包绕或吞噬；该结晶在偏振光下呈双折光性。

4. 环形肉芽肿（annular granuloma）　Q 热患者骨髓中有时可出现一种罕见的肉芽肿病变，病变中央为血管或脂肪球，周围有纤维蛋白、中性粒细胞和单核细胞环绕，或病变中央为透明区，周围由上皮样组织细胞环绕，形成“炸面饼圈”（doughnut）样或环形肉芽肿。环形肉芽肿也可见于肿瘤、非肿瘤等多种疾病。骨髓环形肉芽肿形似超敏状态时的血管相关性肉芽肿（vascular-associated granuloma）。

（二）非特异性炎症

骨髓非特异性炎症见于全身性感染性疾病、恶性肿瘤、结缔组织病和免疫性疾病，最常见于 AIDS。肿瘤骨髓病（tumor myelopathy）和骨髓炎也为骨髓非特异性炎症，霍奇金淋巴瘤和非霍奇金淋巴瘤患者中发生率较高（80% 的霍奇金淋巴瘤患者骨髓活检可不见肿瘤累及，常呈现肿瘤骨髓病）。

骨髓活检病变：血管壁水肿和血管外膜浆细胞、肥大细胞和嗜酸性粒细胞浸润，可有不同程度成熟淋巴细胞浸润。血管壁附近蛋白沉积，斑块状水肿，可有含铁血黄素沉着和网状纤维增多。红系造血受抑制，粒系和巨核系细胞增多，伴红系成熟停滞，常有吞噬核碎片的组织细胞。曾有结核和伤寒患者的骨髓发生急性坏死的报道(图 1-5-6)。

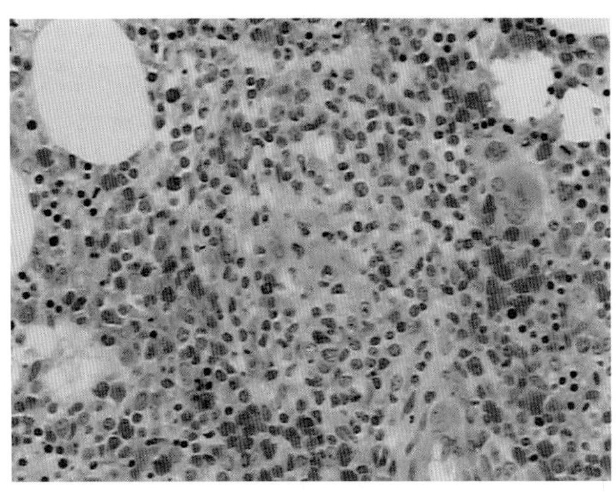

图 1-5-6　骨髓非特异性炎症反应

无上皮样细胞和巨噬细胞，坏死不明显

四、骨髓反应性淋巴细胞小结

正常骨髓中，淋巴细胞占有核细胞的 20% ～ 25%，均为分化成熟的小淋巴细胞，在石蜡切片中，小淋巴细胞因胞质极少、胞核深染而与晚幼红细胞无法区别。在塑料包埋半薄切片中两者可以区分：成熟小淋巴细胞圆形、直径 7 ～ 10mm，胞质少、淡染、透明、无颗粒，核染色质呈小块状凝集或细沙状，核仁不明显。晚幼红细胞圆形，胞质嗜酸性、丰富，核圆，染色质固缩、深染，无染色质颗粒，无核仁。正常的小淋巴细胞在骨髓中的分布有两种形式：①稀疏散在于其他造血细胞之间；②呈丛状、簇状或结节状聚集。呈结节状者称为淋巴小结（lymphoid nodule）、淋巴滤泡（lymphoid follicle）或淋巴细胞聚集（lymphocytic aggregate）。良性淋巴细胞小结在骨髓活检和骨髓小粒切片中较常见，骨髓活检中的检出率为 3% ～ 47%，尸检的检出率为 26% ～ 62%。

生理情况下，骨髓中的淋巴小结在青少年难以检到，成年后始现并随年龄增长而趋于增多（女性多于男性），＞ 70 岁者的良性淋巴小结检出率为 36%，Krause 报道，骨髓检出淋巴小结者的平均年龄为 60.2 岁。

良性淋巴小结见于多种疾病（类风湿关节炎、系统性红斑狼疮、糖尿病、AIDS、自身免疫性溶血性贫血、特发性血小板减少性紫癜等）患者的骨髓，与相应的疾病预后无关，也未见转化为恶性淋巴瘤的报道。小结的数量和大小变化较大，直径为 0.1 ～ 2mm（平均 0.4mm），Krause 等观察的 1124 例非淋巴增生性疾病患者骨髓活检标本中，淋巴小结的检出率为 16.2%，其中 80% 为淋巴滤泡型，20% 为淋巴浸润型。Bartle 等观察的 7080 例骨髓活检标本中，淋巴小结者占 8%，一张骨髓活检切片中最多检见 7 个淋巴小结，平均为 1.3 个，大部分淋巴小结较小；小结边界清楚，甚至有生发中心形成。较大的小结见于免疫异常相关性疾病，如 AIDS 和类风湿关节炎。

骨髓良性淋巴小结可分为两型：淋巴滤泡型（lymphoid follicle type）和淋巴浸润型（lymphoid infiltration type）。

淋巴滤泡型：滤泡中央无脂肪细胞，更无粒、红及巨核系造血细胞，边界较清楚（与造血组织形成明显对比）。骨髓增生低下者淋巴小结边缘可见脂肪细胞，增生极度活跃者则无脂肪细胞。淋巴小结以较成熟的小淋巴细胞为主，也可见转化性淋巴细胞、组织细胞和浆细胞，有时可见毛细血管，无多核异物巨细胞和坏死。一般来说，小结内 B 细胞多于 T 细胞，T 辅助细胞多于 T 抑制细胞。免疫组化证实 B 细胞和 T 细胞皆为多克隆性。有的淋巴小结有生发中心形成，称为次级滤泡（图 1-5-7），无生发中心的淋巴小结称为初级滤泡（图 1-5-8）。生发中心包括中心细胞（裂细胞）、中心母细胞（无裂细胞）、巨噬细胞和滤泡树突状细胞等。κ 阳性的 B 细胞与 λ 阳性的 B 细胞之比为（2 ～ 3）：1。偶尔可见无套细胞围绕的裸生发中心，需与淋巴瘤累及骨髓鉴别。

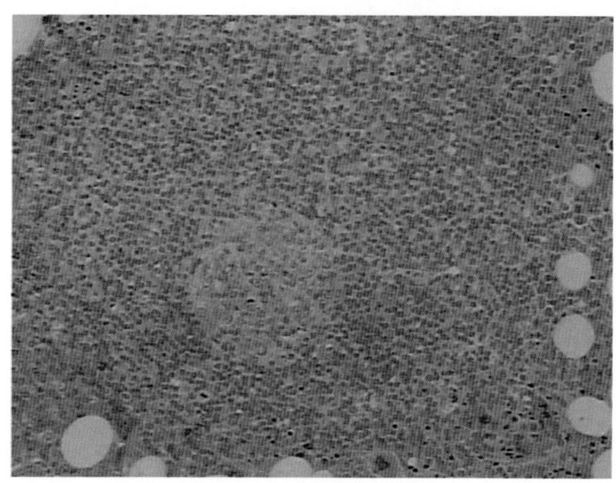

图 1-5-7 骨髓次级滤泡

小梁间成熟淋巴细胞结节，中央圆形浅染区为生发中心（塑料切片，HGE 染色）

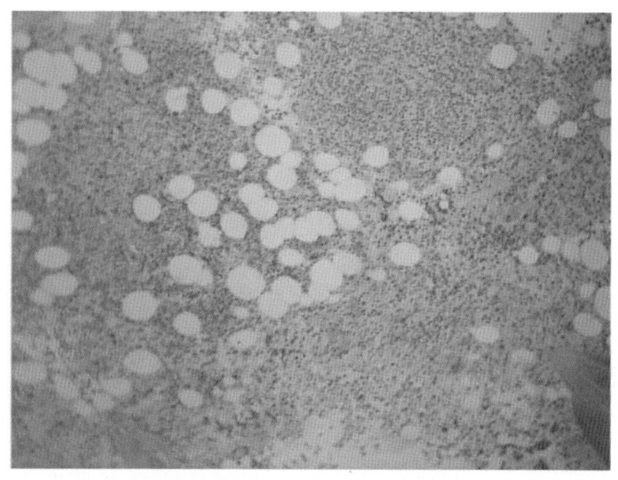

图 1-5-8 骨髓初级滤泡

小梁间成熟淋巴细胞结节无生发中心（方法同图 1-5-7）

淋巴细胞浸润型：成熟的小淋巴细胞相对集中地浸润骨髓组织间质（图 1-5-9），浸润灶中央含有脂肪细胞或粒、红或巨核等造血细胞。浸润的细胞成分与淋巴滤泡型基本相同。此型尤其需与淋巴瘤累及骨髓鉴别。

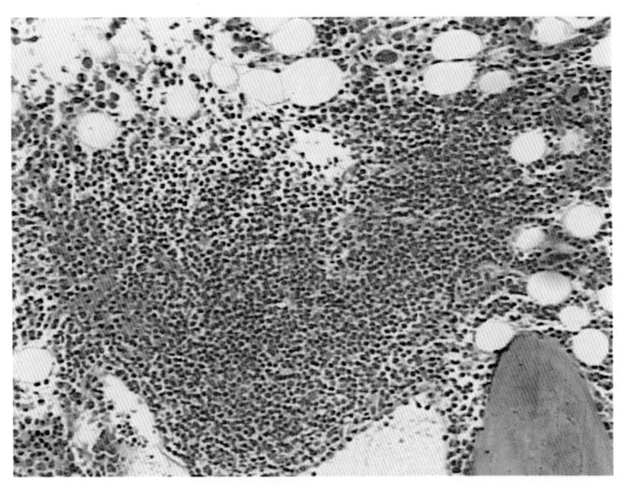

图 1-5-9　成熟的小淋巴细胞在骨小梁旁浸润，边界不清

良性淋巴小结应与淋巴瘤（尤其是分化良好的小细胞性淋巴瘤）累及骨髓鉴别。良性淋巴小结的一般特点：①多分布于骨小梁之间，偶可靠近骨小梁，形成大致圆形的区域；②细胞成分多样，可含组织细胞、浆细胞、嗜酸性粒细胞等；③细胞形态趋向成熟，无异型，除生发中心外无核分裂象，核仁不明显。淋巴瘤累及骨髓时，瘤细胞特点：①多靠近骨小梁边缘浸润，偶尔位于小梁间区，浸润区不规则；②细胞成分单一，除 T 细胞淋巴瘤外，不见组织细胞、嗜酸性粒细胞等；③细胞形态幼稚，异型性明显，核染色质均一，可见核分裂象，核仁明显。免疫组化染色和 TCR、IgH 基因重排检测有助于鉴别诊断。鉴别诊断尤其困难的是，多形性反应性淋巴增生性淋巴细胞浸润，这些淋巴细胞聚集通常是灶性的，边缘不清，随机分布，淋巴细胞一般分化良好，有的胞体形态可不规则，核形状不规则，浸润细胞主要是淋巴细胞、浆细胞、免疫母细胞、嗜酸性粒细胞、内皮细胞、吞噬性组织细胞和上皮样组织细胞，病灶可见于任何年龄的骨髓，并常见于伴免疫异常的疾病，如胶原性疾病和 AIDS 等。有时与外周 T 细胞淋巴瘤的浸润灶无法区别，需做免疫组化检查。一般来说，浸润性淋巴细胞只表达 T 细胞抗原或只表达 B 细胞抗原则支持单克隆性 T 细胞或 B 细胞增殖，是肿瘤性的，而表达 T 细胞与 B 细胞抗淋巴母细胞混合增生是反应性的。但富于 T 细胞的 B 细胞淋巴瘤，多数表达 T 细胞抗原的细胞是反应性的，仅 10% 胞体较大的 B 细胞才是肿瘤细胞，此时做 PCR，TCR 基因和 IgH 基因重排检测极为重要，它可以明确是肿瘤性增生或反应性增生。总之髓外无明确淋巴瘤证据时，确定骨髓淋巴瘤累及应极为谨慎。

五、骨髓坏死

细胞死亡分为坏死和凋亡。骨髓坏死（bone marrow necrosis）是多种原因造成的一种不可逆的组织损伤性病变，并非一种独立疾病。

骨髓坏死又称骨髓无菌性梗死，镜下呈现大片嗜伊红区域，其中可见原有细胞的残影，散在核碎片，组织网架结构隐现。坏死区域边界较清楚，多无明显炎症反应（图 1-5-10）。骨穿的骨髓液见铁锈样污浊，涂片中可见胞核不着蓝色的坏死细胞。骨髓坏死的患者多无症状，或偶有发热、白细胞升高、乏力，很少骨痛。骨髓坏死最常见于恶性血液病或化疗后患者，如急性白血病、恶性组织细胞增生症、慢性白血病、骨髓转移瘤、淋巴瘤和多发性骨髓瘤，偶见于镰状细胞贫血、真性红细胞增多症、原发性血小板增多症、血栓性血小板减少性紫癜等。骨髓坏死的发生机制尚不明确，可能与下述诱因有关：①局部小动脉栓塞（血栓栓塞、瘤细胞栓塞等）；②肿瘤细胞释

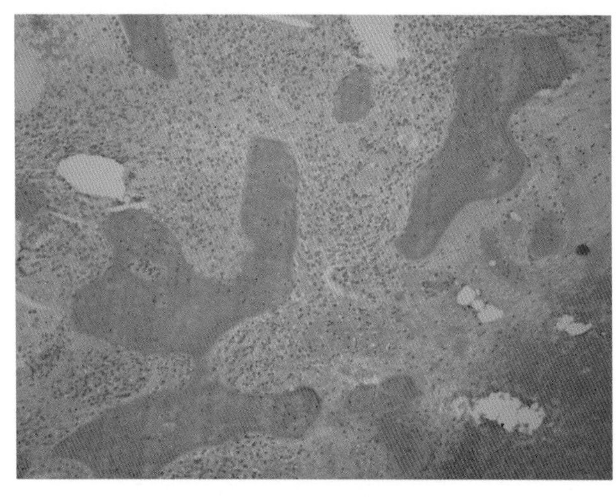

图 1-5-10　骨髓坏死

大片坏死区可见粉红色颗粒状细胞残影，胞核不着色（HE 染色）

放某些化学因子，引起骨髓小血管持续痉挛，诱发血栓栓塞或局部缺血缺氧；③化疗药物的毒性作用。骨髓坏死后常继发纤维组织增生，使坏死组织机化，形成瘢痕组织，可致造血功能减低。

（王立荣）

参考文献

Jaffe ES，Lee N，Vardiman JW. 2013. 血液病理学 . 陈刚，李小秋主译 . 北京：北京科学技术出版社：160-173.

Lichtman MA，Kaushansky K，Prchal J T，et al. 2011. 威廉姆斯血液学 . 陈竺，陈赛娟主译 . 北京：人民卫生出版社：37-93.

Swerdlow SH，Campo E，Harris NL，et al. 2017. WHO Classification of Tumours of Haematopoietic and Lymphoid Tissues. 4th Edition. Lyon：International Agency for Research on Cancer.

第二章

骨髓增生异常综合征

第一节 总　论

一、概　述

骨髓增生异常综合征（myelodysplastic syndrome，MDS）是一组克隆性造血干细胞疾病，特征是外周血1系或多系血细胞减少、1系或多系髓系细胞发育异常（dysplasia）（国内血液界称“病态造血”）、无效造血和易演变为急性髓系白血病（AML），基本病变是克隆性造血干细胞、祖细胞发育异常，患者主要表现为不同程度的血细胞减少[血红蛋白＜100g/L、中性粒细胞绝对值（ANC）＜1.8×10^9/L、血小板＜100×10^9/L]、出血、感染等，部分患者可有轻度肝、脾大。MDS患者可进展为AML。但不同亚型发生急性白血病的比例不同，伴有原始细胞增多的MDS转化为急性白血病的比例较高，而一部分患者的生物学病程很长，呈惰性病程，演变为AML的概率很低，如伴单系发育异常的MDS（MDS-SLD）和伴有环状铁粒幼红细胞的MDS（MDS-RS），这部分患者往往维持在MDS状态，最终死于骨髓衰竭或各种并发症。

对于MDS的认识至少经历了60多年的历程，先后有16种名称描述本病（表2-1-1）。

表 2-1-1　骨髓增生异常综合征的术语和年代

术语	年份	作者
难治性贫血	1938	Rhoads 和 Barker
白血病前期贫血	1949	Hamilton Paterson
白血病前期	1953	Block 等
难治性贫血伴环状铁粒幼红细胞	1956	Bjorkman
难治性正常幼红细胞性贫血	1959	Dacie 等
冒烟性急性白血病	1963	Rheingold 等
慢性红血性骨髓增生症	1969	Dameshek
白血病前期综合征	1973	Saarmi 和 Linman
亚急性粒单白血病	1974	Sexauer 等
慢性粒单白血病	1974	Miescher 和 Farguet
低增生急性髓系白血病	1975	Beard 等
难治性贫血伴原始细胞过多	1976	Dreyfus
造血增生异常	1978	Lieman 和 Bagby
亚急性髓系白血病	1979	Cohen 等
骨髓造血异常综合征	1980	Streuli 等
骨髓增生异常综合征	1982	Bennett 等

（一）病因和流行病学

MDS年发病率为7/10万人口。据统计，占中国医学科学院血液病医院首次住院确诊病例（以下简称血液病医院住院病例）的9.0%。本病主要发生于老年人，男性多于女性。MDS分为原发性（多见）和继发性，原发性者多见，主要发生于老年人，原因未明，可能病因：接触苯（浓度超过大多数国家允许的最低值）、吸烟、接触农业化学品或溶剂和具有造血系统肿瘤家族史，一些遗传性造血系统疾病如Fanconi贫血、先天性角化不良、Shwachmann-Diamond综合征和Diamond-Blackfan综合征也与原发性MDS的发病危险性增加相关；继发性MDS少见，多为年轻人，可由药物、放射线、病原体（如结核和病毒等）或肿瘤等引起。

原发性和继发性 MDS 临床表现和实验室检查情况有所不同。

（二）分型和诊断标准

1982年，法国、美国、英国协作组（FAB协作组）根据患者外周血和骨髓原始细胞比例、原始细胞胞质中有无 Auer 小体、发育异常的细胞系列及其异常程度、有无环状铁粒幼红细胞及其占有核红细胞的百分率、外周血中单核细胞的绝对值提出 FAB 分型，将 MDS 分为五个亚型：①难治性贫血（RA）；②难治性贫血伴环状铁粒幼红细胞（RAS）；③原始细胞过多的难治性贫血（RAEB）；④转化中的 RAEB（RAEB-T）；⑤慢性粒单核细胞白血病（CMML）（表 2-1-2）。

表 2-1-2 FAB 协作组骨髓增生异常综合征分型标准（1982 年）

亚型	外周血	骨髓
RA	原始细胞＜ 1%	原始细胞＜ 5%
RAS	原始细胞＜ 1%	原始细胞＜ 5%、RS 细胞＞ 15% 有核红细胞
RAEB	原始细胞＜ 5%	原始细胞 5% ～ 20%
RAEB-T	原始细胞≥ 5%	原始细胞 20% ～ 30%、原始细胞中有 Auer 小体
CMML	原始细胞＜ 5%、单核细胞＞ 1×10⁹/L	原始细胞＜ 20%

注：RS 细胞，环状铁粒幼红细胞。

2001 年，世界卫生组织（WHO）对 FAB 分型进行了修订：①将 MDS 和 AML 诊断标准中骨髓原始细胞比例的阈值由 30% 下调至 20%；②强调只要有红系 1 系血细胞发育异常即可诊断 RA 和 RAS；③将 RAEB 分为两个亚型，即 RAEB-1 和 RAEB-2，取消了 RAEB-T 亚型；④将 CMML 归入骨髓增生异常 / 骨髓增殖性疾病（MDS/MPD）中，不再作为 MDS 的一个亚型；⑤新增 5q- 综合征、难治性血细胞减少伴多系发育异常（RCMD）和无法分型的 MDS（MDS-U）等三个亚型；⑥骨髓中原始细胞＜ 20%，但有 t（8；21）、t（15；17）、t（16；16）细胞遗传学异常者，诊断为 AML，而不诊断为 MDS（表 2-1-3）。

表 2-1-3 2001 年 WHO 骨髓增生异常综合征分型标准

亚型	外周血	骨髓
RA	贫血 无或罕见原始细胞＜ 1% 单核细胞＜ 1×10^9/L	仅红系 1 系发育异常 原始细胞＜ 5% RS 细胞＜ 15% 有核红细胞
RAS	贫血 无原始细胞	仅红系发育异常 原始细胞＜ 5% RS 细胞≥ 15% 有核红细胞
RCMD	2 系或 3 系血细胞减少 无或罕见原始细胞＜ 1% 无 Auer 小体 单核细胞＜ 1×10^9/L	2 系或以上髓系细胞发育异常 原始细胞＜ 5% 无 Auer 小体 RS 细胞＜ 15% 有核红细胞
RCMD-RS	2 系或 3 系血细胞减少 无或罕见原始细胞＜ 1% 无 Auer 小体 单核细胞＜ 1×10^9/L	2 系或以上髓系细胞发育异常 原始细胞＜ 5% 无 Auer 小体 RS 细胞≥ 15% 有核红细胞
RAEB-1	血细胞减少 原始细胞＜ 5% 无 Auer 小体 单核细胞＜ 1×10^9/L	1 系或多系发育异常 原始细胞 5% ～ 9% 无 Auer 小体
RAEB-2	血细胞减少 原始细胞 5% ～ 19% Auer 小体 +/– 单核细胞＜ 1×10^9/L	1 系或多系发育异常 原始细胞 10% ～ 19% Auer 小体 +/–
MDS-U	血细胞减少 无或罕见原始细胞＜ 1% 无 Auer 小体	1 系髓系细胞发育异常 原始细胞＜ 5% 无 Auer 小体
5q– 综合征	贫血 血小板正常或增多 原始细胞＜ 5%	巨核细胞数量正常或增多伴有核分叶减少 原始细胞＜ 5% 无 Auer 小体 孤立的 5q– 细胞遗传学异常

注：表中提到的发育异常指发育异常的细胞占该系有核细胞≥ 10%。

2008 年，WHO 对 2001 年版的 MDS 分型进行了进一步修订，主要亚型无改变，只是完善了一些细节：①将原有的 RA 归入难治性血细胞减少伴单系发育异常（RCUD），RCUD 又分为 RA、难治性中性粒细胞减少（RN）和难治性血小板减少（RT）三种，外周血可有 1 系或 2 系血细胞减少；②修改了 MDS-U 的诊断标准：外周血原始细胞比例由＜ 1% 改为≤ 1%，骨髓有 1 系或多系髓系细胞发育异常并＜ 10% 而且伴有考虑诊断为 MDS 的细胞遗传学异常；③骨髓中原始细胞＜ 5%、外周血中原始细胞占2%～4%时，应诊断为RAEB-1，外周血中原始细胞为1%的RCUD和RCMD应归入MDS-U；④具有Auer小体、外周血中原始细胞＜5%、骨髓中原始细胞＜10%的病例应归入RAEB-2；⑤RCUD很少见到外周血2系细胞减少，若出现全血少则归入MDS-U；⑥取消了RCMD-RS亚型；⑦将5q–综合征外周血原始细胞的比例由原来的＜5%下调到＜1%（表2-1-4）。

2016年，WHO对2008版的MDS分型作了进一步修订。在MDS病例中，有显著形态学异常（病态造血）的系列与外周血血细胞减少的系列常不相符。因此，在成人MDS中，诸如“难治性贫血”和“难治性血细胞减少”等术语被删除，以“骨髓增生异常综合征（MDS）”后加适当的修饰取代，如MDS伴单系与多系病态造血、环状铁粒幼红细胞、原始细胞增多，或del（5q）细胞遗传学异常。MDS类型的病名变化是这次修订的最大变化。

表2-1-4　2008年WHO骨髓增生异常综合征分型标准

亚型	外周血	骨髓
RCUD	1系或2系血细胞减少[①]（RA、RN、RT）无或罕见原始细胞＜1%[②]	单系发育异常：1系髓系细胞中发育异常细胞≥10% 原始细胞＜5% 环状铁粒幼红细胞＜15%有核红细胞
RAS	贫血 无原始细胞	仅红系发育异常 原始细胞＜5% 环状铁粒幼红细胞≥15%有核红细胞
RCMD	2系或3系血细胞减少 无或罕见原始细胞＜1%[②] 无Auer小体 单核细胞＜1×10^9/L	2系或以上髓系细胞发育异常 原始细胞＜5% 无Auer小体 ＜15%环状铁粒幼红细胞
RAEB-1	血细胞减少 原始细胞＜5%[②] 无Auer小体 单核细胞＜1×10^9/L	1系或多系发育异常 原始细胞5%～9% 无Auer小体
RAEB-2	血细胞减少 原始细胞5%～19% Auer小体+/–[③] 单核细胞＜1×10^9/L	1系或多系发育异常 原始细胞10%～19% Auer小体+/–

续表

亚型	外周血	骨髓
MDS-U	血细胞减少 原始细胞≤1%[②] 血小板正常或增多 无或罕见原始细胞＜1%	骨髓中有1系或多系髓系细胞发育异常并＜10%且伴有考虑MDS诊断的细胞遗传学异常 原始细胞＜5% 巨核细胞数量正常或增多伴有核分叶减少 原始细胞＜5% 无Auer小体 孤立的5q–细胞遗传学

①2系血细胞减少很少见。全血细胞减少的病例归入MDS-U。

②骨髓中原始细胞＜5%但外周血中原始细胞占2%～4%，应诊断为RAEB-1；外周血中原始细胞为1%的RCUD和RCMD的病例应归入MDS-U。

③有Auer小体，外周血中原始细胞＜5%、骨髓中＜10%的病例应归入RAEB-2。

MDS-RS分为两个类型：MDS伴单系病态造血和环状铁粒幼红细胞（MDS-RS-SLD）和MDS伴多系病态造血和环状铁粒幼红细胞（MDS-RS-MLD）。MDS-RS-SLD即为2008年分类的难治性贫血伴环状铁粒幼红细胞，MDS-RS-MLD即为2001年的伴多系病态造血和环状铁粒幼红细胞的难治性血细胞减少症，而在2008年分类中被删除（并入RCMD）的类型。对外周血1%原始细胞，骨髓＜5%原始细胞的患者，WHO定义了一种新的MDS不能分类型。由于单次检测的1%原始细胞可能不具有重现性，规定至少在两个不同时机得到这一结果，并根据这一主要标准诊断这一新增类型。

红系为主的髓系肿瘤（红系前体细胞，即有核红细胞占骨髓有核细胞≥50%）的诊断标准有重大变化。在更新的分类中，所有髓系肿瘤在计算原始细胞百分比的分母时，都是骨髓有核细胞，而不再是“非红系细胞（NEC）”，使大多数过去诊断为急性红白血病的病例，被归类为MDS伴原始细胞增多（MDS-EB）（表2-1-5）。

表2-1-5　MDS分类及不同类型外周血、骨髓和细胞遗传学所见

名称	病态造血系列	细胞减少系列	环状铁粒幼红细胞	骨髓和外周血原始细胞	常规核型分析
MDS伴单系病态造血（MDS-SLD）	1	1或2	＜15%或＜5%**	骨髓＜5%，外周血＜1%，无Auer小体	任何核型，但不伴孤立del（5q）

续表

名称	病态造血系列	细胞减少系列	环状铁粒幼红细胞	骨髓和外周血原始细胞	常规核型分析
MDS 伴多系病态造血（MDS-MLD）	2 或 3	1 ～ 3	＜ 15% 或＜ 5%**	骨髓＜ 5%，外周血＜ 1%，无 Auer 小体	任何核型，但不伴孤立 del（5q）
MDS 伴环状铁粒幼红细胞（MDS-RS）					
MDS 伴单系病态造血和环状铁粒幼红细胞（MDS-RS-SLD）	1	1 或 2	≥ 15% 或≥ 5%**	骨髓＜ 5%，外周血＜ 1%，无 Auer 小体	任何核型，但不伴孤立 del（5q）
MDS 伴多系病态造血和环状铁粒幼红细胞（MDS-RS-MLD）	2 或 3	1 ～ 3	≥ 15% 或≥ 5%**	骨髓＜ 5%，外周血＜ 1%，无 Auer 小体	任何核型，但不伴孤立 del（5q）
MDS 伴孤立 del（5q）	1 ～ 3	1 或 2	任何比例	骨髓＜ 5%，外周血＜ 1%，无 Auer 小体	仅有 del（5q），可以伴有 1 个其他异常［-7 或 del（7q）除外］
MDS 伴原始细胞增多（MDS-EB）					
MDS-EB-1	0 ～ 3	1 ～ 3	任何比例	骨髓 5% ～ 9%，外周血 2% ～ 4%，无 Auer 小体	任何核型
MDS-EB-2	0 ～ 3	1 ～ 3	任何比例	骨髓 10% ～ 19%，外周血 5% ～ 19%，或有 Auer 小体	任何核型
MDS，不能分类型（MDS-U）					
血中有 1% 的原始细胞	1 ～ 3	1 ～ 3	任何比例	骨髓＜ 5%，外周血 =1%，无 Auer 小体	任何核型
单系病态造血并全血细胞减少	1	3	任何比例	骨髓＜ 5%，外周血＜ 1%，无 Auer 小体	任何核型
根据定义的细胞遗传学异常	0	1 ～ 3	＜ 15%	骨髓＜ 5%，外周血＜ 1%，无 Auer 小体	有定义的 MDS 和核型异常
儿童难治性血细胞减少症	1 ～ 3	1 ～ 3	无	骨髓＜ 5%，外周血＜ 2%，	任何核型

** 如果存在 *SF3B1* 突变。

二、骨髓细胞形态

MDS 形态学分类的主要根据是外周血和骨髓中原始细胞比例、发育异常的细胞类型和程度、环状铁粒幼红细胞的数量。血细胞减少常与发育异常细胞的类型一致（也有存在不一致的情况）。发育异常特征的确定关系到 MDS 各型的区分，且对推测其预后十分重要。此外，有些细胞遗传学异常伴有特征性发育异常改变，如孤立的 del（5q）伴有巨核细胞核分叶少和不分叶，del（17p）伴有中性粒细胞核分叶过少。诊断红系前体细胞和粒系细胞显著发育异常所必需的发育异常细胞比例为≥ 10%（计数 500 个有核细胞）。巨核细胞显著发育异常是指在骨髓涂片或切片中至少计数 30 个巨核细胞，其中发育异常的巨核细胞≥ 10%。但是某些研究认为，发育异常的巨核细胞阈值应定为 30% ～ 40%，这样更有特异性。淋巴样小巨核细胞和多圆核巨核细胞是最可靠的巨核细胞发育异常表现。

（一）红系发育异常

外周血中大红细胞增多、红细胞大小不等，可见到巨大红细胞（直径大于两个红细胞）、异型红细胞、点彩红细胞。骨髓红系发育异常主要表现为核的异常，包括幼红细胞多核、核形不规则、核分叶、核出芽、核碎裂、核间桥，巨幼样变、多核和凋亡。胞质的改变包括胞质小突起、Howell-Jolly 小体、空泡和弥散或颗粒状 PAS 阳性物及环状铁粒幼细胞（图 2-1-1）。

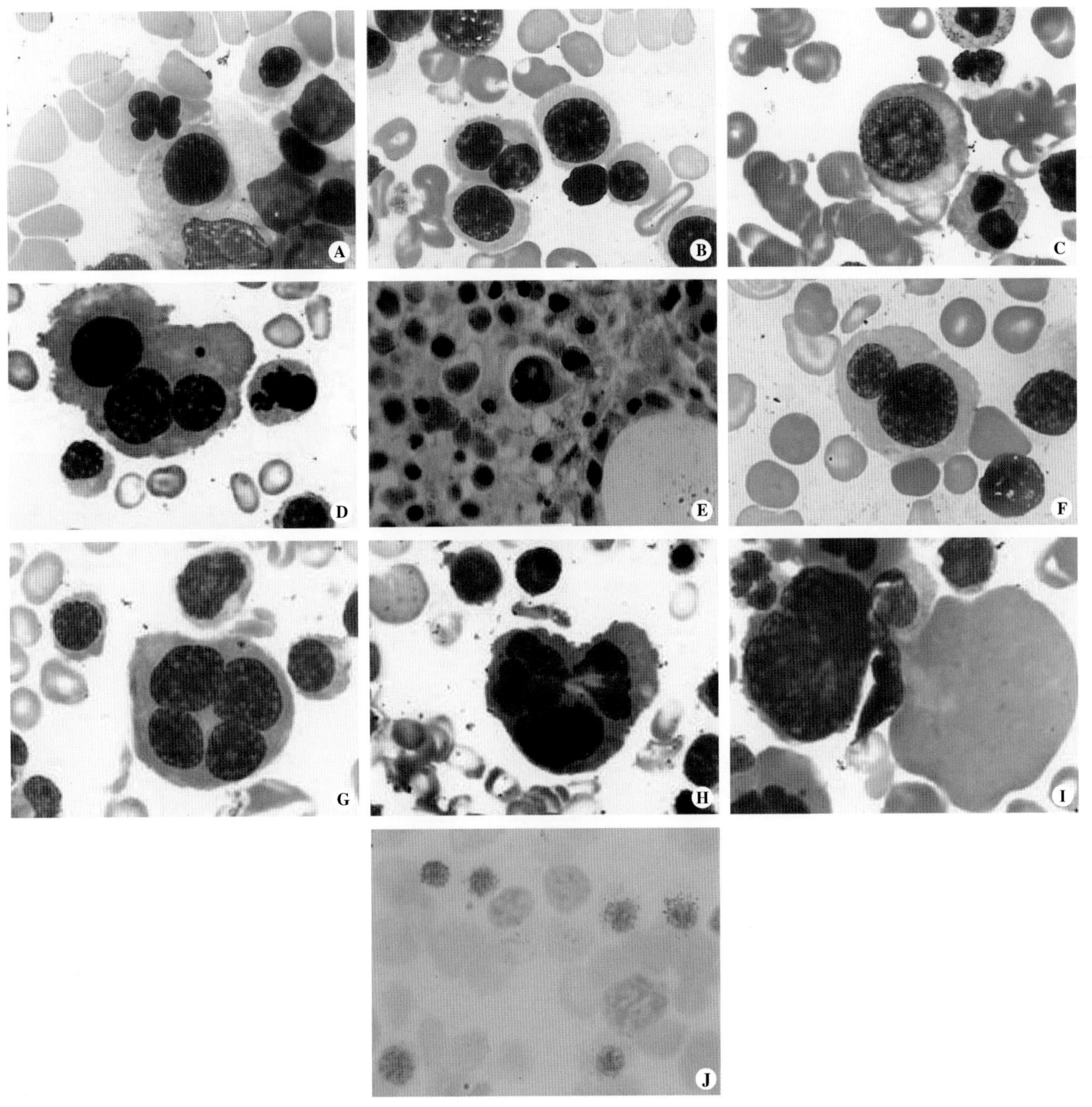

图 2-1-1　红系发育异常

A. 幼稚红细胞核分叶，呈花瓣样（骨髓涂片，瑞氏染色）；B. 幼稚红细胞核间桥（骨髓涂片，瑞氏染色）；C. 红系巨幼样变（骨髓涂片，瑞氏染色）；D. 三核红细胞（骨髓涂片，瑞氏染色）；E. 三核红细胞凋亡（骨髓活检塑料包埋切片，HGE 染色）；F. 幼红细胞胞核发芽（不对称核分裂所致）（骨髓涂片，瑞氏染色）；G. 不对称四核红细胞（骨髓涂片，瑞氏染色）；H. 花瓣样不对称核分裂红细胞（骨髓涂片，瑞氏染色）；I. 巨大成熟红细胞（骨髓涂片，瑞氏染色）；J. 铁粒幼细胞，多个（骨髓涂片，铁染色）

（二）粒系发育异常

外周血中性粒细胞胞质颗粒减少或缺如、持续嗜碱性，Pelger-Huët 样核；骨髓出现异形原粒细胞，幼稚粒细胞胞核与胞质发育不平行，嗜天青颗粒粗大，中性颗粒减少或缺如，胞核与胞质发育不平衡（巨幼样变），核分叶过多或过少，胞体小，环形核、双圆核和三圆核粒细胞，胞核扭曲 [形似单核细胞的副粒细胞（para-myeloid）] 等（图 2-1-2）。

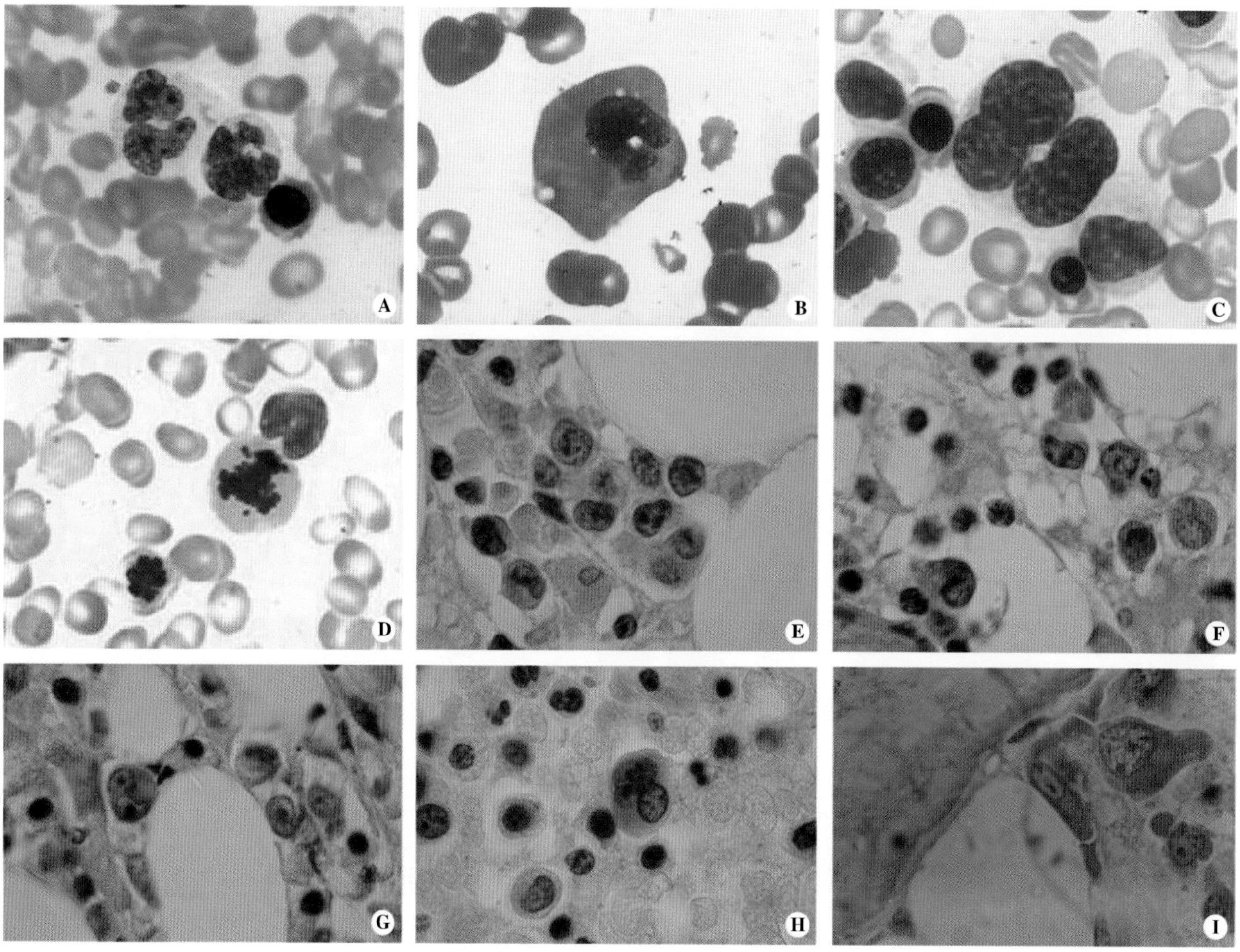

图 2-1-2 粒系发育异常

A. 粒系 P-H 畸形（骨髓涂片，瑞氏染色）；B. 粒系发育异常，胞质无颗粒核呈 U 字形（骨髓涂片，瑞氏染色）；C. 粒系 P-H 细胞呈花生样（骨髓涂片，瑞氏染色）；D. 环形核粒细胞及红系凋亡（骨髓涂片，瑞氏染色）；E. MDS 骨髓活检 ALIP（石蜡包埋切片，HGE 染色）；F. MDS 环形核粒细胞（石蜡包埋切片，HGE 染色）；G. MDS，“眼镜核”（Pelger-Huët 样）粒细胞（石蜡包埋切片，HGE 染色）；H. MDS 不对称四核粒细胞（石蜡包埋切片，HGE 染色）；I. MDS 小梁旁粒系细胞巨幼样变（石蜡包埋切片，HGE 染色）

（三）巨核系发育异常

外周血见巨大血小板。骨髓涂片出现核分叶少的小巨核细胞、淋巴样小巨核细胞、单圆核巨核细胞、多圆核巨核细胞，胞质可出现空泡、巨大的异常颗粒。而且，核叶断开的多核巨核细胞必须是圆核且核大小一致，否则也不是 MDS 的特异改变（图 2-1-3）。

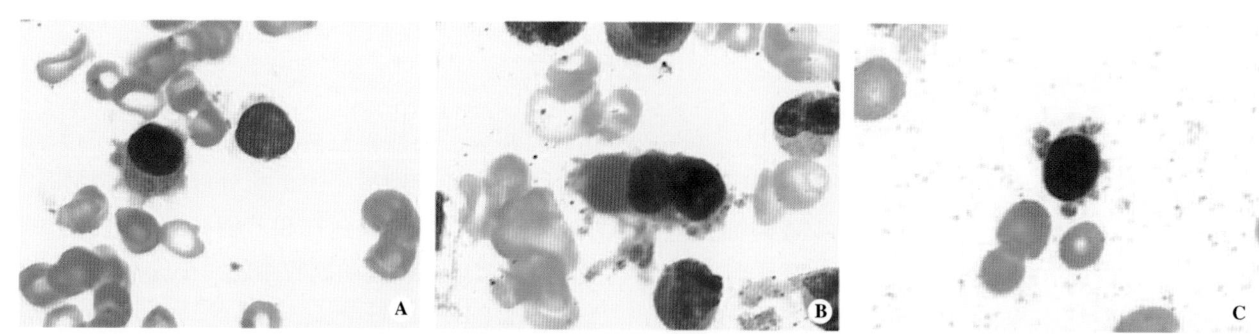

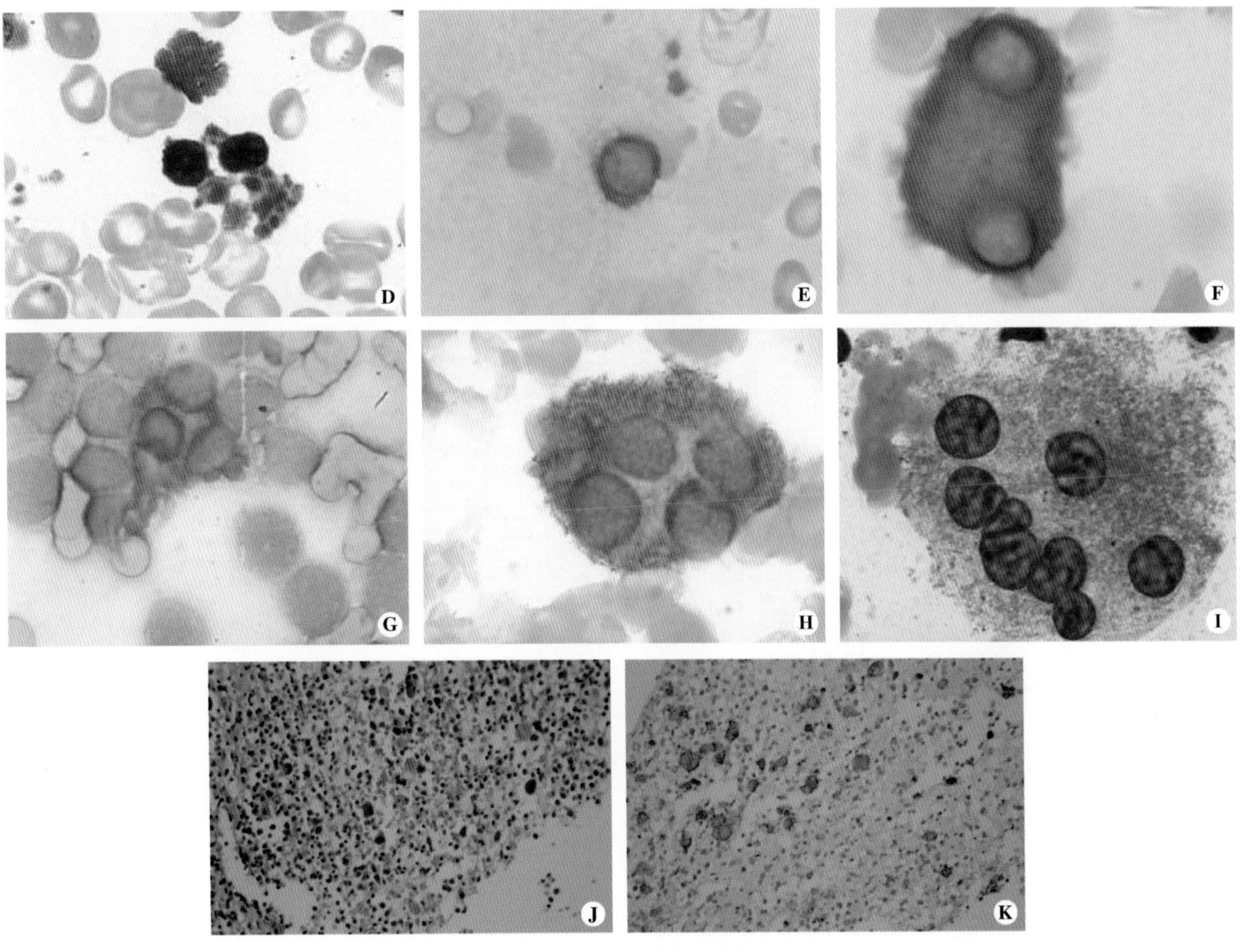

图 2-1-3　巨核系发育异常

A. 淋巴样小巨核细胞无产板（骨髓涂片，瑞氏染色）；B. 双核淋巴样小巨核细胞有产板（骨髓涂片，瑞氏染色）；C. 淋巴样小巨核细胞有产板（骨髓涂片，瑞氏染色）；D. 淋巴样小巨核有产板（骨髓涂片，瑞氏染色）；E. 淋巴样小巨核细胞 CD42b+（骨髓涂片，APAAP 法免疫组化，坚固红显色）；F. 双圆核巨核细胞 CD42b+（骨髓涂片，APAAP 法免疫组化，坚固红显色）；G. 三圆核巨核细胞 CD42b+（骨髓涂片，APAAP 法免疫组化，坚固红显色）；H. 四圆核巨核细胞 CD42b+（骨髓涂片，APAAP 法免疫组化，坚固红显色）；I. 多圆核巨核细胞（骨髓涂片，瑞氏染色）；J. 单圆核巨核细胞（骨髓活检，石蜡包埋切片，HE 染色）；K. MDS 单圆核及淋巴样巨核细胞 CD61+（骨髓活检，石蜡包埋切片，SP 二步法染色）

三、骨髓活检形态

骨髓组织缺乏单一的特征性形态改变，骨髓组织学改变必须结合临床综合判断。骨髓穿刺抽吸的幼稚细胞数量因受骨髓增生细胞排列紧密程度和网状纤维增多程度等的影响，可致骨髓液涂片不能真实地反映骨髓组织学病变情况，使诊断准确性下降。骨髓活检可弥补骨髓涂片的缺陷，因此骨髓活检应作为诊断 MDS 的常规方法。根据笔者的体会，主要有下列相对特征性形态变化可作为骨髓活检诊断 MDS 的参考依据。

（一）骨髓增生程度活跃

绝大多数处于增生正常（涂片分级为增生活跃）至极度活跃，少数（7% ～ 19% 病例）增生较低下（增生程度为 20Vol% ～ 35Vol%）。≤ 60 岁的患者造血组织面积＜ 30Vol%，＞ 60 岁的患者造血组织面积＜ 20Vol% 时为低增生性 MDS。

（二）粒系原始细胞或幼稚细胞增多伴发育及分布异常

正常骨髓组织中的原始和幼稚阶段的粒系细胞靠近骨小梁。MDS 时，原始粒系细胞远离（5 个细胞直径的距离）血管和骨小梁呈丛状（3 ～ 5 个）或簇状（5 ～ 8 个）分布，称为幼稚前体细胞异常定位（abnormal localization of immature precursor，ALIP）（图 2-1-4）。一般认为每张骨髓活检切片＞ 3 个 ALIP 簇为阳性。ALIP 多见于 MDS 的 EB 亚型（EB-1

和 EB-2）。骨髓原始细胞明显增多时，骨髓活检切片中可出现原始或幼稚粒系细胞小灶或成片分布，此时判断是否为 ALIP 已无实际意义。由于骨髓活检切片中对于细胞类型的确定会受主观因素影响，需要免疫组化染色鉴别真性（粒系）ALIP 与假性（红系）ALIP。不过笔者认为，ALIP 并非 MDS 所特有，它只是骨髓增生活跃的一种组织形态学表现。经过研究发现，ALIP 可见于急、慢性粒细胞白血病化疗接近缓解或早期复发，以及骨髓移植后的骨髓切片，也可见于真性红细胞增多症、溶血性贫血、特发性血小板减少性紫癜等疾病的骨髓切片。由于活检切片中的细胞不能量化，故需结合骨髓涂片和外周血涂片的原始细胞计数，对发育异常细胞的种类和数量的变化做明确分类（分型）。

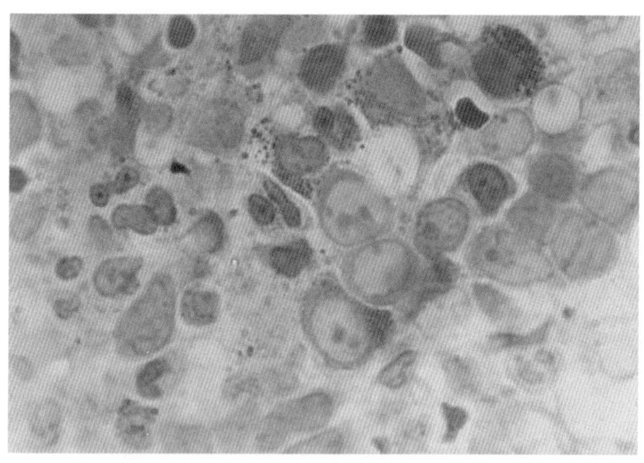

图2-1-4 MDS骨髓组织幼稚前体细胞异常定位（ALIP）（骨髓活检，塑料包埋切片，HGE 染色）

（三）红系细胞的形态异常和成熟停滞

大多数 MDS 病例的红系发育异常表现为“核幼质老”的巨幼样变和巨大红细胞、双核和三核幼稚红细胞、核发芽、核不规则及胞质空泡化等。红系细胞成熟停滞（不向下一阶段分化）称为热点现象，表现为处于原始或早幼同一阶段的未成熟红细胞成片增生（图 2-1-5）。还可观察到红系前体细胞本应分布于骨髓中央血窦周围，却靠近骨小梁生长的现象，以及幼稚红细胞胞质 PAS+。出现 ALIP 和单圆核巨核细胞对于 MDS 具有重要病理诊断意义。

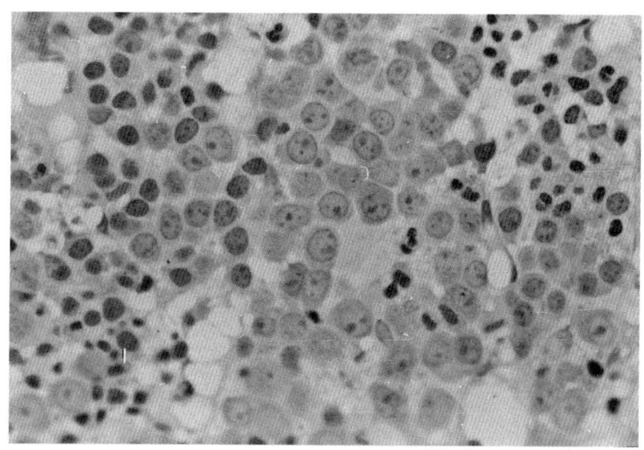

图 2-1-5 MDS 骨髓同一阶段，红系幼稚细胞大片状增生（热点）现象

（四）巨核系发育异常

MDS 患者的巨核细胞平均面积、周长和直径皆小于正常人，主要表现为胞体小、分叶少的巨核细胞［可称为单（个）圆核巨核细胞］和淋巴样小巨核细胞增多。中国医学科学院血液病医院 1994 年发现了骨髓单（个）圆核巨核细胞在低增生性 MDS 与慢性再生障碍性贫血（CAA）鉴别诊断中的意义；1995 年对临床经过多参数确诊的 128 例 MDS 骨髓活检塑料包埋 HE 染色切片的光镜观察，单圆核巨核细胞的检出率为 96%，淋巴样小巨核细胞的检出率为 46.9%，提示若见到单圆核巨核细胞或淋巴样小巨核细胞是诊断 MDS 的重要线索。对另一组 MDS 患者的骨髓涂片做 CD41（Gp Ⅱ b/ Ⅲ a）免疫组化染色检测，单圆核巨核细胞检出率为 89%（图 2-1-6）。同时，该组病例骨髓活检塑料包埋，HGE 染色切片光镜观察的单圆核巨核细胞检出率为 90%，两者的结果基本一致，提示若做骨髓活检免疫组化 CD42b 或 CD61 染色光镜检测，单圆核巨核细胞的检出率会更高（图 2-1-7）。2001 年 WHO 关于 MDS 的巨核细胞形态的描述也提到巨核细胞发育异常表现为胞体小、分叶少、不分叶、多个分开的核或微巨核；2017 年 WHO 关于 MDS 的巨核细胞形态的描述又进一步强调单圆核巨核细胞对 MDS 诊断的重要性，骨髓活检切片中同时见到 ALIP 和单圆核巨核细胞，对于 MDS 具有重要的病理诊断意义。

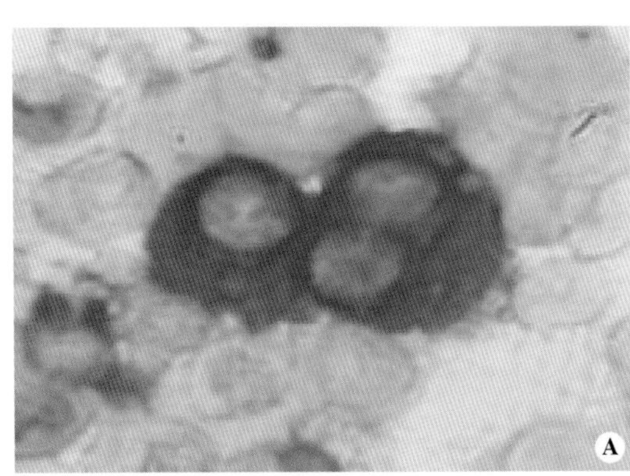

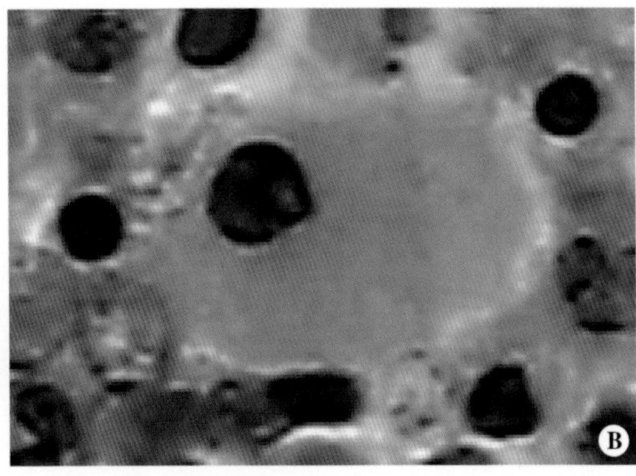

图 2-1-6　A. MDS 三圆核巨核细胞 CD41+（骨髓涂片，APAAP 法免疫组化）；B. 单圆核巨核细胞（骨髓活检，石蜡切片，HE 染色）

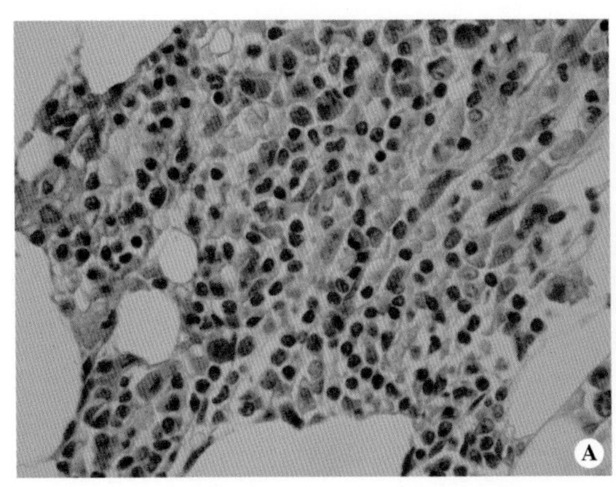

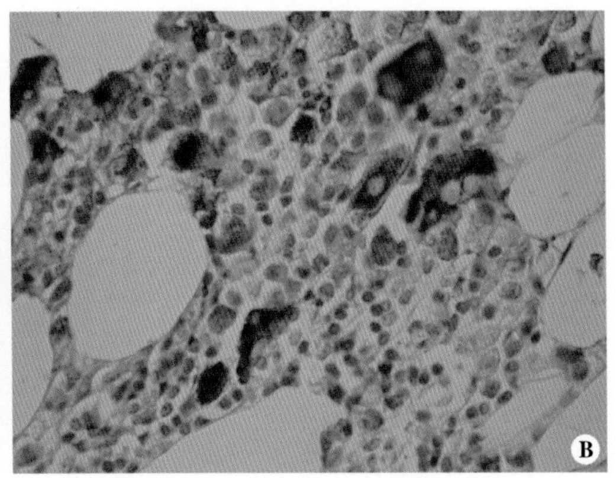

图 2-1-7　A. MDS 活检 HGE 染色示单圆核巨核细胞少见（石蜡切片，HE 染色）；B. 同上，切片免疫组化可见多个 CD42b+ 的单圆核巨核细胞

淋巴样小巨核细胞是胞体大小接近或小于早幼粒细胞，胞核无分叶或呈双核的巨核细胞，是具有重现性巨核细胞发育异常的特征。常需要 CD42b 或 CD61 免疫组化染色确认。单圆核巨核细胞的形态标准是直径大于 20μm，胞体圆形或椭圆，核膜光滑无切迹，核染色质浓密，无核仁（切片）。胞质较丰富，嗜酸性。多（个）圆核巨核细胞也为分化发育异常的巨核细胞。发育异常的巨核细胞并非 MDS 所特有，单圆核巨核细胞也可见于 CML、真性红细胞增多症（PV）、免疫性血小板减少性紫癜等，只是除 CML、PV 等骨髓增殖性疾病外，MDS 的单圆核巨核细胞检出率最高。

（五）凋亡细胞增多

凋亡细胞增多是 MDS 的特殊形态改变。许多研究应用 DNA 末端原位标记结合碱性磷酸酶 - 抗碱性磷酸酶免疫酶标记双重染色技术证实了 MDS 骨髓单核细胞凋亡比正常人和其他良性血液病患者多见。细胞凋亡也可通过 DNA 梯度电泳检测。陈辉树在骨髓活检塑料包埋 -HE 染色切片光镜观察中发现，凋亡细胞胞质基本完整，胞核呈现 9 种形态（或阶段）改变（图 2-1-8 ～图 2-1-10）；MDS 组的凋亡细胞平均检出率为 5.5%，远高于对照组（非肿瘤血液病和 AML 组）。早期 MDS 凋亡增多最为明显，“转白前”及其转为白血病之后，凋亡细胞数明显下降。可能 MDS 是尚处于正常细胞向恶性细胞突变或转化为急性白血病的前期状态的疾病。在此过程中可能因 DNA 复制错误的突变细胞被机体自身防御系统当作“异己”细胞，通过凋亡途径清除，因而凋亡细胞增多。当完全形成白血病后，机体的免疫系统对这种“异己”细胞产生耐受，排除“异己”细胞的功能减弱，所以凋亡速度减慢，而增殖速度加快，凋亡细胞便相对减少。

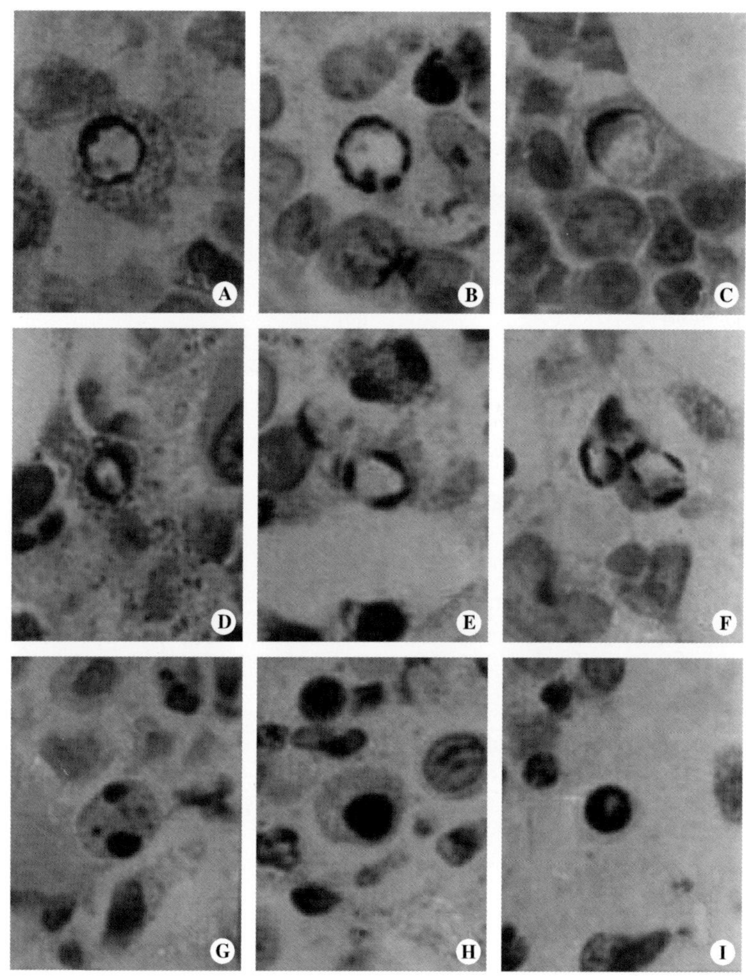

图 2-1-8　凋亡细胞核染色质凝聚的形态类型

A. 环形；B. 间断环形；C. 月牙形；D. 口形；E. 内切三角形；F. 古钱币形；G. 碎片形；H. 固缩形；I. 核碎裂前形

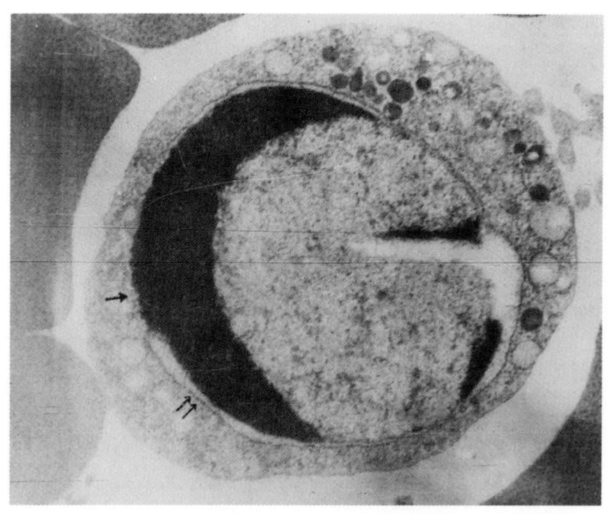

图 2-1-9　凋亡细胞胞核染色质固缩，与核膜开始分离，分离呈月牙形，中央液化

与光镜所见（图 2-1-8C）一致。胞质细胞器变化不大（透射电镜）

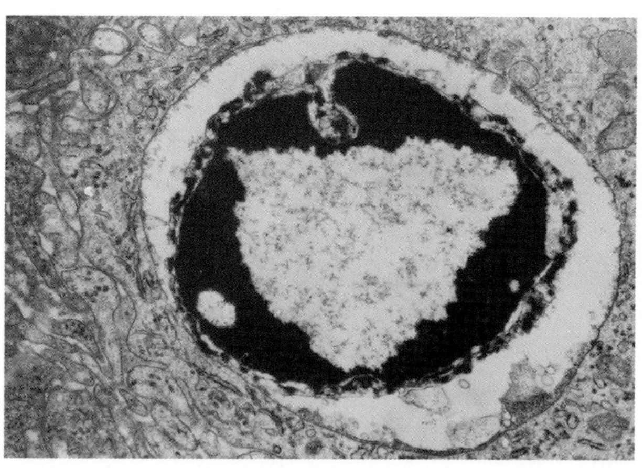

图 2-1-10　凋亡细胞胞核染色质固缩，与核膜分离，呈内切三角形，中央液化

与光镜所见（图 2-1-8E）一致，胞质细胞器变化不大（透射电镜）

骨髓呈现正增生性或高增生性的 MDS 患者，外周血反而表现为 1 系或多系血细胞减少（提示

为无效造血），这种无效造血现象除成熟障碍外可能也与过度的细胞凋亡有关。

（六）间质成分的改变

1. 网状纤维增生　50% 以上 MDS 患者的骨髓呈现网状纤维轻至中度增多，见于各亚型，其中 10% ～ 15% 的患者骨髓明显纤维化。MDS 伴骨髓纤维化的病例常有巨核细胞增多，临床预后差。有报道认为，形态异常的巨核细胞与 MDS 伴发骨髓纤维化有关。这可能是由于形态异常的巨核细胞（血小板）易于释放成纤维细胞生长刺激因子；但作为间叶性血液肿瘤的 MDS，本身就会产生网状纤维，良性血液病通常无网状纤维增生。因此，网状纤维染色对 MDS 有鉴别诊断意义，如在低增生性 MDS 与 CAA 的鉴别诊断中，网状纤维阳性有助于诊断 MDS。

2. 其他间质成分异常　包括血窦壁变性或破裂，间质水肿，骨改建活动增强，红细胞外渗，淋巴细胞散在或结节性分布，肥大细胞、浆细胞增多，单核 / 巨噬细胞增多等，偶见海蓝细胞增多和噬血细胞现象等。75.5% 的患者出现铁染色阳性（与红系无效造血、成熟障碍所致的铁利用减少有关）。

此外，MDS 患者可出现血清铁、血清转铁蛋白饱和度和血清铁蛋白水平增高，血清乳酸脱氢酶活力增高，红细胞血红蛋白 F 含量增高等。

细胞化学对于 MDS 患者最有意义的是铁染色，用于评估铁储存，检测、计数环状铁粒幼红细胞和其他异常的铁粒幼细胞。

四、免疫组化

不论是骨髓涂片或是骨髓活检，用抗巨核细胞（血小板）抗体检测发育异常的巨核细胞（淋巴样小巨核、单圆核巨核细胞和多圆核巨核细胞等）有重要的诊断与鉴别意义。巨核细胞表达 CD41（GP Ⅱ b/ Ⅲ a），CD42b（GP Ⅰ b），CD61（GP Ⅲ a）。CD41 虽然较为广谱，但仅用于骨髓涂片和流式细胞术检测；CD42b 虽既可用于石蜡切片，也可用于骨髓涂片和流式细胞术检测，但有 1/4 的巨核细胞或血小板不表达，故应考虑 CD41 和 CD42b 在骨髓涂片或流式细胞术联合应用。CD34、CD117、MPO、GPA（CD235a、E-cadherin）、Lysozyme 和 Ki67 联合应用有助于区别 ALIP 真伪，提示干祖细胞增殖活性或数量变化，可了解增殖细胞的主要类型。CD34+ 细胞 > 1% 的 MDS 患者预后差，转为白血病的概率高，具有临床预后意义。MDS 的 Ki67+ 或 PCNA+ 细胞数显著高于慢性再生障碍性贫血，有助于鉴别低增生性 MDS 与 CAA。用 CD123、CD163 和 Lysozyme 标记可排除慢性粒单核细胞白血病。用 CD34、VEGF 抗体和Ⅷ因子检测微血管密度（MVD），MDS 的 MVD 增加，且与原始细胞百分率直接相关。骨髓中央区原始细胞簇（即 ALIP 处）过度表达 VEGF 和 VEGFR-1。根据国际预后评分系统（IPSS）积分分组的 MDS 患者，高危组比中危组、中危组比低危组的病例微血管密度显著增高。在某些病例中，CD34 可与巨核细胞发生免疫反应，但是在巨核细胞白血病中其也可以表达在巨核细胞上。在某些 CD34– 的 MDS 中，KIT（CD117）可能出现阳性而变得有价值。但是 CD117 不仅可表达在髓系原始细胞，也可以表达在红系前体细胞、髓系前体细胞和肥大细胞上。巨核细胞免疫标记（如 CD42b 和 CD61）可用于鉴定小巨核细胞和微小巨核细胞，虽然凋亡的巨核细胞在免疫组化染色上可以类似微小巨核细胞。免疫组化 p53 也有预后价值，因为它和 *TP53* 基因突变密切相关。

五、流式细胞术

与正常造血细胞相比，MDS 的免疫表型异常包括异常表型细胞的数量、前体细胞的表型异常和成熟粒细胞、红细胞、单核细胞的表达紊乱。髓系成熟细胞的异常包括粒细胞上的 CD15 和 CD16 的表达不同步，CD13 和 CD11b 或 CD16 的表达异常，CD56 和（或）CD7 在前体细胞、粒细胞或单核细胞上的异常表达。粒细胞会出现侧向散射光信号（SS）值减低。红系细胞分化的不同步，以及 CD71 或 CD36 表达减弱，都与 MDS 高度相关。通过常规骨髓涂片、印片或骨髓活检免疫组化确定的原始细胞百分率与通过流式细胞术检测的 CD34+ 细胞百分率通常有较好的一致性。然而在某些病例，由于显著的纤维化和血液稀释可导致明显的不一致。因此，流式细胞术测得的 CD34+ 细胞百分率不能替代形态学的分类计数。另外，有报道 CD34+ 细胞＞ 2% 提示 MDS 预后较差。

如果没有明确的形态学和（或）细胞遗传学异常，流式细胞术本身并不足以诊断 MDS。欧洲白血病协会（European Leukemia Net，ELN）MDS 工作组制定了一系列流式细胞术诊断 MDS 指南，包括 MDS 相关的异常表型和如何报告结果。有研究发现，至少三种可检出的特征和至少 2 系细胞的异常表现与 MDS 或 MDS/MPN 高度相关。数量更少的流式检测管也有应用，但是其可能比数量多的流式检测管的敏感性和特异性更低。

六、遗　传　学

MDS 克隆性染色体核型异常的发生率，原发性 MDS 患者为 30% ～ 60%、继发性者可达 95% 左右；分为简单异常和复杂异常（≥ 3 种核型异常），复杂异常更多见于继发性 MDS。异常核型中以 −5、−7、+8、5q−、7q−、17p−、12q−、20q− 较为多见，17p− 多见于治疗相关性 MDS，其他异常核型有 del（13q）、−Y、inv（3）（q21q26.2）、t（11；16）（q23；p13.3）等。MDS 的绝大部分异常核型非其特有，除 5q− 外，所有异常核型皆与 MDS 亚型无特异联系。有些异常核型在缺少明确形态学特征的情况下，不能作为诊断 MDS 的依据，如单一出现 −Y、+8 或 del（20）时，有些异常核型与某些形态学特征有关，如孤立的 del（20q）伴有红细胞和巨核细胞受累及，3 号染色体异常 [inv（3）（q21q26.2）或 t（3；3）（q21；q26.2）] 与巨核细胞发育异常及血小板减少相关，伴有 17p 丢失者可呈现假 Pelger-Huët 核、小空泡中性粒细胞、*TP53* 突变等。据 IPSS 积分系统可将 MDS 患者分为预后不同的三组：①预后良好核型，正常核型，−Y，5q−，20q−；②预后不良核型，复杂核型异常，7 号染色体异常；③预后中间核型，除前两类以外的其他异常核型。

MDS 中出现的某些细胞遗传学异常在没有形态学异常的情况下并非 MDS 的确切证据，如 −Y、+8 或 del（20）在非肿瘤性疾病中也可以出现。表 2-1-6 中列举的其他细胞遗传学异常在有难治性血细胞减少但无发育异常的形态学证据时，被认为是 MDS 的可疑证据，这种病例可列入 MDS，无法分类。建议对这些患者进行密切随访。没有明显发育异常的 MDS-EB 若出现 MDS 特异的细胞遗传学异常，则更支持其诊断。

表 2-1-6　骨髓增生异常综合征的重现性细胞遗传学异常

核型类别	核型异常
不平衡核型	+8，—7/del（7q），del（5q）/t（5q），del（20q），i（17q）/t（17p），—13/del（13q），del（11q），del（12p）/t（12p），del（9q），idic（X）（q13）
平衡异常	t（11；16）（q23.3；p13.3），t（3；21）（q26.2；q22.1），t（1；3）（p36.3；q21.2），t（2；11）（p21；q23.3），inv（3）（q21q26.2）或 t（3；3）（q21；q26.2），t（6；9）（p23；q34.1）

50% 的 MDS 可出现重现性细胞遗传学异常，但是 80% ～ 90% 的 MDS 可有多达 50 种基因的重现性基因突变。表 2-1-7 列出了至少 5%MDS 中可出现的基因突变。MDS 编码基因蛋白相关的最常见基因突变包括调控 RNA 剪切（*SF3B1*、*SRSF2*、*U2AF* 和 *ZRSR2* 多达 50%），或通过 DNA 甲基化（*TET2*、*DNMT3A*、*IDH1* 和 *IDH2*）或组蛋白修饰（*ASXL1* 和 *EZH2*）进行表观调控。其他常见的突变基因包括编码转录因子（*RUNX1*、*NRAS*、*BCOR*）、信号蛋白（*CBL*）、肿瘤抑制因子 p53（*TP53*）、黏附复合体（*STAG2*）编码基因，后者介导姐妹染色单体的黏附。和细胞遗传学一样，基因突变也与特定的 MDS 形态学异常相关。例如，*SF3B1* 与环状铁粒幼红细胞增多相关，*ASXL1*、*RUNX1*、*TP53* 和 *SRSF2* 突变与严重的粒细胞发育异常相关。

表 2-1-7　骨髓增生异常综合征常见的基因突变（约占 MDS 的 5%）

突变基因	作用通路	出现频率	影响预后
SF3B1	RNA 剪切	20% ～ 30%	较好
TET2	DNA 甲基化	20% ～ 30%	中立
ASXL1	组蛋白修饰	15% ～ 20%	差
SRSF2	RNA 剪切	～ 15%	差
DNMT3A	DNA 甲基化	～ 10%	差
RUNX1	转录因子	～ 10%	差
U2AF1	RNA 剪切	5% ～ 10%	差
TP53	抑癌因子	5% ～ 10%	差
EZH2	组蛋白修饰	5% ～ 10%	差
ZRSR2	RNA 剪切	5% ～ 10%	中立
STAG2	黏附复合体	5% ～ 7%	差

续表

突变基因	作用通路	出现频率	影响预后
IDH1/IDH2	DNA 甲基化	～ 5%	中立
CBL	信号通路	～ 5%	差
NRAS	转录因子	～ 5%	差
BCOR	转录因子	～ 5%	差

MDS 的获得性克隆基因突变（如 *ASXL1*、*TP53*、*JAK2*、*SF3B1*、*TET2* 和 *DNMT3A*）也可以发生在没有 MDS 表现的健康老年人群。在目前的分类中，*SF3B1* 是唯一一个影响 MDS 分类的突变基因，并且是 MDS 伴环状铁粒幼红细胞增多的诊断标准，同时也是预后良好的独立影响因子。

七、综合诊断

MDS 的诊断，几乎无一项特异性标准，需做综合性分析和排除性诊断。诊断要点：①中老年发病（偶见于年轻人或儿童）；②全血减少，呈无效造血状态（偶为 1 系或 2 系细胞减少）；③骨髓涂片显示 1 系或多系细胞发育不良（发育不良的细胞系列与外周血细胞减少的细胞类型一致，亦可不一致）；④骨髓涂片和（或）活检呈现单圆核巨核细胞（≥ 3 个 / 切片）；⑤骨髓活检示增生程度在正常以上，＜ 1/4 的病例可较低下；⑥骨髓幼稚细胞（中幼以上阶段细胞）较正常增多；⑦骨髓活检网状纤维染色阳性（+ ～ +++）（MF 1 ～ 3 级）；⑧骨髓活检免疫组化染色呈现 MPO+ 的 ALIP 现象；⑨骨髓活检免疫组化染色呈现 CD34+、CD117+ 的圆核髓系细胞增多，呈现 CD61+ 或 CD42b+ 的单圆核巨核细胞；⑩有 MDS 所常见的遗传学异常（有重要诊断意义）。对于骨髓活检诊断 MDS 来说（因病史资料通常不全，尤其无遗传学资料的情况下），上述①、③、④、⑥、⑦和⑨具有主要的诊断提示意义。

八、鉴别要点

血细胞发育异常的形态改变是 MDS 的基本特征，但是多种疾病也可出现不同程度的相似改变，因此，诊断 MDS 的关键是要确定血细胞发育异常是克隆性的，还是由于某些其他因素所致。例如，①一些营养因素、毒物和其他因素能导致骨髓增生异常；②缺乏维生素 B_{12}、叶酸和必需元素，砷等药物和生物制剂等；③抗生素、磺胺甲基异噁唑可引起明显的中性粒细胞核分叶减少（与 MDS 中的表现不能区分）；④多种药物治疗的患者可出现中性粒细胞形态改变；⑤先天性血液病中，如仅限于红系细胞的先天性红细胞生成不良性贫血也是一种发育异常的原因；⑥微小病毒 B19 感染可能与伴巨大巨幼样成红细胞的幼红细胞减少有关；⑦免疫抑制剂吗替麦考酚酯可导致幼红细胞减少；⑧化疗药物可致所有髓系细胞显著发育异常；⑨粒细胞集落刺激因子可引起中性粒细胞形态学改变（包括颗粒显著增多和显著的核分叶减少）；⑩阵发性睡眠性血红蛋白尿可有类似 MDS 的表现。综合上述所有可能因素，在评价骨髓增生异常时，对于无原始细胞增多的病例，必须考虑到非克隆性疾病的可能，尤其要了解患者是否接触过药物或化学试剂。对于难以确诊 MDS 的病例，有必要在几个月内进行反复骨髓活检和细胞遗传学检测。

（一）MDS 与存在红系发育异常疾病的鉴别

1. 先天性红细胞生成不良性贫血　是一种遗传性红系无效造血的家族性疾病，骨髓中呈现红系增生和显著的红系发育异常（如巨幼样变，出现双核或多核的红系幼稚前体细胞）易与 MDS 的 RA 或 RAS 亚型混淆。本病患者常缺乏环状铁粒幼红细胞，粒系和巨核系发育异常不明显，并且无染色体核型异常，据此可与 MDS 鉴别。

2. 巨幼细胞性贫血（MA）　MA 和 MDS 二者均可以出现红系巨幼样变、大红细胞和中性粒细胞核分叶过多，中幼阶段以上具有核分裂能力的幼稚细胞增多，凋亡细胞增多等；MA 可呈假 ALIP 现象，MA 和 MDS 均缺乏巨核细胞时两者的鉴别更为困难。骨髓活检塑料包埋 - HGE 染色切片中 MA 的幼稚细胞胞质少、嗜碱性。胞核圆形、核膜薄、染色浅淡苍白（苍白核）、核仁小，不清楚；MDS 的幼稚细胞核染色质丰富、稍深染（无苍白感）、核仁稍大、清楚。MA 特征地呈现“断代现象”：缺乏中幼阶段粒、红细胞（提示无分裂能力）；MDS-RA 或 RAEB 原始或幼稚细胞不成片，有少量 ALIP 现象，无“断代现象”。

MA 早期铁染色阴性（因血红蛋白合成及铁利用正常较多见），后期（病情严重）铁染色阳性，因成熟红细胞生成减少、储存铁相对增多。MDS 铁利用障碍，铁染色阳性更多见。MA 呈网状纤维染色阴性；MDS 呈网状纤维染色阳性。检见单圆核或多圆核巨核细胞时支持 MDS 诊断。MA 对于叶酸和维生素 B_{12} 实验性治疗效果极好；MDS 无效。对于拟诊 MA 者，临床上必须根据叶酸和维生素 B_{12} 检测或叶酸和维生素 B_{12} 实验性治疗的结果进行诊断，因为 MDS 用上述药物治疗无效，而 MA 效果极好。部分 MA 患者可出现粒系轻度核左移，但原始细胞所占比例都＜ 5%，而且细胞和分子学检测正常。

3. 出现环状铁粒幼红细胞的疾病 见于遗传性铁粒幼细胞性贫血、维生素 B_6 缺乏、锌或酒精中毒患者，也可见于接受氯霉素或抗结核药物治疗的患者。

4. 急性红白血病 可呈现 MDS-EB 亚型的很多形态学异常，致使两者难以区分。红白血病骨髓的红系比例＞ 50%，髓系原始细胞比例超过非红系细胞的 20%，可以此鉴别。

（二）MDS 与以髓系细胞增生为主并增生活跃疾病的鉴别

1. 骨髓增殖性肿瘤（MPN） 骨髓变化与 5q– 综合征、MDS-MLD 和 EB-1 等 MDS 亚型有重叠，两者均可出现小巨核细胞和髓系细胞核左移。但是，MPN 患者外周血细胞增多（粒、红、巨 1 系增多或 3 系均增多），并无明显发育异常。MDS 患者外周血常规可见 1 系或多系血细胞减少，发育异常明显。MPN 患者常见脾大，MDS 患者罕见脾大。

2. 急性髓系白血病（AML） 主要是原始细胞比例较低的急性髓系白血病患者常与 MDS-EB-2 亚型难以区分，必须通过骨髓活检判断骨髓的增生程度。并可进行 CD34、CD117 等单抗免疫组化染色辅助评估骨髓原始细胞的比例和细胞类型。

（三）低增生性 MDS 与慢性再生障碍性贫血和低增生性急性髓系白血病的鉴别

1. 慢性再生障碍性贫血（CAA） 骨髓增生程度可＜ 20%，以较成熟粒、红系细胞多见，巨核细胞缺乏，网状纤维染色阴性，淋巴细胞和浆细胞多见，绝大多数铁染色阳性。而低增生性 MDS 是指＜ 60 岁、骨髓增生面积＜ 30%，或＞ 60 岁、增生面积＜ 20% 的 MDS 患者。中幼阶段以上幼稚细胞比例增多，出现单圆核巨核细胞，网状纤维染色阳性（+ ～ ++），淋巴细胞和浆细胞少见，与 CAA 不同。再生障碍性贫血偶尔出现染色体异常，绝大多数有细胞遗传学异常的再生障碍性贫血可能是低增生性 MDS。

2. 低增生性急性髓系白血病 是指骨髓增生程度＜ 20% 的 AML。虽然骨髓增生减低，但几乎均为原始细胞或幼稚细胞，而低增生性 MDS 细胞成分较杂，可见各阶段粒、红系细胞不同。AML 骨髓造血细胞很少有发育异常，且原始细胞比例＞ 20%；低增生性 MDS 骨髓造血细胞发育异常明显，原始细胞比例＜ 20%。骨髓中原始细胞比例是区分两者的主要标准。

（四）MDS 与非克隆性的骨髓发育不良的鉴别

非克隆性的骨髓发育不良可见于病毒感染、自身免疫性疾病、肿瘤相关病症、重金属中毒和放化疗等，与 MDS 非常相似。临床病史和缺乏染色体异常有助于鉴别。

九、预　　后

根据存活时间和 AML 的转化率，将 MDS 的亚型分为三组：①低危组包括 MDS 伴单系病态造血，MDS 伴环状铁粒幼红细胞和单系病态造血，MDS 伴孤立性 del（5q）；②中危组包括 MDS 伴多系病态造血，MDS 伴环状铁粒幼红细胞和多系病态造血；③ MDS 伴原始细胞增多属于高危组。无法分类者临床进展差异较大。MDS-SLD 伴有 2 系血细胞减少的患者的生存期短于 1 系减少者。MDS-MLD 患者 1 系血细胞减少者较 2 系减少者生存期长。

国际骨髓增生异常综合征工作组认识到，将细胞遗传学检测作为 MDS 预后指标的重要性，并于 2012 年将细胞遗传学危险分层进行了更新。目前 MDS 的综合细胞遗传学评分系统（the comprehensive cytogenetic scoring system，CCSS）包括五个主要细胞遗传学表现的危险类别（表

2-1-8）。IPSS积分系统也于2012年更新。IPSS修订版（IPSS-R）是根据原始细胞百分比，细胞遗传学异常的类型，血细胞减少的程度和系数提出的一个预测MDS生存期和转化为AML概率的积分系统（表2-1-9）。IPSS-R所使用的原始细胞阈值与现行的WHO分类标准不同，其包含了0～2%原始细胞这一分类。这一积分系统确认了5个危险分组：极低危、低危、中危、高危、极高危。IPSS-R比IPSS能更好地预测生存期和转化为AML的可能性。在IPSS-R中年龄也影响生存期的预测。另一个评估MDS预后的风险评估系统是WPSS（基于WHO分类的预后积分系统），这一积分系统还包括了需输血的各种情况和形态学发育异常（单系病态造血还是多系病态造血），这是IPSS-R所不涵盖的。WPSS在低危组和初诊后的治疗方面更有应用价值。

表2-1-8 综合细胞遗传学评分系统（CCSS）

预后分组	细胞遗传学异常
很好	-Y；del（11q）
好	正常；del（5q）；del（12p）；del（20q）；双染色体异常，包括del（5q）
中	del（7q）；+8；+19；iso17q；一个或两个非特定亚型的染色体异常；2个或多个独立的非复杂克隆
差	-7；inv（3），t（3q）或del（3q）；包括del（7q）在内的双染色体异常；3个染色体异常
很差	复杂核型（＞3个染色体异常）

表2-1-9 MDS的国际预后评分系统修订版（IPSS-R）

	积分						
	0	0.5	1	1.5	2	3	4
预后指标							
骨髓原粒细胞占比	≤2%	–	＞2%～＜5%	–	5%～10%	＞10%	–
核型**	很好	–	好	–	中	差	很差
血红蛋白（g/L）	≥100	–	80～＜100	＜80	–	–	–
血小板（$\times10^9$/L）	≥100	50～＜100	＜50	–	–	–	–
中性粒细胞计数（$\times10^9$/L）	≥0.8	＜0.8	–	–	–	–	–
根据以上因素所制定的危险组：							
极低：≤1.5							
低：＞1.5～3							
中等：＞3～4.5							
高：＞4.5～6							
极高：＞6							

** 核型：好：正常，-Y，del（5q）；差：复杂核型（≥3个异常）或7号染色体异常；中：其他异常。

越来越多的研究表明，个体基因突变的数量和类型与MDS的预后密切相关。新增的基因突变使类似IPSS的风险分层系统能更好地评估MDS的预后。许多突变基因提示MDS预后较差；只有*SF3B1*提示预后较好。某些特定的基因突变还和靶向治疗有关。例如，有研究表明*TET2*和*DNMT3A*可能影响MDS患者对去甲基化因子的治疗效果。*TP53*基因突变与MDS高侵袭性有关，而且提示干细胞移植后生存期更短。在分析MDS预后相关的基因突变时，应首选相对敏感的测序技术，因为即使初诊时极小的亚克隆在相关基因附近也可能出现突变，如*TP53*，不久之后可能突变进展甚至引起治疗失败。

第二节 骨髓增生异常综合征各亚型临床病理特点

一、骨髓增生异常综合征伴单系发育异常

（一）概述

骨髓增生异常综合征伴单系发育异常（myelodysplastic syndrome with single lineage dysplasia，MDS-SLD）是指表现为单系细胞发育异常的MDS，外周血表现为1系或2系血细胞减少，即为2008年《造血与淋巴组织肿瘤WHO分类》中的难治性贫血伴单系发育异常（RCUD）所包括的

难治性贫血（RA）、难治性中性粒细胞减少（RN）和难治性血小板减少（RT）。这种分类是存在争议的：某些研究表明单系血细胞减少和单系病态造血无明显相关性，而且三者的生存期无明显差异。但是也有研究发现三者生存期存在差异性。鉴于以上争议点及单系血细胞减少和单系病态造血存在不一致性，2016 年《造血与淋巴组织肿瘤 WHO 分类》建议将 1 系或 2 系血细胞减少伴 1 系发育异常的 MDS 统称为 MDS 伴单系发育异常（MDS-SLD），而不再区分具体的亚型。仅有红系发育异常且环状铁粒幼红细胞比例≥ 15%（或 RS 细胞≥ 5% 伴 *SF3B1* 基因突变）被认为是一种独立病种，称为 MDS 伴环状铁粒幼红细胞和单系病态造血。如果不存在 *SF3B1* 基因突变，RS 细胞比例为 5% ～ 14% 且伴单系发育异常的病例则归入 MDS-SLD。与 2008 年《造血与淋巴组织肿瘤 WHO 分类》相同，建议将难治性全血细胞减少伴单系发育异常划入 MDS，无法分类（MDS-U）。诊断血细胞发育异常的推荐标准是发育异常的细胞数大于或等于受累细胞系的 10%。血细胞减少的定义是血红蛋白＜ 100g/L，中性粒细胞绝对值＜ 1.8×10^9/L，血小板数＜ 100×10^9/L。但是，如果具有明显的 MDS 形态学和（或）细胞遗传学表现，即便所测数值大于上述定义值也不能排除 MDS 的诊断。

MDS-SLD 占 MDS 的 10% ～ 20%，主要见于老年人，无明显性别倾向。

外周血含有原始细胞时，可基本排除 MDS-SLD 的诊断，但偶见 MDS-SLD 病例含有极少数原始细胞。①若有 MDS-SLD 表现的患者，连续两次外周血原始细胞占 1%、骨髓原始细胞＜ 5% 应归入 MDS-U。②若患者有 MDS 其他表现，外周血原始细胞占 2% ～ 4%、骨髓原始细胞＜ 5%，应分类为 MDS 伴原始细胞增多 1 型（MDS-EB-1）。表现上述①或②的病例很少见，应密切观察这类病例中骨髓原始细胞比例的增多情况。MDS 伴单系发育异常不等于“意义未定的特发性血细胞减少”（此病缺乏诊断 MDS 所需的最低形态学和遗传学标准）。

（二）临床表现

MDS-SLD 的临床症状与血细胞减少的类型相关。血细胞减少对补血治疗无效，但对生长因子治疗有反应。

（三）骨髓细胞形态及骨髓活检形态

外周血成熟红细胞常表现为正细胞正色素性或巨细胞正色素性贫血。还常见着色不均或伴有低色素性红细胞的双形态表现。红细胞大小不等，异形红细胞可以从无至显著增多。原始细胞罕见（＜ 1%）。中性粒细胞和血小板的数量、形态一般正常。中性粒细胞减少或血小板可减少。

骨髓红系前体细胞可减少或者显著增多。红系细胞发育异常主要表现为核的变化，包括核出芽、核内桥接、核碎裂、多核及巨幼样变，胞质的特征性变化包括空泡和呈现弥散性或颗粒状 PAS 阳性。可见环状铁粒幼红细胞（＜ 15%）、原粒细胞（＜ 5%）。如果环状铁粒幼红细胞比例≥ 5% 但＜ 15%，且存在 *SF3B1* 突变，则列为 MDS-RS-SLD。如果不明确是否存在 *SF3B1* 突变，则应定为 MDS-SLD。

中性粒细胞的发育异常主要表现为核分叶减少或颗粒减少。

在计数的至少 30 个巨核细胞中，发育异常的巨核细胞≥ 10%；易见核分叶少的巨核细胞、双核和多核巨核细胞及小巨核细胞，巨核细胞的发育异常特征具有重现性。骨髓活检切片较骨髓穿刺涂片易于确定发育异常巨核细胞（常超过 10%）。巨核细胞的数量可减少或增多。其他髓系细胞无显著发育异常（＜ 10%）。但是，目前有部分学者建议将此阈值定为 30%。骨髓有核细胞增生大致正常或较活跃，如果呈低增生改变则列入另一亚型。

（四）骨髓活检免疫组化

骨髓活检免疫组化见本章第一节。

（五）流式细胞术

流式免疫表型特点同概述中所述。在伴红系发育异常的 MDS-SLD 中，流式可发现红系前体细胞的异常非成熟表型。部分病例可出现单核细胞或前体细胞的发育异常表型。这些患者需定期重新检查并注意进展为 MDS-MLD 的可能性。

（六）遗传学

50% 的 MDS-SLD 具有细胞遗传学异常。已检测到的几种获得性克隆性染色体异常，有助于 MDS-SLD 的诊断，但无特异性。MDS-SLD 常见的染色体异常包括 del（20q）、+8、5 和（或）7 号染色体异常（也可以出现在 MDS-MLD 中），尤其在表现为血小板减少的病例，有助于与慢性自身免疫性血小板减少相鉴别。

60% ～ 70% 的 MDS-SLD 可出现体细胞基因突变。即使仅有 1 系病态造血，基因突变也可出现在所有系别。其中，*TET2* 和 *ASXL1* 是 MDS-SLD 最常见的基因突变。然而，其他类型的 DNA 甲基化、剪切因子、RAS 通路基因、黏附复合体基因和 *RUNX1* 突变较 MDS-MLD 和 MDS-EB 少见。极少出现 *SF3B1* 基因突变。有 MDS-SLD 的特征，存在 *SF3B1* 基因突变，但 RS 细胞＜ 5%，应定为 MDS-SLD，但是若存在 RS 细胞≥ 5% 伴前两种表现，则应定为 MDS-RS-SLD。如果没有可供诊断的发育异常和（或）明确的细胞遗传学异常，即使存在基因突变也不应定为 MDS-SLD，而应定为潜能未定的特发性克隆性血细胞减少。

（七）预后

MDS-SLD 病程较长，中位生存期为 5.5 ～ 6 年，5 年内 AML 的转化率低于 5%；70 岁以上的中位生存期与未患病人群无显著差异；90% ～ 95% 的 MDS-SLD 患者具有低度或中度 IPSS 评分；80% ～ 95% 的细胞遗传学异常属于预后好的或中度的。大多数仅有血小板减少的患者的 IPSS 评分较低，90% 的患者生存期超过 2 年。但有报道称血小板减少的患者因出血性并发症而生存期较短。

二、骨髓增生异常综合征伴环状铁粒幼红细胞

（一）概述

骨髓增生异常综合征伴环状铁粒幼红细胞（MDS-RS）是以贫血、细胞形态发育异常和环状铁粒幼红细胞占骨髓红系前体细胞≥ 15% 为特征的 MDS。大多数病例存在 *SF3B1* 基因突变，且如果存在突变，则 RS 细胞≥ 5% 即可。骨髓中原粒细胞＜ 5%，外周血中原粒细胞＜ 1%。不存在 Auer 小体，且不满足 MDS 伴 5q– 的诊断标准。MDS-RS-SLD 表现为贫血，且病态造血局限于红系细胞。MDS-RS-MLD 表现为任何数量的血细胞减少系别，且病态造血出现在 2 系或 3 系细胞。

（二）临床表现

临床症状与贫血相关，通常为中度贫血，少数 MDS-RS-SLD 患者可有血小板和中性粒细胞减少，而 MDS-RS-MLD 患者多表现为 2 系细胞减少。肝、脾可有铁负荷过量的表现。

外周血典型表现为大细胞正色素或正细胞正色素性贫血。血涂片中红细胞表现为两种形态，主要是正色素性红细胞，少部分为低色素性红细胞。外周血无原始细胞。骨髓原粒细胞＜ 5%。

（三）骨髓细胞形态及骨髓活检形态

骨髓增生活跃，红系增生为主，巨核细胞的数量和形态正常。环状铁粒幼红细胞≥ 15% 红系细胞（或≥ 5% 且伴 *SF3B1* 基因突变）。环状铁粒幼红细胞指 5 个或 5 个以上的铁颗粒环绕胞核排列并≥ 1/3 核周长的红系前体细胞。骨髓红系发育异常程度不同，包括巨幼样变、多核、核间桥、核碎片和核出芽、胞质空泡等。粒系和巨核系无发育异常或仅有轻微发育异常。骨髓活检有核细胞增生正常至极度活跃，常见红系显著增生，在 MDS-RS-MLD 中，除环状铁粒幼红细胞和红系发育异常之外，还伴有红系之外的 1 系或 2 系病态造血（病态造血比例≥ 10%），病态造血的形态学异常与其他的 MDS-MLD 相同。

骨髓活检显示增生正常至极度活跃，常见红系显著增生，可见大的成熟停滞的红系造血岛，粒系和巨核系绝大部分无发育异常，偶见发育异常的巨核细胞。铁染色常阳性。见大量吞噬含铁血黄素的巨噬细胞。

环状铁粒幼红细胞也常见于 MDS 其他亚型中，也可见于其他髓系肿瘤，包括 AML。例如，外周血和骨髓中原始细胞增多并伴有环状铁粒幼红细胞的病例应归入 MDS-EB，即使存在环状铁粒幼红细胞和（或）*SF3B1* 基因突变，只要满足 MDS 伴孤立性 del（5q）的诊断标准，则都应定为

MDS 伴孤立性 del（5q）。

诊断 MDS-RS 时应排除产生环状铁粒幼红细胞的非肿瘤性原因，包括酒精、毒物（铅和苯）、药物（异烟肼）、铜缺乏（可能由锌的摄入所引起）和先天性铁粒幼细胞性贫血。与 MDS-RS 不同，先天性铁粒幼细胞性贫血发病年龄较小，且多为小细胞性贫血，而非大细胞性贫血。

（四）骨髓活检免疫组化

骨髓活检免疫组化见本章第一节。

（五）流式细胞术

缺乏特征性免疫表型。

（六）遗传学

剪切体 *SF3B1* 基因突变在 MDS-RS 中较常见，发生在 80% ～ 90% 的 MDS-RS-SLD 和 30% ～ 70% 的 MDS-RS-MLD 中。影响 DNA 甲基化的 *TET2* 和 *DNMT3A* 基因突变可以与 *SF3B1* 相关联，且在 MDS-RS-MLD 中较 MDS-RS-SLD 中多见。

如果存在 *SF3B1* 基因突变，即使 RS 细胞比例仅≥ 5%，也可以诊断为 MDS-RS。RS 细胞＜ 15% 的 MDS-RS 病例比 RS 细胞≥ 15% 的 MDS-RS 病例的 *SF3B1* 等位基因突变负荷低，提示 *SF3B1* 突变发生在疾病早期。

5% ～ 20% 的 MDS-RS-SLD 患者呈现克隆性染色体异常，通常为单个染色体异常。约一半的 MDS-RS-MLD 患者有细胞遗传学异常，而且常包括如 7 号染色体缺失等高风险遗传学异常。

（七）预后

1% ～ 2% 的 MDS-RS-SLD 进展为 AML。中位生存期为 69 ～ 108 个月。MDS-RS-MLD 的整体生存期为 28 个月，与 MDS-SLD 接近，约 8% 的病例进展为 AML。在 MDS-RS 中，预后不好的因素包括高风险的核型、出现多系病态造血、血小板减少和缺乏 *SF3B1* 基因突变。但是，对于 *SF3B1* 基因突变对预后的影响是否是一个独立于多系病态造血的因素，各研究者是有争议的。在有 *SF3B1* 基因突变的 MDS-RS 病例中，*RUNX1* 突变与生存期缩短有关。

三、骨髓增生异常综合征伴多系发育异常

（一）概述

骨髓增生异常综合征伴多系发育异常（MDS-MLD）是一种伴有 1 系或 1 系以上血细胞减少和 2 系或 2 系以上髓系（红系、粒系、巨核系）细胞发育异常的 MDS。外周血原始细胞＜ 1%，骨髓原始细胞＜ 5%，无 Auer 小体，外周血单核细胞＜ 1×10^9/L。血细胞减少的界限是血红蛋白＜ 100g/L，中性粒细胞绝对值＜ 1.8×10^9/L，血小板＜ 100×10^9/L。发育异常的标准是每一系发育异常的细胞比例≥ 10%。外周血原始细胞≥ 1% 可除外 MDS-MLD。满足 MDS-MLD 的诊断标准，但连续两次检测外周血原始细胞比例均为 1%，则应归入 MDS，无法分类（MDS-U），而后者的临床侵袭性更强。有多系发育异常，外周血中原始细胞占 2% ～ 4%，骨髓中原始细胞＜ 5%，无 Auer 小体的病例应归入 MDS-EB-1。符合 MDS-MLD 的形态学特点，如果外周血原始细胞为 5% ～ 19% 和（或）存在 Auer 小体，则应归入 MDS-EB-2。多系病态造血，伴 RS 细胞≥ 15% 或 RS 细胞≥ 5% 且存在 *SF3B1* 基因突变，应归为 MDS-RS-MLD。多系病态造血，RS 细胞≥ 5% 但＜ 15%，如果不明确是否存在 *SF3B1* 基因突变，也应列入 MDS-MLD。MDS-MLD 好发于老年人，男性略多，本病约占所有 MDS 的 30%。

（二）临床表现

患者多有骨髓衰竭表现，伴有 2 系或多系髓系细胞减少。

（三）骨髓细胞形态及骨髓活检形态

骨髓增生活跃。中性粒细胞发育异常包括胞质颗粒减少和（或）核分叶少和假 Pelger-Huët 核等，核分叶减少可表现为两个块状凝集核叶由细染色质带连接成“夹鼻眼镜”（pince-nez 型）或无分叶核的染色质凝块。部分病例中，红系前体细胞显著增多，可见胞质空泡及明显的核形不规则（包括核间桥、多分叶、核出芽、多核及巨幼样变等）。巨核细胞异常可见核不分叶、分叶少、双核或多

核巨核细胞及小巨核细胞等。骨髓铁染色可见铁储存增加和数量不等的环状铁粒幼红细胞。骨髓活检可见ALIP现象、“热点”现象和发育异常的巨核细胞[淋巴样小巨核、单圆核巨核细胞、多圆核巨核细胞等（图2-2-1），尤应注意小巨核细胞]。部分病例的骨髓切片较骨髓涂片更容易鉴定发育异常的巨核细胞。在MDS伴骨髓纤维化的一项研究中发现，约16%的MDS-MLD伴有不同程度的纤维化。总之，伴骨髓纤维化的MDS较不伴纤维化的病例更易出现多系病态造血、显著的血小板减少、高风险性细胞遗传学异常、外周血原始细胞增多、生存期缩短。

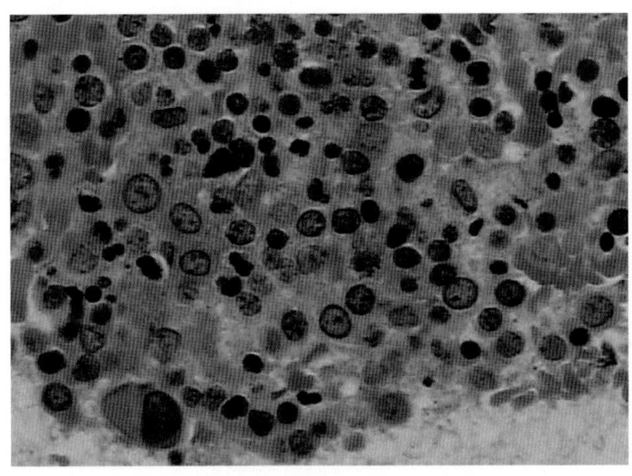

图2-2-1　骨髓增生异常综合征（MDS-RCMD）幼稚红系细胞增多伴单圆核巨核细胞

（四）遗传学

50%的RCMD患者可见克隆性细胞遗传学异常，包括8号三体、7号单体、del（7q）、5号单体、del（5q）和del（20q）及复杂核型等。全基因组测序显示，超过一半的MDS-MLD存在基因突变，而这些突变在MDS-EB和AML中也可出现。基因突变包括黏附复合体（*STAG2*）、染色质修饰因子（*ASXL1*）、剪切体因子（*SRSF2*）、转录因子（*CBL*）、抑癌因子（*TP53*）和DNA修饰因子（*TET2*）。*SF3B1*突变在RS细胞0～1%的病例中占1%～5%，而在RS细胞3%～9%的病例中多达15%；RS细胞≥5%且存在*SF3B1*基因突变，应归为MDS-RS-MLD。

（五）预后

病程各异，大多数MDS-MLD患者的IPSS评分处于中间阶段。预后因素与血细胞减少及发育异常的程度相关。对1010例MDS-MLD患者的研究显示，约有15%的MDS-MLD患者于2年内可进展为急性白血病，5年内的有28%，整体中位生存期为36个月。复杂核型患者的生存期与RAEB患者相似。

四、骨髓增生异常综合征伴原始细胞过多

（一）概述

骨髓增生异常综合征伴原始细胞过多（RAEB）是指骨髓原粒细胞占5%～19%或外周血原始细胞占2%～19%的MDS。据其生存期及转为AML的发生率不同，分为两型：① EB-1，骨髓原始细胞占5%～9%或外周血原始细胞占2%～4%；② EB-2，骨髓原始细胞占10%～19%或外周血原始细胞占5%～19%。原始细胞出现Auer小体者，不论其原始细胞所占比例，皆为EB-2。

在2008年《造血与淋巴组织肿瘤WHO分类》中，急性红白血病包括红系细胞占50%以上，且原始细胞占非红系细胞的20%以上的髓系肿瘤。而在2017年《造血与淋巴组织肿瘤WHO分类》中，原始细胞计数是占所有有核细胞的比例，而不是占非红系细胞的比例，这样大部分红白血病（外周血或骨髓原始细胞5%～19%）的病例则归入MDS-EB。此类疾病中红系显著增生的意义还不明确，因为很多外源性因素，如代谢缺陷和治疗都可以引起红系增生。

本病主要见于50岁以上人群，约占所有MDS的40%。可能的高危因素包括接触苯、肽类、一些重金属、离子辐射、药物、农药、除莠剂、大气污染和吸烟等。

（二）临床表现

初诊时多表现为骨髓衰竭的相关症状，出现贫血、出血、感染等。外周血表现为正细胞性或大细胞性贫血或小细胞低色素性贫血、血小板减少和中性粒细胞减少。外周血涂片可见3系细胞发育异常：异形红细胞，大、巨大或颗粒减少的血小板，中性粒细胞胞质颗粒和核分叶异常，常见原始细胞。

（三）骨髓细胞形态

骨髓增生较活跃，常以粒系增生为主。3 系细胞均可有不同程度的发育异常。巨大红细胞 / 巨幼样变红系细胞增多，红系前体细胞发育异常（包括异常核分叶和核间桥）。常见粒细胞增生并不同程度发育异常；中性粒细胞发育异常主要为胞体小、核分叶过少（假 Pelger-Huët 核），或核分叶过多、胞质颗粒过少和（或）假 Chediak-Higashi 颗粒。巨核细胞，数量多正常或增多，常见成簇分布趋势；巨核细胞的发育异常以胞体小、核分叶少的巨核细胞为主，也可出现大小不等的巨核细胞及多圆核巨核细胞。

（四）骨髓活检形态

骨髓活检显示增生活跃（少数增生低下），原始细胞增多，绝大部分病例可见 ALIP 现象，甚至出现粒系幼稚细胞成片分布，部分病例可见成熟停滞的幼稚红细胞岛，易见发育异常的巨核细胞 [主要是胞体小、分叶少的巨核细胞（单圆核巨核细胞），也可见淋巴样小巨核、多圆核巨核细胞等]（图 2-2-2）。

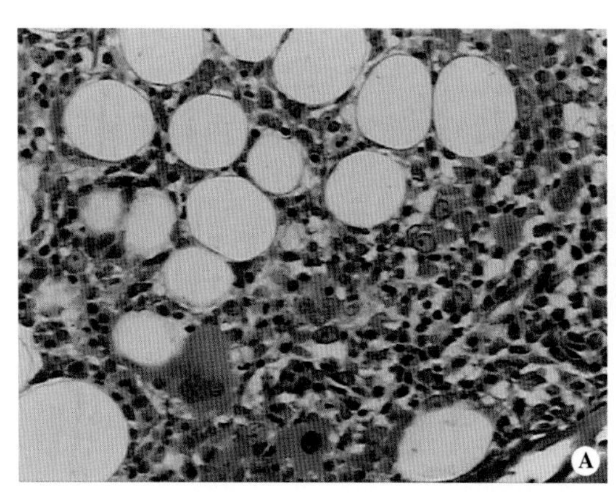

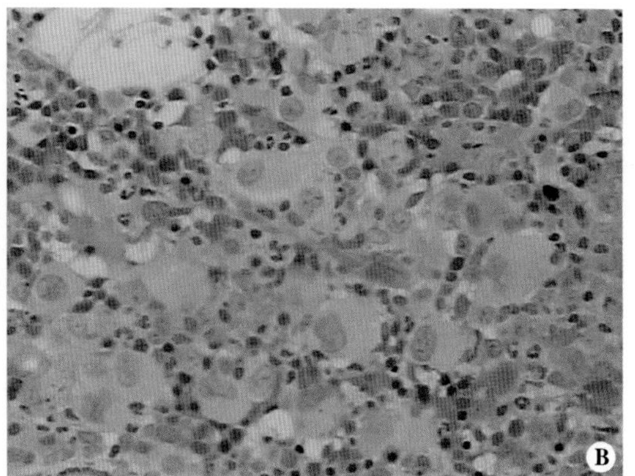

图 2-2-2　骨髓增生异常综合征（MDS-RAEB-1）
A. 幼稚红细胞增多伴单圆核巨核细胞；B. 幼稚细胞多，单圆核巨核细胞多

（五）骨髓活检免疫组化

骨髓切片中，CD34 免疫标记可以证实骨髓中有无原始细胞及其数量；原始细胞常成簇或聚集排列（大多数 RAEB 病例的特征性表现）。很多 MDS-EB 中 CD34 都可以异常表达在巨核细胞上，这时表达 CD34 的巨核细胞不能计数为原始细胞。CD61 或 CD42b 可辅助鉴别小巨核细胞和其他发育异常的巨核细胞，尤其是 RAEB 伴骨髓纤维化病例中有大量发育异常的巨核细胞。

（六）流式细胞术

流式细胞术检查可见前体细胞相关抗原 CD34 和（或）CD117 的阳性细胞增多。这些细胞通常呈 CD38、HLA-DR 和髓系相关抗原 CD13 和（或）CD33 阳性。在原始细胞群中可见成熟粒细胞抗原 CD15、CD11b 和（或）CD65 的不同步表达。20% 的病例原始细胞异常表达 CD7，10% 的病例表达 CD56，罕见表达其他淋系标记。

（七）遗传学

30% ～ 50% 的 RAEB 病例有克隆性细胞遗传学异常，如 +8、−5、del（5q）、−7、del（7q）和 del（20q），也可见复杂核型。MDS-EB 中常出现影响 mRNA 剪切的基因突变。*SRSF2* 基因突变常出现在 MDS-EB-1 和 MDS-EB-2 中。*FLT3* 和 *NPM1* 基因突变主要出现在 AML 中，在 MDS-EB 中罕见。如果 MDS-EB 出现这两种突变，则提示其向 AML 转化的概率增大，临床应准确计数骨髓或外周血原始细胞比例并密切随访。

（八）预后

MDS-EB 患者病情通常随着血细胞减少而加重，迅速进展为骨髓衰竭伴染色体畸变增多。约

25% 的 MDS-EB-1 和 33% 的 MDS-EB-2 可进展为 AML，其余病例死于骨髓衰竭。MDS-EB-1 的中位生存期为 16 个月，而 MDS-EB-2 的中位生存期为 9 个月。外周血原始细胞占 5% ～ 19% 的 MDS-EB-2 患者的生存期为 3 ～ 8 个月，仅有 Auer 小体表现的 MDS-EB-2 患者的生存期约为 12 个月。

五、骨髓增生异常综合征伴异常核型 del（5q–）

（一）概述

骨髓增生异常综合征伴孤立性 5q–[myelodysplastic syndrome with isolated del（5q）] 或称 5q– 综合征，是仅有 5q– 细胞遗传学异常或伴有非 del（7q）的其他遗传学异常的 MDS，多表现为难治性贫血，常为大细胞性贫血和（或）血小板增多。外周血原粒细胞＜ 1%，骨髓原粒细胞＜ 5%，无 Auer 小体。骨髓的主要病变特征为出现大量胞体小、分叶少的巨核细胞。本病多见于中老年女性，中位年龄 67 岁。病因未明。5 号染色体长臂是富于许多细胞因子和细胞因子受体编码基因的区域。已证实核糖体蛋白 RPS14 缺陷可致 5q– 综合征；与 5q– 综合征相关的其他细胞因子有早期生长反应基因 1（early growth response 1，EGR-1）、IL-9 和 α- 联蛋白（α-catenin，CTNNA1）等。

（二）临床表现

最常表现为难治性大细胞性贫血。1/3 ～ 1/2 的患者血小板增高；血小板减少不常见。少数患者表现为轻度中性粒细胞减少。外周血涂片可见小红细胞、轻度白细胞减少，偶见原始细胞（＜ 1%）。如果符合 5q– 综合征的诊断标准，但若为全血少，则应归入 MDS，无法分类，因为后者的临床侵袭性更强。

（三）骨髓细胞形态及骨髓活检形态

骨髓增生活跃或正常。巨核细胞数量增多、大小正常或轻度减小，核分叶明显减少或不分叶。红系前体细胞可发育异常。骨髓原始细胞数＜ 5%。骨髓活检显示增生活跃，多为髓系增生为主，可见多量胞体小、分叶少的巨核细胞。

（四）遗传学

5 号染色体的内部缺失是唯一的细胞遗传学异常，缺失的大小和断裂点位置易变，q31—q33 缺失是恒定的。呈现其他染色体异常（7 号染色体丢失除外）者，临床预后与单独 5q1 类似，不应归入 5q– 综合征。最近有报道伴有孤立性 5q– 的一小部分病例同时有 *JAK2* 突变。少数伴有 *SF3B1* 基因突变。

（五）预后

＜ 10% 的 5q– 综合征患者转为 AML。伴有其他染色体异常或原始细胞增多的 5q– 综合征生存期较短。*TP53* 突变可出现在部分病例中，提示 AML 转化率风险增大，对雷利度胺反应差且生存期缩短。因此，建议 MDS 伴孤立性 5q– 患者测序时应注意有无 *TP53* 突变及免疫组化 p53 的表达情况。

六、骨髓增生异常综合征，无法分类

（一）概述

骨髓增生异常综合征，无法分类（Myelodysplastic syndrome，unclassifiable，MDS-U）是指具有 MDS 的血细胞发育异常、外周血或骨髓原始细胞＜ 5%、骨髓细胞无 AML 重现性细胞遗传学异常，但又不符合其他 MDS 亚型诊断标准的疾病。这类患者常处于疾病发展的过渡期，应在随访中仔细寻找其向特异性 MDS 类型演化的证据，随时调整诊断，重新进行 MDS 亚型分类。发病率不明。

（二）临床特点

与其他亚型的 MDS 症状相似，此型可以出现中性粒细胞减少或血小板减少。

（三）骨髓形态学及诊断标准

无特异性形态学表现。符合下列情况者可诊断为 MDS-U。

1. 有 MDS-SLD、MDS-MLD、MDS-RS-SLD、MDS-RS-MLD 或 MDS 伴孤立性 5q– 表现但外周血原始细胞数为 1%。

2. 有 MDS-SLD、MDS-RS-SLD 或 MDS 伴孤立性 5q– 表现，而外周血为全血少。相反，MDS-MLD 和 MDS-RS-MLD 则可以有外周血全血细胞减少。

3. 持续血细胞减少，外周血原始细胞＜ 2%，骨髓原始细胞＜ 5%，1 系或 1 系以上髓系细胞发育异常＜ 10%，且具有疑诊为 MDS 的细胞遗传学异常者归入该类型。

对 MDS-U 患者应仔细随访，留意其演变为特异性 MDS 亚型的证据。

（四）预后

此类病例如在随后的病程中出现特定 MDS 亚型的特征，则应对其进行重新分类。在最近的一项研究中，符合 MDS-SLD 的诊断标准，但是外周血原始细胞为 1% 或全血少，其临床预后类似于 MDS-MLD。此研究还发现 MDS-U 患者，若外周血原始细胞占 1%，其中位生存期为 35 个月，约 14% 的患者 5 年内转化为 AML。而全血少的 MDS-U 患者中位生存期为 30 个月，5 年内 AML 转化率为 18%。与细胞遗传学异常相关的预后尚不明确。

七、低增生性骨髓增生异常综合征

低增生性 MDS 是指＜ 60 岁、骨髓增生面积＜ 30%，或＞ 60 岁、增生面积＜ 20% 的 MDS。低增生性 MDS 约占所有 MDS 的 15%。多见于女性，血细胞发育异常的表现较轻，危险度较低。因骨髓增生程度低，难以准确识别发育异常的血细胞和原始细胞，致使低增生性 MDS 较难诊断并难与慢性再生障碍性贫血（CAA）和低增生性 AML 鉴别。

低增生性 MDS 与 CAA 的鉴别见前述。低增生性 MDS 因常表现为血细胞减少显著而易与 CAA 混淆，必须行骨髓活检进行鉴别，MDS 骨髓网状纤维染色阳性（图 2-2-3）、幼稚细胞比例高、可见凋亡细胞和单圆核巨核细胞，这些均与 CAA 不同。骨髓活检免疫组化染色显示，CAA 的 CD34+ 细胞平均比例为（0.04±0.1）%，低增生性 MDS 的 CD34+ 细胞中位数为（0.94±1.1）%；有研究认为低增生性 MDS 的增殖细胞核抗原（PCNA）表达率明显高于 CAA；低增生性 MDS TP53 过表达高于 CAA；低增生性 MDS 含有血红蛋白 F 的红系前体细胞增多。低增生性 MDS 的克隆性染色体异常 [如 +8、+6、5 号和（或）7 号染色体异常] 发生率不等，可借此排除 CAA。

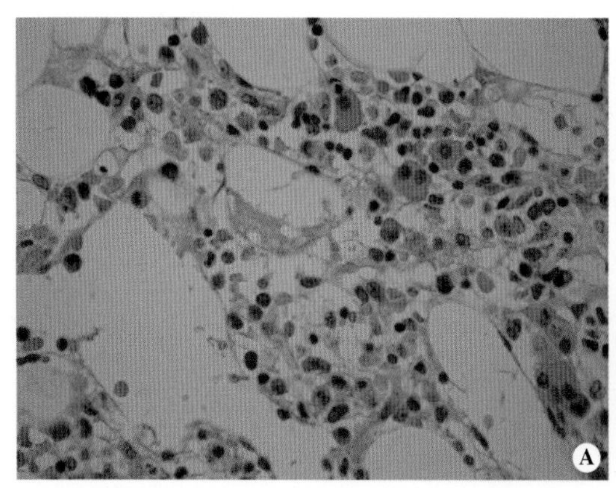

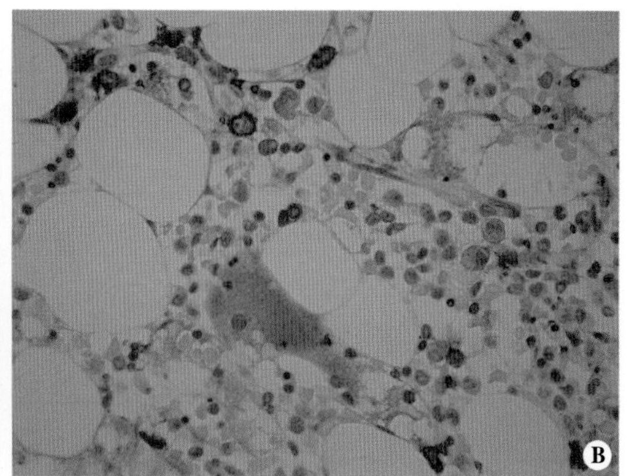

图 2-2-3 低增生性 MDS

A. 可见单圆核及双核巨核细胞，幼稚粒细胞增多；B. 同 A 图切片，免疫组化 CD42b 染色示单圆核巨核细胞 +

低增生性 MDS 与低增生性急性髓系白血病的鉴别见前述：主要依靠骨髓原始细胞比例是否大于 20% 来区分（为准确估计原始细胞比例，组织切片必须制备优良），CD34 和 CD117 的免疫组化染色有助于准确估计原始细胞比例。

低增生性 MDS 的生物学行为不很清楚，有报道认为转归与正增生性或高增生性 MDS 稍有不同，也有认为观点两者预后无明显差别。

八、骨髓增生异常综合征伴骨髓纤维化

超过 50% 的 MDS 患者的骨髓呈现轻度网状

纤维增生，15% ～ 20% 的患者网状纤维增生显著，极少见明显的胶原纤维增生。MDS 伴骨髓纤维化（MDS-F）患者外周血全血细胞减少、无或轻度器官肿大，骨髓呈现 3 系发育异常，巨核细胞显著发育异常，显著网状纤维增生和胶原纤维增生者少见。

MDS-F 可见于 MDS 的各亚型，提示预后不良。发育异常的巨核细胞可能与 MDS-F 有关。因发育异常的巨核细胞（血小板）可释放成纤维细胞生长刺激因子引发网状纤维增生。有研究发现，MDS-F 病例组的染色体异常检出率显著高于 MDS 不伴骨髓纤维化组。骨髓纤维化可导致骨髓穿刺失败，因此需要进行骨髓活检。骨髓活检显示增生活跃、巨核细胞明显增多和发育异常，有或无原始细胞增多，增多的原始细胞不呈大片或聚集。由于骨髓纤维化（图 2-2-4），导致不能准确计数原始细胞的比例和区分幼稚细胞系列，需以 CD34 和 CD117 免疫组化染色辅助评估原始细胞比例和鉴定幼稚细胞的系列。CD42b、CD61 免疫组化染色可标记不成熟巨核细胞数量。需要与 MDS-F 进行鉴别的疾病包括一些 AML 的亚型，如急性巨核细胞白血病（AML- Mega）、急性全髓增殖伴骨髓纤维化（APMMF）和一些慢性骨髓增殖性肿瘤（CMPN）等，这些亚型也与骨髓纤维化有关，有时难与 MDS 区分。APMMF 表现为突然起病和发热、骨痛，骨髓呈现网状纤维显著增生，大量小巨核细胞、原始细胞增多和 3 系严重发育异常。CMPN 伴骨髓纤维化，骨髓中更易出现大的、不典型的巨核细胞簇，外周血幼稚粒系和红系细胞增多，或明显的血小板增多，多见器官肿大；MDS 很少见器官肿大。CML 常伴有骨髓纤维化，出现小巨核细胞，因此难与 MDS-F 区分，细胞和分子遗传学检查呈现 BCR-ABL1 阳性时支持为 CML。原发性骨髓纤维化（PMF）常有脾大，骨髓和外周血细胞无发育不良，骨髓组织细胞成分复杂，粒、红、巨 3 系增生，中幼阶段以上幼稚细胞比例不高，巨核细胞多为成熟多核叶性或裸核性。网状纤维染色在 +++ 以上。尚未发现 MDS-F 有特异性细胞遗传学异常，有报道多见 5 号和 7 号染色体异常和复杂异常，但此类异常也见于其他不伴纤维化的各亚型 MDS（表 2-2-1）。纤维化也可以出现在治疗相关的髓系肿瘤 /MPN/ 淋巴瘤 / 各种反应性疾病，如感染和自身免疫功能紊乱，而这些情况均需除外。

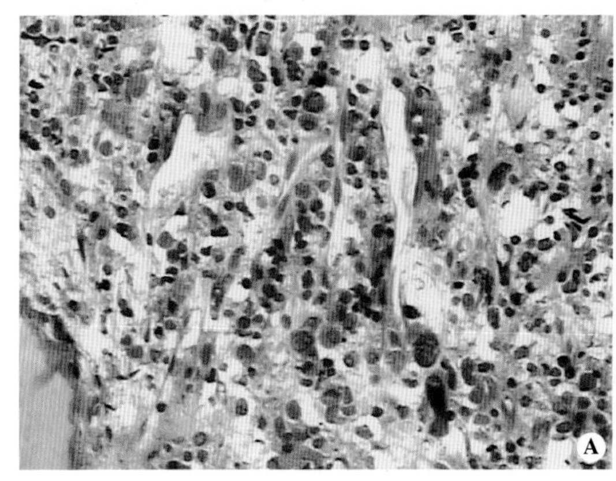

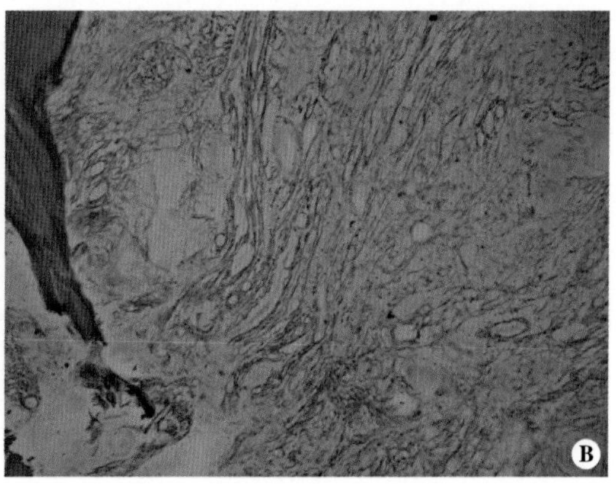

图 2-2-4 MDS 伴骨髓纤维化（A）；网状纤维 +++（Gomori 染色法）（B）

表 2-2-1 MDS 伴骨髓纤维化的鉴别诊断

	CML	PMF	MDS-F	APMF	AML Mega
脾大	± ～ +++	± ～ +++	0 ～ ± 偶尔 ++	0 ～ ±	0 ～ ±
WBC	↑	不定	↓	↓	不定，↓多见
骨髓原始细胞（%）	CP ＜ 9 AP10 ～ 19 BP ≥ 20	＜ 10 AP10 ～ 19	＜ 5 ～ 19	≥ 20	≥ 20 原巨核细胞＞原始细胞的 50%
单核细胞	≤ 3%	＜ 10%	＜ 10% ＜ 1000/μl	＜ 10% ＜ 1000/μl	＜ 10% ＜ 1000/μl

续表

	CML	PMF	MDS-F	APMF	AML Mega
BCR-ABL1	+	–	–	–	–
巨核细胞形态	发育不良	小～大，各种形态	小巨核细胞	小巨核细胞也可见大的巨核	原巨核细胞发育不良，也可见小巨核细胞，但不计入原始细胞中
发育异常	CP 发育不良的巨核，AP/BP 各异，多系	无～轻度：巨核、红系	多系	多系	多系

注：CP，慢性期；AP，加速期；BP，急性变。

九、儿童骨髓增生异常综合征

（一）概述

儿童骨髓增生异常综合征（MDS）是造血干细胞增殖、分化异常所致的造血功能异常，曾称儿童难治性贫血。主要表现为外周血 1 系或 2 系细胞减少，或全血细胞减少，骨髓 1 系或 1 系以上造血细胞发育异常。非常少见，年发病率为（0.8 ～ 1.8）/10^6 人，中国迄今尚无报道。29% ～ 44% 的患儿存在先天遗传性易感因素。有遗传性易感因素的患儿常于出生后很快出现 MDS，多在 2 岁左右确诊。原发性儿童 MDS 的中位年龄为 7 岁，男女比例相等。目前认为，儿童伴有唐氏综合征的 MDS，是一种独立的疾病实体，已不属于儿童 MDS。

（二）临床表现

无特异性临床表现，最常见乏力、倦怠，皮肤、黏膜苍白、感染及出血等与全血细胞减少相关的表现。可见感染引起的淋巴结肿大，常无肝脾大。可有不同器官或系统的先天性异常。约有 20% 的患儿无任何症状和体征。

成人 MDS 诊断标准不适用于儿童 MDS，成人 MDS 的 IPSS 对儿童 MDS 的预后判断价值也很小。儿童 MDS 的 WHO 分型标准见表 2-2-2。

表 2-2-2 修订的 WHO 儿童 MDS 分型（2003 年）

	外周血原始细胞比例（%）	骨髓原始细胞比例（%）
儿童难治性血细胞减少（RCC）*	＜2	＜5
难治性贫血伴原始细胞增多（RAEB）	2 ～ 19	5 ～ 19

* 儿童难治性血细胞减少（refractory cytopenia of childhood，RCC）。

难治性血细胞减少（RCC）是儿童 MDS 最常见的亚型，约占儿童 MDS 的 50%。伴环状铁粒幼红细胞的难治性贫血和伴独立的 5q– 染色体异常的 MDS 在儿童中相当罕见。贫血在儿童 MDS 中并不常见。儿童 MDS 多表现为中性粒细胞减少和血小板减少［半数以上患儿的中性粒细胞计数＜$1.0×10^9$/L 和（或）血小板计数低于正常］。此外，儿童 MDS 的骨髓增生减低较老年 MDS 患者更常见。成熟红细胞 MCV 和血红蛋白 F（HbF）常增高。外周血涂片红细胞大小不等，可见大红细胞和巨大血小板，中性粒细胞可呈假性 Pelger-Huët 畸形和（或）胞质颗粒减少。儿童难治性贫血伴原始细胞增多（RAEB）表现为外周血原始细胞占 2% ～ 19%、骨髓原始细胞占 5% ～ 19%（与成人 EB 的诊断标准相同）。儿童 EB-1 和 EB-2 的预后意义尚不明确。

西方国家的儿童 MDS 中 7% ～ 8% 为治疗相关的继发性 MDS（t-MDS），多继发于细胞毒性化疗（烷化剂和拓扑异构酶Ⅱ抑制剂）或放疗，骨髓表现为明显的 3 系发育异常及不同程度的原始细胞增多，骨髓增生低下及骨髓纤维化相对较多。几乎所有的治疗相关性 MDS 都有细胞遗传学异常，多为复杂核型，常有 7 号、5 号染色体的异常。发生治疗相关性 MDS 的最常见遗传性疾病是 Fanconi 贫血。国内尚无相关资料报道。

（三）细胞学形态

1. 外周血 约半数患儿贫血（血红蛋白＜100g/L），3/4 的患儿血小板＜$150×10^9$/L；严重者中性粒细胞绝对数（ANC）降低或缺乏中性粒细胞，继发感染。表现为全血细胞减少的病例约占 1/3。

部分类型的儿童 MDS 外周血涂片可见原始细胞，大多数病例的红细胞巨幼样变随年龄增长而增多。RCC 外周血涂片的典型特征是异形红细胞大小不等和巨大红细胞增多，红细胞可着色不均；血小板常大小不等，偶见巨大血小板；中性粒细胞可明显减少，粒细胞形态也可异常（但不如红系明显），伴假 Pelger-Huët 核和（或）中性粒细胞胞质颗粒减少；原始细胞缺乏或占白细胞数＜ 2%，当原始细胞占白细胞的 2% ～ 19% 时，应考虑 EB 的可能。

2. 骨髓　RCC 是儿童 MDS 最常见的类型，也是最难诊断的类型之一。特别是在缺乏细胞遗传学资料的情况下，需要通过仔细评估血液学特征及临床表现进行诊断。MDS 的诊断一般需要至少 2 系以上的细胞发育异常的证据，或仅有 1 系发育异常，但发育异常细胞数＞ 10%。

骨髓以原始细胞增多最明显，多数增生活跃或明显活跃，伴 2 系或 3 系发育异常，其表现与成人 MDS 相似。

红系异常包括核出芽、多核、核碎裂、核间桥、胞质颗粒和巨幼样变。粒系异常表现为胞质伪足，中、晚幼粒细胞胞质着色不匀，特异性颗粒减少或缺如，粗杆状核及核质发育不平衡，假性 Pelger-Huët 畸形，可现环形核及双核。最突出的是中性粒细胞胞质颗粒减少和核分叶异常。不见环状铁粒幼红细胞。原始细胞比例增高（5% ～ 19%），见到原粒细胞簇有助于 RAEB 的诊断，且为 MDS 转为急性白血病的最主要的早期细胞学指标。

巨核细胞系发育异常表现为淋巴样小巨核、单圆核小巨核、双圆核或多圆核巨核细胞；血小板小且形态异常，伴巨大血小板；成熟红细胞大小不等。巨核细胞缺乏或极少，出现小巨核细胞是提示 RCC 的一个重要指标。

3. 细胞化学　与成人 MDS 相似。有核红细胞质常呈 PAS 染色阳性。淋巴样小巨核细胞呈细小颗粒状或块状 PAS+，酸性磷酸酶（ACP）、中性非特异性酯酶（ANE）和酸性非特异性酯酶（ANAE）呈弥漫性弱阳性。对氟化钠抑制不敏感。过氧化酶（POX）、苏丹黑（SBB）、特异性酯酶（CE）和丁酸酯酶（NBE）阴性。其他发育异常的巨核细胞 PAS、ACP、NAE 和 ANAE 也呈阳性。但比正常巨核细胞染色弱。

（四）骨髓活检形态

骨髓活检易于确定造血组织真正的增生程度，有无造血细胞分布异常、发育异常及骨髓纤维化等。

儿童 MDS 的最明显特征是造血细胞分布紊乱和幼稚细胞比例高比成人多见。骨髓基质也可异常，如网银蛋白增加，吞噬含铁血黄素的巨噬细胞增多等。

大多数的儿童 RCC 患者显示骨髓增生程度明显减低，减低至同龄正常儿童骨髓的 5% ～ 10%。

红系细胞增生显著，可见幼稚红系细胞成熟停滞而出现的同一阶段幼稚红系细胞增生（“热点”现象），用 GPA 单抗免疫组化染色可显示出均一性片状分布的红系幼稚细胞增生。红系发育异常包括双核、不规则形中幼红细胞、红系巨幼样变等。核分裂增多表明红系增生活跃，而外周血却呈贫血状态的无效造血的表现。

粒系轻至中度增生减低，骨髓原始细胞＜ 5%，骨髓活检组织用 CD34、CD117 单抗免疫组化染色有助于确定原始细胞比例。ALIP 多见于 RAEB 型 MDS。

巨核细胞数量可正常、减少或增多。RCC 的巨核细胞显著减少或缺乏。罕见或不见小巨核细胞，由于小巨核细胞对确诊 RCC 有重要意义，因此应连续切多张骨髓活检切片仔细寻找单圆核巨核细胞，或用 CD41、CD42b、CD61 等单抗做免疫组织化学染色检测发育异常的巨核细胞。

（五）流式细胞术

干祖细胞表达 CD34 和 CD117，原粒细胞 MPO+、原单核细胞 Lysozyme+、母细胞性浆细胞样树突状细胞 CD123+，红系细胞 GPA+，巨核细胞 CD61（gp Ⅲ a）、CD42b、CD41（gp Ⅱ b/ Ⅲ a）和 CD42b（gp Ⅰ b）+。CD34+、CD117+ 和 Ki67+ 细胞增多提示 RCC 向更加侵袭性的 RAEB 转化。MPO、Lysozyme、GPA 和 CD61（gp Ⅲ a）组合做免疫组化染色有助于鉴别原粒细胞或原红、原巨核细胞的数量、分布和增生状况，并可区别 ALIP 的真伪，尤其可以识别发育不良的巨核细胞。

（六）遗传学

约 80% 的儿童 MDS 有细胞遗传学异常，其中半数以上表现为 7 号染色体单体或 del（7q）；这些病例中，有 2/3 的患儿不伴有其他染色体异常。

儿童MDS很少有5号染色体单体或5q−。欧洲儿童MDS工作组（European Working Group of MDS in Childhood，EWOG-MDS）的前瞻性研究表明，半数以上的RCC患儿核型正常，主要的异常为单体7，8号染色体三体和其他异常。

治疗相关性（继发性）儿童MDS一般见于原发恶性肿瘤治疗后2～7年。90%的继发性儿童MDS出现克隆性细胞遗传学异常，大部分患儿有7号、5号及11q23染色体相关的细胞遗传学异常，而−Y、20q−、5q−等预后良好的细胞遗传学异常很少单独出现于儿童MDS中。

约有1/3的MDS病例有遗传易感性疾病，如Fanconi贫血、Shwachman综合征、Kostmann病、Bloom综合征等。这些患儿中，许多有获得性7号染色体丢失。GATA2缺陷在约5%的儿童MDS中被认为是易感因素之一。

（七）综合诊断

儿童MDS最低诊断标准至少具备下列的2项：①持续性不能解释的血细胞减少[中性粒细胞减少、血小板减少和（或）贫血]；②形态学上至少存在两种髓系细胞发育不良或一种髓系细胞发育不良细胞超过10%）；③造血细胞存在获得性克隆性细胞遗传学异常；④原始细胞比例增高（RCC ＜5%，EB ≥5%）。

（八）鉴别要点

儿童MDS需与下述疾病鉴别：①微小病毒B19和其他病毒感染所致的儿童期短暂幼红细胞减少症。② EB病毒和感染相关性噬血细胞综合征。③营养不良、代谢性疾病导致继发性骨髓增生异常（可通过骨髓细胞形态学、临床特点和血清学检查鉴别）。④遗传性骨髓衰竭性疾病（Fanconi贫血、先天性角化不良、Shwachman-Diamond综合征、无巨核细胞血小板减少症和伴尺桡骨融合的全血细胞减少等），可通过骨骼系统及其他器官异常、既往史、家族史和实验室检查鉴别，对所有儿童原发性MDS患者均需进行染色体断裂试验、细胞周期检测、蛋白印记、突变分析等以明确是否存在Fanconi贫血。⑤再生障碍性贫血（AA），大多数儿童RCC的临床和骨髓病理变化与儿童AA的表现有重叠，故需鉴别。

（九）预后

染色体核型是影响儿童MDS进展和生存的最重要因素。具有7号染色体单体异常的RCC型儿童MDS发生进展的中位时间＜2年。具有8号染色体三体和其他染色体核型异常的患儿可有较长的稳定期。治疗相关性MDS患儿的预后差，大部分死于骨髓衰竭或进展为AML。对具有7号染色体单体或复杂染色体核型的患儿，造血干细胞移植是可选的早期治疗方法，也是唯一能治愈的方法。由于患儿早期骨髓衰竭至少有一部分由造血细胞生成的T细胞免疫抑制介导，因此，免疫抑制治疗能为部分RCC患儿提供一项可能治疗成功的策略。

Passmore等提出了评估儿童MDS预后的FPC积分系统，即在诊断儿童MDS时，每出现下列一种情况计1分：HbF ＞0.10；血小板计数≤ 40×10^9/L；复杂染色体核型异常（超过2种结构或数量上的克隆性染色体异常）。该法积分为0的患儿组5年生存率为61.6%，积分为2或3的患儿组均在诊断后4年内死亡。血清铁蛋白（SF）和乳酸脱氢酶（LDH）明显升高及伴发嗜酸性粒细胞增多均为预后不良指标。

（常　娟）

参考文献

孙琦，陈辉树，刘恩彬，等. 2008. 骨髓增生异常综合征患者骨髓组织中单圆核巨核细胞与染色体变化的关系. 中华血液学杂志，29（6）：416-417.

孙琦，陈辉树. 2008. 骨髓增生异常综合征诊断病理学研究. 国际输血及血液学杂志，31（3）：219-222.

肖志坚，郝玉书. 2002. 骨髓增生异常综合征的诊断分型与预后判断及疗效标准. 中华内科学杂志，41：846.

于明华，徐泽锋，李琳，等. 2009. 骨髓原始细胞比例不增高的骨髓增生异常综合征患者的诊断分型再评价. 中华血液学杂志，30(1)：3-7.

Arber DA，Orazi A，Hasserjian R，et al. 2016. The 2016 revision to the World Health Organization classification of myeloid neoplasms and acute leukemia. Blood，127（20）：2391-2405.

Elghetany MT. 2007. Myelodysplastic syndromes in children：A critical review of issues in the diagnosis and classification of 887 cases from 13 published series. Arch Pathol Lab Med，131（7）：1110-1116.

第三章

急性髓系白血病

第一节 概　述

（一）定义

急性髓系白血病（acute myeloid leukemia，AML）是克隆性髓系细胞（粒系、红系、巨核系、单核系）异常增殖形成的造血系统恶性肿瘤。表现为外周血、骨髓和（或）其他组织中大量幼稚髓系白血病细胞增生并浸润、破坏组织结构。白血病细胞可以为1系增生或多系混合性增生；主要侵犯骨髓，导致造血功能受抑制、外周血血细胞减少或增高。可能的致病因素包括病毒、射线、细胞毒药物、苯、吸烟、染发剂等。但迄今，仅1%～2%的AML病例能发现相关的致病因素。AML的年发病率为（2.5～3）/10^6人口，占儿童急性白血病的15%～20%，占成人急性白血病的80%，好发于成年人（中位年龄65岁），男性稍多见。

（二）临床表现

AML常表现为贫血、发热、感染、出血、肝脾大。偶尔只表现为髓外孤立性肿块（髓系肉瘤）而外周血及骨髓正常。

约半数病例白细胞增高，多为（10～100）×10^9/L。多有中性粒细胞、血红蛋白及血小板减少。白细胞增高者，计数其髓系细胞学分类，易见数量不等的白血病细胞。

（三）骨髓细胞学

多数病例骨髓增生活跃，正常造血细胞显著减少，白血病细胞明显增生。少数增生低下。同正常的造血细胞相比，白血病细胞多有形态异常和胞核、胞质发育不平行表现。

（四）骨髓活检

绝大多数病例骨髓增生活跃，少数增生正常或低下。白血病细胞可单一性增生、完全取代正常造血成分，也可呈片状或灶性增生，残留少部分正常造血细胞。粒、红、巨核3系细胞增生显著受抑制，少部分病例伴有纤维化（多见于急性原巨核细胞白血病）。

（五）分型

AML的诊断主要靠骨髓及外周血检查，分型比较复杂。AML的分型主要经历了如下三个阶段。

1. FAB分型　是由FAB协作组于1976年提出的白血病基本诊断分型方法，以后又做了多次修改与补充。FAB分型以细胞形态学为基础，将AML分为M0～M7共8个亚型（表3-1-1），诊断白血病的标准是外周血或骨髓中原始细胞≥30%。该分型的缺点为主观性强、可重复性差，并且未能与临床生物学行为相联系。

表3-1-1　急性髓系白血病的FAB分型

类型	名称	白血病细胞系列	比例（%）AML
M0	AML微分化型	向粒系分化的原粒细胞	＜5
M1	AML未成熟型	粒系	15～20
M2	AML伴成熟型	粒系	25～30
M3	急性早幼粒细胞白血病	粒系	10～15
M4	急性粒-单核细胞白血病	粒系与单核系	20～30
M5	急性单核细胞白血病	单核系	10
M6	急性红白血病	粒系与红系	5
M7	急性巨核细胞白血病	巨核系	＜5

2. MIC分型 是由FAB协作组和相关免疫学、遗传学专家于1986年提出的以形态学（M）为基础，与免疫学（I）、细胞遗传学（C）相结合的白血病分型。对于白血病的分型、治疗方案的选择及预后评估具有重要意义。

3. WHO分型 WHO于2001年在白血病FAB分型和欧美修订的淋巴瘤分型的基础上，将相关的形态学、免疫表型、细胞遗传学、分子遗传学（MICM）与临床特征相结合，制定了《造血与淋巴组织肿瘤WHO分类》（第3版）；该分类与FAB分型最大不同之处在于：AML的诊断标准由原始细胞占外周血或骨髓的≥30%降至≥20%，将前体T/B急性淋巴细胞白血病的诊断标准由原淋细胞占外周血或骨髓的≥30%降至≥25%。首次将伴有t（8；21）（q22；q22），inv（16）（p13.1q22） 或t（16；16）（p13.1；q22），t（15；17）（q22；q12）等重现性遗传学异常的AML作为独立疾病类型，只要伴有重现性遗传学异常，原始细胞<20%也应诊断为AML，其余FAB各形态学类型归入非特指型AML。2008年《造血与淋巴组织肿瘤WHO分类》（第4版）对2001年的第3版分类进行了进一步修订，增加了较多独立疾病实体。2017年《造血与淋巴组织肿瘤WHO分类》（第4版修订版）对2008年的第4版分类进行了进一步修订，其中AML伴重现性遗传学异常类别中，由2008年的9个亚型增加到11个。新增了2个临时病种（暂定类型）：AML伴*BCR-ABL1*和AML伴*RUNX1*突变。具体分类见表3-1-2。

表3-1-2 2016年WHO关于急性髓系白血病的分型

WHO分型
急性髓系白血病伴重现性遗传学异常
AML伴t（8；21）（q22；q22）；*RUNX1-RUNX1T1*
AML伴inv（16）（p13.1q22）或t（16；16）（p13.1；q22）；*CBFB/MYH11*
APL伴*PML/RARα*
AML伴t（9；11）（p22；q23）；*MLLT3-KMT2A*
AML伴t（6；9）（p23；q34）；*DEK-NUP214*
AML伴inv（3）（q21q26.2） 或t（3；3）（q21；q26.2）；*GATA2*，*MECOM*
AML（原巨核细胞性）伴t（1；22）（p13；q13）；*RBM15-MKL1*
AML伴*NPM1*突变
AML伴*CEBPA*双等位基因突变
暂定类别：AML伴*BCR-ABL1*
暂定类别：AML伴*RUNX1*突变
急性髓系白血病伴骨髓增生异常相关性改变
治疗相关性髓系肿瘤
急性髓系白血病，非特指型
急性髓系白血病，微分化型
急性髓系白血病，未成熟型
急性髓系白血病，成熟型
急性粒－单核细胞白血病
急性原单核细胞/单核细胞白血病
纯红细胞白血病
急性原巨核细胞白血病
急性嗜碱性粒细胞白血病
急性全髓增殖伴骨髓纤维化
髓系肉瘤
母细胞性浆细胞样树突状细胞肿瘤（BPDCN）
与唐氏综合征相关的骨髓增殖
系列未明急性白血病
急性未分化白血病
混合表型急性白血病伴t（9；22）（q34.1；11.2）；*BCR-ABL1*
混合表型急性白血病伴t（v；11q23）；*KMT2A*重排
混合表型急性白血病，B细胞系与髓系混合，NOS
混合表型急性白血病，T细胞系与髓系混合，NOS
混合表型急性白血病，NOS罕见类型

（六）综合诊断

1. 骨髓细胞与组织形态学 包括骨髓细胞、外周血细胞涂片分类检查和骨髓活检。主要依靠骨髓细胞学中原始细胞比例确定，WHO建议用Romanosky染色，分类计数500个骨髓细胞，确定原始细胞所占的比例。外周血涂片：应分类计数200个白细胞确定原始细胞所占的比例。

骨髓活检是对骨髓穿刺细胞学诊断的补充。骨髓活检对于以下情况具有重要意义：①因骨髓纤维化或骨髓细胞密集、彼此黏附所致骨髓穿刺干抽；②低增生性AML；③急性全髓增殖伴骨髓纤维化；④免疫组化分型。

2. 骨髓细胞化学 主要用于确定原始细胞的系列。通常用骨髓细胞学和外周血涂片进行染色。常用的细胞化学染色包括髓过氧化物酶（MPO）、苏丹黑B（SBB）、非特异性酯酶（NSE）-α萘酚丁酸酯（ANB）与α萘酚醋酸酯（ANA）、氯乙酸AS-D奈酚酯酶（naphthol AS-D chloroacetate esterase，NS-DCE）、糖原（PAS）。各型AML的细胞化学特点如下。

M0：MPO、SBB、NAS-DEC均阴性（阳性

率＜3%）。

M1 ～ 3：原始与幼稚粒细胞 MPO、SBB、NAS-DCE 均阳性（阳性率＞3%）。

M4：原粒细胞 MPO、SBB、NAS-DCE 阳性，原、幼单细胞 NSE+（可被 NaF 完全抑制）。

M5：原单细胞通常 MPO、SBB、NAS-DCE 阴性，原、幼单细胞 NSE+。幼单细胞可散在 MPO 及 SBB 阳性颗粒。

M6：原红细胞 MPO、SBB、NAS-DCE 阴性，PAS 染色胞质大球形阳性。NSE 可多灶性点状阳性（可部分性被 NaF 抑制）。

M7：原巨核细胞 MPO、SBB、NAS-DCE 阴性，NSE 可多灶性点状阳性（可部分被 NaF 抑制）。

3. 免疫分型 特定抗体的流式细胞术和免疫组化染色检测有助于区分 AML 的细胞系列及发育阶段（表 3-1-3）。

表 3-1-3 诊断 AML 常规选用的抗体

细胞阶段 / 系列	流式细胞术	免疫组化染色
造血前体细胞	CD34，HLA-DR，TdT，CD117	CD34，HLA-DR，TdT
粒系	CD13，CD33，CD15，MPO，CD117	MPO，CD117，CD13，CD15，CD68（KP-1）
单核系	CD11b，CD11c，CD14，CD36，CD64	CD163，CD11C，CD68（PGM1），Lysozyme，CD14
红系	CD36，CD71，CD235a	GPA，Hemoglobin A（HA），E-CAD，CD71
巨核系	CD36，CD41，CD61	CD42b，CD61，F Ⅷ，vWF

4. 细胞和分子遗传学 对于 AML 伴重现性遗传学异常和 AML 伴骨髓增生异常相关性改变的诊断具有重要意义，对于白血病的预后具有重要的提示意义（详见下文有关内容）。

（七）预后

预后相关因素：①年龄，＜2 岁及＞60 岁预后差。②类型，FAB 分型中 M0、M6、M7 预后差，M2、M3、M4EO 预后较好；治疗相关性 AML 和由 MDS 转化来的 AML 预后差；急性未分化白血病（AUL）及 MPAL 预后差。③分子生物学（具有单纯 *NPM1* 突变或双等位 *CEBPA* 突变者预后较好；而具有 *c-kit*，*FLT3-ITD*，*RUNX1*，*ASXL1* 及 *TP53* 突变者预后较差）。④遗传学，具有 t（8；21）、inv（16）或 t（16；16）、t（15；17）（q22；q12）者预后较好；-5，-7，t（9；22）者预后差。

（周剑峰）

第二节 急性髓系白血病伴重现性遗传学异常

急性髓系白血病伴重现性遗传学异常（acute myeloid leukemia with recurrent genetic abnormalities）是一组以重现性遗传学异常为特征的 AML，主要表现为染色体的平衡易位，包括 t（8；21）（q22；q22.1）、inv（16）（p13.1q22）或 t（16；16）（p13.1；q22）、t（15；17）（q24.1；q21.2）和 t（9；11）（p21.3；q23.3）。本型 AML 多具有典型的形态学、免疫表型和遗传学特点，重现性遗传学异常具有重要预后意义。

大多数结构染色体重排产生编码嵌合蛋白的融合基因，所述嵌合蛋白是必需的，但通常不足以致白血病发生。本型 AML 多具有典型的形态学、免疫表型和遗传学特点，重现性遗传学异常具有重要预后意义。许多其他平衡的易位和倒置也在 AML 中重现，但并不常见。

AML 伴 t（8；21）（q22；q22.1），AML 伴 inv（16）（p13.1q22） 或 t（16；16）（p13.1；q22）和急性早幼粒细胞白血病伴 PML-RARα 被认为是急性白血病，而不考虑细胞计数。对于 t（9；11）（p21.3；q23.3），t（6；9）（23；q34.1），inv（3）（q21.3q26.2），t（3；3）（q213；q26.2）或 t（1；22）（p13.3；q13.1）及融合的 BCR-ABL1，在细胞计数小于 20% 时，应将其分类为 AML。治疗相关的髓系肿瘤也可能具有本节所述的平衡易位和倒位，但这些应该被诊断为治疗相关的髓样肿瘤，并记录相关的遗传学异常。

除了易位和倒位外，基因突变在 AML 中也很常见。癌症基因组图谱（TCGA）研究 200 例 AML 病例的评估发现，每例 AML 平均发现 13 个突变，至少发现 23 个重现性突变。这些发现和其他发现至少确定了 AML 中 8 种不同的突变类别，在第一章中有更详细的讨论（髓系肿瘤的分类）。

目前 WHO 的分类把伴有 *NPM1* 基因突变的 AML 和伴有双等位 *CEBPA* 基因突变的 AML 作为特定的 AML 分类亚型，把伴有 *RUNX1* 基因突变的 AML 作为一个临时分类。然而，在 AML 中也发生了许多其他的具有预后意义的基因突变，如 *FLT3* 内部串联重复（*FLT3-ITD*）和 *KIT* 突变，可能在特定的 AML 类型中发生。

一、急性髓系白血病伴 t（8；21）（q22；q22.1）；*RUNX1-RUNX1T1*

（一）定义

急性髓系白血病伴 t（8；21）（q22；q22.1）；*RUNX1-RUNX1T1* 是一种中性粒细胞系通常有成熟迹象的 AML。

（二）临床表现

常伴有髓系肉瘤（发生在髓以外部位，由白血病细胞浸润引起的肿物）。在这种情况下，最初的骨髓穿刺可能表现出少量的原始细胞。白细胞计数多少不一，血红蛋白和血小板常减少；白细胞增高者易见发育异常的中幼粒细胞。

（三）骨髓细胞学

以有大量嗜碱性细胞质的粒细胞增生为主，胞核与胞质的发育不平行，胞质常含大量嗜天青颗粒，核周淡染或出现核凹陷区。其他阶段粒系细胞也可有不同程度发育异常，如核分叶异常（假 Pelger-Huët 核）和（或）胞质染色异常。常见 Auer 小体（图 3-2-1）。

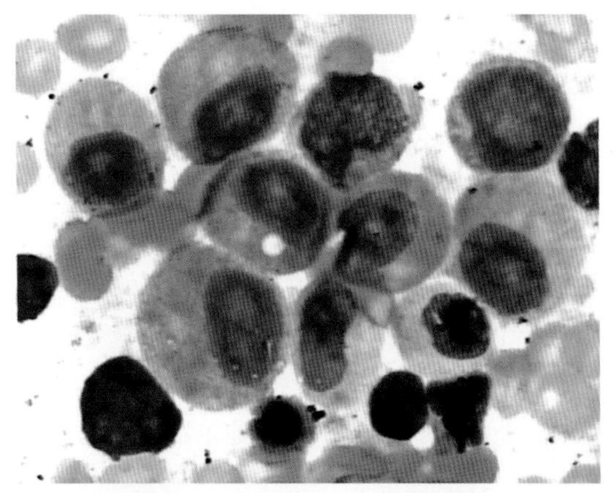

图 3-2-1 急性髓系白血病 -M2b（骨髓细胞学，瑞氏染色）

AML 伴有 inv（16）（p13 1q22）或 t（16；16）（p13.1；q22）无细胞学或细胞化学异常特征；嗜碱性粒细胞和（或）肥大细胞有时存在过量。在一些病例中报道了同时发生的系统性肥大细胞增多症，急性白血病骨髓浸润可能会掩盖肥大细胞浸润。罕见病例中骨髓原始细胞百分比＜ 20%；这些病例应归类为 AML 而非 MDS。

肿瘤细胞呈 MPO、SBB、NAS-DCE 阳性（图 3-2-2），异常中幼粒细胞 NSE+（砖红色团块状，位于胞核旁凹陷处）（图 3-2-3）。

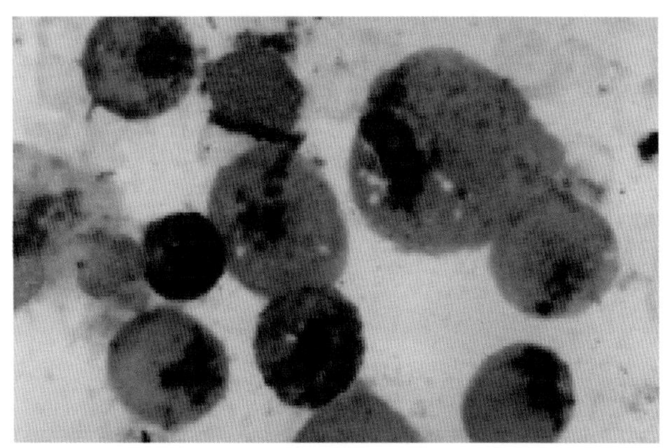

图 3-2-2 POX+（骨髓细胞学髓过氧化物酶染色）

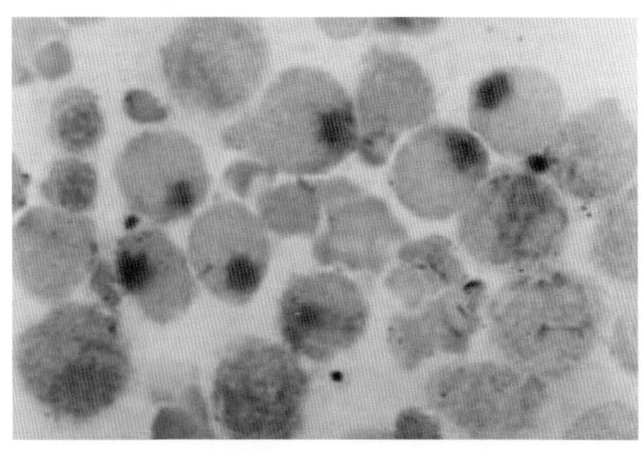

图 3-2-3 异常中幼粒细胞 NSE 阳性物在胞核旁凹陷处呈团块状砖红色

（四）骨髓活检

骨髓增生极度活跃或较活跃，粒系增生为主。主要特点：大量异常中幼粒细胞增生，胞体大，胞质丰富、嗜酸性，近核处一侧胞质常有类圆形浅染区（高尔基区）；核椭圆或有凹陷、偏于一侧，染色质疏松、细致，核仁明显、嗜碱性。较易见原粒、早幼粒细胞及中幼以下阶段粒细胞（图 3-2-4）。很少见红系细胞及巨核细胞，单核细胞成分通常很少或不存在。

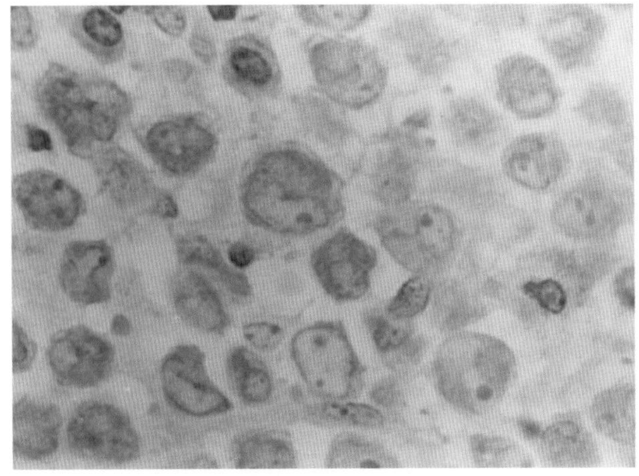

图 3-2-4 急性髓系白血病 -M2b（骨髓活检，塑料包埋切片，HGE 染色）

（五）骨髓活检免疫组化

CD34±，CD117+，MPO+（图 3-2-5），CD13+，部分细胞中可见粒系成熟标志，表现为 CD15+和（或）CD65+；有时存在显示成熟不同步的原始群体（如共表达 CD34 和 CD15）。有时存在显示成熟不同步的原始群体（如共表达 CD34 和 CD15）。这些白血病常呈淋系标志 CD19+ 和 PAX5+（占 2/3 病例），并且可以表达细胞质 CD79a；CD56（约占 1/2 病例）在一小部分病例中表达，并且可能具有不良的预后意义，CD56 的不良预后意义可能是由于 *KIT* 突变的病例中 CD56 表达较高。有些病例 TdT+，但 TdT 表达一般较弱。

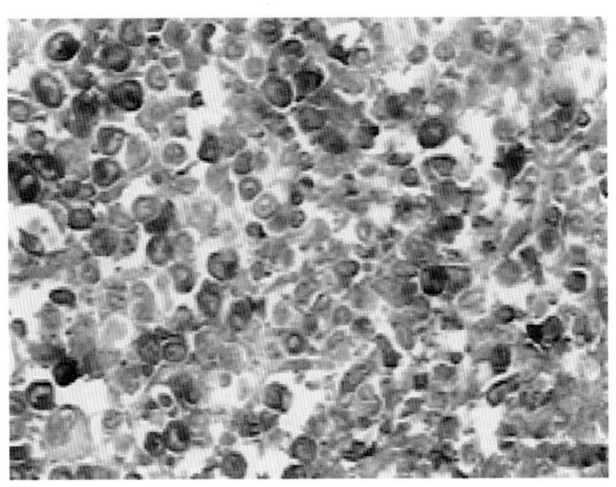

图 3-2-5 急性髓系白血病 -M2b MPO+（石蜡切片，二步法免疫组化）

（六）流式细胞术

CD34+，HLA-DR+，MPO+，CD13+；CD33 常弱 +，CD15+ 和（或）CD65+；CD19+ 和 PAX5+，并且可见细胞质 CD79a+；TdT±。

（七）遗传学

核心结合因子（*CBF*），*RUNX1*（又称为 *AML1* 和 *CBFA*）和 *CBFB* 的异二聚体成分的基因参与急性白血病相关的重排。t（8；21）（q22；q22.1）涉及编码 *CBF* 的 α 亚基的 *RUNX1* 和 *RUNX1T1*（*ETO*）。在 AML 伴 t（8；21）（q22；q22.1）患者中始终检测到 *RUNX1-RUNX1T1* 融合基因转录产物。*CBF* 转录因子对造血功能至关重要；*RUNX1-RUNX1T1* 的转化可能是由于正常 *RUNX1* 靶基因通过异常聚集核转录共抑制复合物而受到的转录抑制。超过 70% 的病例显示额外的染色体异常，如某条性染色体丢失或 del（9q）丢失 9q22。*KIT* 突变发生在 20% ～ 30% 的病例中。*KRAS* 或 *NRAS* 的次级协同突变是常见的，发生在 30% 的儿童和 10% ～ 20% 的成人 *CBF* 相关白血病。*ASXL1* 突变发生在大约 10% 的患者中，大多数是成人，*ASXL2* 突变发生在所有年龄段的 20% ～ 25% 的患者中。

（八）综合诊断

1. 常伴有髓系肉瘤（发生在髓以外部位，由白血病细胞浸润引起的肿物）。

2. 骨髓细胞学 以有大量嗜碱性细胞质的粒细胞增生为主。细胞化学：白血病细胞呈 MPO、SBB、NAS-DCE 阳性，异常中幼粒细胞 NSE+（砖红色团块状，位于胞核旁凹陷处）。

3. 骨髓活检 骨髓增生极度活跃或较活跃，粒系增生为主。主要特点：大量异常中幼粒细胞增生，较易见原粒、早幼粒细胞及中幼以下阶段粒细胞。

4. 免疫表型 CD34+，HLA-DR+，MPO+，CD13+；CD33 常弱 +，CD15+ 和（或）CD65+；CD19+ 和 PAX5+，CD79a+；TdT±。

5. 检测到 *RUNX1-RUNX1T1* 融合转录物。

综合上述 1 ～ 5 方面的特点：符合 AML 伴 t（8；21）（q22；q22.1）；*RUNX1-RUNX1T1*。

（九）鉴别诊断

主要结合骨髓细胞学、染色体和分子遗传学与其他 AML 鉴别。

（十）预后

通常化疗反应好，缓解率高，巩固期使用大剂量阿糖胞苷无病生存期长。一些因素似乎可对预后产生不利影响，包括成人中存在 *KIT* 突变和 CD56+。目前正在研究这种 AML 伴 *KIT* 突变的治疗试验。

二、急性髓系白血病伴 inv（16）（p13.1q22）或 t（16；16）（p13.1；q22）；*CBFB-MYH11*

（一）定义

急性髓系白血病伴 inv（16）（p13.1q22）或 t（16；16）（p13.1；q22）；*CBFB-MYH11* 患者常示单核系和粒系分化，骨髓中有特征性的异常嗜酸性粒细胞。

（二）临床表现

急性髓系白血病伴 inv（16）（p13.1q22）或 t（16；16）（p13.1；q22）；*CBFB-MYH11* 各占 AML 的 5% ～ 8%。发生于各年龄组，主要见于年轻人。初诊或复发时可现髓系肉瘤。白细胞常增高，高于 t（8；21）（q22；q22.1），贫血、血小板减少，可见较多原始细胞，嗜酸性粒细胞常不多，偶有嗜酸性粒细胞发育异常和增多。

（三）骨髓细胞学

具有急性粒－单核细胞白血病特点，最显著的改变为较多胞质含粗大颗粒的嗜酸性粒细胞（主要为早幼、中幼阶段的嗜酸性粒细胞通常增加，但有时＜ 5%）（图 2-2-1）。最显著的异常包括未成熟的嗜酸性粒细胞，主要在晚期早幼粒细胞和髓细胞阶段。嗜酸性粒细胞成熟后期通常不会出现异常。嗜酸性粒细胞通常比存在于未成熟嗜酸性粒细胞中的更大，是紫蓝色的，并且在一些细胞中致密分布使细胞形态变得模糊。成熟的嗜酸性粒细胞偶尔会表现出核固缩。原粒细胞中可观察到 Auer 小体。骨髓中的中性粒细胞通常稀疏，成熟中性粒细胞数量减少。外周血与其他急性粒－单核细胞白血病病例没有区别；嗜酸性粒细胞通常不会增加，但少数情况下，外周血中异常嗜酸性粒细胞增多。大多数 inv（16）（p13.1q22）病例有嗜酸性粒细胞异常，但在某些情况下很少见。有此遗传异常的偶然病例缺乏嗜酸性粒细胞，仅显示没有单核细胞成分的粒细胞成熟，或仅显示单核细胞分化。在某些情况下，原始细胞的百分比是在 20% 的临界值，有时甚至更低。inv（16）（p13.1 q22）或 t（16；16）（p13.1；q22）和＜ 20% 骨髓原始细胞的病例应被诊断为 AML。细胞化学染色原粒细胞呈 MPO、SBB、NAS-DCE 阳性，原幼单核细胞呈 NSE 阳性（可被 NaF 完全抑制）。在嗜酸性粒细胞中通常为阴性的 NAS-DCE 反应在异常嗜酸性粒细胞中特征性地呈弱阳性，但在 AML 伴 t（8；21）（q22；q22）无此情况。

（四）骨髓活检

骨髓活检显示具有急性粒－单核细胞白血病特点（详见本章第三节），可见较多胞质含粗大颗粒的嗜酸性粒细胞（图 3-2-6 ～图 3-2-8）。

（五）骨髓活检免疫组化

骨髓活检免疫组化同急性粒－单核细胞白血病。

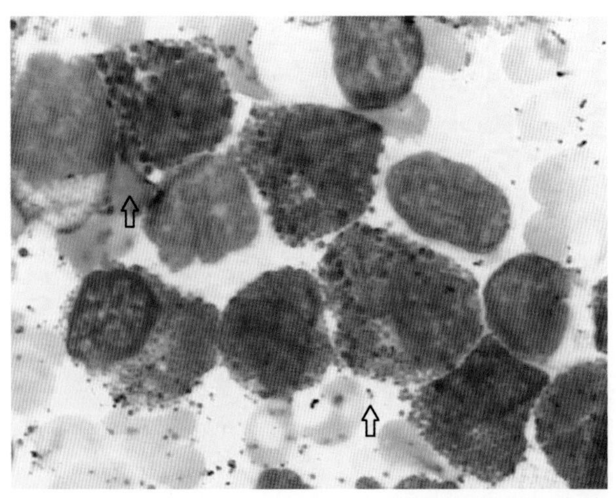

图 3-2-6　急性髓系白血病 -M4Eo（骨髓细胞学，瑞氏染色）

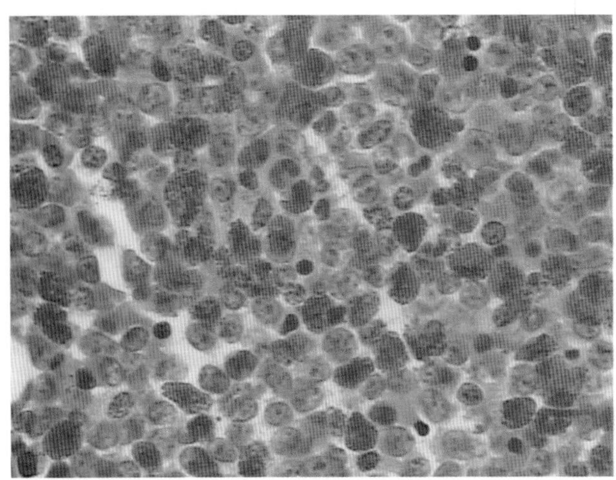

图 3-2-7 急性髓系白血病 -M4Eo（骨髓活检，塑料包埋切片，HGE 染色）

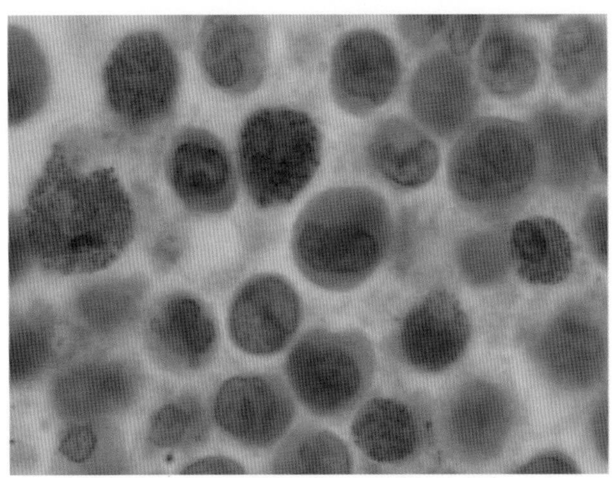

图 3-2-8 急性髓系白血病 -M4Eo，可见一个原单，多个幼单及 6 个嗜酸性粒细胞（方法同图 3-2-7）

（六）遗传学

在该亚型中发现的绝大多数的 inv（16）（p13.1q22）和相对少见的 t（16；16）（p13.1；q22）都导致 16p13 处的 *CBFB* 与 16p13.1 处的 *MYH11* 发生融合。偶有 AML 具有异常嗜酸性粒细胞的细胞学特征，但没有 16 号染色体异常的传统核型分析证据，但是通过分子遗传学研究可证实 *CBFB-MYH11* 的存在。在传统的细胞遗传学分析中，如果细胞染色体中期制片准备不理想，inv（16）（p13.1q22）这个隐匿的重排可能会被阅片人忽略，此时 FISH 和 RT-PCR 方法可能是发现此遗传学异常的必要手段。大约 40% 的病例发生继发性细胞遗传学异常，其中 22 号和 8 号染色体的获得（各自发生率为 10% ～ 15%）、del（7q）和 21 号染色体的获得（约 5%）常被观察到。22 号染色体三体在伴 inv（16）（p13.1q22）的 AML 中具有一定的特异性，但少见于伴其他原发异常的 AML 中，而 8 号染色体的增加在伴其他原发异常的 AML 患者中较常见。极少报道同时伴有 inv（16）（p13. 1q22） 和 t（9；22）（q 34.1；q11.2）的 AML 及 CML 病例，而这种 CML 病例通常与加速或急变有关。在此亚型 AML 中有超过 90% 病例出现继发性基因突变（如 *KIT* 突变、*NRAS* 突变、*KRAS* 突变和 *FLT3* 突变）。*ASXL2* 突变在伴 t（8；21）的 AML 中常见，但在伴 inv（16）或 t（16；16）的 AML 中并不常见。

（七）综合诊断

1. 发生于各年龄组，主要见于年轻人。初诊或复发时可见髓系肉瘤。

2. 白细胞常增高，高于 t（8；21）（q22；q22.1），贫血、血小板减少。骨髓细胞学具有急性粒 - 单核细胞白血病特点。

3. 骨髓活检显示具有急性粒 - 单核细胞白血病特点。

4. 免疫表型同急性粒 - 单核细胞白血病。

5. 检测到 *CBFB-MYH11* 融合基因。

综合上述 1 ～ 5 方面的特点：符合 AML 伴 inv（16）（p13.1q22） 或 t（16；16）（p13.1；q22）；*CBFB-MYH11*。

（八）鉴别诊断

主要结合骨髓细胞学、染色体和分子生物学与其他 AML 鉴别。

（九）预后

巩固期用大剂量阿糖胞苷，伴有 inv（16）和 t（16；16）的 AML 完全缓解率高。*KIT* 突变的成人患者（特别是涉及 8 号外显子的突变）具有较高的复发风险和较差的生存率，但 *KIT* 突变在 inv（16）或 t（16；16）的 AML 中的预后影响似乎不如与 AML 伴 t（8；21）一样具有显著性。据有关资料，22 号染色体增加为次要异常的患者有改善的结果。年龄较大的患者，白细胞计数升高，*FLT3* 突变（特别是酪氨酸激酶结构突变，*FLT3-TKD*）和 +8 与更严重的结果相关。

三、急性早幼粒细胞白血病伴 PML-RARα

（一）定义

急性早幼粒细胞白血病 {APL 或 AML 伴 t[15；17（q22；q12）]} 是一种以异常早幼粒细胞为主的 AML，有颗粒过多（多颗粒）型（或典型 APL）与细颗粒（颗粒少）型 APL 两种类型。

（二）临床表现

急性早幼粒细胞白血病伴 PML-RARα 占 AML 的 5%～8%，各年龄组均可发病，多见于中年人。常与弥散性血管内凝血和纤溶增加有关。全反式维甲酸（ATRA）疗效好。多颗粒型（M3）的白细胞数常不增高或降低（多< 5.0×10^9/L），细颗粒型（M3V）的白细胞数明显增高 [（50～200）$\times10^9$/L]。

（三）骨髓细胞学

M3 者，胞质充满密集的或融合性大颗粒，核大小、形状不规则（常为肾形或双分叶）。常见 Auer 小体，束状（图 3-2-9，图 3-2-10），较其他类型 AML 大。于 M3V，颗粒明显减少或无颗粒，以双分叶状核为主。细胞化学染色异常早幼粒细胞呈 NSE+、SBB+、NAS-DCE+（图 3-2-11）。

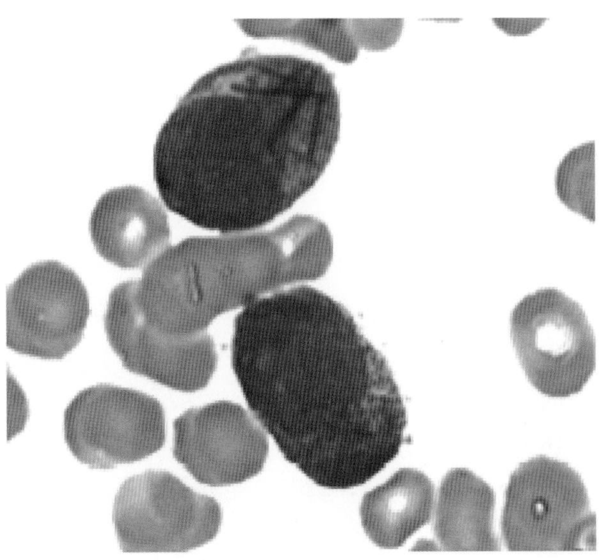

图 3-2-9 急性髓系白血病 -M3，柴束状 Auer 小体（骨髓细胞学，瑞氏染色）

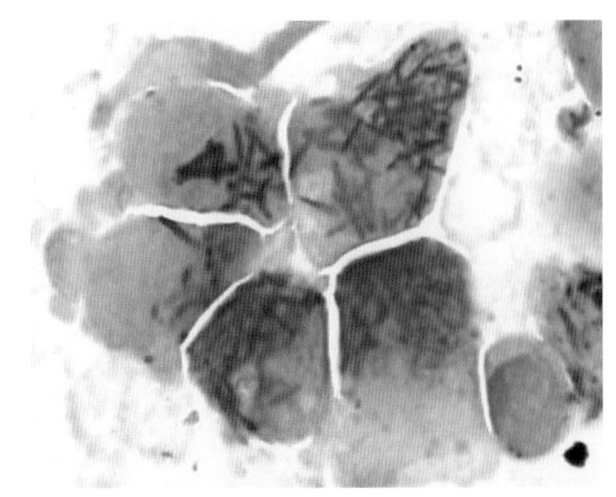

图 3-2-10 急性髓系白血病 -M3，NAS-DCE+（骨髓细胞学，特异性酯酶染色）

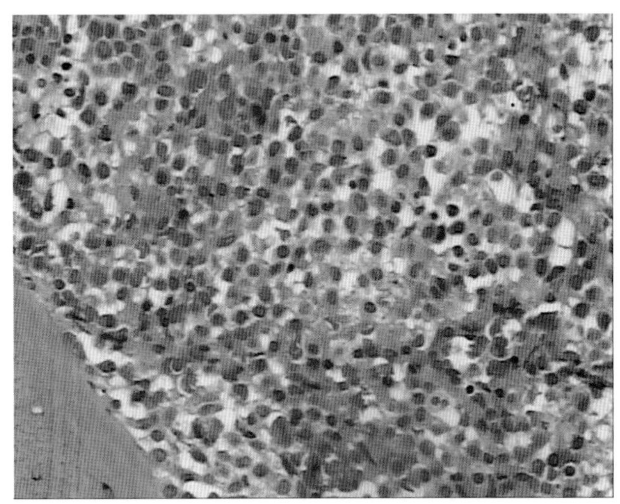

图 3-2-11 急性髓系白血病 -M3（骨髓活检，塑料包埋切片，HGE 染色）

（四）骨髓活检

骨髓活检显示增生极度活跃，早幼粒细胞均一性增生。增生的早幼粒细胞胞体大，胞质丰富、充满嗜中性颗粒，胞核多为圆形、椭圆形或分叶状，少部分病例核不规则（肾形，凹陷，类似单核细胞）。可见多少不等的中、晚幼阶段粒细胞，原粒细胞少，缺乏分叶核及杆状核粒细胞。极少见红系及巨核系细胞。不易检见 Auer 小体。不能区分多颗粒型与细颗粒型。

透射电镜显示异常早幼粒细胞胞质内较多横切及纵切的 Auer 小体，由束状排列的发丝样电子致密物质构成（图 3-2-12）。

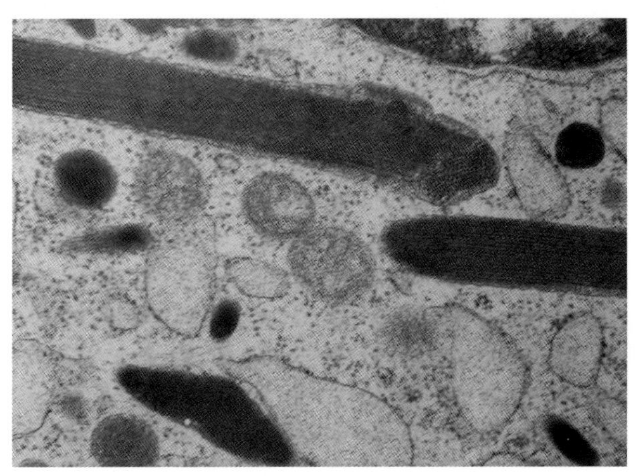

图 3-2-12　急性髓系白血病 -M3
早幼粒细胞胞质较多，横切及纵切的 Auer 小体（透射电镜）

（五）骨髓活检免疫组化

免疫组化 CD34−、HLA-DR−、TdT−、MPO+、CD68（KP-1）+。

（六）流式细胞术

MPO+、CD33+、CD15+、CD13−/+、CD56+（约 20% 病例）。M3 者，HLA-DR−、CD34−。M3V 者，CD34+、CD2+。

（七）遗传学

由于 APL 细胞对维甲酸（又称全反式维甲酸）的敏感性，发现 17q21.2 上的 *RARα* 基因与 15q24.1（PML）的核调节因子基因融合，产生了 *PML-RARα* 融合基因产物。在常规细胞遗传学研究中缺乏经典 t（15；17）（q24.1；q21.2）的 APL 罕见病例描述了涉及 15 号和 17 号染色体的复杂变异型易位，具有额外的染色体或具有亚微观水平的 RARα 插入 PML 导致 *PML-RARα* 转录产物表达；在亚微观水平 RARα 插入 PML 的病例被认为具有隐蔽或掩盖的 t（15；17）（q24.1；q21.2），并且被划分在具有 *PML-RARα* 的 AML / APL 类别中。t（15；17）（q24.1；q21.2）阳性组与无 t（15；17）（q24.1；q21.2）的 *PML-RARα* 阳性组之间没有明显形态学差异。

急性白血病变异型 *RARα* 易位：变异型融合的伙伴基因包括 11q23.2 的 *ZBTB16*（曾称 *PLZF*），11q13.4 的 *NUMA1*，5q35.1 的 *NPM1* 和 17q21 的 *STAT5B*，具有这些变异型易位的病例应该被诊断为具有变异型 *RARα* 易位的 APL。t（11；17）（q 23.2；q21.2）导致 *ZBTB16-RARα* 的病例亚群显示出某些形态差异，占优势的细胞群具有规则的细胞核，伴许多胞质颗粒，通常不存在 Auer 小体，中性粒细胞增多和 MPO 活性强。一些 APL 变异型，包括伴 *ZBTB16-RARα* 和 *STAT5B-RARα* 融合的病例，对维甲酸耐药。伴 t（5；17）（q35.1；q21.2）的 APL 似乎对维甲酸有反应。

（八）综合诊断

1. 各年龄组均可发病，多见于中年人。常与弥散性血管内凝血和纤溶增加有关。

2. 多颗粒型（M3）的白细胞数多 $< 5.0\times10^9$/L，M3V 的白细胞数明显增高 [（50 ～ 200）$\times10^9$/L]。

3.M3 者，胞质充满密集的或融合性大颗粒，核大小、形状不规则（常为肾形或双分叶）。常见 Auer 小体。细胞化学：异常早幼粒细胞呈 NSE+、SBB+、NAS-DCE+。

4. 骨髓活检显示增生极度活跃，早幼粒细胞均一性增生。

5. 免疫表型 CD34−、HLA-DR−、TdT−、MPO+、CD68（KP-1）+、CD33+、CD15+、CD13−/+、CD56+。

6. 检测到 *PML-RARα* 融合基因。

综合上述 1 ～ 6 方面特点：符合急性早幼粒细胞白血病伴 *PML-RARα*。

（九）鉴别诊断

主要结合骨髓幼稚粒细胞单一性增生、染色体和分子遗传学检测结果，与其他 AML 及多发性骨髓瘤鉴别。

（十）预后

本病对作为分化剂的维甲酸和三氧化二砷的治疗具有特别的敏感性，可长期缓解，预后好。高危患者可添加蒽环类药物。

（杨小雨）

四、急性髓系白血病伴 t（9；11）（p21.3；q23.3）；（*KMT2A-MLLT3*）

（一）定义

AML 伴 t（9；11）（p21.3；q23.3）导致 *KMT2A-MLLT3* 融合基因产生，具有单核细胞特征。本型是常表现为急性单核细胞白血病的 AML，相当于 FAB 分型的急性单核细胞白血病（M5）或急性粒－单核细胞白血病（M4）。

（二）临床表现

本病可发生在任何年龄，儿童较常见；占儿童 AML 的 9%～12%，成人 AML 的 2%。常见齿龈、皮肤和中枢神经系统浸润。可表现为 DIC。

（三）骨髓细胞学

可呈现除急性早幼粒细胞白血病（M3）和急性原巨核细胞白血病（M7）外的任何 AML 亚型的形态学改变，最常为 AML 伴成熟型（M2）和急性粒－单核细胞白血病（M4）。大多数患者粒系和红系发育异常，巨核细胞发育异常者少见。原单核细胞和前单核细胞通常显示出强烈的非特异性酯酶反应。原单核细胞通常缺少 MPO 反应性。

（四）骨髓活检

缺乏特征性改变。多具有 AML-M2、M4 的特点。

（五）骨髓活检免疫组化

CD34+/−，MPO 部分阳性，CD68（PG-M1）+，Lysozyme 部分 +。常呈 CD34 和 CD117+ 和 CD2、CD7、CD56 的异常表达。

（六）流式细胞术

儿童 AML 伴 t（9；11）（p21.3；q23.3）与 CD33、CD65、CD4 和 HLA-DR 强表达有关，而 CD13、CD34 和 CD14 表达通常较低。大多数伴有 11q23.3 异常的 AML 患者表达由 CSPG4 编码的 NG2 同源物。CSPG4 是一种与抗 7.1 单克隆抗体反应的硫酸软骨素分子。绝大多数伴有 11q23.3 异常的 AML 患者表达单核细胞的分化标志物，包括 CD14、CD4、Cd11b、CD11c、CD64、CD36 和溶菌酶，而不定性地表达不成熟标志物，如 CD34、KIT（CD117），以及已经报道的 CD56。

（七）遗传学

KMT2A 易位涉及 *AFF1*（*MLLT2*，*AF4*），主要发生于淋巴母细胞白血病；而涉及 *MLLT3*（*AF9*）则主要最常见于 AML 中。AML 中其他 *KMT2A* 易位通常以 *MLLT1*（*ENL*）、*MLLT10*（*AF10*）、*AFDN*（*MLLT4*，*AF6*）或 *ELL* 作为伙伴基因。这些融合基因主要在 AML 中发生，但也可以在淋巴细胞白血病中见到。*EVI1*（*MECOM*）在此类型 AML 有 40% 病例是高表达的，发生 *AFDN*（*MLLT4*）易位的 AML 中 *EVI1* 的表达水平最高。

（八）综合诊断

主要根据：①血常规（PB）；②骨髓象（BMA）；③细胞化学（BMCS）；④骨髓活检（BMB）和免疫组化（IHC）；⑤流式细胞术（FC）；⑥遗传学 t（9；11）（p21.3；q23.3）；（*KMT2A-MLLT3*）。

（九）鉴别诊断

主要根据遗传学检测与其他 AML 亚型鉴别。

（十）预后

AML 伴 t（9；11）（p21.3；q23.3）预后中等，优于其他类型的 11q23.3 易位。据报道，过表达 *MECOM* 预后较差。有 t（9；11）和＜20% 的母细胞不归为 AML（尽管存在争议），但是如果临床特征适应，它们可以按照 AML 进行治疗。

五、急性髓系白血病伴 t（6；9）（p23；q34.1）；*DEK-NUP214*

（一）定义

伴 t（6；9）（p23；q34.1）的 AML 产生的 *DEK-NUP214*。这种类型的 AML 在外周血和骨髓中原始细胞≥ 20% 伴有或无单核细胞的特征。常伴有嗜碱性粒细胞增多和多系细胞发育异常。

（二）临床表现

本型占 AML 的 0.7% ～ 1.8%。见于儿童和成人。儿童和成人患者的中位年龄分别为 13 岁、35 ～ 44 岁。通常出现贫血和血小板减少，也常出现全血细胞减少。在成人中，此类型白细胞计数一般低于其他 AML 类型中的白细胞，白细胞的中位数为 12×10^9/L。

（三）骨髓细胞学

伴 t（6；9）（p23；q34.1）的 AML 患者骨髓细胞形态学和细胞化学特征可能与许多亚型 AML 患者相似（而不是急性早幼粒细胞白血病、急性巨核细胞白血病），最常见的是成熟 AML 和急性粒－单核细胞白血病。Auer 小体存在于大约 1/3 的病例中。因此，外周血和骨髓中的原始细胞类群没有特征特异性。骨髓和外周血嗜碱性粒细胞定义为≥ 2% 的嗜碱性粒细胞，在 AML 中并不常见，但在 44% ～ 62% 的伴 t（6；9）（p23；q34.1）的 AML 中存在。大多数病例中存在粒细胞和红细胞发育不良的证据。环状铁粒幼红细胞存在于一些病例中。细胞化学染色 MPO 为阳性，NSE 阴性或者阳性。

（四）骨髓活检

缺乏特征性改变，多具有 AML-M2、M4 的特点（参见本章第五节）。

（五）骨髓活检免疫组化

一般表达 MPO、CD13、CD33、CD38。大部分病例还表达 CD117、CD34 和 CD15。一部分病例表达 CD64，半数病例 TdT+。

（六）流式细胞术

原始细胞具有非特异性的髓系免疫表型，MPO、CD9、CD13、CD33、CD38、CD123 和 HLA-DR 表达一致。绝大多数病例也表达 KIT（CD117）、CD34 和 CD15，一些病例表达单核细胞相关标志物 CD64，大约一半是 TdT 阳性。其他淋巴抗原表达不一致。

嗜碱性粒细胞可以视作独立的类群，其 CD123、CD33 和 CD38 阳性，但 HLA-DR 阴性。

（七）遗传学

t（6；9）（p23；q34.1）产生 6 号染色体上 *DEK* 基因和 9 号染色体上 *Nup214*（也称为 *CAN* 基因）基因的易位，形成融合基因。在绝大多数情况下，t（6；9）是唯一的克隆性染色体异常，但是一些患者存在 t（6；9）（p23；q34.1）表型伴随复杂的核型。在伴 t（6；9）（p23；q34.1）的 AML 普遍存在 *FLT3-ITD* 突变，这在 69% 的儿童患者和 78% 的成人患者中存在。*FLT3-TKD* 在此类型患者中不常见。

（八）综合诊断

主要根据：①血常规；②骨髓象；③细胞化学；④骨髓活检和免疫组化；⑤流式细胞术；⑥遗传学 t（6；9）（p23；q34.1）；*DEK-NUP214*。

（九）鉴别诊断

主要根据遗传学检测与其他 AML 亚型鉴别。

（十）预后

在全部成人和儿童患者中，伴有 t（6；9）（p23；q34.1）的 AML 患者预后较差，白细胞水平升高预示着生存期较短，骨髓原始细胞增加与无病生存期缩短有关系。有限的数据表明，与未进行干细胞移植相比，异基因造血干细胞移植可能有更好的总生存率。尽管 *FLT3-ITD* 有很高的突变频率，此基因突变似乎不影响儿科患者的生存率。伴有 t（6；9）（p23；34.1）和原始细胞＜ 20% 不被归入 AML（尽管存在争议），但如果临床症状相似，可将其视为治疗对象。鉴于 *FLT3-ITD* 非常高的突变频率，患者可能从 *FLT3-ITD* 的抑制剂治疗中获益。

六、急性髓系白血病伴 inv（3）（q21.3q26.2）或 t（3；3）（q21.3；q26.2）；*GATA2*，*MECOM*

（一）定义

AML 伴 inv（3）（q21.3q26.2）或 t（3；3）（q21.3；q26.2）导致 *MECOM*（又称 *EVI1*）和 *GATA2* 基因

表达异常，外周血或骨髓原始细胞＞20%。本型可为原发性或由 MDS 进展而来。血小板数多正常或升高，骨髓不典型巨核细胞增多（核不分叶和双分叶）。

（二）临床表现

本型占 AML 的 1%～2%。主要见于成人，无性别差异。患者通常出现贫血和血小板计数正常，但 7%～22% 的患者出现血小板明显增多。部分患者有肝脾大，不常见淋巴结肿大。

（三）骨髓细胞学

白血病细胞可呈现除急性早幼粒细胞白血病，AML 未成熟型以外的任何 FAB AML 亚型的形态学和细胞化学特征，其中以急性粒－单核细胞白血病（M4）和急性原巨核细胞白血病（M7）最常见。部分病例在诊断时原始细胞少于 20%，有些病例具有 CMML 的特征，常见特征包括骨髓细胞非原始细胞性的多系发育异常。不典型或发育不良的巨核细胞很常见。中性粒细胞可呈胞质颗粒减少、假 Pelger-Huët 核。常见巨大血小板和少颗粒的血小板。

外周血变化包括出现胞质颗粒减少的中性粒细胞，伴有假 Pelger-Huët 核萎缩，有或无相关的外周血母细胞。红细胞异常情况较轻，没有泪滴形细胞。巨型和低颗粒血小板常见，可能出现裸露的巨核细胞。伴 inv（3）（q21.3q26.2）或 t（3；3）（q21.3；q26.2）AML 中骨髓原始细胞有不同的形态和细胞化学特点；形态不成熟的 AML，急性粒－单核细胞白血病，急性巨核细胞白血病最常见。非骨髓母细胞的多系发育异常经常被发现，巨核细胞发育不良最常见。伴随许多小的不分叶或二分叶形式的巨核细胞数目可正常或增多，但其他混合表型的巨核细胞形态也可能出现。成熟红细胞和中性粒细胞发育异常也很常见，骨髓嗜酸性粒细胞、嗜碱性粒细胞和（或）肥大细胞可能增多。

（四）骨髓活检

缺乏特征性。骨髓增生程度不一，部分病例为低增生性。除原始细胞增多外，典型改变为胞体小、分叶少的巨核细胞增多。有不同程度的骨髓纤维化。

（五）骨髓活检免疫组化

原始细胞表达 CD34、CD117。

（六）流式细胞术

流式细胞检测表明原始细胞为 CD34、CD33、CD13、KIT（CD117）和 HLA-DR 阳性；绝大多数 CD38 阳性，经常观察到 CD7 异常表达。与伴 t（3；3）相比，伴 inv（3）中 CD34 高表达更为常见。一些病例可能表达巨核细胞的标记，如 CD41 和 CD61。较罕见异常表达淋巴细胞标记。

（七）遗传学

3 号染色体长臂的各种异常发生在髓系恶性肿瘤中，伴 inv（3）（q21.3q26.2）和 t（3；3）（q21.3；q26.2）异常最为常见。此异常涉及 3q26.2 上的致癌基因 *MECOM*。*MECOM* 的高表达并不局限于 inv（3）（q21.3q26.2）或 t（3；3）（q21.3；q26.2）的白血病。第二类核型异常常见的是伴 inv（3）（q21.3q26.2）和 t（3；3）（q21.3；q26.2）；7 号染色体单体最为常见，其次是 5 号染色体长臂缺失和复杂核型。在几乎所有伴 inv（3）或 t（3；3）的 AML 中均能发现继发基因突变，如 *NRAS*（在 27% 的病例中发生突变），*PTPN11*（20%），*FLT3*（13%），*KRAS*（11%），*NF1*（9%），*CBL*（7%），*KIT*（2%），*GATA2*（15%），*RUNX1*（12%）和 *SF3B1*（27%，常伴 *GATA2* 突变）。*BCR-ABL1* 阳性的 CML 患者如果伴有 inv（3）（q21.3q26.2）或 t（3；3）（q21.3；q26.2）异常则提示疾病进入加速期或急变期。伴有 t（9；22）（q34.1；q11.2）和 inv（3）（q21.3q26.2）或 t（3；3）（q21.3；q26.2）的病例更倾向于考虑为进展期 CML，而不是伴 inv（3）或 t（3；3）的 AML。

（八）综合诊断

主要根据：①血常规（PB）；②骨髓象；③细胞化学；④骨髓活检和免疫组化；⑤流式细胞术；⑥遗传学（3）（q21.3q26.2）或 t（3；3）（q21.3；q26.2）；*GATA2*，*MECOM*。

（九）鉴别诊断

主要根据遗传学检测与其他 AML 亚型鉴别。

（十）预后

伴 inv（3）（q21.3q26.2）或 t（3；3）（q21.3；q26.2）的 AML 是一种侵袭性的疾病，患者生存期短。有的患者对三氧化二砷和沙利度胺治疗有反应。

七、急性髓系白血病（原巨核细胞性）伴 t（1；22）（p13.3；q13.1）；*RBM15-MKL1*

（一）定义

AML 伴导致 *RBM15-MKL1* 融合基因的 t（1；22）（p13.3；q13.1）易位是一种巨核细胞系统成熟的 AML。

（二）临床表现

AML 伴 t（1；22）（p13；q13）是一种原发性的 AML，占 AML ＜ 1%。发病限于婴儿和年幼的儿童（＜3 岁），大多数见于出生后 6 个月内（中位年龄 4 个月）。大多数有明显肝脾大。可有贫血、血小板减少和中等程度的白细胞增高。

（三）骨髓细胞学

伴 t（1；22）（p13.3；q13.1）AML 外周血和骨髓中原始细胞与急性巨核细胞白血病相似。原巨核细胞通常中等至较大，胞质嗜碱性、常无颗粒，可见独特的小空泡或伪足形成；胞核圆形、稍不规则，或呈锯齿状，染色质细网状，核仁 1 ～ 3 个。原巨核细胞也可胞体小、胞核与胞质比例大，形似淋巴母细胞。大、小原始细胞可同时存在于同一病例中。有些患者由于广泛骨髓纤维化导致骨髓穿刺干抽。小巨核细胞常见，但通常不存在粒系细胞和红系细胞发育异常。原巨核细胞苏丹黑 B 和 MPO 细胞化学染色为阴性。

（四）骨髓活检

骨髓活检通常呈现增生活跃或极度活跃，分化差的原始细胞弥漫性增生，细胞大小、形态较一致，可形似原巨核细胞，网状纤维和胶原纤维增生。由于经常发生密集的纤维化，骨髓浸润的模式类似于转移性肿瘤。纤维化的存在使骨髓中＞ 20% 的原始细胞的抽取产生困难，结合骨髓活检结果可能是至关重要的。

（五）骨髓活检免疫组化

免疫组化染色：CD61（GP Ⅲ a）+，F Ⅷ +，v Ⅷ F+，MPO−。

（六）流式细胞术

原巨核细胞表达一个或多个血小板糖蛋白标记：CD41（糖蛋白 Ⅱ b/ Ⅲ a）、CD61（糖蛋白 Ⅲ a）和 CD42b（糖蛋白 Ⅰ b）。髓系相关标志 CD13 和 CD33 也可能阳性。CD34、CD45 和 HLA-DR 阴性；CD36 是典型的阳性但缺乏特异性。母细胞 MPO 抗体染色阴性。淋巴标记和 TdT 都没有表达。细胞质中 CD41 或 CD61 表达较表面染色更具有特异性和敏感性。

（七）遗传学

患者应显示 t（1；22）（p13.3；q13.1）核型异常或 *RBM15-MKL1* 融合基因的分子异常。在大多数情况下，t（1；22）（p13.3；q13.1）是唯一的核型异常。这种易位导致 *RBM15*（又称 *OTT*）与 *MKL1*（又称 *MAL*）基因发生融合。

（八）综合诊断

主要根据：①血常规；②骨髓象；③细胞化学；④骨髓活检和免疫组化；⑤流式细胞术；⑥遗传学 t（1；22）（p13.3；q13.1）；*RBM15-MKL1*。

（九）鉴别诊断

主要根据遗传学检测与其他 AML 亚型鉴别。

（十）预后

早期的一些报道显示，伴 t（1；22）（p13.3；q13.1）AML 对强烈的 AML 化疗有较好的反应，生存期长。大多数研究显示，与无 t（1；22）儿童急性巨核细胞白血病相比，这种疾病是一种高风险疾病。

（王 超）

八、急性髓系白血病伴骨髓增生异常相关改变

（一）定义

AML伴骨髓增生异常相关改变（acute myeloblastic leukemia with myelodysplasia change，AMLMRC）是指急性白血病外周血或骨髓原始细胞≥20%，伴有骨髓增生异常的形态学特征或有MDS或MDS/MPN病史，或有MDS相关的细胞遗传学异常且没有AML伴重现性细胞遗传学异常的特异性遗传学异常。患者此前不应该有因为其他无关疾病而接受细胞毒药物治疗和放射治疗史。因此，有三种可能的原因将患者归入这一亚型：由此前的MDS或MDS/MPN引起的AML；伴MDS相关细胞遗传学异常的AML；伴多系发育异常的AML。一个具体病例可能由于上述的一种、两种或所有三种原因而归入这一亚型。

（二）临床表现

本型多见于老年人，儿童少见。血象常见全血细胞减少及不同数量的原始细胞。较骨髓涂片能更明显地呈现中性粒细胞、成熟红细胞和血小板的发育异常。部分有20%～29%原始细胞的患者，特别是由MDS转变而来者或儿童患者，可能进展缓慢。这些患者外周血细胞计数常相对稳定数周或数月，在FAB分型中诊断为转化中的难治性贫血伴原始细胞过多，其临床表现可能更类似于MDS，而不像AML。一些学者建议将这些病例分类为AML有利的预后亚型。但是，这个建议是有争议的。

（三）骨髓细胞学

粒系发育异常的特征：中性粒细胞胞质颗粒减少，核分叶过少（假Pelger-Huët畸形）或怪异核分叶。在某些情况下外周血中这些特征比骨髓涂片更容易识别。红系异常的特征包括巨幼细胞增多、核碎裂、核形不规则、碎裂或多核。红系发育异常的其他特征有环状铁粒幼红细胞、胞质空泡和PAS阳性。巨核系发育异常的特征包括小巨核细胞和正常大小的大巨核细胞伴核不分叶或多核。发育异常的巨核细胞在病理切片上可能比骨髓涂片上更容易认出。

（四）骨髓活检

骨髓活检可见骨髓增生活跃、正常或低下。主要特点为原始细胞增多和巨核细胞发育异常。增生的原始细胞呈灶性或成片分布。巨核细胞发育异常表现为胞体小，核分叶少或不分叶。较常见纤维化。

（五）骨髓活检免疫组化

由于基础遗传学改变的异质性，免疫表型分析结果可多种多样。有报道，胚细胞上CD14表达的增加与预后不良有关。在高风险和单染色体核型患者中已经注意到CD11b表达的频率增加。据报道，HLA-DR表达减少，KIT（CD117）、FLT3（CD135）和CD38的表达，以及乳铁蛋白表达的增加与多系统发育异常的存在相关。5号和7号染色体异常的患者，CD34、TdT和CD7的表达发生率高。有前期MDS的患者原始细胞中常只有一部分表达CD34，而可有干细胞相关免疫表型：低表达CD38和（或）HLA-DR。原始细胞常表达泛髓系标志（CD13、CD33），经常有CD56和CD7的异常表达。成熟中的髓系细胞抗原表达与正常髓系细胞发育中所表达的模式可有所不同，并且可能会改变光散射特性成熟的细胞（特别是与MDS中描述相似的中性粒细胞）。原始细胞多药耐药糖蛋白（MDR-1）的表达发生率增高。

（六）流式细胞术

流式细胞术检测原始细胞呈CD34+，通常表达髓系标志CD117、CD13和CD33，部分病例原始细胞可异常表达CD4、CD7和CD56。

（七）遗传学

染色体异常与MDS中所见相似，常有某些染色体主要区段的获得或丢失而构成复杂核型，最常见的是−7/del（7q）、−5/del（5q）和累及5q的不平衡易位。尽管8号染色体三体和del（20q）在MDS中也很常见，但被认为不是疾病特异性的，故本身不足以诊断AML伴骨髓增生异常相关改变。同样，老年男性患者Y染色体丢失也

没有特异性，不足以作为本病的染色体异常的证据。本病中平衡易位不常见，但当它们发生时，常涉及 5q32—q33。t（3；5）（q25；q34）与多系发育异常相关，与其他大多数病例相比，年轻患者较其他年龄组常见。此外，AML 伴 inv（3）（q21q26.2），t（3；3）（q21；q26.2）或 t（6；9）（p23；q34）可以显示多系发育异常，但现已被认定为 AML 伴重现性染色体异常组中的特殊病种，应被划分入该类别。然而，具有特异性 11q23 的病例，如 t（11；16）（q23；p13.3）和 t（2；11）（p21；q23），如果此前没有细胞毒药物治疗史，应该归入此类而不应该归入伴 11q23 变异型易位的 AML。

（八）分子生物学

AML 伴多系发育异常的病例可有 *NPM1* 和（或）*FLT3* 突变，或 *CEBPA* 突变。大多数 *NPM1* 突变或 *CEBPA* 双突变病例可能有正常核型，原始细胞 CD34 阴性和无前期 MDS 病史，并且预后类似于没有多谱系发育不良的病例。因此，现在认为这些病例分别是具有 *NPM1* 突变或 *CEBPA* 双等位突变的 AML，而不是 AML- MRC。缺乏 *NPM1* 突变或 *CEBPA* 双突变，也没有既往 MDS 或 MDS 相关性细胞遗传学异常的病例中，多系发育不良的存在仍然是成人病例显著预后不良的指标。但是在确定分类时，在这些罕见联合遗传学异常的意义尚未阐明之前，MDS 相关染色体核型异常在诊断中要优先于 *NPM1* 或 *CEBPA* 双等位突变。在核型正常的 AML 伴多系发育异常患者，*NPM1*、*CEBPA* 和 *FLT3* 突变状态可提供重要的预后信息，这些突变的存在应该随着 AML 伴骨髓增生异常相关改变的诊断一起加以注明。尽管 del（9q）先前被认为是与 MDS 相关的细胞遗传学异常，但其作为单独的异常在伴 *NPM1* 突变或 *CEBPA* 双等位突变的患者中似乎并不具有预后意义，故该异常不再作为 AML-MRC 的诊断依据。然而其他 MDS 相关的细胞遗传学异常是极少和 *NPM1* 及双等位 *CEBPA* 突变同时出现的，故仍可作为 AML-MRC 的诊断依据（即使真的合并有 *NPM1* 及双等位 *CEBPA* 突变）。在 AML-MRC 中，*NPM1* 和双等位 *CEBPA* 突变并不常见，但其他突变均有不同频率的报道，包括各种 MDS 相关的突变，如 *U2AF1*、*ASXL1* 和 *TP53* 基因突变，以上突变在疾病类别中比在非特指型 AML 中更常见。*TP53* 突变几乎总是与复杂的核型有关，但可能提示在这种预后普遍不良的疾病类别中预后更差。

（九）综合诊断

原始细胞 ≥ 20%，同时具有 MDS 病史、MDS 形态学和（或）MDS 遗传学特点者可确诊本型 AML。诊断本型 AML 应除外 AML 伴重现性遗传学异常和治疗相关性 AML。例如，单纯根据形态学诊断的病例会被考虑为 AML 伴骨髓增生异常相关改变（多系发育异常），从此前确诊的 MDS 转变而来。而在诊断 AML 时未合并发育异常的病例会被考虑为 AML 伴骨髓增生异常相关改变（继发于前期 MDS）；有前期 MDS 和发育异常特征，以及 7 号染色体单体的病例会被考虑为 AML 伴骨髓增生异常相关改变（继发于前期 MDS，MDS 相关细胞遗传学异常和多系发育异常）；有 *NPM1*、*CEBPA* 和（或）*FLT3* 突变的病例，诊断中也应注明所发现的突变 [即 AML 伴骨髓增生异常相关改变（多系发育异常）和 *NPM1* 突变]。最后，由于原始细胞比例低（20% ～ 29%）的病例可能有临床异质性，诊断报告中应该清楚包括原始细胞计数。

（十）鉴别要点

1.MDS 中的难治性贫血伴原始细胞增多（RAEB）亚型　RAEB 中存在多系发育异常，原始细胞增多但＜ 20%（本型 AML 的原始细胞 ≥ 20%）。

2.AML，非特指型（AML，NOS）　无 MDS 病史、无多系发育异常和 MDS 相关性遗传学改变。

3. 治疗相关性 AML（t-AML）　可呈现多系发育异常和 MDS 相关性遗传学异常，但有细胞毒药物和（或）放疗的病史。例如，如果具有 t（1；22）（p13.3；q13.1）的 AML 和与唐氏综合征相关的骨髓增殖不包括在内，以上方法应可鉴别大多数的病例：仔细计数原始细胞，严格掌握发育异常形态学诊断标准和评估 MDS 相关细胞遗传学异常。

（十一）预后

AML-MRC 一般预后较差，完全缓解率低于其他 AML 亚型，获得完全缓解的比例较低。多系发育异常应被视为高危细胞遗传学异常的一个可能指标，但是在没有这些异常的情况下，单独的发育异常可能并不重要。

九、治疗相关髓系肿瘤

（一）定义

治疗相关髓系肿瘤（the therapy-related myeloid neoplasms，t-MN）包括治疗相关的急性髓系白血病（t-AML）、治疗相关的骨髓增生异常综合（t-MDS）和治疗相关的 MDS/MPN（t-MDS/MPN）。它们是此前因为肿瘤性或非肿瘤性疾病接受细胞毒药物化疗和（或）放射治疗而发生的晚期并发症。虽然按照血液或骨髓中原始细胞的数量和细胞形态学的角度可以诊断为 t-MDS、t-MDS/MPN 或 t-AML，但所有这些治疗相关肿瘤最好一起视为一个独特的临床综合征。骨髓增殖性肿瘤（MPNs）的进展和原发性 MDS 或原发性 MDS / MPN 进展为 AML（所谓的“次级”AML）不属于本综合征，同为后者进展为 AML 是原发性疾病的自然病程的一部分，并且可能无法区分自然进展与治疗诱导的变化；所以常常不能确定是由于疾病演变或是治疗相关。

（二）临床表现

本病可发生于任何年龄组，接受相关治疗至发现 AML 的间隔期：烷化剂和（或）放疗 5 ～ 10 年，拓扑异构酶Ⅱ抑制剂为 1 ～ 5 年。烷化剂和（或）放疗患者多首发表现为 MDS，部分病例转化为 AML，拓扑异构酶Ⅱ抑制剂治疗患者多不经 MDS 阶段而直接表现为 AML。这部分患者多数没有骨髓增生异常期，而起病就是急性白血病并伴有平衡染色体易位。虽然分析 t-AML/t-MDS 和 t-AML/t-MDS/MPN 是烷化剂和（或）放疗相关或是拓扑异构酶Ⅱ抑制剂相关可能有一定用处，但实践中许多患者已经接受了包括这两类药物的多药化疗，因此这两类情况的界限并不总是很清楚的。大多数 t-MN 病例出现在最近 10 年内，在潜伏期很长的情况下，AML 的起源可能与治疗无关。临床表现为骨髓衰竭相关症状，包括乏力、发热、出血等。血象示外周血 1 系或多系细胞减少，常见贫血，红细胞发育异常（大红细胞和异型细胞等）；中性粒细胞发育异常，核分叶异常（特别是分叶少）和胞质颗粒减少。常见嗜碱性粒细胞增多。

（三）骨髓细胞学

大多数患者呈现粒、红系细胞发育异常：近 60% 的病例可见环状铁粒幼红细胞。有些患者此类细胞超过红系细胞的 15%。巨核细胞数量不定，但大多数病例可见到各种大小的发育异常的巨核细胞，表现为单个核或核分叶少或分开的多个核。

（四）骨髓活检

大多数病例的红细胞形态学特征包括大红细胞增多和异形红细胞，中性粒细胞发育不良的变化包括异常核分叶和细胞质颗粒。嗜碱性粒细胞增多常见。骨髓活检显示骨髓增生正常或增生活跃，粒系和（或）红系原始细胞增多（灶性或成片分布）。巨核细胞少见分叶少的巨核细胞。约 15% 的患者有轻度的骨髓纤维化。

（五）骨髓活检免疫组化

t-MN 中没有特异性的免疫表型特征。它的免疫表型研究反映了其基础形态学的异质性，且常与其对应的原发性疾病的改变相似。原始细胞一般 CD34+，并表达泛髓系标志（CD13、CD33，MPO）。常异常表达 CD56 和（或）淋系相关标志 CD7。据报道，MPO 在一些 t-MN 患者的肿瘤细胞中下调。成熟中的髓系细胞可能呈现与正常髓系发育不同的抗原表达模式，并且当通过流式细胞术进行研究时，成熟细胞（特别是中性粒细胞）的光散射性质可能发生改变。免疫组织化学染色已证明骨髓活检中 p53 阳性细胞与 *TP53* 突变相关性良好，且预后差。

（六）流式细胞术

流式细胞术检测原始细胞呈 CD34+，通常表达髓系标志 CD117、CD13 和 CD33，部分病例原始细胞可异常表达 CD4、CD7 和 CD56。

（七）遗传学

超过 90% 的 t-MN 患者的白血病细胞显示异常核型。细胞遗传学异常通常与初始治疗和白血病发作之间的潜伏期，以及此前使用的细胞毒药物相关。约 70% 的患者有非平衡染色体异常，主要是 5 号染色体长臂的部分丢失、7 号染色体或 7 号染色体长臂的丢失，5q 的丢失常合并一个或多个额外染色体异常 [如 del（13q），del（20q），del（11q），del（3p），–17，–17p，–18，–21，+8]，形成一种复杂核型。多达 80%del（5q）病例具有突变或 *TP53* 缺失。这些改变通常与下列因素有关：长的潜伏期，前期的 MDS，伴发育异常的 t-AML 及烷化剂和（或）放射治疗。其余 20% ～ 30% 的患者有平衡染色体易位，包括涉及 11q23 的重排 [包括 t（9；11）（p22；q23）和 t（11；19）（q23；p13）]，涉及 21q22 的重排 [包括 t（8；21）（q22；q22）和 t（3；21）（q26.2；q22.1）]，以及其他异常如 t（15；17）（q24；q21）和 inv（16）（p13q22）。平衡易位一般潜伏期短，最常表现为明显的急性白血病而没有先行 MDS 期，并常与此前拓扑异构酶Ⅱ抑制剂治疗或放射治疗有关。有一小部分 t-MN 病例具有明显正常的染色体核型。

（八）分子生物学

突变谱分析提示，*TP53* 基因突变发生于多达 50% 的 t-MN 病例（实际上比原发 AML 或 MDS 更常见），并且与更差的生存相关。据报道其他常见的基因突变有 *TET2*、*PTPN11*、*IDH1/2*、*NRAS* 和 *FLT3*，但它们在本疾病类别中的临床意义未明。

（九）综合诊断

主要依据细胞毒药物治疗和（或）放疗史，外周血和（或）骨髓中原始细胞比例确定 t-AML。具有特征性遗传学异常，呈现 t（8；21），inv（16）或 t（16；16）、t（15；17）者，即使原始细胞计数＜ 20% 也诊断为 AML。

（十）鉴别诊断

1. t-MDS　主要依据骨髓和外周血中原始细胞计数鉴别。t-MDS 时，原始细胞＜ 20% 且无特征性遗传学异常。

2.AML 伴骨髓增生异常相关性改变　可具有与 t-AML 相同的形态学及遗传学改变，两者主要依据是细胞毒药物和（或）放疗史。

（十一）预后

t-MN 的预后通常较差，相关的核型异常，以及细胞毒药物治疗所致的潜在恶性肿瘤或疾病的合并症均可强烈地影响预后。报道的整体 5 年生存率通常小于 10%。

（张　娜）

第三节　急性髓系白血病，非特指型

急性髓系白血病，非特指型（acute myeloid leukemia，not otherwise specified，AML，NOS）是指不符合前述伴重现性遗传学异常 AML、骨髓增生异常相关性改变的 AML 和治疗相关性 AML 诊断标准的 AML。主要根据白血病细胞形态学和细胞化学 / 免疫表型特点分型，按细胞系列和分化程度划分。AML 的界定标准为外周血或骨髓中原粒细胞≥ 20%，有单核细胞系分化的 AML 中幼单核细胞被视为等同于原始细胞。

纯红细胞白血病的分类是独特的，是基于未成熟成红细胞异常的百分比。根据定义，此类病例不能归类为髓系发育不良相关改变的 AML，因为它们具有＜ 20 % 的髓系原始细胞，但如果符合其中一个标准，则应归类为治疗相关髓系肿瘤或重现遗传学异常的 AML。以前公认的急性红系白血病亚型称为急性红白血病，已经从 AML，NOS 中消除，骨髓和（或）外周血原始细胞＜ 20 % 的病例现在被分类为 MDS，而骨髓细胞≥ 20 % 的病例继续根据 AML 标准分类。

计数原始细胞百分比推荐使用公认的 Romanosky 染色，分类 500 个骨髓细胞，外周血应分类计数 200 个白细胞。如果白细胞显著减少，可用离心后的白膜层涂片计数。如果由于骨髓纤维化而不能获得骨髓穿刺液涂片，而原始细胞表达 CD34，在骨髓活检切片上免疫组化技术检测 CD34 可以提供有价值的资料。如果原始细胞达到

20%的阈值，可以诊断为AML。这种类型所需要的主要标准是根据骨髓穿刺液涂片、外周血涂片和骨髓活检检查。分类建议只能使用化疗前取得的标本。应该注意的是，大多数流行病学资料所引用的每种AML，NOS病种主要是收集自用以前的FAB分类方案的研究资料。这些资料可能不能直接应用于以WHO系统分类的病例系列。

一、急性髓系白血病，微分化型

（一）定义

急性髓系白血病，微分化型（acute myeloid leukemia with minimal differentiation）是一种无髓系分化形态学或细胞化学证据的急性髓系白血病。原始细胞的髓系性质由免疫标记物证明，免疫标记物对区别本病与淋巴细胞白血病至关重要。AML微分化型不符合纳入上述任何组的标准（即重现性遗传学异常的AML、骨髓发育异常相关改变的AML或治疗相关AML），FAB分型为AML-M0，占AML的比例＜5%。

（二）临床表现

本病可发生于任何年龄，好发于婴儿或老年人。常有骨髓衰竭表现。

（三）骨髓细胞学

原始细胞通常中等大小，核圆形或轻度凹陷，染色质匀细，核仁1～2个，胞质不同程度嗜碱性，无颗粒（图3-3-1）。较少的情况下原始细胞胞体小，染色质较浓密，核仁不明显，胞质少，类似淋巴母细胞。细胞化学染色髓过氧化酶（MPO）（图3-3-2）、苏丹黑B（SBB）和NAS-PCE均阴性（阳性原始细胞＜3%）。α-萘酚醋酸和丁酸酯酶阴性或可呈非特异性弱阳性或局灶性阳性，与单核细胞不同。

（四）骨髓活检

骨髓活检通常呈现增生极度活跃，分化差的原始细胞弥漫性增生，细胞大小、形态较一致，可形似原巨核细胞、原单核细胞或淋巴母细胞，可识别的粒、红及巨核系细胞缺乏（图3-3-3）。少数情况下，可残留部分分化正常的造血细胞。

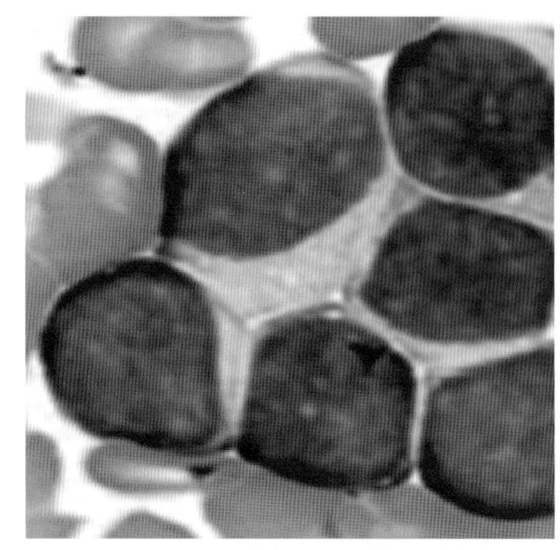

图3-3-1 急性髓系白血病-M0（骨髓涂片，瑞氏染色）

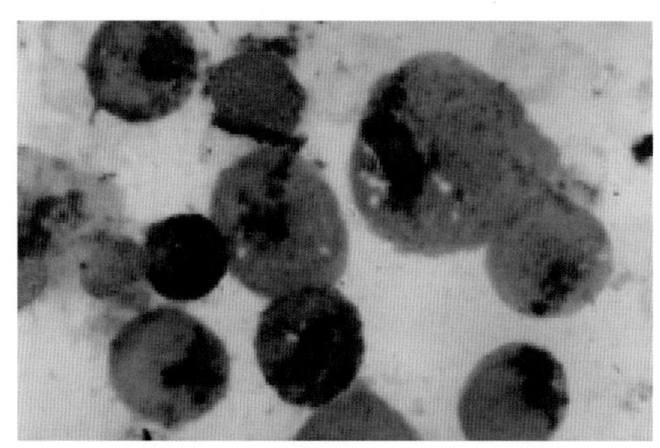

图3-3-2 急性髓系白血病-M0（骨髓涂片，POX弱阳性）

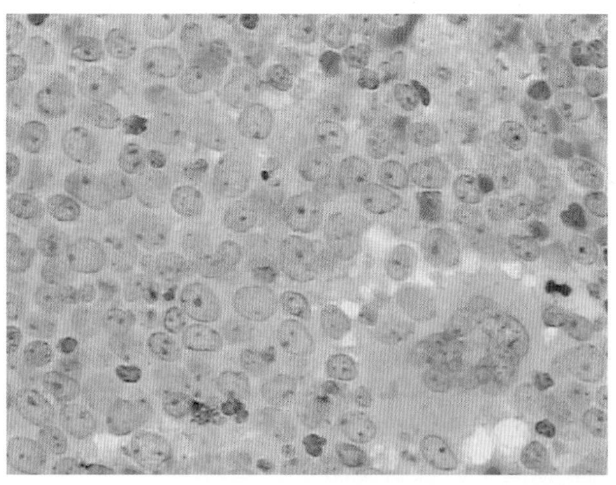

图3-3-3 均一大小的原始细胞，胞质极少，核染色质极细致，均有细小核仁

透射电镜显示原始细胞胞质细胞器少，胞核以常染色质为主，核仁明显，有极少致密颗粒

（图 3-3-4，图 3-3-5）。

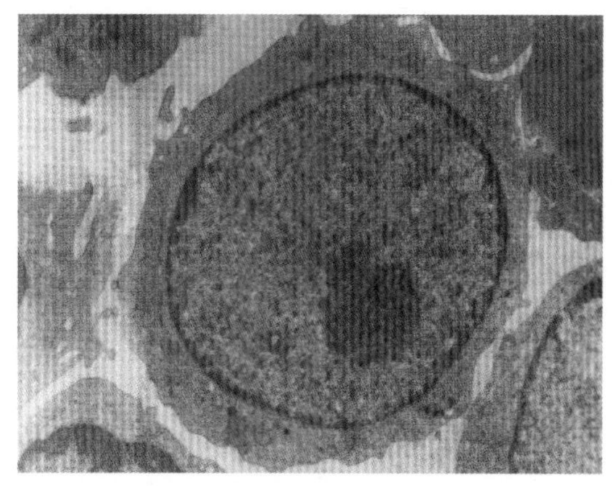

图 3-3-4　急性髓系白血病 -M0，原始细胞胞质缺乏致密颗粒

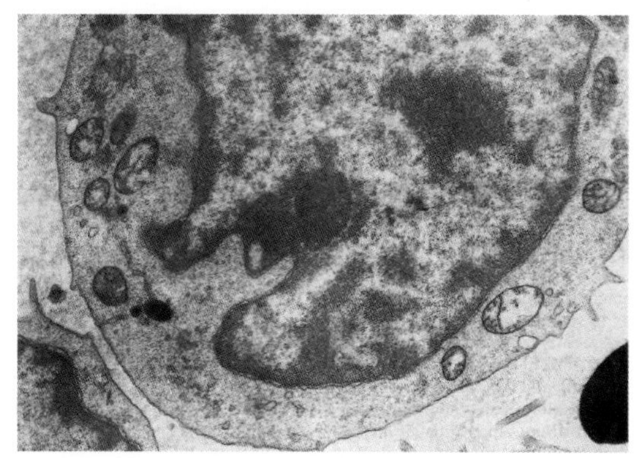

图 3-3-5　急性髓系白血病 -M0，细胞胞质 2 个致密颗粒

（五）骨髓活检免疫组化

免疫组化染色 CD34+，HLA-DR+，TdT+，MPO−/+，CD68−，Lysozyme−，CD3−，CD20−。

（六）流式细胞术

流式细胞术检测：CD34+，HLA-DR+，MPO−/+，CD13+，CD33+/−，CD117+/−。成熟粒系（CD15、CD65）和单核细胞相关的抗原（CD11b、CD14、CD64）阴性。50% 的病例 TdT+，约 40% 的病例 CD7+，其他淋巴细胞相关标记阴性。

（七）遗传学

无特征性异常，27% 的病例有 *RUNX1*（*AML1*）突变，16% ～ 22% 的病例有 *FLT3* 突变。

（八）综合诊断

主要根据：①血象；②骨髓象；③细胞化学；④骨髓活检和免疫组化；⑤流式细胞术；⑥遗传学（阴性）（包括染色体、融合基因及基因突变）诊断。

（九）鉴别诊断

主要根据流式细胞免疫分型与下述疾病鉴别（因石蜡标本抗原有不同程度丢失，分型不太精确）。

1. 急性淋巴细胞白血病（ALL）。

2. AML 未成熟型。

3. 急性未定系列白血病（包括急性未分化白血病和混合表型急性白血病）。

4. 急性原单核细胞白血病。

5. 急性原巨核细胞白血病。因微分化型 AML 的 MPO 阳性率＜ 3%，免疫表型呈 CD13、CD33 和 CD117 阳性而不表达淋巴细胞、单核细胞及巨核细胞抗原，借此可与上述疾病鉴别。

（十）预后

预后差。中位生存期＜ 6 个月。

二、急性髓系白血病，未成熟型

（一）定义

急性髓系白血病，未成熟型（acute myeloid leukemia without maturation）骨髓原粒细胞增多，占非红系细胞≥ 90%。原粒细胞呈 MPO、SBB 阳性（阳性率≥ 3%）和（或）有 Auer 小体。AML，未成熟型不符合纳入任何前述组的标准（即重现性遗传学异常的 AML、骨髓发育异常相关改变的 AML 或治疗相关 AML）。FAB 分型为 AML-M1，占 AML 病例的 5% ～ 10%。

（二）临床表现

患者通常表现为骨髓衰竭伴贫血、血小板减少和中性粒细胞减少。可能存在白细胞增多症伴原始细胞显著增多。它可以发生在任何年龄，但大多数患者是成年人，患者的中位年龄约为 46 岁。

（三）骨髓细胞学

原粒细胞明显增多，胞体小，胞质含有或无嗜天青颗粒，有或无 Auer 小体（图 3-3-6），核圆形、核仁 1 至多个。很少见早幼粒细胞，罕见或缺乏中幼及中幼以下阶段的粒细胞。细胞化学染色原粒细胞呈 MPO、SBB 阳性，阳性率≥ 3%。

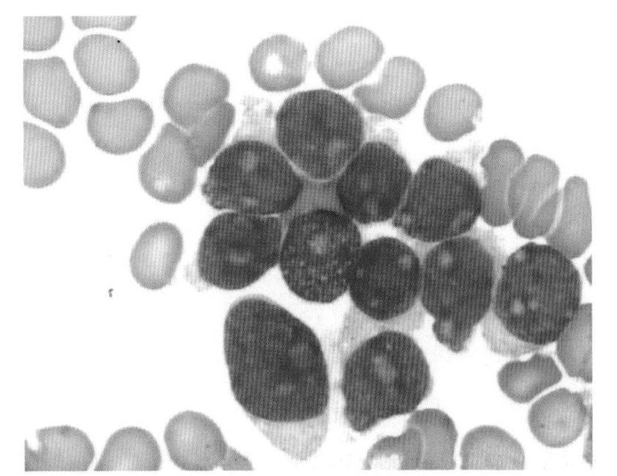

图 3-3-6　急性髓系白血病 -M1（骨髓涂片，瑞氏染色）

（四）骨髓活检

骨髓活检显示增生极度活跃，也可增生正常或增生减低。细胞成分均一，以原粒细胞增生为主。原粒细胞胞体中等大或稍大，胞质极少、弱嗜碱性、无颗粒；核圆形或稍不规则，核膜厚，染色质细致、着色浅淡，核仁 1 ～ 2 个或不易见到。偶尔夹杂少数胞质丰富、嗜酸性的早幼粒细胞。罕见其他阶段的粒细胞。

透射电镜显示 AML-M1 中可见Ⅱ型原始细胞，胞核主要为常染色质，核仁明显，胞质含嗜天青颗粒（图 3-3-7）。

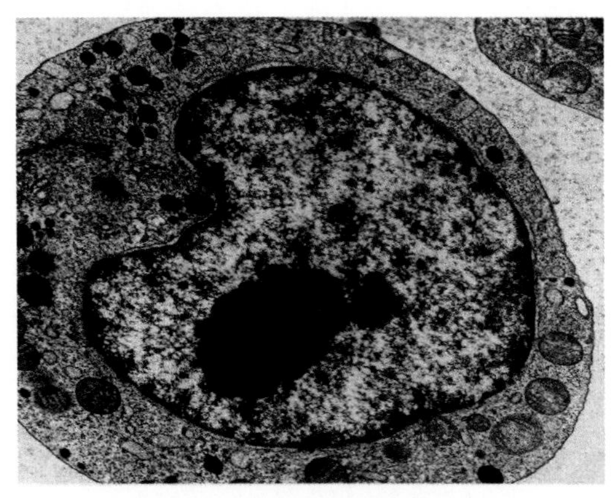

图 3-3-7　急性髓系白血病 -M1
原始细胞胞质高尔基区可见较多致密颗粒（透射电镜）

（五）骨髓活检免疫组化

免疫组化染色：CD34+/–，MPO+，CD68（KP-1）+，CD68（PG-M1）–，CD3–，CD20–。

（六）流式细胞术

AML，未成熟型通常有一个原始细胞组群表达 MPO 和一个或多个髓系相关抗原（如 CD13、CD33 和 CD117）的原始细胞，大约 70% 的病例 CD34 和 HLA-DR 阳性。一般不表达粒系成熟相关标志（如 CD15 和 CD65）或单核细胞标志（如 CD14 和 CD64）。部分病例表达 CD1b。原始细胞无 B 和 T 细胞相关胞质内淋系标志，如 cCD3c、cCD79a 和 cCD22。CD7 见于 3% 的病例，而表达其他淋系相关膜标志如 CD2、CD4、CD19 和 CD56，曾报道见于 10% ～ 20% 的病例。

（七）遗传学

无遗传学异常。

（八）综合诊断

主要根据：①血象；②骨髓象；③细胞化学；④骨髓活检和免疫组化；⑤流式细胞术；⑥遗传学（包括染色体、融合基因及基因突变）诊断。

（九）鉴别诊断

本病需与急性淋巴细胞白血病（ALL）；AML，微分化型；急性原单核细胞白血病；急性原巨核细胞白血病等鉴别。因 AML，未成熟型的 MPO 阳性率≥ 3%，免疫表型呈 CD13、CD33 和 CD117 阳性而不表达淋巴细胞、单核细胞和巨核细胞抗原（CD41、CD61），借此可与上述疾病鉴别。

（十）预后

预后差，特别是伴有显著白细胞增多和外周血原始细胞增多者。

三、急性髓系白血病，成熟型

（一）定义

急性髓系白血病，成熟型（acute myeloid leukemia with maturation）骨髓或外周血原粒细胞≥ 20% 并有成熟表现（早幼及其以下阶段的粒细胞≥ 10%），骨髓中单核系细胞＜ 20%。AML，成熟型不符合纳入任何前述组的标准（即重现性遗传学异常的AML、骨髓发育异常相关改变的AML或治疗相关AML）。FAB分型为AML-M2，占AML的10%。

（二）临床表现

各年龄组均可发病，20%的患者＜25岁，40%的患者≥60岁。表现为发热、乏力、出血等。

（三）骨髓细胞学

原粒细胞胞质含有或无嗜天青颗粒，常见Auer小体（图3-3-8）。早幼、中幼和中幼以下阶段的中性粒细胞至少占骨髓细胞的10%。常见髓系细胞不同程度发育异常，但在2系中≤50%的细胞发育异常。不成熟嗜酸性粒细胞增加，但不表现出与inv（16）（p13.1；q22）或t（16：16）（p13.2；q22）相关的急性粒－单核细胞白血病伴异常嗜酸性粒细胞增多的特征性细胞学或细胞化学异常。嗜碱性粒细胞和（或）肥大细胞有时增加。

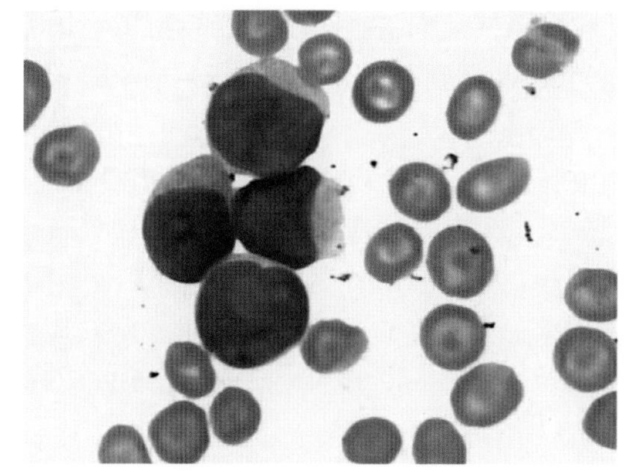

图3-3-8　急性髓系白血病-M2（骨髓涂片，瑞氏染色）

细胞化学：原粒细胞呈MPO、SBB、NAS-DCE阳性，阳性率≥3%（图3-3-9）。

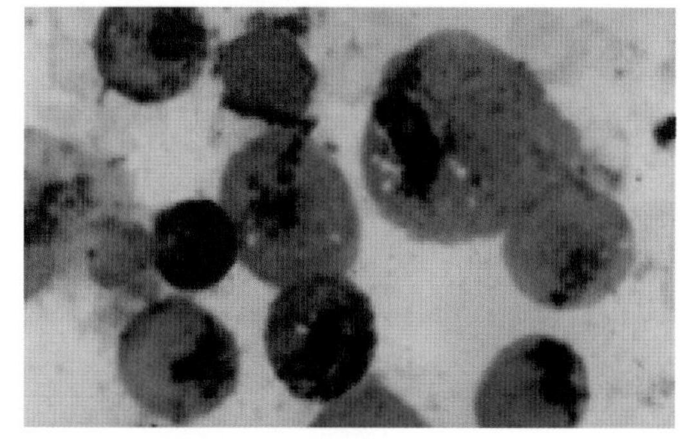

图3-3-9　在细胞核的凹陷处胞质呈团块样阳性（特异性酯酶染色）

（四）骨髓活检

骨髓活检显示增生极度活跃，白血病细胞主要由原始及早幼粒细胞组成（图3-3-10），很少见红系及巨核细胞。原粒细胞形态与未成熟型AML相同。早幼粒细胞：胞质较原粒细胞丰富、呈嗜酸性（与在细胞核的凹陷处胞质呈团块样阳性涂片不同）；核圆或稍不规则，染色质细颗粒状、稀少，核仁清楚。易见中幼和中幼以下阶段的粒细胞。

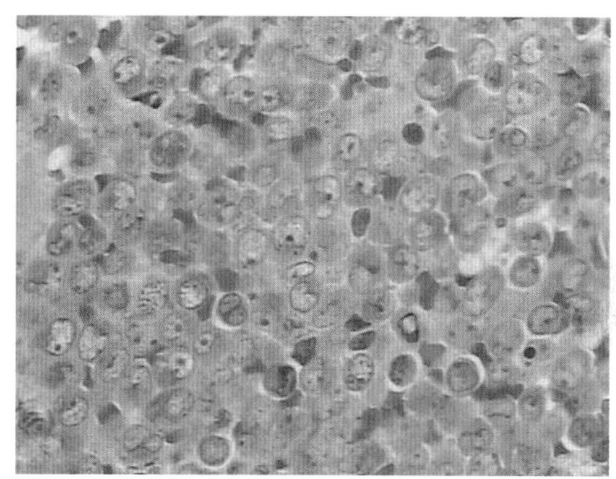

图3-3-10　急性髓系白血病-M2（骨髓活检，塑料包埋切片，HGE染色）

（五）骨髓活检免疫组化

免疫组化染色CD34+/−，MPO+，CD68（KP-1）+，CD68（PG-M1）−，CD3−，CD20−。

（六）流式细胞学

AML，成熟型的白血病性原始细胞表达一种或多种髓系相关抗原，如CD13、CD33、CD65、CD11b和CD15。常表达HLA-DR、CD34和（或）KIT（CD117），可仅见于一部分原始细胞。单核细胞标志如CD14、CD36和CD64通常阳性，20%～30%的病例CD7+，而CD56、CD2、CD19和CD4的表达不常见（见于10%的病例），并且可能仅在最不成熟的原始细胞中发现。

（七）遗传学检查

无特征性遗传学异常。

（八）综合诊断

主要根据：①血象；②骨髓象；③细胞化学；

④骨髓活检和免疫组化；⑤流式细胞术；⑥遗传学（包括染色体、融合基因及基因突变）诊断。

（九）鉴别诊断

本病主要与下述疾病鉴别：骨髓增生异常伴原始细胞增多（发生率低）；急性粒－单核细胞白血病；AML，未成熟型（发生率高）等。主要依靠骨髓中原始细胞系列、比例，以及细胞化学染色等区分。AML 伴 t（8；21）（q22；q22.1）通常具有 AML，成熟型的组织学特征，但应根据其遗传学异常来分类。

（十）预后

常对强烈化疗有效，生存率不定。

四、急性粒－单核细胞白血病

（一）定义

急性粒－单核细胞白血病（acute myelo-monocytic leukemia）是一种以中性粒细胞和单核细胞前体细胞共同增殖为特征的急性白血病。外周血或骨髓原始细胞（包括原粒细胞、原单核细胞和幼单核细胞）≥ 20%；中性粒细胞及其前体细胞和单核细胞及其前体细胞至少各占骨髓细胞的 20%。急性粒－单核细胞白血病不符合纳入任何前述组的标准（即重现性遗传学异常的 AML、骨髓发育异常相关改变的 AML 或治疗相关 AML）。FAB 分型为 M4，占 AML 的 5% ～ 10%。

（二）临床表现

各年龄组均可发病，较常见于老年人，中位年龄 50 岁。男：女为 1.4 ： 1。表现为发热、感染、疲倦等。

（三）骨髓细胞学

原粒细胞为大细胞，胞质丰富，中度或强嗜碱性。可有伪足和散在嗜天青颗粒及空泡。原单核细胞核通常呈圆形，染色质纤细、丝网状，有一个或多个大而显著的核仁。幼单核细胞核型较不规则，核呈扭曲状；胞质淡嗜碱性，有时见较明显的颗粒，偶尔有大的嗜天青颗粒和空泡（图 3-3-11）。Auer 小体罕见，当存在时，它们通常在可识别的原粒细胞中。

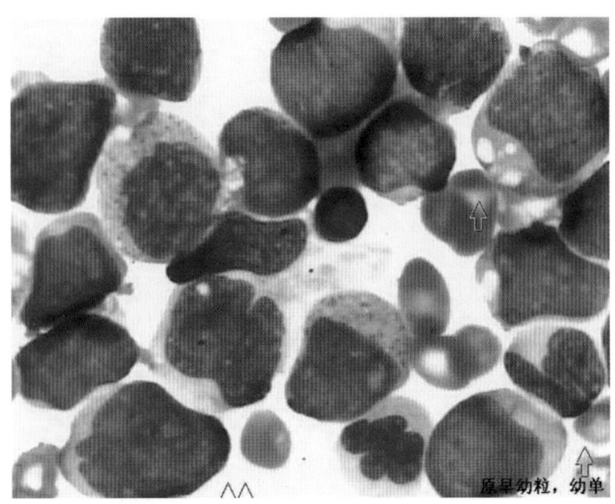

图 3-3-11 急性髓系白血病 -M4（骨髓涂片，瑞氏染色）

可能观察到吞噬作用（在红细胞增多症时）并且通常与 t（8；16）（p112；p133）相关。在急性粒－单核细胞白血病和一些成熟的 AML 病例中也可以观察到伴有 t（8；16）（p112；p133）的吞噬作用。

细胞化学：至少 3% 的原始细胞 MPO 阳性（图 3-3-12）。原单核细胞、幼单核细胞和单核细胞 NSE 阳性（图 3-3-13），尽管有些呈弱阳性或阴性。如果细胞形态学符合单核细胞标准，NSE 阴性也不能排除诊断。NSE 和 NAS-DCE 或 MPO 双染色可显示双阳性细胞。

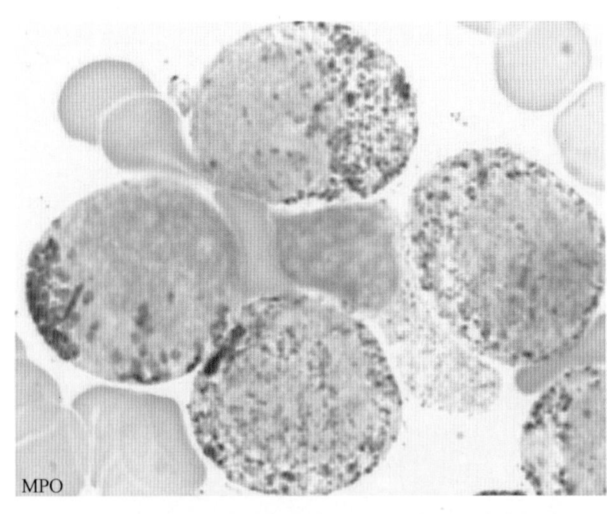

图 3-3-12 急性髓系白血病 -M4 原始及早幼粒细胞
MPO 阳性物为粗颗粒聚集分布，单核细胞为细小颗粒散在分布

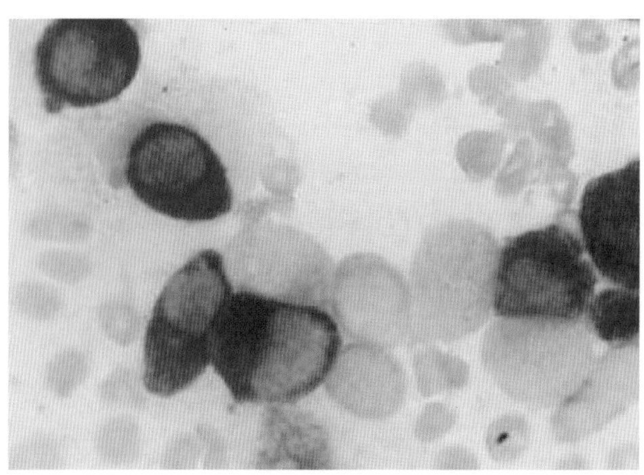

图 3-3-13 急性髓系白血病 -M4 幼单核细胞

NSE 呈强阳性反应，幼粒细胞呈阴性或弱阳性反应。阳性物呈棕红色，细胞核为绿色

（四）骨髓活检

骨髓活检显示增生极度活跃，白血病细胞主要由幼稚粒系细胞、原单核细胞和幼单核细胞组成（图 3-3-14），粒系幼稚细胞主要为原始和早幼粒细胞，很少见其他阶段粒系细胞。幼单核细胞多少不等，胞体大小似中幼粒细胞，但胞质丰富、淡灰蓝色、无嗜中性颗粒；核圆形、椭圆形、肾形或不规则形，核膜薄，染色质细致、丰富、分布均匀，核仁 1 ～ 2 个。红系细胞和巨核细胞少见。

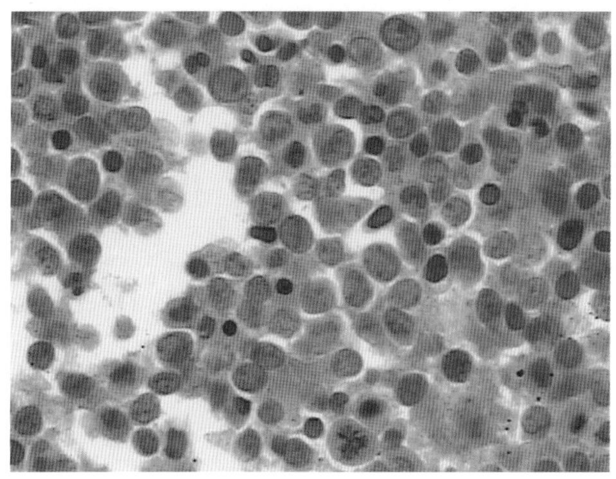

图 3-3-14 急性髓系白血病 - M4（骨髓活检，塑料包埋切片，HGE 染色）

透射电镜显示原单核细胞胞核不规则、凹陷浅，胞质呈现短粗凸起，很少见电子致密颗粒（图 3-3-15）。幼单核细胞胞核高度扭曲似分叶状。胞质无颗粒，可有空泡（图 3-3-16）。

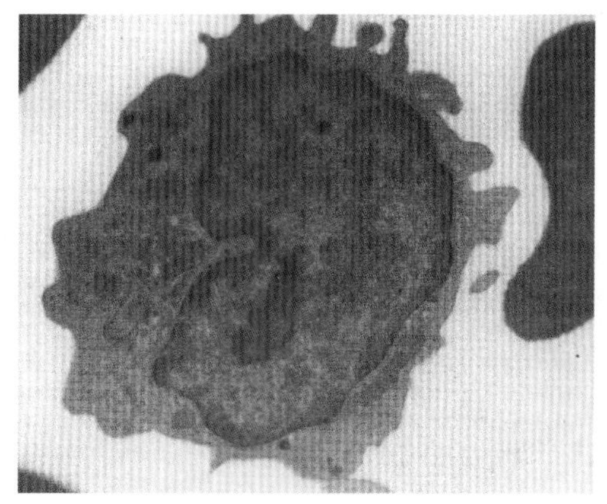

图 3-3-15 急性髓系白血病 -M4

原单核细胞（透射电镜）

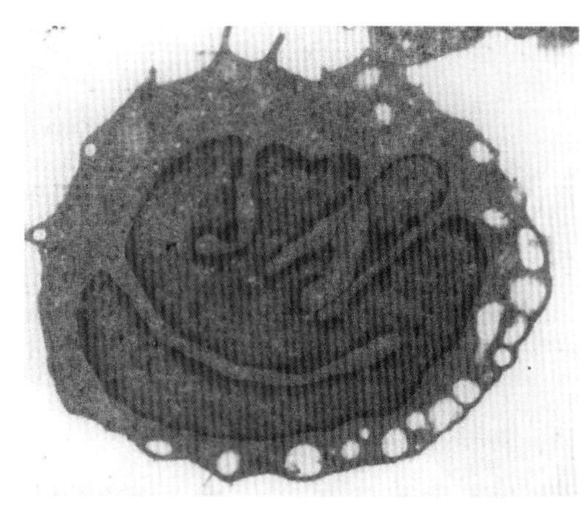

图 3-3-16 急性髓系白血病 - M4

幼单核细胞（透射电镜）

（五）骨髓活检免疫组化

免疫组化染色 CD34+/−，MPO 部分阳性（图 3-3-17），CD68（PG-M1）+，Lysozyme 部分阳性（图 3-3-18）。常呈 CD34 和 CD117+ 和 CD2、CD7、CD56 的异常表达。

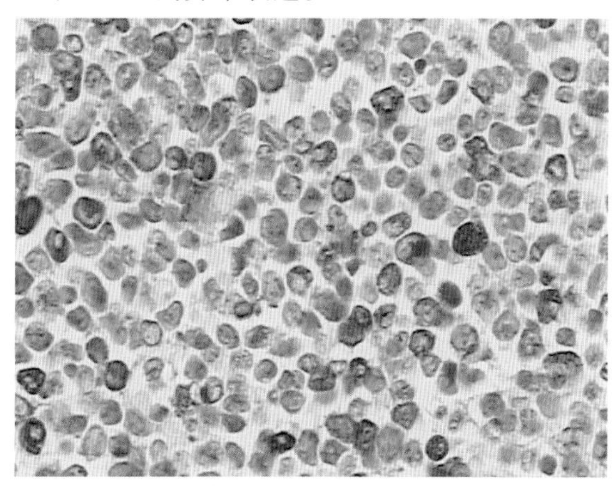

图 3-3-17 急性髓系白血病 -M4

MPO 部分阳性（石蜡切片免疫组化二步法）

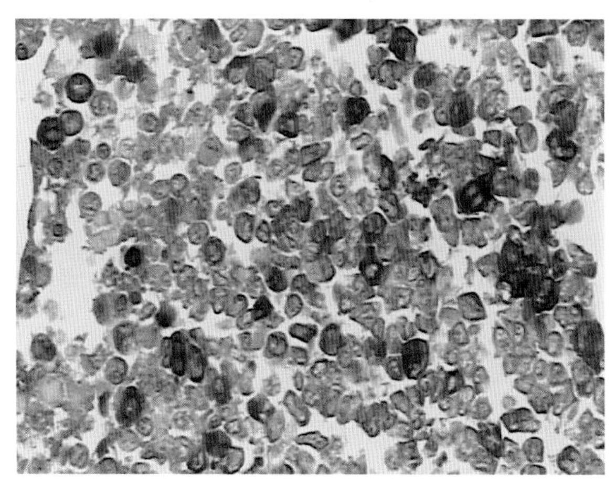

图 3-3-18 急性髓系白血病 -M4
Lysozyme 部分阳性（方法同图 3-3-17）

（六）流式细胞术

流式细胞术显示原始细胞不同程度表达骨髓抗原 CD13、CD33（通常强阳）、CD15 和 CD65。原始细胞应常表达几个单核细胞分化标志物，如 CD14、CD4、Cd11b、CD11C、CD64（强 +）、CD68、CD36（强 +）和溶菌酶。只有 30% 的病例 CD34 阳性，而 KIT（CD117）常阳性。大多数病例为 HLA-DR+，MPO 可在急性单核细胞白血病中表达，但在单核细胞白血病中表达较少。在 30% 的病例中发现 CD7 和（或）CD56 的异常表达。通过免疫组织化学在石蜡包埋的骨髓活检标本和髓外髓系（单核细胞）肉瘤中 MPO 和 NAS-DCE 通常为阴性，也可为弱阳 性。溶菌酶通常为阳性，但也在缺乏单核细胞分化的 AML 中表达。CD68（PGM1）和 CD163 通常是阳性的。

（七）遗传学

大多数病例有髓系相关的非特异性染色体异常，如 +8。

（八）综合诊断

主要根据：①血象；②骨髓象；③细胞化学；④骨髓活检和免疫组化；⑤流式细胞术；⑥遗传学（包括染色体、融合基因及基因突变）诊断。

（九）鉴别诊断

主要鉴别诊断包括 AML，成熟型及急性单核细胞白血病。与其他 AML 类型不同的是，基于细胞化学发现和单核细胞的百分比。慢性粒－单核细胞白血病的鉴别诊断至关重要；它依赖于对原始细胞和原幼单核细胞的正确鉴定，这种鉴定可能仅用于骨髓细胞计数。有些情况下，仅依赖外周血可能导致误诊为慢性粒 - 单核细胞白血病而不是 AML。

（十）预后

常对强烈化疗有效，生存率不定。

（王立荣）

五、急性原单核细胞和急性单核细胞白血病

（一）定义

急性原单核细胞白血病（acute monoblastic leukemia），骨髓原单核细胞≥ 80%；急性单核细胞白血病（acute monocytic leukemia），大部分单核细胞为幼单核细胞，原单核细胞、幼单核细胞及成熟单核细胞之和≥ 80%。FAB 分型为急性原单核细胞白血病（M5a）和急性单核细胞白血病（M5b）。急性原单核细胞白血病和急性单核细胞白血病占 AML 病例的比例均＜ 5%。

（二）临床表现

急性原单核细胞白血病常见于年轻人，急性单核细胞白血病多见于成年人。患者通常有出血倾向，也常见髓外肿块（髓系肉瘤），常侵犯皮肤、牙龈及中枢神经系统。

（三）骨髓细胞学

1. 瑞氏常规染色 原单核细胞胞体大，胞质丰富，中等至强嗜碱性，可有伪足形成，可有散在细小的嗜天青颗粒和空泡，胞核圆形，染色质纤细丝网状，有一个或多个大而显著的核仁（图 3-3-19）。幼单核细胞的胞核较不规则，胞质通常弱嗜碱性，有时可见较明显的颗粒，偶尔有大的嗜天青颗粒和空泡。急性原单核细胞白血病 Auer 小体罕见。可见噬血细胞现象（噬红细胞现象），遗传学伴有 t（8；16）（p11.2；p13.3）

染色体异常。

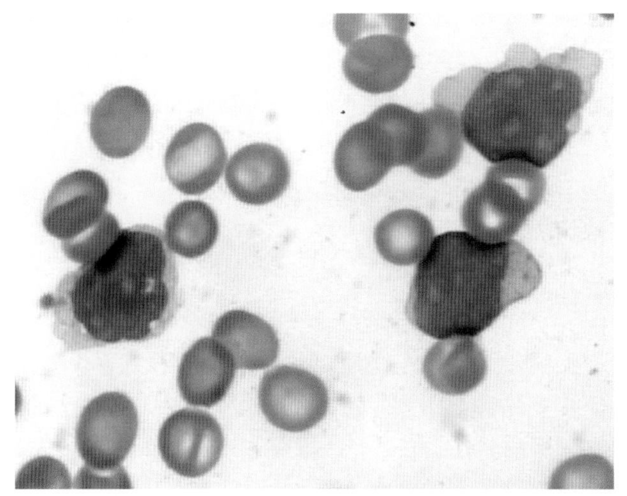

图 3-3-19　急性髓系白血病 -M5a（骨髓涂片，瑞氏染色）

2. 细胞化学　在大多数情况下，原单核细胞和幼单核细胞 NSE 强阳性（图 3-3-20）。10% ～ 20% 的急性原单核细胞白血病呈 NSE- 或 +。典型的原单核细胞髓过氧化酶（MPO）-。幼单核细胞 MPO 可呈现散在阳性。

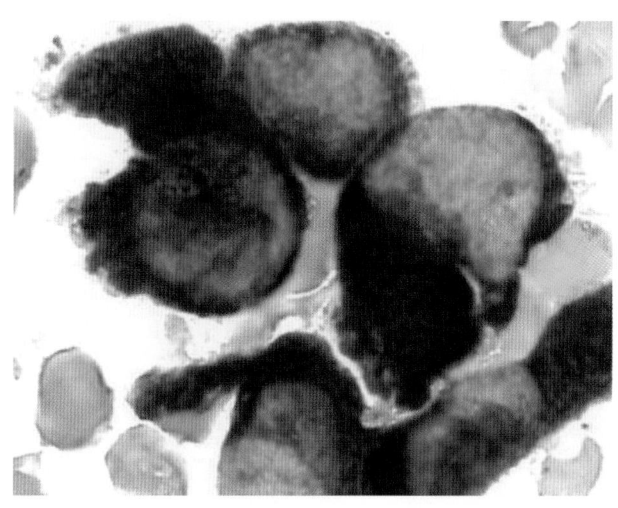

图 3-3-20　急性髓系白血病 -M5
中性非特异性酯酶染色呈阳性反应

（四）骨髓活检

急性原单核细胞白血病骨髓活检通常见有核细胞增多，主要是胞体大、分化差、胞质丰富的细胞，有或无核仁。急性单核细胞白血病的幼单核细胞胞核形状不规则，呈分叶形、肾形、生姜样。髓外病变主要是原单核细胞或幼单核细胞，或两者混合（图 3-3-21，图 3-3-22）。

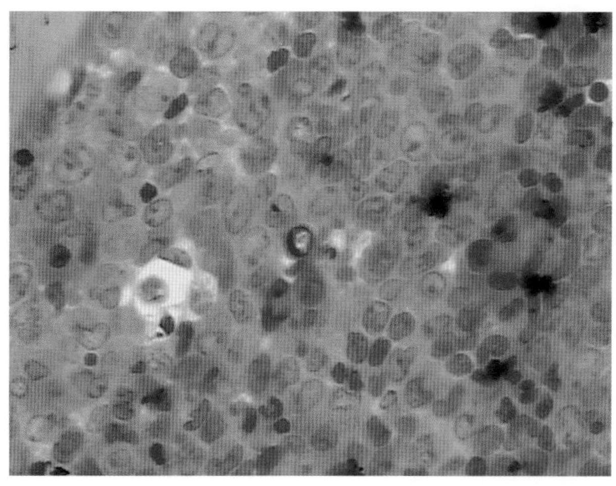

图 3-3-21　急性髓系白血病 -M5a（骨髓活检，塑料包埋切片，HGE 染色）

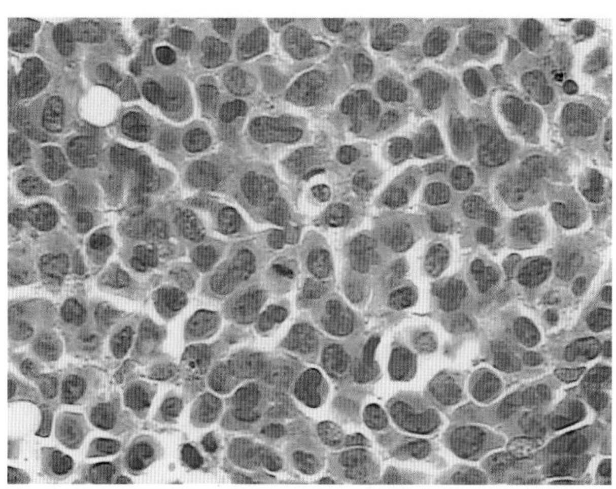

图 3-3-22　急性髓系白血病 - M5b（骨髓活检，石蜡切片，HGE 染色）

（五）骨髓活检免疫组化

免疫组化染色 CD34-/+，HLA-DR+，CD117+，MPO-，CD68（PGM1）+，Lysozyme+，CD163+。

（六）流式细胞术

流式细胞术检测 CD34-/+，HLA-DR+，CD117+，MPO-/+，CD13-/+，CD33+，CD15-/+ 和 CD65-/+。一般至少表达两种提示单核细胞分化的特征性标记，如 CD14、CD4、CD11b、CD11C、CD64 强 +、CD68、CD36（强 +）和 Lysozyme。25% ～ 40% 的病例可有 CD7 和（或）CD56 的异常表达。

（七）遗传学

大多数病例有髓系相关的非特异性细胞遗传学异常。急性单核细胞白血病或急性粒－单核细胞白血病可伴有 t（8；16）（p11.2；p13.3）染色体异常，并且大多数病例伴有白血病细胞噬血细胞现象，尤其是噬红细胞现象及凝血异常。

（八）综合诊断

主要结合上述（二）至（七）项相关特点诊断急性（原始）单核细胞白血病。

（九）鉴别诊断

1. 急性原单核细胞白血病主要鉴别诊断 包括：①未成熟型 AML（M1）；②微分化型 AML（M0）；③ AML 伴 t（9；11）（p21.3；q23.3）；④急性原巨核细胞白血病（M7）；⑤急性淋巴细胞白血病（ALL）。

2. 急性单核细胞白血病主要鉴别诊断 包括：①慢性粒－单核细胞白血病（CMML）；②急性粒－单核细胞白血病（M4）；③细颗粒型急性早幼粒细胞白血病（M3）。

鉴别诊断主要是根据细胞形态学、细胞化学和免疫表型分析加以区分。慢性粒－单核细胞白血病（CMML）的鉴别诊断至关重要，需要准确地确认幼单核细胞并将它们作为原始细胞等同细胞计入原始细胞之内。急性早幼粒细胞白血病的异常早幼粒细胞 MPO 和 NAS-DCE 强阳性，而单核细胞弱阳性或阴性。

（十）预后

多认为本型预后较其他类型 AML 差。也有研究表明本型的完全缓解率和 3 年总体生存率与其他类型 AML 无差别。

六、纯红系细胞白血病

（一）定义

纯红系细胞白血病是指未成熟细胞（外观像未分化的细胞或原红细胞）的肿瘤性增生，占骨髓细胞≥ 80%，其中原红细胞≥ 30%，原粒细胞极少或缺如。

以前分类为红白血病（红系 / 粒系型）的病例，现被归类为骨髓增生异常综合征（MDS）伴原始细胞增多，如果骨髓（或血液）中原始细胞占骨髓有核细胞＜ 20%，通常为 AML 伴骨髓增生异常相关改变。

（二）临床表现

纯红系细胞白血病极罕见。它可以发生在任何年龄，包括儿童在内。可为原发性或继发于骨髓增生异常综合征，少数由骨髓增殖性肿瘤（MPN）转化而来。临床表现无特异性。但常见重度贫血，外周血中常有幼稚红细胞。

（三）骨髓细胞形态

1. 瑞氏常规染色 纯红系细胞白血病通常有中等或大的幼稚红细胞，以原红细胞增生为主，胞质灰蓝色，核圆形，染色质纤细，一个或多个核仁；胞质深嗜碱性，无颗粒，常含界线不清的 PAS+ 空泡。可见轻度的巨幼样改变（图 3-3-23）。偶尔原始细胞较小，类似于 ALL 的淋巴母细胞。

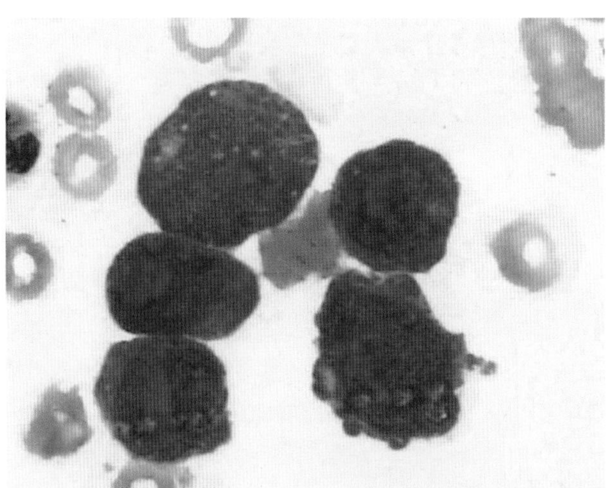

图 3-3-23 纯红系细胞白血病（骨髓涂片，瑞氏染色）

2. 细胞化学 MPO 和苏丹黑 B 染色均为阴性（图 3-3-24）；而 α- 萘乙酸酯酶、酸性磷酸酶和 PAS 阳性（PAS 通常呈块状反应）（图 3-3-25）。

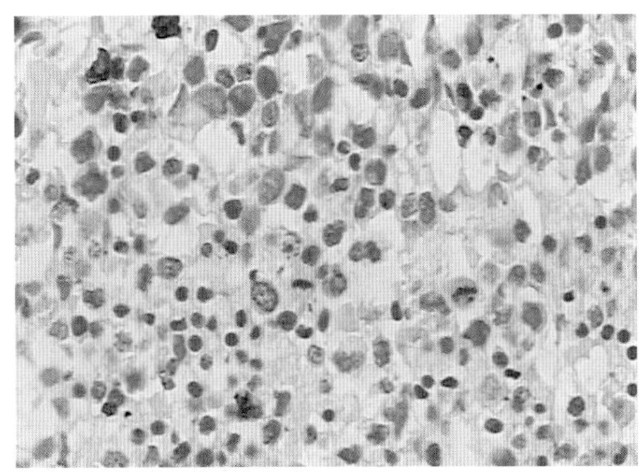

图 3-3-24　纯红系白血病

MPO-（二步法免疫组化）

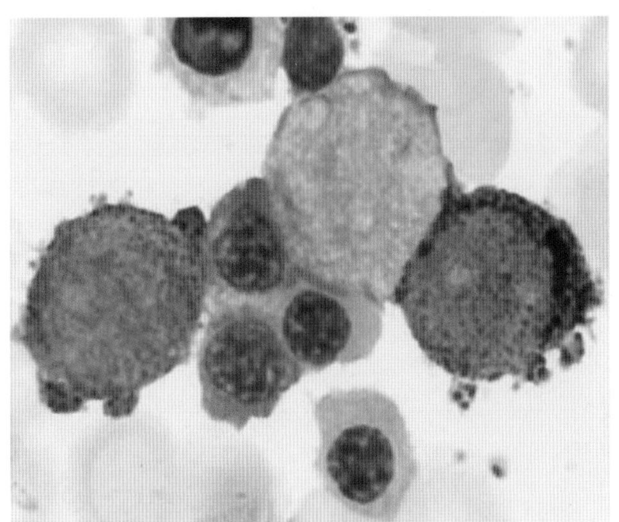

图 3-3-25　原红细胞胞质 PAS 染色呈球形或弥漫阳性

（四）骨髓活检

在骨髓活检中，纯红系细胞白血病呈未分化型（图 3-3-26）。在一些情况下，可以看到窦内生长模式。由于血液稀释，在涂片上，偏幼稚红细胞可能＜ 80%，在这种情况下，如果印片中有幼稚红细胞出现，并且骨髓活检中比例＞ 80%，则可以诊断纯红系细胞白血病。在涂片样本或活检样本中，原红细胞比例均应≥ 30%。常见巨核系发育异常，而粒细胞生成障碍比较少见。铁染色通常存在环状铁粒幼红细胞。

（五）骨髓活检免疫组化

免疫组化染色 CD34+/−，CD117+，GPA+，MPO−，HA+。

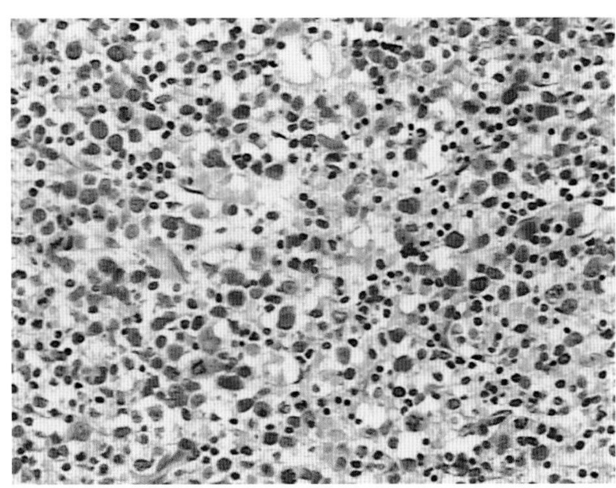

图 3-3-26　纯红系细胞白血病呈未分化型（骨髓活检，石蜡切片，HGE 染色）

然而，低分化的原红细胞血型糖蛋白和（或）血红蛋白 A（HA）可能是阴性的。分化早期阶段的红细胞 E- 钙黏蛋白在绝大多数情况下是阳性的，它对于红细胞分化具有一定的特异性。

（六）流式细胞术

流式细胞术检测红系前体细胞呈 CD34−、HLA-DR−、CD117+、HA+、血型糖蛋白 A（GPA）+、CD71+/−，不表达粒系、单核系和巨核细胞系标记。

（七）遗传学检查

这种类型 AML 没有特异性染色体异常，常有复杂核型伴多种结构异常。−5/del（5q）、−7/del（7q）最常见。

（八）综合诊断

结合上述（二）至（七）项相关特点诊断纯红系细胞白血病。

（九）鉴别诊断

本病主要与下述疾病鉴别：①急性巨核细胞白血病，与纯红系细胞白血病鉴别最为困难，如果免疫表型呈红系细胞特征，可确定诊断。②急性淋巴细胞白血病、淋巴瘤和转移瘤（偶尔）。③骨髓反应性红系细胞增生，见于溶血性贫血、使用红细胞生成素后。反应性红系增生时，红系各阶段细胞均增生，以早、中、晚幼红细胞为主，细胞具有正常分化趋势。④巨幼细胞贫血，红系显著增生，原红和早幼红细胞增多，巨幼样改变明显，中幼红细胞以下偏成熟阶段细胞相对多见，检测血清叶酸和维生素 B_{12} 水平容易鉴别。⑤ AML 伴骨髓增生异常相关改变，即使先前有髓系肿瘤的病史，并且伴 2 系发育异常，或可定义的细胞遗传学异常，也不宜诊断为 AML 伴骨髓增生异常相关改变，而应该参考原始细胞分类，AML 伴骨髓增生异常相关改变需要≥ 20% 的原始髓系细胞，而纯红系细胞白血病中的肿瘤细胞应该是原红细胞。

（十）预后

纯红系细胞白血病通常呈侵袭性病程，进展迅速；疗效差，缓解期短。中位生存期只有 3 个月。

七、急性原巨核细胞白血病

（一）定义

急性原巨核细胞白血病（acute megakaryoblastic leukemia，AMKL）骨髓原始细胞≥ 20%，其中≥ 50% 为原巨核细胞。FAB 分型为 M7。诊断 AMKL 时应排除：① AML 伴骨髓增生异常相关性改变。②某些 AML 伴重现性遗传学异常，如 t(1;22)(p13.3；q13.1)，inv(3)(q21.3q26.2)，t(3;3)(q21.3；q26.2)。③唐氏综合征相关 AML。

（二）临床表现

儿童和成人均可发病。患者有血细胞减少，血小板常减少（少数病例血小板计数可增高）。可见小巨核细胞、原巨核细胞碎片、发育异常的大血小板和颗粒少的中性粒细胞。肝脾大不常见。曾报道年轻成年男性的 AMKL 与纵隔生殖细胞肿瘤有关。

（三）骨髓细胞学

1. 瑞氏常规染色 原巨核细胞通常是中等到大细胞（12 ～ 18μm），胞核圆形或稍不规则，或有切迹，染色质呈纤细网状，1 ～ 3 个核仁，胞质嗜碱性，常无颗粒，可有泡状突起或伪足形成（图 3-3-27）。有些病例主要是小原巨核细胞，核质比高，形似淋巴母细胞。大、小原始细胞可存在于同一病例中。偶尔，原始细胞呈小簇存在。外周血可有微小巨核细胞、原巨核细胞碎片、发育异常的大血小板和颗粒少的中性粒细胞。微小巨核细胞胞体小，有 1 ～ 2 个圆形胞核，染色质致密，呈成熟胞质，不应将其当作原始细胞计数。

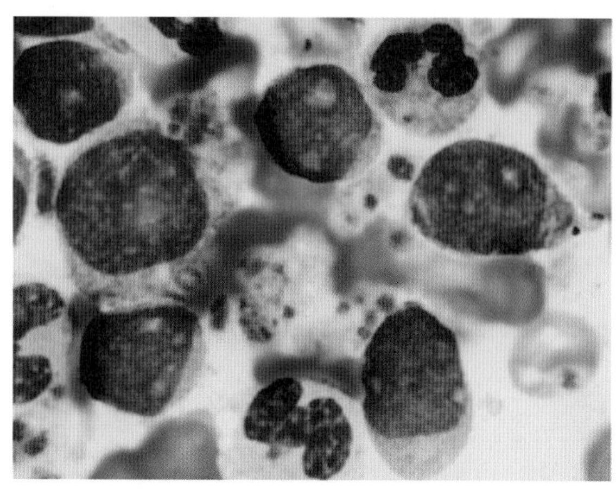

图 3-3-27 急性髓系白血病 -M7（骨髓涂片，瑞氏染色）

2. 细胞化学 原巨核细胞细胞化学染色 SBB、NAS-DCE 和 MPO 阴性。PAS 和酸性磷酸酶可阳性，非特异性酯酶 NSE 呈点状或灶性阳性（图 3-3-28）。原巨核细胞 CD41+（图 3-3-29）。

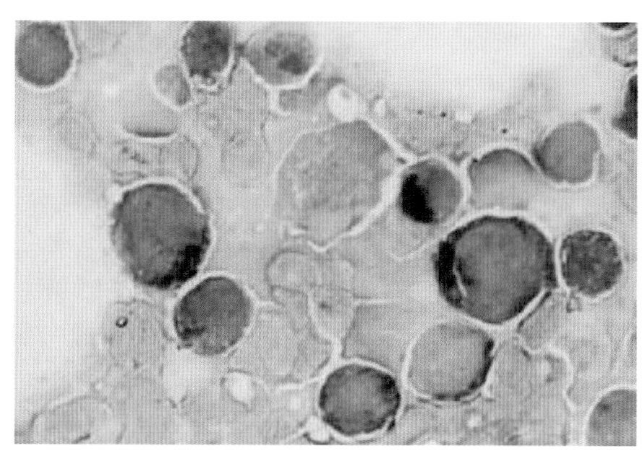

图 3-3-28 原巨核细胞及幼巨核细胞
胞质呈点状或灶性 NSE 强阳性反应（BMA 瑞氏染色）

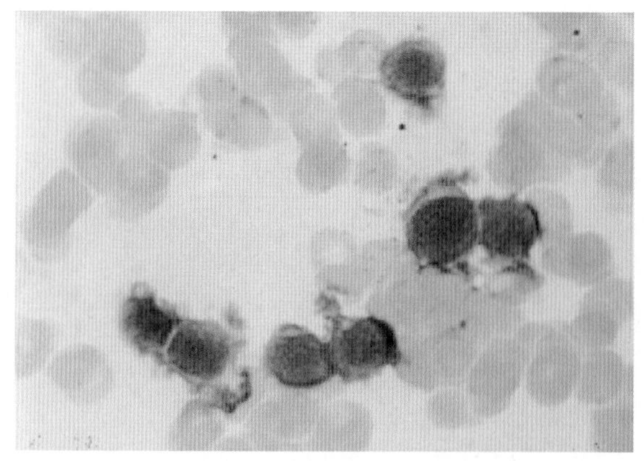

图 3-3-29 急性髓系白血病 -M7
原巨核细胞 CD41+（骨髓涂片二步法免疫组化染色）

（四）骨髓活检

有些患者由于广泛的骨髓纤维化导致干抽。骨髓原始细胞的百分比可根据骨髓活检估计，也可使用骨髓印片。并非所有急性巨核细胞白血病均合并广泛纤维化。骨髓活检的病理组织检查结果不一，从一致分化不良的原始细胞群到分化不良原始细胞和成熟但发育异常的巨核细胞混合存在。可有不同程度的网状纤维增生（图 3-3-30）。

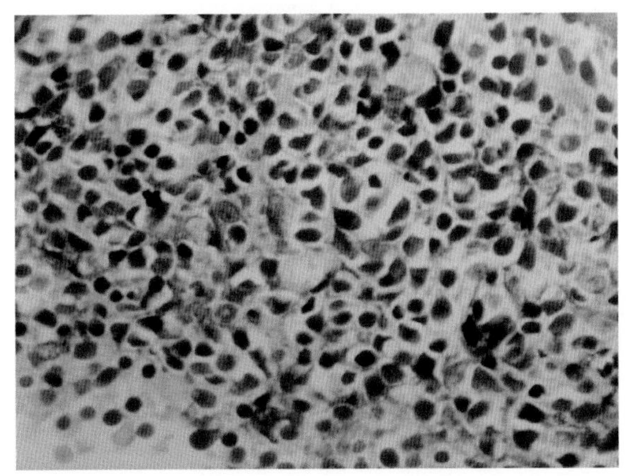

图 3-3-30　急性髓系白血病 -M7（骨髓活检，塑料切片，HGE 染色）

（五）骨髓活检免疫组化

免疫组化染色 CD61（GP Ⅲ a）+，CD42b（GP Ⅰ b）+，F Ⅷ +，v Ⅷ F+，MPO−，LAT+。

（六）流式细胞分析

流式细胞术检测 CD117+，CD13+，CD33+，CD41（GP Ⅱ b/ Ⅲ a）+，CD42b（GP Ⅰ b）+，CD36 呈特征性阳性，可异常表达 CD7，CD34−，CD45−，HLA-DR−，TdT−，MPO−。

（七）遗传学检查

急性原巨核细胞白血病不常见，在儿童和成人中均可发生，在 AML 中＜ 5%。没有独特的相关染色体异常。MDS 典型的复杂核型，inv（3）（q21q26.2）和 t（3；3）（q21；q26.2）都可伴有原巨核细胞 / 巨核细胞分化。但这类病例都被归入其他类型 AML 之中。AMKL 常出现的染色体核型：①正常核型；②合并有 21 三体；③仅有染色体数量上的异常，而并不存在形态上的异常；④存在 t（1；22）（p13；q13）或者有 OTT-MAL 表达异常；⑤ t（9；22）（q34；q11）；⑥ 3q21q26；⑦ −5/del（5q）或 −7/del（7q）或二者同时存在；⑧ i（12）（p10）；⑨其他极少数罕见核型。①～④核型多见于儿童，⑤～⑧核型多见于成年人。部分 AMKL 患者中存在 *GATA1*、*p53*、*RUNX1* 等基因异常。

（八）综合诊断

结合上述（二）至（七）项相关特点诊断急性巨核细胞白血病。

（九）鉴别诊断

主要与下述疾病鉴别：① AML，微分化型（M0）及急性淋巴细胞白血病（ALL），分化差的 AMKL 形态学难以与 M0 及 ALL 区分。借助免疫表型分析可鉴别。② AML 伴骨髓增生异常相关性改变。③急性全髓增殖伴骨髓纤维化（APMF），3 系（粒系、巨核系和红系前体细胞）皆增殖。AMKL 以原巨核细胞增殖为主。免疫组化染色有助于 AMKL 与 APMF 的鉴别。④纯红系细胞白血病，慢性粒细胞白血病急变和任何其他骨髓增殖性肿瘤的急变，在后两种情况，几乎都有慢性期和脾大的病史。⑤骨髓转移瘤，儿童腺泡样横纹肌肉瘤的骨髓转移可形似急性原巨核细胞白血病。但前者肌源性标记如 Desmin 阳性，不表达髓系标记。

（十）预后

与其他 AML 类型，以及与 AML 伴 t（1；22）（p13.3；q13.1）和唐氏综合征的急性巨核细胞白血病相比，这种类型的急性原巨核细胞白血病通常预后不良。

（郑娟娟）

八、急性嗜碱性粒细胞白血病

（一）定义

急性嗜碱性粒细胞白血病（acute basophilic leukemia，ABL）是主要向嗜碱性粒细胞分化的 AML。可为原发性或继发于骨髓增殖性肿瘤（特别是由慢性粒细胞白血病急变而来）。本病罕见，占 AML 的比例< 1%。

（二）临床表现

贫血，皮疹，肝脾大，出现溶骨性病变和高组织胺相关性症状。白细胞常增多，嗜碱性粒细胞比例增高。

（三）骨髓细胞学

1. 原始细胞增多（≥ 20%），中等大小，胞质含数量不等的粗大嗜碱性颗粒；胞核卵圆形、圆形或双核叶，染色质分散（具有特征性），核仁明显、1～3个（图 3-3-31）。一般成熟嗜碱性粒细胞比例不高。红系前体细胞可发育异常。有些病例可见肥大细胞增多。

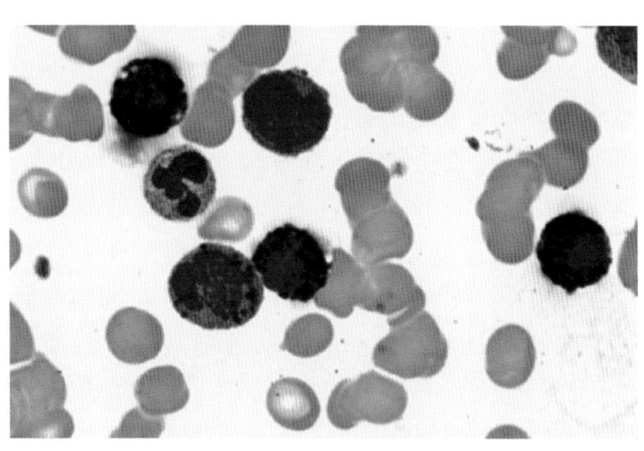

图 3-3-31 急性嗜碱性粒细胞白血病（骨髓涂片，瑞氏染色）

2. 透射电镜 嗜碱性粒细胞胞质含有致密电子颗粒物质，呈“θ”特征或含有结晶状排列物质，呈卷曲或薄片状。

3. 细胞化学 甲苯胺蓝染色阳性，酸性磷酸酶染色通常呈弥漫阳性，有些病例 PAS 染色呈块状阳性（图 3-3-32）。MPO、SBB、CAE、NAS-DCE 均阴性。

（四）骨髓活检

增生极度活跃，中等大原始细胞成簇或片状增生，正常造血细胞成分显著减少，骨髓活检切片中看不到（由于制片原因所致）骨髓涂片显现的胞质嗜碱性颗粒。常有程度不同的纤维组织增生。部分病例表现为核卵圆的梭形肥大细胞增生，分布于骨小梁旁，常伴明显的纤维化。

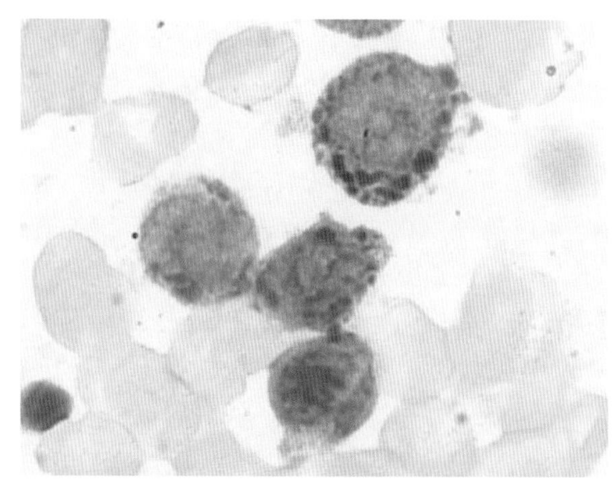

图 3-3-32 嗜碱性粒细胞

糖原染色呈粗颗粒，珠状（骨髓涂片，PAS 染色）

（五）骨髓活检免疫组化

原始细胞可表达 CD34，但 CD117、MPO 阴性。

（六）流式细胞术

白血病嗜碱性粒细胞 CD34、HLA-DR、CD13、CD33、CD15、CD123、CD203c、CD11c 通常阳性。CD117−。

（七）遗传学

无特征性遗传学异常。染色体异常：12p，del6（q22）；由慢性粒细胞性白血病转化而来者可有 t（9；22）（q34；q11）。但目前发现重现性的 t（X；6）（p11.2；q23.3）导致的 *MYB-GATA1* 基因突变可见于男性婴幼儿急性嗜碱性粒细胞白血病患者。其他有报道的遗传学异常包括 t（3；6）（q21；p21）和 12p 的异常。

（八）综合诊断

1. 临床表现 贫血，皮疹，肝脾大，出现溶骨性病变和高组织胺相关性症状。白细胞计数常增多，分类计数嗜碱性粒细胞比例增高。

2. 骨髓涂片原始细胞增多（≥ 20%），中等大小，胞质含数量不等的粗大嗜碱性颗粒；透射电镜显示嗜碱性粒细胞胞质含有致密电子颗粒物质，呈“θ”特征或含有结晶状排列物质，呈卷曲或薄片状。甲苯胺蓝染色阳性，酸性磷酸酶染色通常呈弥漫性阳性。

3. 骨髓活检增生极度活跃，中等大小原始细胞成簇或片状增生。

4. 免疫表型 白血病嗜碱性粒细胞 CD34、HLA-DR、CD13、CD33、CD15、CD123、CD203c、CD11c 通常阳性。CD117–。

综合上述 1 ～ 4 特点诊断急性嗜碱性粒细胞白血病。

（九）鉴别要点

本病主要与下述疾病鉴别。

1. AML 伴嗜碱性细胞增多 AML 伴 t（6；9）（p23；q34）常有嗜碱性细胞增多。急性嗜碱性粒细胞白血病时，MPO、SBB、NAS-DCE、NSE 阴性，甲苯胺蓝染色阳性，透射电镜显示嗜碱性细胞显现“θ”型颗粒。

2. 肥大细胞白血病（mastcell leukaemia，MCL）外周血和骨髓涂片呈现大量肥大细胞增生，瘤细胞 NAS-DCE+，遗传学检查有 *KIT* 基因密码子 816 点突变。

（十）预后

病情进展迅速，预后差。

九、急性全髓增殖伴骨髓纤维化

（一）定义

急性全髓增殖伴骨髓纤维化（acute panmyelosis with myelofibrosis，APMF）是一种伴有骨髓原始细胞增多和纤维化的急性全髓（粒系、红系、巨核系）增殖症，造血细胞可发育异常，但不足以诊断 AML 伴骨髓增生异常相关改变。本病罕见。

本病曾称急性全髓增殖，非特指型；急性（恶性）骨髓纤维化；急性（恶性）骨髓硬化，非特指型；恶性骨髓硬化；急性骨髓纤维化；急性骨髓硬化，非特指型等。

（二）临床表现

本病主要发生于成人，也可见于儿童。起病急，症状严重，虚弱、疲劳，常有发热、骨痛。无脾大或轻微肿大。病程常很短。常见显著全血细胞减少。红细胞无异型或轻微异型，无泪滴样红细胞。中性粒细胞和血小板可发育异常。原始细胞常较少（＜ 5%）。

（三）骨髓细胞学

骨髓穿刺常不成功。骨髓印片可见原始细胞增多和发育异常的巨核细胞。

（四）骨髓活检

骨髓增生极度活跃，粒、红、巨核 3 系细胞均不同程度增生（全髓增殖）。粒、红系前体细胞及其以下的各阶段细胞比例无显著异常（图 3-3-33，图 3-3-34）。多数病例原始细胞所占的比例为 20% ～ 25%（中位数 22.5%）。特征性的改变包括原始细胞增生灶和显著发育异常的巨核细胞（胞体小，胞核分叶少或无分叶，可有小巨核细胞）；轻度骨髓纤维化，大多数患者网状纤维增多（Ⅲ级）并有粗纤维，明显的胶原纤维增生不常见（图 3-3-35，图 3-3-36）。

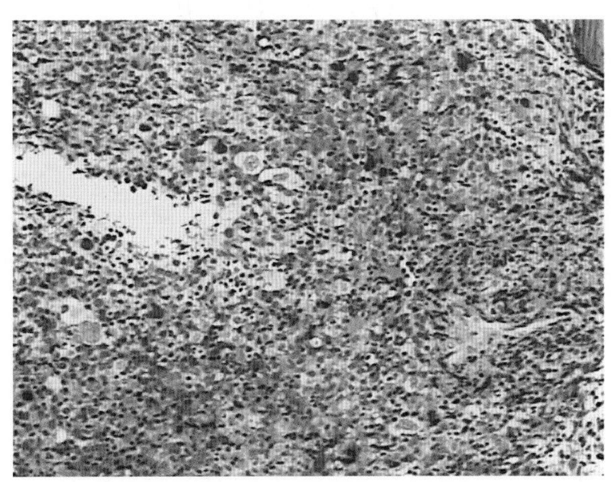

图 3-3-33 急性全髓增殖伴骨髓纤维化（骨髓活检，HE 染色）

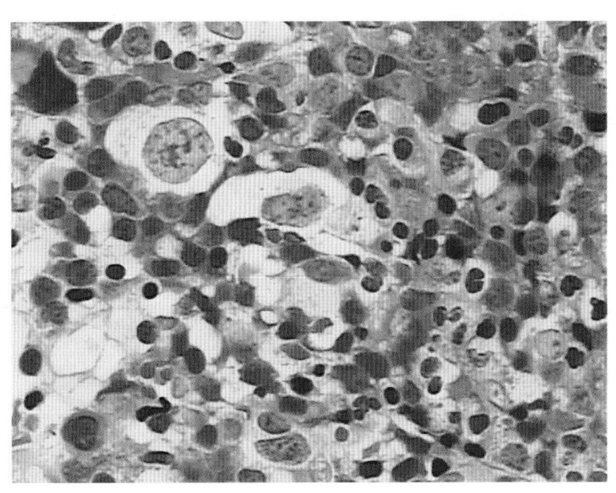

图 3-3-34 急性全髓增殖伴骨髓纤维化（图 3-3-33 放大）

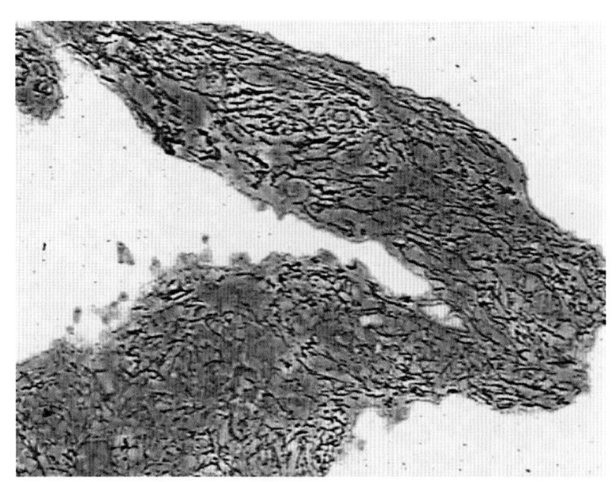

图 3-3-35 急性全髓增殖伴骨髓纤维化
网状纤维（Ⅱ～Ⅲ级）

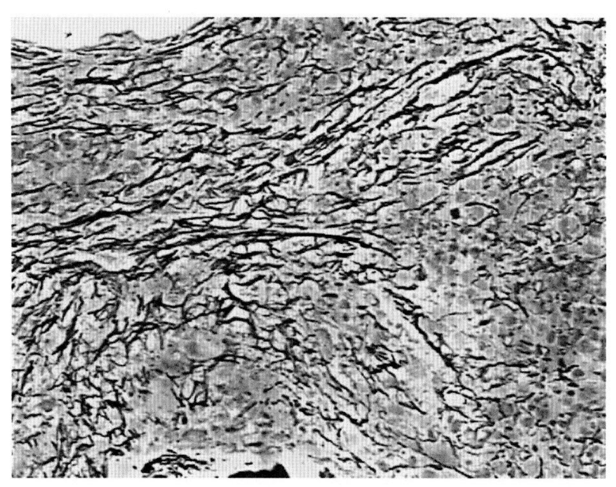

图 3-3-36 急性全髓增殖伴骨髓纤维化（图 3-3-35 放大）

（五）骨髓活检免疫组化

CD34+ 的原始细胞增多，成簇或灶性分布。原始细胞不同程度地表达髓系（MPO+、Lysozyme+）和红系（GPA+，HA+）相关抗原，偶尔表达巨核细胞相关抗原（CD41，CD61）。CD42b、CD61 免疫组化染色易于识别发育异常的巨核细胞。

（六）流式细胞术

原始细胞常表达 CD34 和一个或多个髓系相关抗原（CD13、CD33、CD117），MPO 常阴性。少数病例原始细胞表达巨核细胞相关抗原（CD41、CD42、CD61）。有些病例原始细胞还表达红系细胞相关抗原（GPA、HA）。

（七）遗传学

最常见的染色体异常为 −5、−7、del（5q）、del（7q），这些改变较常见于 MDS，应将具有这类染色体异常的 AML 诊断为 AML 伴骨髓增生异常相关性改变。

（八）综合诊断

1. 临床表现　起病急，常有发热、骨痛，全血细胞减少。

2. 骨髓干抽。

3. 骨髓活检　骨髓增生极度活跃，粒、红、巨核 3 系细胞均不同程度地增生（全髓增殖）。特征性改变：原始细胞增生灶和显著发育异常的巨核细胞（胞体小，胞核分叶少或无分叶，可有小巨核细胞）；轻度骨髓胶原纤维化，大多数患者网状纤维增多（Ⅲ级）并有粗纤维，明显的胶原纤维增生不常见。

4. 免疫表型　CD34+ 的原始细胞增多，成簇或灶性分布。CD42b+、CD61+ 免疫组化染色易于识别有发育异常的巨核细胞。

综合上述 1 ～ 4 方面的特点：符合急性全髓增殖伴骨髓纤维化。

（九）鉴别要点

主要与下述疾病鉴别。

1. 急性原巨核细胞白血病（M7）　原始细胞主要为原巨核细胞，免疫组化染色为 CD42b+，CD61+。APMF 的原始细胞具有异质性，表达粒、红系细胞标记（MPO、GPA），多不表达巨核细胞标记（CD42b、CD61）。

2. 原发性骨髓纤维化（PMF）　APMF 与 PMF 的鉴别见表 3-3-1。

表 3-3-1　原发性骨髓纤维化与急性全髓增殖伴骨髓纤维化的鉴别

	原发性骨髓纤维化	急性全髓增殖伴骨髓纤维化
病程	慢性	急性
脾大	常见（＞90%），多较显著	无或轻度肿大
血象	多有白细胞增多和(或）血小板增多	全血细胞减少
成熟红细胞	大小不等，常见泪滴样红细胞	无或轻微异型，无泪滴样红细胞

续表

	原发性骨髓纤维化	急性全髓增殖伴骨髓纤维化
增生的细胞系列	粒系及巨核系增生为主	全髓增殖
原始细胞	少，成簇分布	多，灶性分布
巨核细胞	染色质密集，核扭曲	染色质松散，分叶少或不分叶

3. MOS 伴原始细胞过多（MOS-EB）　继发骨髓纤维化可 3 系增生、原始细胞增多伴巨核细胞的发育异常；发病常较缓和，少有发热和骨痛；骨髓组织中巨核细胞和原始细胞所占的比例低于 APMF。

（十）预后

通常化疗效果差，生存期常仅为几个月。

十、低增生性急性髓系白血病

（一）定义

低增生性急性髓系白血病（hypoplastic acute myeloid leukemia）是指就相应年龄而言，骨髓增生程度减低的 AML。多与化学毒物、放化疗有关，并非独立的疾病。文献中有关低增生性 AML 的诊断标准不一致，增生程度为 5% ～ 40% 不等，2001 年 WHO 规定的增生程度为＜ 20%，约占 AML 的 10%。

（二）临床表现

本病好发于老年男性，起病隐袭，发展缓慢，表现为发热、乏力、出血，多无组织浸润，一般无肝、脾、淋巴结肿大。全血细胞减少。

（三）骨髓细胞学

增生减低。原始细胞增多，散在分布。

（四）骨髓活检

骨髓增生极度低下或较低下，脂肪细胞增多，脂肪细胞之间主要为原始细胞增生，呈散在、成簇或小灶性分布。偏成熟的粒、红系细胞少见。多数病例巨核细胞明显减少；少数病例巨核细胞不减少，伴有发育异常（胞体小，核分叶少）。淋巴细胞、浆细胞、组织细胞等非造血细胞少见。无明显含铁血黄素沉着。部分病例伴有纤维化。国外报道的本病主要类型为 AML-M0、AML-M1、AML-M2、AML-M6。笔者所见病例中以 AML-M5b 多见（图 3-3-37）。

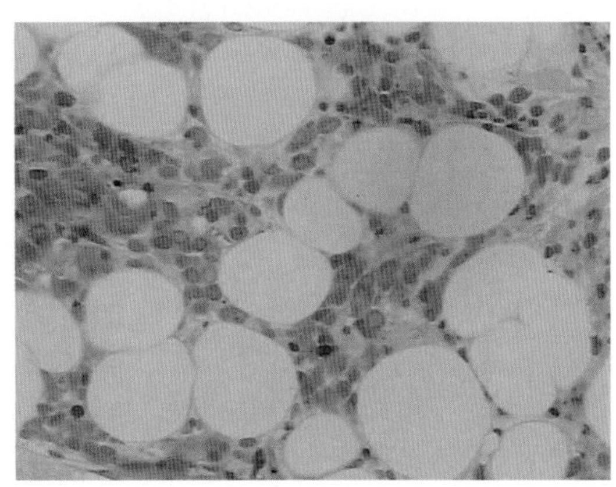

图 3-3-37　低增生性急性髓系白血病（骨髓活检，HGE 染色）

（五）鉴别诊断

主要与下述疾病鉴别。

1. 再生障碍性贫血　骨髓活检有助于与低增生性急性髓系白血病的鉴别（表 3-3-2）。

表 3-3-2　再生障碍性贫血与低增生性急性髓系白血病的病理组织学鉴别

	再生障碍性贫血	低增生性急性髓系白血病
细胞成分	偏成熟粒红系细胞为主	以幼稚细胞为主，成熟细胞很少见
非造血细胞	易见	少见
含铁血黄素	易见	无或很少
纤维化	无	可有
网状纤维染色	阴性	可阳性

2. 低增生性骨髓增生异常综合征（MDS）　低增生性 MDS 和低增生性急性髓系白血病的原始细胞均增多。MDS 的细胞成分较复杂，原始细胞＜ 20%，易见偏成熟阶段造血细胞，低增生性急性髓系白血病的原始细胞≥ 20%，细胞成分较单一。

（六）预后

本型病程缓慢，不耐受强烈化疗。有学者认为化疗与对症治疗的总体生存率无显著差异；有学者认为化疗缓解率高，生存期延长。

十一、先天性急性白血病

（一）定义

先天性急性白血病（congenital leukemia，CL）是指发生在出生后 4 周之内的急性白血病，出生时可有或无白血病的表现。本型罕见，占全部儿童白血病的比例＜ 1%，男性稍多见。发病机制尚不清楚，有关因素包括：①先天性遗传缺陷，如唐氏综合征、Bloom 综合征（面部红斑侏儒综合征）、Fanconi 贫血、神经纤维瘤 1 型等；②父母接触有毒化学物质、放射线，服用某些药物和环境污染等。

（二）临床表现

发热、面色苍白、出血和肝脾大，少有淋巴结肿大。常见皮肤损害（皮疹或皮肤结节）。半数以上患儿可见皮肤浸润性结节（出生时即有），表面呈蓝色、紫色、棕色或红色（“蓝莓饼”婴儿），直径 2 ～ 3mm，先出现于头部，进而遍及全身。Bresters 等复习了 1975 ～ 2000 年有关 CL 的文献，对 117 例 CL 的临床和实验室检查特点进行了总结（表 3-3-3）。多表现为贫血、血小板减少、白细胞增多。白细胞中位数为 104×10^9/L [（2.6 ～ 968）$\times10^9$/L]，可见原始（幼稚）细胞。

表 3-3-3　117 例先天性急性白血病的临床与实验室检查特点及占比

临床与实验室检查特点	占比（%）
白血病类型	
急性淋巴细胞白血病	21.1
急性髓系白血病	64.0
急性未分化白血病	5.3
双表型 / 转化型白血病	7.0
幼年型粒 - 单核细胞白血病	2.6
性别	
男	56.4
女	43.6
临床表现	
淋巴结肿大	24.3
肝大	80.0
脾大	74.7
皮肤浸润	63.5
脑膜侵犯	50.0
细胞遗传学	
11q23 异常	30.6
11q23 以外其他异常	41.7
正常	27.8

（三）骨髓细胞学

原始（幼稚）细胞增多，符合急性白血病的诊断标准。多为 AML（表 3-3-3），ALL 少见；最多为 AML-M5 和 AML-M4（ 图 3-3-38），AML-M0 和 AML-M1 少见。ALL 以早期前 B（pro-B）ALL 最常见。AMKL（M7）则主要见于唐氏综合征。

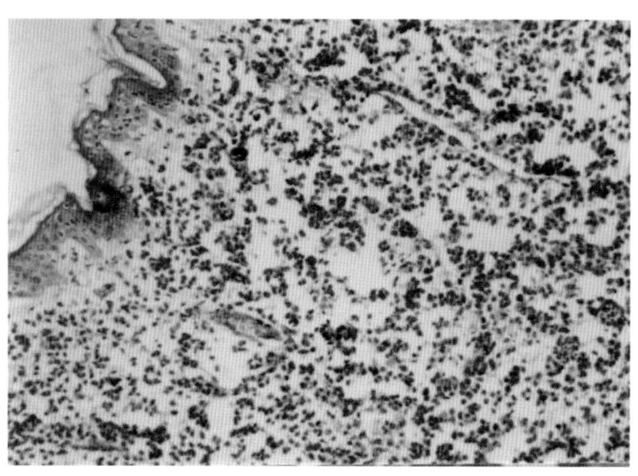

图 3-3-38　先天性白血病（骨髓涂片，瑞氏染色）

（四）骨髓活检

骨髓活检表现为急性白血病的骨髓病变，白血病细胞呈弥漫性、单一性增生。最常为 AML，其次为 ALL。单发或多发性皮肤结节的 HE 染色切片呈现单一性幼稚细胞浸润真皮全层，表皮角化不明显，棘细胞层不增厚，表皮常无白血病细胞浸润。皮肤病变与髓系肉瘤形态类似（图 3-3-39），也可形似皮肤淋巴瘤。

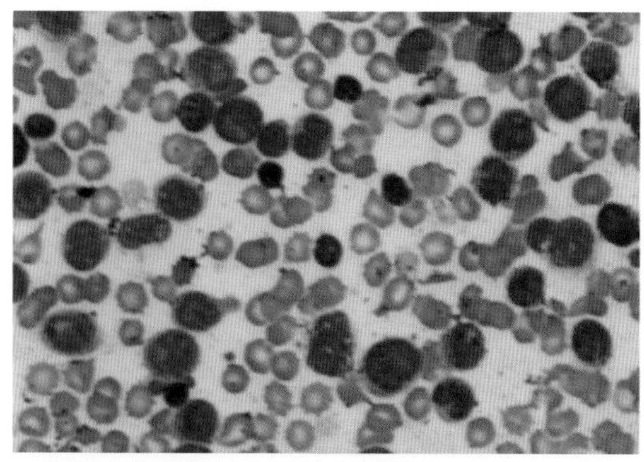

图 3-3-39　皮肤白血病细胞浸润

（五）骨髓活检免疫组化

白血病细胞除表达相应类型（粒系、单核系、红系、巨核系、淋巴系）抗原外，常呈 HLA–、DR+、CD10–。此外，常见抗原的系列交叉表达（AML 表达淋系抗原，ALL 表达髓系抗原）。

（六）遗传学

常见遗传学异常包括 +21 和包括 11q23 在内的遗传学异常，如 t（4；11）、t（9；11）、t（11；19）等。

（七）综合诊断

目前多采用 Pierce 于 1959 年提出的诊断标准：①出生后 4 周内发病；②外周血及骨髓中不成熟粒系、淋系或红系细胞增多；③增生的骨髓造血细胞侵犯非造血组织；④排除其他引起骨髓细胞增生的疾病（如溶血性疾病、败血症、其他恶性肿瘤等）。

符合上述①～④项，可诊断：先天性急性白血病。

（八）鉴别要点

主要与下述疾病鉴别。

1. 类白血病反应　感染、溶血和缺氧引起外周血白细胞增多，血涂片中可见幼稚细胞。结合骨髓涂片及活检中幼稚细胞比例、细胞化学、免疫表型和遗传学检测等有助于诊断本病。

2. 短暂性髓系增生异常（TAM）　又称为短暂性骨髓增殖疾病（TMD），见于唐氏综合征，与 AMKL（AML-M7）病变相同。多数病例经几周至 3 个月可自发缓解，约 30% 转化为 AMKL。遗传学异常为 +21。TAM 的临床表现和形态学改变难以与先天性白血病区分，主要根据病史和密切随访进行鉴别。

3. “蓝莓饼”婴儿　患儿皮肤病变应与横纹肌肉瘤、神经母细胞瘤和朗格汉斯细胞组织细胞增生症的 Letterer-Siwe 病等鉴别。皮肤活检的免疫组化染色显示，CL 的白血病细胞表达造血细胞标记，不表达肌源性和神经源性标记。Letterer-Siwe 病常见于婴幼儿，皮肤病变为淡红色斑丘疹，光镜下表现为小淋巴细胞、组织细胞、少数巨噬细胞和嗜酸性粒细胞增生背景中，增生的朗格汉斯细胞胞核呈椭圆或葵花子样，有纵向核沟；免疫组化染色 S-100 蛋白和 CD1a 阳性；电镜显示胞质含 Birbeck 颗粒。

（九）预后

常发展迅速、预后差，化疗疗效不佳。同年长儿童急性白血病相比，CL 预后更差，ALL 较 AML 预后差。多于数周至数月内死亡。极少数病例自发缓解（多为 AML-M5）。

（常　娟）

第四节　髓系肉瘤

（一）定义

髓系肉瘤（myeloid sarcoma）是发生在骨髓以外，由髓系幼稚细胞增殖形成的肿瘤。髓系肉瘤最早被称为绿色瘤，因富含过氧化物酶的瘤体切面受空气氧化而呈现绿色，部分瘤体切面呈灰白、灰褐或灰黄色，可能与过氧化物酶含量少有关。2001 年《淋巴造血肿瘤 WHO 分类》中将其命名为髓系肉瘤。白血病患者的髓系原始细胞可在全身任何部位浸润，在髓外形成破坏原有组织结构的肿块，即可诊断为髓系肉瘤。有些病例，髓系肉瘤可能预示疾病治疗后的复发，而一些病例可能是发生急性白血病的最初迹象。在成年人中，大约 1/3 髓系肉瘤与骨髓疾病（包括 AML、MDS、MPN 及 MDS/MPN）同时发生，1/3 患者有髓系肿瘤的病史。髓系肉瘤不是白血病的一种类型，而是 AML 的一种特殊表现形式。

（二）临床表现

髓系肉瘤好发于老年男性，中位年龄为 56 岁（1 个月至 89 岁），男：女为 1.2 ∶ 1。几乎可累及髓外任何部位，最常见发病部位是皮肤、淋巴结、胃肠道、骨、软组织、宫颈和睾丸。多部位同时发生髓系肉瘤者不足 10%。

（三）骨髓细胞学

髓系肉瘤由原始髓系细胞及未成熟髓系细胞组成，大部分为原始幼稚粒细胞，部分病例为原始幼稚的单核细胞或粒－单核细胞，具有 3 系造血或主要为红系前体及原巨核细胞、幼巨核细胞的肿瘤罕见。根据肿瘤细胞分化成熟程度可分为三个亚型：①原始细胞型，肿瘤细胞主要为原始髓系细胞，细胞中等大小，胞质嗜碱性，核呈圆形或折叠，染色质纤细，核仁小或不明显。②未成熟型，除原始细胞外，还含有早幼粒细胞阶段的髓系细胞。③分化型，由早幼及中幼阶段髓系细胞组成，包括嗜酸性中幼粒细胞。髓系肉瘤原始细胞背景中可混杂少量成熟粒细胞、红系前体细胞或巨核细胞，这些都提示不成熟细胞群起源于髓系。

（四）骨髓活检

因本病多发于髓外，初诊一般多无血液学异常，也不做（或未做）骨髓检查，甚至有的患者血象也未查。如瘤块经病理检查疑为本病时必须排除白血病髓外浸润形成的实体性瘤块。必须按白血病进行检查和处理，因为髓外粒细胞肉瘤后期转移或扩散到血液和（或）骨髓表现为 AML，与 AML 伴髓外瘤性浸润的预后是不同的。

（五）骨髓活检免疫组化

髓系肉瘤常表达 MPO、CD34、CD117、CD43、CD13、CD33、CD15、Lysozyme、TDT，伴有单核系分化可表达 CD68、CD14、CD163、CD11c，CD41、CD61 及 CD235a、CD71 表达分别提示巨核系及红系分化。少数病例可出现异常抗原表达，如 B 或 NK/T 细胞标记，包括 PAX5、CD19、CD2、CD7、CD56，但不表达 T 或 B 细胞特异性标记 CD3、CD20，罕见病例可表达 CD30、细胞角蛋白。免疫表型符合混合 AML 的病例不能诊断为髓系肉瘤。

（六）流式细胞术

细胞悬液流式细胞术显示，肿瘤细胞具有髓系分化特点：MPO、CD13、CD33、CD117、CD34、CD14、CD64、CD41、CD42b、CD61、CD71、GPA。

（七）遗传学

髓系肉瘤是 AML 的一种特殊表现形式，因此可出现 AML 各种遗传学异常。最常见的染色体异常为 t（8；21）（q22；q22）及 inv（16）（p13.1q22），其他异常包括 t（1；22）（p13；q13）、–7、+8、–16、16q–、20q–、MLL 重排、+4、5q– 等。

（八）分子生物学

分子生物学有大约 16% 的病例携带 *NPM1* 基因突变（通过检测到胞质中异常的 NPM1 表达），有趣的是，下一代测序技术研究提示，在 AML 累及皮肤的病例中，*NPM1* 基因突变有更高的发生率（大于 50%）。在一个病例系列研究中，*FLT3-ITD* 在少于 15% 的病例中被检测到。

（九）综合诊断

髓系肉瘤起源于造血干细胞，是由具有髓系分化特征的克隆性髓系原始幼稚细胞增殖形成的肿瘤。诊断要点：①有或无髓系肿瘤病史，出现骨髓以外解剖部位的肿块，并破坏原有组织结构；②免疫表型显示为原始幼稚髓系造血细胞，可伴有成熟现象；③具有克隆性遗传学异常。髓系肉瘤的诊断应当与 AML 一样，进行穿刺细胞形态学、免疫表型及遗传学检查，从而得出 AML 的适当分型。

（十）鉴别诊断

髓系肉瘤由形态一致的小圆形原始幼稚细胞组成，易与恶性淋巴瘤、母细胞性浆细胞样树突状细胞肿瘤及非造血系统小圆形细胞肿瘤混淆。肿瘤背景中出现幼稚嗜酸性粒细胞、分化的中性粒细胞及巨核细胞对诊断髓系肉瘤具有重要提示意义。

1. 恶性淋巴瘤 仅依靠形态学来鉴别是很困难的，但形态学特征常具有提示意义：纤细的核染色质和大量核分裂象有助于与大 B 细胞淋巴瘤鉴别，后者核仁明显，并具有透亮胞质；Burkitt 淋巴瘤细胞相对较小，核染色质较粗糙、核膜较厚，呈现“星空”现象。通过免疫表型可将髓系肉瘤与淋巴母细胞淋巴瘤 / 急性淋巴细胞白血病、Burkitt 淋巴瘤、弥漫大 B 细胞淋巴瘤等区分开来。

2. 母细胞性浆细胞样树突状细胞肿瘤 肿瘤细胞弥漫浸润性生长，中等大小，肿瘤细胞表达浆细胞样树突状细胞标记 CD123，同时表达 CD4 和 CD56，髓系标记 MPO 和 CD117 总是阴性。

3. 小圆形非造血系统肿瘤 包括神经内分泌

肿瘤、恶性黑色素瘤、Ewing 肉瘤、胚胎性横纹肌肉瘤、低分化癌等，可通过造血细胞免疫标记：LCA、CD45RO、MPO 加以鉴别。

（十一）预后

原发性或孤立性者，肿块局部完整手术切除后，加或不加化疗预后佳；髓系肉瘤继发髓系白血病、髓系肿瘤伴发或髓外复发的髓系肉瘤患者预后较差。

第五节　与唐氏综合征相关的骨髓增殖

（一）定义

唐氏综合征（Down syndrom，DS）患者发生白血病的风险显著增大，比无 DS 者增加 10 ～ 100 倍。与唐氏综合征相关的骨髓增殖（myeloid proliferations associated with Down syndrome）包括两类：①一过性髓系增生异常（transient abnormal myelopoiesis，TAM）或称为过渡性骨髓增殖性疾病（transient myeloproliferative disorder，TMD），具有自限性，大多数病例经过数周至 3 个月可自发缓解，形态学上与 DS 相关髓系白血病可能无法区分。② DS 相关髓系白血病，DS 患儿的 MDS 与 AML 具有相似的临床和生物学行为，鉴别诊断并不确切需要，因此这一名称包括 MDS 和 AML。DS 相关髓系白血病通常是急性巨核细胞白血病（AMKL），具有独特的形态、免疫表型、分子遗传学和临床表现，与非 DS 相关性 AMKL 有所不同。

（二）临床表现

DS 新生儿大约有 10% 的患儿出现 TAM，中位发病年龄为出生后 5 天。初诊时多表现为血小板减少，而其他血细胞减少较少见，外周血白细胞可显著增多，外周血中原始细胞百分比可超过骨髓。可有肝脾大，罕见的临床合并症包括心肺衰竭、高黏滞血症、脾坏死和进行性肝纤维化。DS 相关髓系白血病绝大多数发生于出生后 5 年以内。20% ～ 30% 有前期 TAM 病史的儿童会发生 DS 相关髓系白血病。与 TAM 具有相似的临床表现，初始有一段血小板减少时期，这一白血病前期阶段相当于儿童难治性血细胞减少（MDS-RCC），随后出现 MDS 伴原始细胞增多及明显 AML。

（三）骨髓细胞学

骨髓细胞学检查示原始细胞形态学特征类似原巨核细胞。胞核圆形或稍不规则，胞质嗜碱性，胞质常可见泡状突起。部分原始细胞胞质含有类似嗜碱性颗粒的粗大颗粒，该颗粒一般过氧化物酶阴性。红系前体细胞常呈巨幼变及发育异常，包括双核、三核及核碎裂。粒系可有发育异常。

（四）骨髓活检

骨髓活检示原始细胞不同程度增多。骨髓原始细胞比例低的病例，红系前体细胞可增多和发育异常，随疾病进展而减少，偏成熟阶段粒细胞减少。原始细胞密集浸润的病例偶尔可见发育异常的巨核细胞。急性巨核细胞白血病病例，巨核细胞可显著增多，可见成簇分布的发育异常的小巨核细胞，偶见幼巨核细胞增多。可伴有显著增生的网状纤维网，致使骨髓穿刺难于取得足够的标本。

（五）骨髓活检免疫组化

TAM 与 DS 相关髓系白血病原始细胞具有相似的免疫表型。原始细胞 CD117、CD13、CD33、CD7、CD4、IL-3R、CD36、CD41、CD61、CD42、TPO-R 和 CD71 阳性，其中，CD41、CD61、CD42 有助于确认巨核系分化。而 MPO、CD15、CD14 和 GPA 阴性。TAM 大多数病例表达 CD34、CD56 和 CD41，而 DS 相关髓系白血病的表达偏低（50% 病例 CD34 阴性，约 30% 的病例 CD56 和 CD41 阴性），且较少表达 HLA-DR。其他类型 DS 相关 AML 的免疫表型与相应非 DS 相关的 AML 相同。

（六）遗传学

克隆性遗传学异常主要是染色体 21 三体，也可见 +8、del（6q）、+11、+21。

（七）分子生物学

获得性 *GATA1* 基因突变常见于该疾病类别，目前研究认为，该基因突变是该病的致病因子，其他额外的基因突变也有相关报道，包括 *CTCF*、

EZH1、*KANSL1*、*JAK2*、*JAK3*、*MPL*、*SH2B3* 和 *RAS* 信号通路相关的基因突变。

（八）综合诊断

主要根据骨髓形态、遗传学及分子生物学诊断本病。

（九）鉴别诊断

结合本病临床表现、免疫表型和遗传学特点，可与非 DS 相关性 AML（主要为 M7）鉴别。

（十）预后

绝大多数 TAM 患儿在出生后 3 个月内自发缓解，极少数出现危及生命或致死性临床合并症，20% ～ 30% 的患儿在随后的 1 ～ 3 年发展为急性原巨核细胞白血病。DS 相关粒细胞白血病伴 *GATA1* 基因突变的幼儿对化疗效果较好，与非 DS 儿童 AML 相比预后较好。年长儿童的 DS 伴 *GATA1* 突变的粒细胞白血病的预后与非 DS 的 AML 患儿类似。

（程　兵）

第六节　母细胞性浆细胞样树突状细胞肿瘤

（一）定义

母细胞性浆细胞样树突状细胞肿瘤（blastic plasmacytoid dendritic cell neoplasm，BPDCN）是一种较为罕见且呈侵袭性的肿瘤，瘤细胞来自浆细胞样树突状细胞的前体细胞（又称专职 1 型干扰素产生细胞或浆细胞样单核细胞）。于 1994 年首次报道，曾称为母细胞性 NK 细胞淋巴瘤、无颗粒的 CD4 和 CD56 阳性血源性皮肤肿瘤。本病主要侵犯皮肤，同时或继发累及骨髓和外周血。

（二）临床表现

BPDCN 是一种罕见的肿瘤，发病无任何种族倾向，男女之比约为 3 ∶ 1。可发生于任何年龄，但大多数患者为老年人，中位年龄为 58.1 ～ 66.0 岁（0 ～ 96 岁范围），女性患者比男性患者发病早 8 ～ 10 年。BPDCN 的临床特征及进展模式主要有两种类型。一种类型（70% ～ 90% 病例）以惰性皮肤病变开始，随后发生肿瘤播散；另一种（10% ～ 30% 病例）表现为急性白血病特征，发病开始即累及全身。目前 BPDCN 病因学不明，但有些病例与 MOS 相关，提示 MOS 可能与本病发生机制有关，至今还没有充分证据表明与 EB 病毒相关。本病常见多部位受侵犯，皮肤病变最常见（几乎 100%），其次为骨髓、外周血（60% ～ 90%）、淋巴结（40% ～ 50%）、脾（25%）和肝（16%）。皮肤病变以无症状孤立或多发皮损为特点，可呈结节或斑块状，大小可以从几毫米到数厘米不等（图 3-6-1）。这种无症状的皮疹可能掩盖疾病本身的侵袭性过程。随病情进展必然发生骨髓和外周血侵犯，此时可有贫血和血小板减少症状，少数病例症状严重，提示骨髓衰竭。循环肿瘤细胞可在约 50% 的患者中发现，但是计数一般比较低（中位数 2%；范围 0 ～ 94%）。15% ～ 20% 的病例合并或发展为粒 - 单核细胞白血病或急性髓系白血病。这些继发性白血病可能由潜在的骨髓增生异常演变而来，或是在疾病进展或复发时突然出现。

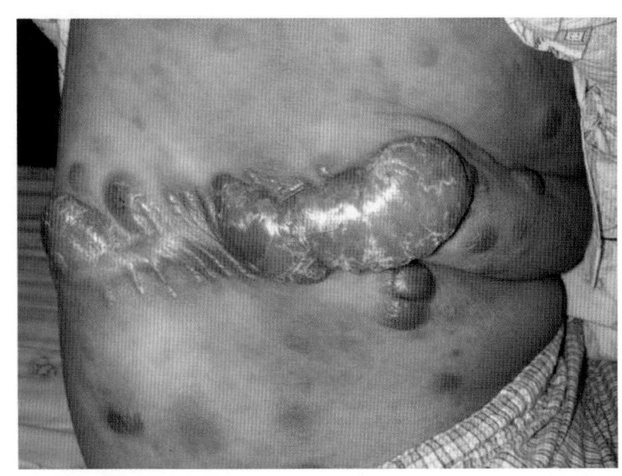

图 3-6-1　BPDCN
右腰背部隆起多发大小不等暗红结节（图片由陈辉树提供）

（三）骨髓细胞学

累及骨髓时，在外周血和骨髓涂片上，瘤细胞胞质有沿胞膜分布的微小空泡和伪足（图 3-6-2）。晚期骨髓瘤细胞达 20% 以上，并累及外周血，呈白血病血象。

（四）骨髓活检

骨髓活检可呈轻度间质浸润或极度活跃

（≥ 80%），瘤细胞密集增生，正常粒、红系及巨核细胞甚至极少或缺乏。残存造血组织可呈发育异常表现，尤其是巨核细胞。

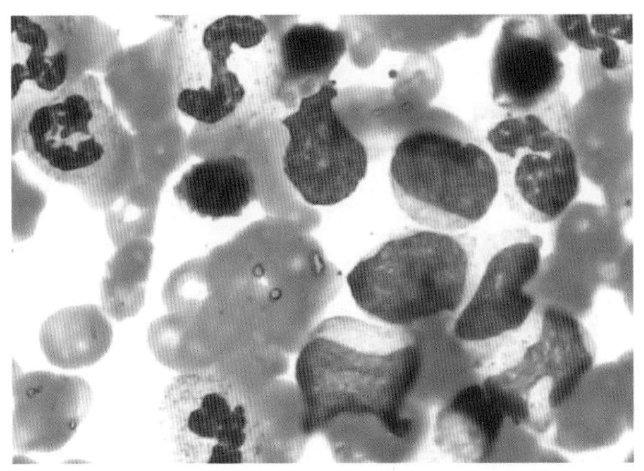

图 3-6-2　同图 3-6-1，BPDCN 患者的骨髓涂片
绝大多数为瘤细胞，胞体大，胞核圆形或椭圆形，胞质偏一侧，浅灰蓝色，核染色质细，有核仁（图片由陈辉树提供）

（五）皮肤及淋巴结组织病理学

本病在侵犯皮肤的病例中，瘤细胞主要侵犯真皮，而不侵犯表皮和皮肤附属器，并最终扩展到皮下脂肪层。通常以中等大小的母细胞弥漫浸润为特点，瘤细胞胞质少，淡嗜碱性。胞核不规则，染色质细腻，一个或多个小核仁。核分裂多少不定。无血管侵犯和凝固性坏死（图 3-6-3）。肿瘤细胞的密度和分布情况主要依据活检选择的部位而不同，在较平坦且表浅的区域，肿瘤细胞密度较低，类似炎症；反之，则密度高，密集分布。

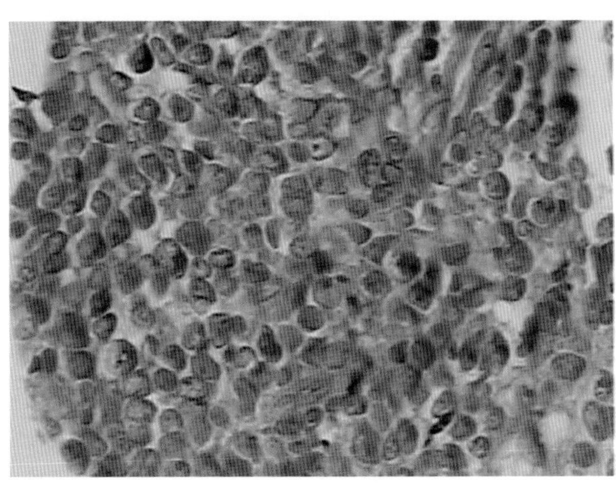

图 3-6-3　BPDCN
中等偏大瘤细胞弥漫性单一性增生，胞体圆形、椭圆形或稍不规则，核染色质细腻，可见中位核仁（皮肤活检石蜡切片）（图片由陈辉树提供）

在累及淋巴结时，瘤细胞弥漫浸润滤泡间区和髓质区，呈白血病性浸润模式。有时低倍镜下瘤细胞区呈不规则结节、片状或地图样分布。

（六）骨髓活检免疫组化

肿瘤细胞表达 CD4 和 CD56（图 3-6-4，图 3-6-5），以及浆细胞样树突状细胞相关抗原 CD123（IL-3 受体 α 链，图 3-6-6）、CD303（识别 BDCA2 抗原）、TCL1A（T 细胞胞内抗原 1A）、CD2AP（CD2 相关蛋白）、BCL11a、SPIB、CLA（皮肤淋巴细胞相关抗原）和 α- 干扰素依赖分子 MxA。罕见情况下 CD56 可以阴性，但如果 CD4、CD123 和 TCL1A 阳性并不能排除这一诊断。目前推荐的是，诊断 BPDCN 需要在肿瘤细胞中下列 5 个抗体中至少 4 个阳性，即 CD4、CD56、CD123、TCL1A 和 CD303。

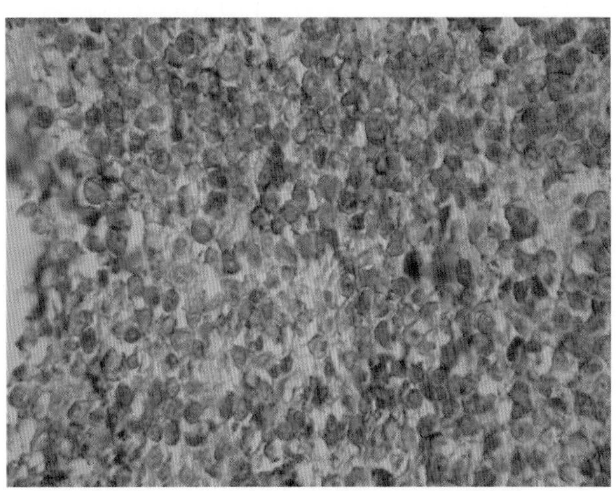

图 3-6-4　同图 3-6-3 切片，肿瘤细胞 CD4 弥漫阳性（图片由陈辉树提供）

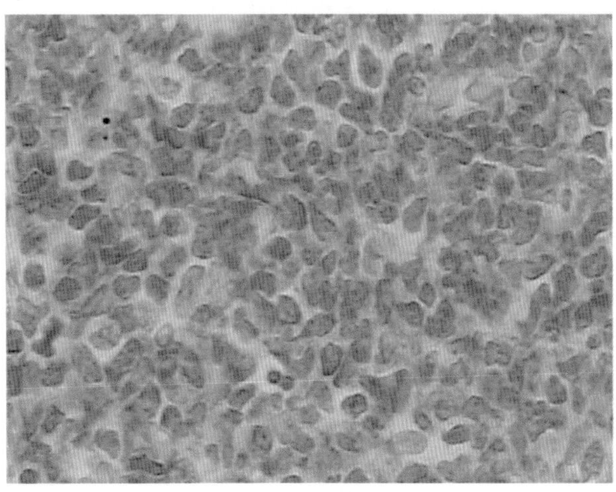

图 3-6-5　同图 3-6-3 切片，肿瘤细胞 CD56 弥漫阳性（图片由陈辉树提供）

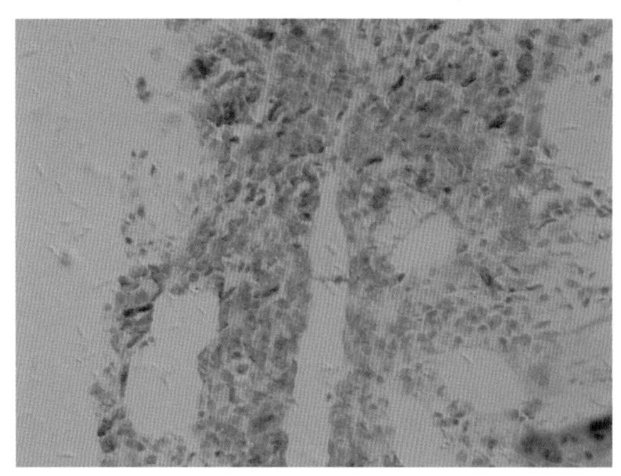

图 3-6-6 肿瘤细胞 CD123+

约 50% 的病例表达 CD68，阳性模式为胞质中小点状阳性。在淋系和髓系相关抗原中，CD7 和 CD33 表达相对常见。有些病例表达 CD2、CD5、CD10、CD38 和 S-100。而 CD3、CD13、CD16、CD19、CD20、CD79a、LAT（T 细胞激活连接分子）、溶菌酶和 MPO 总是阴性。粒酶 B 见于正常浆细胞样树突状细胞，与其他细胞毒性分子如穿孔素和 TIA1 类似，在 BPDCN 中均为阴性。

约 1/3 的病例表达 TdT，阳性细胞范围为 10% ～ 80%。而 CD34 和 CD117 均为阴性。未检测出 EBV 抗原。

除 CD56 和 TdT 外，BPDCN 的免疫表型与反应性淋巴结和扁桃体中的浆细胞样树突状细胞免疫表型有很大重叠。由于伴或不伴有皮肤累及的其他血液系统肿瘤（如 AML，结外鼻型 NK/T 细胞淋巴瘤和成熟 T 细胞淋巴瘤）可表达 CD56，且伴或不伴 CD4 表达，在明确诊断 BPDCN 之前必须进行广泛的免疫组化和（或）遗传学分析。

（七）流式细胞术

缺乏种属相关抗原表达，同时表达 CD4、CD45RA、CD56 和 CD123 被认为是具有诊断价值的。其他用于流式免疫分析的表达如下，CD45RO–、CD57–、CD117–、MPO– 及 CD116–；CD36+、CD38+、CD303+、HLADR+。特别是 CD303 的表达，在诊断 BPDCN 中有较高价值。

（八）遗传学

除极少数病例显示 TCRγ 重排外，一般检测不到 T 细胞和 B 细胞受体基因重排，并且 T 细胞和 B 细胞受体基因突变通常是胚系突变。2/3 的 BPDCN 患者有异常核型，没有特异性的染色体异常，但复杂核型常见。已报道 6 种主要的频发性染色体异常，包括 5q21 或 5q34（见 72% 的病例）、12p13（64%）、13q13—q21（64%）、6q23—qter（50%）、15q（43%）和 9 号染色体缺失（28%）。基因表达谱及以芯片为基础的比较基因组杂交（a-CGH）结果显示，常见的染色体缺失区域包括 9p21.3（*CDKN2A/2B*）、13q13.1—q14.3（*RB1*）、12p13.2—p13.1（*CDKN1B*）、13q11—q12（*LATS2*）和 7p12.2（*IKZF1*）等。

随着高通量测序技术的发展，基因突变谱研究表明，*TET2* 基因突变在 BPDCN 中是最常出现的基因突变，提示该分子异常在此肿瘤的形成过程中可能起到了关键作用。下一代测序技术一般用于研究基因突变谱，并不能作为突变是否导致疾病产生的功能学研究手段，更无从证实。

而另外一些突变基因则提示，肿瘤的发生可能还与 DNA 甲基化、染色体重组、转录因子和 RAS 家族有关。

以上结果提示，BPDCN 可能有特殊的基因组学和转录组学，包括复杂核型、频发性缺失（如控制细胞周期 G_1/S 转换的抑癌基因的双等位缺失或杂合缺失）。它们可能在疾病的发病机制中起到重要作用。

（九）综合诊断

通过结合上述临床表现、组织形态学、免疫表型和细胞遗传学及分子生物学检测可明确诊断 BPDCN。

（十）鉴别诊断

BPDCN 需与原发于皮肤的未成熟造血细胞肿瘤和主要累犯皮肤的成熟 NK/T 细胞肿瘤相鉴别（表 3-6-1）。

表 3-6-1 BPDCN 鉴别诊断

疾病	形态及免疫组化特点
前体淋巴母细胞白血病 / 淋巴瘤	B 和 T 相关抗原阳性；具有 B 和 T 细胞受体基因重排。注意：TdT 在 BPDCN 中可以阳性表达，但不会出现弥漫强阳性；PDC 标记物 CD56、CD2AP 及 TCL1 可以在前体淋巴母细胞白血病 / 淋巴瘤中呈阳性

续表

疾病	形态及免疫组化特点
急性髓系白血病和慢性粒-单核细胞白血病	发生于粒状粒系细胞（以不同分化形式）；阳性表达髓过氧化物酶、溶菌酶、CD11c、CD13、CD14 和酯酶反应。注意：CD4 和 CD56 可以在急性髓系和单核细胞白血病中呈阳性；CD7 和 CD33 常在 BPDCN 中呈阳性；CD123 和 TCL1 可以在急性髓系白血病中表达
皮肤结外鼻型 NK/T 细胞淋巴瘤	肿瘤细胞多形性；侵犯血管，常出现坏死；NK/T 细胞标记阳性（cCD3、CD2、LAT、ZAP-70）；表达细胞毒性分子（粒酶 B、穿孔素和 TIA1）；表达 EB 病毒编码小 RNA（EBER）。注意：CD56（偶尔 CD4）可以阳性
皮肤成熟 T 细胞淋巴瘤(非特指)	肿瘤细胞多形性；T 细胞标记阳性（CD2、CD3、LAT、ZAP-70）；表达细胞毒性分子（TIA1）。注意：CD56（偶尔 CD4）可以阳性
朗格汉斯细胞组织细胞增生症	细胞核不规则，缺乏嗜酸性胞质；常出现嗜酸性粒细胞（有时会比较少）；表达 CD1a、Langerin 和 S-100。注意：CD4、CD56 和 CD123 常阳性

（十一）预后

本病具有侵袭性的临床过程，不管疾病初始是以什么模式开始，中位生存时间为 10 ～ 16.7 个月，其中年轻患者，特别是儿童可以出现数年的缓解期。表达 TdT 的患者有较长生存期。至今对于治疗 BPDCN 没有达成共识，大多数患者（80% ～ 90%）显示初始多药联合化疗有效，但随后总会复发并继发耐药。曾有零星病例报道长期持续缓解，但通常是年轻患者用急性白血病方案诱导化疗并在第一次完全缓解后接受异基因干细胞移植。最近有报道使用抗毒素 SL-401 作为靶向药物治疗 BPDCN 有效。

（刘　谦　左晓娜　刘　勇）

参考文献

陈辉树 . 2010. 骨髓病理学 . 北京：人民军医出版社：103-107.

刘恩彬，陈辉树，张培红，等 . 2011. 母细胞性浆细胞样树突状细胞肿瘤病理学观察 . 诊断病理学杂志，18（4）：257-260.

Arber DA，Orazi A，Hasserjian R，et al. 2016. The 2016 revision to the World Health Organization classification of myeloid neoplasms and acute leukemia. Blood，127（20）：2391-2405.

Dastugue N，Duchayne E，Kuhlein E，et al. 1997. Acute basophilic leukaemia and translocation t（X；6）（p11；q23）. Br J Haematol，98（1）：170-176.

Hoyle CF，Sherrington P，Hayhoe FG. 1988. Translocation（3；6）（q21；p21）in acute myeloid leukemia with abnormal thrombopoiesis and basophilia. Cancer Genet Cytogenet，30（2）：261-267.

Hoyle CF，Sherrington PD，Fischer P，et al. 1989. Basophils in acute myeloid leukaemia. J Clin Pathol，42（8）：785-792.

Jaffe ES，Arber DA，Campo E，et al. 2017. Hematopathology. 2 ed. Holland：Elsevier Press：943-953.

Krause JR，Baugh L，Swink A，et al. 2017. Blastic plasmacytoid dendritic cell neoplasm following acquired erythropoietic protoporphyria. Proc（Bayl Univ Med Cent），30（4）：450-451.

Quelen C，Lippert E，Struski S，et al. 2011. Identification of a transforming MYB-GATA1 fusion gene in acute basophilic leukemia：A new entity in male infants. Blood，117（21）：5719-5722.

Swerdlow SH，Campo E，Pileri SA，et al. 2016. The 2016 revision of the World Health Organization（WHO）classification of lymphoid neoplasms. Blood，127（20）：2375-2390.

Swerdlow SH，Campo E，Harris NL，et al. 2008. WHO classification of tumours of haematopoietic and lymphoid Tissues. 4ed. Lyon：IARC Press：17-334.

Swerdlow SH，Campo E，Harris NL，et al. 2017. WHO classification of tumours of haematopoietic and lymphoid Tissues. revised 4ed. Lyon：IARC Press：173-177.

第四章 急性未定系列白血病

第一节 概　　述

一部分急性白血病的原始细胞缺乏向单一造血系列分化的特征，称为急性未定系列白血病 / 系列模糊的急性白血病（acute leukemia of ambiguous lineage）。这类白血病包括急性未分化白血病（acute undifferentiated leukemia，AUL），表达两个或者两个以上系列抗原标记的急性混合表型白血病（mixed phenotype acute leukemia，MPAL）。MPAL 的原始细胞可以是一群，即原始细胞同时表达多种不同造血系列的抗原，曾经被称为急性双表型白血病；也可以是两群或者多群，多群的原始细胞分别来源于不同的造血系别，曾经被称为急性双表型白血病；或者这两种情况同时出现。诊断 MPAL 主要依赖于免疫表型（表 4-1-1）。流式细胞术是主要检测办法，同时，免疫组化行 MPO 抗原检测或者细胞化学染色 POX 对于髓系抗原的判定也有很好的特异性和敏感性。

表 4-1-1　MPAL 常用免疫表型

髓系	MPO 阳性（流式细胞术、免疫组化或细胞化学染色）； 或者单核细胞分化标记（NSE、CD11c、CD14、CD64 和溶菌酶）至少两个阳性
T 系	cCD3+ 或者 sCD3+（MPAL 中罕见）
B 系	CD19 强阳性同时 CD79a、cCD22 和 CD10 至少 1 个强阳性； CD19 弱阳性同时 CD79a、cCD22 和 CD10 至少 2 个强阳性

MPAL 的 T 系表达特征是指原始细胞或者其中一群原始细胞强表达 CD3，一般是胞质 CD3，而膜上 CD3 在 MPAL 中非常罕见。cCD3 最好用流式细胞术检测，而且推荐使用荧光强度较高的 PE 或者 APC 荧光染料标记，一般认为，CD3 表达强度要和残留的正常的 T 细胞 CD3 强度相当才能认为 CD3 是阳性。需要注意的是，免疫组化也可以检测活检标本中 CD3 的表达情况，但是由于免疫组化所使用的抗体可以和 NK 细胞的 TCR 链结合，所以并不特异。

MPAL 中 B 系的确定没有一个特异的标记，虽然 CD19 是 B 细胞相对特异的抗原标记，但是某些 AML，特别是 AML 伴 t（9；21）的患者会出现 CD19 的表达。WHO 规定，B 系的确定条件如下：① CD19 强表达，伴 CD10、cCD22 或 cCD79a 之一强表达；② CD19 弱表达，伴 CD10、cCD22 或 cCD79a 至少两个表达。

MPAL 髓系表达特征可以通过以下方式确定。流式细胞术或者免疫组化检测 MPO+，或者细胞化学染色 POX+；或 MPO– 但是表现为单核细胞相关抗原阳性，NSE、CD11c、CD14、CD64、溶菌酶等至少两个抗原标记阳性。最近有文献报道，一部分 B-ALL 的患者可以出现流式细胞术检查 MPO+，所以，对于 B-ALL 患者，只有单独的 MPO 弱阳性，而没有其他髓系标记阳性，仍旧诊断 B-ALL 而不是 MPAL。

系列模糊的急性白血病在临床少见，不超过 4%。许多双表型急性白血病很多只是系列抗原交叉表达的 ALL 或者 AML。真正的系列模糊的急性白血病发病率应该更低。

系列模糊的急性白血病可以发生多种遗传学异常，尤其是 MPAL 更常见。较常见的有 t（9；22）（q34；q11）；*BCR-ABL1* 和 *11q23/KMT2A* 基因重排，患者表现独特，可构成独立的病种。

第二节 各种急性未定系列白血病临床病理特点

一、急性未分化白血病

原始细胞无髓系分化的特点，MPO 和 POX 染色均为阴性，同时不表达 B 系及 T 系特异性抗原标记。原始细胞可以表达 CD34、TDT、CD38、HLA-DR，但是缺乏 cCD3、MPO 及 CD19 的强表达或 cCD79a、cCD22 的共表达，亦不表达红系、巨核系及树突状细胞等系别抗原标记。临床罕见。原始细胞形态类似 ALL。此类患者未发现有特异性的遗传学异常。流式细胞学分析一定要包含多种抗体，以排除髓系、NK 系、BPDCN、嗜碱性粒细胞及一些非造血细胞肿瘤（图 4-2-1）。

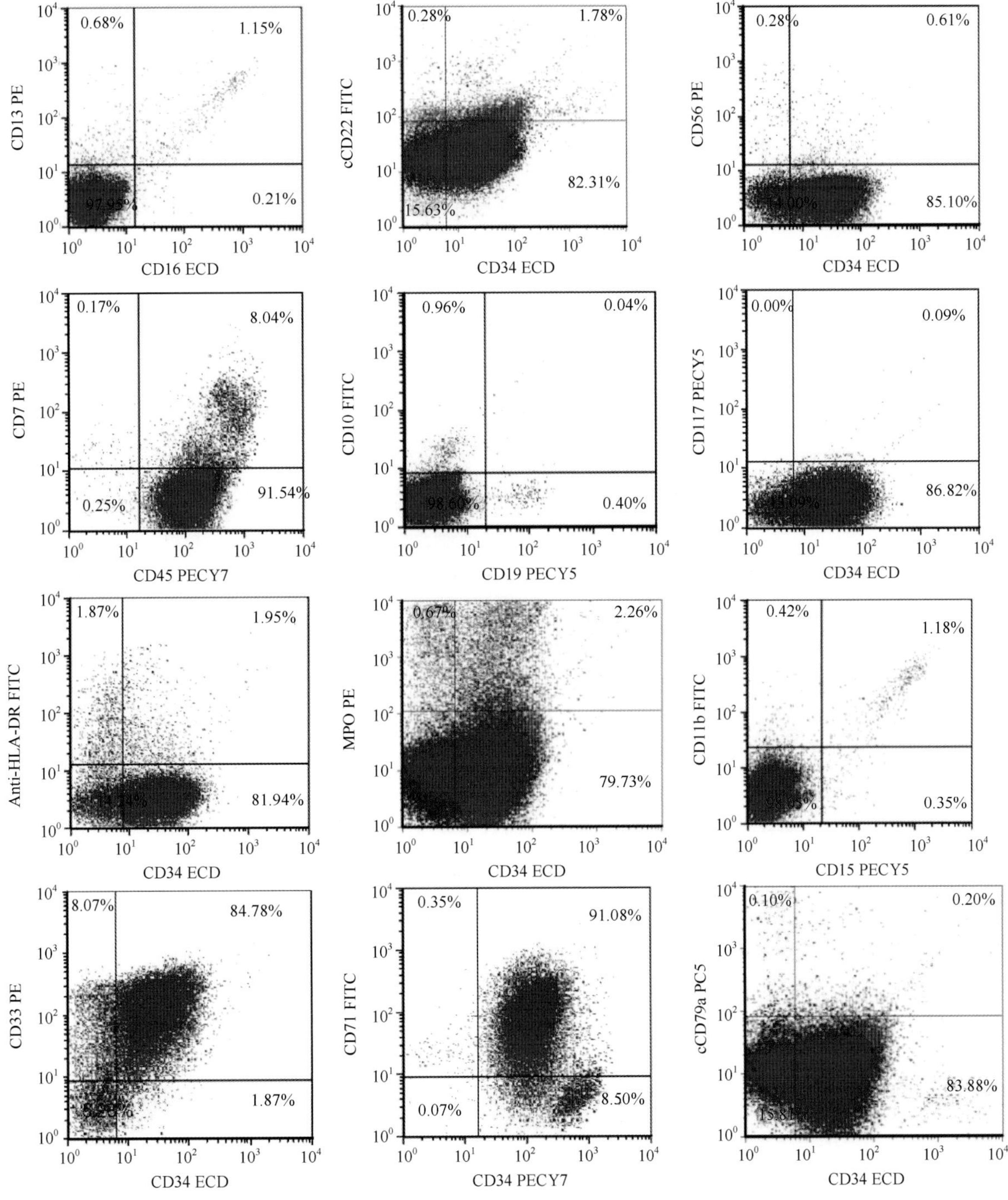

图 4-2-1 急性未分化白血病

原始细胞表达：CD34，CD33，CD71；不表达：cCD3，CD7，CD10，CD11b，CD13，CD15，CD19，cCD22，CD56，cCD79a，CD117，cMPO，HLA-DR

二、混合表型急性白血病伴 t（9；22）（q34；q11.2）；*BCR-ABL1*

流式细胞学符合 MPAL 的诊断条件，同时伴有 t（9；22）（q34；q11.2）；*BCR-ABL1*。t（9；22）重现性染色体异常是 MPAL 中最常见的重现性染色体异常。在诊断此病时，一定要排除 CML 急变的 AL 同时表型又符合 MPAL 的情况。临床特征与其他 AL 相似，尤其是 Ph+ 的 ALL，就诊时白细胞计数可较高。形态上，许多患者原始细胞分为两群，一群为髓系原始细胞，一群为淋巴母细胞。绝大多数患者的免疫表型为 B/ 髓混合型，也有 T/ 髓混合型，而 3 系混合性罕有报道。患者具有 t（9；22）（q34；q11.2）；或者 *BCR-ABL1* 融合基因，p190 比 p210 更常见，如果是 p210 阳性，更需要鉴别诊断是否为 CML 急变。也可以出现其他细胞遗传学异常，而复杂核型常见。通常预后比其他 MPAL 差，尤其是在成人，但是是否比 Ph+ALL 更差还不明确，酪氨酸激酶抑制剂治疗可能有效。

三、混合表型急性白血病伴 t（v；11q23）；*KMT2A* 重排

流式细胞学符合 MPAL 诊断，同时伴有 t（v；11q23）；*KMT2A* 重排。临床罕见，儿童病例多于成人，尤其以婴幼儿多见。临床特征无明显特殊性。形态学上大多数患者原始细胞分为两群，一群类似原单核细胞，一群类似淋巴母细胞。少数患者则形态类似 AUL。如果原始细胞均为原始单核形态，则更可能是 AML 伴 *KMT2A* 重排，但是一定要通过流式细胞术排除有一小群淋巴母细胞的情况。大多数患者流式免疫表型也可发现两群原始细胞，一群为 CD19+CD10– 的 Pro-B 型淋巴母细胞，通常表达 CD15，而 CD22 和 CD79a 通常弱表达；一群为单核系原始细胞。MLL 基因最常见与 4q21 的 *AF4* 发生易位，也可见 t（9；11）和 t（11；19）。虽然没有文献报道过，但是由于 T-ALL 患者也可以出现 *KMT2A* 重排，所以理论上应该有 *T/My-MPAL* 伴 t（v；11q23）。需要注意的是，染色体核型为 del（11q23）者不应归为本类型。多数患者没有额外的染色体异常。此类患者预后差。

四、混合表型急性白血病，B/ 髓系，非特指型

流式表型符合 B/My-MPAL，但没有 t（9；22）和 *KMT2A* 重排。儿童和成人均可发病，以成人居多。临床无特殊。形态类似 ALL，也可以出现两群原始细胞，一群类似淋巴母细胞，另一群类似髓系原始细胞。MPO 阳性的原粒细胞或原单核细胞通常也表达 CD13、CD33 或 CD117 等髓系相关抗原。大多数患者有克隆性细胞遗传学异常，如 del（6p）、del（5q）、12p11 或 7 号染色体异常等，但是不具有特异性。此类患者预后差。

五、混合表型急性白血病，T/ 髓系，非特指型

流式表型符合 T/My-MPAL，但没有 t（9；22）和 *KMT2A* 重排。儿童和成人均可发病，但是与 B/My-MPAL 非特指型相比，儿童病例相对多见。无特殊临床表现。大多数形态类似 ALL，也可以出现一群原始细胞类似淋巴母细胞，另一群类似髓系原始细胞。MPO 阳性的原粒细胞或者原单核细胞通常也表达 CD13、CD33、CD117 等髓系相关抗原。除了胞质 CD3 表达外，T 系原始细胞还可以表达 CD2、CD5、CD7 等 T 系标记。大多数患者有克隆性细胞遗传性异常，但是不具有特异性。此类患者预后差（图 4-2-2）。

六、*MPAL*，非特指型 – 罕见类型

极少数白血病患者原始细胞既有 T 系又有 B 系分化特征，且符合上述 MPAL 的诊断标准。T/B-MPAL 实际病例数可能少于以往的文献报道。欧洲白血病免疫分型计分法（EGIL）诊断双表型白血病的标准要求至少 2 系各自积分＞ 2 分。表达 CD79a 定为 2 分可能过高，部分 T-ALL 也可以表达 CD79a。因此表达 CD79a 和 CD10 不应该被当作 T-ALL 的 B 系分化标记。个别患者有 3 系（B/T/My）分化特征趋势。但是病例数少，上述患者的临床特征，细胞遗传学及预后还不明确。迄今未发现兼具淋巴细胞与巨核细胞或红系白血病表达特征的 AL。

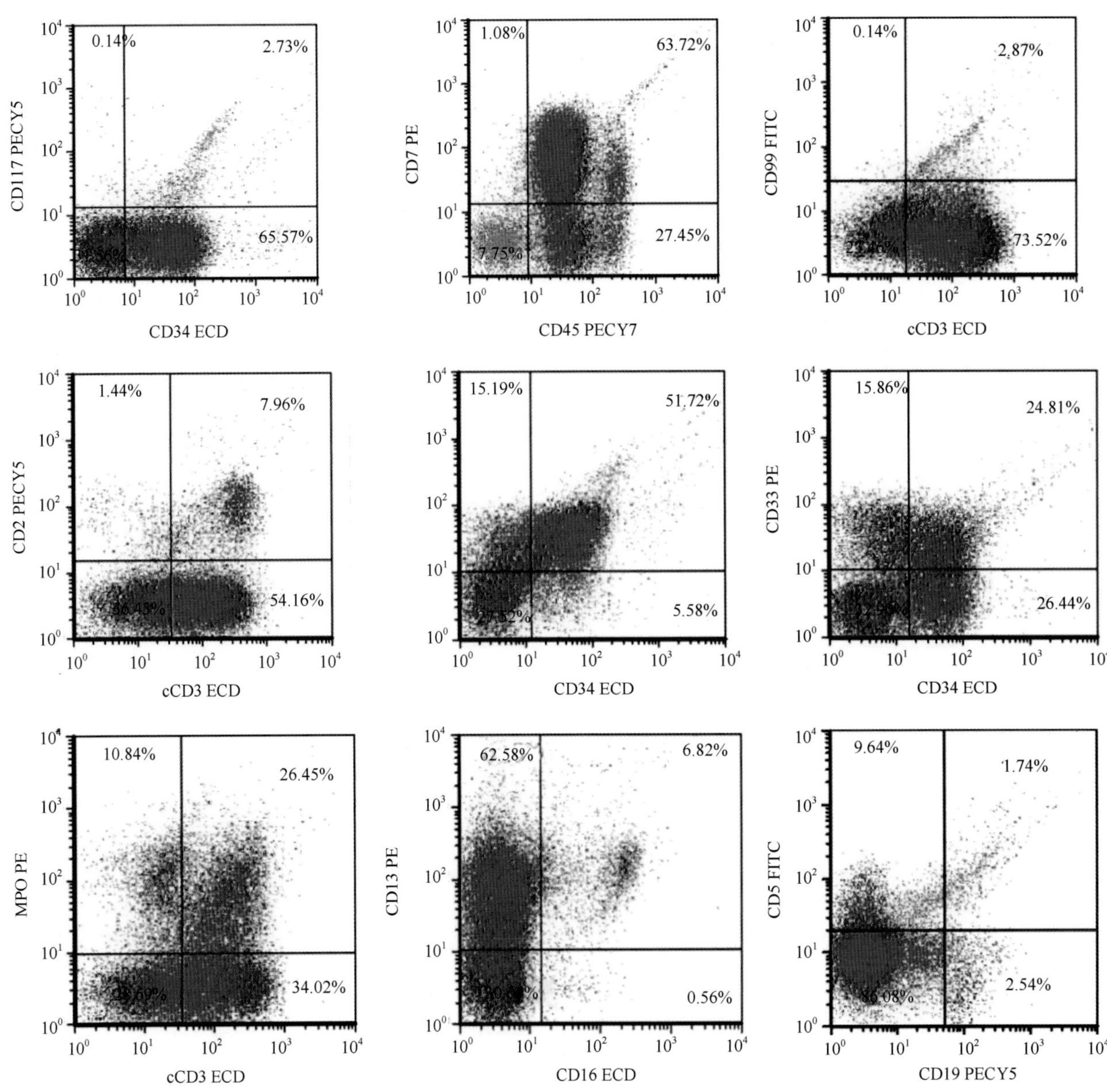

图 4-2-2　混合表型急性白血病，T/髓系，非特指型

原始细胞表达：CD34，CD7，CD13，HLA-DR；部分表达：cCD3，cMPO，CD33；不表达：CD117，CD2，CD5，CD16

七、系列模糊型急性白血病，非特指型

极少数患者原始细胞既不是 ALL，也不是 AML，既不是 AUL，也不能诊断为 MPAL。此类白血病在儿童及成人均可发生。例如，原始细胞表达 CD5 和 CD7，但是系列特异性抗原胞质 CD3 或者膜表面 CD3 是阴性的；或者表达髓系相关抗原 CD13 和 CD33，但是 MPO 是阴性的。此类急性白血病应该被分类为系列模糊型急性白血病非特指型。需要注意的是，当一些并不是系列特异抗原，特别是相应的抗原表达较弱的时候，不要轻易归为此类疾病。例如，原始细胞表达 CD13、CD33 和 CD117，同时表达 CD7，弱表达 CD19，此时应该诊断为 AML 而并非系列模糊型急性白血病。对于此类白血病，随着将来一些新抗体的使用，可能使此类患者得以明确分类。此类患者预后不良。

（周剑峰）

参考文献

张之南，郝玉书，赵永强，等 . 2011. 血液病学 . 北京：人民卫生出版社：743-745.

Arber DA，Orazi A，Hasserjian R，et al. 2016. The 2016 revision to the World Health Organization classification of myeloid neoplasms and acute leukemia，Blood，127（20）：2391-2405.

Nakase K，Sartor M，Bradstock K. 1998. Detection of myeloperoxidase by flow cytometry in acute leukemia. Cytometry，34（4）：198-202.

Swerdlow SH，Campo E，Harris NL，et al. 2016. WHO classification of tumours of haematopoietic and lymphoid Tissues. Revised 4 ed. Lyon：IARC Press：180-187.

第五章

骨髓增殖性肿瘤

骨髓增殖性肿瘤（myeloproliferative neoplasm，MPN）是以骨髓1系或多系髓系细胞（粒、红、巨核系）持续增殖为特征的一组克隆性造血干细胞疾病，临床表现起病缓慢，血细胞有质和量的改变，肝脾大，常并发出血、血栓及髓外造血。与MDS所见无效造血相反，增殖的细胞分化相对成熟，外周血粒细胞、红细胞和（或）血小板增多。包括CML；慢性中性粒细胞白血病（CNL）；真性红细胞增多（polycythemia vera，PV）；原发性骨髓纤维化（primary myelofibrosis，PMF）；原发性血小板增多症（primary thrombocythemia，ET）；慢性嗜酸性粒细胞白血病，非特指型（CEL，NOS）；骨髓增殖性肿瘤，不能分类（myeloproliferative neoplasms Unclassified，MPN-U）。

第一节　慢性髓系细胞增殖性疾病

一、慢性粒细胞白血病，BCR-ABL1 阳性

（一）定义

慢性粒细胞白血病（CML）是一种骨髓造血干细胞克隆性增殖形成的具有特征性Ph染色体的恶性肿瘤，占成人白血病的15%，全球年发病率为（1.6～2）/10万。

（二）临床表现

本病可见于任何年龄组，西方国家发病中位年龄为67岁，中国CML患者较西方国家更为年轻化，CML患者中位发病年龄为45～50岁。男性略大于女性。CML临床可分为三期，慢性期、加速期和急变期。CML起病缓慢，早期常无自觉症状。随病情进展可有乏力、头晕、腹部不适，也可有全身症状，如发热、盗汗、体重减轻。脾大较为突出，诊断时脾大的检出率超过90%。由于脾大而感左上腹坠胀。脾大明显，甚至出现巨脾。如果发生脾梗死则压痛明显。约50%的患者有肝大。部分患者有胸骨中下段压痛。当白细胞显著增高时（如＞100×10^9/L）可发生“白细胞淤滞症”，表现为呼吸窘迫、头晕、语言不清、中枢神经系统出血等。慢性期一般为1～4年，逐渐进入加速期，乃至急变期。加速期患者常有发热、虚弱、体重下降，脾进行性肿大，胸骨和骨骼疼痛，贫血和出血。加速期可维持数月到数年。急变期的临床表现与急性白血病类似。

血常规：外周血中白细胞数明显增高，常超过30×10^9/L，疾病早期多在50×10^9/L以下，晚期增高明显，可达100×10^9/L以上。血涂片分类可见中性粒细胞显著增多，可见各阶段粒细胞，以中性中幼、晚幼和杆状核粒细胞居多；嗜酸、嗜碱性粒细胞增多（图5-1-1）。疾病早期血小板多在正常水平，部分患者增多。晚期血小板减少，并可出现贫血。

（三）骨髓细胞学

慢性期骨髓增生活跃至极度活跃，以粒细胞为主，粒红比可增至（10～50）：1，其中中性中幼、晚幼及杆状粒细胞明显增多。原粒细胞不超过10%。嗜酸、嗜碱性粒细胞增多（图5-1-2，图5-1-3）。粒细胞形态发育可异常，表现为核质

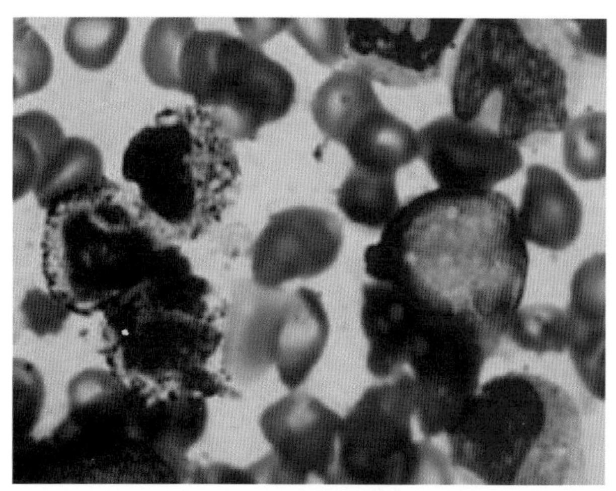

图 5-1-1 慢性粒细胞白血病伴嗜碱性粒细胞增多血涂片（瑞氏 - 吉姆萨染色）

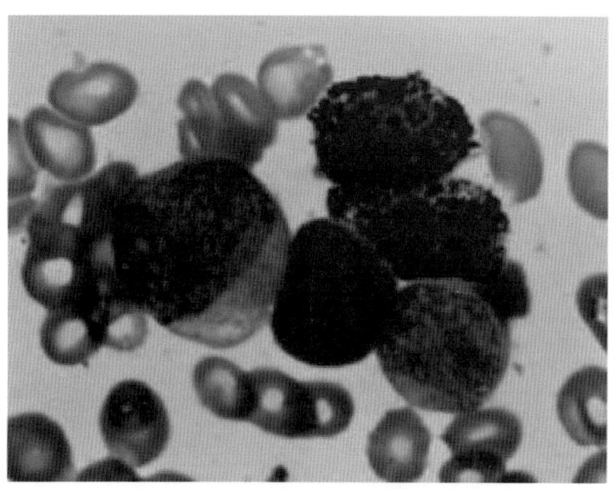

图 5-1-2 慢性粒细胞白血病伴嗜碱性粒细胞增多骨髓涂片（瑞氏 - 吉姆萨染色）

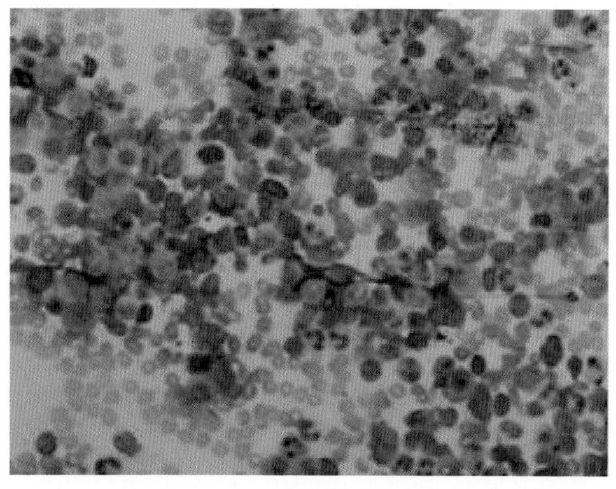

图 5-1-3 慢性粒细胞白血病伴嗜酸性粒细胞增多骨髓涂片（瑞氏 - 吉姆萨染色）

发育不平衡，颗粒多少不一。红系细胞相对减少。巨核细胞正常或增多，晚期减少。偶见类戈谢或尼曼 - 匹克样细胞。随病情进展，原始细胞逐渐增多，加速期原始细胞≥ 10%，急变期≥ 20%。其中以急粒变（即转化为急性粒细胞白血病）最为常见，占 50% ～ 60%。其次为急淋变（即转化为急性淋巴细胞白血病），占 20% ～ 30%。其他细胞类型白血病也可见。中性粒细胞碱性磷酸酶（NAP）活性减低或呈阴性反应（图 5-1-4）。治疗有效时 NAP 活性可以恢复，疾病复发时又下降。

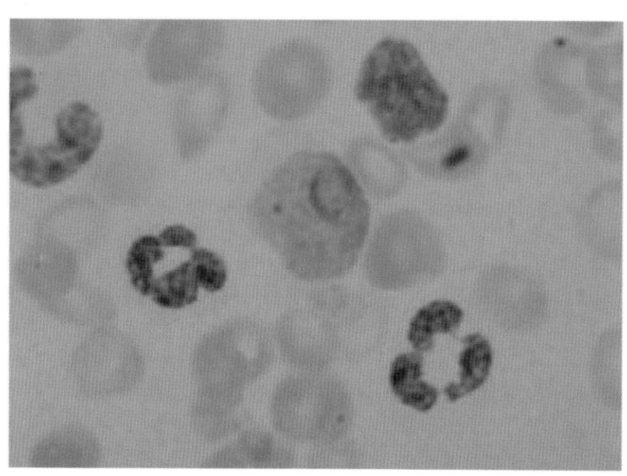

图 5-1-4 慢性粒细胞白血病血涂片，中性粒细胞碱性磷酸酶染色（NAP）活性减低或呈阴性反应

（四）骨髓活检

慢性期，骨髓增生明显至极度活跃，骨小梁间区造血组织容量明显增加，脂肪组织少见或几乎消失。以粒细胞增生为主，其中中性中幼、晚幼及杆状粒细胞明显增多。原粒细胞常小于 5%。部分病例小梁旁幼稚中性粒细胞带增宽至 5 ～ 10 层（正常者为 2 ～ 3 层）。粒细胞形态发育可异常，表现为核质发育不平衡，颗粒多少不一。红系细胞相对减少。尽管巨核细胞数量可正常或轻度降低，但 40% ～ 50% 病例可见中度甚至显著增生，巨核细胞胞体小，核分叶少，以单圆核巨核细胞为主，无胞体大、分叶多的巨核细胞。嗜酸、嗜碱性粒细胞增多。常见类戈谢细胞。30% ～ 40% 病例中可见与巨核细胞数量相关的中度甚至显著的网状纤维增生。慢性期脾大是由于不成熟阶段的粒细胞浸润红髓脾索所致，肝窦和门脉区也可见到细胞浸润。

加速期，骨髓中原始和早幼粒细胞数量增加，异常聚集。原始细胞≥ 10%，可借助骨髓活检切片的 CD34、CD117 免疫组化染色检测原始细胞增生情况。可见幼稚细胞异常定位，部分区域可见原粒细胞小片状分布。簇状和小片状分布的异常巨核细胞伴有明显纤维化，常提示加速期可能。

急变期，骨髓增生极度活跃，有大的原始细胞簇和集簇，原始细胞可累及整个组织切片或一部分区域。约 70% 急变细胞类型为髓系细胞，可包括粒系、单核、巨核、嗜酸性粒细胞、嗜碱性粒细胞、红系细胞。20% ～ 30% 为急性淋系变，罕见粒系和淋系同时急性变。免疫表型分析有助于确定急性变细胞类型。髓外急性变在皮肤、淋巴结、骨、中枢神经系统最常见，但可发生于任何部位。

（五）骨髓活检免疫组化

免疫组化在 CML 慢性期的诊断价值有限，对于急变期原始细胞的类型确定很有必要。CD34、TdT、CD117、MPO、Lysozyme、血型糖蛋白 A、血红蛋白 A、CD42b、CD61、CD20、cCD79a、CD3 等抗体组合可以明确急性变的原始细胞类型。大部分急髓性变的病例可表达一个或多个淋系抗原。急性淋系变时，大多数淋巴母细胞可共表达一个或多个髓系抗原。约 25% 的急性变病例具有混合型白血病表型。

（六）流式细胞术

流式细胞术在 CML 慢性期诊断价值有限，可以检测到异常免疫表型的髓系原始细胞，粒细胞相对比例增多，同时 CD16/CD13、CD15/CD11b 表达紊乱，粒细胞异常表达 CD56；也可见嗜碱性粒细胞增多；但这些表型特异性不强。对于处于加速期的 CML 可表现为髓系原始细胞的增多；对于急变期 CML，原始细胞大于 20%，一般髓系原始细胞多见，也可为原始 B 淋巴细胞，偶尔原始细胞也可成双系表达，如髓系 /B 系，但此时不能诊断为混合细胞白血病。

（七）遗传学

CML 患者的骨髓中出现 Ph 染色体即 t（9；22）（q34；q11）。Ph 染色体可见于粒、红、单核及巨核等细胞中。在加速期和急变过程中，尚可有其他新的染色体异常出现，如 +8、+19、+21、i（17q）、额外的 Ph 染色体等。

CML 患者因 9 号染色体长臂上 *ABL1* 原癌基因易位至 22 号染色体长臂的断裂点集中区（BCR），形成 *BCR/ABL1* 融合基因。经 PCR 法可检测到 p210 片段，1% 左右为 p190 片段。随病程进展，部分患者 *BCR-ABL1* 基因出现 *T315I* 突变，对靶向药物无效。

直接测序法，突变扩增系统（amplification refractory mutation system，ARMS）又称等位基因特异性扩增法，可用于 *BCR-ABL1 T315I* 突变的检测。

（八）综合诊断

CML 的诊断参照 2017 年《造血与淋巴组织肿瘤 WHO 分类》。

1. 诊断标准　典型的临床表现，合并 Ph 染色体和（或）*BCR-ABL1* 融合基因阳性即可确定诊断。

2. CML 的分期

（1）慢性期

1）外周血或骨髓中原始细胞＜ 0.10。

2）未达到诊断加速期或急变期的标准。

（2）加速期：符合下列任何一项血液学或细胞遗传学标准。

1）对治疗不起反应的白细胞持续或逐渐增加（＞ 10×10^9/L）。

2）对治疗不起反应的脾持续或逐渐增大。

3）对治疗不起反应的血小板持续增多（＞ 1000×10^9/L）。

4）与治疗无关的血小板持续减少（＜ 100×10^9/L）。

5）外周血嗜碱性粒细胞≥ 20%。

6）外周血和（或）骨髓中原始细胞占 10% ～ 19%。

7）在诊断时 Ph+ 细胞中出现其他克隆性染色体异常，包括“主要路径”异常（第二条 Ph 染色体、8 号染色体三体、17q 等臂染色体、19 号染色体三体），复杂核型，或者 3q26.2 异常。

8）在治疗期间 Ph+ 细胞中出现任何新的克隆性染色体异常。

与 2008 年《造血与淋巴组织肿瘤 WHO 分类》比较，2017 版新增酪氨酸激酶抑制剂（TKI）反应的“临时”CML 加速期标准：①首次 TKI 治疗发生血液学抵抗（或首次 TKI 治疗未能达到完全血液学缓解）；②连续 2 个 TKI 疗程，血液学、细胞遗传学或分子学检查中，至少有一项显示抵抗；③ TKI 治疗过程中发生两种或多种 *BCR-ABL1* 突变。

（3）急变期：符合下列任何一项，①外周血或骨髓中原始细胞≥ 20%；②骨髓活检原始细胞集聚；③髓外原始细胞浸润。

（九）鉴别诊断

根据典型临床表现如脾大、白细胞增高、骨髓象、Ph 染色体和（或）*BCR-ABL1* 融合基因阳性可做出诊断。临床需鉴别的疾病如下。

1. 类白血病反应 常并发于严重感染、恶性肿瘤、急性溶血、急性失血、创伤等疾病。白细胞数可达 50×10^9/L。但类白血病反应有基础病因和临床表现。脾大常不如 CML 显著。嗜酸性粒细胞和嗜碱性粒细胞不增多。NAP 反应呈强阳性。Ph 染色体或 *BCR-ABL1* 融合基因阴性。血小板和血红蛋白量大多正常。

2. 其他原因引起的脾大 血吸虫病、慢性疟疾、黑热病、肝硬化、脾功能亢进等均有脾大。均有原发病的临床特点，血象及骨髓象无 CML 的改变，Ph 染色体阴性等。

3. 骨髓纤维化 原发性骨髓纤维化脾大显著，血象中白细胞增多，并出现幼粒细胞等，可与 CML 混淆。但骨髓纤维化患者外周血白细胞大多不超过 30×10^9/L，NAP+。此外，幼红细胞持续出现于血中，泪滴状红细胞易见。Ph 染色体 –。

（十）预后

随着 TKI 的不断出现，绝大多数 CML 慢性期患者可长期生存，5 年无进展生存率达 72% ～ 98%，5 年总生存率达 79% ～ 99%。尽管在 TKI 治疗时代移植不再是 CML 慢性期患者的一线选择，但异基因造血干细胞移植依然是治愈 CML 的重要手段，尤其是 TKI 不耐受、耐药的患者。部分慢性期患者最后进展为加速期和急变期，仍有部分患者能从既往未接受过的相同类型的 TKI 中获益，但生存期明显缩短，桥接异基因造血干细胞移植后该部分患者可获益。目前常用的影响 CML 患者生存预后的评分系统包括 Sokal、Euro 及 EUTOS。与预后有关因素：①年龄；②脾大小；③血中原粒细胞数；④嗜碱及嗜酸性粒细胞数；⑤血小板数。

二、慢性中性粒细胞白血病

（一）定义

慢性中性粒细胞白血病（chronic neutrophilic leukemia，CNL）是一种非常罕见的骨髓增生性肿瘤。其特点为外周血中性粒细胞持续增多，骨髓中由于中性粒细胞增殖而致有核细胞过多，伴肝脾大，无 Ph 染色体和（或）*BCR-ABL1* 融合基因。诊断时需要排除反应性中性粒细胞增多及其他骨髓增殖性肿瘤。由于发病率低、既往缺乏特异性诊断标志，迄今文献报道的 CNL 不超过 200 例，符合现行标准的约 150 例。

（二）临床表现

最常见的临床表现为脾大，多伴有症状。通常有肝大，25% ～ 30% 的患者有皮肤黏膜或胃肠道出血史，可有痛风和瘙痒症状。

血象：外周血中性粒细胞增多，WBC ≥ 25×10^9/L，中性粒细胞通常是分叶核粒细胞，几乎所有病例中杆状核粒细胞也可明显增多。不成熟粒细胞（早幼粒、中幼粒、晚幼粒）常＜ 5%，偶尔可达 10%。原粒细胞罕见，中性粒细胞常有中毒颗粒，但形态可正常（图 5-1-5）。无粒系发育异常；红细胞和血小板形态通常正常。

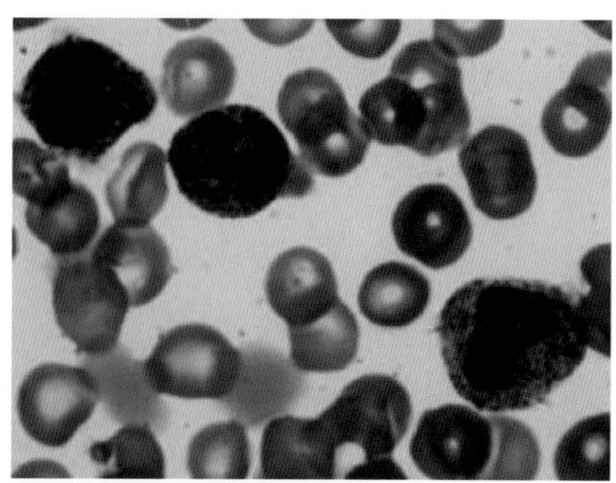

图 5-1-5 慢性中性粒细胞白血病以中性粒细胞为主，血涂片中性粒细胞常有中毒颗粒（瑞氏 – 吉姆萨染色）

（三）骨髓细胞学

骨髓增生极度活跃，中幼粒细胞和成熟粒细胞比例增高，原粒细胞并不增高，各系细胞无明显发育异常（图 5-1-6）。NAP 积分通常高，但偶尔正常甚至减低。

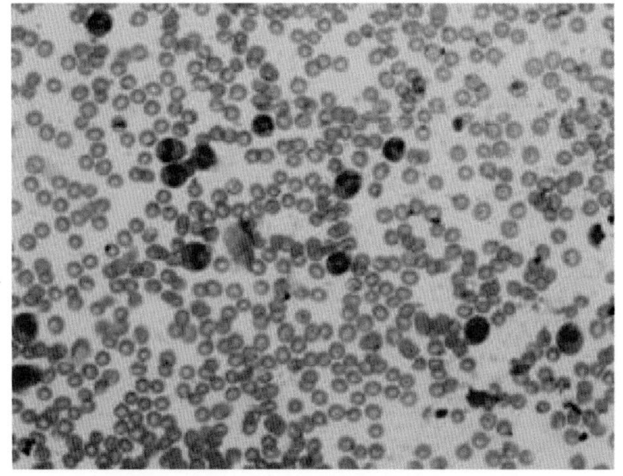

图 5-1-6　慢性中性粒细胞白血病以中性粒细胞为主，分化成熟（骨髓涂片，瑞氏－吉姆萨染色）

（四）骨髓活检

骨髓增生极度活跃，粒系红系比可达 20 ∶ 1，原粒细胞和早幼粒细胞在诊断时并不增高，中幼粒细胞和成熟粒细胞比例增多，红系和巨核系也可增殖。各系细胞无明显发育异常，如果存在，需要排除不典型 CML。网状纤维增生不常见。

（五）骨髓活检免疫组化

诊断价值有限，主要表达粒细胞标记。

（六）流式细胞术

无异常免疫表型的报道。

（七）遗传学

近 90% 的患者染色体核型正常，剩余的常见具有克隆性核型异常的有 +8，+9，+21，del（7q），del（20q），del（11q），del（12p），17 号染色体缺失，复杂核型。无 Ph 染色体。*CSF3R* 基因突变为 CNL 特异而敏感的分子克隆性标志。

89% 的 CNL 患者有 *CSF3R* 基因突变。研究证实 *CSF3R T618I* 是 CNL 特异性突变，并且发现 *ASXL1* 基因与 *SETBP1* 基因在 CNL 患者也有较高的突变频率。此外，*JAK2* V617F 及 *CALR* 在 CNL 患者也有报道。

（八）综合诊断

既往缺乏特异性诊断分子标志，2008 年《造血与淋巴组织肿瘤 WHO 分类》CNL 诊断标准主要还是排除性诊断。

近年来通过对基因突变的检测来探索 CNL 诊断的分子生物学标记取得了明显进步，研究发现 *CSF3R* T618I 突变对于 CNL 的特异性，因此 2017 年《造血与淋巴组织肿瘤 WHO 分类》对于 CNL 诊断标准专门增加了 *CSF3R* T618I 突变（表 5-1-1）。

表 5-1-1　2017 年《造血与淋巴组织肿瘤 WHO 分类》CNL 诊断标准

①外周血 WBC ≥ 25×10^9/L、中性杆状 + 分叶核粒细胞≥ 80%、不成熟粒细胞＜ 10%、原粒细胞罕见、单核细胞＜ 1×10^9/L、无粒系发育异常
②骨髓增殖：中性粒细胞比例及绝对值增高、中性粒细胞成熟正常、原粒细胞＜ 5%
③不符合 WHO 标准中 CML、真性红细胞增多症、原发性血小板增多症或原发性骨髓纤维化的诊断
④无 *PDGFRA*、*PDGFRB*、*FGFR1* 或 *PCM1-JAK2* 重排
⑤存在 *CSF3R* T618I 或其他活化 *CSF3R* 突变或 3 个月以上持续中性粒细胞增加、脾大，并除外包括浆细胞肿瘤等反应性中性粒细胞增多症。如存在浆细胞肿瘤，则需用细胞遗传学或分子生物学技术证实髓系细胞的克隆性

（九）鉴别诊断

1. 反应性中性粒细胞增多　炎性反应、感染、恶性肿瘤等可出现外周血中性粒细胞增多，但骨髓各粒系细胞均增生活跃。这与 CNL 患者骨髓以中幼粒细胞和成熟粒细胞比例增多为主不符。基础疾病得到控制后，中性粒细胞多可恢复正常。此外，CNL 常有 *CSF3R* 基因突变，而反应性中性粒细胞增多则 *CSF3R* 基因突变阴性。

2. 其他以粒系增生为主的髓系肿瘤　CML，不典型慢性粒细胞白血病（aCML）和慢性粒－单核细胞白血病（CMML）鉴别：这几种疾病均可出现外周血中性粒细胞增多及骨髓粒系增生明显，但 CML 具有典型的 Ph 染色体或 *BCR-ABL1* 融合基因可予以鉴别。aCML 和 CMML 存在 1 系或多系髓系细胞发育异常，CMML 外周血单核细胞绝对值＞ 1×10^9/L 可鉴别。*CSF3R* 基因突变也可作为 CNL 与这几种疾病的鉴别。

（十）预后

通常病程缓慢，但患者生存期变化大，6个月至20年。中性粒细胞通常进行性增多，可随后发生贫血和血小板减少。部分患者可转化为AML。

三、真性红细胞增多症

（一）定义

真性红细胞增多症（polycythemia vera，PV）简称真红，是起源于造血干/祖细胞的以红细胞异常增殖为主的克隆性骨髓增殖性肿瘤。其外周血红细胞和容量绝对增多，血液黏滞度增高，常伴有白细胞和血小板升高，脾大，病程中可出现出血、血栓形成等并发症。PV年发病率随年龄增大而增加，在欧洲和北美为（0.01～2.8）/10万；以色列和日本最低。多数报道男性发病率轻度高于女性，男：女约为（1～2）：1。诊断时中位年龄约为60岁，20岁以下人群罕见。

（二）临床表现

本病起病隐匿，病程进展缓慢。临床主要以多血质和高黏滞血症表现为特征。患者皮肤黏膜红紫，部分患者伴高血压或皮肤瘙痒，部分患者伴血栓形成、栓塞和出血。70%～90%患者中至重度脾大，40%～50%患者肝大。

PV病程进展可分为三期：①多血前期，特点为交界性或轻度红细胞增多；②明确的多血期，红细胞容量显著增大；③消耗期或多血期后骨髓纤维化期，此期有贫血和其他血细胞减少。

实验室检查：

1. 血常规 红细胞和血红蛋白计数增高，常伴白细胞和血小板计数增高。当脾重度肿大伴髓外造血时，外周血出现有核红细胞，可见泪滴样细胞。偶尔可见幼稚粒细胞，但是一般无原粒细胞。中性粒细胞NAP积分大多增高。

2. 其他实验室检查 血清红细胞生成素（EPO）水平降低是PV的特征之一，有助于PV与其他非克隆性红细胞增多及原发性血小板增多症的鉴别。部分PV患者EPO水平正常或降低。血液黏滞度增高，可达正常人的5～8倍。内源性集落形成。

（三）骨髓细胞学

红系、粒系、巨核系3系造血细胞都显著增生，以红系和巨核系细胞增生较明显（图5-1-7）。脂肪组织减少。中性粒细胞碱性磷酸酶积分多增高，而继发性红细胞增多患者一般均正常。

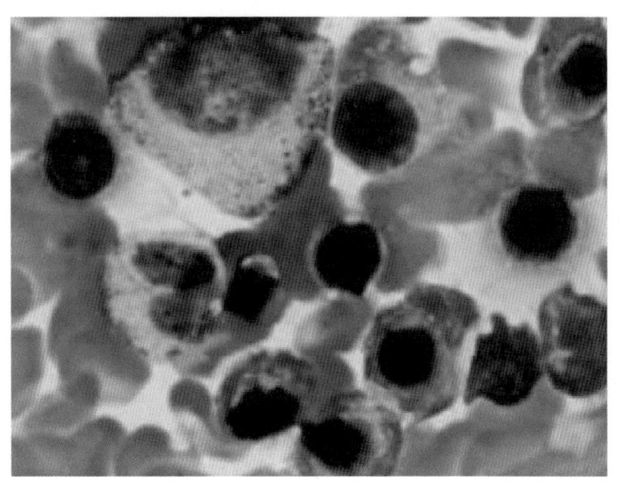

图5-1-7 真性红细胞增多症多血期
红细胞成堆（骨髓涂片，瑞氏－吉姆萨染色）

（四）骨髓活检

骨髓活检示增生程度范围为35%～100%，中位数约为80%。骨髓呈全髓增殖，但常以红系前体细胞和巨核细胞的增多更为显著。粒、红系细胞比例可减低、大致正常或增大。粒细胞形态正常，原粒细胞不增多，巨核细胞数量增多（尤其在伴血小板增多情况下），常为多分叶核，呈松散的簇或靠近骨小梁分布，具有显著的多形性，细胞大小不一，混合在一起。绝大多数巨核细胞的胞核呈正常折叠或深分叶状，通常无细胞学异常。少数细胞核呈球形或其他核型异常。约80%的病例无网状纤维增生或增生不明显（0～2+）。多达20%病例可见反应性淋巴细胞结节。95%以上病例骨髓涂片及骨髓活检铁染色阴性。

（五）骨髓活检免疫组化

无异常免疫表型的报道。

（六）流式细胞术

无异常免疫表型的报道。

（七）遗传学

JAK2 V617F 基因的体细胞功能获得性突变在PV患者中具有诊断价值，检出率约为95%，正常人群及继发性红细胞增多患者常无该基因突变。部分 *JAK2 V617F* 阴性的PV患者可检出 *JAK2* 基因第12外显子突变。极少数 *JAK2* 突变阴性的PV患者存在 *CARL* 或 *LNK* 基因突变。但 *JAK2 V617F* 基因突变并非特异性的，在其他MPN中也有检出，尽管比例较PV低。20%患者中有细胞遗传学异常，常见的有+8，+9，del（20q），del（13q），del（9p）。无Ph染色体或 *BCR-ABL1* 融合基因。

（八）综合诊断

2017年《造血与淋巴组织肿瘤WHO分类》PV诊断标准相比2008版，降低了确诊PV的Hb水平值，并提高了HCT在PV诊断中的地位。此外将骨髓活检从诊断PV次要标准变更为主要标准（表5-1-2，表5-1-3）。

表5-1-2　WHO（2017）真性红细胞增多症诊断标准

主要标准
1. Hb＞165 g/L（男性），160 g/L（女性）或血细胞比容＞49%（男性），＞48%（女性）或血细胞总量升高
2. 骨髓活检示与年龄不符的细胞过多伴3系增生（全骨髓增生），包括红系、粒系、巨核系显著增生并伴有多形性成熟巨核细胞（细胞大小不等）
3. 有 *JAK2 V617F* 或 *JAK2* 第12号外显子基因突变
次要标准
血清EPO水平低于正常参考值水平

注：诊断需满足3项主要标准或前2项主要标准加次要标准。

表5-1-3　真性红细胞增多症多血期后骨髓纤维化（post-PV MF）诊断标准

必备标准（以下2条均需满足）
①先前按WHO诊断标准确诊为PV
②骨髓活检示纤维组织分级为2/3级（按0～3级标准）或3/4级（按0～4级标准）
附加标准（至少符合其中2条）
①贫血或不需要持续静脉放血（在未进行降细胞治疗情况下）或降细胞治疗来控制红细胞增多
②外周血出现幼稚粒细胞、幼稚红细胞
③进行性脾大（此前有脾大者超过左肋缘下5 cm或新出现可触及的脾大）
④以下3项体质性症状中至少出现2项：过去6个月内体重下降＞10%，盗汗，不能解释的发热（＞37.5℃）

（九）鉴别诊断

1. 反应性红细胞增多　可见于慢性缺氧状态，如高原性红细胞增多症、肺气肿和肺部疾患、发绀性先天性心脏病、肺源性心脏病、慢性风湿性心瓣膜病等；也可由肾动脉狭窄、皮质醇增多症、各种肿瘤等引起。但反应性红细胞增多症中白细胞和血小板多正常，NAP积分正常。而PV白细胞和血小板增多，NAP积分大多增高，EPO水平低，*JAK2* 基因突变可鉴别。

2. 原发性血小板增多症（ET）　PV患者在血小板增多情况下需要与ET鉴别。ET除血小板计数显著高于PV外，骨髓巨核细胞胞体大和胞核分叶多比PV更显著。

（十）预后

PV患者进展缓慢，中位生存期大于13年，年龄＜60岁患者为24年。多数病例死于栓塞或出血。20%左右患者死于MDS或AML。采用Tefferi等提出的预后分组积分系统可对患者的预后做出一定判断。

四、原发性骨髓纤维化

（一）定义

原发性骨髓纤维化（症）（primary myelofibrosis，PMF）为一种骨髓巨核细胞和粒系细胞增殖为主的克隆性骨髓增殖性肿瘤，病情进展可有纤维结缔组织沉积和髓外造血。疾病进展为阶段性，从最初的骨髓过度增生，没有或仅有少量网状纤维的纤维化前期，进展为骨髓网状纤维或胶原纤维显著增生的纤维化期，后者常伴骨硬化。PMF纤维化期的特征性表现为外周血涂片见幼稚粒细胞、幼稚红细胞及泪滴样红细胞，肝脾大，不同程度的骨质硬化，骨髓常干抽。PMF年发病率为（0.5～1.5）/10万。多见于老年人，男女性别差异不大。常见发病年龄为60～70岁，仅10%左右人群发病年龄小于40岁。儿童罕见。

（二）临床表现

30%左右PMF病例没有症状，多因体检偶然发现脾大或贫血、白细胞增多/血小板增多而确诊。

该病进展缓慢，纤维化前期可仅表现为显著血小板增多，容易与原发性血小板增多症混淆。多数患者纤维化期病例存在贫血和脾大压迫等引起的各种症状，可有乏力、呼吸困难、体重减轻、盗汗、低热、恶液质。可有高尿酸血症引起的痛风性关节炎和肾结石。90% 病例具有不同程度的脾大，可表现为巨脾。巨脾是本病特征，质多坚硬，表面光滑，无触痛。近 50% 病例存在肝大。

实验室检查：早期 PMF 病例血象无贫血或轻度贫血，进展期外周血涂片见幼稚粒细胞、幼稚红细胞及泪滴样红细胞，成为本病的特征之一（图 5-1-8）。成熟红细胞大小不等，一般呈中度贫血，晚期伴溶血时可发生严重贫血。常为正细胞正色素性贫血，如出血明显可表现为小细胞低色素性贫血。网织红细胞轻度增高（2% ～ 5%）。白细胞数增多或正常，少数达 100×10^9/L 以上。早期血小板可增高，随病情进展逐渐降低。

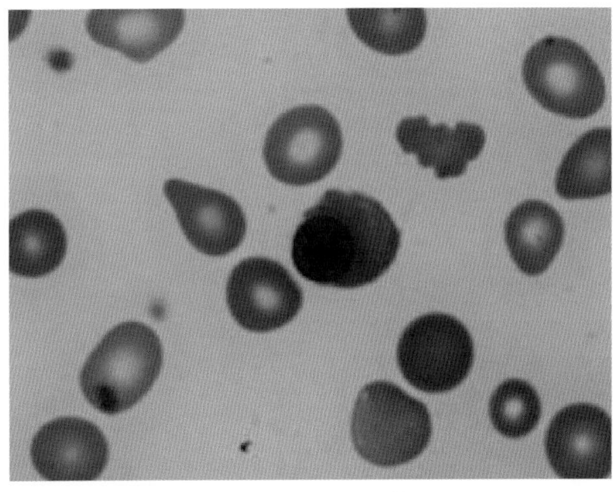

图 5-1-8 原发性骨髓纤维化，血涂片，可见泪滴样红细胞（瑞氏 - 吉姆萨染色）

（三）骨髓细胞学

骨髓涂片因骨髓纤维化、骨质坚硬，常呈干抽现象。病程早期常见骨髓有核细胞，特别是粒系和巨核细胞增生，但后期增生低下，有时有局灶性增生象。红系常表现为增生低下，少数可明显活跃。

（四）骨髓活检

根据有无胶原纤维增生将 PMF 分为纤维化前期和纤维化期。骨髓活检病理诊断是金标准。

1. 纤维化前期或早期 PMF PMF 纤维化前期为疾病初期，占初诊患者的 30% ～ 40%。骨髓增生极度活跃，无或伴有少量网状纤维增生（0 ～ +）（表 5-1-4），中性粒细胞和巨核细胞增多。巨核细胞显著异常，大小不一，形态不典型，核 / 质增大，异常的染色质粗块状聚集，可见胞核呈球形或不规则状，气球样或云朵样，散在或密集呈簇分布。多数巨核细胞胞体增大，但是小巨核细胞也能见到。粒系造血可有轻度核左移，常以晚幼粒、杆状核及分叶核粒细胞为主，原粒细胞比例不增多，CD34+ 祖细胞可轻度增多。多数病例红系造血数量减少，部分病例早期红系显著增生。PMF 的巨核细胞胞体小分叶少，可与 ET 鉴别。20% ～ 30% 的病例可见淋巴结节。

表 5-1-4 骨髓纤维化半定量分级

分级	定义
MIF-0	散在线性网状纤维，无交叉，相当于正常骨髓
MIF-1	疏松的网状纤维网架，伴有很多交叉，特别是血管周围区
MIF-2	弥漫而且浓密的网状纤维增多，伴有广泛交叉，偶有局灶性胶原纤维束和（或）局灶性骨硬化
MIF-3	弥漫且浓密性网状纤维增多，伴有广泛交叉，有粗的胶原纤维束，常伴有骨硬化

2. 纤维化期 PMF 纤维化期占初诊患者的 60% ～ 70%，此期骨髓网状纤维或胶原纤维（2 级和 3 级）显著增生。仍可见骨髓灶状增生活跃，但正常增生或增生低下更常见。胶原纤维组织不同程度增生，并穿插、分割造血组织而呈斑片状分布。粒、红、巨核 3 系细胞随胶原纤维增多而减少，骨髓原始细胞＜ 10%，幼稚细胞灶状增生较明显。不典型巨核细胞常是最显著的发现，散在或成簇分布，常见扩张的窦内充有幼稚粒细胞、红系细胞及巨核细胞。骨髓甚至造血细胞缺乏，完全被致密的胶原纤维组织及网状纤维所替代。部分患者可见内生性骨样组织或新生骨形成宽而极不规则弯曲的骨小梁并占据骨髓腔 50% 以上，称为骨骨髓硬化症（OMS）。已诊为 PMF 的病例外周血或骨髓原始细胞占 10% ～ 19% 或骨髓活检免疫组化 CD34+ 细胞增多常提示疾病加速期，而原始细胞≥ 20% 则已经为急变期。但以加速和急变为首发表现的 PMF 罕见。

3. 髓外造血 脾是最常见的髓外造血部位，其次是肝。红髓可见红系、粒系、巨核 3 系细胞增多，巨核细胞在髓外造血中最显著。偶见大量巨核细胞密集增殖形成肉眼肿瘤。淋巴结病变和任何进展期髓外造血，需要进一步通过免疫组化 CD34 和 KIT 排除髓系肉瘤。红髓脾索可以发现纤维化和血小板池。肝窦髓外造血也很明显，可以发生肝硬化。

（五）骨髓活检免疫组化

无异常免疫表型的报道。

（六）流式细胞术

无异常免疫表型的报道。

（七）遗传学

没有特异性的遗传学异常。50% ～ 60% 的病例具有 *JAK2 V617F* 基因突变，约 30% 病例中钙网蛋白（*CALR*）基因突变，8% 病例可有血小板生成素受体（*MPL*）基因突变。12% 的病例为三阴性（*JAK2*、*CALR*、*MPL* 基因突变均阴性）。通过全外显子测序技术发现，一部分三阴性病例存在功能性基因突变（如 *MPL S204P*，*MPL Y591N*），提示三阴性 PMF 可能并不是均质性疾病，而是多克隆造血形成的异质性疾病。PMF 病例获得 *BCR-ABL1* 融合基因非常罕见，额外的表型突变可能导致向 CML 样进展转化。30% 左右病例具有遗传学异常，无 Ph 染色体和 *BCR-ABL1* 融合基因。携带 del（13）（q12—q22），der（6）t（1；6）（q21—q23；p21.3）则强烈提示 PMF 诊断。最常见的染色体异常是 der（20q）和部分三体 1q。+8 和（或）+9 也曾有报道。

（八）综合诊断

PMF 诊断标准见表 5-1-5，表 5-1-6。

表 5-1-5 原发性骨髓纤维化（纤维化前期）诊断标准（WHO，2017）

主要标准	①巨核细胞增生和异型巨核细胞，无网状纤维增多（≤ MF-1），伴有年龄校正的以粒细胞增生且常有红系造血减低为特征的骨髓增生程度增高；②不能满足慢性粒细胞白血病（*BCR-ABL1* 融合基因阴性）、真性红细胞增多症、原发性血小板增多症、骨髓增生异常综合征或其他髓系肿瘤的 WHO 诊断标准；③有 *JAK2*、*CALR*、*MPL* 基因突变，或存在其他克隆标志物，或无继发于其他疾病的反应性骨髓网状纤维
次要标准（至少存在一项，连续 2 次证实）	①贫血不归因于合并症；②白细胞 ≥ 11×10^9/L；③可触及的脾大

注：诊断需符合所有 3 条主要标准和至少 1 条次要标准。

表 5-1-6 原发性骨髓纤维化（纤维化期）诊断标准（WHO，2017）

主要标准	①巨核细胞增生和异型巨核细胞，伴网状纤维和（或）胶原纤维增多（2 级或 3 级）；②不能满足慢性粒细胞白血病（*BCR-ABL1* 融合基因阴性）、真性红细胞增多症、原发性血小板增多症、骨髓增生异常综合征或其他髓系肿瘤的 WHO 诊断标准；③有 *JAK2*、*CALR*、*MPL* 基因突变，或存在其他克隆标志物，或无继发于其他疾病的反应性骨髓纤维化
次要标准（至少存在一项，连续 2 次证实）	①贫血不归因于合并症；②白细胞 ≥ 11×10^9/L；③可触及的脾大；④血清乳酸脱氢酶水平增高；⑤幼粒、幼红血象

注：诊断需符合所有 3 条主要标准和至少 1 条次要标准。

（九）鉴别诊断

1. ET 纤维化前期 PMF 可仅表现为显著血小板增多，无或伴有少量网状纤维增生（0 ～ +），应与 ET 进行鉴别。二者的鉴别主要依靠骨髓活检病理细胞学形态分析：ET 患者骨髓粒系、红系、巨核系 3 系细胞增生，但巨核细胞增生最显著，胞体大至巨大，胞质丰富成熟，核分叶多（鹿角样）的巨核细胞明显增生（可达 13 个 /HPF 以上），呈散在或成簇分布，具有特征性。不见胞核固缩或裸核巨核细胞。ET 中看不到形态怪异、高度不典型的巨核细胞。而纤维化前期 PMF 患者粒系造血显著增生，红系造血常减低。巨核细胞形态异常且不典型，核 / 质值增大，异常的染色质粗块状聚集，可见胞核呈球形或不规则状，气球样或云朵样，散在或密集呈簇分布，见到胞体小、分叶少的巨核细胞有助于进一步鉴别。

2. MDS 继发 MF 纤维化期 PMF 常伴血细胞减少，应与 MDS 继发 MF 进行鉴别。近 50% 的 MDS 患者骨髓中有轻～中度网状纤维增多，其中 10% ～ 15% 的患者有明显纤维化。与 PMF 不同的是，MDS 合并 MF 常为全血细胞减少，异形和破碎红细胞较少见，骨髓粒系、红系、巨核系明显发育异常，胶原纤维形成少见，常无肝脾大。

（十）预后

PMF 患者预后差异很大，生存期可为数月至数十年。总的预后依赖于初诊时的分期和相应的危险因素。纤维化期 PMF 中位生存期为 3 ～ 7 年，纤维化前期 10 年生存率 72%，15 年为 59%。动态国际预后积分系统（DIPSS-Plus）纳入八个预后不良因素：年龄＞ 65 岁，Hb ＜ 100g/L，WBC ＞ 25×10^9/L，外周血原粒细胞≥ 1%，体质性症状，红细胞输注依赖，PLT ＜ 100×10^9/L 和不良核型。此外，*CALR* 阴性和 *ASXL1* 阳性突变亦是生存不良的高危因素。主要致死原因包括心力衰竭、感染、血栓、溶血及向急性白血病转化，5% ～ 30% 的患者最终转化为急性白血病。

五、原发性血小板增多症

（一）定义

原发性血小板增多症（primary thrombocythemia，ET），是一种主要累及巨核细胞系的慢性 MPN。其特征是血小板水平显著增高（≥ 450×10^9/L），骨髓中大而成熟的巨核细胞过度增殖，伴有出血及血栓形成，脾常肿大。本病发病率不详，按照真性红细胞增多症研究组（PVSG）的诊断标准，其年发病率为（0.6 ～ 2.5）/10 万。儿童 ET 罕见，发病率为成人的 1%。

（二）临床表现

中国儿童ET中位发病年龄为11岁，男性居多。成人 ET 多在 50 ～ 60 岁发病，无明显性别差异。ET 起病隐匿，半数以上患者无症状。大多数因体检或出血倾向就诊而发现，以牙龈出血、鼻出血、皮肤紫癜、消化道出血等常见。部分患者可有动脉或静脉内血栓形成。50% 患者有轻度脾大，巨脾少见。15% ～ 20% 患者肝大，一般无淋巴结肿大。

血常规：血小板≥ 450×10^9/L，涂片可见成堆血小板，大小不等，有巨型血小板。白细胞有时增多，嗜碱性粒细胞极少。红细胞通常为正细胞正色素性，如反复失血可以有小细胞低色素性。外周血看不到幼红、幼粒及泪滴样细胞。

（三）骨髓细胞学

各系细胞均明显增生，巨核细胞增生，可见成熟的大型多分叶巨核细胞数量增加，并有大量血小板形成。原始细胞不增多，且无发育异常（图 5-1-9）。

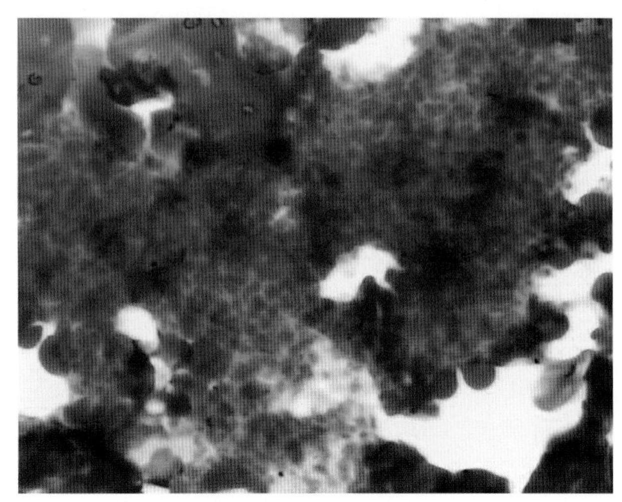

图 5-1-9 原发性血小板增多症
血小板成簇分布（瑞氏 - 吉姆萨染色）

（四）骨髓活检

骨髓活检示增生正常或中度活跃，粒系、红系、巨核系均明显增生。最显著的异常为大量胞体大至巨大，胞质丰富成熟，核分叶多（鹿角样）的巨核细胞明显增生（可达 13 个 /HPF 以上），呈散在或成簇分布，具有特征性。不见胞核固缩或裸核巨核细胞。ET 中看不到形态怪异、高度不典型的巨核细胞。粒系、红系细胞各阶段比例及形态无明显异常，原粒细胞很少见。无胶原纤维增生，网状纤维正常或轻微增多（＜ ++）。如果网状纤维显著增生或胶原纤维增生则不能诊断为 ET。确诊 ET 经治疗后的病例可继发骨髓纤维化。40% ～ 70% 骨髓活检可染铁阳性。

（五）骨髓活检免疫组化

无异常免疫表型的报道。

（六）流式细胞术

无异常免疫表型的报道。

（七）遗传学

在成人 ET 中，50% ～ 60% 的患者具有 *JAK2*

V617F 突变，在 60% ～ 88% 的 *JAK2 V617F* 突变阴性 ET 患者中钙网蛋白（*CALR*）基因突变，3% ～ 5% 的 *JAK2 V617F* 突变阴性的 ET 患者可有血小板生成素受体（*MPL*）基因突变。儿童 ET 中大约 25.8% 患者具有遗传学分子改变。

（八）综合诊断

2017 年《造血与淋巴组织肿瘤 WHO 分类》诊断标准相比 2008 版，增加了 *CALR*、*MPL* 基因突变，划分为主要标准和次要标准（表 5-1-7）。符合 4 条主要标准或前 3 条主要标准和次要标准即可诊断 ET。

表 5-1-7　ET WHO（2017）诊断标准

主要标准：
①血小板计数≥ 450×10^9/L
②骨髓活检示巨核细胞高度增生，胞体大、核过分叶的成熟巨核细胞数量增多，粒系、红系无显著增生或左移，且网状纤维极少轻度（1 级）增多
③不能满足 *BCR-ABL1*+CML、真性红细胞增多症、原发性骨髓纤维化、骨髓增生异常综合征和其他髓系肿瘤的 WHO 诊断标准
④有 *JAK2*、*CALR* 或 *MPL* 基因突变
次要标准：
有克隆性标志或无反应性血小板增多的证据

（九）鉴别诊断

1. 反应性血小板增多症　多见于铁缺乏、脾切除术后、炎症、感染、结缔组织疾病、溶血性贫血、急性失血后、肿瘤性疾病等。ET 血小板增多更明显，骨髓活检示胞体大、核过分叶的成熟巨核细胞数量增多，*JAK2*、*CALR* 或 *MPL* 基因突变可以鉴别。

2. MDS 伴孤立性 del（5q）　可有血小板增多，但该病骨髓巨核细胞胞体中等大小，核分叶少或不分叶，存在 del（5q），可与 ET 鉴别。

3. 难治性贫血伴环状铁粒幼红细胞及血小板增多（RARS-T）　骨髓巨核细胞胞体小、胞核分叶少，有髓系细胞发育异常均易与 ET 鉴别。

（十）预后

ET 属于惰性疾病，进展缓慢，一般报道中位生存期为 10 ～ 15 年。ET 的治疗目标是防治血栓合并症。国际预后积分（IPSET）系统发现积分预后低危组患者的中位生存期尚没有达到，中危组为 24.5 年，高危组为 13.8 年。约 5% 的 ET 患者最后转为 MDS 或 AML。

六、慢性嗜酸性粒细胞白血病，非特指型

（一）定义

慢性嗜酸性粒细胞白血病，非特指型（CEL，NOS）是一组前体嗜酸性粒细胞自主性、克隆性增殖，以外周血、骨髓和周围组织中嗜酸性粒细胞持续增高为特点的一种骨髓增殖性肿瘤。因其临床表现复杂多样，初诊时常难以确诊。患者器官损伤是由于白血病细胞浸润及活化的嗜酸性粒细胞释放细胞因子、酶或其他蛋白所致。CEL，NOS 不包括 Ph 染色体或 *BCR-ABL1* 融合基因，无 *PDGFRA*、*PDGFRB* 或 *FGFR1* 重排，无 *PCM1-JAK2*、*ETV6-JAK2* 或 *BCR-JAK2* 融合基因。外周血嗜酸性粒细胞计数≥ 1.5×10^9/L，外周血和骨髓幼稚嗜酸性粒细胞＜ 20%。要诊断 CEL，NOS 需要有嗜酸性粒细胞克隆的证据或外周血（骨髓）原始细胞增多，然而在许多病例中很难证明克隆性。在一些病例中，没有原始细胞增多可诊断为特发性嗜酸性粒细胞增多症（HES）。临床区分 CEL，NOS 和 HES 非常重要，HES 是嗜酸性粒细胞绝对计数＞ 1.5×10^9/L 持续≥ 6 个月，且必须有组织受损，无嗜酸性粒细胞克隆的证据，它是一个排他性诊断。由于既往很难从 HES 中区分 CEL，NOS，且本身罕见，因此真正的 CEL，NOS 发病率并不清楚，似乎男性更常见，中位发病年龄在 40 岁左右。

（二）临床表现

部分患者没有症状，偶然发现嗜酸性粒细胞增多。部分患者表现为体重减轻，夜间盗汗，发热，疲乏，咳嗽，血管性水肿，肌肉痛，瘙痒和腹泻。最严重的临床表现为心内膜纤维化，出现限制性心肌肥大，二尖瓣或三尖瓣瘢痕形成，导致瓣膜回流和附壁血栓形成，常可引起脑栓塞、周围神经病变、中枢神经系统功能异常。由于肺浸润导致肺部症状，类风湿样表现也很常见。

外周血：WBC 超过正常高限，嗜酸性粒细胞明显升高，计数≥ 1.5×10^9/L，主要为成熟嗜酸性粒细胞，仅有少量嗜酸性中幼粒细胞或早幼粒细

胞，可有不同程度的形态异常，如细胞质颗粒稀少、透明、胞质空泡、胞核分叶过多或过少及增大。这些变化也见于反应性的嗜酸性粒细胞增多，因此在确定是否为 CEL 方面没有太大帮助。常伴有中性粒细胞增多，有的可见单核细胞增多及轻度嗜碱性粒细胞增多。原始细胞一般不增多，如外周血原始细胞＞2% 支持 CEL 的诊断。常见贫血和血小板减少。

（三）骨髓细胞学

骨髓增生极度活跃，以嗜酸性粒细胞增生为主（图 5-1-10），多数病例嗜酸性粒细胞分化成熟正常，常见 Charcot-leyden 结晶。红系与巨核系细胞增生正常。原粒细胞比例 5% ～ 19% 支持 CEL 的诊断，但不超过 20%。其他系细胞及嗜酸性粒细胞有发育异常表现则支持肿瘤性变化。

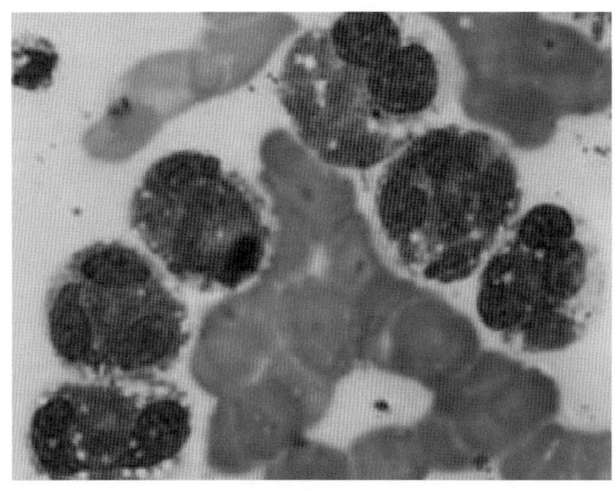

图 5-1-10　慢性嗜酸性粒细胞白血病，嗜酸性粒细胞明显增多，形态大多正常（瑞氏－吉姆萨染色）

细胞化学：嗜酸性粒细胞有抗氰化物髓过氧化物酶活性，CEL 的嗜酸性粒细胞髓过氧化物酶含量通常正常。正常嗜酸性粒细胞奈酚 AS-D 氯乙酸酯酶阴性，有学者认为，如果此酶阳性则考虑是肿瘤性的嗜酸性粒细胞。但不是所有肿瘤性嗜酸性粒细胞都呈阳性。

（四）骨髓活检

骨髓活检示嗜酸性粒细胞增生占绝对优势，均匀弥漫分布，早幼以下各阶段嗜酸性粒细胞均可见，其他各系如红系及巨核系细胞增生正常。有些病例可见骨髓纤维化。

（五）骨髓活检免疫组化

没有特异性的免疫表型报道。

（六）流式细胞术

没有特异性的免疫表型报道。

（七）遗传学

尚未发现特异的细胞遗传学或分子遗传学异常。Ph 染色体或 *BCR-ABL1* 融合基因阴性，无 *PDGFRA*、*PDGFRB* 或 *FGFR1* 重排，无 *PCM1-JAK2*、*ETV6-JAK2* 或 *BCR-JAK2* 融合基因。如果发现一种通常见于髓系疾病的重现性核型异常，如 +8 和 i（17q），则支持 CEL 的诊断。偶尔有 *JAK2* 突变，但 *ASXL1*、*TET2* 和 *EZH2* 更常见。一些在其他髓系肿瘤中经常出现的体细胞突变支持 CEL，然而突变基因如 *TET2*、*ASXL1* 和 *DNMT3A* 有时可在无肿瘤的老年人中检测到。但是这些并不是确切的嗜酸性粒细胞来源于肿瘤的证据。

（八）综合诊断

诊断标准见表 5-1-8。

表 5-1-8　CEL，NOS 诊断标准（WHO 2017）

①嗜酸性粒细胞增多（嗜酸性粒细胞绝对计数＞ 1.5×10^9/L）
②不符合 *BCR-ABL1*+CML、真性红细胞增多症（PV）、原发性血小板增多症（ET）、原发性骨髓纤维化（PMF）、慢性中性粒细胞白血病（CNL）、CMML 和 aCML 的 WHO 诊断标准
③无 *PDGFRA*、*PDGFRB* 和 *FGFR1* 重排，无 *PCM1-JAK2*、*ETV6-JAK2* 或 *BCR-JAK2* 融合基因
④外周血和骨髓原始细胞比例＜ 20%、无 inv（16）（p13.1q22）/t（16；16）（p13；q22）、无其他 AML 的诊断特征
⑤有克隆性染色体或分子遗传学异常或原始细胞外周血原始细胞≥ 2% 或骨髓原始细胞≥ 5%

注：CEL，NOS 的诊断需满足以上 5 条。

（九）鉴别诊断

1. 非肿瘤性的反应性嗜酸性粒细胞增多过敏症，寄生虫感染，肺部疾病包括慢性嗜酸性肺炎或过敏性肺炎，Loeffer 病，胶原性血管病，淋巴结嗜酸性淋巴肉芽肿等　这些疾病均有原发疾病的特征，外周血嗜酸性粒细胞轻度或中度增多，无幼稚嗜酸性粒细胞增多，无白血病征象，嗜酸性粒细胞不占骨髓细胞主要成分。

2. 其他肿瘤性的可引起反应性嗜酸性粒细胞增多的疾病　T 细胞淋巴瘤，霍奇金淋巴瘤，淋巴细胞性白血病，系统性肥大细胞增多，表型异常并产生异常细胞因子的 T 细胞群体。这些疾病均有原发疾病的临床表现，外周血嗜酸性粒细胞轻度或中度增多，嗜酸性粒细胞不占骨髓细胞主要成分。骨髓检查能发现引起嗜酸性粒细胞增多的原发疾病的一些变化。

3. 嗜酸性粒细胞是髓系肿瘤性克隆的一部分的其他髓系肿瘤　① CML：虽然可伴骨髓嗜酸性粒细胞增多，以中性粒细胞增多为主，根据 Ph 染色体、*BCR-ABL1* 融合基因检测阳性可与 CEL 鉴别确诊。② AML 伴 inv（16），t（16；16）（p13；q22）：嗜酸性粒细胞不占骨髓细胞主要成分，骨髓以原始或幼稚粒细胞和单核细胞为主，具有特异的染色体改变或 *CBFβ-MYH11* 融合基因可鉴别。③ MDS：嗜酸性粒细胞为轻度增多，有不同程度血细胞减少，1 系或多系造血细胞存在发育异常。部分具有染色体改变。④ ET：虽然常见骨髓嗜酸性粒细胞增多，但不占骨髓细胞主要成分，而且巨核细胞胞体巨大，分叶较多，与本病不同。⑤ aCML：可伴嗜酸性粒细胞增多，但 aCML 骨髓髓系细胞有发育异常，外周血占白细胞 10% 以上的中性粒细胞前体细胞（早幼粒细胞、中幼粒细胞、晚幼粒细胞），可予以鉴别。⑥ CMML：可伴嗜酸性粒细胞增多，但 CMML 持续性外周血单核细胞增多，大于 1×10^9/L，骨髓中 1 系及 1 系以上细胞发育异常。

4. 特发性嗜酸性粒细胞增多综合征（HES）　①除外反应性嗜酸性粒细胞增多症；淋巴细胞变异型嗜酸性粒细胞增多症（产生细胞因子，免疫表型异常的 T 细胞亚群）；CEL，NOS；WHO 标准可确诊的髓系肿瘤（如 MDS、MPN、MDS/MPN、AML）伴嗜酸性粒细胞增多；伴有 *PDGFRA*、*PDGFRB*、*FGFR1* 重排或 *PCM1-JAK2* 嗜酸性粒细胞增多相关的 MPN 或 AML/ALL。②嗜酸性粒细胞绝对计数＞ 1.5×10^9/L 持续≥ 6 个月，且必须有组织受损。如果没有组织受损，则诊断特发性高嗜酸性粒细胞增多症。

（十）预后

生存时间变化相当大，但急性转化常见，预后差。一些小系列研究表明，中位生存时间为 22.2 个月。对伊马替尼敏感并不常见，但有报道。明显脾大、外周血或骨髓原始细胞增多、异常染色体核型及其他髓系细胞发育异常被认为是预后不良的因素。

七、骨髓增殖性肿瘤，不能分类

（一）定义

骨髓增殖性肿瘤，不能分类（myeloproliferative neoplasms unclassified，MPN-U）指符合 MPN 的临床、实验室检查、分子和形态学特征，但不能满足任何一种特异的 MPN 类型疾病或者具有两种或以上的 MPN 重叠的表现。大多数病例可以归为以下 3 组之一：① PV、ET、PMF 的早期表现，特征性改变没有充分体现。②晚期 MPN，明显的骨髓纤维化，骨硬化或转化为更具侵袭性阶段 [原始细胞增多和（或）骨髓发育异常] 掩盖了基础疾病。③ MPN 证据确切，但同时肿瘤性疾病和炎性疾病共存，掩盖了某些常用的诊断性临床和形态学特点。本病确切发病率尚不知晓，一些报道提示，MPN-U 占所有 MPN 的 10% ～ 15%。

（二）临床表现

临床表现与其他 MPN 类似，早期不能分类的 MPN 器官肿大可轻微或缺如，但进展期可见到肝、脾大明显。早期血小板增多，不同程度中性粒细胞增多，血红蛋白正常或轻度降低，或临界性升高。骨髓衰竭期可有严重全血细胞减少。

（三）骨髓细胞学

骨髓增生极度活跃，粒系、红系和巨核系增生，无发育异常。

（四）骨髓活检

早期骨髓增生极度活跃，巨核细胞增生明显，粒系和红系不同程度增生。晚期阶段可见到致密纤维化和（或）骨髓硬化，提示骨髓衰竭期。如果没有既往病史或组织学，很难区分是 PV 晚期、罕见的 ET 纤维化晚期或 PMF 的纤维化 / 骨髓硬化重叠。外周血或骨髓原始细胞超过 10% 和（或）骨髓明显发育异常提示向更侵袭性转化，常为疾病的终末期。大多数病例中由于骨髓纤维化导致骨髓穿刺稀释，因此骨髓切片免疫组化 CD34 染色对于原始细胞数量增多和（或）原始细胞簇状分布具有诊断意义。

（五）骨髓活检免疫组化

没有特异性的免疫标记改变。

（六）流式细胞术

没有特异性的免疫标记改变。

（七）遗传学

尚未发现特异的细胞遗传学或分子遗传学异常。Ph 染色体或 *BCR-ABL1* 融合基因阴性，无 *PDGFRA*、*PDGFRB* 或 *FGFR1* 重排，无 *PCM1-JAK2* 融合基因。部分患者 *JAK2*、*CALR* 或 *MPL* 基因可有突变。

（八）综合诊断

符合 MPN 的临床表现、实验室检查、形态学和分子特征，但不能满足任何一种特异的 PV、ET、PMF 类型疾病特征性改变。无 Ph 染色体或 *BCR-ABL1* 融合基因阴性，无 *PDGFRA*、*PDGFRB* 或 *FGFR1* 重排，无 *PCM1-JAK2* 融合基因。可以考虑 MPN-U 的诊断，但是需要排除炎症、感染、细胞毒药物治疗、生长因子、细胞因子、免疫抑制剂等引起的反应性骨髓变化，以及淋巴瘤、转移癌等引起的肿瘤浸润骨髓所致改变。

（九）鉴别诊断

需要与炎症、感染、毒素、生长因子、细胞因子、免疫抑制剂等引起的反应性骨髓变化相鉴别，其次，造血和非造血肿瘤，如淋巴瘤、转移癌等引起的肿瘤浸润骨髓所致改变也要进行鉴别。除了基础疾病表现外，*JAK2*、*CALR* 或 *MPL* 驱动基因的突变在上述反应性骨髓反应中为阴性，而在 MPN-U 中可为阳性。此外细胞遗传学能够确认克隆性的存在，可以作为 MPN-U 与上述疾病的鉴别。

（十）预后

对于 MPN 初始阶段不能分类的病例，间隔 6 ～ 12 个月进行随访常能提供足够信息以进行更加精确的分类。早期病例的预后与后来发展为明确疾病类型的预后类似。由于骨髓纤维化或原始细胞浸润而不能识别类型的晚期病例预后差。选择性的 JAK1/JAK2 抑制剂能够快速缩小脾脏，显著改善骨髓纤维化的症状，延长了原发和继发性骨髓纤维化的总体生存时间。然而同样的治疗对于 MDS/MPN 或 MDS 相关的骨髓纤维化无效。因此，MPN，即使是不可分类的鉴定对于临床决策的制定和总体预后也是重要的。

（陈振萍）

第二节 肥大细胞增生症

一、总 述

（一）定义

肥大细胞增生症（mastocytosis，MC）源于肥大细胞（mast cell，MC）的单克隆性、肿瘤性增生，是以异常形态的肥大细胞多灶性或簇状聚集性分布和浸润为特征的一组异质性疾病，可累及一个或多个器官与系统。本病呈异质性，从可自发缓解的皮肤病变到伴有多脏器衰竭及生存期短的高度侵袭性肿瘤均可出现。根据病变部位和临床表现，可将肥大细胞增生症分为两种主要类型：皮肤肥大细胞增生症（cutaneous mastocytosis，CM）和系统性肥大细胞增生症（systemic mastocytosis，SM）（表 5-2-1）。

表 5-2-1 肥大细胞增生症的分类（WHO，2017 年）

1. 皮肤肥大细胞增生症
   - 色素性荨麻疹 / 斑丘疹性皮肤肥大细胞增生症（urtica pigmentosa/maculopapular cutaneous mastocytosis）
   - 弥漫性皮肤肥大细胞增生症（diffuse cutaneous mastocytosis）
   - 皮肤肥大细胞瘤（mastocytoma of skin）
2. 系统性肥大细胞增生症
   - a. 惰性系统性肥大细胞增生症（indolent systemic mastocytosis，ISM）
   - b. 冒烟性系统性肥大细胞增生症（smoldering systemic mastocytosis，SSM）
   - c. 系统性肥大细胞增生症伴相关血液系统肿瘤（systemic mastocytosis with an associated hematological neoplasm，SM-AHN）
   - d. 侵袭性系统性肥大细胞增生症（aggressive systemic mastocytosis，ASM）
   - e. 肥大细胞白血病（mast cell leukemia，MCL）
3. 肥大细胞肉瘤（mast cell sarcoma，MCS）

（二）临床表现

肥大细胞增生症可发生于任何年龄。皮肤肥大细胞增生症最常见于儿童，且男性患儿稍多于女性患儿，成人少见。系统性肥大细胞增生症患者还可表现为其他多器官受累，如脾、肝、皮肤、骨骼、淋巴结、胃肠道黏膜，任何组织均可受累。

系统性肥大细胞增生症的四类症状：①体质性症状（如乏力、体重减轻、发热和出汗）；②皮肤表现（如皮肤瘙痒、荨麻疹、皮肤划痕症、潮红）；③介质相关的系统性事件（如腹痛、胃肠道不适、晕厥、头痛、低血压、心动过速、呼吸道症状）；④肌肉骨骼痛（如骨痛、骨质疏松、骨折、关节痛、肌肉痛）。这些疾病可表现为轻度，甚至威胁生命。由于肥大细胞浸润而出现器官损害，尤其是那些高级别的系统性肥大细胞增生症，包括侵袭性肥大细胞增生症和肥大细胞白血病。

系统性肥大细胞增生症的体征包括脾大（常轻度），少见情况有淋巴结大和肝大。惰性肥大细胞增生症时常无器官肿大，但是进展性系统性肥大细胞增生症包括侵袭性肥大细胞增生症和肥大细胞白血病常出现器官肿大，并伴器官功能损害。

血常规异常主要有贫血、白细胞增多、嗜酸性粒细胞增多（常见）、中性粒细胞减少及血小板减少。SM 罕见大量肥大细胞，若有则提示为肥大细胞白血病。血清类胰蛋白酶水平用于评估和监测肥大细胞增生症患者病情。大多数 SM 血清总的类胰蛋白酶持续增高＞ 20ng/ml，并作为诊断的次要标准（如果存在髓系肿瘤，该参数无效）。多数皮肤肥大细胞增生症患者血清类胰蛋白酶水平正常或轻度增高。

（三）骨髓细胞学

在 Romanowsky 染色的涂片中，肥大细胞易于识别，呈中等大小、圆形或卵圆形，胞质丰富，充满密集的异染颗粒和圆形或卵圆形胞核。在正常或反应性情况下，肥大细胞易与较小的异染性嗜碱性粒细胞区别，后者胞核分叶，胞质颗粒较大而数量少。酶细胞化学染色、肥大细胞 NAS-DCE 染色强阳性，但髓过氧化物酶阴性。肥大细胞增生症病例的肥大细胞细胞学形态多样，但几乎均有异常的细胞学特点，包括胞体呈显著的梭形及胞质颗粒少。

（四）骨髓活检

骨髓、脾、肝和淋巴结是病理性肥大细胞浸润最常见的器官，骨髓是最常见的活检部位，骨髓活检和骨髓涂片检查是明确 SM 的病理诊断基础，骨髓检查既显示了病变的浸润程度，又能为预后提供重要信息。SM 的诊断通常基于足够的骨髓活检切片中识别多灶性集聚或紧密聚集 / 浸润的肥大细胞。

正常情况下，骨髓中极少见到肥大细胞（＜ 0.1%），HE 染色条件下，正常或反应性肥大细胞常松散排列。细胞特点为核圆形或卵圆形，染色质粗块状，核质比低，不见核仁或核仁模糊，胞质丰富，胞质颗粒微小、嗜酸性，颗粒大小及嗜酸性染色强度介于中性粒细胞和嗜酸性粒细胞之间。仅在特殊的反应状态下偶可见到肥大细胞集落。

（五）骨髓活检免疫组化

识别幼稚或不典型肥大细胞最特异的方法是通过组织切片进行免疫组化染色，包括 Tryptase（类胰蛋白酶）/Chymase（糜蛋白酶）和 KIT（CD117）、CD25 或 CD2（不太常用），部分病例肥大细胞也表达 CD30。以上抗体中 Chymase 较为特异，但敏感性较差。Tryptase 最为敏感，但其特异性较差。因此免疫组化标记肥大细胞时，须将上述抗体联合应用。Tryptase/Chymase 及 CD117 染色阳性提示为肥大细胞，若同时有 CD2 和（或）CD25 阳性则为肿瘤性肥大细胞。通过流式细胞术也可检测出异常表达的表面标记 CD2 和 CD25。

（六）流式细胞术

肥大细胞往往强表达 CD117、CD33、CD13，异常表达 CD2 及 CD25，不表达 CD34、HLA-DR、CD3、CD19 等。

（七）综合诊断

诊断肥大细胞增生症可依靠临床表现、组织病理学及实验室检查，然后归类于不同的亚型。

对具有典型临床表现，皮肤病理活检可见典

型肥大细胞浸润，且不足以诊断为 SM，可诊断为 SM。但是需注意的是，在某些皮肤病病理也可能见到肥大细胞增多：湿疹、硬皮病、慢性荨麻疹等，需要进行鉴别。

肥大细胞增生症尤其是 SM 的诊断主要靠骨髓活检形态学结合免疫组化确定，根据 WHO 分类，符合 1 项主要标准和 1 项次要标准，或符合 3 项次要标准可以诊断 SM。CM 和 SM 的诊断依据列于表 5-2-2。

表 5-2-2 皮肤和系统性肥大细胞增生症的诊断标准（WHO，2017 年）

皮肤肥大细胞增生症（CM）
皮肤病变表现为典型的色素性荨麻疹 / 斑丘疹性肥大细胞增生症（urtica pigmentosa/maculopapular cutaneous mastocytosis）、弥漫性皮肤肥大细胞增生症（diffuse cutaneous mastocytosis）或孤立性肥大细胞瘤（mastocytoma of skin），通过足够的皮肤组织活检切片观察到典型的肥大细胞多灶性或弥漫性浸润模式[a]
此外，缺少足够诊断系统性肥大细胞增生症的特征 / 依据。皮肤肥大细胞增生症有三种亚型（见表 5-2-1）
系统性肥大细胞增生症（SM）
符合以下 1 项主要标准和至少 1 项次要标准，或符合 3 项及 3 项以上次要标准可诊断系统性肥大细胞增生症
主要标准
骨髓活检和（或）其他皮肤外器官切片中肥大细胞多灶性、致密浸润（15 个或 15 个以上肥大细胞聚集），经过类胰蛋白酶（tryptase）免疫组化或其他特殊染色证实
次要标准
1. 骨髓或其他皮肤外器官活检切片中 ＞ 25% 的浸润肥大细胞呈梭形或非典型性，或骨髓涂片中所有肥大细胞中＞ 25% 为未成熟或不典型细胞
2. 骨髓、血液或其他皮肤外器官检测到 *KIT* 基因的密码子 816 的活化点突变
3. 骨髓、血液或其他皮肤外器官中的肥大细胞除表达正常肥大细胞标记外，表达 CD25，伴或不伴 CD2 表达[b]
4. 血清总类胰蛋白酶浓度持续超过 20ng/ml（如果存在克隆性髓系疾病则这一标准无效）

a 此标准用于活检切片中肥大细胞灶性致密聚集和弥漫性浸润。

b 通过流式细胞术和免疫组化分析，CD25 是更敏感的标记。

二、皮肤肥大细胞增生症

（一）定义

诊断 CM 需要有典型临床表现和组织学上异常肥大细胞浸润真皮的证据。缺少骨髓或其他任何器官的系统性受累的证据。此外，不符合 SM 的诊断依据。然而，CM 患者可表现出一个或两个诊断 SM 的次要标准，如血清类胰蛋白酶水平增高或骨髓肥大细胞形态异常。

CM 包括色素性荨麻疹 / 斑丘疹性皮肤肥大细胞增生症、弥漫性皮肤肥大细胞增生症和皮肤肥大细胞瘤三种主要类型。

1. 色素性荨麻疹 / 斑丘疹性皮肤肥大细胞增生症 是 CM 最常见的一种类型。发病率为 1 ：（1000 ～ 8000），男女发病率相同。损害可于出生时就有或在生后第一年发生，为红色或红棕色、圆形至卵圆形斑疹、丘疹和斑块，直径 2 ～ 3cm。主要发生于躯干，但任何部位均可累及（包括黏膜），由于黑色素沉着增加，颜色逐渐变深。面部、头皮、掌跖常不受累。轻微创伤诱发风团（Darier 征）具有特征性。许多患者表现为广泛的皮肤划痕症（轻擦或轻搓出现风团）。偶尔出现水疱，罕见情况下可泛发，类似原发性或获得性大疱性皮肤病。5 ～ 6 年后这些特征消失，部分患者症状消退，留下淡淡的色素性斑疹。色素性荨麻疹有两种变异型：单形性小斑丘疹病变和多形性大病变，后者病变大小和形状不一。单形性见于成人患者，而多形性更常见于儿童患者。儿童患者色素性荨麻疹病变要比成人 SM 患者累及皮肤者更大、数目更少、更加丘疹样。最近数据表明，在早期患儿见到的单形性小病变比大的多形性病变更能长期持续存在到成人期。一小部分病例常为幼儿，病变表现为非色素性斑块形成。患者有时表现为棕色或橙色至黄色丘疹和斑块，与黄瘤相似，损害聚集在一起，外观呈铺路石样。还有文献报道了少数家族性病例。成年患者病变广泛，表现为红色或棕红色斑疹和斑丘疹，主要见于躯干和四肢，不会自发消退，系统累及（尤其是骨髓）常见。

色素性荨麻疹的各种临床变异者组织学上都很相似，差别取决于肥大细胞浸润的程度。典型的组织病理学显示梭形肥大细胞聚集填塞真皮乳头层，并片状扩散、浸润至真皮网状层，常在血管周围和皮肤附属器周围分布。在斑疹和丘疹中，肥大细胞主要见于真皮乳头层。细胞呈圆形或梭形，有大量嗜酸性胞质，常可见嗜酸性粒细胞。在体积较大的结节性损害中，无论是幼年还是成年色素性荨麻疹都可于整个真皮见到肿瘤样浸润，并常延伸至皮下脂肪。色素性荨麻疹中表皮基底细胞色素加深是一种常见特征，主要见于旧损害，特别是斑丘疹损害，而在皮肤结节中这一特征则不很明显。可出现浅表淋巴组织细胞炎症性浸润，尤其是在成年患者中。成人色素性荨麻疹的组织病理学肥大细胞数目少于儿童患者。然而，如上所述，成人CM非常罕见，通过彻底骨髓检查，多数有皮肤病变的成年患者都有SM。病变处肥大细胞数目有时与正常或炎症性皮肤检测到的肥大细胞数目上限有重叠。有些病例要诊断为CM，需要进行多次活检和免疫组化分析。儿童CM病变皮肤可检测到各种*KIT*突变，包括*D816V*。

2. 弥漫性皮肤肥大细胞增生症 明显比色素性荨麻疹少见，通常只累及儿童，偶尔有成年患者的报道。皮肤呈红皮病改变，常伴瘙痒，由于广泛的肥大细胞浸润而持续呈肥厚面团样。偶尔出现黄棕色的皮肤肥厚或橘皮样外观，有时出现苔藓样变，没有单独损害性病变。轻微创伤常导致风团和水疱形成，可发生泛发性水疱，有时损害与皮肤金黄色葡萄球菌烫伤样综合征或大疱性多形性红斑相似。弥漫性皮肤肥大细胞增生症常在第3～5年消退。儿童可因严重肥大细胞浸润表现为潮红、低血压、休克和腹泻。

临床上皮肤浸润性病变不明显的患者，皮肤活检通常见到肥大细胞带状浸润真皮乳头层和网状层上方。明显浸润皮肤者，组织学所见同皮肤肥大细胞瘤。

3. 皮肤肥大细胞瘤 表现为孤立性病变，或作为色素性荨麻疹的变种。皮肤肥大细胞瘤占肥大细胞增生症的10%～15%，几乎只见于儿童，没有好发部位。可见于新生儿，最常见于出生不足3个月的婴儿。罕见情况下也可于成年期发病。皮肤肥大细胞瘤为红棕色、粉红色或黄色结节或斑块，直径达1.0cm。有些病例出现两处或三处病变。有时出现水疱，有时出现潮红发作（由于大量组胺释放）。常自发缓解，不伴系统损害。组织学上肥大细胞形态成熟，染色质浓聚，胞质空亮，浸润真皮乳头层和网状层，并可扩展到皮下组织。真皮乳头层可出现水肿，如果皮损活检前受到创伤，有时可出现表皮下水疱。肥大细胞缺乏非典型性，有助于与极其罕见的皮肤肥大细胞肉瘤相鉴别。

不同类型的系统性肥大细胞增生症的诊断是根据B型表现或C型表现的存在与否（表5-2-3，表5-2-4）。

表5-2-3 各型SM的诊断标准（WHO，2017）

惰性系统性肥大细胞增生症（ISM）
符合SM的诊断标准
无C型表现[a]
无相关的造血系统肿瘤的证据
肥大细胞负荷低
几乎总有皮肤病变
骨髓肥大细胞增生症
如上（ISM）所述，伴有骨髓侵犯，但无皮肤病变
冒烟性系统性肥大细胞增生症
符合SM的诊断标准
≥2个B型表现，但无C型表现[a]
无相关的造血系统肿瘤的证据
高肥大细胞负荷
不满足肥大细胞白血病诊断标准
系统性肥大细胞增生症伴相关血液肿瘤
符合SM的诊断标准
符合相关血液肿瘤（如MDS、MPN、AML、淋巴瘤或符合WHO分类中其他独特类型的造血系统肿瘤）的标准
侵袭性系统性肥大细胞增生症（ASM）
符合SM的标准
≥1个C型表现[a]
不符合肥大细胞白血病的标准
通常缺少皮肤病变
肥大细胞白血病（MCL）
符合SM的标准
骨髓活检示不典型、幼稚的肥大细胞弥漫性浸润（常为填塞性）
骨髓穿刺涂片示肥大细胞≥20%
典型肥大细胞白血病病例中，外周血白细胞中肥大细胞≥10%。但非白血病性肥大细胞白血病变异型（外周血白细胞中肥大细胞＜10%）更常见
常缺乏皮肤病变

a B型和C型表现分别提示器官受累不伴或伴有功能失调，具体见表5-2-4。

表5-2-4 SM中B型表现（疾病负荷）和C型表现（细胞减少要求），提示器官受累不伴或伴有器官功能失调（WHO，2017）

B型表现
1. 高肥大细胞负荷（骨髓活检切片中显示）：肥大细胞浸润＞30%（灶性，致密聚集）和血清总类胰蛋白酶＞200ng/ml
2. 骨髓非肥大细胞系发育异常或骨髓增生，但不符合明确诊断相关血液肿瘤依据，血象正常或轻度异常
3. 肝大，不伴肝功能受损，可触及的脾大，不伴脾功能亢进和（或）可触及的或影像学检测到的淋巴结增大
C型表现
1. 骨髓由于肥大细胞浸润引起功能障碍，表现为≥1系血细胞减少：中性粒细胞绝对计数（ANC）＜1.0×10^9/L，血红蛋白水平＜100g/L，和（或）血小板计数＜100×10^9/L
2. 可触及的肝大，伴肝功能异常、腹水和（或）门静脉高压
3. 骨受累：伴有较大的溶骨性病变和（或）病理性骨折（由骨质疏松引起的病理学骨折不能算作C型表现）
4. 可触及的脾大伴脾功能亢进
5. 由于肥大细胞浸润胃肠道引起的吸收不良伴体重下降

（二）遗传学

CM 相对常见于儿童。约 50% 的患儿在 6 月龄之内发生典型的皮肤损害。成人 CM 较儿童少见。CM 男性稍多见。只有约 1/3 的儿童 CM 可检测出 KIT 密码子 D816V 突变，而 D816V 之外的点突变的发生率 CM 明显高于 SM。在肥大细胞增殖及嗜酸性粒细胞增多患者中检出 *FIP1L1-PDGFRA* 融合基因。尽管血清类胰蛋白酶升高，骨髓克隆性嗜酸性粒细胞增多伴 *FIP1L1-PDGFRA* 融合基因及很少数散落在不典型肥大细胞的患者曾经被报告为一种不常见的 SM 类型。但这些病例多数不符合 SM 的诊断标准，特别是看不到密集的肥大细胞浸润者，最好将其归入髓系肿瘤伴嗜酸性粒细胞增多及 *PDG-FRA* 重排中。

（三）预后

儿童 CM 通常预后好，可在青春期之前或者青春期自发消退。成人的皮肤病损通常不会消退。而且与此前的概念不同，常伴有 SM，通常为惰性。目前 SM 无法治愈，预后取决于疾病类型。包括肥大细胞白血病在内的高度恶性（侵袭性）疾病存活期仅为数月，而惰性 SM 患者通常存活期正常。伴有皮肤侵犯的 SM 患者通常也呈惰性病程，而侵袭性疾病患者常无皮肤病损。然而，作为一种预后良好的惰性系统性肥大细胞增生症亚型，孤立性骨髓肥大细胞增生症也无皮肤破损。若合并造血组织肿瘤，临床病程和预后通常主要取决于相关的造血组织肿瘤。侵袭性 SM 病例通常临床病程进展快速，生存期仅数年。肥大细胞肉瘤表现为进行性疾病，数月内死亡。

三、系统性肥大细胞增生症

（一）定义

目前已经确立了系统性肥大细胞增生症诊断的共识标准，并且确立了五种变异型，包括惰性系统性肥大细胞增生症（ISM）、冒烟性系统性肥大细胞增生症（SSM）、系统性肥大细胞增生症伴相关血液肿瘤（SM-AHN）、侵袭性系统性肥大细胞增生症（ASM）和肥大细胞白血病（MCL）。表 5-3-3 总结了各种系统性肥大细胞增生症的特征性的诊断依据。

1. 惰性系统性肥大细胞增生症 是最常见的 SM 亚型，缺少 C 型表现，肥大细胞肿瘤负荷很低，血浆类胰蛋白酶水平通常在正常水平或接近正常水平。多数患者有皮肤病变。骨髓肥大细胞增生症患者似乎只有骨髓受累，而缺少皮肤病变，骨髓中肿瘤性肥大细胞负荷通常很低。骨髓检查必须除外肥大细胞白血病和 SM 伴相关造血系统肿瘤。对于满足惰性系统性肥大细胞增生症诊断标准的病例，还具备一个 B 型表现者，仍诊断为惰性系统性肥大细胞增生症。然而，如果有两个或更多的 B 型表现，就应诊断为冒烟性系统性肥大细胞增生症。多数典型惰性系统性肥大细胞增生症的病例（＞90%）都可以检测到 *KIT* D816V 突变。如果未能检测到此突变，但仍高度怀疑 SM（如患者体内肥大细胞形态分化很好或有骨髓进展性浸润），如有可能，应进行 *KIT* 基因测序，因为部分患者体内可能存在其他 *KIT* 基因突变。

2. 冒烟性系统性肥大细胞增生症 肥大细胞肿瘤负荷很高，有两个或更多的 B 型表现，常有器官增大，多数患者有皮肤病变，多系受累通常也存在。尽管临床病程稳定许多年，但也可以进展到侵袭性肥大细胞增生症或肥大细胞白血病。此型 SM 几乎都有 *KIT* D816V 突变。与典型的 ISM 不同，突变常常在几种髓系细胞中检测到，有时甚至在淋巴细胞中也能检测到，反映了肿瘤在发展过程中出现多系受累，但缺少诊断相关血液肿瘤的形态学证据。

3. 系统性肥大细胞增生症伴相关血液肿瘤 2008 年 WHO 将此类称为系统性肥大细胞增生症合并克隆性造血系统非肥大细胞系疾病，其诊断除了符合 SM 的诊断标准外，同时符合非肥大细胞系其他血液肿瘤的 WHO 诊断标准。多数病例中，存在非肥大细胞系的髓系疾病，如骨髓增生异常综合征、骨髓增殖性肿瘤、骨髓增生异常 / 骨髓增殖性肿瘤或急性髓系白血病。从临床和预后特征上看，相关的血液肿瘤通常被认为是继发的。最常见的相关血液肿瘤是慢性粒－单核细胞白血病。淋巴系肿瘤，如多发性骨髓瘤和淋巴瘤则很少见。此类 SM 可存在 C 型表现，值得注意的是，多数病例中血清总类胰蛋白酶水平升高，因此，这个次要标准不能单独用于诊断此型 SM。多数病例可

检测到 *KIT* D816V 活化突变，而且很多病例中，不仅在 SM 成分中检测到此位点突变，还可以在相关血液肿瘤细胞（如急性髓系白血病原始细胞或慢性粒－单核细胞白血病单核细胞）中检测到此突变。由于相关血液肿瘤类型不同，可检测到其他基因额外的突变（如 *TET2*、*SRSF2*、*ASXL*、*CBL*、*RUNX1* 和原癌基因的 RAS 家族成员），综合分析突变具有预后价值。

4. 侵袭性系统性肥大细胞增生症 此型 SM 符合 SM 诊断标准，同时具有 1 个或更多的 C 型表现（表 5-2-3），反映肥大细胞肿瘤性负荷高，浸润器官，并造成相应器官的功能紊乱，其中肝、骨髓和胃肠道最常受累，多数患者通常没有皮肤病变。骨髓涂片中肥大细胞数量增多，但是仍占骨髓所有有核细胞的＜ 20%；骨髓涂片中肥大细胞＞ 5% 的病例应诊断为侵袭性系统性肥大细胞增生症转化。这些病例进展为肥大细胞白血病很常见。可以检测到一个或更多 B 型表现，有一部分患者出现进行性淋巴结肿大、肥大细胞增生伴嗜酸性粒细胞增多，这种病例必须与伴 *PDGFRA* 重排的髓系 / 淋系肿瘤相鉴别。其他主要鉴别诊断包括冒烟性系统性肥大细胞增生症和系统性肥大细胞增生症伴相关血液肿瘤。多数侵袭性系统性肥大细胞增生症病例有隐匿 *KIT* D816V 突变。其他基因的额外突变也可存在，但这些突变最常见于系统性肥大细胞增生症伴相关血液肿瘤病例。

5. 肥大细胞白血病 是 SM 最少见的亚型，符合 SM 的诊断标准，且骨髓涂片中肥大细胞占所有有核细胞数≥ 20%。这些肥大细胞形态通常不成熟，并具有不典型性。与 ISM 不同的是，肥大细胞通常呈圆形，而非梭形。典型肥大细胞白血病，肥大细胞占外周血白细胞总数≥ 10%，但是其罕见亚型，即非白血病性肥大细胞白血病，定义为肥大细胞占外周血白细胞总数＜ 10%，此类亚型更为常见。多数肥大细胞白血病患者，没有皮肤病变。骨髓活检见不典型的、幼稚的肥大细胞弥漫性密集浸润。患者多有器官功能损害（C 型表现），提示由于恶性肥大细胞浸润引起器官损害，诊断时通常 C 型表现已经存在，只有少数病例缺少 C 型表现，这些病例肥大细胞通常形态成熟，临床病程很少有侵袭性，构成慢性肥大细胞白血病。然而，一般肥大细胞白血病预后差，多数患者生存期＜ 1 年。与惰性系统性肥大细胞增生症不同的是，肥大细胞白血病可能隐藏有不典型 *KIT* 突变，如非 D816V 编码 816 突变或非编码 816 突变。因此，如果肥大细胞白血病 *KIT* D816V 突变检测阴性，如有可能，应行 *KIT* 序列分析。肥大细胞白血病患者可能在其他基因中积累突变，如 *TET2*，*SRSF2* 和 *CBL*。最近，有学者提出按照有无 C 型表现将肥大细胞白血病分为急性肥大细胞白血病和慢性肥大细胞白血病。

6. 肥大细胞肉瘤 极其罕见，以高度非典型、不成熟肥大细胞局灶破坏性生长为特点，这些细胞只能通过应用合适的免疫组织化学标记，如类胰蛋白酶和 KIT（CD117）特异性抗体来识别。尽管疾病最开始是局限的，类似肥大细胞白血病经历短暂几个月的间歇期后进入终末期而发生远处播散。肥大细胞肉瘤已有报道发生于喉、大肠、骨和皮肤。

（二）遗传学

肥大细胞增生症常有体细胞 *KIT* 基因激活性点突变。多数病例在酪氨酸激酶域可检测出密码子 816 的突变。曾报道过罕见的有胚系 *KIT* 突变的家族性病例。95% 或更多的成人 SM 肥大细胞中可检测出 D816V 突变。其他的外显子 17 的激活性点突变，如 D816Y、D816H 和 D816F 极少见。

（三）鉴别诊断

1. 与反应性肥大细胞增生鉴别 变态反应性疾病、血管神经性水肿、淋巴瘤（如淋巴浆细胞性淋巴瘤、毛细胞白血病）、急性髓系白血病、骨髓增生异常综合征、慢性肾病及某些恶性肿瘤时可伴有反应性肥大细胞增生，细胞核呈圆形，胞质中有较多异染颗粒，核圆形，染色质粗块状，松散分布于整张组织切片中，与 SM 中肿瘤性的梭形肥大细胞灶性或弥漫性密集分布明显不同。免疫组化显示肿瘤性肥大细胞异常表达 CD2 和（或）CD25，而反应性肥大细胞为阴性。必要时进一步行 *KIT* D816V 突变检测。

2. 伴有嗜酸性细胞增多的 SM 与慢性嗜酸性粒细胞白血病，非特指型（CEL，NOS）鉴别 二者的临床及实验室有许多相似之处，表现为肝脾大、贫血和（或）血小板少、血清类胰蛋白酶增高等。鉴别点：① SM 骨髓或髓外部位（皮肤除外）有明显的肥大细胞浸润，CEL，NOS 髓外部位则无明显的肥大细胞浸润；②心内膜纤维化及黏膜溃疡等为 CEL，NOS 特征性病变，SM 则往往无此变化；③ SM 可检测到 *c-kit* 基因 816 密码子点突变，CEL，NOS 则检测不到。

3. 肥大细胞白血病与慢性原发性骨髓纤维化、骨髓转移性肉瘤鉴别　肥大细胞白血病时骨髓中瘤细胞显著异型，梭形、内皮细胞样。容易与慢性原发性骨髓纤维化及转移性肉瘤混淆，通过免疫组化标记有助于区分。

4. 与慢性原发性骨髓纤维化、血管免疫母细胞性 T 细胞淋巴瘤、毛细胞白血病、霍奇金淋巴瘤和嗜酸性肉芽肿鉴别，免疫组化染色有助于鉴别。

（四）预后

预后取决于疾病类型，不同亚型预后差异较大。其中皮肤肥大细胞增生症预后最佳，其次是惰性系统性肥大细胞增生症。冒烟性系统性肥大细胞增生症患者因有 B 型表现预后差。侵袭性系统性肥大细胞增生症、系统性肥大细胞增生症伴相关血液肿瘤、肥大细胞白血病为高度恶性（侵袭性）疾病，病程进展更为迅速、复杂，预后很差，存活期只有几个月到几年。皮肤肥大细胞增生症或惰性系统性肥大细胞增生症的患者病程逐渐进展，可持续数十年，生存时间与正常人无明显差异，伴有皮肤侵犯者通常也是惰性病程；若伴有造血系统恶性疾病，其临床病程及预后主要与伴发的造血系统肿瘤有关，对患者进行外周血和骨髓检查可以诊断疾病亚型，存活率取决于血液系统受累程度。肥大细胞白血病较为罕见，病情进展急骤，外周血涂片检查可见较多未成熟的肥大细胞。肥大细胞肉瘤可能出现在肥大细胞白血病的某个阶段。

（王　微）

参考文献

陈辉树 . 2010. 骨髓病理学 . 北京：人民军医出版社：136-139.

崔亚娟，江倩，刘晋琴，等 . 2017. 慢性中性粒细胞白血病临床和实验室特征及预后因素分析 . 中华血液学杂志，38（1）：28-32.

中华医学会血液学分会 . 2016. 中国慢性髓性白血病诊断与治疗指南 . 中华血液学杂志，37（8）：633-639.

中华医学会血液学分会白血病淋巴瘤学组 . 2016. 原发性血小板增多症诊断与治疗中国专家共识（2016 年版）. 中华血液学杂志，37（10）：833-836.

Arber DA，Orazi A，Hasserjian R，et al. 2016. The 2016 revision to the World Health Organization classification of myeloid neoplasms and acute leukemia. Blood，127（20）：2391-2405.

Horny HP，Akin C，Arber DA. Mastocytosis. In：Swerdlow SH，Campo E，Harris NL，et al. 2017. WHO Classification of Tumours of Haematopoietic and Lymphoid Tissues. Lyon：IARC：62-69.

Mckee PH，Calonje E，Granter SR. 2016. 朱学骏，孙建方主译 . 皮肤病理学：与临床的联系 . 第 3 版（下卷）. 北京：北京大学医学出版社：1491-1495.

Onnes MC，Tanno LK，Elberink JN. 2016. Mast Cell Clonal Disorders：Classification，Diagnosis and Management. Curr Treat Options Allergy，3（4）：453-464.

Siegel RL，Miller KD，Jemal A. 2017. Cancer Statistics，CA Cancer J Clin，67（1）：7-30.

第六章

骨髓增生异常 / 骨髓增殖性肿瘤

第一节　概　　述

（一）定义

骨髓增生异常 / 骨髓增殖性肿瘤（myelodysplastic/myeloproliferative neoplasm，MDS/MPN）是克隆性造血组织肿瘤。它是一组在临床、实验室和形态学上既有 MDS 又有 MPN 的相互交叉和重叠的髓系肿瘤。通常为骨髓中一种或多种髓系细胞增生伴外周血相应系列细胞数量增多，属有效性增生，可有形态学和（或）功能上的异常。同时，另一系或多系细胞增生但外周血细胞减少而表现为无效增生。本组疾病主要包括 5 种类型（表 6-1-1）。MDS/MPN 的主要临床与病理学改变与调节髓系细胞增殖、成熟及存活的通路异常有关。少数慢性粒 – 单核细胞白血病（CMML）与不典型慢性粒细胞白血病（aCML）中出现 *BCR-ABL1* 阴性，MPN 所特有的 *JAK2* 基因突变，但多数 MDS/MPN 中的细胞增殖与 RAS/MAPK 信号通路的异常有关。30% ～ 40% 的 CMML 与 aCML，以及 20% ～ 25% 的幼年型粒 – 单核细胞白血病（JMML）中存在 *NRAS* 或 *KRAS* 突变。JMML 中，约 80% 病例证实有 *PTNPN11*、*NRAS*、*KRAS*、*NF1* 基因的彼此排他性突变，所有上述基因编码 RAS 通路信号蛋白。

表 6-1-1　骨髓增生异常 / 骨髓增殖性肿瘤（MDS/MPN）（WHO，2017 年）

慢性粒 – 单核细胞白血病（CMML）
不典型慢性粒细胞白血病，*BCR-ABL1* 阴性（aCML）
幼年型粒 – 单核细胞白血病（JMML）
骨髓增生异常 / 骨髓增殖性肿瘤伴环状铁粒幼红细胞和血小板增多（即 2008 版 WHO 分类的 RARS-T）
骨髓增生异常 / 骨髓增殖性肿瘤，无法分类（MDS/MPN，U）

（二）临床表现

本组疾病除 JMML 发生于儿童之外，aCML、CMML 好发于老年人。患者具有 MPN 与 MDS 的双重特点，常表现为肝脾大，多数患者白细胞增高，出现贫血及血小板减少。外周血中性粒细胞比例增高伴有核左移及发育异常。多数病例单核细胞增多，多为成熟单核细胞，可有少部分幼单核细胞。骨髓中的变化与外周血相对应，多增生极度活跃，粒系增生为主，原始及早幼阶段细胞增多，但原始细胞＜ 20%。单核细胞增多。除 JMML 外，aCML 及 CMML 的粒、红、巨核 3 系细胞常有明显的发育异常。

（三）预后

生存期为数月至数年，具有克隆性演变及进展为白血病的倾向。

第二节　慢性粒 – 单核细胞白血病

（一）定义

慢性粒 – 单核细胞白血病（chronic myelomonocytic leukemia，CMML）是一种克隆性造血系统恶性肿瘤，同时具有骨髓增殖性肿瘤及骨髓增生异常综合征的特征。其特点：①外周血单核细胞持续性增多≥ 1.0×10^9/L；②外周血及骨髓中原始细胞（包括原粒细胞、原单核细胞及幼单核细胞）＜ 20%；③一种或多种髓系细胞存在发育异常；④无 Ph 染色体及 *BCR-ABL1* 融合基因；⑤无 *PDGFRA* 或 *PDGFRB* 重排。

（二）临床表现

本病多为老年发病，诊断时中位年龄为65～75岁，以男性为主[男：女为（1.5～3）：1]。最常见的症状为乏力、体重减轻、发热及盗汗；可有肝脾大，主要见于白细胞增高者，淋巴结肿大少见。但一旦出现淋巴结肿大，可能是向更为急性期转化的，淋巴结可有原粒细胞弥漫性浸润。

血常规：约半数患者初诊时白细胞数增多。单核细胞常≥ 1.0×10^9/L，占白细胞的≥ 10%。原始细胞＜ 20%。中性粒细胞前体细胞（早幼、中幼及晚幼粒细胞）常＜ 10%。多有粒系发育异常，包括异常胞质颗粒，中性粒细胞分叶过少或异常分叶核。常见轻度正细胞性贫血，有时为大细胞性。血小板数各异，但中度血小板减少常见。可见不典型、体积大的血小板。

（三）骨髓细胞学

粒系增生为主，白细胞增高的病例多伴有明显的粒系发育异常，与血象中所见相同。少数白细胞正常或减低的病例粒系发育异常不明显。单核细胞增多，可有胞核及胞质的发育异常。半数以上病例有红系发育异常，如巨幼样改变、核形态不规则及环状铁粒幼红细胞。80% 的病例可见巨核细胞胞体小、分叶少及微小巨核细胞（图 6-2-1）。

细胞化学：单核细胞为 α 萘酚醋酸酯酶或 α 萘酚丁酸酯酶染色阳性，NAS-DCE 阴性。

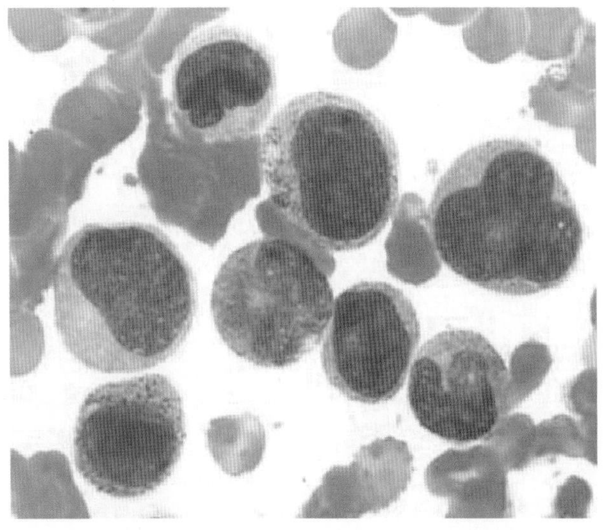

图 6-2-1 慢性粒－单核细胞白血病（骨髓涂片，瑞氏染色）

（四）骨髓活检

75% 以上的病例骨髓增生极度活跃，粒系细胞增生明显，以早幼至晚幼阶段多见，伴有散在及成簇状或小灶性分布的单核细胞增多。嗜酸性粒细胞不增多。红系细胞很少。总体上，骨髓活检中粒、红系细胞的发育异常不如骨髓涂片清楚（图 6-2-2，图 6-2-3）。巨核细胞形态多有异常，为小巨核细胞或核分叶过少的巨核细胞。但与 CML 中“侏儒型”巨核细胞不同的是，CMML 仍易见部分形态正常的多分叶核巨核细胞。部分病例（特别是 CMML2）原始细胞增多，成簇分布。20% 的患者可见结节状分布的成熟浆细胞样树突状细胞，胞体大，少量界线清楚的嗜酸性胞质，核圆，染色质非常疏松，核仁不明显，可见多灶性核碎屑（图 6-2-4），约 30% 病例轻至中度网状纤维增多。

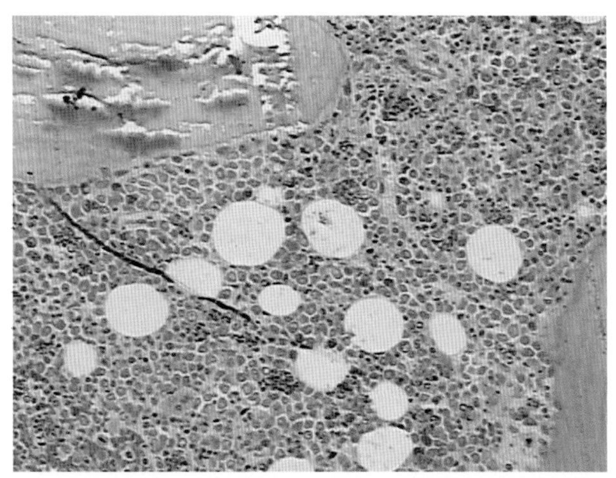

图 6-2-2 慢性粒－单核细胞白血病（塑料切片，HGE 染色）

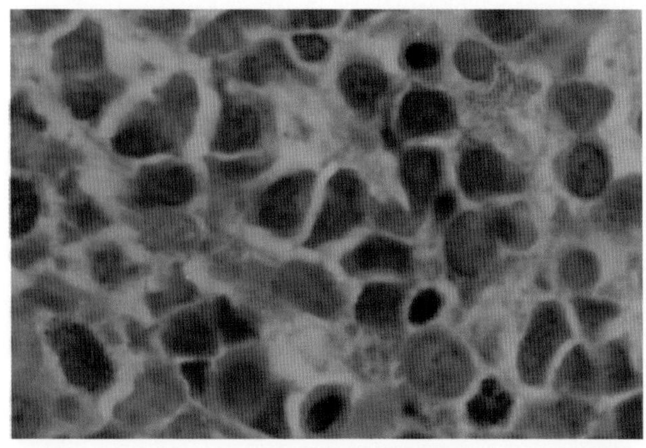

图 6-2-3 慢性粒－单核细胞白血病（塑料切片，HGE 染色）

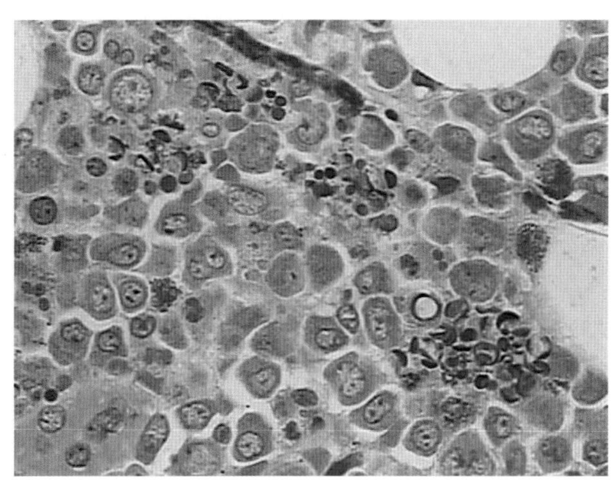

图 6-2-4 同图 6-2-2 切片，可见小灶性核碎片（凋亡细胞）

（五）骨髓活检免疫组化

免疫组化：粒系细胞表达 MPO、CD117、CD15、CD68（KP-1）。单核细胞表达 CD68（PGM1）、CD163、CD11C、Lysozyme，CMML2 型 CD34+ 的原始细胞增多明显，成簇分布。浆细胞样树突状细胞为 CD123、CD14、CD43、CD68、CD45RA、CD33（弱）和 CD4 阳性，粒酶 B 也经常表达，但不表达 TIA1 及穿孔素。

（六）流式细胞术

流式细胞术对于 CMML 诊断相对特异性较强。一般可见髓系原始细胞增多，表达 CD34、CD13、CD33、CD117、MPO，也可见 CD7 及 CD56 的异常表达。单核细胞相对比例增多，一般都为成熟单核，表达 CD13、CD33、HLA-DR。CD1b、CD36、CD64、CD14，往往异常表达 CD56；粒细胞 CD13/CD16；CD11b/CD15 可见表达紊乱。

（七）遗传学

20% ～ 40% 的患者发现有遗传学的异常，但无特异性。最常见的重现性异常包括 +8、–7 和 del（7q）。对 CMML 患者，国外有一项大型研究，73% 的患者为正常核型，7% 有 8 号染色体三体，4% 有 Y 染色体缺失，3% 有复杂核型，1.5% 有异常的 7 号染色体和 10% 有其他畸变。某些髓系肿瘤伴有单独的等臂染色体 17q，除非这类肿瘤具有 CMML 血液学特性，不然最好诊断为 MDS/MPN 不可归类。

CMML 病例常发生多种体细胞突变，最常发生的基因突变有 *ASXL1*（40%），*TET2*（58%），*SRSF2*（46%），*RUNX1*（15%），*NRAS*（11%）和 *CBL*（10%），很多其他的基因在 CMML 中也可以发生突变（少于 10%）。

（八）综合诊断

CMML 诊断标准见表 6-2-1。

表 6-2-1 2017 年 WHO 分类中 CMML 诊断标准

1. 外周血单核细胞持续增多（≥ 1×10^9/L），单核细胞比例≥ 10%
2. 不符合 WHO 关于 *BCR-ABL1* 阳性 CML、PMF、PV 或 ET 的诊断标准[A]
3. 无 *PDGFRA*，*PDGFRB* 或 *FGFR1* 基因重排，或 *PCM1-JAK2* 融合证据（在嗜酸性粒细胞增多病例中应予以排除）
4. 外周血和骨髓中原始细胞比例＜ 20%[B]
5. 髓系细胞≥ 1 系病态造血
无或极少病态造血时，如果符合以下标准仍可以做出 CMML 的诊断：造血细胞有获得性细胞遗传学或分子遗传学异常[C]，或单核细胞持续增多至少 3 个月，并且排除了所有引起单核细胞增多的其他原因

A MPN 可以伴有单核细胞增多，或者在疾病过程中出现，而类似 CMML。在这些少数病例中，先前的 MPN 史排除 CMML，而骨髓中存在 MPN 特征和（或）MPN 相关的突变（*JAK2*，*CALR* 或 *MPL*）支持 MPN 伴单核细胞增多的诊断，而不是 CMML。

B 幼单核细胞属于单核细胞前体，在 CMML 中计入原始细胞等同意义的细胞。幼单核细胞有丰富的浅灰色或稍嗜碱性胞质伴有少许零星、纤细的淡紫色颗粒，细致分布的点状核染色质，核仁不定，轻微的核折叠或皱褶。外周血和骨髓可见的异常单核细胞，则不能计数为原始细胞的等同意义细胞。

C 在疑难病例中，检出常与 CMML 相关的基因突变（如 *TET2*，*SRSF2*，*ASXL1*，*SETBP1*），可以支持 CMML 诊断。需要注意的是，这些突变可能是与年龄相关或存在亚克隆，在解释这些遗传学结果时需要慎重。

在 2001 年《造血与淋巴组织肿瘤 WHO 分类》中提出，CMML 中原始细胞比例高低有明确的预后价值，并在 2008 年《造血与淋巴组织肿瘤

WHO 分类》得到了肯定。最近证据表明，基于原始细胞的 3 个亚型可以获得更好的预后评判。

3 个亚型的诊断标准见表 6-2-2。

表 6-2-2 慢性粒－单核细胞白血病（CMML）3 个亚型的诊断标准

亚型	外周血	骨髓
CMML-0	原始细胞＜ 2%	原始细胞＜ 5%
CMML-1	原始细胞 2% ～ 4%	原始细胞 5% ～ 9%
CMML-2	原始细胞 5% ～ 19% 和（或）有 Auer 小体	原始细胞 10% ～ 19% 和（或）有 Auer 小体

CMML-0，外周血和骨髓中的原始细胞比例都要符合；CMML-1，外周血和（或）骨髓中的原始细胞比例符合；CMML-2，外周血和（或）骨髓中的原始细胞比例符合，和（或）有 Auer 小体。

（九）鉴别诊断

1. 慢性粒－单核细胞白血病与 aCML 鉴别 见本章第三节。

2. 慢性粒－单核细胞白血病与 MDS 鉴别 CMML 可出现一或多系显著的发育异常，容易与 MDS 混淆，但 CMML 外周血单核细胞＞ 1.0×10^9/L。MDS 单核细胞亦可增多，但达不到 CMML 的标准，且有特征性的遗传学异常（参见第二章 MDS 相关内容）。

3. 慢性粒－单核细胞白血病与急性粒－单核细胞白血病（M4）鉴别 AML-M4 的骨髓及外周血中单核细胞增多，原始细胞≥ 20%，而 CMML 原始细胞＜ 20%。

（十）预后

CMML 患者生存期各异，1 个月至 100 个月以上不等。但多数报道的中位生存期为 20 ～ 40 个月。15% ～ 30% 的患者转化为 AML。脾大，重度贫血及白细胞显著增多为疾病预后的重要因素。外周血与骨髓中原始细胞多者预后差。

第三节 不典型慢性粒细胞白血病，*BCR-ABL1* 阴性

（一）定义

不典型慢性粒细胞白血病，*BCR-ABL1* 阴性（atypical chronic myeloid leukemia，*BCR-ABL1* negative，aCML）是一种初诊时伴有骨髓增生异常与骨髓增殖特点的白血病。特点为中性粒细胞持续性增多伴有核左移。常有多系（粒系、红系、巨核系）发育异常。肿瘤细胞无 *BCR-ABL1* 融合基因。

（二）临床表现

本病罕见。好发于老年人。男女发病率相当。主要表现为贫血或血小板减少引起的相关症状及脾大。白细胞数多≥ 13×10^9/L，分类示前体中性粒细胞（早幼粒细胞、中幼粒细胞及晚幼粒细胞）通常≥ 10%，原始细胞＜ 20%，单核细胞＜ 10%，嗜碱性粒细胞＜ 2%。中性粒细胞发育异常明显，表现为胞质颗粒少，假 Pelger-Huët 核或其他核异常（如异常块状染色质或怪异的核分裂）。常有中度贫血，可见成熟红细胞发育异常（如大小不等、巨大红细胞等）。血小板数量不定，常减少。

（三）骨髓细胞学

骨髓增生明显活跃，粒系显著增生，多数细胞分化较成熟，原、早阶段粒细胞可增多，但原粒细胞＜ 20%。常见粒、红、巨核 3 系细胞的发育异常（图 6-3-1）。

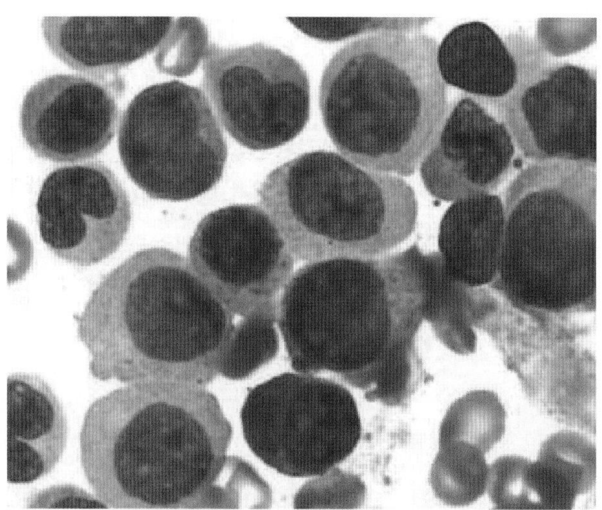

图 6-3-1 不典型慢性粒细胞白血病（骨髓涂片）

（四）骨髓活检

增生极度活跃，粒系增生为主，细胞多分化较为成熟，以中幼及中幼以下阶段粒细胞为主，

原始及早幼阶段粒细胞增多。原粒细胞增多不明显，呈散在分布，不见原始细胞簇状及片状分布。红系很少或缺乏。巨核细胞数量可减少、正常或增多，多有发育异常，表现为胞体小，分叶少或不分叶，与 CML 中的巨核细胞形态相似。部分病例伴有纤维组织增生。

（五）骨髓活检免疫组化

至今未报道过有特征性表型。与细胞化学结合，骨髓活检切片免疫组化 CD14 或 CD68 染色有助于识别单核细胞；CD61 或 CD42b 染色有助于识别巨核细胞；CD34 有助于识别幼稚细胞。若发现骨髓中单核细胞显著增多，应对 aCML 的诊断提出质疑。

（六）流式细胞术

流式细胞术对不典型 CML 诊断价值有限，可以检测到异常免疫表型的髓系原始细胞，粒细胞相对比例增多，表型特异性不强。

（七）遗传学

多达 80% 的患者有核型异常。最常见为 +8 及 del（20q）。13、14、17、19 及 12 号染色体的异常也较常见。无 *BCR-ABL1* 融合基因。极少部分病例有 *JAK2* V617F 突变。过去，*PCM1-JAK2* 融合的 t（8；9）（p22；p24）被诊断为 aCML，但现在这些病例与特定染色体重排相关的其他嗜酸性肿瘤组合在一起，应注意鉴别。最近的资料表明，*SETBP1* 和 *ETNK1* 突变在 aCML 中相对常见，而 *CSF3R* 突变在 10% 以下的病例中存在。因为在慢性中性粒细胞白血病的病例中，有大量此类突变被发现，有助于区分两种肿瘤。

（八）综合诊断

老年患者，外周血及骨髓中中性粒细胞明显增生，伴有核左移（原始细胞＜ 20%）及多系发育异常，无单核细胞增多，无 Ph 染色体及 *BCR-ABL1* 融合基因，无 *PDGFRA* 或 *PDGFRB* 基因重排要考虑本病的可能。诊断要点见表 6-3-1。

表 6-3-1　不典型慢性粒细胞白血病，*BCR-ABL1* 阴性（aCML）的诊断标准（WHO，2017 年）

1. 外周血白细胞≥ 13×10^9/L，中性粒细胞及其前体细胞（早幼粒细胞、中幼粒细胞、晚幼粒细胞，占白细胞比例≥ 10%）增多
2. 粒细胞生成异常，包括染色质凝集异常
3. 嗜碱性粒细胞绝对数不（明显）增多，嗜碱性粒细胞比例＜ 2%
4. 单核细胞绝对数不（明显）增多，单核细胞比例＜ 10%
5. 骨髓有核细胞增多，粒细胞增殖和粒系病态造血，伴或不伴有核红细胞和巨核细胞病态造血
6. 外周血和骨髓原始细胞比例＜ 20%
7. 无 *PDGFRA*，*PDGFRB* 或 *FGFR1* 重排，或 *PCM1-JAK2* 融合的证据
8. 不符合 WHO 规定的 CML、PMF、PV 或 ET 诊断标准 *

* MPN 病例中，尤其是加速期和（或）Pv 后或 ET 后骨髓纤维化期，如中性粒细胞增多可与 aCML 类似。MPN 既往史，骨髓有 MPN 特征和（或）MPN 相关基因（*JAK2*、*CALR* 或 *MPL*）突变者可以排除 aCML 的诊断；相反，存在 *SETBP1* 和（或）*ETNK1* 突变则支持 aCML 的诊断。aCML 少见 *CSF3R* 突变，若存在应及时认真复核形态学，以排除 CNL 或其他髓系肿瘤。

（九）鉴别诊断

需要与外周血及骨髓中性粒细胞明显增多的髓系肿瘤鉴别（表 6-3-2）。

表 6-3-2　aCML 的鉴别诊断

	aCML	CML	CMML	JMML
临床特点				
平均年龄（岁）	57	46	72	＜ 4
男女比例	＞ 1	＞ 1	约 2 ∶ 1	约 2 ∶ 1
脾大	++	+++	+	+
外周血				
白细胞平均值（$\times 10^9$/L）	60	＞ 100	35	30
前体中性粒细胞比例（%）	≥ 10	＞ 20	＜ 10	＜ 10
单核细胞比例（%）	＜ 10	＜ 3	＞ 10	＞ 10
嗜碱性粒细胞比例（%）	＜ 2	＞ 2	＜ 2	＜ 2
粒系发育异常	显著	无或轻微	多数有，少数不明显	无
血红蛋白 F（HbF）	不增高	不增高	不增高	多升高
骨髓				
增生程度	极度活跃	极度活跃	极度活跃	极度活跃
粒红比例	显著增大	显著增大	显著增大	显著增大
前体中性粒细胞增多	有	有	有	有
发育异常	显著	无或轻微	多数明显	多不明显
单核细胞增多	无	无	有	有
BCR-ABL1 基因	阴性	阳性	阴性	阴性

（十）预后

预后相当差。中位生存期＜2年。女性、年龄＞65岁、白细胞＞50 ×10^9/L、血小板少、血红蛋白＜10g/dl者预后不良。然而，骨髓移植对患者是一个好的选择。30%～40%不典型慢性粒细胞白血病演变为急性髓系白血病；其余大部分患者死于骨髓衰竭。

第四节　幼年型粒－单核细胞白血病

（一）定义

幼年型粒-单核细胞白血病（juvenile myelomonocytic leukemia，JMML）是一种儿童克隆性造血系统疾病。特点为粒系及单核系细胞增生，外周血和骨髓原始细胞＜20%，常见红系及巨核系细胞异常。大约90%患者携带*PTPN11*、*KRAS*、*NRAS*、*CBL*或*NF1*基因的体细胞或胚系突变。这些遗传学异常在很大程度上是相互排斥的，并激活RAS/MAPK途径。

（二）临床表现

本病占14岁以下儿童MDS/PMN的20%～30%。发病年龄从1个月至青春期，75%的病例发病年龄＜3岁，新生儿罕见，男孩较女孩多见。典型表现为肝、脾及淋巴结肿大，面色苍白，发热及皮疹。儿童患者中约10%有神经纤维瘤病1型（NF1），牛奶咖啡斑为NF1特征表现。

血常规常表现为白细胞增多，血小板减少及贫血。白细胞中位数为（25～30）×10^9/L，主要为中性粒细胞增多，伴部分前体中性粒细胞及单核细胞，常见单核细胞发育异常。原始细胞（包括幼单核细胞）通常＜5%。少数病例嗜酸性粒细胞及嗜碱性粒细胞增多。常见有核红细胞。红细胞改变包括巨大细胞增生，但正细胞性红细胞更为常见。

（三）骨髓细胞学

增生活跃，粒系及单核系细胞增生为主，伴有发育异常，与CMML中所见相似。单核细胞常不如外周血明显，通常占骨髓细胞的5%～10%。原始细胞＜20%。细胞化学：同CMML。

（四）骨髓活检

骨髓增生极度活跃，粒系增生明显，各阶段细胞均可见到（胞质有中性颗粒），无明显发育异常。原单核细胞、幼单核细胞占骨髓细胞的＜20%。成熟单核细胞（单核系细胞胞质无颗粒）较多见（图6-4-1，图6-4-2）。红系前体细胞胞体可增大。巨核细胞数量常减少，显著的巨核细胞发育异常不常见。部分病例有网状纤维增生。

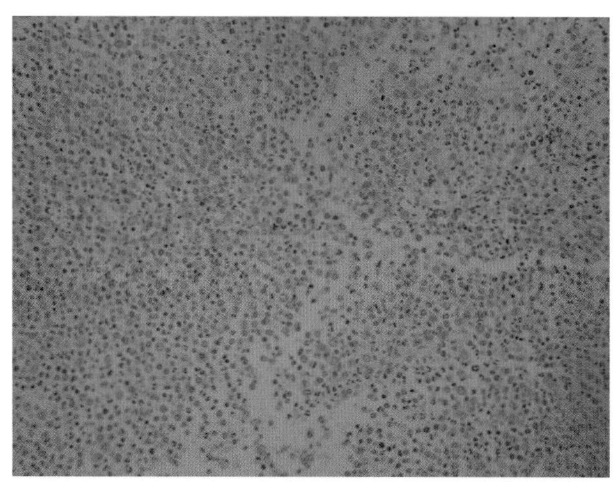

图6-4-1　幼年型粒－单核细胞白血病，巨核细胞缺乏（塑料切片，HGE染色）

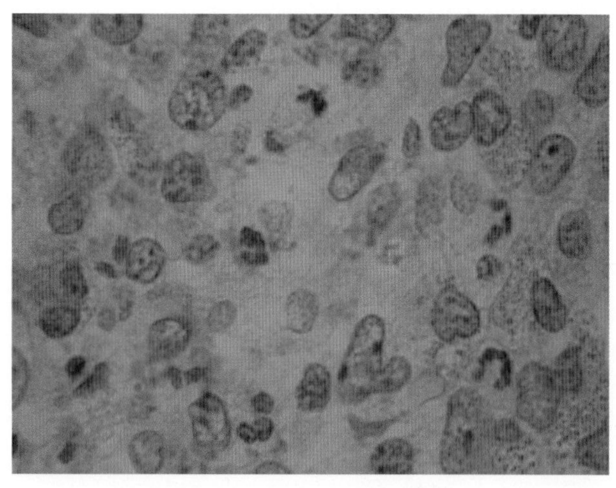

图6-4-2　图6-4-1照片放大

（五）骨髓活检免疫组化

骨髓活检免疫组化同CMML。

（六）流式细胞术

流式细胞术同CMML。

（七）遗传学

多数为正常核型。核型分析显示，约 25% 的患者存在 7 号染色单体，10% 的患者存在其他异常，65% 的患者核型正常。不伴有 Ph 染色体和 *BCR-ABL1* 融合基因。JMML 的发生，至少部分是由于 RAS 信号通路的异常信号转导。多达 85% 的患者在 5 个基因（*PTPN11*、*NRAS*、*KRAS*、*CBL* 和 *NF1*）中有一个发生了分子变异，有学者认为，这些基因编码的蛋白质会激活 RAS 效应通路。PTPN11 中的杂合性体细胞功能获得性突变是最常见的改变，发生在大约 35% 的患者中。*NF* 基因的胚系突变在大约 10% 的 JMML 患者中发生，由于 *NF1* 基因产物（神经纤维蛋白）是 RAS 功能的负调节因子，白细胞 *NF1* 等位基因的缺失与 RAS 高活性有关。尽管 RAS 通路突变具有中心作用，但一小部分（约 15%）病例仍为 RAS 通路突变阴性。JMML 的特点是缺乏额外的基因异常。在不到一半的病例中，继发性突变（除了规范的 RAS 通路突变之外）出现，包括另一个 RAS 通路基因（所谓的 RAS 双突变），以及 *SETBP1*、*JAK3*、*SH2B3*、多克隆抑制子复合物的基因和 *ASXL1* 的突变。继发性突变通常是次突变，可能与疾病进展有关，而不是引发白血病。

（八）综合诊断

WHO 2016 年 JMML 诊断标准见表 6-4-1。

表 6-4-1　幼年型慢性粒－单核细胞白血病[a]诊断标准

1. 临床和血液学特征（需要满足全部条件）：外周血单核细胞计数 ≥ 1×10^9/L；外周血和骨髓原始细胞比例＜ 20%；脾大；Ph 染色体（*BCR-ABL1*）阴性
2. 遗传学特征（满足其中 1 项即可）：*PTPN11*[b]，或 *KRAS*[b]，或 *NRAS*[b] 体细胞突变；临床诊断为 I 型神经纤维瘤或 *NF1* 基因突变；*CBL* 基因胚系突变和 *CBL* 基因杂合性缺失[c]
3. 无遗传学特征患者，除了需要符合第 1 部分的临床和血液学特征外，还需要满足更下述标准：染色体 7 或任何其他染色体异常或者至少符合以下 2 条标准：①血红蛋白 F 随年龄增长增多；②外周血涂片发现髓系或红系前体细胞；③克隆分析发现 GM-CSF 超敏性；④ STAT5 高度磷酸化

a 本分类的幼单核细胞等同于原始细胞。
b 需要排除胚系突变（指努南综合征）。
c 偶有杂合子剪接位点突变病例。

（九）鉴别诊断

鉴别诊断见表 6-3-2。

（十）预后

病情发展快，多数生存期＜ 3 年。初诊时血小板数低，年龄＞ 2 岁及血红蛋白 F 高者预后差。

第五节　骨髓增生异常/骨髓增殖性肿瘤伴环状铁粒幼红细胞和血小板增多

（一）定义

骨髓增生异常/骨髓增殖性肿瘤伴环状铁粒幼红细胞和血小板增多（MDS/MPN-RS-T）是 MDS/MPN 的一种特殊亚型，其特征表现为血小板增多（≥ 450×10^9/L），外周血原始细胞＜ 1%，环状铁粒幼红细胞占红系前体细胞比例≥ 15%，红系细胞生成障碍，骨髓原始细胞＜ 5%。

（二）临床表现

女性患病率较高。外周血和骨髓常有表现，40% 的病例有脾大，肝大也有发生。临床表现与 MDS-RS 和 *BCR-ABL1* 阴性的 MPN 有关，与原发性血小板增多症的特征有重叠。

贫血总存在，但在临床表现上，MDS/MPN-RS-T 患者倾向于有高血红蛋白水平，白细胞计数和血小板计数高于 MDS-RS 患者，平均红细胞体积相似。MDS/MPN-RS-T 患者的血红蛋白水平、白细胞计数和血小板计数较低，但平均红细胞体积比原发性血小板增多患者高。

外周血通常表现为大细胞贫血或正细胞性贫血。原始细胞不存在或罕见（占细胞总数＜ 1%）；血小板增多（≥ 450×10^9/L）；白细胞计数及白细胞分类计数常正常，也会在临界值范围。

（三）骨髓细胞学

血涂片中的红细胞可能呈异型性或常呈异型性。血小板常表现为不均一性，从微小形态到非典型的大或巨血小板。形状怪异或无颗粒的血小板可见，但不常见。血小板增多（≥ 450×10^9/L）伴难治性贫血，骨髓红系病态造血伴环状铁粒幼红细胞占红系前体（幼红细胞）的 15% 以上。

（四）骨髓活检

骨髓活检有类似于 PMF 或 ET 的巨核细胞特征。一部分患者有骨髓纤维化。

（五）骨髓活检免疫组化

无特殊免疫表型。

（六）遗传学

据报道，约 10% 的患者有细胞遗传学异常，60% ~ 90% 的病例有 *SF3B1* 突变。*JAK2* V617F 突变伴发 *SF3B1* 突变较常见（超过 60%），而与 *CALR* 或 *MPL* W515 基因突变伴发的 *SF3B1* 突变则很少见（少于 10% 的病例）。尽管这些基因突变研究对于诊断不必要，但这些突变支持诊断，似乎对于预后有一定意义。

（七）综合诊断

诊断标准见表 6-5-1。

表 6-5-1 MDS/MPN-RS-T（2016）诊断标准

1. 贫血伴红系病态造血，伴或不伴多系病态造血；≥ 15% 环状铁粒幼红细胞*；外周血< 1 % 原始细胞，骨髓< 5 % 原始细胞
2. 持续血小板增多，血小板计数≥ 450×10^9/L
3. *SF3B1* 突变或者，在没有 *SF3B1* 突变的情况下，无近期可以导致骨髓增生异常 / 骨髓增殖表现的细胞毒药物或细胞因子治疗的病史 **
4. 无 *BCR-ABL1* 融合基因，无 *PDGFRA*、*PDGFRB* 或 *FGFR1* 重排，无 *PCM1-JAK2*，以及 t(3; 3)(q21.3; q26.2)、inv(3)(q21.3q26.2) 或 5q-***
5. 无骨髓增生性肿瘤、骨髓增生异常综合征（骨髓增生异常综合征伴有铁粒幼细胞除外）或其他骨髓增生异常 / 骨髓增生性肿瘤

*SF3B1 是否突变，不改变环状铁粒幼红细胞数量的标准。

**SF3B1 突变结合 JAK2 V617、CALR 或 MPL 突变，有力地支持了骨髓增生 / 骨髓增生性肿瘤的诊断。

*** 另一种情况要满足孤立性 5q 综合征的诊断标准。

（八）鉴别诊断

结合前述有关标准需排除的疾病包括 MDS、ET。

（九）预后

MDS/MPN-RS-T 患者的平均总生存期为 6 ~ 10 年。年龄、*JAK2* V617F 和 *SF3B1* 突变作为独立的预后因子，在一项关于 MDS/MPN-RS-T 的研究中，*SF3B1* 突变与总生存期显著延长有关（*SF3B1* 突变生存期约 6.9 年；*SF3B1* 野生型生存期约 3.3 年）；与 *JAK2* 野生型相比，*JAK2* V617F 突变也有更好的预后。目前尚无针对此病的治疗方法，根据临床情况采用 MDS 和 MPN 的治疗方法。

第六节 骨髓增生异常 / 骨髓增殖性肿瘤，无法分类

（一）定义

骨髓增生异常 / 骨髓增殖性肿瘤，无法分类（myelodysplastic/myeloproliferative neuplasm，unclassifiable，MDS/MPN-U）是指同时具有 MDS 与 MPN 的临床及形态学特点，同时又不符合前文所述 CMML、JMML、aCML 的诊断标准的一类疾病。无 *PDGFRA*，*PDGFRB* 或 *FGFR1* 基因重排或 *PCM1-JAK2*。

（二）临床表现

临床表现与其他类型的 MDS 和 MPN 相同。

血常规：不同程度的贫血，有或无巨大红细胞。可有血小板增多（≥ 450×10^9/L）或白细胞增多（≥ 13×10^9/L）。中性粒细胞可有发育异常，可见巨大的或颗粒少的血小板。原始细胞< 20%。

在最近的一项研究中，MD/MPN-U 中白细胞计数（19.4×10^9/L）低于不典型慢性粒细胞白血病（*BCR-ABL1* 阴性）（40×10^9/L）。

（三）骨髓细胞学

增生活跃，既有 1 系或多系的有效增生，又有其余系列的细胞存在发育异常。

（四）骨髓活检

增生极度活跃，可出现任何或全部髓系细胞增生。然而至少同时有 1 系细胞存在发育异常。

（五）骨髓活检免疫组化

缺乏特征性免疫表型。

（六）遗传学

本组疾病无特征性细胞或分子遗传学改变。诊断 MDS/MPN-U 之前，要除外有 Ph 染色体及

BCR-ABL1 融合基因。也要除外伴有 *PDGFRA*，*PDGFRB* 或 *FGFR1* 重排或 *PCM1-JAK2* 的病例。疑难病例，若有 *JAK2* V617F 突变有助于确诊为造血系统肿瘤，尽管这种突变的意义在本病中未明确。偶有伴孤立性 del（5q）及 *JAK2* V617F 突变的病例有与 MDS 与 MPN 重叠的特点。多项研究表明，*TET2*、*NRAS*、*RUNX1*、*CBL*、*SETBP1* 和 *ASXL1* 有相对较高的突变频率，当诊断困难时，在适当的临床病理背景下出现一个或多个此类突变，可能有助于确认 / 怀疑 MDS/MPN-U。*SF3B1* 突变应提示谨慎排除 MDS/MPN-RS-T，包括鉴别罕见的 MDS 伴环状铁粒幼红细胞疾病。尽管排除了符合孤立的 del（5q）MDS 病例，但有一小部分病例合并 del（5q）和 *JAK2* V617F 突变，在骨髓中较多数有血小板升高的特征。目前尚不清楚它们的临床表现或预后是否与孤立的 del（5q）MDS 和野生型 JAK2 型不同；建议将合并 del（5q）和 *JAK2* V617F 突变的病例归类为带有孤立的 del（5q）的 MDS 中。具有 MDS / MPN 特征的病例可能包含典型 MPN（即 *JAK2*，*MPL* 或 *CALR* 突变）中所见的一种基因突变，此最可能是有进展特征的 MPN。如果以前没有发现慢性疾病或无相关病史，无法确定潜在的 MPN，则可诊为 MDS/MPN-U。

（七）综合诊断

诊断标准见表 6-6-1。

表 6-6-1　骨髓增生异常 / 骨髓增殖性肿瘤 – 无法分类（MDS/MPN-U）的诊断标准

髓系肿瘤起病时伴有骨髓增殖和骨髓增生异常的特征，但不符合 WHO 标准的骨髓增生异常 / 骨髓增殖性肿瘤、骨髓增生异常综合征或骨髓增殖性肿瘤
1. 外周血和骨髓中小于 20% 的原始细胞
2. 有骨髓增生异常综合征的临床和形态学特征 *
3. 有明显的骨髓增殖性特点，如血小板数≥ 450×10^9/L，伴巨核细胞增多或白细胞≥ 13×10^9/L*
4. 无潜在的 MPN 或 MDS 病史，无近期可以导致骨髓增生异常或骨髓增殖表现的细胞毒药物或细胞因子治疗的病史
5. 无 *PDGFRA*，*PDGFRB* 或 *FGFR1* 基因重排及无 *PCM1-JAK2*

＊不考虑血小板增多或白细胞增多情况下，骨髓增生异常综合征伴孤立性 del（5q）的患者应排除。

（八）鉴别诊断

本病为排除性诊断，结合前述有关标准需排除的疾病包括 MDS，CML 及 CMML，aCML，JMML。

（九）预后

关于该病，现有的资料非常有限。在最近的一项研究中，MD/MPN-U 患者的平均总生存期为 21.8 个月，无白血病的生存期为 21.8 个月，有白血病的生存期为 18.9 个月。在常用的预后评分系统 [包括国际预后评分系统（IPSS）和修订的 IPSS-R] 中，它的表现并不充分，预后是不确定的。与其他 MDS/MPN 重叠性疾病一样，对 MDS/MPN-U 患者的治疗应基于 MDS 或 MPN 的治疗，并以症状和（或）细胞减少为指导。

（杨小雨）

参考文献

陈辉树 . 2010. 骨髓病理学 . 北京：人民军医出版社：142-149.

Arber DA，Orazi A，Hasserjian R，et al. 2016. The 2016 revision to the World Health Organization classification of myeloid neoplasms and acute leukemia. Blood，127（20）：2391-2405.

Mughal T I，Cross NCP. 2015. An international MDS/MPN working group's perspective and recommendations on molecular pathogenesis，diagnosis and clinical characterization of myelodysplastic/myeloproliferative neoplasms. Haematologica，100（9）：1117-1130.

Swerdlow S H，Campo E，Harris N L，et al. 2017. WHO classification of tumours of haematopietic and lymphoid tissues. Geneva：IARC：82-96.

第七章

髓系与淋系肿瘤伴嗜酸性粒细胞增多及 *PDGFRA*，*PDGFRB* 或 *FGFR1* 重排，或伴 *PCM1-JAK2*

嗜酸性粒细胞增多是指血液循环中嗜酸性粒细胞数量增多伴骨髓中嗜酸性粒细胞与前体细胞增多并且伴其他组织中有或无嗜酸性粒细胞增多。嗜酸性粒细胞正常上限约为 0.5×10^9/L，$\geq 1.0\times10^9$/L 为显著增多。临床上常与多种疾病相关，特别是寄生虫感染、过敏性疾病、结缔组织病和肿瘤的非特异性反应等。查找嗜酸性粒细胞增多的病因有时具有挑战性（表 7-0-1）。

表 7-0-1　嗜酸性粒细胞增多的病因学分类

反应性	变态反应：哮喘、过敏性湿疹、荨麻疹、药物不良反应等 皮肤病：疱疹样皮炎等 寄生虫感染：线虫类、吸虫类等 真菌感染：环孢子菌病 肿瘤：霍奇金淋巴瘤、肉瘤等 血管炎：Churg-Straus 综合征等 内分泌疾病：Addison 病、垂体功能低下 细胞因子调控：IL-3 等
肿瘤性	急性髓系白血病 淋系与髓系肿瘤伴 *PDGFRA* 重排 髓系肿瘤伴 *PDGFRB* 重排 淋系与髓系肿瘤伴 *FGFR1* 重排 慢性嗜酸性粒细胞白血病，非特指型 髓系 / 淋系肿瘤伴 *PCM1-JAK2*（暂定） 系统性肥大细胞综合征（可能）
病因未明	特发性高嗜酸性粒细胞综合征

目前有较明确的病理机制的肿瘤性嗜酸性粒细胞增多，有髓系与淋系肿瘤伴 *PDGFRA*、*PDGFRB* 及 *FGFR1* 重排（myeloid and lymphoid neoplasms with eosinophilia and abnormalities of *PDGFRA*、*PDGFRB* or *FGFR1*）。三种疾病比较罕见，均有一种编码异常酪氨酸激酶的融合基因形成，特点是嗜酸性粒细胞增多（亦有部分病例未见嗜酸性粒细胞增多）。已经证实，*PDGFRA* 与 *FGFR1* 相关的肿瘤，其细胞起源于一种突变的多能（淋系－髓系）干细胞；*PDGFRB* 相关的肿瘤可能也是如此。

有时嗜酸性粒细胞增多的病因逐一排除后，疾病的病理机制仍难以明确；或随着治疗，疾病可能发生或发展，曾有报道 1 例生殖系肿瘤放射治疗一年后出现嗜酸性粒细胞增多伴 *FIP1L1-PDGFRA* 融合基因阳性。识别这些疾病的重要意义在于，酪氨酸激酶抑制剂对有酪氨酸激酶活化的患者治疗有效，国内外均有相关病例报道。因此对于所有疑为骨髓增殖性肿瘤（MPN）伴嗜酸性粒细胞增多及急性白血病或淋巴母细胞性淋巴瘤伴嗜酸性粒细胞增多的病例，都建议进行相关细胞遗传学、分子遗传学分析（或者两者同时进行）。

第一节　髓系 / 淋系肿瘤伴 *PDGFRA* 重排

（一）定义

髓系与淋系肿瘤伴 *PDGFRA* 重排，在 2008 年《造血与淋巴组织肿瘤 WHO 分类》被命名，伴有 4q12 隐蔽性缺失，通常表现为慢性嗜酸性粒细胞白血病（CEL）、急性髓系白血病（AML）或 T 淋巴母细胞白血病（T-ALL）。CEL 可发生急性转化。病因未明，但有多个病例报道患者曾用过细胞毒药物化疗或放射性治疗史。伴 *PDGFRA* 重排的髓系与淋系肿瘤，其细胞起源于多功能造血干细胞，既能向嗜酸性粒细胞分化，也能向中性粒细胞、单核细胞、肥大细胞、T 细胞及 B 细胞分化。值得一提的是，即使发现某个细胞系存在融合基因，也并非表示该系列有相应的形态学受累的证据。例如，即便伴明显的 B 或 T 细胞系受累，通常却未必有淋巴细胞增多。慢性期时，主要累及嗜酸性粒细胞、少量肥大细胞与中性粒细胞，表现为MPN。急性期可累及髓系或 T 淋巴细胞系，表现为 AML 或 T-ALL。

即使是由 CML 转化成的难治性 AML，若 *FIP1L1-PDGFRA* 基因重排阳性，伊马替尼治疗仍有效果，且用量比治疗 CML 的推荐用量低。

（二）临床表现

本病罕见。男性明显多见，发病年龄范围广。外周血最显著的特点为嗜酸性粒细胞常常增多，≥ 1.5×10^9/L。本病为多系统疾病，外周血与骨髓常受累，常由于嗜酸性粒细胞浸润组织，从颗粒中释放细胞因子及体液因子，导致器官组织损害，心、肺、中枢与外周神经系统、皮肤及胃肠道受侵犯。患者常表现为发热、乏力、体重减轻、呼吸困难、咳嗽、胸痛、心悸、腹泻、黏膜与生殖器溃疡等。多数患者脾大，少数患者肝大。最严重的病变是心内膜纤维化，导致限制型心肌病变，二尖瓣和（或）三尖瓣瘢痕形成，导致瓣膜性回流和附壁血栓形成，也可见静脉血栓栓塞及动脉血栓形成。肺部表现为限制性病变，与纤维化有关，也可有阻塞性肺疾患。血浆类胰蛋白酶升高（> 12ng/ml），与肥大细胞疾病相比，通常增高程度较低，但有些时候增高程度与肥大细胞疾病相比并无太大区别。血浆维生素 B_{12} 水平常显著增高。

（三）骨髓细胞学

外周血涂片示嗜酸性粒细胞增多，嗜酸性粒细胞形态表现异常（空泡、脱颗粒、分叶过多），但不可区别于反应性嗜酸性粒细胞增多。骨髓涂片示嗜酸性粒细胞增多，有少数病例前体细胞比例增多。有些 CEL 伴 *FIP1L1-PDGFRA* 的病例，嗜酸性粒细胞形态接近正常。仅有少数病例外周血原粒细胞增多。中性粒细胞可增多，而嗜碱性粒细胞与单核细胞数量通常正常。可有坏死及 Charcot-Leyden 结晶，尤其 CEL 向急性期转化的病例。

（四）骨髓活检

骨髓环钻活检切片中，可见骨髓造血组织增生极度活跃或明显活跃，伴嗜酸性粒细胞和前体细胞显著增多。肥大细胞常增多，肥大细胞可呈梭形或呈松散的簇状分布。有时在形态学上无法与系统性肥大细胞增生症（SM）区分。网状纤维可增多。

（五）骨髓活检免疫组化

骨髓环钻活检切片中，嗜酸性粒细胞可具有活化的免疫表型，表达 CD23、CD25 与 CD69，但无诊断意义。前体细胞常同时或单独表达 CD34、CD117。肥大细胞通常表现为 CD2–、CD25+。相反，SM 中肥大细胞几乎总是 CD25+，约 2/3 病例 CD2+。

（六）流式细胞术

嗜酸性粒细胞显示免疫表型，CD23、CD25 和 CD69 阳性；通常 CD2– 和 CD25 表达不好，但在某些情况下，两者都是阴性的，偶尔两者可能都阳性。

（七）遗传学

细胞遗传学通常正常，伴有最终表现为隐匿的 del（4）（q12）缺失的 *FIP1L1-PDGFRA* 融合。在一些病例中可见 4q12 断裂点相关的染色体重排，如 t（1；4）（q44；q12）或 t（4；10）（q12；p11）。还有一些非相关性的染色体异常 [如 8 号染色体三体、del（20q）等]，可能和疾病演进有关（表 7-1-1）。

表 7-1-1　伴嗜酸性粒细胞增多的髓系 / 淋系肿瘤的分子遗传学异常表现

基因	实验室指标	遗传学	治疗
PDGFRA	嗜酸性粒细胞增多 血清类胰蛋白酶升高 骨髓肥大细胞增多	隐蔽型缺失 4q12 *FIP1L1-PDGFRA*，至少在 66 个患者中发现	小分子酪氨酸激酶抑制剂（TKI）有效
PDGFRB	嗜酸性粒细胞增多 单核细胞增多，酷似 CMML	t（5；12）（q32；p13.2）*ETV6-PDGFR*，至少在 25 个患者中发现	小分子酪氨酸激酶抑制剂有效
FGFR1	嗜酸性粒细胞增多 常伴随于 T-ALL 或者 AML	8p11.2 断裂点的易位 构成的多种 - 融合基因（-*FGFR1*）	预后极差，对酪氨酸激酶抑制剂无反应
PCM1-JAK2	嗜酸性粒细胞增多 罕见于 T-ALL 或者 AML 骨髓可见红细胞明显核左移和淋巴细胞集聚	t（8；9）（p22；p24.1）*PCM-JAK2*	JAK2 抑制剂可能有效

来源：2016 年《造血与淋巴组织肿瘤 WHO 分类》。

（八）综合诊断

MPN 伴有 *FIP1L1-PDGFRA* 融合基因诊断标准（WHO，2008）：① AML 或 ALL 伴有显著嗜酸性粒细胞增多和 *FPIL1-PDGFRA* 融合基因阳性；②如无法进行适当的分子生物学分析，若为 Ph 阴性的 MPN 伴有 CEL 的血液学特征，出现脾大，血清维生素 B_{12} 水平显著升高，血清类胰蛋白酶升高及骨髓肥大细胞增多时，可疑为本病。

（九）鉴别诊断

临床病程主要为慢性，但一些患者死于心脏病或其他合并症或并发症，需鉴别诊断包括其他引起嗜酸性粒细胞过多的病因，但只要在治疗前使用检测隐蔽性缺失或融合基因的敏感技术，根据定义，不存在诊断困难。

（十）预后

由于分子生物学对融合基因的确认，具有酪氨酸激酶的融合基因患者对伊马替尼的治疗高度敏感，患者预后较前已大为改善，即便是急性期或合并其他病症的患者也有效。目前，若用分子生物学方法追踪检测，一般以每日 100mg 低剂量开始治疗。

第二节　髓系肿瘤伴 *PDGFRB* 重排

（一）定义

髓系肿瘤伴 *PDGFRB* 重排是一种独特类型的髓系肿瘤，伴有位于染色体 5q31—q33 上的 *PDGFRB* 基因重排，通常为 t（5；12）（q31—q33；p12），导致 *ETV6-PDGFRB* 融合基因形成。伴有 5q31—q33 断裂点的异位导致不同的融合基因形成，也与部分 *PDGFRB* 结合。伴 t（5；12）的病例，以及变异性异位导致合成一种异常的、结构上活化的酪氨酸激酶。但已经确认的 10 个以上的不同染色体易位和融合基因，其中多数来自于单个病例报道。推测本病细胞起源于多能造血干细胞，定向中性粒细胞、单核细胞、嗜酸性粒细胞及肥大细胞。

（二）临床表现

发病年龄范围广，从儿童到老年都可发病。男性发病率是女性的 2 倍，发病高峰为中年人，中位年龄为 40 余岁。MPN 伴 t（5；12）（q31—q33；p12）为多系统疾病。外周血及骨髓常受累。常伴有脾大，少数有肝大。部分患者皮肤浸润，或心脏损害导致心力衰竭。血清维生素和类胰蛋白酶可升高。

（三）骨髓细胞学

外周血白细胞计数增高，可有贫血及血小板减少。骨髓涂片见因粒系（中性及嗜酸性粒细胞）生成活跃而增生极度活跃。中性粒细胞、嗜酸性粒细胞、单核细胞及前体嗜酸性粒细胞、前体中性粒细胞不同程度增多，罕见嗜碱性粒细胞显著增多。慢性期外周血与骨髓原始细胞数＜ 20%。最常见的血液学特点为慢性粒－单核细胞白血病（CMML）的表现（伴嗜酸性粒细胞增多），但有些患者具有 aCML（伴嗜酸性粒细胞增多）、CEL 及 MPN 伴嗜酸性粒细胞增多的特征。

（四）骨髓活检

骨髓环钻活检切片见骨髓有核细胞增生明显活跃或极度活跃，嗜酸性粒细胞、中性粒细胞、单核细胞，以及这些细胞的前体细胞不同程度地增多。肥大细胞增多，细胞可呈梭形。网状纤维增多。慢性期时，外周血与骨髓原始细胞数＜ 20%。

（五）骨髓活检免疫组化

除具有相应髓系肿瘤（如 CMML、CEL）的免疫表型特点外，肥大细胞表达 CD2 与 CD25。

（六）流式细胞术

流式细胞术分析对慢性期疾病无太大帮助。当前体细胞增多或以单核细胞增多为主时，流式细胞术数据可协助诊断。

（七）遗传学

所有病例均表现为易位，罕见情况下，表现为另一种伴有 5q31—q33 断裂点的染色体重排，

导致含有 *PDGFRB* 的融合基因形成。最常见 t（5；12）（q31—q33；p12）所致的 *ETV6-PDGFRB* 融合。

（八）综合诊断

MPN 伴 *ETV6-PDGFRB* 融合基因或其他 *PDGFRB* 重排的诊断标准：MPN 伴有显著嗜酸性粒细胞增多及有时伴中性粒细胞增多或单核细胞增多及存在 t（5；12）（q31—q33；p12）或变异型易位或有 *ETV6-PDGFRB* 融合基因或其他 *PDGFRB* 重排。由于 t（5；12）（q31；p13）并非总是导致 *ETV6-PDGFRB* 融合基因形成，无融合基因的病例不能归为本病，因为此类型用伊马替尼治疗可能无效。WHO 建议采用 RT-PCR 确诊 *ETV6-PDGFRB*。如无法进行适当的分子遗传学分析，若为 Ph 阴性的 MPN 伴有嗜酸性粒细胞增多及有 5q31—q33 断裂点易位时，应疑为本病。对于 MPN 伴有 t（5；12）的患者，若无法进行分子遗传学分析，可行伊马替尼实验性治疗。若用经典的细胞遗传学方法未检测到 5q31—q33 断裂点，则不必进行分子遗传学分析，因为到目前为止，所有报道的病例都有细胞遗传学分析能发现的异常。

（九）鉴别诊断

鉴别诊断包括其他引起嗜酸性粒细胞过多的病因，特别是其他的 MPN 或 MDS/MPN。

（十）预后

在伊马替尼出现之前，中位生存期＜2 年。但尚无伊马替尼治疗的患者生存期的可靠数据，在小样本（10 例）中，中位生存期为 65 个月。随着对患者的确诊及诊断时就开始适当治疗，生存期已大为改善。

第三节 淋系 / 髓系肿瘤伴 *FGFR1* 重排

（一）定义

髓系与淋系肿瘤伴 *FGFR1* 异常或伴有 *FGFR1* 重排的造血系统肿瘤是一组异质性疾病，都有 *FGFR1* 重排及其融合基因。推测该肿瘤起源于多能淋系 / 髓系造血干细胞，对于不同病例或者疾病不同阶段，肿瘤细胞可以是前体细胞或成熟细胞。可以表现为慢性期 MPN 或转化期，如 AML、T 或 B 淋巴母细胞淋巴瘤 / 白血病或混合表型的急性髓系白血病（MPAL）。

（二）临床表现

本病无特定的流行病学及明确的致病因素。已有报道中多为年轻患者，发病年龄跨度大。常有全身症状，如发热、盗汗、体重减轻。主要累及骨髓、外周血、淋巴结、肝及脾。有些患者有淋巴瘤表现，以淋巴结受累为主，淋巴结病变为淋巴母细胞或髓系细胞浸润，其他病例则表现为骨髓增殖的特点，如脾大及高代谢特点；还有些病例呈 AML 或髓系肉瘤的特点。

（三）骨髓形态学

可有 CEL、AML、T-ALL 或者十分罕见的急性 B 淋巴细胞白血病 / 淋巴瘤的形态学改变。急性白血病 / 淋巴母细胞性淋巴瘤可能为混合表型。急性期患者表现为嗜酸性粒细胞增多。慢性期患者常有嗜酸性粒细胞增多及中性粒细胞增多，偶有单核细胞增多；转化期患者也常有嗜酸性粒细胞增多。总体上，约 90% 患者外周血或骨髓嗜酸性粒细胞增多。与转化期病例中的淋巴母细胞及原粒细胞相同，嗜酸性粒细胞属于肿瘤性克隆。嗜碱性粒细胞增多不常见，但伴有 *BCR-FGFR1* 融合基因的患者可有嗜碱性粒细胞增多。

（四）骨髓活检免疫组化

骨髓活检免疫组化无特殊。急性期 CD34 及 CD117 阳性前体细胞增多。

（五）流式细胞术

流式细胞术分析对慢性期疾病没有意义，但对于诊断 T 细胞或 B 细胞急性淋巴瘤白血病 / 淋巴瘤具有重要意义。

（六）遗传学

该综合征多种遗传学与分子遗传学异常都有报道。可有多种伴有 8p11 断裂点的易位构成。最常见的为四种异常：t（8；13）（p11；q12）致 *ZNF98-FGFR1* 融合基因、t（8；9）（p11；q33）

致 *CEP110-FGFR1* 融合基因、t（6；8）（q27；p11—p12）致 *FGFR1OP1-FGFR1* 融合基因和 t（8；22）（p11；q11）致 *BCR-FGFR1* 融合基因。其他的重排仅见于单个病例。继发性细胞遗传学异常中最常见的为 21 三体。

（七）综合诊断

诊断标准：MPN 伴有显著嗜酸性粒细胞增多及有时伴有中性粒细胞增多或单核细胞增多或 AML 或 T/B 急性淋巴细胞白血病 / 淋巴瘤（通常伴有外周血或骨髓嗜酸性粒细胞增多）检测到 *FGFR1* 重排及其融合基因。

（八）鉴别诊断

鉴别诊断包括其他淋系与髓系肿瘤，包括淋系肿瘤伴反应性嗜酸性粒细胞增多。细胞遗传学分析可明确诊断。

（九）预后

预后差。MPN 伴 *FGFR1* 重排者酪氨酸激酶抑制剂治疗效果尚不确定。通常患者在急性期就诊或者 1 ～ 2 年内经历急性转化。部分患者干扰素可诱导细胞学缓解，但不能持久。

第四节　暂定分型：髓系 / 淋系肿瘤伴 *PCM1-JAK2*

（一）定义

髓系与淋系肿瘤伴 *PCM1-JAK2*，在 2008 年《造血与淋巴组织肿瘤 WHO 分类》中被归为慢性嗜酸性粒细胞白血病，非特指型（CEL，NOS），在 2016 年《造血与淋巴组织肿瘤 WHO 分类》中第一次被提出暂定分类，该组患者存在 t（8；9）（p22；p24.1）伴 *PCM1-JAK2* 融合基因。推测细胞起源为多能髓系干细胞。而其血液学特点可能是骨髓增殖性肿瘤（如慢性嗜酸性粒细胞白血病、原发性骨髓纤维化等）或者是骨髓增生异常 / 骨髓增殖性肿瘤（如 *BCR-ABL1* 阴性的非典型慢性粒细胞白血病）的特点，而且同时伴随嗜酸性粒细胞增多。

（二）临床表现

目前报道的病例中婴儿、中年、老年均可见，但男性多发，男女比例为 27 ∶ 5，发病年龄跨度为 12 ～ 75 岁，中位年龄为 47 岁。嗜酸性粒细胞增多（至少达 1.5×10^9/L），临床表现可能与白血病的特性（如脾大、肝大）或嗜酸性粒细胞的组织学损害（如皮疹、呼吸困难等）有关。临床病程可为慢性，有时由于心脏损害导致死亡，亦可发生急性转化。

（三）骨髓形态学

外周血和骨髓中嗜酸性粒细胞均增多，同时在外周血中可以观察到前体中性粒细胞，一些病例具有慢性嗜酸性白血病的血液学特征。单核细胞增多不常见，偶见嗜碱性粒细胞增多。也可能观察到异常红系造血（这种现象如果存在，通常增生显著）和粒系生成障碍。红细胞生成量可能大大增加，可能出现看起来像急性白血病的大片的原红细胞。已有一些报道称，其特征和原发性骨髓纤维化相似，而其他患者已经出现了骨髓纤维化。免疫组化可帮助鉴定淋巴成分和急性髓样变。

（四）流式细胞术

请参照相关章节淋系 / 髓系肿瘤流式细胞免疫表型分析。

（五）遗传学

目前有大于 30 例的 t（8；9）（p22；p24.1）即 *PCM1-JAK2* 融合基因的病例被报道。至今也有小部分的 *JAK2* 伴其他伴侣基因的融合被报道，其中有 8 例是 t（9；12）（p24，1；p13.2）即 *ETV6-JAK2* 融合基因；11 例是 t（9；22）（p24.1；q11.2）即 *BCR-JAK2* 融合基因。在为数不多的 *ETV6-JAK2* 报道案例中，B/T 淋巴母细胞白血病 / 淋巴瘤很常见，但同时髓系肿瘤（包括骨髓增生异常综合征）也有报道，但通常情况下，嗜酸性粒细胞并不增多。在已报道的很少的 *BCR-JAK2* 相关病例中，大多数见于髓系肿瘤（最常见的是 *BCR-ABL1* 阴性的非典型慢性粒细胞白血病），另有 3 例 B 淋巴母细胞白血病 / 淋巴瘤，而这些病例可能同时也具有 *BCR-ABL1* 样淋巴母细胞白血病的特点。

（六）诊断及鉴别诊断

通过细胞遗传学和分子遗传学分析来区别于其他嗜酸性粒细胞增多的特定分子亚型。

（七）预后

其存活率有很大变化，慢性期患者的存活天数从几天到几年不等。对于急性白血病或急性转化的患者，其预后也存在很大不同，变化范围为几周到超过五年（或者更长）。除了急性期疾病，暂未发现预测因子。

（石柳湘）

参考文献

Arber DA，Orazi A，Hasserjian R，et al. 2016. The 2016 revision to the World Health Organization classification of myeloid neoplasms and acute leukemia. Blood，127（20）：2391-2405.

Ilgeun S，Dong-hyun L，Lee JH，et al. 2016. A t（8；9）（p22；p24）/*PCM1-JAK2* translocation in a patient with myeloproliferative neoplasm and myeloid sarcoma：First report in Korea. Ann Lab Med，36：79-81.

Jaffe ES，Lee N，Vardiman J W. 2013. 血液病理学 . 陈刚，李小秋主译 . 北京：北京科学技术出版社 .

Li W，Linda D. 2016. Unusual infant eosinophilia：Myeloid neoplasm with FGFR1 abnormality. Blood，128（10）：1440.

Swerdlow SH，Campo E，Pileri SA，et al. 2016. The 2016 revision of the World Health Organization（WHO）classification of lymphoid neoplasms Blood，127（20）：2375-2390.

第八章

胚系易感性髓系肿瘤

（一）概述

一些髓系肿瘤，特别是骨髓增生异常综合征（MDS）和急性髓系白血病（AML），与遗传或新的胚系基因突变发生相关，其具有特殊的遗传特征及临床特征，被归类为胚系易感性髓系肿瘤，有别于其他散发或继发于环境或化学暴露的髓系肿瘤。胚系基因突变初期患者还没有发展成或表现出髓系肿瘤症状，但会出现器官功能障碍和血小板数量和功能异常，如胚系 *RUNX1*、*ANKRD26* 或 *ETV6* 突变的患者可能因血小板计数过低而出血。

胚系易感性髓系肿瘤分为三类：第一类没有先期疾患及其他器官功能异常；第二类存在先天性血小板功能或数量异常；第三类经常表现出额外的非血液病的异常（表 8-0-1）。

表 8-0-1　胚系易感性髓系肿瘤分类

胚系易感性髓系肿瘤无先期疾患及器官功能异常
急性髓系白血病伴胚系 *CEBPA* 突变
髓系肿瘤伴胚系 *DDX41* 突变[a]
胚系易感性髓系肿瘤伴有先期血小板疾患
髓系肿瘤伴有胚系 *RUNX1* 突变[a]
髓系肿瘤伴胚系 *ANKRD26* 突变[a]
髓系肿瘤伴胚系 *ETV6* 基因突变[a]
胚系易感性髓系肿瘤合并其他器官功能异常
髓系肿瘤伴胚系 *GATA2* 突变
髓系肿瘤伴骨髓衰竭综合征[b]
髓系肿瘤伴端粒生物学紊乱[b]
幼年粒 - 单核细胞白血病伴神经纤维瘤病，Noonan 综合征，或 Noonan 综合征类似疾病[c]
髓系肿瘤伴唐氏综合征[a, d]

a 淋系肿瘤也有报告。

b 见表 8-0-3 所列的特殊基因。

c 见幼年型粒单核细胞白血病。

d 见唐氏综合征相关的髓系增生。

（二）临床表现

胚系易感性髓系肿瘤没有特殊的临床症状，许多胚系突变与非肿瘤血液病、器官功能障碍或遗传病相关，这些疾病与所涉及的特定基因突变关联，称为胚系易感性综合征，往往在髓系肿瘤细胞形态学和症状出现之前就已显现出来。鉴别胚系易感性综合征除需熟悉该综合征的概念和患者临床症状，还应全面了解患者家族史、个人病史等所有与诊断血液肿瘤有关的检查资料（表 8-0-2）。

表 8-0-2　可能与胚系易感性髓系肿瘤相关的征象

MDS 或 AL（AML 或 ALL）患者伴有以下任何一项
个人有多种癌症病史
确诊 MDS/AML 前多年存在血小板减少症、出血倾向或大红细胞增多
一级或二级亲属患有血液系统肿瘤
一级或二级亲属患有相应于胚系易感基因的实体肿瘤，即肉瘤、早发的乳腺癌（年龄小于 50 岁）或脑肿瘤
异常的指甲或皮肤色素沉积，口腔黏膜白斑，特发性肺纤维化，无法解释的肝病，淋巴水肿，非典型感染，免疫缺陷，先天性肢体异常或身材矮小（患者或其某个一级或二级亲属）

引自 Churpek JE, Lorenz R, Nedumgottil Siya, et al. 2013. Proposal for the clinical detection and management of patients and their family members with familial myelodysplastic syndrome/acute leukemia predisposition syndromes. Leuk Lymphoma, 54(1): 28-35。

（三）骨髓细胞学

目前还没有细胞形态学特征能特异性地提示有潜在胚系突变的髓系肿瘤，但也有一些指征与特定突变有关联，如骨髓增生减低、细胞发育异常（病态造血，如中性粒细胞分叶障碍、中性粒细胞颗粒缺失）及出现 Auer 小体。

一些病例在无进展的稳态阶段及进展为明确

肿瘤之前会表现出独特的血象和骨髓象形态特征，如原始细胞增加、骨髓增生程度增高伴有持续的血细胞减少、血细胞减少幅度增加。继发于胚系基因 *ANKRD26* 或 *ETV6* 突变可有巨核细胞病态造血伴血小板减少症。

胚系易感性髓系肿瘤的骨髓病理活检也没有明显的独特特征，骨髓病理活检切片可以见到类似 MDS-RAEB-2 和（或）AML 的表现，如原始细胞的增多和发育异常的巨核细胞，如小巨核细胞、少分叶巨核细胞等。

（四）骨髓活检

免疫组化可以帮助判断和鉴别在胚系基因突变后及进展为髓系肿瘤过程中出现的发育异常血细胞类型和造血组织结构变化。如 CD61 染色可以清晰鉴别小巨核细胞和少分叶巨核细胞。

（五）流式细胞术免疫表型分析

胚系易感性髓系肿瘤虽有家族性，在进展为典型 MDS、AML 或其他髓系恶性肿瘤之前，遗传易感性的存在并不局限于髓系肿瘤的范畴。但演变成髓系肿瘤后病变的主体细胞是髓系细胞，因此具有髓系免疫表型。通过流式细胞分析检测到，如家族性发生的 AML 伴有胚系 *CEBPA* 突变病例的免疫表型特征与散发的 AML 伴 *CEBPA* 突变病例相似，原始细胞常伴 CD7 异常表达。

（六）遗传学及分子生物学检查

家族性发生的 AML 可以是正常核型或出现没有明确意义的核型改变。一些病例在无进展的稳态阶段及进展为明确肿瘤之前会出现额外的细胞遗传学或分子遗传学基因异常。许多此类变异最初被归类为不确定意义的变异，需要功能测试来确定它们是否是有害突变。常见的胚系易感性髓系肿瘤的遗传学、分子生物学特征及检测建议如下。

1. AML 伴胚系 *CEBPA* 突变 家族遗传性 AML 综合征缘于 *CEBPA* 突变单拷贝基因遗传，其位于 19q13.1，编码粒细胞分化因子。这种 AML 伴有双等位 CDBPA 突变，其胚系突变常在基因的 5′ 端。当进展为 AML 时，在等位基因 3′ 端出现获得性体细胞突变。与 AML 预后有关的检测包括 *CEBPA* 突变分析，大约 10% 的病例存在 *CEBPA* 双等位基因突变，其中一个突变是胚系突变事件。

2. 髓系肿瘤伴有胚系 *DDX41* 突变 这一常染色体显性遗传的家族性 MDS/AML 综合征的特征是位于 5 号染色体上编码 DEAD 盒 RNA 解旋酶的 *DDX41* 基因连续性突变。在大约 1.5% 的髓系肿瘤中发现了 *DDX41* 基因突变，其中一半的患者有胚系突变。这一突变表现出与长期潜伏并进展为高级别髓系肿瘤相关。

3. 髓系肿瘤伴有胚系 *RUNX1* 突变 家族性血小板疾患伴 AML 转化倾向是一种常染色体显性遗传综合征，其特征是血小板数目和功能异常及低年龄高风险进展为 MDS/AML。此类患者存在 *RUNX1* 基因的胚系单等位基因突变，此基因位于 21q22，编码核结合转录因子的一个亚单位从而调控几个造血必需基因的表达。体细胞 *RUNX1* 突变在散发的髓系肿瘤病例中也能见到，包括在伴有 t（8；21）（q22；q22.1）AML 中作为规律基因参与 *RUNX1-RUNXIT1* 融合，以及新认定的伴有 *RUNX1* 突变的 AML。

4. 髓系肿瘤伴有胚系 *ANKRD26* 突变 血小板减少症 2（胚系 *ANKRD26* 突变）是一种常染色体显性遗传疾患，其特征是中度血小板减少及发生 MDS/AML 的风险增高。此疾病的特征是 *ANKRD26* 胚系突变，此基因位于 10p12.1。大多数这类突变发生在基因 5′ 端非转译区，破坏 *ANKRD26* 启动子上 RUNX1 和 FLI1 的装配，最终导致基因转录和通过 MPL 通路的信号增加，造成巨核细胞初始血小板生成功能受损。

5. 髓系肿瘤伴 *ETV6* 基因突变 血小板减少症 5（胚系 *ETV6* 突变）是一种以常染色体显性家族性血小板减少和血液系统肿瘤为特征的疾病。已发现的该基因的错义突变有显著的负效应，导致 ETV6 转录因子细胞核定位紊乱及血小板相关基因表达减低。

6. 髓系肿瘤伴有胚系 *GATA2* 突变 *GATA2* 是一个锌指转录因子，调节造血、自身免疫反应和炎症及发育过程。在编码区和非编码区都已确认出胚系突变 *GATA2*，它们是单等位基因性，概略地分类为错义突变、无义突变和调控突变。胚系 *GATA2* 突变导致突变的等位基因功能丧失而致单倍缺乏（haploinsufficiency）。胚系 *GATA2* 突变最初在 4 个不同的综合征中识别确认：① MonoMAC 综合征；②树突状细胞、单核细胞、B 细胞和 NK 细胞（DCML）缺乏伴病毒易感；③家族性 MDS/AML；④ Emberger 综合征。

7. 胚系易感性髓系肿瘤伴有遗传性骨髓衰竭综合征和端粒生物学异常 余下的家族性 MDS/AML 伴有其他器官功能障碍的病例包括遗传性骨髓衰竭综合征和端粒生物学异常。遗传性骨髓衰竭综合征是一组异质性疾病，包括 Fanconi 贫血、Shwachman-Diamond 综合征、Diamond-Blackfan 贫血和严重先天性中性粒细胞减少。MDS 和 AML 是这些综合征中最常见的造血系统肿瘤。端粒生物学异常是几个基因中的一个发生突变引起的，其遗传方式多样且临床表现也不同。这些异常不仅使机体易患 MDS/AML，且易患多种实体肿瘤。相关遗传方式、基因、易患的疾病类型、检测手段见表 8-0-3。

表 8-0-3 胚系易感性髓系肿瘤伴遗传性骨髓衰竭综合征和端粒生物学异常

综合征	遗传方式和基因	血液肿瘤类型	患髓系肿瘤风险	其他表型发现	诊断性检测
Fanconi 贫血	AR：*FANCA* XLR：*FANCB*，*FANCC*，*BRCA2*（*FANCD1*），*FANCCD2*，*FANCE*，*FANCF*，*FANCG*，*FANCI*，*BRIP1*（*FANCJ*），*FANCL*，*FANCM*，*PALB2*（*FANCN*）*RAD51C*，*SLX4*（*BTBD12*）	MDS，AML	MDS：7% AML：9%	骨髓衰竭 低出生体重 身材矮小 桡骨异常 先天性心脏病 小眼畸形 耳畸形，耳聋 肾畸形 性腺功能减退 牛奶咖啡斑 实体肿瘤	筛查： 染色体断裂分析 相关突变的基因测序
严重的先天性中性粒细胞缺乏症	AD：*ELANE*，*CSF3R*，*GFI1* AR：*HAX1*，*G6PC3* XLR：*WAS*	MDS，AML	21% ～ 40%	*HAX1*：神经发育异常 *G6PC3*：心脏病及其他	相关突变的基因测序
Shwachman-Diamond 综合征	AR：*SBDS*	MDS，AML，ALL	5% ～ 24%	先天性中性粒细胞减少症 胰腺功能不全 身材矮小 骨骼发育畸形包括干骺端骨发育不全	*SBDS* 突变的基因测序
Diamond-Blackfan 贫血	AD：*RPS19*，*RPS17*，*RPS24*，*RPL35A*，*RPL5*，*RPL11*，*RPS7*，RPS26，*RPS10* XLR：*GATA1*	MDS，AML，ALL	5%	身材小 先天畸形（颅面、心脏、骨骼、泌尿生殖器）	筛查：红细胞腺苷脱氨酶和血红蛋白 F 升高 相关突变的基因测序
端粒异常疾病，包括先天性角化不良及由于 TERC 或 TERT 突变导致的综合征	XLR：*DKC1* AD：*TERT*，*TERC*，*TINF2*，*RTEL1* AR：*NOP10*，*NHP2*，*WRAP53*，*RTEL1*，*TERT*，*CTC1*	MDS，AML	2% ～ 30%	指甲营养不良 异常的皮肤色素沉着 口腔白斑 肺纤维化 肝纤维化 鳞状细胞癌	用 flow-FISH 技术进行端粒长度检测，如果存在异常，则进行相关突变的基因测序

注：AD，常染色体显性；ALL，慢性淋巴细胞白血病 / 淋巴病；AML，急性髓系白血病；AR，常染色体隐性；CMML，慢性粒 - 单核细胞白血病；MDS，骨髓增生异常综合征；XLR，X- 连锁隐性。由于表型变化多样，一些病例可能会表现出其他表型特征或缺乏列出的关键表型特征。

（七）诊断

胚系易感性髓系肿瘤并没有特殊的临床症状。但在髓系肿瘤出现之前，可以显现出来许多胚系突变相关的征象，如非肿瘤性血液病、器官功能障碍或遗传相关疾病，这些征象是胚系基因突变的结果和表现，称为胚系易感性综合征。发现和诊断这些疾病应全面地了解患者家族史、病史和所有与诊断血液肿瘤有关的检查资料。在进展和演变为髓系肿瘤过程中，用于血液肿瘤诊断的MICM手段都可以用于诊断胚系易感性髓系肿瘤。特别是遗传学、分子生物学、NGS技术，不仅用在家族性胚系基因突变检测，也可以用在髓系肿瘤的分型。综合诊断中，年龄因素也有提示价值，如典型的伴有*CEBPA*胚系突变的AML患者一般是儿童或年轻成人。

在实际的疾病诊断过程中，一个家族中第一个髓系肿瘤被发现时，可能不会意识到属于胚系易感性而被归类为散发性肿瘤。若后来确定有胚系基因突变存在，应对原诊断进行修改。

（八）鉴别诊断

当患者还没有发展成或表现出恶性症状，但出现器官功能障碍和血小板数量和功能异常时即需加强临床管理。把胚系易感性肿瘤和自发或继发于环境或化学暴露的髓系肿瘤区分开是鉴别诊断的关键，家族史、个人病史、遗传学咨询和必要的遗传学、分子生物学检测在鉴别诊断中都是必需的。

（九）预后

预后除与有效的治疗手段有关外，异常的相关基因类型和特征也有提示作用，如胚系*CEBPA*基因，在散发的AML中同时存在单等位基因突变和双等位基因突变，但只有双等位基因突变与预后良好相关。

（岳保红）

参考文献

Churpek JE, Lorenz R, Nedumgottil Siya, et al. 2013. Proposal for the clinical detection and management of patients and their family members with familial myelodysplastic syndrome/acute leukemia predisposition syndromes. Leuk Lymphoma, 54(1): 28-35.

Kanagal-Shamanna R，Loghavi S，DiNardo CD，et al. 2017. Bone marrow pathologic abnormalities in familial platelet disorder with propensity for myeloid malignancy and germline *RUNX1* mutation. Haematologica，102（10）：1661-1670.

Perez Botero J，Oliveira JL，Chen D，et al. 2015. *ASXL1* mutated chronic myelomonocytic leukemia in a patient with familial thrombocytopenia secondary to germline mutation in *ANKRD26*. Blood Cancer Journal，5：e315.

Swerdlow SH，Campo E，Harris NL，et al. 2017. WHO classification of tumours of haematopoietic and lymphoid tissues. Revised 4th Edition. Lyon：IARC Press：126-127.

Yan B，Ng C，Moshi G，et al. 2016. Myelodysplastic features in a patient with germline CEBPA-mutant acute myeloid leukaemia. Journal of Clinical Pathology，69（7）：652-654.

第九章

骨髓常见淋巴组织肿瘤

第一节 急性淋巴细胞白血病／淋巴母细胞淋巴瘤

急性淋巴细胞白血病／淋巴母细胞淋巴瘤（acute lymphoblastic leukemia/lymphoblastic lymphoma，ALL/LBL）是前体 B 淋巴细胞或 T 淋巴细胞恶性增殖性疾病。特征为骨髓、外周血和淋巴结中出现大量原始和幼稚淋巴细胞，这种异常白血病细胞在骨髓的大量增生和聚集可抑制正常造血，导致贫血、血小板和中性粒细胞减少，并出现如乏力、出血、感染等相关临床表现。白血病细胞髓外浸润可导致肝、脾和淋巴结等脏器肿大，并可伴有中枢神经系统（CNS）、睾丸或卵巢等浸润表现。

ALL/LBL 总发病率为（1.0 ～ 1.5）/10 万，男性发病率略高于女性。发病年龄有两个高峰：4 ～ 5 岁为第一个高峰，为（4 ～ 5）/10 万。从青年到 50 岁发病率不断下降，50 岁左右发病率再次升高，60 岁左右达到另一个高峰。

ALL/LBL 是最常见的儿童急性白血病，且治疗效果较好，目前的治愈率已经达到 80% 左右。但是成人 ALL 的治疗效果仍然比较差，仅有 30% ～ 40% 的患者获得长期生存。近年对成人 ALL/LBL 分子生物学、遗传学的研究不断深入，危险度分层更加精准，尤其某些靶向药物和 CAR-T 技术的应用、移植技术的进步等，使 ALL/LBL 的治疗效果不断改善。

一、B- 急性淋巴细胞白血病／淋巴母细胞淋巴瘤

（一）临床表现

B- 急性淋巴细胞白血病／淋巴母细胞淋巴瘤患者一般起病急（1 周左右），表现为不明原因发热、盗汗、疲倦、体重减轻。影像学（X 线、CT、MRI 或 CT-PET 等）可显示肝和（或）脾大，也可伴淋巴结单发或多发肿大。查血可发现外周血白细胞增高，分类显示淋巴细胞比例增高，而中性粒细胞减低，外周血细胞出现幼稚淋巴细胞。如随即做如下检查，①骨髓：细胞形态学和细胞化学；②骨髓活检；③骨髓免疫组化；④流式细胞分析；⑤细胞遗传；⑥融合基因；⑦基因突变等检测。可获得明确诊断，并进行预后分层。

（二）骨髓细胞学

骨髓涂片显示增生明显活跃或极度活跃，少数增生减低，淋巴母细胞常为 50% ～ 90%。粒、红、巨核系细胞极少或缺乏，白血病细胞多数胞体较大，也有大小不等，核染色质较细腻，核形状可规则或不规则，可见一个或多个核仁，胞质较多，嗜碱性。部分细胞体积小，染色质较粗，核型规则，且没有明显核仁，胞质较少，需要与成熟淋巴细胞鉴别。如沿用 FAB 形态分型，ALL 可分为 L1、L2、L3 型，其形态特征见表 9-1-1。ALL-L3 型即为 Burkitt 淋巴瘤／白血病（图 9-1-1）。骨髓细胞学不能区分 T-ALL 与 B-ALL，主要根据免疫表型区分（见后文）。

表 9-1-1　ALL 的形态学亚型及特点

项目	L1	L2	L3
细胞大小	小细胞为主	大细胞为主	大细胞为主，大小较一致
核染色质	较粗、结构较一致	细而分散或粗而浓聚，结构较不一致	呈细点状，均匀一致
核型	规则，偶有凹陷折叠	不规则，常见凹陷或折叠	较规则
核仁	小而不清楚，少或无	清楚，一个或多个	明显，一个或多个，泡沫状
胞质	少	不定，常较多	较多
胞质嗜碱性	轻或中度	不定，有些细胞深染	深蓝色
胞质空泡	不定	不定	常明显，呈蜂窝状

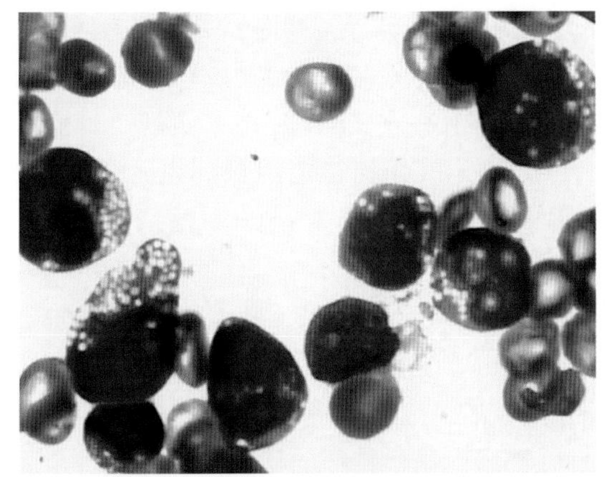

图 9-1-1　Burkitt 淋巴瘤，骨髓涂片见瘤细胞胞质多个空泡，瑞氏染色

骨髓细胞化学：ALL 的白血病细胞胞质 PAS 染色可阳性，但敏感性差，现已被免疫表型检测所替代。

（三）骨髓活检

骨髓有核细胞增生极度活跃（常≥ 80%），组织呈现弥漫均一性淋巴母细胞增生，淋巴母细胞中等大，圆形。胞质少，嗜碱性。胞核染色质细腻，呈圆形、椭圆形，核仁不明显（图 9-1-2A，图 9-1-2B）。在骨髓活检中 B-ALL 和 B-LBL 的原淋细胞的形态特征和免疫表型一致。只是在骨髓活检中的数量不同，B-ALL 的骨髓组织学如上述。粒、红、巨核系细胞极少或缺乏。而髓外 B-LBL 患者的骨髓活检组织中偶尔淋巴母细胞呈间质性轻度浸润（需经免疫组化证实）或无淋巴母细胞浸润，髓外 B-LBL 主要根据骨髓细胞学观察淋巴母细胞≤ 5%。实际上髓外 T/B-LBL 一旦确诊，不论骨髓累及程度如何都应进行化疗。T-LBL 骨髓淋巴母细胞少，呈散在性间质性分布在正常造血细胞之间，不呈结节状分布。部分 T-LBL 的病例可有嗜酸性粒细胞增多和髓细胞增多。T-LBL 通常伴有嗜酸性粒细胞浸润。

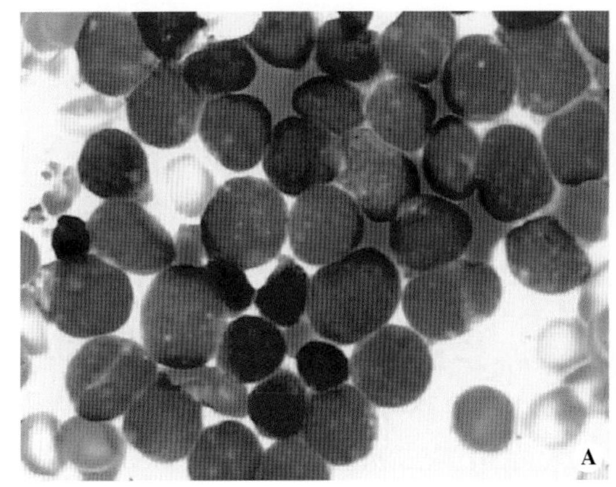

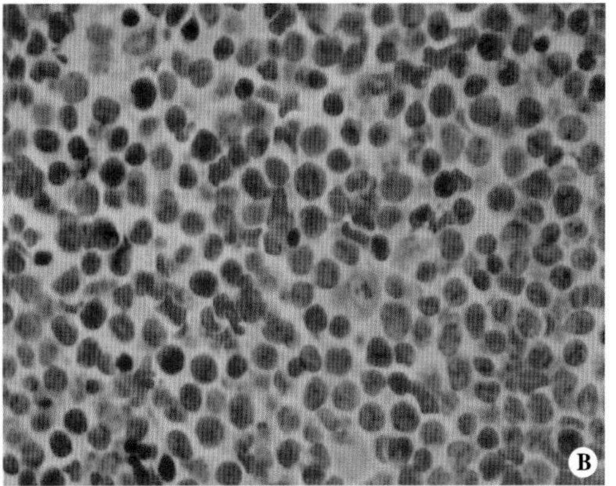

图 9-1-2　B- 急性淋巴细胞白血病

A. 骨髓涂片，瑞氏染色；B. 塑料切片，HGE 染色

（四）骨髓活检免疫组化

TdT+，CD34+ 和 HLA-DR+ 是早期或淋巴母细胞的标志，B-LBL 还表达 CD19 +，CD79a+，PAX5+，CD79a+。10% ～ 15% 的儿童病例和 25% 的成人病例可表达髓系抗原如 CD13、CD33 和 CD15，但 CD117 和 MPL 一般为阴性，可以与粒细胞白血病鉴别。

（五）流式细胞术

前体（中枢）B-ALL：免疫表型为 TdT、HLA-DR、CD19、cytCD79a 阳性。髓系抗原 CD13、CD33 可以阳性。根据发育程度又分为三个阶段：①早期前体 B-ALL（Pro-B-ALL），CD19、cytCD79a、cytCD22 和核 TdT 阳性，不表达其他 B 细胞分化抗原。②普通 ALL（common-ALL，cALL），CD10+。③前体 B-ALL（Pre-B-ALL），胞质 μ 链（cyt-μ）阳性。

成熟 B 细胞 -ALL：表达单一轻链的膜 IgM 和 B 细胞相关抗原 CD19、CD22、CD20 及 CD10、BCL6。

（六）遗传学

细胞遗传学和分子学分析对于 ALL 的诊断和预后因素的确定均十分重要，根据染色体核型和分子遗传学异常对 ALL 进行分类，可获得有益的预后判断资料，为分层治疗提供依据和基础。

1. 染色体分析 60% ～ 80% 的 B-ALL 有染色体核型异常。染色体核型异常分为倍体异常和结构异常。倍体异常指染色体数量的异常，如超二倍体核型（染色体数量＞ 46）和高超二倍体（染色体数量＞ 50），往往提示较好的预后。染色体数目＜ 46 为亚二倍体核型。

结构异常最常见的是平衡易位，导致基因融合或重排。成人 ALL 最常见的细胞遗传学异常是 Ph 染色体的异常，即 [t（9；22）/*BCR-ABL1*]，发生率可达 40%。B-ALL 常见的其他细胞遗传学异常及其在儿童、成人患者中的发生率见表 9-1-2。

表 9-1-2 B-ALL 常见的细胞遗传学异常及其在儿童、成人患者中的发生率

疾病涉及的基因	染色体异常	发生率	检测方法
BCR-ABL1	t（9；22）（q34；q11）	成人 30%，儿童 3%	RT-PCR
c-MYC IgH	t（8；14）（q24；q32）	1%	FISH
E2A PBX1	t（1；19）（q23；p13）	5%	RT-PCR
E2A HLF	t（17；19）（q22；p13）	＜ 1%	RT-PCR
IL3 IgH	t（5；14）（q31；q32）	＜ 1%	DNA-PCR
MLL AF1P	t（1；11）（p32；q23）	＜ 1%	RT-PCR
MLL AF4	t（4；11）（q21；q23）	成人 5%，婴儿 60%	RT-PCR
MLL AF9	t（9；11）（p22；q23）	＜ 1%	RT-PCR
MLL ENL	t（11；19）（q23；p13）	＜ 1%	RT-PCR
TEL AML1	t（12；21）（p13；q22）	成人＜ 1%，儿童 20%	RT-PCR

细胞遗传学异常对 ALL 分类和危险度分层至关重要。细胞遗传学分组可以参考《NCCN 临床实践指南：急性淋巴细胞白血病（2016.V2）》建议：预后良好遗传学异常包括超二倍体（51 ～ 65 条染色体）、t（12；21）（p13；q22）和（或）*ETV6-RUNX1*；预后不良遗传学异常包括亚二倍体（＜ 44 条染色体）、t（v；11q23）[t（4；11）和其他 MLL 重排]、t（9；22）（q34；q11.2）、复杂染色体异常。但约 30% 的儿童 ALL 和 50% 的成人 ALL 缺少与临床相关的细胞遗传学异常，需要采用新的分析技术。

2. 融合基因 分子遗传学在 ALL 的诊断和预后中的价值十分重要，但根据常染色体核型分析技术，只能发现倍体异常和部分明显的结构异常，而多数基因易位或重排不容易发现，故需要间期 FISH（IP-FISH）或 RT-PCR 技术实现。目前，在 ALL/LBL 中，PCR 和特定的探针组合的 FISH 技术是常规采用的方法，对于 ALL 的精确分型、预后乃至治疗选择都具有不可替代的作用。

3. 基因突变 近年来，随着二代测序如全基因组测序（WGS）、全外显子组测序（WES）、转录组（RNA）测序等测序技术的应用，使我们对 ALL 细胞生物学特征的认识更加深入、全面，对 ALL 的亚组分析、预后分层更加精细，并以此为基础探索针对性的靶向治疗。

ALL 最常见的信号转导途径异常是淋巴细胞发育过程中转录调节因子异常。最常见的早期转录调控因子包括 *PAX5*、*IKZF1* 和 *EBF1*，这些基因的功能丧失与白血病发病有关。另一常见的信号途径异常涉及抑癌基因和细胞周期调节基因的异常（包括 *TP53*、*RB1* 和 *CDKN2A*），细胞因子受体酪氨酸激酶和 Ras 信号异常（包括 *CRLF2*、*EPOR*、*IL7R*、*ABL1*、*ABL2*、*CSF1R*、*PDGFRB*、*JAK2*、*NRAS*、*KRAS* 和 *NF1*），表观遗传学异常（*EZH2*、*CREBBP*、*SETD2*、*MLL2* 和 *WHSC1*）等。这些异常在 ALL 分型、预后甚至未来选择治疗上都有意义，对这些基因变异的检测可以通过高通量的二代测序技术完成。

另外，某些新定义的 ALL 亚型，也需要基因测序分析才能识别。如 2017 年《造血与淋巴组织肿瘤 WHO 分类》新定义的 *BCR-ABL1* 样 ALL：①与 Ph+ALL 患者具有相似的基因表达谱，但无 *BCR-*

ABL1 融合基因。②共同特征是涉及其他酪氨酸激酶的易位、*CRLF2* 易位。还包括 *EPOR*（EPO 受体）截短重排、激活等少见情况。*CRLF2* 易位患者常与 *JAK* 基因突变有关。③涉及酪氨酸激酶突变的易位可以累及 *ABL1*（伙伴基因并非 *BCR*）、*ABL2*、*PDGFRB*、*NTRK3*、*TYK2*、*CSF1R*、*JAK2* 等，形成 30 余种融合基因。④ *IKZF1* 和 *CDKN2A/B* 缺失发生率较高。这些特点需要基因测序技术方能精确诊断。

（七）综合诊断

对于以白血病形式表现的 ALL/LBL，其诊断主要依据 ALL 的形态和流式细胞学分析，对于进一步亚型的诊断则需要依赖分子生物学和遗传学。对于以淋巴瘤形式表现的，则根据其组织病理、免疫组化特点，并结合分子生物学和细胞遗传学特点。应该说，ALL/LBL 的诊断，目前主要是对其不同预后亚组的精确诊断，需要结合上述多种技术。对于 ALL 的分型为 WHO-MICM 分型（表 9-1-3）。

表 9-1-3　B-ALL 的 MICM 分型

细胞标志	亚型核型	FAB							基因
		CD19	TdT	Ia	CD10	CyIg	SmIg	形态学异常	
早 B 前体 ALL[a]		+	+	+	–	–	–	L1、L2	
早 B 前体 ALL	t（4；11）								*MLL/AF4*
早 B 前体 ALL	t（11；19）								*MLL/ENL*
早 B 前体 ALL	t（12；21）								*TEL/AML1*
早 B 前体 ALL	t（9；22）[b]								*BCR/ABL*
早 B 前体 ALL	t（17；19）								*E2A/HLF*
早 B 前体 ALL	t（5；14）								*IL3/IGH*
普通型 B-ALL		+	+	+	+	–	–	L1、L2	
普通型 B-ALL	6q–								
普通型 B-ALL	近单倍体								
普通型 B-ALL	t 或 del（12p）								
普通型 B-ALL	t（9；22）								*BCR/ABL*
前 B-ALL		+	+	+	+[c]	+	–	L1	
前 B-ALL	t（1；19）								*E2A/PBX1*
前 B-ALL	t（9；22）								*BCR/ABL*
B 细胞 ALL		+	–	+	+/–	–/+	+[d]	L3	
B 细胞 ALL	t（8；14）								*MYC/IGH*
B 细胞 ALL	t（2；8）								*IGK/MYC*
B 细胞 ALL	t（8；22）								*MYC/IGL*
B 细胞 ALL	6q–								

a 过去称为裸细胞 -ALL。
b 在 T-ALL，t（9；22）少见。
c 少数病例 CD10 可阳性。
d 单个轻链。

WHO 分型以此为基础，强调了重现性遗传学异常的价值，先后发布了 WHO 的分型标准，目前 2017 年《造血与淋巴组织肿瘤 WHO 分类》对成人 B-ALL/LBL 的诊断分型如下。

2017 年《造血与淋巴组织肿瘤 WHO 分类》前体淋巴细胞肿瘤分类 – 原始 B 淋巴细胞白血病 / 淋巴瘤：

1. 原始 B 淋巴细胞白血病 / 淋巴瘤（NOS，非特指型）

2. 伴重现性遗传学异常的原始 B 淋巴细胞白血病 / 淋巴瘤

伴 t（9；22）（q34.1；q11.2）；*BCR-ABL1* 的原始 B 淋巴细胞白血病 / 淋巴瘤

伴 t（v；11q23.3）；*KMT2A* 重排的原始 B 淋巴细胞白血病 / 淋巴瘤

伴 t（12；21）（p13.2；q22.1）；*ETV6-RUNX1* 的原始 B 淋巴细胞白血病 / 淋巴瘤

伴超二倍体的原始 B 淋巴细胞白血病 / 淋巴瘤

伴亚二倍体的原始 B 淋巴细胞白血病 / 淋巴瘤

伴 t（5；14）（q31.1；q32.3），*IL3-IGH* 的

原始 B 淋巴细胞白血病 / 淋巴瘤

伴 t（1；19）（q23；p13.3）；*TCF3-PBX1* 的原始 B 淋巴细胞白血病 / 淋巴瘤

3. 建议分类：*BCR-ABL1* 样原始 B 淋巴细胞白血病 / 淋巴瘤

伴 iAMP21 的原始 B 淋巴细胞白血病 / 淋巴瘤

（八）鉴别诊断

ALL/LBL 的诊断并不困难，其鉴别诊断主要以淋巴瘤形式表现，免疫表型不典型时进行。如 B-LBL 需要与弥漫大 B 细胞淋巴瘤、套细胞淋巴瘤及高级别 B 细胞淋巴瘤进行鉴别。根据组织病理及免疫表型等特点，鉴别并不困难。

（九）预后

成人急性淋巴细胞白血病 / 淋巴母细胞淋巴瘤是高度侵袭性的疾病，不治疗生存期一般短于 3 ～ 6 个月，即使经过正规化疗，虽然完全缓解率可达 90% 以上，但真正能够治愈的仅为 30% ～ 50%，患者常在 2 ～ 3 年内复发死亡。不同的疾病特征，包括临床特征、疾病分期和肿瘤负荷，以及近年研究的细胞分子遗传学特点对预后都有明显影响，这也是对于 ALL/LBL 不断精确分型的主要原因。

二、T- 急性淋巴细胞白血病 / 淋巴母细胞淋巴瘤

（一）临床表现

T-ALL/LBL 的临床表现与 B-ALL/LBL 临床表现类似，其差别在于 T-ALL/LBL 以淋巴结肿大为表现者更常见，常表现为纵隔大肿块，可产生呼吸道压迫症状及胸腔积液等。首发以白血病形式表现的不足一半，但其表现与 B-ALL/LBL 类似。

（二）骨髓细胞学

骨髓涂片显示肿瘤细胞形态与 B-ALL 类似，但有时异型性更明显，有时伴髓系特征。骨髓细胞化学：T-ALL 与 B-ALL 也无差别。因此骨髓细胞学不能区分 T-ALL 与 B-ALL，而应借助免疫学标志进行区分。

（三）骨髓活检

T-ALL/LBL 与 B-ALL/LBL 的骨髓活检形态学表现类似。部分 T-LBL 病例可有嗜酸性粒细胞增多和髓细胞增多。

（四）骨髓活检免疫组化

T-ALL/LBL 除了表达早期淋巴细胞抗原 TdT、CD34 和 HLA-DR 外，胞质 CD3 是 T 系分化的主要特征（图 9-1-3），另外，CD2、CD7 阳性，多数 T-ALL/LBL CD4、CD8 阳性，但肿瘤性 T 细胞可以有 pan-T 抗原的表达丢失，以及 B 细胞抗原（CD24、CD9、CD21）或髓系抗原的表达（CD13、CD33）。少部分 T-ALL 不表达 CD1a、CD8、CD5（或弱表达），但可表达干细胞或髓系抗原如 CD13、CD3、CD117，这部分患者即为 ETP- ALL。

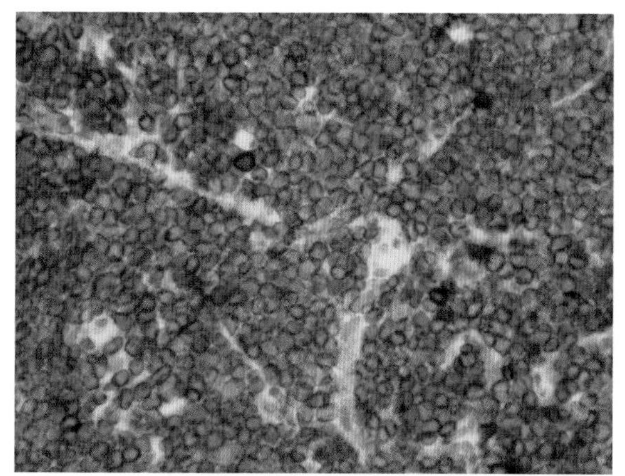

图 9-1-3　T- 急性淋巴细胞白血病 CD3+（石蜡切片免疫组化二步法）

（五）流式细胞术

T-ALL/LBL 免疫表型为 TdT+，绝大多数患者 CD7 和 cytCD3+；CD1a、CD2、CD3（系列特异性标记）、CD4、CD5、CD8 不同程度表达。CD4 和 CD8 可同时表达，CD10 可以阳性，部分患者（约 10%）CD79a+。T 细胞受体（TCR）克隆性重排阳性，但不是系列特异性标记。髓系相关抗原 CD13、CD33、CD117 的表达并不除外 T-ALL/LBL 的诊断。T-ALL 又分为 pro-T-ALL（cytCD3+、CD7+、CD2–、CD1a–、CD34+/–）；pre-T-ALL（cytCD3+、CD7+、CD2+、CD1a–、CD34+/–）；皮质 T-ALL（cytCD3+、CD7+、CD2+、CD1a+、CD34–）；

髓质 T-ALL（cytCD3+、CD7+、CD2+、CD1a–、CD34–、sCD3+）。CD4 和 CD8 在 pro-T-ALL 和 pre-T-ALL 为双阴性（CD4– 和 CD8–），在皮质 ALL 为双阳性（CD4+ 和 CD8+），在髓质 ALL 为单阳性（CD4+ 或 CD8+）。

（六）遗传学

细胞遗传学和分子生物学检测对于 T-ALL/LBL 的诊断和预后因素的确定同样具有非常重要的价值。

35% ～ 60% 的 T-ALL 有染色体核型异常，包括倍体异常和结构异常。根据常规染色体核型分析技术，只能发现倍体异常和部分明显的结构异常，多数基因易位或重排需要间期 FISH（IP-FISH）或 RT-PCR 技术实现。PCR 和 FISH 技术对于 ALL 的精确分型、预后乃至治疗选择都具有不可替代的作用。T-ALL 常见的细胞遗传学异常及其在儿童、成人患者中的发生率见表 9-1-4。

表 9-1-4　T-ALL 常见的细胞遗传学异常及其在儿童、成人患者中的发生率

疾病	基因	染色体异常	发生率（%）	检测方法
T-ALL	*TCRα/δ*	t（8；14）（q24；q11）	2	FISH
	HOX11 TCRα/δ	t（10；14）（q24；q11）	5 ～ 10	RT-PCR
	LMO1 TCRα/δ	t（11；14）（p15；q11）	1	RT-PCR
	LMO2 TCRα/δ	t（11；14）（p13；q11）	5 ～ 10	RT-PCR
	SIL TAL1	正常 1p32	成人 10，儿童 20	RT-PCR
	TAL1 TCRα/δ	t（1；14）（p32；q11）	1 ～ 3	RT-PCR
	TCL1 TCRα/δ	inv（14）（q11；q32）	＜1	FISH

二代测序技术的应用，使我们对 ALL 细胞生物学特征的认识更加深入、全面，对 ALL 的亚组分析、预后分层更加精细，并发现了新的 T-ALL/LBL 亚型。如 ETP-ALL，特征之一是常伴有髓系相关基因突变，包括 *FLT3*、*NRAS/KRAS*、*DNMT3A*、*IDH1*、*IDH2* 等，而 T-ALL 常见的其他突变，如 *NOTCH1*、*CDKN1/2* 不常见，也需要基因测序技术。

（七）综合诊断

对于以白血病形式表现的 ALL/LBL，其诊断主要依据 ALL 的形态和流式细胞学分析，对于进一步的亚型诊断则需要依赖分子生物学和遗传学的诊断。对于以淋巴瘤形式表现者，则需根据其组织病理、免疫组化特点，并结合分子生物学和细胞遗传学特点。应该说，ALL/LBL 的诊断，目前主要是对其不同预后亚组的精确诊断，需要结合上述多种技术。ALL 分型见表 9-1-5。

表 9-1-5　T-ALL 的 MICM 分型

细胞标志[a]	FAB					基因
	亚型核型	CD7	CD2[b]	TdT	形态学异常	
早 T 前体 ALL		+	–	+	L1、L2	
早 T 前体 ALL	t 或 del（9p）					
T 细胞 ALL[c]		+	+	+	L1、L2	
T 细胞 ALL	t（11；14）					*RHOM/TCRD*
T 细胞 ALL	t（1；14）					*TAL1/TCRD*
T 细胞 ALL	t（7；11）					*TCRB/RHOM2*
T 细胞 ALL	t（7；19）					*TCRB/LYL1*
T 细胞 ALL	t（10；14）					*HOX11/TCRD*
T 细胞 ALL	t（8；14）					*MYC/TCRA*
T 细胞 ALL	t（7；10）					*TCRB/HOX11*
T 细胞 ALL	t（1；7）					*LCK/TCRB*
T 细胞 ALL	6q–					

a 少部分（6% ～ 10%）病例可有 Ia 及 CD10 表达。

b 用单克隆抗体（T11）或 E 玫瑰花结。

c 有些病例对皮质胸腺细胞标志（CD1、T6）也可阳性。

WHO 分型以此为基础，强调了重现性遗传学异常的价值，先后发布了 WHO 的分型标准，目前 2017 版 WHO 对成人 T-ALL/LBL 根据抗原表达分为 pro-T、pre-T、皮质 -T 或髓质 -T，建议分类：早期前体 T 淋巴细胞白血病（ETP）。

（八）鉴别诊断

ALL/LBL 的诊断并不困难，其鉴别诊断主要以淋巴瘤形式表现，免疫表型不典型时进行。纵隔的 T-LBL 与纵隔的霍奇金淋巴瘤鉴别。根据组织病理及免疫表型等特点，鉴别并不困难。

（九）预后

成人 T-ALL/LBL 也是高度侵袭性疾病，不治疗生存期一般短于 3 ～ 6 个月，即使经过正规化疗，虽然完全缓解率可达到 90%，但真正能够治愈的仅 30% 左右，其预后较 B-ALL/LBL 差。不同的疾病特征，包括临床特征、疾病分期和肿瘤负荷，以及近年研究的细胞分子遗传学特点对预后都有明显影响，这也是对于 ALL/LBL 不断精确分型的主要原因。

第二节　幼淋巴细胞白血病

幼淋巴细胞白血病（prolymphocytic leukemia，PLL）是少见病，占淋巴肿瘤的 2% 左右。老年多见，中位发病年龄为 65 ～ 70 岁，男性为主（男女比例 2 ∶ 1），预后差。部分患者以惰性起病，经历数月到数年转为侵袭性，多数患者发病时即为侵袭性。典型特点是脾大、白细胞数明显升高，可伴发热、消瘦等 B 症状。根据免疫表型，PLL 可分为 B-PLL 和 T-PLL，二者临床表现和细胞形态等多方面类似，但发病机制和治疗有较大差别。

一、B 幼淋巴细胞白血病

（一）定义

B 幼淋巴细胞白血病（B-cell prolymphocytic leukemia，B-PLL）是肿瘤性 B 幼淋巴细胞在外周血、骨髓和脾恶性增殖的一类 B 淋巴细胞增殖性疾病，属于成熟 B 淋巴细胞肿瘤，要求外周血中幼淋巴细胞＞ 55% 方可诊断。当外周血幼淋巴细胞增多达到 10% ～ 55% 时，称为伴有幼淋巴细胞增多的慢性淋巴细胞白血病（CLL/PLL）。

B-PLL 是罕见的 B 细胞淋巴增殖性疾病，占成熟 B 细胞肿瘤的 1% 以下。起初 B-PLL 被认为是 CLL 的变异型，2008 年《造血与淋巴组织肿瘤 WHO 分类》开始将其确定为独特亚型。

（二）临床表现

B-PLL 是好发于老年人的疾病，中位发病年龄可达 70 岁，男性多见。病程多为侵袭性，治疗反应较慢性淋巴细胞白血病（CLL）差。部分患者由 CLL 发展而来。

症状：脾大（触及腹部包块）或由此导致的腹胀、腹痛是患者就诊的常见原因。其他如纵隔肿块和胸腔积液导致的胸闷、憋气等较少见。2/3 患者可有系统性症状，如乏力、发热、盗汗、消瘦等。

体征：B-PLL 的常见体征包括肝脾大，尤其是脾大，发生率为 80% 以上，且往往表现为巨脾，质地较硬。淋巴结肿大发生率一般不到 50%，且多为轻度肿大。而肝大发生于约 1/3 患者，也多数为轻度肿大。B-PLL 皮肤受累较少见。其他结外受累包括浆膜腔积液、中枢神经受累等，尤其复发进展时。

血常规：白细胞明显升高，是 PLL 的显著特征。就诊时常常 WBC ＞ 100 × 10^9/L，幼稚淋巴细胞为主，形态见下述。1/3 ～ 1/2 患者伴有贫血和血小板减少，但往往并不严重，这是与急性白血病的区别之一。

肝肾功能：可出现转氨酶升高、胆红素升高，但多数无特殊异常，而乳酸脱氢酶可能升高，升高明显者往往提示进展快，预后不良。

影像学上，尤其通过 B 超、CT 等检查，可确定疾病受累范围，并对肿块大小进行测量，便于对比评价。

（三）骨髓细胞学

B-PLL 的细胞形态学特点与 T-PLL 相似，表现为细胞中等大小，核质比高，部分细胞核呈圆形、卵圆形，部分核不规则甚至呈扭曲状。染色质浓集而核仁明显，这是其典型特征（图 9-2-1）。由 CLL 发展来的 B-PLL 存在数量不等的成熟小淋巴细胞，但幼淋巴细胞的比例应大于 55%。

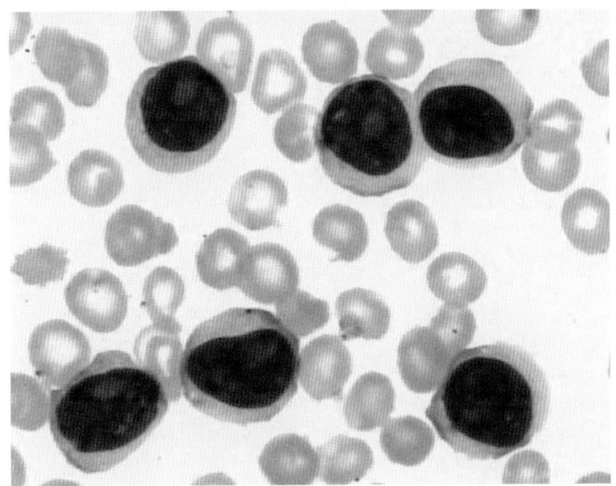

图 9-2-1 B 幼淋巴细胞白血病（骨髓涂片，瑞氏染色）

（四）骨髓活检

骨髓涂片增生活跃到极度活跃，淋巴细胞为主，形态同外周血的形态。粒系、红系和巨核系比例相对或绝对减低。骨髓活检呈弥漫浸润，单纯依靠骨髓组织学诊断很困难。

（五）骨髓活检免疫组化

B-PLL 多数无明显淋巴结肿大，一般也不需要淋巴结组织病理检查诊断。骨髓病理增生活跃，淋巴细胞骨髓侵犯以间质或结节样浸润为主。免疫组化同流式细胞免疫特点。

（六）流式细胞术

B-PLL 表达成熟 B 细胞相关抗原（CD19、CD20、CD22）和表面免疫球蛋白（sIg）单一轻链，FMC7 阳性，CD5 和 CD23 大多阴性，少数 CD5 和 CD23 阳性，CD11c、CD25 和 CD103 阴性。

（七）染色体检查

无特异性遗传学异常，复杂核型常见。

（八）分子检查

PCR 技术存在免疫球蛋白重链（IgH）和（或）轻链（IgL）基因重排，是鉴定克隆性病变的依据之一，但部分病例可能出现假阴性结果。免疫球蛋白重链可变区（IgHV）突变状态也存在突变和未突变型，但其预后意义不明确。

FISH 检测 17p13 缺失常见，可达 50%～75%，13q14 和 11q23 缺失也常见。

（九）基因测序

由于 B-PLL 罕见，对其细胞遗传学、分子遗传学研究都较少。有研究发现，B-PLL 是一类异质性疾病，有人根据其基因表达谱特征，将 B-PLL 分为三类：①类似白血病样套细胞淋巴瘤（MCL），伴有 t（11；14）；②类似 CLL 样 B-PLL；③类似淋巴结性 MCL。而其中表现为类似淋巴结性 MCL 的预后最差。但目前对于存在 t（11；14）异位和（或）CyclinD1 阳性的病例应诊断为 MCL。

另有研究发现，*MYC* 基因异常是 B-PLL 常见的分子遗传学异常。

（十）综合诊断

B-PLL 诊断的关键点是幼稚淋巴细胞 > 55%，免疫表型符合成熟 B 细胞淋巴瘤特点，并排除套细胞淋巴瘤、边缘区淋巴瘤（MZL）、毛细胞白血病（HCL）及不典型 CLL 等疾病后方能做出诊断。

（十一）鉴别诊断

B-PLL 诊断需要与套细胞淋巴瘤、边缘区淋巴瘤、毛细胞白血病及慢性淋巴细胞白血病、滤泡性淋巴瘤等进行鉴别。除了形态之外，免疫表型和细胞遗传学是主要的鉴别要点。尤其对于形态符合 B-PLL 的患者，需要根据 FISH 检测 t（11；14）异位或免疫组化检测 CyclinD1，排除套细胞淋巴瘤（表 9-2-1）。

表 9-2-1 B 淋巴增殖性疾病的鉴别诊断要点

特征	CLL	B-PLL	HCL	MCL	SMZL	FL
免疫表型						
CLL 积分	4～5	0～2	0	1～2	0～2	0～1
CD5+	++	–/+	–	++	+	–
CD23+	++	–/+	–	–/+	–/+	–/+
sIg	弱表达	强表达	强表达	强表达	强表达	强表达
FMC7+	–/+	++	++	++	++	++
CD79β	弱表达	强表达	中等表达	强表达	强表达	强表达
CD200	强表达		强表达	弱表达		
CyclinD1	阴性	阴性	阳性	阳性	阴性	阴性
FISH						
t（11；14）	无	无	无	存在	无	无
t（14；18）	无	无	无	无	无	存在

注：CLL，慢性淋巴细胞白血病；B-PLL，B 幼淋巴细胞白血病；HCL，毛细胞白血病；MCL，套细胞淋巴瘤；SMZL，脾 B 细胞边缘区淋巴瘤；FL，滤泡性淋巴瘤。

（十二）预后

B-PLL 预后差，既往报道中位生存时间为 3 年左右。但也有患者生存时间较长。由于其发病率低，预后因素没有公认标准，已经报道的不良预后因素包括 *TP53* 突变、复杂核型、贫血、淋巴细胞＞ 100×10^9/L，血小板下降、年龄＞ 70 岁，以及伴随 B 症状等。

二、T 幼淋巴细胞白血病

（一）定义

T 幼淋巴细胞白血病（T-cell prolymphocytic leukemia，T-PLL）是一类侵袭性疾病，以小到中等大小的 T 幼淋巴细胞在血液、骨髓、淋巴结、脾和皮肤增殖浸润为特征。

T-PLL 占 T 细胞肿瘤的 2% ～ 3%，但在以白血病形式表现的成熟 T 细胞肿瘤中则占 40% 左右。

典型的幼淋巴细胞的形态和免疫表型是主要的诊断依据。但约 25% 的患者，淋巴细胞与 CLL 的细胞形态类似，没有核仁，曾诊断为 T 细胞慢性淋巴细胞白血病，目前已经取消该诊断，这一类疾病被归类为 T-PLL 的惰性亚型。从免疫表型看，白血病性的 T 细胞呈现胸腺后来源表型（TdT+，CD1a+，CD5+，CD2+，CD7+），一般为 CD4+/CD8–，但少部分表现为 CD4+/CD8+ 或 CD8+/CD4–。

近年 T-PLL 的分子遗传学获得众多发现。*ATM* 基因突变或缺失 del（11q22—q23）是 T-PLL 常见的细胞遗传学异常，且有 *ATM* 异常者发病年龄较轻。8 号染色体异常（8q 三体、8p12 重排等）和 X 染色体的 *MTCP1* 异常也常见。另外，累及 *TCL1* 的易位或倒位如 inv（14）（q11q32）、t（14；14）（q11；q32），导致 14q32 位点的 TCL1 重排到 TCRα（14q11）启动子后，导致 TCL1 高表达，可见于 2/3 的患者。IL2RG-JAK1-JAK3-STAT5B 途径异常是常见的分子遗传学发病机制。

（二）临床表现

T-PLL 多发于老年人，中位发病年龄可达 70 岁，男性多见，男女发病率比为 2 ∶ 1。病程多数为侵袭性，诊断时播散广。少部分患者诊断时呈惰性，但经一定时间常进展为侵袭性。

症状：T-PLL 患者就诊时的主要症状同 B-PLL，包括系统性症状如乏力、发热、食欲缺乏、消瘦等，以及肿瘤局部压迫导致的症状，如腹胀、腹部包块、表浅淋巴结肿大，以及纵隔淋巴结肿大合并胸腔积液等导致胸闷、憋气等表现。

体征：最常见体征是脾大，发生率约 80%，且往往表现为巨脾，质地较硬。淋巴结肿大发生率为 50% 左右，而肝大发生率约 40%。在 T-PLL，皮肤常受累，见于 25% 的患者，包括皮肤斑疹、丘疹，罕见红皮病样表现。另有近 20% 的患者存在浆膜腔积液，其他结外受累较少见，但也可出现如中枢神经系统受累，尤其复发进展时。

血常规：白细胞明显升高，是 PLL 的显著特征。就诊时常 WBC ＞ 100×10^9/L，异常淋巴细胞为主。1/3 ～ 1/2 患者可伴有贫血和血小板减少，但往往并不严重，这是与急性白血病的区别之一。

肝肾功能：可出现转氨酶升高、胆红素升高，但多数无特殊，而乳酸脱氢酶可以升高，升高明显者往往提示进展快，预后不良。

影像学上，尤其通过 B 超、CT 等检查，可确定疾病受累范围，并对肿块大小进行测量，便于对比评价。

（三）骨髓细胞学

典型的肿瘤性幼淋巴细胞中等大小，核质比高，部分细胞核呈圆形、卵圆形，部分核不规则甚至扭曲状。染色质浓集，核仁明显。胞质嗜碱性，有的有空泡。约 25% 的病例细胞体积小，无核仁，细胞形态与典型 CLL 的细胞形态类似（图 9-2-2）。

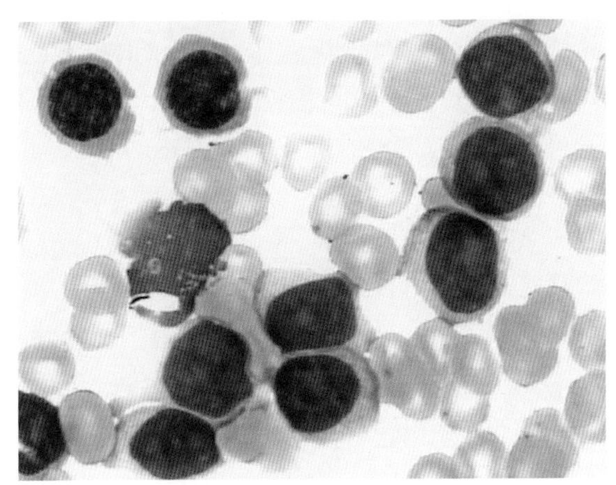

图 9-2-2　T 幼淋巴细胞白血病（骨髓涂片，瑞氏染色）

（四）骨髓活检

骨髓增生活跃到极度活跃，淋巴细胞为主，形态同外周血的形态。粒系、红系和巨核系比例相对或绝对减低。

（五）骨髓活检免疫组化

T-PLL 多数无明显淋巴结肿大，一般也不需要淋巴结组织病理检查诊断。骨髓病理增生活跃，淋巴细胞呈片状或灶性浸润，免疫组化同流式细胞术。

（六）流式细胞术

免疫表型符合胸腺后来源的成熟 T 细胞的表型特点。一般 CD2+，CD5+，CD7+，CD16–，CD56–，多数 CD4+/CD8–，也有相当比例的 CD4+/CD8+，少部分 CD8+/CD4–，而 CD4–/CD8– 也有个案报道。CD7 一般高表达。ATLV-1 型病毒阴性。TCR 多数为 TCR αβ 表型，而 TCR γδ 罕见，部分出现 CD3 和 TCR β 胞膜表达缺失，但需要胞质阳性。几乎所有病例存在 TCR β 和（或）γ 链基因重排。多数 CD45、CD52 高表达，T 细胞活化相关抗原如 CD25、HLA-DR 和 CD38 可阳性、可阴性，而 T 细胞颗粒相关蛋白 TIA1 阴性，即使在 CD8+T-PLL 也是如此。个别病例表达髓系抗原 CD117（KIT），CD45RA+，CD45RO– 均可出现。

（七）染色体检查

T-PLL 常规染色体常常存在复杂核型，伴有重现性染色体异常。累及的基因包括 14q32.1 的 *TCL1* 或 Xq28 的 *MTCP1* 基因，以及 *ATM* 基因的失活（缺失或突变），8 号等臂染色体异常，*CDKN1B* 基因单倍体剂量不足等。其中部分可以在常规细胞遗传学分析中发现，而有的只有通过 FISH 等分子遗传学方法。

（八）分子检查

T-PLL 常见的遗传学异常中，14 号染色体异常最常见，包括 inv（14）（q11q32）和 t（14；14）（q11；q32），见于 2/3 以上患者。该易位主要累及 TCRα（14q11）和 TCL1（14q32）。导致原癌基因 *TCL1* 活化，*TCL1* 异常是 T-PLL 发病的基础，TCL1 作为 Akt1 激酶的辅因子可提高 Akt1 激酶活性，促进其核转录。TCL1 过表达导致蛋白激酶 B（Akt）活化。

大约 20% 的病例存在 *MTCP1* 异常，源于 t（X；14）（q28；q11）或 t（X；7）（q28；q35），t（X；14）易位导致原癌基因 *MTCP1*（属于 TCL1 家族）重排到 TCR α 座位。8 号染色体异常见于 2/3 以上的病例，包括 8q 三体，主要源自 iso（8）（q10），

导致 MYC 高表达，或 8p12 重排。8p 包含多个实体瘤相关的抑癌基因，其丢失或 8p 上原癌基因的活化与 8q 剂量增加导致恶性转化。

ATM 是细胞应对 DNA 损伤的关键蛋白，其缺失或突变导致损伤细胞凋亡障碍。其缺失在常规遗传学上很难检测到，需要采用分子技术检测。

此外还有许多其他异常。

（九）基因测序

二代测序技术的应用，发现了 T-PLL 发病相关的许多其他机制。全基因组（WGS）测序和全外显子（WES）测序技术发现了多个互斥的突变，75% 累及 *IL2RG*、*JAK1*、*JAK3* 或 *STAT5B*，还与 DNA 损伤、表观遗传学、蛋白降解等相关的基因包括 *EZH2*、*FBXW10* 和 *CHEK2* 等相关。而在其他成熟 T 细胞肿瘤中报道的 *JAK2*、*TYK2* 和 *STAT3* 突变关系不大。研究发现，*JAK3* 突变可见于 21% ～ 42% 的 T-PLL 患者，其中以 *JAK3* M511I 突变占一半以上，还有 *JAK3* A573V 突变，占 12% ～ 16%。而 *JAK1* 突变发生率为 6% ～ 10%。部分患者存在多种 *JAK* 突变，同时其效应相加。WES 测序发现 *IKZF1*（N159S）和 *HDAC8*（I115R），*NTRK1*（R33W），*TNIP2*（K104Q），*VAV3*（C282Y）和 *EML4*（L548W 和 F304S），*AP2A2*（P514L），*RARB*（G90W）等部位突变。深度测序发现，*ATM* 突变率高（73%），*TP53*（14%）和 *BCOR*（8%）突变率较低。有人通过对比细胞遗传学和分子遗传学的关系发现，T-PLL 可分为两个亚组，第一组占 86%，累及 TCRA/D，伴较高的 i（8）（q10）和 *ATM* 突变发生率。而第二组占 14%，缺乏 TCRA/D 重排，罕见 i（8）（q10），而 *TP53* 突变率高，高龄患者多见。

12p13 缺失导致 *CDKN1B* 表达不足也在 T-PLL 中发挥作用。

（十）综合诊断

T-PLL 的诊断首先根据典型的临床表现，如老年患者，白细胞高，典型淋巴细胞的形态特点如染色质浓集但核仁明显，以及免疫表型特点，多数可以做出明确诊断。T-PLL 需要与其他类型的成熟 T 细胞肿瘤进行鉴别。

（十一）鉴别诊断

T-PLL 需要与其他成熟 T 细胞白血病进行鉴别诊断，包括 T 大颗粒淋巴细胞白血病（T-LGLL）、Sézary 综合征（SS）和成人 T 细胞淋巴瘤 / 白血病（ATLL）。

T-LGLL 是细胞毒性 T 细胞的惰性克隆性疾病，患者常无症状，或表现为血细胞减少及相关的自身免疫性疾病。但侵袭性亚型也有过报道，如出现肝、脾、淋巴结肿大。T-LGLL 的细胞多数有典型的形态特点：细胞大，胞质丰富，含嗜天青颗粒，但部分形态不典型。免疫表型上，T-LGLL 也是胸腺后成熟 T 细胞表型，如 CD3+，TCRαβ +，CD4–，CD5 弱 +，CD7 弱 +，CD8+，CD16+，CD27–，CD28–，CD45R0–，CD45RA+ 和 CD57+。少部分 CD3+CD56+ 亚型常侵袭性强。罕见 CD4+T-LGLL，可伴或不伴 CD8 表达，常无血细胞减少和自身免疫现象。细胞遗传学无特殊。

Sézary 综合征是皮肤 T 细胞淋巴瘤的侵袭性表现形式，一般有系统性红皮病，外周血侵犯（嗜酸性粒细胞常升高）和淋巴结肿大。外周血中 T 细胞呈脑回样（称为 Sézary 细胞）。免疫表型上，SS 细胞为 Th 记忆细胞表型，CD3+，CD4+，CD5+，TCRαβ+，其他标志如 CD2、CD3、CD5、CD7 和 CD26 可有不同程度的丢失。少见 CD8+ SS，部分 CD4–CD8–，而 CD4+ CD8+ 罕见，此时更应考虑 T-PLL。

成人 T 细胞淋巴瘤 / 白血病（ATLL）人类 T 细胞病毒 1 型（HTLV-1）阳性。侵袭性 ATL 常表现为肿瘤负荷大，高钙血症，容易由于 T 细胞功能缺陷而出现感染，以及多脏器功能衰竭，预后差。肿瘤细胞形态呈花瓣样，表达成熟 T 细胞的标志 CD2+，CD3+，CD4+，CD8–，CD25+，CD7–，CD5+，CD25+（强而一致的阳性），CD29+，CD45RO+，TCR αβ+，HLA-DR+，CD3 常表达低。CD4、CD8 双阳性和仅 CD8+ 也有报道。

（十二）预后

T-PLL 预后较差，据 1994 ～ 2010 年美国 272 例患者的分析，中位生存时间约 21 个月，但新药如 CD52 单抗的治疗改善了其预后。不同的研究显示，其预后因素包括多浆膜腔积液、肝或中枢神经系统受累、大肿块、治疗反应差、年龄＞65岁，WBC ＞ 40×10^9/L，淋巴细胞倍增时间短，TCL1蛋白高表达，以及*JAK3*突变，复杂染色体核型等。但由于总体病例数较少，尚无公认的预后模型。近年新的治疗措施如CD52单抗，以及未来JAK-STAT途径抑制剂的应用，极可能改善该类患者的疗效。

（李增军）

第三节 其他外周小B细胞淋巴肿瘤/白血病

一、B细胞慢性淋巴细胞白血病/小淋巴细胞淋巴瘤

（一）定义

慢性淋巴细胞白血病/小淋巴细胞淋巴瘤（chronic lymphocytic leukemia/small lymphocytic lymphoma，CLL/SLL）为最常见的成熟B细胞肿瘤，起源于成熟B细胞，是一种发生于外周血、骨髓和淋巴结的小B细胞淋巴瘤。疾病主要为髓外分布并且血液中白血病细胞稀少（＜ 5.0×10^9/L）者称为SLL，而CLL表现为白血病血象（成熟淋巴细胞绝对计数≥ 5.0×10^9/L）。根据定义，所有CLL患者的骨髓和外周血同时受累并且具有CLL表型的单克隆性B淋巴细胞计数超过 5.0×10^9/L。如果形态学和免疫表型为典型的CLL细胞，淋巴细胞计数＜ 5.0×10^9/L，至少持续3个月也可诊断CLL。2017年《淋巴与淋巴组织肿瘤WHO分类》修订版认为"如果没有髓外病变，在淋巴细胞＜ 5.0×10^9/L时即使存在血细胞减少或疾病相关症状也不诊断CLL"；同时提出"组织型单克隆B淋巴细胞增殖症（monoclonal B-cell lymphocytosis，MBL）"的概念，如果SLL/CLL侵犯淋巴结但没有发现"增殖中心"，且CT扫描淋巴结直径＜1.5cm，此时诊断为"组织型MBL"，也不诊断为SLL/CLL。

另外，2017年《淋巴与淋巴组织肿瘤WHO分类》修订版将单克隆性B淋巴细胞增多症（MBL）分为①低计数型MBL，即外周血克隆性B淋巴细胞＜ 0.5×10^9/L；②高计数型MBL，即外周血克隆性B淋巴细胞＞ 0.5×10^9/L。低计数型MBL患者不必每年去医院随查；而高计数型MBL患者必须每年去医院随查至少一次。

（二）临床表现

CLL/SLL占非霍奇金淋巴瘤的6.7%，多数患者的年龄在50岁以上（中位年龄为65岁），男女之比为2∶1。多数患者没有B症状或者仅有轻度症状；少数出现乏力，感染，肝、脾、淋巴结肿大，结外浸润。极少数仅表现为淋巴结受累，晚期通常累及骨髓和血液。部分患者血中可查到M成分（单克隆蛋白成分）。外周血淋巴细胞数量如上述，为成熟小淋巴细胞（见后）。影像学显示：部分病例有多发淋巴结肿大，脾大。

（三）骨髓细胞学

主要为小淋巴细胞。胞质淡染、透亮或稍嗜碱性。染色质呈块状，核仁不明显或没有核仁。

（四）骨髓活检

小淋巴细胞呈结节型、弥漫型、间质型浸润或三者混合，假滤泡在骨髓罕见。无典型的小梁旁集聚（图9-3-1）。结节型和间质型浸润主要见于CLL早期。而晚期或骨髓衰竭时常呈弥漫型浸润。非典型改变如出现幼淋巴细胞、大淋巴细胞，在CLL并不少见，偶尔可见裂核/中心细胞。转化成弥漫大B细胞淋巴瘤（称Richter综合征）的特征是大细胞片状分布，形态类似于中心母细胞、免疫母细胞、副免疫母细胞。

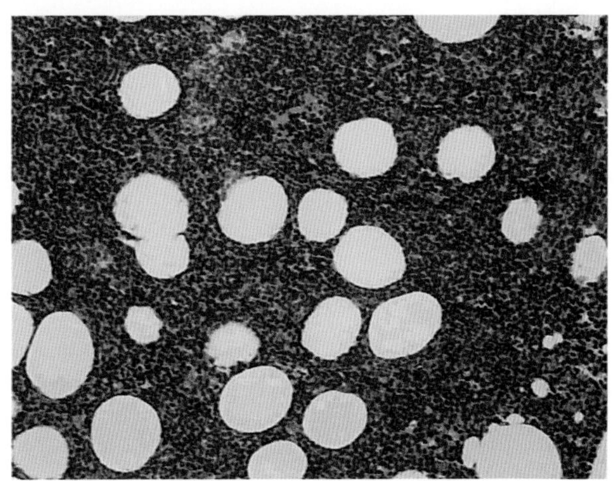

图9-3-1 慢性淋巴细胞白血病（骨髓活检）

（五）骨髓活检免疫组化

瘤细胞 CD79a、CD45RA、CD23、CD19、CD43、CD5 均阳性，PAX5 核阳性，CD20 阳性或弱阳性，CyclinD1、CD10 阴性（图 9-3-2 ～图 9-3-4）。

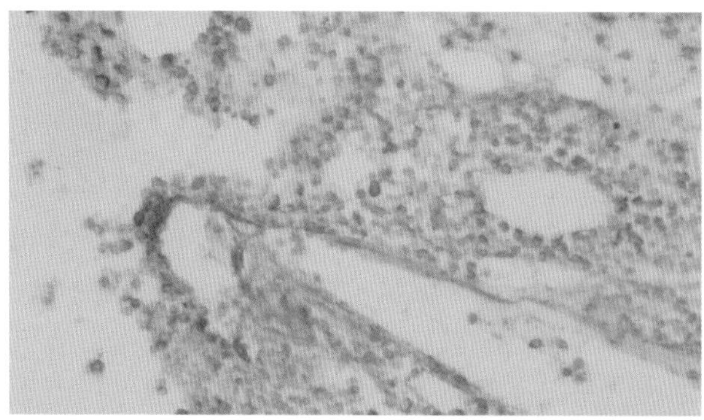

图 9-3-2 慢性淋巴细胞白血病（免疫组化，CD20+）

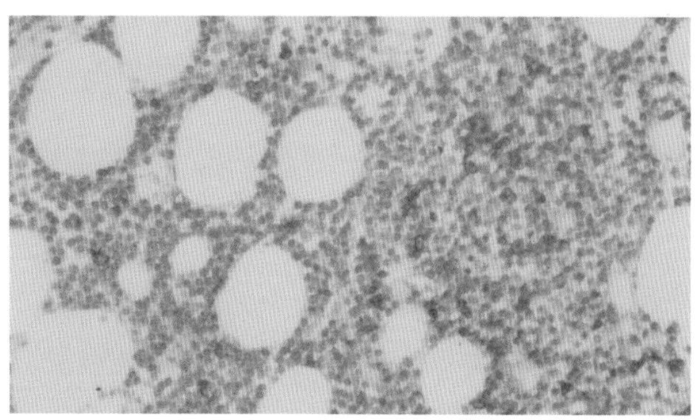

图 9-3-3 慢性淋巴细胞白血病（免疫组化，CD5+）

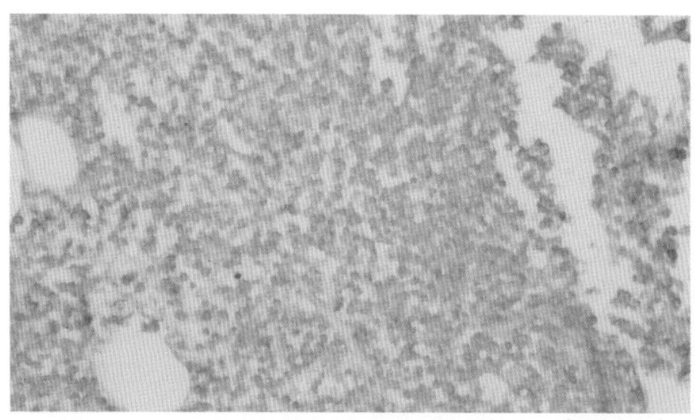

图 9-3-4 慢性淋巴细胞白血病（免疫组化，CD23+）

（六）流式细胞术

瘤细胞 sIgM 弱 + 或 sIgD 弱 +、CD20+、CD5+、CD23+、CD19+、CD22 弱 +、CD79a+、CD43 +、CD11c 弱 +。CD10 和 CylinD1−。FMC7 和 CD79b 通常阴性或弱阳性。用淋巴细胞免疫表型积分系统可区别 CLL 与其他 B 淋巴细胞白血病。CD38 与 ZAP70 的表达与免疫球蛋白重链可变区（*IGHV*）基因的突变状态呈负相关，CD38 及 ZAP70 阳性者多无 *IGHV* 基因突变，CD38 及 ZAP70 阴性者多有 *IGHV* 基因突变，因此对 CLL 的预后具有重要提示意义。CD23 和 CyclinD1 有助于鉴别 CLL/SLL 与套细胞淋巴瘤。但是部分 CLL CD23–，极少数套细胞淋巴瘤 CD23+，因此 CD5+，CD23– 的病例应检测 CyclinD1，若 CyclinD1+ 则为套细胞淋巴瘤。少数具有典型形态的 CLL 可出现抗原的异常表达，如 CD5– 或 CD23–，FMC7+ 或 CD11c+，或 sIg 强 + 或 CD79b+。

（七）染色体检查

12 号染色体三体见于 20% 的病例，多达 50% 的病例出现 13q14 基因缺失。有 12 号染色体三体者多无 *IGHV* 基因的突变，而有 13q14 异常的病例常有突变。11q22—q23 缺失见于 20% 的病例。6q21 或 17q13（*P53* 基因位）基因缺失分别见于 5% 和 10% 的病例。

（八）分子生物学

染色体易位在 CLL 中不常见，t（14；18）（q32；q21）即 *IGH/BCL2* 作为继发性改变可发生在 2% 的病例中，并且经常伴随 *IGHV* 突变。累及 13q14 位点的易位也可发生于 2% 的病例中。t（14；19）（q32；q13）即 *IGH/BCL3* 在零星病例中有报道，此部分病例不发生 *IGHV* 突变。同一个染色体发生复杂的重排约发生于 2% 的病例中，且经常伴随 *TP53* 突变。最常见的基因突变（累及 3% ～ 15% 的病例）包括 *NOTCH1*、*SF3B1*、*TP53*、*ATM*、*BIRC3*、*POT1* 和 *MYD88*。随着疾病的进展，基因突变谱会发生演变，某些基因如 *TP53*、*BIRC3*、*NOTCH1* 和 *SF3B1* 在疾病复发时更容易发生。

（九）综合诊断

结合上述骨髓形态学（BMA、BMB）、免疫表型（骨髓组织免疫组化及流式细胞分析）、遗传学异常（染色体、融合基因及基因突变）检测综合诊断 CLL/SLL。

（十）鉴别诊断

CLL/SLL 的鉴别诊断（主要针对骨髓形态学及免疫表型）见表 9-3-1，表 9-3-2。

表 9-3-1　七种小 B 细胞淋巴组织肿瘤累及骨髓的形态学特点比较

疾病	骨髓穿刺涂片形态学	骨髓活检特征
CLL/SLL	单一小圆细胞，胞质稀少	局灶性非骨小梁旁浸润为主，也有弥漫－间质性浸润或弥漫性实质浸润
B-PLL	中等淋巴细胞，细胞核圆，染色质相对致密，显著的中央核仁	通常弥漫
MCL	小－中等淋巴细胞，染色质疏密不等，核形不规则；数量不等的细胞可呈幼淋巴细胞或母细胞特征	常为局灶性非骨小梁旁浸润和骨小梁旁浸润，但间质性浸润和弥漫性病变也有描述
FL	表现不一，通常以小裂淋巴细胞为主	局灶性骨小梁旁病变为主
MZL	（含 SMZL）不同程度的混杂浆细胞样形态；有些细胞质的边缘不规则甚至形成双极	窦浸润常见，但常为孤立性病变；可见"裸"生发中心
LPL/WM	淋巴浆细胞样细胞和浆细胞谱系；Dutcher 包涵体，可有丰富的肥大细胞	可为局灶性、间质性或弥漫性病变，可有淀粉样沉积
HCL	独特的椭圆形至肾形细胞核，海绵状、棋盘状染色质，中等至大量轻度嗜碱性胞质呈毛发样突起	弥漫－间质性浸润和窦浸润为特征；可能非常微小，通过免疫染色识别

注：CLL/SLL，慢性淋巴细胞白血病 / 小淋巴细胞淋巴瘤；B-PLL，B 幼淋巴细胞白血病；MCL，套细胞淋巴瘤；FL，滤泡性淋巴瘤；MZL，边缘区淋巴瘤；LPL/WM，淋巴浆细胞淋巴瘤 /Waldentrom 巨球蛋白血症；HCL，毛细胞白血症。

表 9-3-2　七种小 B 细胞淋巴组织肿瘤累及骨髓的免疫表型特点比较

疾病	sIg	CD19	CD20	CD22	CD23	CD25	CD5	FMC7	CD11c	CD10	CD79a	CD79b	CD103	CyclinD1
CLL/SLL	w	+	w	w	+	–	+	–	w	–	w	–	–	–
B-PLL	+	+	+	+	–	+（s）	v	+	+（s）	–	+	+	–	–
MCL	+	+	+	+	–（w）	–	+	+	–	–	+	+	–	+
FL	+	+	+	+	v	–	–	+	–	+	+	+	–	–
SMZL	+	+	+	+	v	–	–/+（s）	+	v	–	+	+	–	–
HCL	+	+	+	+	–	+	–	+	+	+（s）	+	–	+	+（s）
LPL/WM	sIg/cIg+	+	+	+	–	–	–	–	–	–	+	+	–	–

注: B-PLL，B 幼淋巴细胞白血病; HCL，毛细胞白血病; LPL/WM，淋巴浆细胞淋巴瘤 /Waldenträm 巨球蛋白血症; SMZL，脾 B 细胞边缘区淋巴瘤; CLL，慢性淋巴细胞白血病；SLL，小淋巴细胞淋巴瘤；MCL，套细胞淋巴瘤；FL，滤泡性淋巴瘤；sIg，表面免疫球蛋白；cIg，细胞质免疫球蛋白；s，部分病例；v，表达不一；w，弱表达。

（十一）预后

多数 CLL 病程为惰性。SLL 的 5 年总体实际生存率是 51%，无瘤生存率为 25%。总体中位生存期是 7 年。临床分期制 Rai（Ⅰ～Ⅳ）和 Binet（A～C）是提示生存率的较好指标。CLL/PLL 和弥漫性骨髓受累的病例预后较差。快速淋巴细胞倍增时间（＜ 12 个月）是 A 期 CLL 预后差的指标。12 号染色体三倍体与非典型的形态改变和侵袭性的临床过程有关。13q14 异常与较长生存率有关。CD38+ 病例的预后较差。11q22—q23 缺失的病例有广泛淋巴结肿大，预后较差，*TP53* 异常的病例预后较差。*IGHV* 基因突变的病例比无突变者预后好。3.5% 的病例转化为高度恶性淋巴瘤（Richter 综合征），通常为弥漫大 B 细胞淋巴瘤（DLBCL）。少数转化为霍奇金淋巴瘤（HL）。

（何　敏）

二、滤泡性淋巴瘤

（一）定义

滤泡性淋巴瘤（follicular lymphoma，FL）

是非霍奇金淋巴瘤（non-Hodgkin lymphoma，NHL）中较常见的类型，在西方国家占 NHL 患者的 22% ～ 35%。在国内所占比例较西方国家偏低，占 NHL 患者的 8.1% ～ 23.5%。我国发病率有逐年增加的倾向，发病年龄比国外相对低，地域分布上以沿海、经济发达地区的发病率较高。

FL 来源于生发中心的 B 细胞，形态学上表现为肿瘤部分保留了滤泡生长的模式，是一组包含滤泡中心细胞（小裂细胞）、滤泡中心母细胞（大无裂细胞）的恶性淋巴细胞增生性疾病。在镜下 FL 有时可以合并弥漫性成分，根据滤泡成分和弥漫性成分所占的比例不同可以将 FL 分为①滤泡为主型（滤泡比例＞ 75%）；②滤泡和弥漫混合型（滤泡比例 25% ～ 75%）；③局灶滤泡型（滤泡比例＜ 25%）。

（二）临床表现

中位发病年龄约为 60 岁，约 70% 的 FL 主要表现为多发的无症状淋巴结肿大，可累及骨髓、外周血、脾、胃肠道、软组织、韦氏环等，骨髓累及较常见。结外原发者少见，晚期病变多见。低于 20% 的患者伴有 B 症状和 LDH 升高。肠道累及是该病特有的表现，通常出现在疾病早期，预后较好。

（三）骨髓细胞学

FL 来源于成熟 B 细胞滤泡生发中心细胞，主要为小淋巴细胞。瘤细胞呈结节状或滤泡状分布，部分可以弥漫，肿瘤性滤泡比正常滤泡稍大，缺乏外套层。瘤细胞由中心细胞和中心母细胞混合组成，小和中等大小细胞核不规则，有裂沟，胞质少而淡染，大细胞核可呈泡状。

（四）骨髓活检

骨髓病理学主要改变为淋巴瘤细胞浸润和无骨小梁破坏。主要由不同比例的两种细胞组成，一是中心细胞，胞体小到中等大小，核呈多角形、烧瓶状，有核裂，核仁不明显，胞质少，淡染。另一种是中心母细胞，胞核呈圆形或卵圆形，偶尔也见凹陷的核，染色质浅淡，1 ～ 3 个靠近核膜的核仁，胞质少（图 9-3-5，图 9-3-6）。部分病例肿瘤性中心母细胞染色质较多，核不规则或呈分叶状。弥漫性滤泡中心淋巴瘤变异型侵犯骨髓不形成结节状，但免疫表型特点与 FL 一致。从理论上讲，中心细胞越多，恶性度越低；中心母细胞越多，恶性度越高。但骨髓活检常规不计数中心母细胞比例。其浸润的类型分为弥漫型（diffuse DIFF）、结节型（nodular NOD）、间质型（interstitial INT）、窦样腔内型（intrasinusoidal INS）等。淋巴瘤细胞结节型小梁旁分布多提示 FL。FL 主要表现为结节性小梁旁或小梁间的浸润，结节内小淋巴样细胞松散聚集。

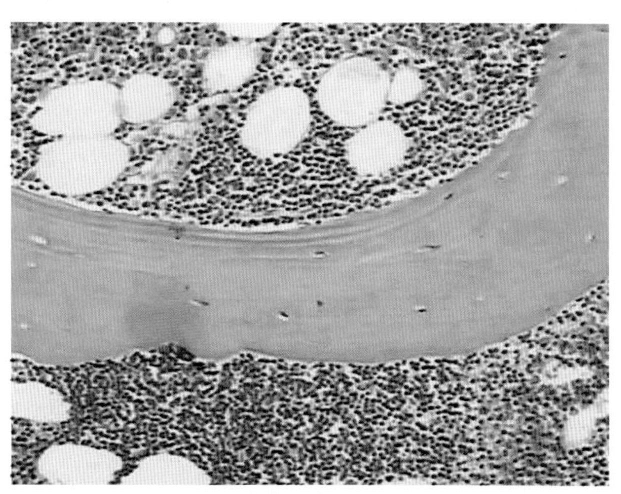

图 9-3-5　滤泡性淋巴瘤侵犯骨髓，分布于小梁旁

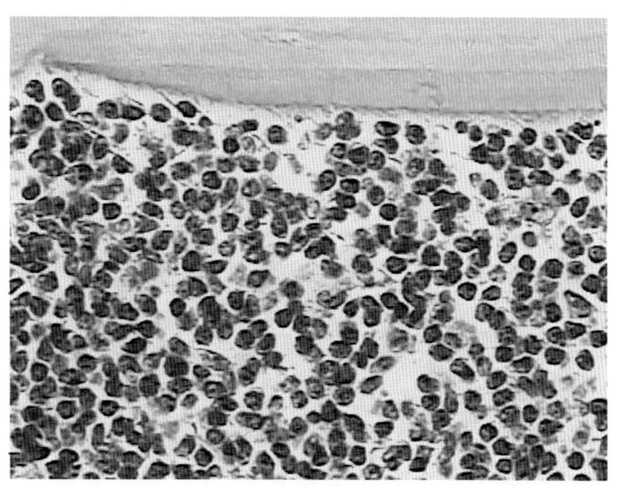

图 9-3-6　图 9-3-5 放大

（五）骨髓活检免疫组化

典型的免疫组化标记为 CD20+、CD23+/–、CD10+（图 9-3-7）、CD43–、BCL2+、BCL6+、CD5–、CyclinD1–，部分病例可以出现 BCL2– 或 CD10–。

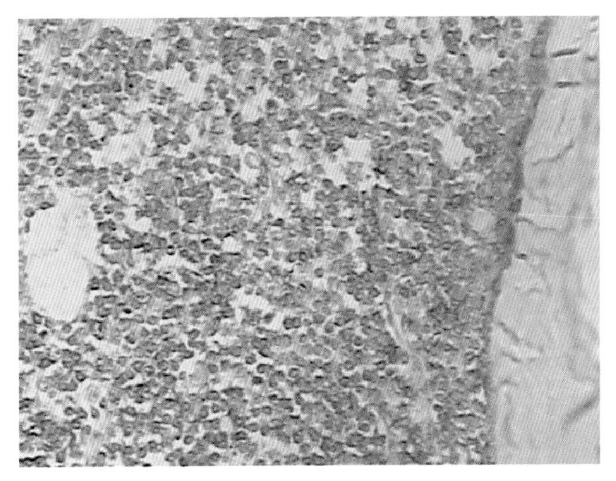

图 9-3-7 滤泡性淋巴瘤侵犯骨髓，CD10+

（六）流式细胞术

FL 瘤细胞通常表达 B 细胞相关抗原 CD19、CD20、CD22、CD79a 和 sIg，单一型轻链（κ/λ），以及生发中心特异性标志物 BCL2、BCL6、CD10 等抗原。75% ～ 100% 的 FL 瘤细胞表达 BCL2，其中 WHO Ⅰ级表达最高；CD10 表达占 60% 左右，大多数瘤细胞表达 BCL6 抗原，而反应性滤泡不表达 BCL2 和 BCL6。CD10 和 BCL6 的表达部位在滤泡和滤泡间的肿瘤性 B 细胞，因此在鉴别肿瘤性滤泡和反应性滤泡时 BCL2、BCL6 和 CD10 具有重要价值。

（七）分子生物学

利用荧光免疫原位杂交（FISH）技术，可检测到 t（14；18）（q32；q21）发生于 80% 的 FL 患者。t（14；18）易位在 FL 中的发生率约为 85%，该易位使得 *BCL2* 与 *IGH* 并置，导致 *BCL2* 表达失调，虽然 *BCL2* 基因的表达失调并不足以导致淋巴瘤的产生，但其抗凋亡作用为肿瘤细胞的存活提供了条件。

（八）基因测序

几乎所有的 FL 都存在基因改变，如增加、缺失及突变。在各种类型的 FL 中，最常见的突变基因是 *TNFRSF14* 基因，有研究表明，该基因突变提示不良预后，但此观点仍无定论。还可受累的基因有 *KMT2D*（*MLL2*）、*EPHA7*、*BCL6*、*CREBBP*、*EZH2* 和 *RRAGC* 等。

（九）综合诊断

通过上述骨髓形态学（骨髓、骨髓活检）、免疫表型和免疫组化、细胞遗传学及分子生物学检测，即“MICM”相结合的血液肿瘤国际统一标准诊断模式可明确诊断 FL 侵犯骨髓。

（十）鉴别诊断

鉴于 FL 组织形态学容易与反应性滤泡型增生（reactive lymphoid hyperplasia，RLH）和其他类型的淋巴瘤如边缘区 B 细胞淋巴瘤 MALT 型、套细胞淋巴瘤等混淆，应作进一步的鉴别诊断。

1. RLH 发病年龄小，老人罕见；从形态上看，RLH 的淋巴结结构基本存在，滤泡形态大小不规则，有淋巴细胞套，生发中心内细胞极性存在，滤泡周围的网状纤维无受压现象，滤泡内吞噬现象明显，中心细胞局限在滤泡；免疫组化显示滤泡内 BCL2、BCL6 和 CD10 抗原表达呈阴性，IgH/L 基因重排阴性。而 FL 患者常见于中年人；部分淋巴结受累或破坏，滤泡形态大小比较一致，淋巴细胞套缺乏或不完整，生发中心内细胞极性缺乏，滤泡周围的网状纤维受压，滤泡内吞噬现象少见；IgH/L 基因重排 +，BCL2+/−，BCL6+ 和 CD10+。

2. 边缘区 B 细胞淋巴瘤 MALT 型 尽管边缘区 B 细胞淋巴瘤 MALT 型与 FL 来源不同，但在形态学上仍有相互覆盖的部分。边缘区 B 细胞淋巴瘤 MALT 型是结外低度恶性淋巴瘤中最常见的一型，淋巴结累及者少见，不少患者有自身免疫性疾病或慢性感染病史；形态学上，瘤细胞呈滤泡周围生长排列，有单核样 B 细胞夹杂，伴淋巴上皮样病变；免疫学上，CD10−。Leval 等研究了 10 例皮肤 FL 和 8 例皮肤结外边缘区 B 细胞淋巴瘤（cutaneous B cell lymphoma of extranodal marginal zone），前者 100% 表达 BCL6，70% 表达 CD10，90% 表达 BCL2，后者 BCL6、CD10 阴性，100% 表达 BCL2。因此 BCL6、CD10 和 BCL2 三者联合可以鉴别。

3. 套细胞淋巴瘤 主要应与 FL Ⅰ级相鉴别。套细胞淋巴瘤可能来自滤泡淋巴细胞套区 B 淋巴细胞，以老年男性患者多见，就诊时晚期多，一般被认为属中度恶性淋巴瘤；形态上瘤细胞有肯定的套区排列，瘤细胞核中、小不规则形，无中心母细胞样瘤细胞；免疫学上，套细胞示 CD5+、CD10−、CyclinD1+。而 FL Ⅰ级的瘤细胞由中心细胞和中心母细胞混合组成，常呈 CD10+、CD5−。

4. 其他 FL 除了与上述疾病鉴别以外，还应注意与 AIDS 相关淋巴结病、结节型淋巴细胞为主型霍奇金淋巴瘤（NLPHL）、淋巴母细胞性淋巴瘤伴结节状排列等鉴别。AIDS 相关淋巴结病，增生的滤泡内树突网状细胞网络常破裂，有小血管进入生发中心，生发中心内有多核巨细胞，滤泡旁常有大量单核样 B 细胞增生，生发中心内有明显的吞噬现象，细胞可有极性分布。NLPHL 的结节大且周界模糊，RS 细胞周围由 CD57+ 的 T 小淋巴细胞花环状包绕。淋巴母细胞性淋巴瘤主要见于儿童及青少年，瘤细胞免疫表型呈 TdT+、CD99+，多数表达 T 细胞表型。总之，FL 与其他疾病的鉴别诊断应综合考虑组织形态学改变、细胞分子遗传学改变、免疫表型的改变及临床特点，才能达到准确诊断 FL 的目的。

5. AIDS 相关淋巴结病 增生的滤泡内树突网状细胞网络常破裂，有小血管进入生发中心，生发中心内有多核巨细胞，滤泡旁常有大量单核样 B 细胞增生，生发中心内有明显的吞噬现象，细胞可有极性分布。

6. NLPHL 结节大且周界模糊，RS 细胞周围由 CD57+ 的 T 小淋巴细胞花环状包绕。

7. 淋巴母细胞性淋巴瘤 主要见于儿童及青少年，瘤细胞免疫表型呈 TdT +、CD99+，多数表达 T 细胞表型。

（十一）预后

FL 作为高异质性疾病，预后相差较大。FL 预后与其病理分级、分子遗传学改变和免疫表型改变密切相关。如 FL Ⅲ级（Ⅲ a、Ⅲ b）的预后较Ⅰ、Ⅱ级差，与 DLBCL 相近；FL 出现染色体易位、*BCL2* 和 *CMYC* 等基因重排时预后较差；FL 向弥漫性侵袭性淋巴瘤转变与 *BCL6* 基因易位、异源性基因复制数量及基因表达改变也有关。

在利妥昔单抗时代前，通过 4000 例 FL 患者的数据库得出了国际淋巴瘤预后指数（FLIPI），FLIPI 列出 5 项预后不良的因素：结节累及的部位＞ 4 个；LDH 升高；年龄＞ 60 岁；分期为Ⅲ期或Ⅳ期；血红蛋白＜ 12g/dl。具有以上 0 ～ 1 个因素归为低危组；2 个因素为中危组，3 个因素以上为高危组。经统计，低、中、高危组 10 年生存率依次为 71%、51%、36%。

进入利妥昔单抗时代后，FLIPI-2 成为新的预后评估手段，其包含的 5 项预后评估因素：①年龄＞ 60 岁；② β_2 微球蛋白升高；③血红蛋白＜ 12g/d；④骨髓累及；⑤淋巴结直径＞ 6cm。

近来，将 7 个基因（*EZH2*、*ARID1A*、*MEF2B*、*EP300*、*FOX01*、*CREBBP*、*CARD11*）的突变情况与 FLIPI 结合起来以评估 FL 预后，简称为 m7-FLIPI，它提供了一个评估预后的整合性模型。

目前发现，对于 FL 长期生存最有预测价值的因素是第 1 次标准化疗后缓解状态的持续时间，研究 NLCS 纳入 588 例 FL 患者，均采用 CHOP 化疗方案，结果发现 20% 的患者在 2 年内出现疾病进展，其 5 年生存率为 50%；而另外 80% 患者的 5 年生存率为 90%。

三、套细胞淋巴瘤

（一）定义

套细胞淋巴瘤（mantle cell lymphoma，MCL）是一种 B 细胞肿瘤，源于原态生发中心前内套区外周 B 细胞。由形态较单一的小至中等大小的淋巴样细胞构成，核不规则，类似于中心细胞 / 有裂滤泡中心细胞（FCC），但至少有轻微的核不规则。见不到肿瘤性转化的细胞（中心母细胞 / 无裂细胞）、副免疫母细胞和假滤泡 / 增殖中心。同义词包括低或中分化淋巴细胞性淋巴瘤，弥漫或结节状；中心细胞（套细胞）淋巴瘤；恶性淋巴瘤，弥漫，小裂细胞型（罕见滤泡，小裂或弥漫，混合性小和大细胞或大细胞型）。MCL 占非霍奇金淋巴瘤的 3% ～ 10%，见于中、老年人，平均年龄约 60 岁，男性多见。

最常累及淋巴结，脾和骨髓（可伴血液受累及）也是较常见部位。此外，胃肠道（据报道高达 30% 的患者）和 Waldeyer 环也较常累及。多数多发性淋巴瘤样息肉病是 MCL。

（二）临床表现

多数（80%）患者就诊时已到Ⅲ～Ⅳ期：表现为脾、淋巴结肿大，脾内形成瘤块，骨髓受累（＞50%）。至少 25% 的病例有外周血受累。部分病例有明显的淋巴细胞增多症，类似于幼（前）淋巴细胞性白血病，少数患者有结外病变，常见的是胃肠道 Waldeyer 环。

（三）骨髓活检

MCL 侵犯骨小梁间区，呈现结节或片状分布，结节周围有散在性分布的瘤细胞。骨小梁旁分布和弥漫分布少见。瘤细胞小至中等大，核形轻微至明显不规则或多角形，多数很像中心细胞。染色质稍细致，但核仁不明显（图 9-3-8A）。无大细胞转化、浆细胞分化及星空样表现，但可发生母细胞样变异型或多形性母细胞变异型（图 9-3-8B）。文献报告部分病例可出现 B 幼淋巴细胞白血病表现。

（四）骨髓活检免疫表型

瘤细胞典型的表型为 CD5、CD20、FMC-7、BCL2、CD43 和 CyclinD1 阳性（图 9-3-8C ～图 9-3-8F。CD10 和 BCL6–，CD23– 或弱 +。CD5– 的病例确实存在，或许更加惰性。CD21 或 CD35 显示疏松的滤泡树突状细胞（FDC）网。累及胃肠道的病例表达 α4β7 归巢受体。

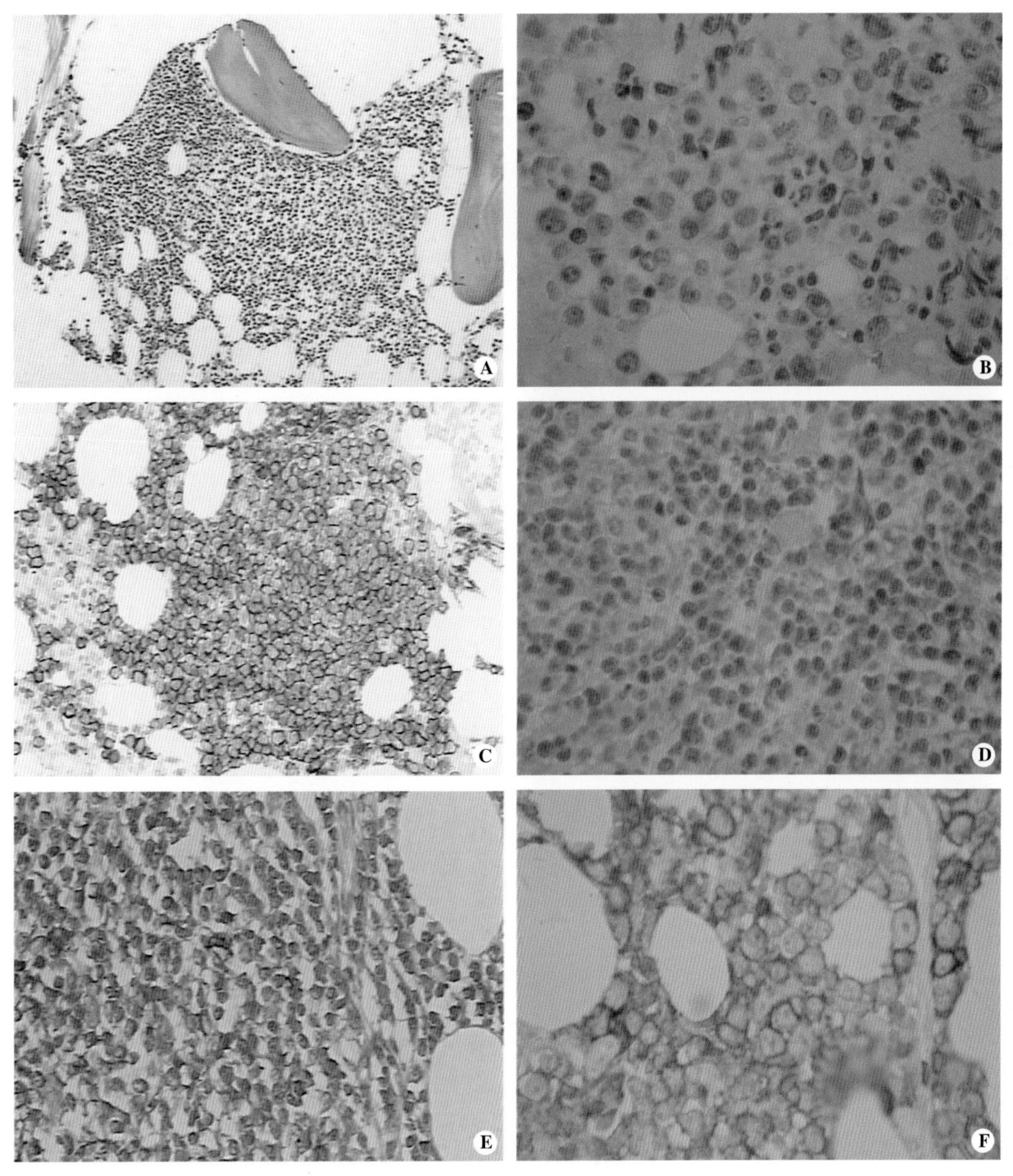

图 9-3-8　套细胞淋巴瘤侵犯骨髓

A. 套细胞淋巴瘤侵犯骨髓，瘤细胞呈结节状（石蜡切片，HE 染色）；B. 套细胞淋巴瘤间变型（多形性型）侵犯骨髓（石蜡切片，HE 染色）；C. 套细胞淋巴瘤侵犯骨髓，CD20+（石蜡包埋切片，免疫组化二步法）；D. 套细胞淋巴瘤侵犯骨髓，CyclinD1+（石蜡包埋切片，免疫组化二步法）；E. 套细胞淋巴瘤侵犯骨髓，CD5+（石蜡包埋切片，免疫组化二步法）；F. 套细胞淋巴瘤间变型（多形性型）侵犯骨髓，CD5+（石蜡切片二步法）

（五）流式细胞术

典型的MCL免疫表型为CD5、CD19、CD20、CD22、CD79b、CD148、sIgm、FMC7阳性，而CD10、CD23、CD200阴性；胞膜Kappa/Lambda轻链限制性表达。

（六）遗传学

有Ig重链、轻链基因重排。多数病例无可变区基因突变，这与生发中心以前的B细胞基因型一致。但少数病例有体细胞突变，提示具有滤泡/滤泡后的基因型。70%～75%的病例存在t（11；14）（q13；q32）易位。FISH方法显示所有病例都存在这种易位。几乎所有病例都有CCND1 mRNA过表达。CCND1过表达对于MCL是高度特异的。但少数CLL，20%～30%的幼淋巴细胞白血病和5%的浆细胞骨髓瘤也有此易位。很多MCL病例有*ATM*的突变和（或）缺失，少数母细胞型和侵袭性较强的病例还有其他突变、缺失或异常。还存在其他相对较常见的细胞遗传学异常，其中部分异常也可见于CLL，如13q14缺失、全部或部分12号染色体三体、17p缺失等。有些与母细胞型MCL关系更密切。多形母细胞变异型出现四倍体的频率很高。无*BCL2*和*c-MYC*基因重排。

（七）综合诊断

结合骨髓活检、流式细胞术及CCND1原位杂交不难诊断。

（八）鉴别诊断

MCL必须与其他6种小细胞淋巴瘤，包括SLL/CLL、MZL或黏膜相关淋巴瘤（MALToma）、HCL、FL、LPL，以及骨髓反应性淋巴小结（RLN）进行组织结构、细胞形态和免疫表型方面的鉴别（表9-3-3）。

表9-3-3 反应性淋巴小结与6种小B淋巴细胞肿瘤的鉴别

项目	RLN	SLL/CLL	MCL	MZL	HCL	FL	LPL
结节	有	有	有	有	无	有	少见
结节位置	多小梁间	多小梁旁	多小梁旁	多小梁旁	间质	多小梁旁	不定
生发中心	有	无	无	无或萎缩	无	无	无
细胞成分	较杂	单一	单一	单核样	单一	单一	浆样，PC
小淋巴细胞	多角核	裂核细胞	豆形核	中心细胞	小淋巴细胞		
圆核细胞	裂核样	浆细胞、免疫母细胞圆形核	中心母				
CD43	套区+	+	+	–	–	–	部分
CD20	生发中心+	+	+	+	+	+	+
CD5	套区+	+	+	–	–	–	–
CD23	树突状细胞+	+	–	–	–	FDC+	–
CD38	偶见+	–	–	–	–	–	部分
ANXA1	–	–	–	–	+	–	–
CyclinD1	–	–	+	–	+	–	–
BCL2	套区+中心–	+	+	+	+	+	+
CD10	生发中心+	–	–	–	–	+	–
IgH	基因重排–	+	+	+	+	+	+

引自陈辉树.2004.淋巴瘤侵犯骨髓的诊断与鉴别诊断.白血病·淋巴瘤，13（5）：308-312。

套细胞淋巴瘤有多种变异型，如母细胞变异型（类似母细胞，核分裂20～30个/10HPF）、多形性母细胞变异型（核大，不规则，有核仁）、边缘区（单核样细胞）变异型和小细胞变异型，但只有母细胞变异型和多形性母细胞变异型有预后意义，母细胞变异型发生率为32%，表明母细胞变异型为中晚期患者的病理组织学表现，是不良预后的指标，应注意鉴别。尤其应注意的是，

MCL 为 CD23–，但母细胞变异型可能 CD23+，TdT+，Ki67 阳性率较经典型 MCL 明显增高。

（九）预后

MCL 的平均生存率是 3 ～ 5 年，多数患者是不能治愈的。预后差的指标：核分裂象＞（10 ～ 37.5）个 /15HPF、母细胞变异型、外周血受累及、12 号染色体三体、复杂核型、细胞遗传学异常、p53 突变 / 过表达等。

四、边缘区淋巴瘤侵犯骨髓

（一）定义

边缘区淋巴瘤（marginal zone lymphoma，MZL）：边缘区指淋巴滤泡及滤泡外套之间的结构，此部位发生的淋巴瘤系 B 细胞来源，属于“惰性淋巴瘤”范畴。按累及部位不同分 3 种亚型：①结外黏膜相关淋巴组织（mucosa associated lymphoid tissue，MALT），是发生在结外淋巴组织边缘区的淋巴瘤，可有 t（11；18），进一步分为胃 MALT 和非胃 MALT 淋巴瘤；②淋巴结边缘区淋巴瘤（nodal marginal zone lymphoma，NMZL），是发生在淋巴结边缘区的淋巴瘤，由于其细胞形态类似单核细胞，亦称单核细胞样 B 细胞淋巴瘤；③脾 B 细胞边缘区淋巴瘤（splenic marginal zone lymphoma，SMZL），临床表现为贫血和脾大，淋巴细胞增多，伴或不伴绒毛状淋巴细胞。MZL 约占 NHL 的 10%。MALT 淋巴瘤最为常见，占 NHL 的 7% ～ 8%，NMZL 的占比在 NHL 的 2% 以下，SMZL 则占 NHL 的 1% 以下。

（二）临床表现

1. 结外 MALT 淋巴瘤　最常见的原发部位是胃肠道，其中胃原发者占 80% ～ 85%，症状：消化不良，反酸，腹痛，体重减轻，B 症状不常见。胃出血占比: 20% ～ 30%; 胃穿孔占比: 5% ～ 10%。Ⅰ和Ⅱ期患者可占 80% ～ 90%，90% 患者 *Hp*+；其他常见非胃部位: 唾液腺、肺、头颈部、眼附属器、皮肤、甲状腺和乳腺等。

2. 淋巴结 MZL　占所有淋巴瘤的 1.5% ～ 1.8%，中位年龄 60 岁，晚期病变多见，主要累及淋巴结，偶可累及骨髓和外周血。

3. 脾 B 细胞边缘区淋巴瘤（SMZL）　在成人 NHL 中发病不到 1%；多发病于老年人群，平均发病年龄 50 岁以上（22 ～ 79 岁），男女发病率相同。以肿瘤性小淋巴细胞累及脾白髓为特征，外周血中可出现绒毛状淋巴细胞；脾大为最常见体征，骨髓和外周血通常受累，肝可受累，可伴有自身免疫性血小板减少、贫血，外周淋巴结肿大及结外病变罕见；约 35% 的患者存在 HCV 感染。

临床上，MALT 型淋巴瘤和单核细胞样 B 细胞淋巴瘤病程中常合并自身免疫性疾病，如 Sjögren 综合征、Hashimoto 甲状腺炎或 Helicobacter 胃炎等。此组淋巴瘤常在年龄＞ 40 岁的成年人中发病，并且女性较男性多见。

（三）骨髓细胞学

核质比多低，胞体较大或小，核形较规则、多偏位，胞质较丰富和（或）毛发样、绒毛状突起（图 9-3-9），绒毛基底宽。

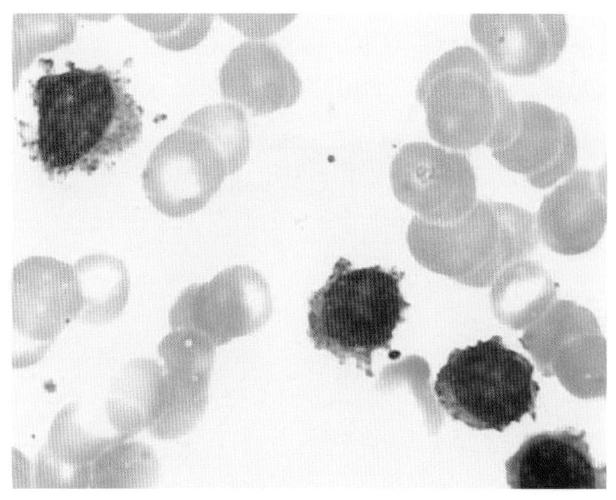

图 9-3-9　脾边缘区淋巴瘤，外周血伴绒毛状瘤细胞

（四）骨髓活检

骨髓病理学主要改变为淋巴瘤细胞浸润和无骨小梁破坏，瘤细胞中等偏小，典型的似中心细胞或单核样 B 细胞，胞质丰富、淡染，胞核圆形或稍不整，不见核仁。典型的病例瘤细胞大小十分均一（图 9-3-10），不见大细胞。其浸润的类型分为弥漫型、结节型、间质型、窦样腔内型等。

淋巴瘤细胞结节型小梁间分布出现由边缘区（单核样B淋巴细胞）细胞形成的滤泡样结构，多提示为MZL。窦内型侵犯多见于SMZL。

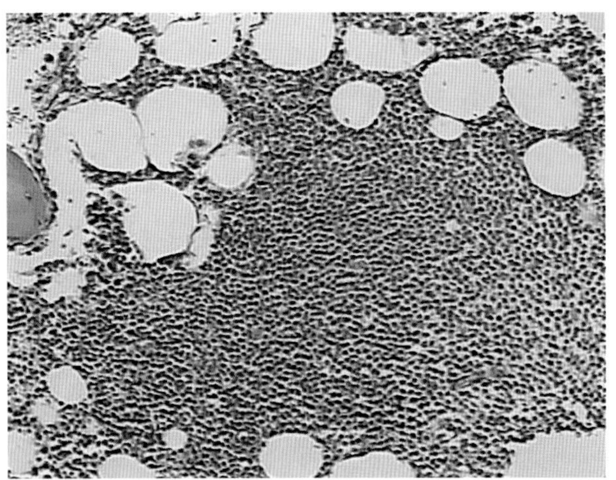

图 9-3-10 脾边缘区淋巴瘤侵犯骨髓，均匀一致的小淋巴细胞

结节状浸润，间质中散在少量瘤细胞（石蜡切片，HE染色）

（五）骨髓活检免疫组化

典型的免疫组化标记为sIg+（M），约40% cIg+，CD20+（图9-3-11）和CD79a+，CD5–，CD23–，BCL6–，CD10–，CyclinD1–，CD43–/+。

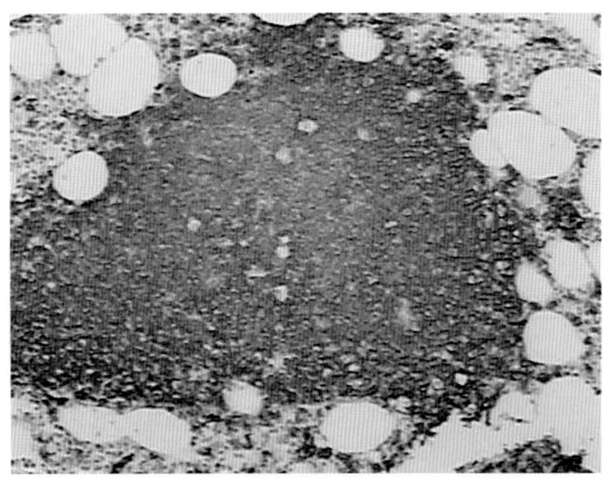

图 9-3-11 脾边缘区淋巴瘤侵犯骨髓，CD20+

（六）流式细胞术

瘤细胞无特异性抗原表达，在表达B细胞相关抗原的同时可表达边缘区细胞相关抗原CD21、CD35。CD20广泛强阳性是其特征，sIg阳性，一般不表达CD43。淋巴瘤细胞表达细胞膜免疫球蛋白（IgM > IgA、IgG）且免疫球蛋白轻链限制性表达（κ^-/λ^-或κ^+/λ^-），表达全B细胞标志物（CD19、CD20、CD22），CD79α，不表达CD5、CD10、CD23、CyclinD1，部分病例表达BCL10。

（七）染色体检查

MALT淋巴瘤中存在几种遗传学异常，主要包括染色体易位t（11；18）（q21；q21）/API2-MALT1、t（14；18）（q32；q21）/IGH-MALT1，因发生部分差异，t（14；18）（q32；q21）易位在MALT淋巴瘤中的发生率为10% ～ 20%，t（11；18）（q21；q21） 在MALT淋巴瘤中的发生率为20% ～ 60%，可见于40%肺MALT，30%肠MALT，25%胃MALT。40% ～ 50%的SMZL与染色体7q缺失有关。

（八）分子检查

免疫荧光原位杂交（FISH）可以检查出t（11；18）（q21；q21），t（1；14）（q22；q32），+3。*MALT1*基因定位于18q21，编码蛋白与NF-κB活化相关。*MALT1*基因断裂探针可检测MALT基因相关的重排，可用于黏膜相关淋巴组织淋巴瘤的辅助诊断及预后判断。无*BCL1*或*BCL2*基因重排。

（九）基因测序

15% ～ 30%的MALT淋巴瘤病例可检测到染色体6q23位点的*TNFAIP3*基因变异，变异形式包括缺失、突变和启动子甲基化，特别是在缺乏特殊染色体易位的病例中，但这个基因变异没有特异性，在其他的非霍奇金淋巴瘤中也可发生。*MYD88* L265P基因突变发生在6% ～ 9%的MALT淋巴瘤中。

（十）综合诊断

通过上述骨髓形态学（骨髓、骨髓活检）、免疫表型和免疫组化、细胞遗传学及分子生物学检测，即“MICM”相结合的血液肿瘤国际统一标准诊断模式，可明确诊断边缘区淋巴瘤（MZL）侵犯骨髓。

（十一）鉴别诊断

MZL 在临床和病理特征方面与 Waldenström 巨球蛋白血症 / 淋巴浆细胞淋巴瘤（WM/LPL）类似，有时难以鉴别；近期研究显示，约 67% 的 WM/LPL 患者存在 *MYD88* L265P 体细胞突变；而在 SMZL 和 MALT 淋巴瘤该突变发生率约 7%，NMZL 罕见该突变；提示可用于鉴别诊断。SMZL 具有特征性的 *IGHV1-2* 基因重排，而 WM/LPL 相对少见该位点重排，多见于 *IGHV3-23* 重排和突变。

（十二）预后

经过单因素分析发现，年龄＞60 岁、FLIPI 指数高属于高危，LDH 升高、淋巴结累及数目＞4 个均属于预后不良因素。但以上因素经过多因素分析法之后，并无任何一个因素与 NMZL 患者预后存在显著相关。淋巴结边缘区淋巴瘤（NMZL）作为一种发病率相对较低的 B 细胞系 NHL，随着利妥昔单抗时代的到来，其 5 年无进展生存期较前有较为明显的提升。整体而言，NMZL 的生存情况较好，其平均无进展生存期可达 42.4 个月，10 年生存率仍可达 71.9%。最近美国 SEER 数据库显示，MALT 预后相对较好（5 年相对生存率为 89%），而 SMZL 和 NMZL 分别为 80% 和 76.5%。

（刘爱宁）

五、毛细胞白血病

（一）定义

毛细胞白血病（hairy cell leukemia，HCL）是一种特殊类型的 CLL。此病的本质尚未十分明确，多见于 40 岁以上男性。毛细胞白血病是一种进展缓慢的淋巴增殖性慢性白血病。以贫血、出血、脾大及外周血及骨髓出现大量边缘不整齐呈伪足状或纤毛样突出的白细胞为特征。由于毛细胞的胞质有突起，并且纤细如毛，故得名。根据细胞表面的免疫球蛋白模式，推测毛细胞为分化阻滞在 CLL 与多发性骨髓瘤之间的比较成熟的 B 细胞阶段。本病的病因同其他白血病。

本病最早于 1923 年描述，开始称为白血病样网状内皮细胞增生，毛细胞的概念自 20 世纪 70 年代中期才开始采用。后来逐渐发现 HCL 的毛细胞常有单克隆免疫球蛋白基因重排，表达 pan-B 细胞分化抗原，提示 HCL 为一种 B 细胞恶性肿瘤。

（二）临床表现

中位生存期为 5 ～ 6 年，最长可达 30 年。本病发病率占白血病的 2%，男女发病比例：（3.5 ～ 6）：1，发病年龄一般在 40 ～ 60 岁，男性平均发病年龄为 49 岁，女性为 47 岁。本病起病隐袭，出现症状至确诊的时间平均为 1 年。常见的临床表现为面色苍白、乏力、眩晕及心悸；出血常表现为瘀点或瘀斑、鼻出血或齿龈出血等；约 1/4 的患者出现感染，以上呼吸道感染多见。检查可发现：脾显著肿大，占 78% ～ 92%，大多在肋下 6cm 以上；极少患者兼有肝大，占 31% ～ 50%，常在肋下 1 ～ 3cm；浅表及深部淋巴结不大或轻度肿大（7.3%）。

外周血象：多数患者呈全血细胞减少，贫血多为正细胞正色素性贫血，个别为溶血性贫血；白细胞在 5.0×10^9/L 以下者约占 50%，（1.0 ～ 3.0）$\times10^9$/L 者约占 20%，仅 5% 的患者白细胞超过 10.0×10^9/L。外周血可见到毛细胞，其出现频率不一，为 0 ～ 95%，白细胞总数越高，毛细胞出现率也越高。血小板减少，69% ～ 94% 的患者低于 100×10^9/L，伴有巨脾者，血小板减少更为明显。少数病例白细胞数不减少，甚至增加，中性粒细胞和单核细胞绝对值也不减少，此种病例称为 HCL 的变异型，又称Ⅱ型 HCL。

（三）骨髓细胞学

HCL 胞体稍大，体积约为淋巴细胞的 2 倍，核为圆形、椭圆形或肾形，胞质向周围呈放射状毛状凸起。胞质周边不规则呈锯齿状或伪足突起，有时呈细长毛发状伸出；细胞核呈椭圆形或凹陷核裂；染色质致密或疏松，偶见核仁；胞质中等量，瑞氏染色呈天蓝色（图 9-3-12）。抗酒石酸磷酸酶（TRAP）染色阳性（图 9-3-13）。

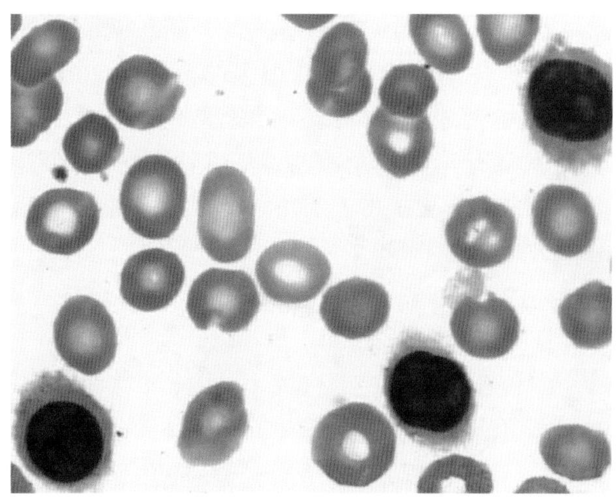

图 9-3-12 毛细胞白血病
毛细胞胞质丰富，表面绒毛状突起（骨髓涂片，瑞氏染色）

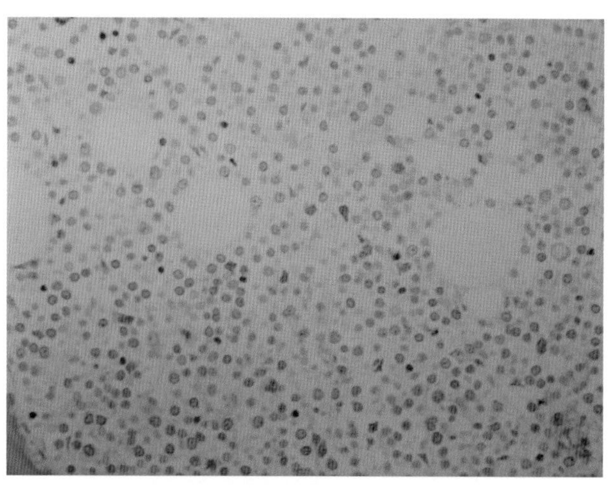

图 9-3-14 毛细胞白血病
毛细胞胞质丰富、苍白；核圆形，“煎蛋样”细胞呈“蜂窝样”分布

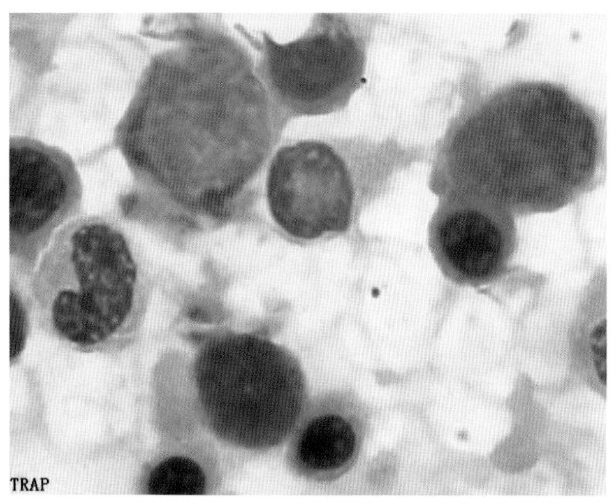

图 9-3-13 毛细胞的抗酒石酸磷酸酶染色阳性

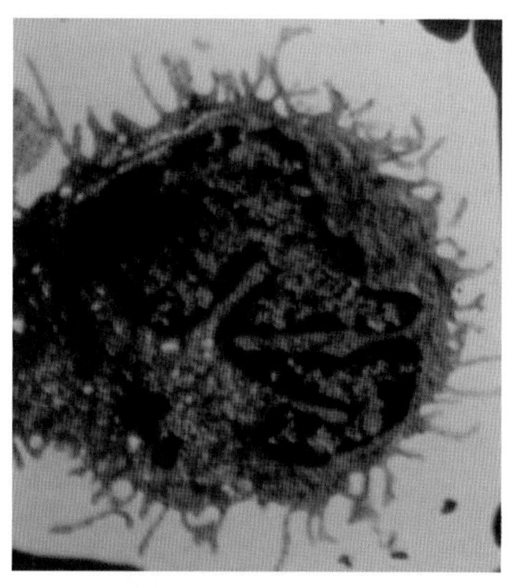

图 9-3-15 毛细胞的胞质表面毛发样细长突起（透射电镜）

（四）骨髓活检

骨髓活检结果可见较多的毛细胞浸润，呈散在分布，一般不见分裂象。嗜银染色可见纤维增生，在细胞间可见到厚而较致密的网硬蛋白增加，为骨髓干抽的原因。骨髓呈弥漫性、间质性浸润，细胞核小，间隙大，网状纤维增多，“煎鸡蛋样”细胞呈“蜂窝样”分布（图 9-3-14）提示为 HCL，窦内型侵犯多见。

透射电镜下毛细胞胞质表面呈毛发样细长突起（图 9-3-15），胞质内的不连续空泡或棒状包涵体为核糖体的板层复合物（图 9-3-16）。

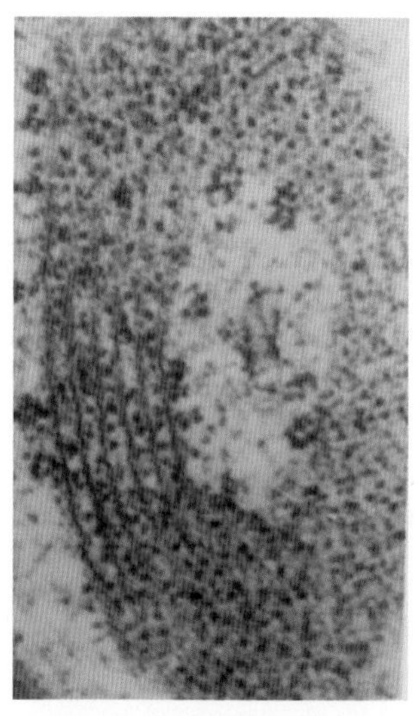

图 9-3-16 毛细胞胞质内核糖体板层复合物（透射电镜）

（五）骨髓活检免疫组化

HCL 的免疫组化显示 CD20 或 DBA-44 及 TRAP 阳性，细胞化学染色 TRAP 阳性。毛细胞具有成熟 B 细胞的免疫表型，如 CD19、CD20、CD22、SmIg 及 CD11c（图 9-3-17），CD25、CD103 和 HC2。其中 CD103，HC2 和 DBA-44 具有较强的特异性，特别是 CD103，如果与其他全 B 淋巴细胞标志共表达，强烈提示 HCL；而在骨髓病理切片上检测到 DBA-44 和 CD20，则不仅有助于 HCL 的诊断。AnnexinA 1（ANXA1）是用于区别 HCL 及其变异型的新指标。不表达 CD23、CD21（晚 B 细胞标志）。

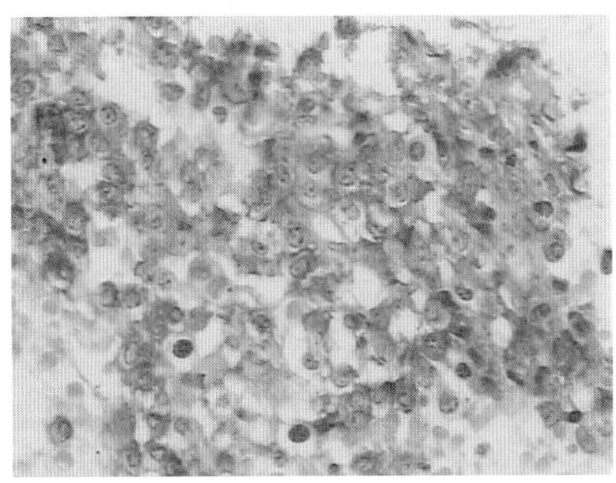

图 9-3-17　毛细胞白血病，CD11c 染色阴性

（六）流式细胞术

肿瘤细胞表达 CD11c、CD25、CD103、CD20、CD22、CD52、CyclinD1，单克隆的 sIg 和 FMC7。其中 CD103 尤其具有鉴别意义，因为它常规与 B 细胞无关，是整合素家族的一员，在黏膜 T 细胞中有很高的出现比例。可能与毛细胞的某些生物学特征有关。CyclinD1 过表达存在于 50% ～ 75% 的 HCL，与 t（11，14）或 BCL1 重排无关。HCL 的变异型（HCL-V）经常不表达 CD25、CD103，与 HCL-V 的鉴别见表 9-3-4。

表 9-3-4　HCL 与 HCL-V 的鉴别

	HCL	HCL-V
年龄	平均 50 余岁	平均 60 余岁
脾脏肿大	常见	少见
全血细胞减少	常见	白细胞增多常见
单核细胞减少	常见	少见
细胞形态	成熟小 B 细胞，核卵圆形，胞质丰富，有毛状突起	常有明显核仁，类似幼淋细胞
免疫表型	CD25、CD103 阳性	CD25、CD103 常阴性
TRAP	阳性	多为阴性
疗效	好	差
BRAF V600E	阳性	阴性

（七）染色体检查

HCL 患者没有特异的染色体核型异常，一部分患者伴有 5 号染色体的异常，其中最常见的是 5 号染色体三体或着丝粒倒位及 5q13 缺失。染色体易位则极其罕见。

（八）分子检查

因有家族中多例发生 HCL 的报告，同时部分 HCL 患者分别有 12 号染色体克隆性畸变、14q、5、del（5q13）等染色体异常，故认为遗传因素可能与 HCL 发病有关，但同样未获共识。

（九）基因测序

BRAF V600E 基因突变在 HCL 中的发生率非常高，提示这可能是 HCL 发病机制中的关键因素。

（十）综合诊断

通过上述骨髓形态学（骨髓细胞学、骨髓活检）、免疫表型和免疫组化、细胞遗传学及分子生物学检测，即“MICM”相结合的血液肿瘤国际统一标准诊断模式，可明确诊断 HCL。

（十一）鉴别诊断

1. 淋巴细胞系增生性疾病

（1）脾淋巴瘤伴绒毛状淋巴细胞（splenic lymphoma with villus lymphocyte，SLVL）：是一种脾边缘区淋巴瘤；肿瘤主要位于脾，周围血有绒毛状淋巴细胞，易被误认为 HCL。鉴别点：① SLVL 脾大明显，部分患者行 B 超、CT 检查显示脾有占位性病灶。HCL 至晚期才有明显的脾大，脾内无占位性病灶。② DSVL 的周围血淋巴细胞胞质嗜碱性明显，绒毛较毛细胞（HC）短而细小，且分布不均，常位于细胞的一端。ACP 染色阴性或弱阳性，HCL 的 HC 则为强阳性，且不被酒石酸抑制。③免疫表型二者也不同。SLVL 的绒毛状淋巴细胞 CD11C、CD103 阴性，CD25 阳性者仅 25%，而 HCL 的 HC 上述三者均阳性。④ SLVL 者骨髓累及少，或呈局灶性浸润，无纤维组织增多。而 HCL 骨髓几乎均被累及，常呈弥漫性浸润，纤维组织增多。⑤脾病理改变，SLVL 主要侵及白髓，而 HCL 则病变主要在红髓。⑥ SLVL 常有淋巴瘤样热型，而 HCL 除并发感染外，发热少见。

（2）B 幼淋巴细胞白血病（B-PLL）：是少见的 HCL 变异型，其血中白细胞常明显升高，甚至 ＞ 50×10^9/L；其 HC 的细胞核和 B-PLL 相似，有明显的中央核仁；其脾大更显著；其 HC 的 ACP 染色阴性；其免疫表型 CD25、CD103 阴性；电镜下板层核糖体复合物缺如，故易与 B-PLL 混淆。鉴别点：① HCL 变异型通常无淋巴结肿大，而 B-PLL 则常见而明显；②脾浸润性病变主要在红髓，而 B-PLL 则主要在白髓。有人提出，HCL 变异型实为 B-PLL 和 HCL 的杂合型，治疗上也基本相同。

（3）慢性淋巴细胞白血病（CLL）：二者均有脾大及周围血淋巴细胞增多，尤其在 HCL 血白细胞升高的患者，更易误诊为 CLL。鉴别点：①血白细胞数，CLL 几乎无例外地增多，而 HCL 多数降低。血红蛋白和（或）血小板降低在 HCL 多见，而 CLL 大多至晚期才有；② HCL 的血和（或）骨髓涂片中，淋巴细胞有毛状凸起，而 CLL 则无；③骨髓穿刺在 HCL 常见干抽或增生低下，而 CLL 则很少失败，增生活跃或明显活跃；④免疫表型，B 细胞 CLL 呈 CD5、CD23 阳性，CD11c、CD25、CD103 阴性，而 HCL 则反之；⑤鉴别困难的病例经电镜检查，根据 HCL 特有的改变可区别于 CLL。

2. 原发性骨髓纤维化（PMF） 二者均有脾大、骨髓干抽及纤维组织增多等特点，PMF 晚期也有全血细胞减少，故和 HCL 有相似之处。鉴别点：① PMF 因伴髓外造血，常伴幼粒、幼红细胞血象，而 HCL 则无；② HCL 的周围血和（或）骨髓有特殊的毛细胞，并可经 TRAP 染色及免疫表型检查证实，而 PMF 则无；③ PMF 的骨髓中不仅网状纤维增多，胶原纤维也增多，而 HCL 仅为前者增多，且程度远轻于 PMF。

3. 脾功能亢进 HCL 有脾大及全血细胞减少等脾功能亢进征象，故应和原发性及其他的继发性脾功能亢进鉴别。血和（或）骨髓中出现毛细胞为主要鉴别点，形态不典型者应经 TRAP 染色或免疫表型检查区分。继发性脾功能亢进者尚有原发病的临床和实验室特征，通常不难和 HCL 区别。

（十二）预后

HCL 的自然中位生存期为 53 个月。脾切除者的中位生存期是 6.9 年。脾切除术后继续 IFN-α 治疗，可明显延长寿命。核苷类似物的问世极大地改善了患者的预后，完全缓解率高，持续完全缓解期长，4 年总生存率已达 95%。不少文献报告，青年男性、轻度脾大、血象基本正常，提示 HC 负荷低，即使不予治疗也可长期稳定。但 90% 的患者应积极治疗，争取长期生存。

六、淋巴浆细胞淋巴瘤 /Waldenström 巨球蛋白血症

（一）定义

淋巴浆细胞淋巴瘤（lymphoplasmacytic lymphoma，LPL）是由小 B 淋巴细胞、浆细胞样淋巴细胞和浆细胞单克隆性增殖形成的成熟淋巴细胞肿瘤。通常累及骨髓，有时也侵犯淋巴结和脾。绝大多数病例有血清单克隆 IgM，少数为 IgG，IgA 或无“M”成分。同时应排除其他任何有浆细胞分化的小 B 细胞淋巴肿瘤，尤其是边缘区淋巴瘤（MZL）。LPL 与 MZL 的鉴别有时较为困难。

Waldenström 巨球蛋白血症（Waldenström macroglobulinemia，WM）1944 年由 Waldenström 首次提出，2008 年《造血与淋巴组织肿瘤 WHO 分类》中明确将其定义为 LPL 的一个独立亚型，指 LPL 累及骨髓且伴有外周血任何浓度的单克隆性 IgM 成分。具体地说，诊断 Waldenström 巨球蛋白血症需要三个基本条件：①具有 LPL 的瘤组

织形态（即肿瘤由三种细胞不同比例增生构成）；②小淋巴细胞、浆细胞样淋巴细胞和浆细胞混合浸润骨髓；③血清中有单克隆性 IgM。单纯就巨球蛋白血症而言，80% 为 LPL 产生，其余为 CLL/SLL 和其他淋巴瘤（如边缘区淋巴瘤、滤泡性淋巴瘤等）产生，浆细胞骨髓瘤一般不产生 IgM。单纯就 LPL 而言，所产生的 Ig80% 以上为 IgM，也可产生 IgG、IgA 等。巨球蛋白血症与 LPL 是有区别的。

过去曾称 LPL 为分化良好的淋巴细胞性浆细胞样淋巴瘤（Rappaport 分类）、淋巴浆细胞样淋巴瘤（REAL 分类）、浆细胞性－淋巴细胞性淋巴瘤（Lukes-Collins 分类）、小淋巴细胞性伴浆细胞样分化（工作分类）、免疫细胞瘤（Kiel 分类）。LPL 较为罕见，占血液系统恶性肿瘤的 1% ～ 2%，好发于成人，中位年龄为 63 ～ 68 岁，男性稍多。在西方国家，年发病率为 $3/10^6$。LPL 发病存在种族差异，白种人多发，黑种人仅占所有患者的 5%。国内报道较少，尚无大样本统计分析。

（二）临床表现

15% ～ 30% 的 WM 患者有肝脾大和（或）淋巴结肿大。15% ～ 20% 病例出现肺、胃肠道、眼眶、唾液腺、中枢神经系统和皮肤浸润的表现。

大多数患者表现为无力、倦怠，常与贫血有关。绝大部分患者存在血清 IgM 副球蛋白，副球蛋白有自身抗体或冷球蛋白活性时，可导致自身免疫现象或冷球蛋白血症（见于 20% 的 WM 患者）。高球蛋白血症导致高黏滞血症出现头痛、视物模糊，皮肤、黏膜出血和精神、神经症状，如肢端麻木、感觉异常及听力下降，还可有皮疹、关节痛、雷诺现象等。IgM 沉积在胃肠道可引起腹泻。IgM 结合凝血因子、血小板和纤维素可导致凝血性疾病。罕见的并发症为冷球蛋白血症。冷球蛋白在温度低于 37℃ 时沉淀，温度上升再溶解。Ⅰ型冷球蛋白仅包括单克隆免疫球蛋白，而Ⅱ型冷球蛋白包括多克隆的 IgG 和单克隆的 IgM，具有类风湿因子活性。后者与丙型肝炎感染相关，

常有贫血，白细胞计数低于 CLL，淋巴细胞轻度增多，可见少数淋巴样浆细胞。血小板计数正常或减少。红细胞呈缗钱状排列是其特点。

（三）骨髓细胞学

骨髓中淋巴细胞、浆细胞和浆细胞样淋巴细胞的比例由偶见到多见，变化范围较大。通常情况下小淋巴细胞增多比浆细胞更明显（图 9-3-18）。

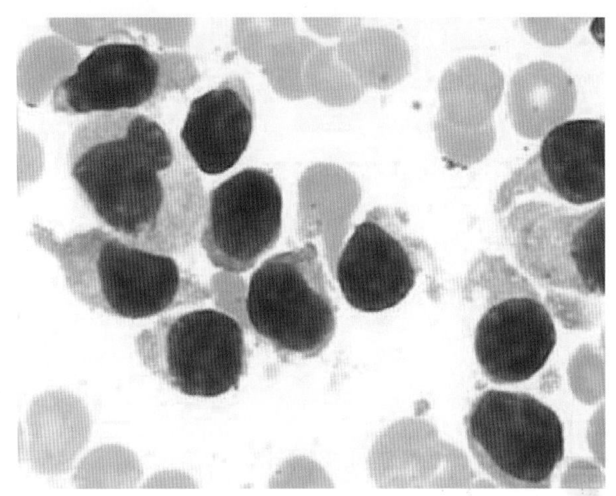

图 9-3-18 淋巴浆细胞淋巴瘤

可见浆细胞样淋巴细胞、浆细胞和小淋巴细胞（骨髓涂片，瑞氏染色）

（四）骨髓活检

LPL 侵犯骨髓十分常见，可为结节型、弥漫型和（或）间质型浸润，以结节型、弥漫型浸润较常见。小梁旁聚集少见。成熟小淋巴细胞、浆细胞样淋巴细胞和浆细胞以不同比例增生浸润（图 9-3-19），有关三种细胞的具体比例尚未见文献报告。浆细胞胞质嗜碱性、有空晕，胞核圆形，染色质为钟面样。浆细胞样淋巴细胞胞质少，嗜碱性，无空晕。胞核呈圆形，染色质呈块状。常见胞质内嗜酸性、均质性球形小体，PAS 染色阳性，称 Russell 小体，有时可见所有瘤细胞胞质均充满 Russell 小体，胞核被挤向一侧，类似印戒细胞（图 9-3-20）。LPL 的淋巴结中印戒样瘤细胞弥漫均一性增生或大片状增生称印戒细胞淋巴瘤，酷似黏液细胞癌（图 9-3-21），但黏液染色及免疫组化 CK 阴性。Russell 小体亦常见于间质，可能与免疫球蛋白有关。胞核内 PAS 阳性球形包涵体称 Dutcher 小体，可能与病毒感染有关。LPL 骨髓可有少数免疫母细胞存在。粒、红、巨核系细胞随瘤细胞增多而减少。常有肥大细胞增多。肿瘤细胞浸润的区域常有网状纤维增生（图 9-3-22）。存在副球蛋白血症的病例中，骨髓的血管内可存

在均质的 PAS 染色阳性物质。罕见 PAS 阳性的 Ig 在小梁旁和间质中沉积，是形成淀粉样变性的原因之一。

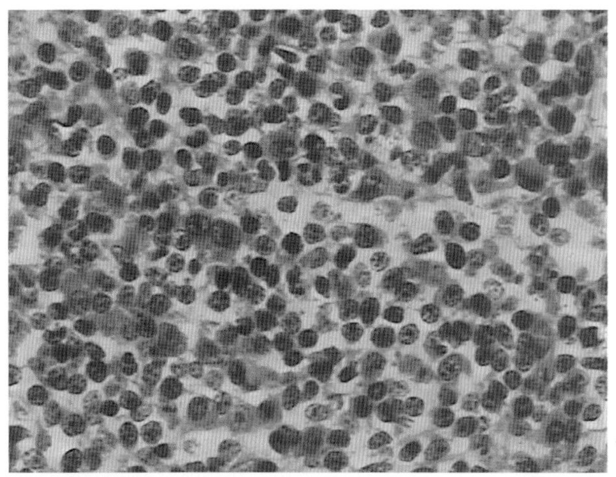

图 9-3-19 淋巴浆细胞淋巴瘤（石蜡切片，HE 染色）

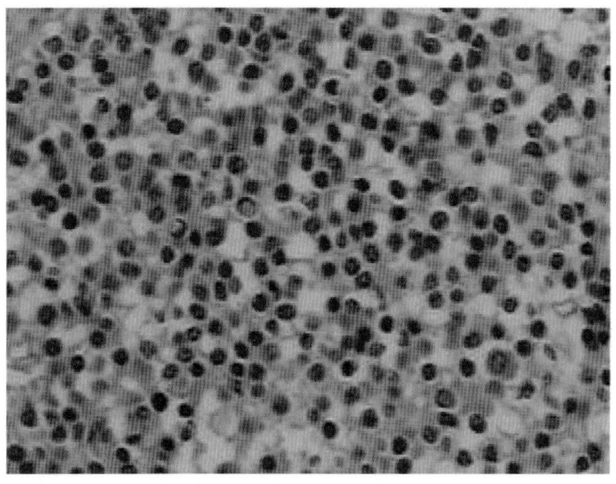

图 9-3-20 淋巴浆细胞淋巴瘤，有印戒样瘤细胞（塑料切片，HGE 染色）

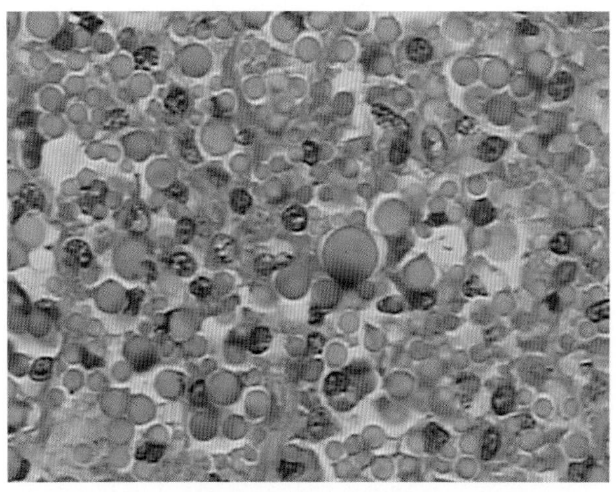

图 9-3-21 印戒细胞淋巴瘤（石蜡切片，HE 染色）

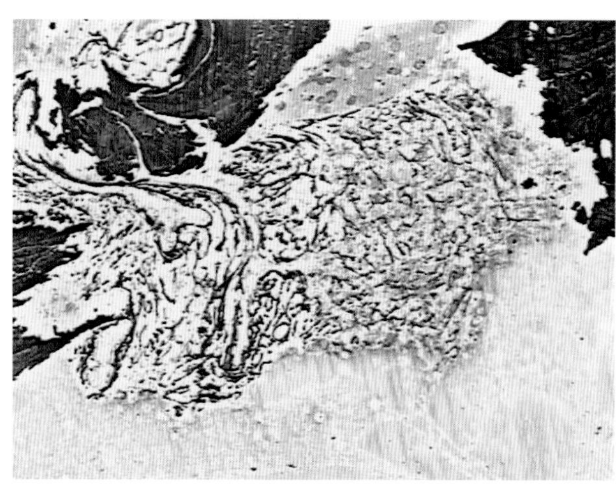

图 9-3-22 瘤区网状纤维 +++（Gomory，银染色）

骨髓浸润模式与预后相关。弥漫性浸润的病例多呈进展性，预后不良。结节性浸润者预后佳，而间质性浸润者居中。

（五）骨髓活检免疫组化

流式细胞检测大多数细胞表达 sIg，浆细胞表达 cIg，多为 IgM，IgG 和 IgA 少见。瘤细胞表达 B 细胞抗原，如 CD19+、CD20+、CD22+、CD79a+，常有 CD25+ 和 CD38+。CD5+ 占 5% ～ 20%，CD23+ 占 1% ～ 61%，CD10 偶可阳性。

免疫组化染色小淋巴细胞 CD20+、CD45RA+、CD79a+，但 CD43 常阴性。浆细胞 CD38+（图 9-3-23）、印戒细胞 CD45RA+（图 9-3-24）、CD138+、CD56+/–、cIg+。κ 或 λ 呈克隆性限制性表达，前者较常见。肿瘤细胞还可见 CD25+。CD5– 和胞质中强表达 Ig 有助于与 CLL 鉴别。

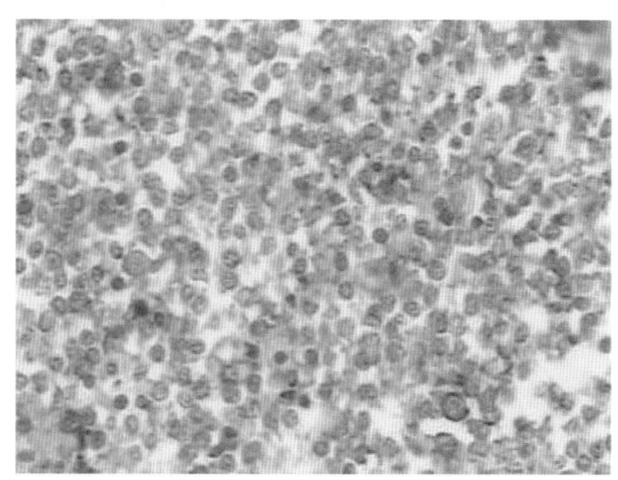

图 9-3-23 LPL 散在 CD38+ 细胞

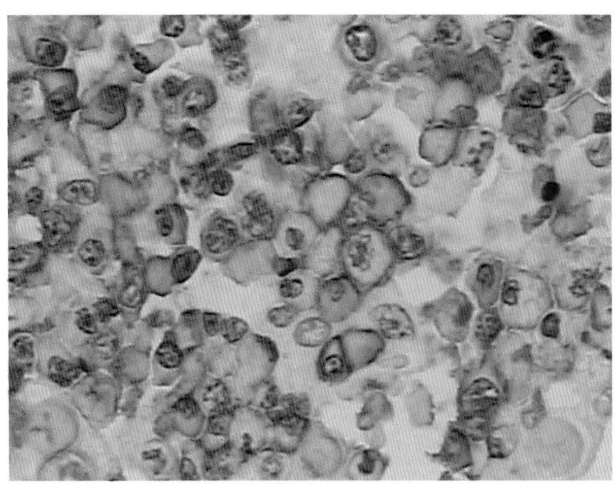

图 9-3-24　印戒细胞淋巴瘤 CD45RA（石蜡切片）

（六）流式细胞术

典型的 LPL 免疫表型为异常 B 淋巴细胞：CD19、CD20、CD38、CD123、FMC7 阳性，而 CD5、CD10、CD23 阴性，胞膜 κ/λ 轻链限制性表达。同时可检测到异常浆细胞，CD38、CD138、CD56 阳性，CD19 阴性，胞内 κ/λ 轻链限制性表达；而且浆细胞 κ/λ 轻链限制性表达情况往往与 B 淋巴细胞一致。

（七）遗传学

有免疫球蛋白基因存在重排，V 区发生体细胞超突变而缺乏进行性突变。尚无特异性染色体异常，然而大于 90% 的病例有 *MYD88* L265P 基因突变，将近 30% 的病例出现截断型 *CXCR4* 基因突变（大部分是 *CXCR4* S338* 或移码突变）。可出现多条染色体的缺失，如 17、18、19、20、21、22、X 和 Y。3、8 号染色体三体少见。约 20% 的 WM 存在 4 号染色体三体。无任何其他 B 细胞淋巴瘤相关的遗传学（如涉及 *CCND1*、*MALT1*、*BCL10*、*BCL2* 的基因）异常，借此可将其与其他类型淋巴瘤鉴别。

（八）综合诊断

主要结合骨髓细胞学、流式细胞术及遗传学检查诊断。

（九）鉴别诊断

1. CLL/SLL　瘤细胞以小淋巴细胞为主，CD5 和 CD23 阳性，弱表达 sIg。LPL 的 CD5 阴性且强表达 cIg，有助于与 CLL/SLL 鉴别。

2. 脾边缘区淋巴瘤　脾大明显，骨髓中肿瘤细胞小至中等大小，胞质丰富淡染，核染色质稍细致，与 LPL 不同，即使有浆细胞样分化，找到单核样 B 细胞也可与 LPL 鉴别。

3. 其他结内、结外 MZL　累及骨髓时，瘤细胞呈结节状分布，单核样 B 细胞特点（胞质丰富透明，染色质不呈粗块状），成熟浆细胞并不多见，一般易于与 LPL 区别。

4. 套细胞淋巴瘤（MCL）　细胞小至中等大小，形态单一，类似中心细胞，核形态不规则，呈多角形，核仁不明显。没有中心母细胞和浆细胞，瘤细胞表达 CyclinD1，几乎所有病例存在 t（11；14）（q13；q32），与 LPL 不同。

5. 滤泡性淋巴瘤　瘤细胞为小淋巴细胞，胞质少，核形态不规则，常有核裂、凹陷或折叠。骨髓累及时多为小梁旁浸润。瘤细胞特征性 CD10+。有 t（14；18）（q32；q21）或 *BCL2* 基因重排，与 LPL 不同。

6. 浆细胞骨髓瘤　无成熟小淋巴细胞，由单一性成熟浆细胞、幼稚浆细胞或间变性骨髓瘤细胞组成。有溶骨性损害。免疫表型呈单一性 CD38、CD138、CD56 阳性。网状纤维显著增多，均与 LPL 不同。

（十）预后

临床过程为惰性，中位生存时间为 5 ～ 10 年。预后较差的因素：年老、血细胞减少尤其是贫血、活动状况差、β_2 微球蛋白增高、M 蛋白高、骨髓弥漫性浸润、del（6q）。转化细胞 / 免疫母细胞数量增多可能提示预后不良。一般认为，LPL 不能被治愈，少数可转化成弥漫大 B 细胞淋巴瘤，预后差。然而近来有报道指出，经过核苷类似物治疗的患者易向高级别 NHL、MDS/AML 转化，但预后与经过核苷类似物治疗且与未转化者相似。亦有 LPL 患者发展为 HL 的报道。

七、重 链 病

重链病（heavy chain disease，HCD）是一组罕见的B淋巴细胞增生性疾病，肿瘤性B细胞只产生单克隆Ig重链而不产生轻链，它们在形态学和临床上都表现出异质性。病理性单克隆免疫球蛋白成分是IgG、IgA或IgM，据此将HCD分为γ重链病（γHCD）、α重链病（αHCD）和μ重链病（μHCD）。

（一）γ重链病

1. 定义 是淋巴浆细胞淋巴瘤的一个变异型，主要为淋巴细胞、浆细胞样淋巴细胞和浆细胞增生，产生短的缺乏轻链结合位点的γ重链，无法与轻链连接形成完整的Ig分子。Franklin 1964年首次报道本病，故又称Franklin病。

2. 临床表现 罕见，中位年龄为60岁，可累及淋巴结、Waldeyer环、胃肠道、骨髓、肝、脾、外周血。大多数患者有全身性症状（食欲缺乏、乏力、发热、体重下降和反复细菌感染），约25%病例有自身免疫表现，多为类风湿关节炎，亦常见自身免疫性溶血性贫血或血小板减少、脉管炎、Sjögren综合征等。大部分患者出现肝、脾、淋巴结肿大，以及受累部位病变。骨质破坏或淀粉样沉积罕见。γ重链病的临床过程多样，但可能比产生IgM的典型LPL更具侵袭性。

实验室检查可见轻度贫血、白细胞和血小板减少，外周血及骨髓中嗜酸性粒细胞增多，少数病例外周血可见浆细胞样淋巴细胞或浆细胞。

3. 骨髓细胞学 骨髓涂片显示淋巴细胞、浆细胞或淋巴样浆细胞增多，但25%～30%患者骨髓象正常。血及尿蛋白免疫电泳仅见γ重链，而轻链缺如，尿中可出现重链碎片。

4. 骨髓活检 骨髓中可见淋巴细胞、浆细胞样淋巴细胞和（或）浆细胞浸润，或仅有分泌γ重链的浆细胞轻度增多。

5. 骨髓活检免疫组化及流式细胞术 表达没有轻链的单克隆胞质型γ链，淋巴细胞表达CD79a、CD20，浆细胞表达CD138，而CD5和CD10阴性。

6. 预后 临床过程差别很大，从惰性一直到快速进展性。中位生存期为12个月。

（二）α重链病

1. 定义 又称免疫增生性小肠病，是黏膜相关组织结外边缘区B细胞淋巴瘤的一种变异型。瘤细胞分泌有缺陷的α重链，累及胃肠道，主要累及小肠和肠系膜淋巴结，造成吸收不良和腹泻。其他器官很少累及，偶有呼吸道累及的报道。

2. 临床表现 年轻人多发，发病高峰为20～30多岁。最常见于地中海一带。临床表现为营养不良、腹泻、高钙血症、腹痛、消瘦、发热和脂肪痢。

实验室检查提示血清蛋白电泳通常正常或有巨球蛋白血症，需以特异性抗IgA抗体检测异常IgA进行诊断。

3. 骨髓细胞学 外周血及骨髓正常或出现异常淋巴细胞或浆细胞。

4. 骨髓活检 骨髓活检大致正常或少量浆细胞浸润。

5. 骨髓活检免疫组化 浆细胞和边缘区B细胞表达没有轻链的单克隆胞质型α链，边缘区B细胞CD20+、CD5−、CD10−，浆细胞CD20−而CD138+。

6. 预后 早期抗生素治疗可完全恢复。但大多数患者最后转变为弥漫大B细胞淋巴瘤，死亡率高。

（三）μ重链病

1. 定义 类似于CLL的B细胞肿瘤，产生缺乏可变区的缺陷μ重链，可累及肝、脾、骨髓和血液。

2. 临床表现 本病是极为罕见的成人疾病，中位年龄为60岁。多数患者进展缓慢，与CLL类似，但常见肝脾大而无浅表淋巴结大。

实验室检查常见贫血。淋巴细胞增多和血小板减少不多见。

3. 骨髓细胞学 骨髓涂片中淋巴细胞、浆细胞、浆细胞样淋巴细胞浸润常见。常规的血清蛋白电泳一般无异常。免疫电泳可见抗μ链反应。尿中无μ链，但本周蛋白常见（50%），特别是κ链。

4. 骨髓活检 骨髓中出现特征性空泡状的浆细胞，混有类似于CLL中所见的小圆淋巴细胞。

5. 骨髓活检免疫组化及流式细胞术 表达单克隆性胞质型μ链，有或无单一型轻链表达，B细胞抗原阳性，CD5和CD10阴性。

6. 预后　多呈缓慢进展的临床过程。

（左晓娜）

第四节　浆细胞肿瘤

浆细胞肿瘤（plasma cell neoplasms）和相关的疾病，有时称为免疫分泌性疾病，是克隆性增生产生免疫球蛋白的浆细胞或淋巴细胞，制造和分泌单一类免疫球蛋白或单个免疫球蛋白的一种多肽亚基，通常可被检测到血清或尿蛋白电泳中的单克隆蛋白（M 蛋白）。免疫分泌疾病可能完全由浆细胞（浆细胞肿瘤）或浆细胞和淋巴细胞混合组成。由浆细胞和淋巴细胞混合组成者通常被归类为淋巴瘤。大多数浆细胞肿瘤起源于骨髓，但偶尔也出现在髓外部位。2017 年《造血与淋巴组织肿瘤 WHO 分类》第四版修订版中浆细胞肿瘤的分类见表 9-4-1。

表 9-4-1　浆细胞肿瘤

非 IgM（浆细胞）型意义未明的单克隆 γ 球蛋白病（前期病变）
浆细胞骨髓瘤
临床变异型
焖燃型（无症状）骨髓瘤
无分泌型骨髓瘤
浆细胞白血病
浆细胞瘤
骨的孤立性浆细胞瘤
骨外（髓外）浆细胞瘤
单克隆性免疫球蛋白沉积病
原发性淀粉样变
系统性轻链及重链沉积病
伴有副瘤综合征的浆细胞肿瘤
POEMS 综合征
TEMPI 综合征（暂定的）

一、浆细胞骨髓瘤

（一）定义

浆细胞骨髓瘤（plasma cell myeloma，PCM），又称多发性骨髓瘤（multiple myeloma，MM），是一种以骨髓为基础的多灶性肿瘤性浆细胞增生，常与血浆或尿液中 M 蛋白相关，并出现与浆细胞肿瘤相关的器官损害。骨髓是几乎所有骨髓瘤的起源部位，绝大多数病例有播散性的骨髓受累。其他器官可能是继发性的受累。骨髓瘤的诊断必须是综合临床、形态学、免疫学和影像学信息得出的。这种疾病的临床表现谱可以从无症状到高度侵袭性。在某些骨髓瘤，组织中异常免疫球蛋白链的沉积是主要的临床表现。

诊断标准：浆细胞骨髓瘤中常见的表现是骨髓中的浆细胞异常增加，或浆细胞骨髓瘤伴有血清或尿中 M 蛋白。经常出现溶解性骨损害。在不同的诊断系统中，诊断所需的浆细胞和 M 蛋白含量的最小百分比有所不同。2017 年《造血与淋巴组织肿瘤 WHO 分类》中采纳的是国际骨髓瘤工作组（International Myeloma Working Group）的诊断标准（表 9-4-2）。

表 9-4-2　浆细胞骨髓瘤的诊断标准

浆细胞骨髓瘤
克隆性骨髓浆细胞百分比≥ 10% 或活检证实的浆细胞骨髓瘤以及 ≥ 1 个下列骨髓瘤定义的事件：
由于浆细胞增生性疾病导致最终器官损害
– 血钙水平升高：校正的血清钙较正常高值超过 2.8mmol/L
– 肾功能不全：肌酐清除率＜ 40ml/min 或血清肌酐＞ 177μmol/L（＞ 2mg/dl）
– 贫血：血红蛋白低于正常下限 20g/L 或＜ 100g/L
– 骨病变：放射性骨扫描，CT 或 PET/CT ≥ 1 骨溶解病变
≥ 1 个下列恶性的指征：
– 克隆性骨髓浆细胞百分比≥ 60%
– 血清游离轻链比值（病变 / 非病变）≥ 100
– MRI 发现＞ 1 处灶病变
焖燃型（无症状）浆细胞骨髓瘤
所有的标准均要符合：
– 血清 M 蛋白（IgG 或 IgA）≥ 30g/L 或尿液 M 蛋白≥ 500mg/24 小时和（或）克隆性骨髓浆细胞占比 10% ～ 60%
– 缺乏骨髓瘤相关的事件或淀粉样变

（二）临床表现

最常见的症状是由于溶解性病变或骨质疏松而出现背部或四肢骨痛。在晚期病例中，椎体塌陷可能导致身高变矮。虚弱和疲倦是常见的主诉，通常与贫血有关。有些患者出现感染、出血，或与肾衰竭或缺钙有关的症状。很少情况下，患者由于脊髓压迫或周围神经病变出现神经表现而就诊。在无症状的个体，诊断浆细胞瘤可能是因为其他疾病就诊而偶然同时在蛋白质电泳中发现血清 M 蛋白质。物理检查常没有特异性或缺乏。脸色苍白是最常见的，其次是器官肿大。可扪及的浆细胞瘤是罕见的，但可能遇到病变部位的压痛和肿胀或病理性骨折。在少数患者中发现，由于浆细胞浸润或淀粉样变性导致的组织肿块和器官肿大。在极少数病例中观察到浆细胞浸润所致的皮肤病变或紫癜。

1. 实验室检查 血清和尿液对 M 蛋白的检测是评估疑似浆细胞瘤的重要组成部分。琼脂糖凝胶电泳是筛选 M 蛋白的首选方法。可在大多数骨髓瘤患者血清蛋白电泳中发现 M 蛋白。大约 2/3 的患者在诊断时出现贫血。红细胞计数通常是正常细胞数和正常色素的。在不到 20% 的患者中发现白细胞减少和血小板降低，但随着疾病的进展经常发生变化。患者偶尔出现白细胞增多或血小板增多。红细胞沉降率不同程度增加，并大致与 M 蛋白水平有关。高钙血症存在于近 1/5 的患者，1/5 ～ 1/3 的患者肌酐升高。半数以上的患者发现高尿酸血症。在疾病晚期患者中观察到低蛋白血症。

2. 影像学检查 影像学骨骼调查显示，70% ～ 85% 的骨髓瘤患者在诊断时有溶解性病变、骨质疏松或骨折。在某些情况下，所有这些改变都可见到。椎骨、骨盆、颅骨、肋骨、股骨和肱骨近端最常受累。计算机断层扫描，特别是磁共振成像（MRI）比普通 X 线检测小骨病变和髓外浆细胞浸润更敏感。MRI 的发现可能对骨髓瘤患者预后有重要意义。胸腰椎 MRI 正常或仅有局灶异常的患者有较好的治疗反应和存活率。

（三）骨髓细胞学

“缗钱征”通常是血液涂片最显著的特征，与 M 蛋白的数量和类型有关（图 9-4-1）。当 M 蛋白水平明显升高时，血涂片可能呈现微弱的紫色背景。在某些情况下，可以观察到循环有核红细胞或明显的幼白 - 幼红细胞反应。浆细胞在大约 15% 的病例血涂片中被发现，通常是少量的。它们在疾病的晚期阶段更常见。明显的浆细胞增多见于浆细胞白血病，稍后与浆细胞瘤的变异型进行讨论。

（四）骨髓活检

骨髓检查是诊断血浆细胞瘤最重要的手段。即使有大量的临床、实验室和影像学证据，骨髓检查仍是确诊骨髓瘤所必需的。骨髓研究也提供了预后的信息，并有助于跟踪患者对治疗的反应和发现复发性疾病。骨髓还是特殊研究的主要组

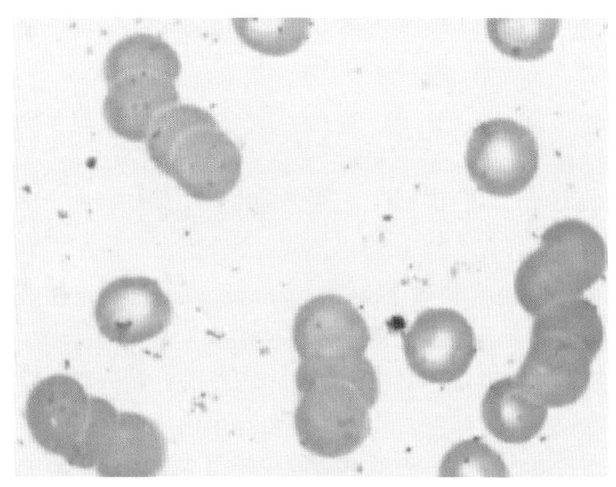

图 9-4-1 外周血涂片，浆细胞骨髓瘤患者红细胞的“缗钱征”

织来源，如免疫学、细胞遗传学和胸苷标记指数。在许多情况下，骨髓检查可以单独得出诊断。为了进行最佳评价，穿刺涂片检查和环钻活检切片都是需要的。在多数情况下它们是独立诊断的，但在有些患者需要两者的结合才得出诊断。涂片中浆细胞的平均数量是 20% ～ 36%。在大约 5% 的症状性骨髓瘤病例中，浆细胞数少于 10%。这可能是骨髓抽吸欠佳，或病变本身常为局灶性和骨髓中的骨髓瘤分布不均所致。肿瘤性浆细胞形态表现从类似正常的成熟浆细胞的特点、到几乎难以辨认的母细胞样形态均可出现。许多骨髓瘤的异型性特点包括细胞核和细胞质的变化。骨髓瘤细胞通常比正常的浆细胞大，但也可能是正常大小或较小。常见中等至丰富的嗜碱性细胞质。可观察到系列的细胞质变化，包括细胞质边缘磨损和脱落，空泡状、颗粒状的细胞质包涵体。在大多数情况下，细胞核大于正常，染色质较不致密；核仁是否突出是有变化的。各种类型的细胞质和核内包涵体在骨髓瘤细胞中均可观察到，并可能使细胞质变形（图 9-4-2，图 9-4-3）。

大约 2% 的骨髓瘤因为明显的核分叶状和扭曲而被辨认出来。某些情况下这些细胞与其他容易辨认的浆细胞混合，但在其他情况下，它们构成一个相对一致的单一细胞群并可能难以辨认出骨髓瘤细胞。一些骨髓瘤中小的浆细胞占主导地位，并在大约 5% 的情况下，浆细胞表现为明显的淋巴细胞样（图 9-4-4）。在一项研究中，20% 的具有淋巴样形态学的病例是 IgD 型骨髓瘤。但是总的来说，形态学特征与单克隆免疫球蛋白类型无确

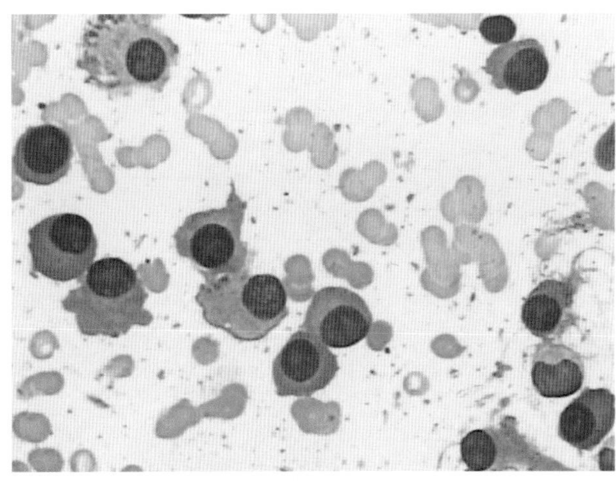

图 9-4-2　浆细胞骨髓瘤骨髓涂片，瘤细胞胞质边缘破损状，可见“火焰征”

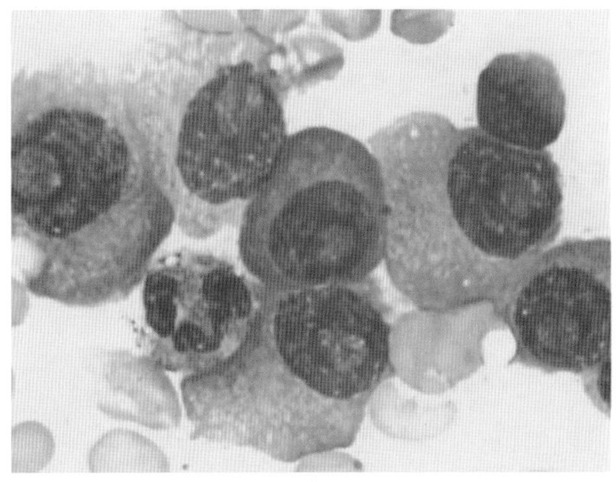

图 9-4-3　浆细胞骨髓瘤细胞胞质呈泡沫状（骨髓涂片）

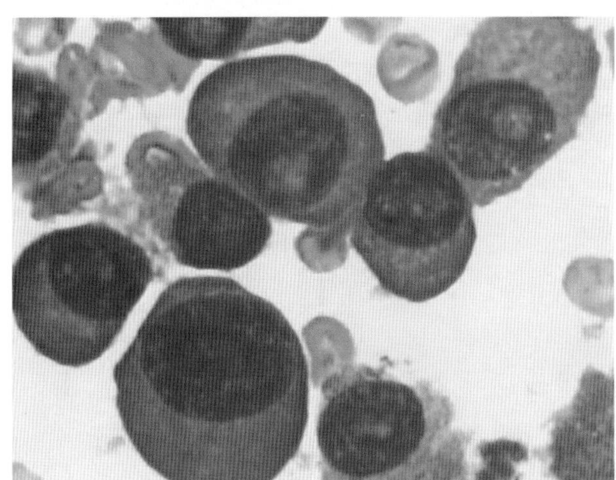

图 9-4-4　骨髓瘤细胞不成熟，可见核仁，浆母细胞样，胞质泡沫状（骨髓涂片）

定的相关性。20% 的 IgA 骨髓瘤可见核内包涵体，比其他免疫类型更频繁。

根据其细胞学特点，骨髓瘤被分为成熟型、中间型、未成熟型和浆母细胞型。相对于其他类型的 35 个月的中位生存期，浆母细胞型骨髓瘤患者的存活时间中位数仅为 10 个月。而其他三种类型的生存期，似乎没有显著的差异。在其他学者的分类中，包括 3 ～ 6 种细胞学类型。

骨髓活检的诊断阳性率通常与标本的大小和数量直接相关。局灶性病变可能分布不规则。偶尔在骨髓活检只发现一个或两个小的骨髓瘤病变，在其余部分或对侧髂骨标本都没有浆细胞浸润的证据。浆细胞浸润的模式可以是间质的、局灶的或弥漫的。骨髓受累的程度不一，可以表现为浆细胞的轻微增加到完全替代骨髓腔。骨髓受累的模式与疾病的严重程度直接相关。呈间质浸润和局灶浸润模式者，一般相当大地保留正常骨髓和正常的造血功能。而随着弥漫性的肿瘤浸润、扩张，正常的骨髓被取代，造血功能可能被明显抑制。在早期骨髓瘤中，通常表现为早期的间质浸润和局灶病变，而疾病晚期呈弥漫浸润的模式。

在骨髓活检中，根据骨髓瘤所取代的髓腔的百分比提出了一种分期系统，Ⅰ期病变，不到 20% 的骨髓被取代；Ⅱ期病变，20% 至 50%；Ⅲ期病变，超过 50%。活检切片受累的程度通常反映了整体肿瘤的负荷。组织学分期、临床分期和预后之间存在良好的相关性。

骨髓活检中浆细胞骨髓瘤的形态变化也比较多样，国内陈辉树等将骨髓活检中的浆细胞骨髓瘤的形态学分为三型，包括成熟浆细胞型（图 9-4-5）、未成熟型和多形性型（图 9-4-6），其中未成熟

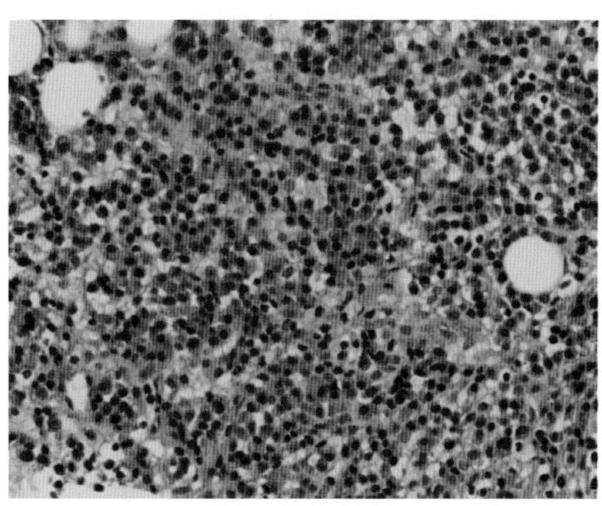

图 9-4-5　浆细胞骨髓瘤，成熟浆细胞型（骨髓活检，石蜡切片，HE 染色）

型又根据细胞大小、有无核仁分为小细胞型、中心细胞样型、浆母细胞型、梭形细胞型、组织细胞样型、透明细胞型、印戒细胞型等形态学变异型（图 9-4-7 ～图 9-4-12）。

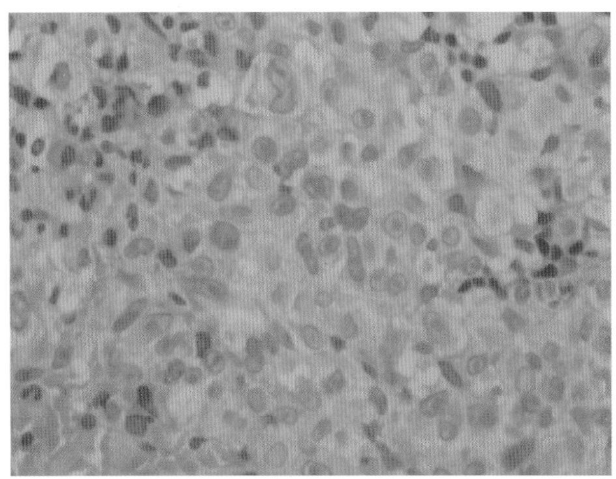

图 9-4-6 浆细胞骨髓瘤，多形性型（骨髓活检，石蜡切片，HE 染色）

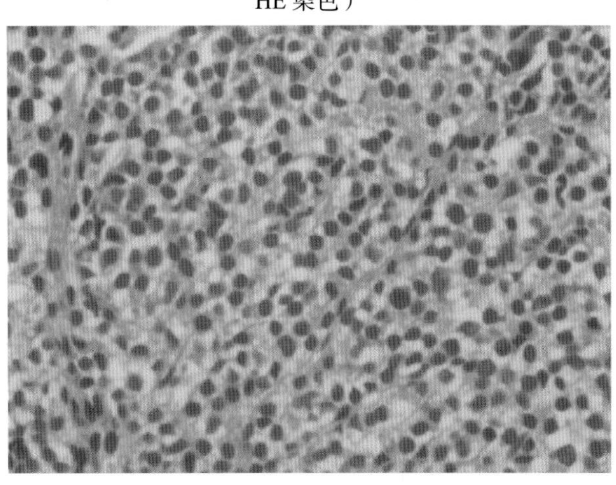

图 9-4-7 浆细胞骨髓瘤，小细胞型，细胞形态单一，类似淋巴浆细胞样细胞（骨髓活检，石蜡切片，HE 染色）

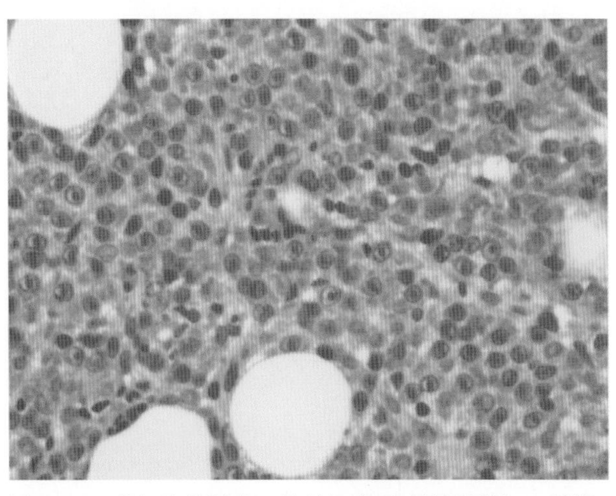

图 9-4-8 浆细胞骨髓瘤，浆母细胞型（骨髓活检，石蜡切片，HE 染色）

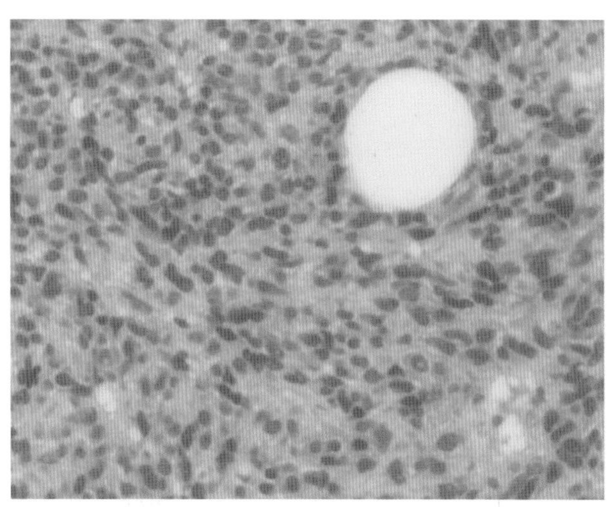

图 9-4-9 浆细胞骨髓瘤，梭形细胞型（骨髓活检，石蜡切片，HE 染色）

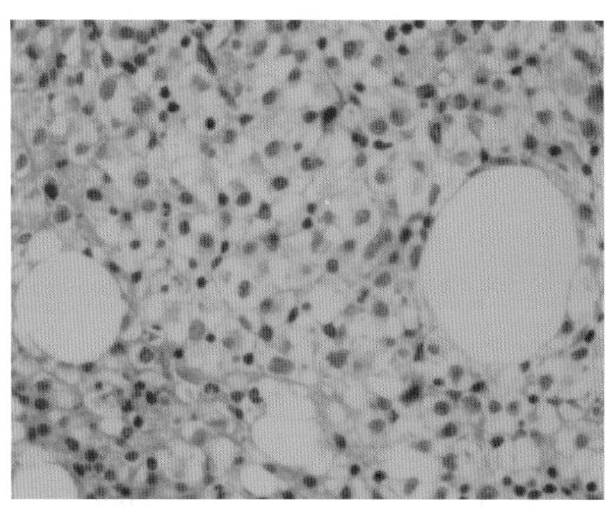

图 9-4-10 浆细胞骨髓瘤，组织细胞样型（骨髓活检，石蜡切片，HE 染色）

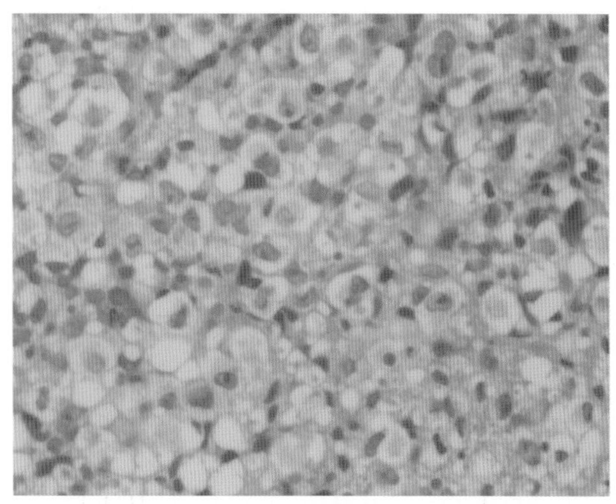

图 9-4-11 浆细胞骨髓瘤，透明细胞型（骨髓活检，石蜡切片，HE 染色）

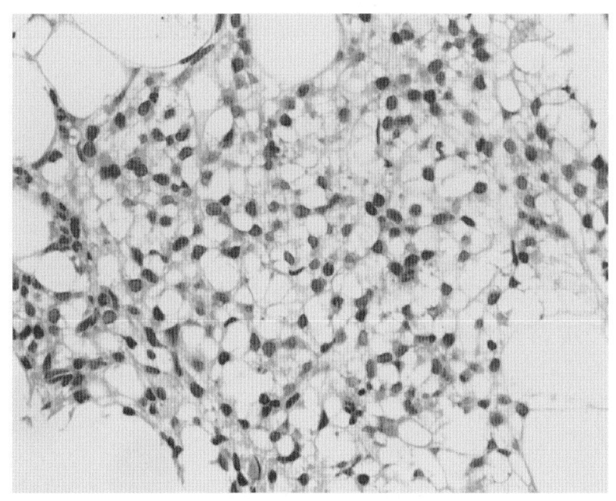

图 9-4-12　浆细胞骨髓瘤，印戒细胞型（骨髓活检，石蜡切片，HE 染色）

骨髓活检中非典型的浆细胞形态学有时候可能难以辨认。尤其是浆母细胞型骨髓瘤和具有淋巴样外观的浆细胞、分叶状核的浆细胞或明显多形的浆细胞的病例。在这些情况下，抽吸涂片细胞学检查往往是必不可少的。有时，骨髓瘤细胞胞质内包涵体是骨髓切片中最引人注目的部分。胞质内的包涵体常常存在于大的、被晶体或球状物质所扭曲的浆细胞中。罕见情况下可表现为骨髓腔完全由吞噬晶体样物的组织样细胞充填，肿瘤性浆细胞非常隐匿而难以识别，又被称为晶体储积性组织细胞增生症（crystal-storing histiocytosis）（图 9-4-13），需要用免疫组化加以证实。免疫球蛋白在骨髓腔内沉积形成片状的粉染物质也比较罕见，轻链染色沉积物也可显示轻链限制性。

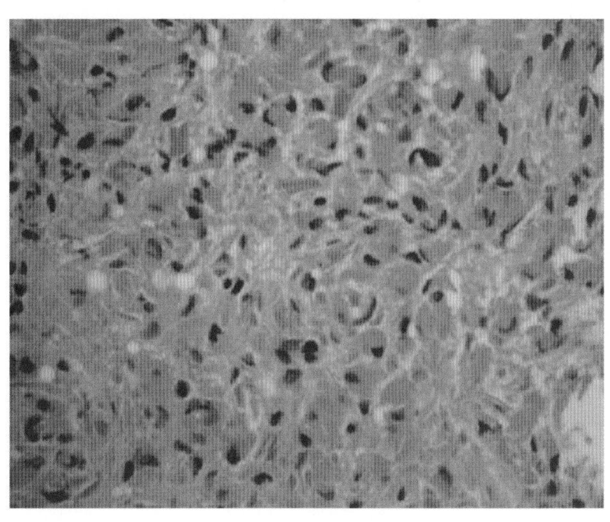

图 9-4-13　晶体储积性组织细胞增生症（骨髓活检，石蜡切片，HE 染色）

在大约 9% 的骨髓瘤中，病变骨髓内网状或胶原纤维增生（图 9-4-14，图 9-4-15）。粗大的纤维增生与弥漫性骨髓受累、侵袭性疾病进程相关。

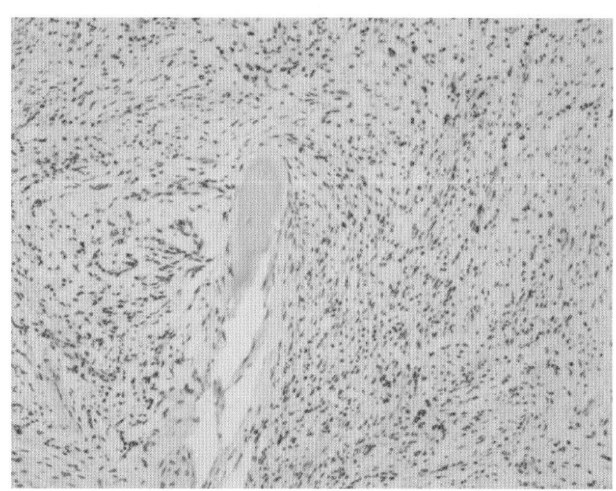

图 9-4-14　多发性骨髓瘤骨髓中弥漫纤维化（HE 染色）

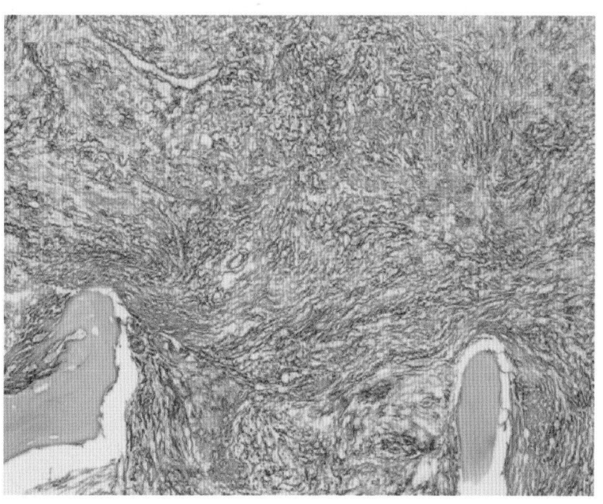

图 9-4-15　网状纤维染色显示纤维明显增多，伴胶原化（带状棕黄色）

（五）临床变异型

WHO 分类中公认的三种浆细胞瘤的变异型，其临床或生物学特征与典型的浆细胞瘤不同。它们是非分泌型骨髓瘤、无症状（焖燃）骨髓瘤和浆细胞白血病，此处仅简单介绍前两种，浆细胞白血病将在后文详述。

1. 非分泌型骨髓瘤　约占浆细胞骨髓瘤的 3%。在这些罕见病例中，肿瘤性浆细胞似乎缺乏分泌免疫球蛋白的能力，并且在血清和尿液的免疫固定电泳分析中都没有 M 蛋白。然而，在大约 2/3 的上述患者，血清游离轻链增高或异常的游离轻链比是可检测的。通过免疫组织化学染色，在85%左右的骨髓瘤细胞胞质中显示单克隆轻链。15%未发现染色，提示不产生免疫球蛋白（无产物骨髓瘤）。非分泌型骨髓瘤的细胞学和组织学特征、免疫表型和遗传学似乎与其他骨髓瘤相似。非分泌型骨髓瘤的临床特征一般也与其他浆细胞骨髓瘤相似，但肾衰竭和高钙血症的发病率较低，且较少出现正常多克隆免疫球蛋白减少。治疗、对治疗的反应和生存率似乎也一样。

2. 无症状（焖燃）骨髓瘤 无症状的浆细胞瘤患者符合骨髓瘤的诊断标准，但没有相关的最终器官损伤或组织损伤。在没有治疗干预的情况下，通常亦可长期无疾病进展。Durie-Salmon 分期Ⅰ期的患者包括在这一类型中；在一些研究中，只有MRI显示额外的异常、无症状的骨的孤立性浆细胞瘤亦可归入其中。大约8%的浆细胞瘤患者最初没有症状，近年来无症状的骨髓瘤的发病率似乎有所增加。无症状的浆细胞瘤患者必须密切关注，因为大多数最终成为有症状者。无症状性浆细胞瘤患者血清M蛋白为30g/L；多数骨髓浆细胞数为10%～20%。约50%的患者在尿液中有单克隆轻链，多克隆免疫球蛋白减少80%以上。浆细胞在骨髓抽吸涂片中细胞学形态具有非典型性，在骨髓活检切片中发现浆细胞局灶聚集或浸润间质，或两者均有。免疫表型和遗传学似乎类似于其他骨髓瘤。无症状性骨髓瘤的行为临床上像无明确意义的单克隆γ病（monoclonal gammopathy of undetermined significance，MGUS），但它更有可能进展为有症状的骨髓瘤。15年内进展为有症状的骨髓瘤或淀粉样变性的累积概率为73%，中位时间为4.8年。浆细胞超过10%的和大于30g/L的M蛋白的患者进展为症状性骨髓瘤的发生率最高。发展为症状性骨髓瘤后的中位生存期约为3.5年。在无症状患者进展到症状性骨髓瘤之前治疗的反应率或生存率并没有明显的优势。

二、浆细胞白血病

（一）定义

浆细胞白血病（plasma cell leukemia，PCL）是一种血液中单克隆浆细胞的数量大于总的白细胞数的20%，或绝对浆细胞计数超过2.0×10^9/L的骨髓瘤。

（二）临床表现

淋巴结肿大、肝大、肾衰竭明显更常见；骨损伤和骨痛的溶解性病变不常见。80%浆细胞白血病病例存在贫血，50%病例血小板减少。血涂片中常观察到有核红细胞。白细胞总数可能在正常范围内，但通常升高，可能高达100×10^9/L。

（三）骨髓细胞学

浆细胞白血病的细胞学特征类似于其他骨髓瘤的大部分形态学谱，部分病例大的和多形性的浆细胞较明显。肿瘤细胞也可以呈正常的外观，几乎无法识别浆细胞的变化。通常，许多浆细胞比正常小，细胞质相对较少，它们可能类似浆样淋巴细胞。这些特点的病例可能导致在血液涂片检查中难以与淋巴浆细胞性淋巴瘤区别。

（四）骨髓活检

骨髓活检典型浆细胞少见，浆样淋巴细胞多见，形态偏向幼稚阶段。

（五）骨髓活检免疫组化

当一个标本没有获得流式细胞术的类型评估结果或者浆细胞含量不足以进行流式细胞术分析时，免疫组织化学可以补充流式细胞术的不足。当浆细胞在骨髓间质中散在分布时，可能在质量欠佳的切片中是难以识别和量化的。浆细胞相关抗原（如CD138、CD38、CD79a、MUM1、κ、λ）的染色通常在活检切片上能很好地显示浆细胞，便于量化。免疫组织化学染色的κ和λ轻链是有用的恶性浆细胞增生的标记，并可鉴别反应性浆细胞增生的浆细胞。骨髓瘤中的浆细胞表达一种单克隆的反应模式（图9-4-16）。在正常的骨髓和反应性浆细胞增生，有一个多克隆模式的κ和λ染色的浆细胞（图9-4-17），通常有轻微到中等的κ优势。在某些情况下，MGUS的κ/λ是正常的；在其他情况下，它可以是变化的，但程度一般比骨髓瘤轻。在一项大的研究中，骨髓活检中κ/λ染色值为16 ∶ 1或更高时，在几乎所有情况下都能鉴别MGUS和骨髓瘤细胞；其他调查人员发现，

8 ∶ 1 的比值也是有效的。骨髓瘤细胞数量和 M 蛋白的数量都与轻链的比值有很好的相关性。κ 和 λ 染色在相对较低百分比的骨髓浆细胞数量的情况下特别有用。

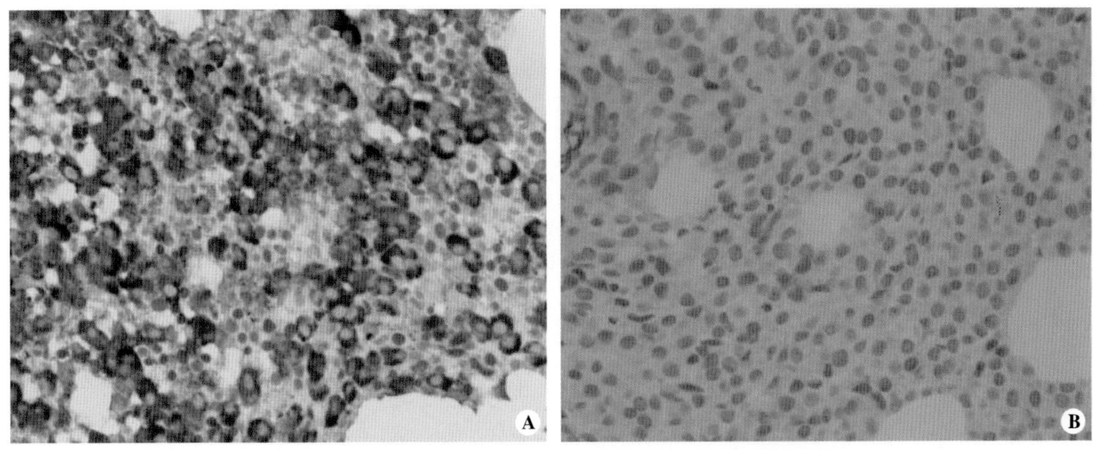

图 9-4-16　浆细胞骨髓瘤的 κ 和 λ 染色，显示轻链限制性

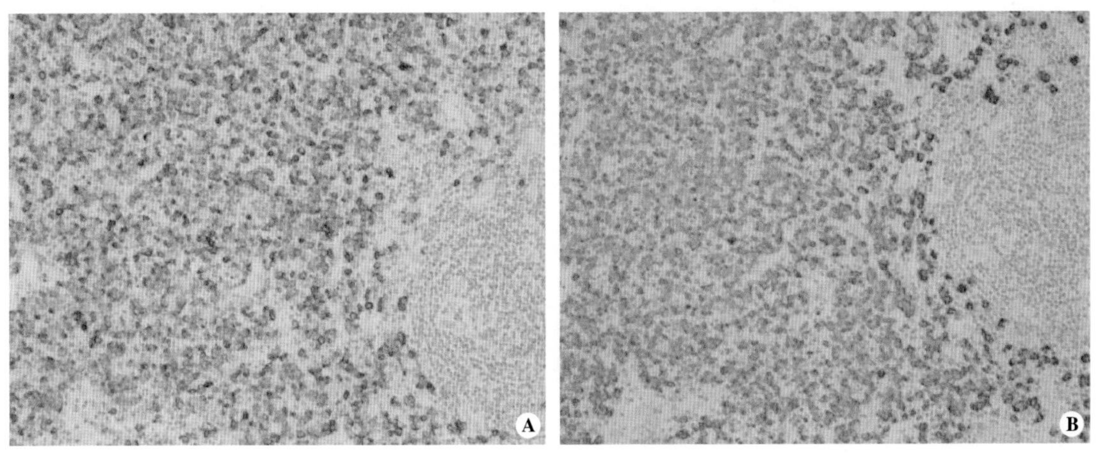

图 9-4-17　免疫组化染色，反应性增生的浆细胞 κ（A）和 λ（B）免疫组化染色显示多克隆性

除了 κ 和 λ 之外，CD138（syndecan-1）、MUM1 和广谱 B 细胞抗原如 CD79a 也是特别有鉴别诊断价值的。CD138 在正常的浆细胞表达和 60% ～ 100% 的骨髓瘤表达。一般，骨髓瘤 70% ～ 100% 的肿瘤细胞 CD138 阳性（图 9-4-18）。CD138 似乎对骨髓中正常造血细胞中的浆细胞是比较有特异性的；然而，其他的肿瘤性 B 细胞疾病也可能与 CD138 抗体反应，此时配合 MUM1 染色同时阳性能够使诊断更为明确。CD79a 在大多数骨髓瘤患者的浆细胞中呈阳性，但它是一种广谱 B 淋巴细胞抗原，在大多数 B 细胞肿瘤中都有表达。这可能有助于区分骨髓瘤与非 B 细胞造血肿瘤和转移性肿瘤。

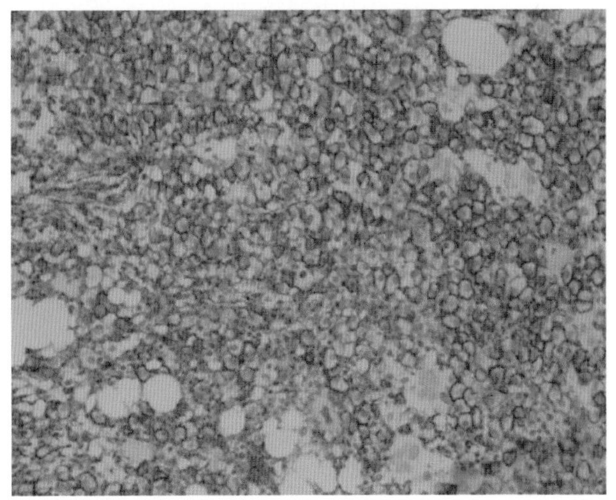

图 9-4-18　浆细胞骨髓瘤 CD138 免疫组化染色，很好地显示肿瘤细胞（骨髓活检）

（六）流式细胞术

流式细胞术的免疫表型分析对诊断骨髓瘤是有价值的，肯定的病例可以对特异性的细胞膜靶标治疗药物有反应，并检测最小残留病灶；在某些情况下，免疫表型提供了预后信息。正常浆细胞群和反应性浆细胞广泛表达胞质免疫球蛋白、CD19、强的 CD38 和 CD138（syndecan-1）的多克隆模式。肿瘤细胞也通常表达强的 CD38 和 CD138，但与正常细胞相比，它们表达单克隆胞质免疫球蛋白和几乎总有 CD19 表达；另外，CD56 异常表达在 67% ～ 79% 的骨髓瘤病例。此异常抗原表达谱对诊断浆细胞异常很有实际诊断价值。几乎所有的骨髓瘤都有异常的抗原表达。肿瘤性浆细胞可表达 CD56、CD117、CD20、CD52 或 CD10，表达的频率依次递减；偶有髓系和单核细胞抗原的表达。异常抗原表达为通过流式细胞仪对患者骨髓标本进行微量残留疾病检测提供了依据。在少数的骨髓瘤细胞表达 CD20 或 CD52 的患者，有可能针对性地使用利妥昔单抗（CD20）和阿伦单抗（CD52）靶向治疗。CD56– 亚群（21% ～ 33%）骨髓瘤有更广泛的骨髓浸润，较低的溶骨潜能，更高的 β_2 微球蛋白水平，更多的肾功能不全，更大的浆母细胞形态学和恶性浆细胞进入血液循环的倾向。大约 80% 浆细胞白血病病例是 CD56−。

（七）遗传学

在大约 1/3 的浆细胞瘤病例中，传统的细胞遗传学可发现异常。使用荧光原位杂交（FISH）的分子细胞遗传学分析增加了检出率，可检测到的遗传学异常超过 90%。数量和结构的异常均可见。几乎每一个染色体的异常都有报道。三体，全或部分染色体缺失、易位最常见；复杂的细胞遗传学异常也是常见的。55% ～ 70% 的浆细胞骨髓瘤易位涉及染色体 14q32 的免疫球蛋白重链结构域（IGH）。在大约 40% 的病例，1/5 的重现性癌基因在这些易位中受累及，如 *CyclinD1*（11q13）占 15% ～ 18%，*C-MAF*（16q23）占 5%，*FGFR3/MMSET*（4p16.3）占 15%，*CyclinD3*（6p21）占 3%，*MAFB*（20q11）占 2%。剩余的骨髓瘤大多数是超二倍体、三体等奇数倍染色体；很少有涉及 IGH 的易位。IGH 易位和超二倍体似乎都是骨髓瘤发病机制的早期事件，均与 *CyclinD* 基因（D1，D2，D3）的失调和过表达相关。

染色体 13q14 单体或部分缺失在发病过程中似乎也是一个早期事件，是常规细胞遗传学中唯一最常见的结构异常。通过 FISH 分析，del（13）被发现在超过 40% 的骨髓瘤和 70% 的浆细胞白血病中发生。30% ～ 40% 的骨髓瘤存在 KRAS 或 NRAS 的活化突变，可能代表一个早期事件的进展。在一些患者中，它们可以介导 MGUS 向骨髓瘤转化。还有其他几个与疾病进展相关的重现性基因改变，包括 1q 染色体的获得和 1p 的缺失或 *TP53* 的突变，易位涉及 *c-MYC*，继发 *IGH* 或 *IGL* 易位，*p18INK4c* 或 *RB1* 失活，导致 NF-κB 通路的激活，和 t（4；14）的肿瘤 *FGFR3* 的突变。遗传学发现已被证明是骨髓瘤的重要的预后指标。IMWG 因此推荐了浆细胞骨髓瘤的分子分型（表 9-4-3），鼓励有条件时都应该常规进行分子分型。

表 9-4-3 IMWG 浆细胞骨髓瘤分子遗传学分类（采纳自 Fonseca R 等的分类）

遗传学分型	病例占比（%）
超二倍体	45
非超二倍体	40
CyclinD 易位	18
t（11，14）（q13；32）	16
t（6；14）（p25；q32）	2
t（12；14）（p13；q32）	＜1
NSD2（所谓的 MMSET）易位	15
t（4；14）（p16；q32）	15
MAF 易位	8
t（11；14）（q32；q23）	5
t（14；20）（q32；q11）	2
t（8；14）（q24；q32）	1
未分类（其他）	15

（八）鉴别诊断

最常见的鉴别诊断是早期骨髓瘤与 MGUS 或反应性骨髓浆细胞增多症。在大多数情况下，不难区分，因为诊断骨髓瘤需要综合临床和病理发现，而这些是 MGUS 和反应性浆细胞增多症所缺乏的。

反应性骨髓浆细胞增多症 10% 或以上可能发生在以下几种情况，包括病毒感染、对药物的免疫反应、自身免疫性疾病，如类风湿关节炎和狼疮，以及获得性免疫缺陷综合征（艾滋病）。在大多数情况下，反应性浆细胞增多症因缺乏骨髓瘤的血清或尿中的 M 蛋白而得以鉴别。

增生的浆细胞通常是成熟的，在骨髓切片上的 κ 和 λ 轻链的染色显示多克隆细胞染色模式。

全身多克隆性免疫母细胞增生是在形态学上最难与骨髓瘤鉴别的反应性浆细胞增生。这种疾病罕见，通常表现为急性系统性疾病，发热、淋巴结肿大和肝脾大；大多数患者存在贫血和血小板减少。常存在自身免疫表现。白细胞计数通常升高，有大量的浆细胞、免疫母细胞和反应性淋巴细胞，并在某些情况下有嗜酸性粒细胞增多和中性粒细胞增多。骨髓中重度的免疫母细胞、浆细胞和反应性淋巴细胞浸润。淋巴结和其他器官也可能受累。通常存在明显的多克隆性高 γ 球蛋白血症，但没有 M 蛋白或骨病变。患者通常对单独类固醇疗法和（或）化疗有反应，多克隆免疫母细胞的增生可完全缓解。

偶尔骨髓瘤必须与极端的浆细胞分化的淋巴瘤区别，如淋巴浆细胞淋巴瘤、边缘区淋巴瘤、免疫母细胞性大细胞淋巴瘤或浆母细胞型淋巴瘤。

一些转移性肿瘤可能存在骨溶解性病变，并与骨髓瘤有形态学相似之处。免疫组织化学染色与适当选择的抗体套餐通常可解决问题。

（九）预后

一些临床和实验室的特点已证实在骨髓瘤有预后预测意义。在诊断时，生存与疾病的临床分期密切相关。在 Salmon-Durie 临床分期系统的基础上提出了实验室和影像学研究的结合：血红蛋白，血清钙，血清和尿中的 M 蛋白水平，和骨片发现。三期（Ⅰ，Ⅱ和Ⅲ）分法是依据这些标准；三期的亚组（a 和 b）根据肾功能确定，其依据是血清肌酐水平。生存和治疗的反应直接关系到疾病的分期；三期预后最差。

2017 版 WHO 分类中更是根据基因异常情况给出了治疗预后的分层（表 9-4-4）。

表 9-4-4 骨髓瘤接受治疗和风险的 Mayo 分层（采纳自 Chesi M 和 Bergsagel PL 等）

标准风险（60%）	中等风险（20%）	高风险（20%）
t（11；14）	t（4；14）	17p–
t（6；14）	13–	t（14；16）
超二倍体	亚二倍体	t（14；20）
所有其他的		GEP 高危信号
OS：8～10 年	OS：4～5 年	OS：3 年

注：GEP，基因表达谱；OS，总体生存率。

在骨髓瘤中，感染是最常见的死因，可能是多种因素共同作用的结果，包括正常免疫球蛋白的明显减少，骨髓内被肿瘤取代导致粒细胞缺乏，以及化疗药物的免疫抑制。在许多情况下，肾衰竭是导致死亡的原因之一。

三、骨硬化性骨髓瘤

（一）定义

骨硬化性骨髓瘤通常伴有下列综合征，包括多发神经病变（polyneuropathy）、器官肿大（organomegaly）、内分泌疾病（endocrinopathy）、单克隆 γ 病（monoclonal gammopathy）和皮肤损害（skin lesions）（POEMS 综合征）。还有不包括在 POEMS 首字母缩略词中的其他特征：Castleman 病，视乳头水肿，水肿，浆液渗出和血小板增多症。多数患者不存在所有的表现，并且诊断所需的特征的数量尚不明确。激发炎症的细胞因子的失衡和调节紊乱是 POEMS 综合征的发病机制；血管内皮生长因子可能是该病的重要致病因素。一些患有 POEMS 综合征和多中心性 Castleman 病的患者已经感染了人类疱疹病毒 8（HHV8）。POEMS 综合征、Castleman 病、骨硬化性骨髓瘤之间的病理联系仍是未明确的。

（二）临床表现

周围神经病变是大多数骨硬化性骨髓瘤患者的突出特征，也是 POEMS 综合征的特征。它通常是最初的症状，但偶尔患者先有浆细胞病表现，之后再出现神经病变。器官肿大存在于至少一半的患者。肝大、脾大和淋巴结肿大也同样常见。

75% ～ 85% 的骨硬化性骨髓瘤患者，有或没有 POEMS 综合征的其他特征性表现，血清免疫固定电泳有 M 蛋白。M 蛋白量含量较低（中位数 1.1g/dl）。在所有病例中的轻链都是 λ 轻链；重链是在 IgA 和 IgG 之间均匀分布的。在不到一半的患者中，尿液免疫固定电泳可发现 M 蛋白。

几乎所有病例放射学检查都可发现骨异常，约 1/2 的病例出现单个的骨硬化病变，1/3 的病例超过三个病灶。许多患者有混合硬化和溶解性病变；单纯的溶解性改变罕见。

（三）骨髓细胞学

在 POEMS 综合征患者中发现了各种异常的血液学计数。包括 54% ～ 88% 的患者血小板增多和 12% ～ 19% 的患者红细胞增多症。一些患者的血液学计数是正常的。在血涂片中没有特异性或重复发生的形态学改变。

（四）骨髓活检

骨髓活检显示浆细胞瘤的特点，但在骨小梁有明显的骨硬化改变。有典型的小梁旁纤维化与陷入其中的浆细胞。由于被小的结缔组织带牵拉而扭曲，浆细胞可能出现拉长。远离骨硬化性浆细胞瘤的骨髓通常是正常的，并且含有少于 5% 的浆细胞。在少数更广泛的骨硬化性骨髓瘤的患者中，可在随机骨髓穿刺和骨髓活检中发现大于 10% 的浆细胞。

（五）骨髓活检免疫组化

免疫组织化学染色显示 IgA 或 IgG 细胞质免疫球蛋白。几乎所有的情况都是 λ 轻链限制的。

（六）遗传学

关于 POEMS 综合征的遗传学资料很少。

（七）预后

骨硬化性骨髓瘤是一种比典型的浆细胞瘤更惰性的疾病。总体而言，中位生存期长达 165 个月，60% 的患者存活 5 年。患者经常随着时间的推移而发展出 POEMS 综合征的其他特征。孤立性病变患者预后较好。对治疗有良好反应的患者有较好的中位生存率；伴有水肿、积液和杵状指的患者生存率较低。POEMS 综合征的主要特征的出现数量似乎不影响生存。最常见的死因是心肺衰竭和感染。

第五节　T 细胞和 NK 细胞淋巴瘤侵犯骨髓

一、成人 T 细胞淋巴瘤 / 白血病

（一）定义

成人 T 细胞淋巴瘤 / 白血病（ATLL）是一种病理发生学上与人类 T 淋巴细胞病毒 1（HTLV-1，又称为人 T 细胞白血病病毒）相关的成熟的 T 细胞肿瘤。该疾病的分布与人口中 HTLV-1 的感染率密切相关。ATLL 是地方性的，特别是日本、加勒比地区、非洲中部和伊朗。中国为非流行区域，罕见病例报道。Kuo 等于 1988 年报道了中国台湾首例 HTLV-1 感染的病例；Liang 则于 1994 年报道了香港的首例临床病例。中国大陆地区最早的流行病学报道是 1989 年福建地区的人群调查发现的，随后出现陆续的少量临床病例报道。Li 等用 Meta 分析法分析中国大陆地区献血者中 HTLV-1 的流行病学情况发现，福建和广东的感染率偏高，分别为 9.9/10 000 和 2.9/10 000；而中国大陆的其他地区的感染率极低。

（二）临床表现

ATLL 临床被认可的变异型包括急性型、淋巴瘤型、慢性型和焖燃型。因为几乎所有患者就诊时均为进展期疾病（阶段Ⅳ），所以 Ann Arbor 分期没有预后预测作用。最常见的急性变异型的特点是白血病阶段，通常白细胞计数明显升高，可见皮疹和广泛性淋巴结肿大。常见高钙血症伴或不伴溶解性骨病变。急性 ATLL 患者有全身性疾病，肝脾大，全身症状，乳酸脱氢酶增高。任何器官系统的浸润都可能是显而易见的，包括中枢神经系统。白细胞增多和嗜酸性粒细胞增多常见。骨髓可能增生活跃，伴有髓系增生。但是Ⅳ期疾病

可合并外周血累及，也可能没有骨髓累及。

（三）骨髓细胞学

ATLL 的细胞学谱非常多样。但是，某些细胞学特征是高度特征性的并可提示诊断，即使没有针对 HTLV-1 的检测。这些特性在外周血中也最具有鉴别意义。ATLL 的异型细胞主要见于外周血涂片，而骨髓受累不常见。外周血中的肿瘤细胞明显呈多分叶状，并由于核的花瓣状外观被称为花样细胞。虽然花样细胞通常核仁不突出，但染色质通常是浓缩和深染的。细胞质嗜碱性，可见胞质空泡。细胞化学染色、酸性磷酸酶染色阳性，糖原染色 70% ～ 80% 阳性，非特异性酯酶染色 10% 阳性。

（四）骨髓活检

骨髓活检可能表现为斑片状异型淋巴细胞浸润。但是，由于可能存在明显的淋巴细胞增多，骨髓浸润的程度低于预期。与临床高钙血症相关，经常有证据表明骨吸收和破骨活动。骨小梁可能显示重塑的证据，在一些患者中，即使在没有肿瘤细胞浸润骨的情况下，溶解性骨损害也存在。

（五）骨髓活检免疫组化

免疫表型方面，肿瘤细胞都是 CD4 + αβ T 细胞，强烈表达 IL-2 受体（IL-2R）或 CD25 的 α 链。CD7 几乎总是阴性，但 CD3 和其他成熟 T 细胞抗原（CD2、CD5）通常是表达的。CD52 通常阳性，与临床使用抗 CD52 人源化抗体 [alemtuzumab（Campath）] 的治疗相关。CD30 可以在较大的母细胞中表达。由于许多外周 T 细胞淋巴瘤有 CD3+、CD4+、CD7– 免疫表型，ATLL 最具特征性的是 CD25 强阳性。采用增强抗原修复技术，可在福尔马林固定石蜡包埋的组织切片中检测到 CD25 表达。由于其强烈的表达，CD25 已成为 ATLL 免疫治疗的靶标。最近的研究表明，ATLL 细胞可能相当于调节 T（Treg）细胞。有研究表明，接近 2/3 的病例至少部分肿瘤细胞 FOXP3 阳性，尽管通常只有少数细胞表达。

（六）遗传学

染色体核型异常多见 +3，+7 或 14q11—q13，14q32 等异常，并且急性型比慢性型明显。

（七）分子生物学

T 细胞受体基因重排阳性，PCR 可检测到瘤细胞中 HTLV-1 前病毒 DNA。

（八）综合诊断

ATLL 起病急，进展迅速，临床表现多样。

根据临床表现、典型的 ATLL 细胞，有整合的 HTLV-1 病毒 DNA、抗 HTLV-1 抗体阳性，可明确诊断。

（九）鉴别诊断

本病需与其他 T 细胞恶性增殖性疾病相鉴别，急性型要与 T 急性淋巴细胞白血病相鉴别；慢性型要与 T 慢性淋巴细胞白血病相鉴别；隐匿型或慢性型如有皮损要与蕈样霉菌病、Sezary 综合征（核不呈花瓣样）相鉴别；淋巴瘤型要与 T 非霍奇金淋巴瘤相鉴别。

（十）预后

随着对本病发病机制的深入研究，多种药物已应用于临床，且获得较好效果。但是 ATLL 仍是预后较差的恶性肿瘤。

二、T 大颗粒淋巴细胞白血病

（一）定义

T 大颗粒淋巴细胞白血病（T- cell large granular lymphocytic leukemia，T-LGLL）是一种以外周血中大颗粒淋巴细胞持续（＞ 6 个月）增多［通常为（2 ～ 20）$\times 10^9$/L］为特征的异质性疾病，又称 T 慢性淋巴细胞白血病。

（二）临床表现

起初 60% 有症状，多呈惰性病程，脾中度增大。常伴自身免疫性疾病，如纯红细胞再生障碍性贫血、风湿性关节炎等。外周血伴有或不伴有贫血，特征性表现为严重的中性粒细胞减少。淋巴细胞增多，通常范围为（2 ～ 20）$\times 10^9$/L。

（三）骨髓细胞学

主要异常细胞是大颗粒淋巴细胞，直径为15～18μm，细胞核呈肾形或者圆形，胞质丰富，内有细腻或粗块状的嗜苯胺蓝颗粒。

（四）骨髓活检

骨髓累及程度不定，骨髓活检中通常为间质性浸润，灶性聚集较少见。通常淋巴细胞所占细胞成分不足50%。增生的淋巴细胞形态近似正常淋巴细胞，胞体小，胞质少，核圆形、卵圆形或稍不规则，可有切迹，染色质粗，无核仁或核仁不明显。骨髓经常显示轻度网状纤维增生，可能由于局部产生转化生长因子β增加。粒系通常保存得很好，即使存在中性粒细胞减少症，在髓外通常可见核左移和细胞数的下降。巨核细胞生成通常是不明显的。红系通常保存良好，但严重的发育不良或红细胞减少可能存在纯红细胞再生障碍。

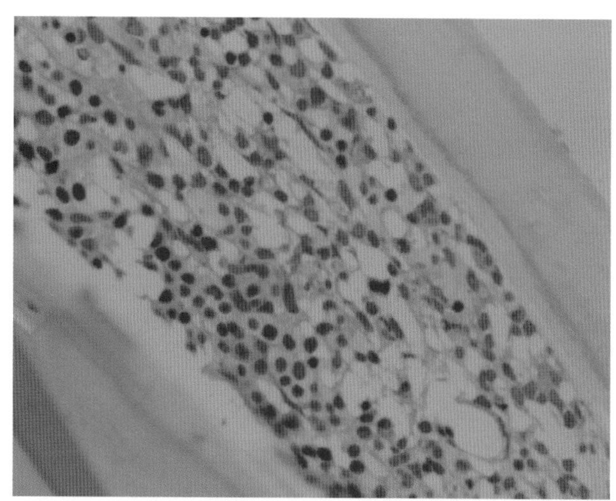

图 9-5-1 T-LGLL 在骨髓内弥漫浸润，瘤细胞核小，大小较一致，形态温和

（五）骨髓活检免疫组化

多达80%的大颗粒淋巴细胞白血病（LGLL）患者有不同程度的骨髓受累，CD3+T 细胞呈弥漫性增加（图 9-5-1，图 9-5-2）。多数淋巴细胞簇主要由 CD20+B 细胞组成。T-LGLL 浸润骨髓呈弥漫性间质浸润模式，小簇状，可以通过免疫组化染色突显出来。T 和 NK-LGLL 表达细胞毒性颗粒蛋白，如 TIA1、粒酶 B、颗粒酶 M，使用这些免疫组化抗体，能够帮助在骨髓组织学上识别隐匿在间质内和血窦内浸润的淋巴细胞（图 9-5-3）。根据 Morice 等的报道，8 个以上细胞聚集成簇及 CD8+ 或 TIA1+ 细胞，或者 6 个以上聚集成簇及粒酶 B + 细胞即可诊断。TIA1 +，粒酶 B + T 细胞的血管内聚集很少见于反应性淋巴细胞增生(5%)，强烈暗示 T-LGLL。外周大颗粒淋巴细胞（LGL）计数越高，在骨髓中就越有可能发现颗粒 B +、TIA1+T 细胞簇。

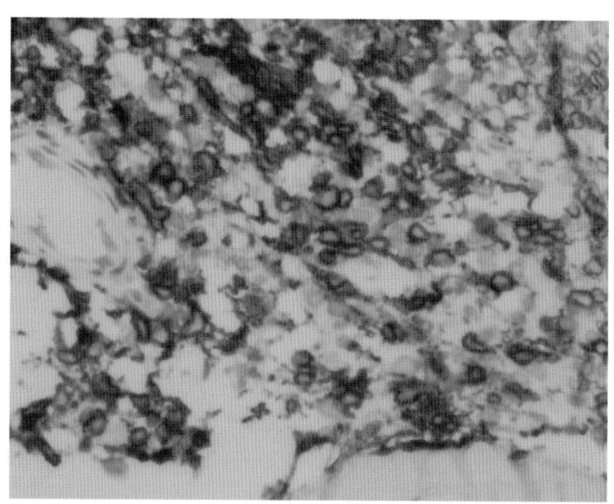

图 9-5-2 T-LGLL 肿瘤细胞表达 CD3+

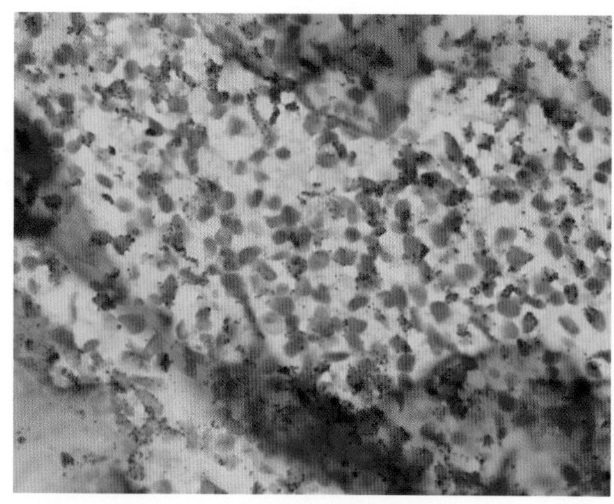

图 9-5-3 T-LGLL 细胞毒标记 TIA1+

（六）流式细胞术

LGLL 的免疫表型为 CD3+、CD8+、CD16+、CD57+、CD56−、CD28−、CD45RA+、CD62L−、TCR αβ+。

（七）分子生物学

采用 TCR 基因重排，用于区分反应性和单克隆性 T 细胞。T-LGLL 发生 TCRβ/γ 重排，可作为 T 细胞克隆性的标志，其中 TCRγ 是检测淋巴瘤克隆性基因重排最常用的靶点。另有研究表明，患者 *STAT3* 基因有较高突变率。

（八）综合诊断

T-LGLL 的主要根据临床表现，骨髓细胞形态学，免疫表型，TCR 基因重排及 STAT3 基因突变进行综合诊断。

（九）鉴别诊断

需要与以下疾病鉴别。

1. 反应性 LGL 增多 见于病毒感染、自身免疫性疾病、B-NHL 移植后、HIV 感染等情况，TCR 基因重排阴性。

2. 侵袭性 NK 细胞白血病 临床进展迅速，预后差。常有 EB 病毒感染证据。TCR 基因重排阴性。

3.T 急性淋巴细胞白血病 常见淋巴结肿大及纵隔肿块，瘤细胞形态更为幼稚，多表达前体细胞标记 TdT，CD34。

（十）预后

本病预后较好。

三、侵袭性 NK 细胞白血病

（一）定义

侵袭性 NK 细胞白血病，又称为侵袭性 NK 细胞白血病 / 淋巴瘤，是 NK 细胞的肿瘤，主要累及外周血和骨髓，并有暴发的临床病程。本病常被称为白血病 / 淋巴瘤，因为与通常的白血病相比，肿瘤细胞在外周血和骨髓中都是稀疏的。该肿瘤与结外 NK/T 细胞淋巴瘤有许多相似之处，如嗜天青颗粒的存在，免疫表型（CD2+，表面 CD3+，CD56+）和遗传基因（TCR 基因胚系结构）相似，EB 病毒相关，以及亚洲人口有更高的患病率。然而，临床特点是非常不同的。侵袭性 NK 细胞白血病主要影响年轻患者，预后不佳。

（二）临床表现

临床表现为发热、肝脾大、淋巴结肿大和白血病血象。皮肤结节罕见，但部分患者可能有非特异性皮疹。患者病情往往是非常重的，在某些情况下，可能合并噬血综合征。血清乳酸脱氢酶和循环 Fas 配体水平通常明显升高。据推测，大量的 Fas 配体从肿瘤细胞中脱落，可能导致侵袭性 NK 细胞白血病常见的多器官衰竭。Fas 配体与 Fas 的结合，通常在许多不同类型的正常细胞中表达，导致与 Fas 结合的细胞的凋亡。

（三）骨髓细胞学

外周血或骨髓涂片：极少到大量的大颗粒淋巴细胞，大部分是异型的（如不规则的核折叠，体积很大）或不成熟（如开放的染色质，明显的核仁）。

循环白血病细胞从稀疏到丰富，占淋巴细胞比例从不到 5% 到大于 80%。同一患者的细胞通常表现出一系列的外观，从正常的大颗粒淋巴细胞到未成熟和不典型的大颗粒淋巴细胞。它们有圆的细胞核与凝聚的染色质，或更大的细胞核与轻度不规则的折叠。在某些情况下，核仁是突出的。细胞质适中，数量丰富，轻度嗜碱性，具有数量不等的纤细的和偶尔粗的嗜天青颗粒。在骨髓中，大颗粒淋巴细胞占所有有核细胞的 6% ～ 92%。因此，累及的模式从弥漫性间质到零星的和斑片状均可见（图 9-5-4）。

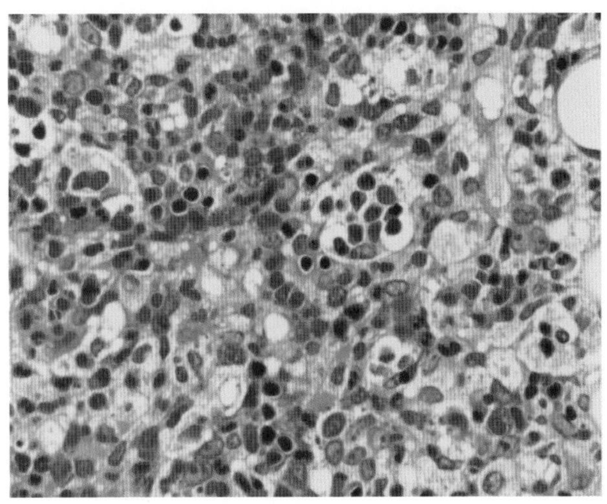

图 9-5-4 侵袭性 NK 细胞白血病，骨髓活检切片中见肿瘤细胞呈窦内生长方式

（四）骨髓活检

组织学切片上单一性细胞组成的弥漫破坏性、渗透性浸润，核圆形或不规则，染色质凝聚，细胞质薄到中等厚度边缘、苍白或嗜双色性。散在凋亡小体和带状细胞死亡是常见的。

（五）骨髓活检免疫组化

与结外 NK/T 细胞淋巴瘤相同——CD2+，表面 CD3/Leu4，细胞质 CD3 ε +，CD56 +（图 9-5-5），EBERs+（图 9-5-6），除此之外，在大约一半的病例中可见 CD16 表达。CD57 通常是阴性的。

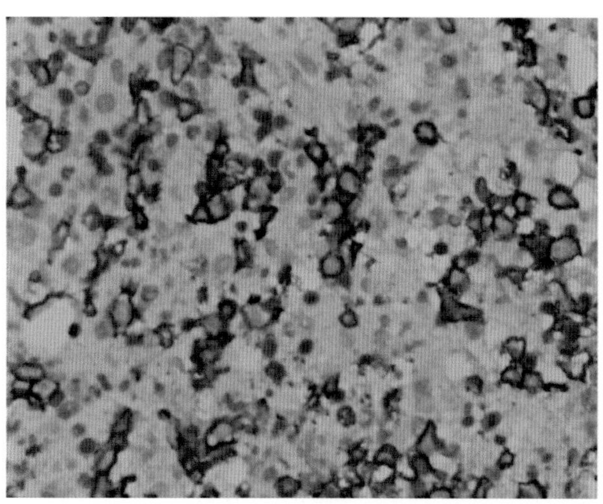

图 9-5-5 侵袭性 NK 细胞白血病，CD56 免疫组化凸显于血窦内的肿瘤细胞

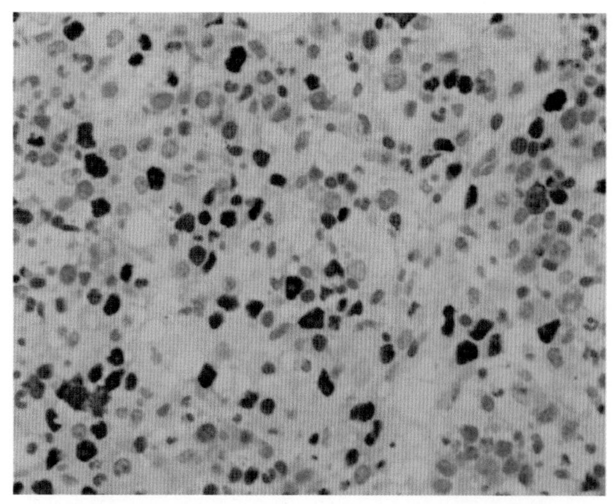

图 9-5-6 侵袭性 NK 细胞白血病，EBERs 原位杂交阳性

（六）遗传学

TCR 基因通常是胚系的。EB 病毒阳性约占病例总数的 90%。然而，对于侵袭性 NK 细胞白血病的诊断，如果 EB 病毒阴性，则应持怀疑态度。虽然先前的比较基因组杂交研究表明，侵袭性 NK 细胞白血病和结外 NK 细胞淋巴瘤的基因变化相似，如 3p+，6q–，11q–，和 12q+。但是一个更新的基于阵列的比较基因组杂交研究表明，这两种疾病明显不同。例如，7p–，17p– 和 1q+ 经常见于侵袭性 NK 细胞白血病，但在结外 NK 细胞淋巴瘤没有。在该研究中，在侵袭性 NK 细胞白血病中经常发现的 6q– 在后者中没有观察到。

（七）综合诊断

本病主要结合骨髓细胞学、骨髓活检、遗传学检查及临床表现诊断。

（八）鉴别诊断

1. 侵袭性 NK 细胞白血病必须与较常见的 T 大颗粒淋巴细胞白血病相鉴别，后者 EB 病毒阴性，且常呈懒惰临床病程。T 大颗粒淋巴细胞白血病一般发病年龄较大（平均年龄为 55 ～ 65 岁），并普遍存在感染、肿大和纯红细胞再生障碍性贫血或中性粒细胞减少症；可能伴有类风湿关节炎。虽然 T 大颗粒淋巴细胞白血病和侵袭性 NK 细胞白血病的特点都是循环的淋巴细胞有嗜天青颗粒，但前者的淋巴细胞不表现出异型或不成熟的外观，而这些通常在后者可见。T 大颗粒淋巴细胞白血病细胞表达表面 CD3 +，CD4+，CD8 + 表型和 TCR 基因重排；CD56 通常阴性。

2. NK 细胞性慢性淋巴增殖性疾病的临床表现与 T 大颗粒淋巴细胞白血病相似，但其表面 CD3–、CD56+/– 表型和 TCR 基因胚系与侵袭性 NK 细胞白血病不同，其特点为惰性临床病程、无肿大、大颗粒淋巴细胞缺乏异型、CD16 和 CD57 表达频繁、与 EB 病毒缺乏相关性。

3. 在淋巴结，侵袭性 NK 细胞白血病可能类似组织细胞性坏死性淋巴结炎，因为肿瘤细胞可呈单核样细胞，并有许多凋亡的小体。不支持组织细胞性坏死性淋巴结炎的特点，包括弥漫而不是离散的斑点状淋巴结受累，单一的细胞浸润，广泛的结旁浸润，并存在许多 CD56 + 细胞。

4. 因为外周血和骨髓中的肿瘤细胞数量可能很少，所以区别侵袭性 NK 细胞白血病和高分期的结外 NK/T 细胞淋巴瘤很难，但更要结合临床表现及其他检查。

5. 有时母细胞质样树突状细胞肿瘤的肿瘤细胞不明显表现为母细胞样时，也呈现细胞核的染色质丰富和不规则折叠。在这种情况下，与结外 NK/T 细胞淋巴瘤区分可能是困难的。与后者相反，CD4 和 TdT 通常是阳性的，而细胞毒标记物和 EB 病毒是阴性的。

（九）预后

这种疾病几乎都是致命的，只有 58 天的中位存活期。多数患者在就诊后几天到几周之内死亡。病情常常因凝血障碍、出血和多器官衰竭而复杂化。对化疗的反应通常很差。有少数成功的骨髓移植报告，但这种疾病几乎总是复发。

第六节　霍奇金淋巴瘤累及骨髓

霍奇金淋巴瘤（HL）累及骨髓总的检出率为 5% ～ 15%。骨髓受累的概率根据 HL 亚型的不同而变化。混合细胞型 HL 累及骨髓约占诊断病例的 22%，结节性硬化型 HL 累及骨髓略少于 10%，淋巴细胞为主型 HL 几乎从来没有累及骨髓的诊断。据报道，淋巴细胞衰减型 HL 骨髓累及发生率最高。但是，之前诊断为淋巴细胞衰减型 HL 的病例，由于对某些肿瘤和非霍奇金淋巴瘤的认识并常规使用免疫组化检测加以鉴别之后，淋巴细胞衰减型 HL 总的发病率和骨髓受累发生率均低于先前的预期。

当 HL 的患者表现出体重减轻、发热等全身症状时，更有可能有骨髓受累。HL 累及骨髓代表Ⅳ期疾病。对所有患者常规进行骨髓分期的价值是有争议的，因为临床ⅠA 或ⅡA 期的患者骨髓受累的发生率少于 1%。临床分期高的患者更有可能累及骨髓，该组患者的活检可提供额外的预后信息。

在罕见情况下，骨髓是 HL 首诊的组织，在 AIDS 患者中最常见。HIV+ 患者骨髓检查中被诊断为 HL，经常出现外周血减少。HL 在骨髓中独立诊断病例大约占 14%；这些患者缺乏淋巴结肿大，通常在病程中不发生髓外部位的 HL。

骨髓活检的目的是诊断 HL 或进行分期。涂片对 HL 的检出不敏感。RS 细胞通常不存在于抽吸涂片中，尽管在罕见的广泛骨髓受累情况下也可以被识别。HL 在骨髓中的分布特点是分散的，局灶占位性病变通常与正常的骨髓组织分界清楚。大约 30% 的病例有局灶浸润，浸润灶为单个或多个，随机分布或位于骨小梁旁（图 9-6-1）。大约 70% 的病例有弥漫性骨髓受累。浸润的细胞形态是多形性的，经常含有大量的小淋巴细胞、组织、浆细胞和嗜酸性粒细胞成分（图 9-6-2）。RS 细胞或其变异型几乎总是存在的，但是在某些情况下，必须多切片才能找到诊断性肿瘤细胞。浸润灶中几乎总是存在纤维化，并可能是比较突出的，尤其是在弥漫性病变（图 9-6-3）。坏死可能存在，在治疗患者中更常见。

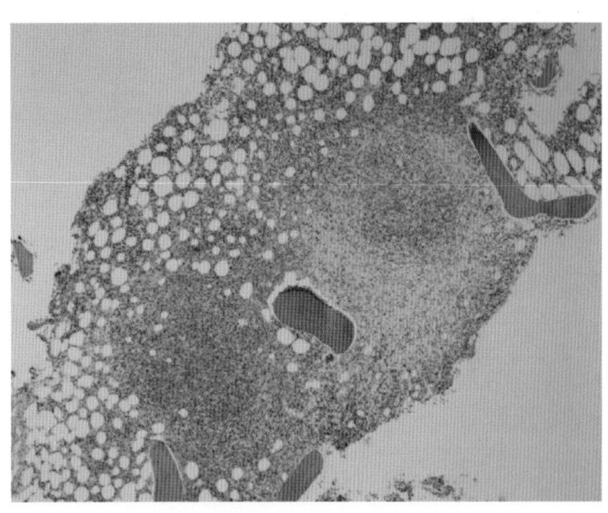

图 9-6-1　霍奇金淋巴瘤累及骨髓，浸润灶单个或多个，随机分布或位于骨小梁旁

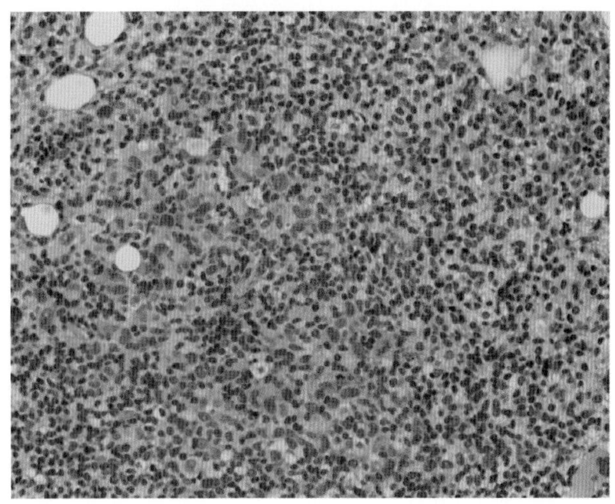

图 9-6-2　霍奇金淋巴瘤累及骨髓，浸润的细胞形态是多形性的，经常含有大量的小淋巴细胞、组织细胞和嗜酸性粒细胞

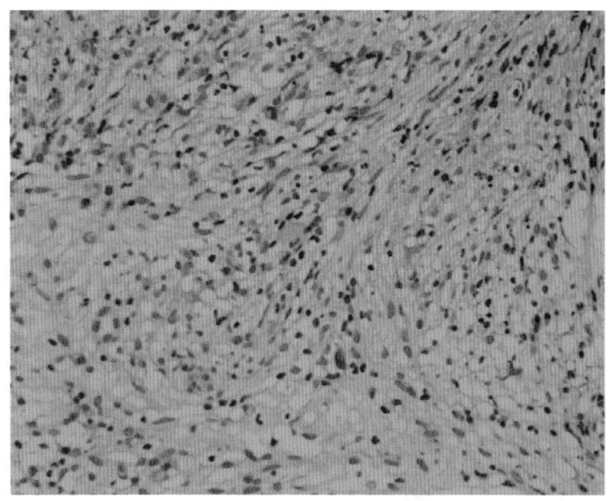

图 9-6-3 霍奇金淋巴瘤累及骨髓，浸润灶中几乎总是存在纤维化，尤其在弥漫性病变比较突出

从历史上看，根据骨髓是否为最初的诊断部位，诊断骨髓中 HL 的标准有所不同。RS 细胞在特征性的细胞背景中被发现时可以诊断为骨髓 HL。当经典的 RS 细胞在另一个解剖部位已经确诊时，即使骨髓中不存在经典的 RS 细胞，在一个特征性的细胞背景中出现的单核 RS 变异型也是充分的诊断依据（图 9-6-4）。当患者在其他部位有组织学确诊为 HL 时，即使是非典型的细胞（如非经典的 RS 细胞或单核变异型）也要怀疑 HL 累及骨髓。无 RS 细胞或单核变异型的肝纤维化病灶的患者也是可疑的。在目前的实践中，当骨髓中出现特征性的混杂细胞背景，其中可识别的异常细胞具有特征性的霍奇金细胞免疫表型时，即可诊断为 HL，而对经典形态的 RS 细胞的检出并不总是必要的。

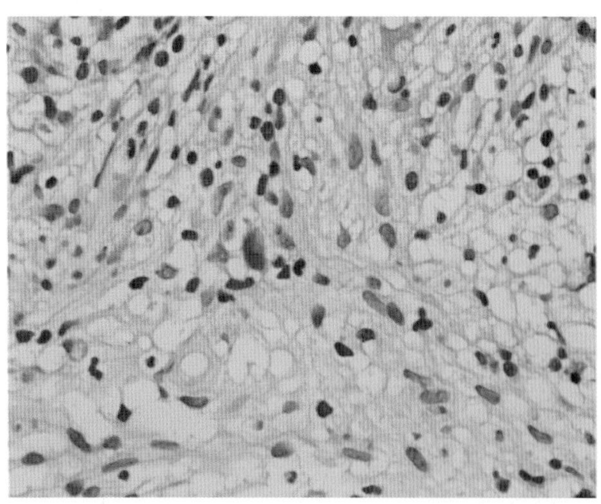

图 9-6-4 霍奇金淋巴瘤累及骨髓，混杂的细胞背景中可见单核 RS 细胞变异型

对于骨髓中的 HL 一般不做进一步亚型细分。因为组织样本小，以及淋巴结和骨髓病理组织学之间的差异，亚型分类并不可靠。HL 患者偶尔有一个或多个器官包括骨髓出现肉芽肿，但肉芽肿对于诊断 HL 是不充分的。无 HL 累及的骨髓区域也可以表现出其他非特异性的变化，包括中性粒细胞增生、嗜酸性粒细胞增多、浆细胞增多和巨核细胞增多。在与 AIDS 相关的病例中，未受 HL 累及的骨髓区域可能显示出明显的纤维增生。非霍奇金淋巴瘤，如间变性大细胞淋巴瘤，富于 T 细胞 / 组织细胞的 DLBCL，外周 T 细胞淋巴瘤累及骨髓均可能类似 HL。此外，HL 浸润也可能表现为肉芽肿样病变而被误认为良性病变。HL 必须与反应性的多样性的淋巴细胞组织细胞增生病变相鉴别，这是免疫缺陷疾病患者骨髓中常见的，如 AIDS。适当的免疫组织化学染色可加以区分。“非典型”细胞对 B 细胞和 T 细胞相关标记阴性，以及 CD45−、EMA−、ALK1−、CD30 + 和 CD15 +，支持 HL 的诊断（图 9-6-5）。在不确定的情况下，可能需要淋巴结或其他组织活检。

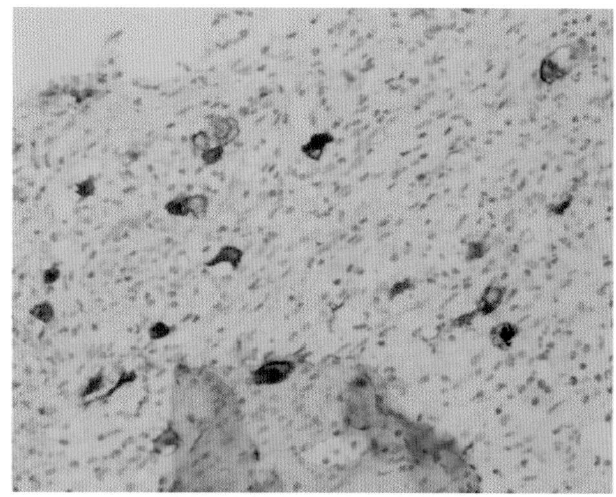

图 9-6-5 霍奇金淋巴瘤累及骨髓，肿瘤细胞 CD30 强阳性

（罗东兰）

参考文献

陈辉树 . 2010. 骨髓病理学 . 北京：人民军医出版社：180-187.

杜心怡，范磊，李建勇 . 2017. 边缘区淋巴瘤研究进展 . 白血病·淋巴瘤，26（1）：24-27.

胡建达，吕联煌，陈元仲，等 . 1999. 九例成人 T 淋巴细胞白血病的临床与实验研究 . 中华血液学杂志，（02）：16-18.

刘安琪，周蕾，李永辉，等 . 2016. 10 例 T 大颗粒淋巴细胞白血病的临床特征分析 . 中国实验血液学杂志，（3）：693-697.

潘成林，徐开林，李振宇 . 2017. T 大颗粒淋巴细胞白血病的临床研究进展 . 国际输血及血液学杂志，40（5）：432.

吴正军，郑晓云，杨小珠，等 . 2016. 经 HTLV-1 前病毒基因检测确诊的 12 例成人 T 细胞白血病 / 淋巴瘤临床特征及预后分析 . 中华血液学杂志，37（12）：1027-1032.

中国抗癌协会血液肿瘤专业委员会 . 2016. 中华医学会血液学分会白血病淋巴瘤学组 . 中国成人急性淋巴细胞白血病诊断、治疗指南 . 中华血液学杂志，37（10）：837-845.

中华医学会血液学分会，中国抗癌协会血液肿瘤专业委员会 . 2014. 中国 B 细胞慢性淋巴增殖性疾病诊断专家共识（2014 年版）. 中华血液学杂志，35（4）：367-370.

Andrew D，Leo I，William G，et al. 2016. T-cell large granular lymphocytic leukemia，Version 3. 2016，NCCN Clinical Practice Guidelines in Oncology. Journal of the national Comprehensive Cancer Network，14（9）：1067.

Arber DA，Orazi A，Hasserjian R，et al. 2016. The 2016 revision to the World Health Organization classification of myeloid neoplasms and acute leukemia. Blood，127（20）：2391-2405.

Jaffe ES，Lee N，Vardiman J W. 2013. 血液病理学 . 陈刚，李小秋主译 . 北京：北京科学技术出版社：473-501.

Jaffe ES，Arber DA，Campo E，et al. 2017. Hematopathology（Second Edition）. Holland：Elsevier Inc：473-506.

Jaffe ES，Harris NL，Vardiman JW，et al. 2011. Hematopathology（First Edition）. Holland：Elsevier Inc. 410-435.

Jayakar V，Cheung K，Yebra-Fernandez E，et al. 2017. The distinctive cytological features of T-cell prolymphocytic leukemia. Am J Hematol，92：830-832.

Laribi K，Lemaire P，Sandrini J，et al. 2017. Advances in the understanding and management of T-cell prolymphocytic leukemia. Oncotarget，8（61）：104664-104686.

López C，Bergmann AK，Paul U，et al. 2016. Genes encoding members of the JAK-STAT pathway or epigenetic regulators are recurrently mutated in T-cell prolymphocytic leukaemia. Br J Haematol，173：265-273.

Perez-Andreu V，Roberts KG，Xu H，et al. 2015. A genome-wide association study of susceptibility to acute lymphoblastic leukemia in adolescents and young adults. Blood，125：680-686.

Roberts KG，Li Y，Payne-Turner D，et al. 2014. Targetable kinase-activating lesions in Ph-like acute lymphoblastic leukemia. N Engl J Med，371：1005-1015.

Swerdlow SH，Campo E，Pileri SA，et al. 2016. The 2016 revision of the World Health Organization（WHO）classification of lymphoid neoplasms. Blood，127（20）：2375-2390.

Swerdlow SH，Campo E，Harris NL，et al. 2017. WHO Classification of Tumours of Haematopoietic and Lymphoid Tissue. 4th Edition. France：Lyon Press：243-257.

Swerdlow SH，Campo E，Harris NL，et al. 2008. WHO classification of tumours of haematopoietic and lymphoid Tissues. 4td edition. Lyon：IARC Press. 17-334.

Teras LR，Desantis CE，Cerhan JR，et al. 2016. US Lymphoid Malignancy Statistics by World Health Organization Subtypes. CA Cancer J Clin，66：443-459.

Wierda W G，Byrd JC，Abramson JS，et al. 2018. Hairy Cell Leukemia，Version 2，2018，NCCN Clinical Practice Gnidelines in Oncology. dournal of the National Comprehensive Cancer Network，15（11）：1414-1427.

第二篇 髓外淋巴组织肿瘤

第十章

前驱 B 和 T 细胞肿瘤

第一节　B 淋巴母细胞白血病 / 淋巴瘤，非特指型

一、定　　义

淋巴母细胞白血病 / 淋巴瘤（lymphoblastic leukemia/lymphoma，ALL/LBL）是一种来源于前驱淋巴细胞（淋巴母细胞）的肿瘤，B 淋巴母细胞白血病 / 淋巴瘤（B-ALL/LBL）即为来源于 B 细胞系的前驱淋巴细胞（淋巴母细胞）的肿瘤。当患者主要表现为淋巴结和结外组织 / 器官肿块，而骨髓和外周血侵犯较少（≤ 25%）（WHO 标准建议＜ 20%）或无侵犯时，诊断为 LBL；当表现为广泛骨髓和外周血侵犯时，诊断为 ALL。与髓系白血病不同，确立 ALL 诊断的母细胞比例下限并未达成共识；当母细胞比例小于 20% 时，应避免诊断为 ALL。目前无明确证据表明，当患者骨髓中淋巴母细胞小于 20% 时，对其治疗的结果会有影响。由于其二者在细胞生物学特征，如形态学、免疫表型、细胞和分子遗传学等，以及治疗策略和治疗转归上具有高度的一致性，目前认为两者是同一种疾病的两种表现模式。在修订的欧美淋巴瘤（REAL）分类和 WHO 淋巴系统肿瘤分型中，统一将其命名为前体淋巴母细胞白血病 / 淋巴瘤。然而二者在临床表现上有所不同，同时在上述生物学特征上也可能存在细微的差别。

2017 年《造血与淋巴系统肿瘤 WHO 分类》的更新中，将 B-ALL/LBL 分为 B-ALL/LBL，非特指型和伴重现性遗传学异常的 B-ALL/LBL。B-ALL/LBL，非特指型（B lymphoblastic leukemia/lymphoma，not otherwise specified，NOS）是不伴重现性遗传学异常的 B-ALL/LBL，是 B-ALL/LBL 中最常见的一个亚型；其他伴重现性遗传学异常的 B-ALL/LBL 为相对独立的亚型，常表现出独特的临床、免疫表型、预后或其他特征而使其能互相鉴别。

二、临床表现

LBL 是非霍奇金淋巴瘤（NHL）中的一种少见亚型，是儿童 NHL 的主要类型之一，约占儿童 NHL 病例的 1/3；而成人 LBL 的发生率占成人 NHL 小于 2%。美国 1978 ～ 1995 年的调查显示，人群中 LBL 的发病率在男性为 0.2/100 000，女性为 0.1/100 000。成人病例的中位年龄为 22 ～ 37 岁；但发病年龄呈双峰分布，分别为低于 20 岁和超过 50 岁。大多数报道中 LBL 男性发病率(61% ～ 75%) 高于女性。B-LBL 较为罕见，约占 LBL 的 10%，其余约 90% 为 T-LBL。

ALL 的临床表现通常是突发的，包括骨髓组织受白血病细胞浸润所引起的骨髓正常造血衰竭表现（如贫血、感染、出血等），以及白血病细胞的髓外浸润引起的异常（如淋巴结、肝脾大等）两大方面。症状可以表现比较隐匿，也可以呈急性，取决于骨髓被恶性细胞替代的程度和髓外浸润的范围；患者就医前的症状期平均约 6 周（可短于 1 周至长达 1 年）。B 症状常见但不显著；多伴骨、关节疼痛，少数患者还可表现为不对称关节炎、腰痛、广泛性骨质疏松或溶骨性损害等。这些表现在成人病例中更常见。约 50% 成人患者可见淋巴结、肝脾大。ALL 最突出的表现为骨髓和（或）

外周血中广泛性原始细胞侵犯，骨髓原始淋巴细胞中位值高达 80%；因此影响正常造血而导致的血细胞计数特别是血红蛋白和血小板计数明显降低；白细胞计数可正常、减低或增多，但 T-ALL 白细胞增多明显高于 B-ALL。与 AML 比较，起病情况及发热、出血、贫血等症状基本相似，但 ALL 的髓外浸润（如肝、脾、淋巴结和睾丸）及中枢神经系统白血病更常见。

B-LBL 常见受累部位为皮肤、软组织、骨和淋巴结，纵隔肿块少见。B-LBL 患者不伴白血病时常无症状，大多分期较早。骨髓和外周血也可受累，但骨髓中淋巴母细胞比例＜ 25%。

三、组织形态特点

（一）形态学

淋巴母细胞在涂片和印片上变化很大，从小细胞到大细胞均可见。小细胞胞质少，染色质致密，核仁不明显；大细胞胞质中等，呈浅蓝色至蓝灰色，偶有空泡，染色质弥散，核仁多而清楚。核圆形、不规则或扭曲。约 10% 病例可见大的嗜天青颗粒。部分病例中淋巴母细胞有伪足（手镜细胞，hand mirror cells）。第一个系统的 ALL 形态学分类为法国－美国－英国（FAB）系统，根据形态学特征将 ALL 分为 L1、L2 和 L3 三种类型。最常见的类型为 FAB L1 亚型，原始细胞（母细胞）小到中等大小，胞质量少，核染色质致密，核仁不明显或无核仁。FAB L2 亚型较为少见，细胞体积较 FAB L1 亚型大，常伴中等量灰白色、嗜碱性胞质，染色质细而弥散，核仁明显。FAB L3 亚型很少，母细胞体积大，丰富强嗜碱性胞质，偶有空泡，核染色质粗凝块，核仁变化大。大多数 L3 亚型者为 Burkitt 淋巴瘤；少数前驱 B 细胞肿瘤（特别是亚二倍体）也可呈现 L3 形态特征。

骨髓活检中，B-ALL 的淋巴母细胞相对一致，核呈圆形、椭圆形，带凹陷或扭曲，核膜不同程度卷曲。核仁可从不明显到显著。染色质细而分散，核分裂象变化较大，B-ALL 的核分裂数常不如 T-ALL 多。在淋巴结或其他组织中，淋巴结结构多完全破坏，伴被膜累及；B-ALL/LBL 的肿瘤细胞通常弥散分布，少数仅累及淋巴结副皮质区生发中心。软组织中浸润的细胞通常呈单行排列形式。核分裂象常较多，部分病例可见灶性“星空”现象。B 和 T 淋巴母细胞的形态学特征难以区别。

（二）细胞化学

细胞化学对 ALL 的诊断作用相对较小。淋巴母细胞不表达髓过氧化物酶（MPO）和苏丹黑 B（SBB）。若细胞内有颗粒，则可被 SBB 染色，呈浅灰色，但强度弱于髓系母细胞。淋巴母细胞 PAS 染色可呈阳性，常表现为粗大颗粒状；部分病例核周可出现 PAS+ 的晕。淋巴母细胞可呈 NSE 反应阳性，呈多灶点状或高尔基区分布模式，氯化钠可不同程度抑制 NSE。

四、免疫表型

B-ALL/LBL 的淋巴母细胞通常表达 B 细胞标记，如 CD19、胞质 CD79a 和胞质 CD22；但这些标记并无特异性，联合表达阳性或高表达支持诊断。多数病例 CD10、膜 CD22、CD24、PAX5 和 TdT 阳性；但在 t（4；11）（q21；q12）ALL 中，淋巴母细胞通常不表达 CD10 和 CD24。部分 CD20 和 CD34 表达阳性；CD45 多数阴性或弱表达。髓系相关抗原 CD13 和 CD33 可表达阳性，但表达这些髓系相关抗原不能排除前驱 B-ALL 的诊断。在组织切片，CD79a 和 PAX5 是最常用的 B 细胞分化抗原标记；但 CD79a 在许多 T-ALL 中也表达阳性，并非具有特异性。PAX5 认为是在组织切片中更敏感和特异的 B 系标记，但在伴随 t（8；21）（q22；q22.1）（*RUNX1-RUNX1T1* 融合基因）的 AML 和其他少见 AML 病例中可阳性。

前驱 B 原始淋巴细胞的分化程度与临床特征和遗传学改变有一定相关性。前驱 B-ALL 根据发育又分为 3 个阶段。①早期前体 B-ALL（Pro-B-ALL）：CD19、胞质 CD79af、胞质 CD22+ 和核 TdT+，不表达其他 B 细胞分化抗原。②普通 ALL（common ALL，cALL）：成人和儿童 ALL 中最常见的免疫表型是 CD10+（CD10 又称 cALL 抗原）。③前体 B-ALL：胞质 μ 链（cyt-μ）阳性，膜表面免疫球蛋白（Ig）一般阴性；膜表面 Ig– 是其重要的特征，但当出现阳性时也不能完全排除 B-ALL/LBL。成熟 B 细胞 ALL 表达单一轻链的膜 IgM 和 B 细胞相关抗原 CD19、CD22、CD20 及 CD10、BCL6（说明肿瘤细胞起源于生发中心）。CD5、CD23、TdT 阴性，BCL2 阴性，细胞形态多表现为 FAB 协作组分型中的 L3 型，几乎 100% 的瘤细胞 Ki67 阳性（提示高的分裂指数）（表 10-1-1）。

表 10-1-1 免疫表型及细胞分化阶段

亚型	主要细胞标志	ALL 频率	LBL 频率
B 细胞 ALL/LBL	HLA-DR+，TdT+，CD19+ 和（或）CD79+ 和（或）CD22+	80%～85%	常＜ 10%
早期前 B-ALL（pro-B）	CD10–，无其他分化标记		
普通型 B-ALL（common-B）	CD10+		
前 B-ALL（pre-B）	cy（胞质）IgM+		
成熟 B-ALL（mature-B）	cy（胞质）或 s（膜表面）κ 或 λ		

五、遗传学特征

几乎所有 B-ALL 均有克隆性 IGH 基因重排，约 70% 病例可见 TCR 重排。因而 IGH 和 TCR 重排对细胞来源系列分析并无特异性。

绝大多数患者均可见细胞遗传学异常，但多为非重现性的随机异常，如 6q 缺失、9p 缺失和 12p 缺失等，其预后意义尚不明确。某些遗传学改变的病例数过少，目前并未归为独立的亚型；但伴 t（17；19）（q22；p13.3）导致 *TCF3-HLF* 融合基因阳性的罕见 ALL 患者，其预后非常差。

B-ALL 可发生多种重现性细胞遗传学异常，表现为拷贝数改变或特定的突变。例如，PAX5 异常见于多种 B-ALL 亚型，可能是疾病发生的病理机制之一。一些患者伴发其他基因突变（如 RAS 家族致癌基因和 *IKZF1*），虽然目前未严格定义为重现性细胞遗传学异常亚型，但趋向于作为特殊的类型；需要更多的研究进一步揭示其临床特征、预后和治疗等。

六、诊断与鉴别诊断

据临床表现、血象和骨髓象，ALL 的诊断并不困难。随着检查方法的迅速发展和对其生物学特点认识的加深，ALL/LBL 的诊断分型经历了以细胞形态学为主，到免疫学、MIC（即细胞形态学、免疫学、细胞遗传学）、MICM 分型的转变。诊断的客观性、准确率明显提高；更重要的是，为判断预后、指导治疗及微量残留白血病的检测提供了依据。推荐采用 MICM 诊断模式，诊断分型采用 WHO 2016 标准。至少应进行细胞形态学、免疫表型检查，以保证 ALL/LBL 患者诊断的可靠性。

目前 LBL 的分期体系主要包括美国 St Jude 分期体系和 Ann Arbor 分期体系两大系统，其中 St Jude 分期体系更多应用于儿童 LBL，而 Ann Arbor 分期体系多用于成人 LBL。在现代的诊断检查中，初诊时 PET/CT 检查指导临床分期具有更重要的价值和作用。然而，临床分期和侵袭性淋巴瘤常用的国际预后指数（IPI）评分对于 LBL 的预后意义并不明确。除外 BFM-90 方案，目前 LBL 的治疗并未根据临床分期而选择不同的方案，而无论Ⅰ～Ⅳ期患者均应视为全身性疾病，建议采用 ALL 强烈化疗方案治疗。

本病应与下述疾病相鉴别。

1. 再生障碍性贫血（AA） 少部分 ALL 患者在发生 ALL 前，有一段时间出现全血细胞减少，此时应注意与 AA 相鉴别。部分 ALL 病例对糖皮质激素极其敏感，如诊断前予地塞米松等糖皮质激素治疗，外周血可出现全血细胞减少，骨髓象可表现为增生低下。因此，在获得检查所需标本前慎用糖皮质激素。

2. 急性混合型白血病（mixed acute leukemia，MAL） 成人 ALL 伴髓系表面标志表达并不罕见，尤其是 Ph+ALL 更是如此。ALL 细胞可以表达 CD13 和（或）CD33，这种情况称为“ALL 伴髓系表达”。MAL 是指急性白血病中 2 系 /2 系以上共同受累的一组疾病，常见淋系和髓系。“ALL 伴髓系表达”需要与 MAL 相鉴别，鉴别的意义在于选择 ALL 还是 AML 的治疗方案。鉴别主要依据免疫表型（表 10-1-2，表 10-1-3）。

表 10-1-2 诊断急性混合型白血病的 WHO 2008 标准

· 髓系
髓过氧化物酶（流式、免疫组化或细胞化学）或
单核细胞分化（至少具备以下两项：NSE、CD11c、CD14、CD64、溶菌酶）
· T 细胞系
胞质 CD3（CyCD3，流式或免疫组化）或
膜 CD3（混合型急性白血病中少见）
· B 细胞系（需要多种抗原）
（1）CD19 强表达。另外，CD79a、CyCD22、CD10 至少一种强阳性或
（2）CD19 弱表达，CD79a、CyCD22、CD10 至少两种强阳性

表 10-1-3 EGIL 诊断混合表型急性白血病的积分系统（EGIL，1998）

积分	B 淋巴细胞系	T 淋巴细胞系	髓系
2	cCD79a	c/mCD3	MPO
	cIgM、cCD22	抗 TCR	
1	CD19	CD2	CD117
	CD20	CD5	CD13
	CD10	CD8	CD33
		CD10	CD65
0.5	TDT	TDT	CD14
	CD24	CD7	CD15
		CD1a	CD64

注：每一系列＞ 2 分才可以诊断。

3. 儿童 LBL 应与 Burkitt 淋巴瘤相鉴别，而成人 LBL 需与套细胞淋巴瘤的母细胞变异型鉴别。结合早期标志如 TdT/CD34 等容易鉴别上述淋巴瘤亚型。

七、预　　后

儿童 ALL 的预后较好，而成人 ALL 预后较差。B-ALL 预后可能优于 T-ALL。儿童 B-ALL 完全缓解率＞ 95%，约 80% 可治愈。大多数成人患者的治疗策略由儿童 ALL 的成功治疗方案调整而来，虽然完全缓解率也可达到 80% ～ 90%，但治愈率＜ 50%。青少年和年轻成人患者通过采用更高强度和密度的“儿童样”治疗方案提高疗效。

年龄（婴幼儿和年龄大）、白细胞计数、免疫表型、细胞和分子遗传学、治疗反应和微小残留病（minimal residual disease，MRD）状态等与预后密切相关；其中细胞和分子遗传学、治疗反应及 MRD 水平等具有独立的预后价值。诊断时合并中枢神经系统白血病（CNSL）影响预后，同时患者需要进行针对 CNSL 的特别治疗。随着二代基因测序的临床应用，在 B-ALL，非特指型中发现部分患者具有类似于 BCR-ABL1 的酪氨酸激酶家族基因突变，这部分患者常规治疗预后差，目前被定义为类 Ph 阳性 B-ALL，联合应用伊马替尼或 JAK 抑制剂等酪氨酸激酶抑制剂可能提高其疗效（详见第二节）。

B-LBL 的治疗策略同 B-ALL。LBL 尚无较准确的预后模型。B-LBL 的预后相对优于 B-ALL；同时类似于 B-ALL，儿童患者的疗效优于成人。

第二节　B 淋巴母细胞白血病 / 淋巴瘤伴重现性染色体异常

一、定　　义

淋巴母细胞白血病 / 淋巴瘤（lymphoblastic leukemia/lymphoma，ALL/LBL）是一种定向于前体淋巴细胞（淋巴母细胞）的肿瘤，B-ALL/LBL 即为定向于 B 细胞系的前体淋巴细胞（淋巴母细胞）的肿瘤。2017 年《造血与淋巴组织肿瘤 WHO 分类》的更新中，将 B-ALL/LBL 分为 B-ALL/LBL，非特指型和 B-ALL/LBL 伴重现性遗传学异常，同时增加了 *BCR-ABL1* 样 B 淋巴细胞白血病 / 淋巴瘤和伴 iAMP21 的 B 淋巴细胞白血病 / 淋巴瘤两个暂定建议分类（表 10-2-1）。B-ALL/LBL 伴重现性遗传学异常包括平衡易位和染色体数目异常，许多非随机的染色体异常并未包含于此；这些亚型具有独特的临床或表型特征，其作为生物学标志具有独立的预后价值（表 10-2-2）。

表 10-2-1 WHO 2017 B 淋巴细胞白血病 / 淋巴瘤诊断分类

1. B 淋巴细胞白血病 / 淋巴瘤非特指型（NOS）
2. 伴重现性遗传学异常的 B 淋巴细胞白血病 / 淋巴瘤
　伴 t（9；22）（q34.1；q11.2）；*BCR-ABL1* 的原始 B 淋巴细胞白血病 / 淋巴瘤
　伴 t（v；11q23.3）；*KMT2A* 重排的原始 B 淋巴细胞白血病 / 淋巴瘤
　伴 t（12；21）（p13.2；q22.1）；*ETV6-RUNX1* 的原始 B 淋巴细胞白血病 / 淋巴瘤

续表

伴超二倍体的原始 B 淋巴细胞白血病 / 淋巴瘤
伴亚二倍体的原始 B 淋巴细胞白血病 / 淋巴瘤
伴 t（5；14）（q31.1；q32.3）；*IL3-IGH* 的原始 B 淋巴细胞白血病 / 淋巴瘤
伴 t（1；19）（q23；p13.3）；*TCF3-PBX1* 的原始 B 淋巴细胞白血病 / 淋巴瘤
3. BCR-ABL1 样 B 淋巴细胞白血病 / 淋巴瘤
伴 iAMP21 的 B 淋巴细胞白血病 / 淋巴瘤

表 10-2-2　遗传学异常在儿童和成人 ALL 患者中的发生率和预后

细胞遗传学异常	发生率（%）			预后
	婴儿（＜1岁）	儿童（2～18岁）	成人（＞18岁）	
t（4；11）（q21；q23）*MLL-AF4*	50～85	2～20	10	差
t（12；21）（p13；q22）*ETV6-RUNX1*	极少	15～12	2	良好
ETV6-RUNX1 样	极少	6	极少	良好
t（1；19）（q23；p13）*E2A-PBX1*	极少	2～6	3	良好
t（9；22）（q34；q11.2）*BCR-ABL1*	极少	1～3	25	差
BCR-ABL1 样	极少	15～20	30～40	差
DUX4 重排	极少	8	极少	良好
超二倍体	极少	20～30	7	良好
亚二倍体	极少	1～2	2	差
4 和 10 号染色体三体	极少	20～25	极少	非常好
iAMP21	极少	2～3	11	差

二、各亚型特征

（一）B 淋巴母细胞白血病 / 淋巴瘤伴 t（9；22）（q34；q11.2）；*BCR-ABL1*

1. 定义　B 淋巴母细胞白血病 / 淋巴瘤伴 t（9；22）（q34；q11.2）是一种起源于 B 细胞系的前体淋巴细胞（淋巴母细胞）的肿瘤，发生 22 号染色体上 *BCR* 基因和 9 号染色体上 *ABL1* 基因的易位。

2. 临床表现　*BCR-ABL1* 相关（“Ph+”）性 ALL 成人明显多于儿童，约占成人 ALL 的 25%，仅占儿童 ALL 的 2%～4%。多数 Ph+B-ALL 儿童属于高危患者，如年龄较大和白细胞计数增高。虽然伴 t（9；22）的 B-ALL 患者可有器官受累，但淋巴瘤的表现少见。临床表现总体上与其他类型的 B-ALL 相似。

3. 组织形态特点　无独特的形态学和细胞化学特征。

4. 免疫表型　伴 t（9；22）的 B-ALL 呈 CD10+、CD19+ 和 TdT+。通常表达髓系相关抗原 CD13 和 CD33，而不表达 CD117。至少在成人，CD25 与伴 t（9；22）的 B-ALL 密切相关。极少的 t（9；22）ALL 表达前体 T 细胞表型。

5. 遗传学特征　t（9；22）导致 22q11.2 上的 *BCR* 基因和 9q34 上的胞质酪氨酸激酶基因 *ABL1* 发生融合，从而产生 BCR-ABL1 融合蛋白。儿童病例中多数产生 p190kd 的 BCR-ABL1 融合蛋白，约 1/2 的成人患者产生 p210kd 的融合蛋白（通常见于 CML）。少数患者 p190kd 和 p210kd 两种融合蛋白可同时存在。两种不同融合蛋白的患者在临床上无明显差异。t（9；22）ALL 还可与其他遗传学异常同时存在，对预后可能产生影响，但其临床特点主要与 t（9；22）相关。

6. 预后　无论儿童或成人病例，t（9；22）ALL 都是 B-ALL 中预后最差的类型。成人 ALL 预后相对较差的部分原因可能是 t（9；22）的发生率高。酪氨酸激酶抑制剂（TKIs）引入 Ph+ALL 的治疗显著改善了其疗效，近 95% 的患者达到完全缓解，3 年生存率可达 55%。这种新的治疗方式，不仅为完全缓解期患者提供了接受异基因造血干细胞移植（Allo-HSCT）的机会，也有助于延长不能移植患者的长期缓解。虽然在 Ph+ALL 治疗的某些策略上已经逐步达成共识，但目前对如何选择最适合的诱导和巩固治疗，怎样减少 Allo-HSCT 移植相关毒性，移植后如何正确使用 BCR-ABL 监测疗效和使用 TKIs，对不能移植患者的最有效的治疗方案是什么，以及多种方法和途径联合治疗 Ph+ALL 的可能性等诸多问题上仍然存在争论和可探索的领域。

（二）B 淋巴母细胞白血病 / 淋巴瘤伴 t（v；11q23.3）；*MLL*（*KMT2A*）重排

1. 定义　淋巴母细胞伴有位于 11q23.3 上的 *KMT2A*（或称为 *MLL*）与多种融合伙伴基因发生易位。本组疾病不包括伴有 11q23 缺失而不存在 *KMT2A*（*MLL*）重排的白血病。

2. 临床表现 伴 MLL 重排的 ALL 是< 1 岁婴儿的最常见的白血病。年龄较大的儿童不常见。进入成年期后，发病率开始升高。

患者典型表现为白细胞计数明显升高，通常> 100×10^9/L。诊断时中枢神经系统（CNS）受累的比例较高。器官受累可见，但单纯以淋巴瘤为表现者并不常见。

伴 MLL 易位的白血病的病因不清。这种易位可能发生于胚胎发育期（in utero），从易位发生到发展为白血病的潜伏期较短。其理论证据包括该白血病通常发生于较小的婴儿，这种易位在新生儿血样中已有检出，在随后较短时间即发生白血病。

3. 组织形态特点 与其他类型 ALL 相比，无独特的形态学和细胞化学。

4. 免疫表型 伴 MLL 重排的 ALL，尤其是 t(4; 11)ALL 表现为典型的 pro-B 细胞的免疫表型，即 CD19+、CD10–、CD24–，而 CD15+。表达神经 – 胶质抗原 2（NG2）同源物硫酸软骨素蛋白聚糖（CSPG4），具有相对特异性。在一些伴 MLL 重排的白血病病例中，可以识别出淋巴母细胞和单核母细胞两种不同细胞群，并可通过免疫表型加以证实，这样的病例应属于 B 细胞 / 髓系白血病。

5. 遗传学特征 位于染色体 11q23.3 上的 *MLL* 基因有超过 100 种伙伴融合基因。其易位可通过常规核型或 FISH KMT2A 分离探针检测发现。PCR 方法可检测大多数伙伴融合基因，但阴性结果并不能除外其他的伙伴基因。最常见的伙伴基因是位于染色体 4q21 上的 *AF4*（*AFF1*）基因，其他常见的伙伴基因包括位于 19p13 的 *ENL*（*MLLT1*）基因和位于 9p22 上的 *AF9*（*MLLT3*）基因。*MLL-ENL* 融合基因也常见于 T-ALL 中。而 *MLL* 和 *AF9* 的融合，更多见于 AML。伴 *MLL* 易位的白血病通常与 *FLT3* 过表达有关。伴 11q23 缺失的病例不包括在该亚型白血病中，因为它们有不同的临床、免疫表型或预后特征。

6. 预后 伴 *MLL-AF4* 易位的白血病预后差。推荐早期进行 Allo-SCT 治疗。伴有其他易位的白血病是否与 *MLL-AF4* 重排者预后同样差尚存在争论。伴 *MLL* 易位的婴儿患者，特别是年龄< 6 个月者，预后尤其差。

（三）B 淋巴母细胞白血病 / 淋巴瘤伴 t（12; 21）（p13; q22）; *TEL-AML1*（*EVT6-RUNX1*）

1. 定义 为母细胞获得 12 号染色体上的 *EVT6*（又称为 *TEL*）和 21 号染色体上的 *RUNX1*（或称为 *AML1*）易位。

2. 临床表现 此类白血病儿童常见，约占 B-ALL 的 25%。婴儿中未见，在年长儿童中发生率降低，而成人则罕见。临床特点与其他类型 ALL 相似。

3. 组织形态特点 形态学和细胞化学可与其他类型 ALL 无独特区别。

4. 免疫表型 母细胞表达 CD19+、CD10+，通常 CD34+；其他相对特异性的表型特征包括几乎不表达或完全不表达 CD9、CD20 和 CD66。通常表达髓系相关抗原，特别是 CD13；但并不提示混合表型急性白血病。

5. 遗传学特征 此类白血病具有独特的基因表达特征，t（12；21）（p13；q22）；*EVT6-RUNX1* 易位导致一种融合蛋白的形成，这种融合蛋白可能通过显性负向调节的方式干扰转录因子 RUNX1 的正常功能。对新生儿血样的研究显示，多年后发生白血病的儿童中，在新生儿时期便存在此易位。因而，*EVT6-RUNX1* 易位被认为是白血病发生中的一个早期事件。有证据表明，这种易位对于白血病的发生是必要的，但白血病发生并不仅与其有关。

6. 预后 伴 *TEL-AML1* 易位的 B-ALL 预后较好，90% 以上的儿童可以治愈，特别是同时具有其他低危因素的儿童患者。复发通常比其他类型 ALL 晚得多。因为此易位是一个早期事件，因此有人提出，一些晚期的复发源于持续存在的“前白血病”克隆。在最初的白血病克隆被清除后，这些 *TEL-AML1* 易位的“前白血病”克隆发生了附加的遗传学改变。具有如年龄超过 10 岁或白细胞计数高等不良预后因素的患者预后不良，但与其他具有此类不良预后因子类型的患儿相比，仍然是一组预后良好的疾病。

（四）B 淋巴母细胞白血病 / 淋巴瘤伴超二倍体

1. 定义 该亚型母细胞的染色体数目> 50 条，但通常< 66 条，而且没有易位或其他染色体结构

的改变。关于是否应该将特定染色体的增加，而非染色体的特定数目归入定义的范畴，目前仍有争议。

2. 临床表现　此类白血病儿童常见，约占 B-ALL 的 25%。婴儿中未见，在年长儿童中发生率降低，而成人则罕见。临床表现与其他类型 ALL 相似。

3. 组织形态特点　形态学和细胞化学特征与其他类型 ALL 相似。

4. 免疫表型　母细胞 CD19+、CD10+，并表达 B-ALL 的其他标志性抗原。多数病例 CD34+，通常 CD45–。

5. 遗传学特征　虽然超二倍体 T-ALL 患者具有近四倍体核型，但不应属于本组范畴。超二倍体 B-ALL/LBL 存在染色体数目的增加，通常没有染色体结构的异常。额外增加拷贝的染色体不是随机的，最常见的是 21、X、14 和 4 号染色体，最少见的是 1、2、3 号染色体。超二倍体 B-ALL 可以通过传统染色体核型、FISH 或流式细胞 DNA 指数来检测。一些通过传统染色体核型检测为超二倍体 ALL 的病例，可能实际上是经历了核内复制而染色体数目加倍的亚二倍体 ALL。对于预后的判断，特定染色体的三倍体可能比实际染色体数目更重要。同时存在 4、10 号染色体三体者预后最好。

6. 预后　超二倍体 B-ALL 预后较好，90% 以上的儿童可以治愈，尤其是低危患者。年龄较大或白细胞计数高等不良因素可以影响其预后，但较无此异常的其他类型患者，预后仍较良好。成人患者罕见，因而其对成人患者的预后意义尚不明确。

（五）B 淋巴母细胞白血病 / 淋巴瘤伴亚二倍体

1. 定义　此亚型母细胞的染色体数目＜46 条。更严格的定义是染色体数目＜45 条，甚至＜44 条，此定义可以更精确地反映这一亚型的临床病理特点。常分为三个亚组：①近半倍体（23 ～ 29 条染色体）；②低亚二倍体（33 ～ 39 条染色体）；③高亚二倍体（40 ～ 43 条染色体）。有的学者将近二倍体（44 ～ 45 条染色体）分为第四亚组，但此类患者并非预后不良。

2. 临床表现　亚二倍体 ALL 约占 B-ALL 的 5%，但若将定义限定为染色体数目＜ 45 条，其发生率仅约 1%。近单倍体 ALL（23 ～ 29 条染色体）几乎仅限于儿童，但亚二倍体 ALL 在儿童和成人均可发生。临床特点与其他 ALL 无区别。

3. 组织形态特点　形态学和细胞化学特征与其他类型 ALL 相似。

4. 免疫表型　母细胞表达前 B 细胞表型，CD19+、CD10+，但无其他独特的表型特征。

5. 遗传学特征　如定义所述，患者均出现 1 条或多条染色体丢失，染色体数目从 45 条到近单倍体不等。剩余的染色体可出现结构异常，但无特征性的异常。在近单倍体病例中，结构异常少见。采用传统染色体核型分析可能漏诊近单倍体或低亚二倍体 B-ALL，因亚二倍体克隆可核内复制使染色体数目加倍，形成近二倍体或超二倍体核型。流式细胞计数一般可检测出 DNA 指数＜ 1.0 的克隆，尽管其可能是一个较小的细胞群。FISH 也可检测到染色体亚二倍体的细胞；如果核型分析和 FISH 结果出现染色体数目不一致，应考虑亚二倍体诊断的可能。多种亚二倍体亚组与特定的基因异常相关。近单倍体通常存在 RAS 或络氨酸激酶受体突变。低亚二倍体是最独特的亚组，大多数病例出现 *TP53* 和（或）*RB1* 的失活性突变。一些患者的 *TP53* 突变为胚系突变，提示 Li-Fraumeri 综合征。高亚二倍体患者不发生这些基因异常，也未发现其他特异的基因改变。

6. 预后　该亚型患者预后差，其预后与染色体数目相关。44 ～ 45 条染色体者预后相对好，近单倍体患者预后最差。有研究结果显示，即使治疗后微小残留病（MRD）阴性，亚二倍体 B-ALL 的预后也相当差。

（六）B 淋巴母细胞白血病 / 淋巴瘤伴 t（5；14）（q31.1；q32）；*IGH/IL3*

1. 定义　淋巴母细胞肿瘤存在 *IL3* 基因和 *IGH* 基因的易位，从而导致不同程度的嗜酸性粒细胞增多。即使骨髓母细胞计数不高，也可根据免疫表型和遗传学表现而确诊。

2. 临床表现　本型是一种罕见亚型，在 ALL 中占比小于 1%，儿童和成人均可发生。临床特点与其他类型 ALL 相似，或患者仅表现为无症状的嗜酸性粒细胞增高，甚至外周血无原始母细胞。

3. 组织形态特点 该亚型中母细胞具有典型的淋巴母细胞形态，而循环中嗜酸性粒细胞增多。这些嗜酸性粒细胞是反应性细胞群，而不是白血病克隆性细胞。

4. 免疫表型 母细胞免疫表型表达 CD19+、CD10+。在嗜酸性粒细胞增多的患者中，发现少量具有该表型的母细胞，应考虑该亚型 B-ALL 的诊断。

5. 遗传学特征 遗传学异常为 5 号染色体上的 *IL3* 基因和 14 号染色体上的 *IGH* 基因重排，导致 *IL3* 基因过表达，循环嗜酸性粒细胞增多。可通过传统染色体核型分析检测，也可通过 FISH 检测。

6. 预后 因确诊病例少，目前其预后意义尚不清楚。诊断时母细胞比例是否与预后相关并不明确。

（七）B 淋巴母细胞白血病 / 淋巴瘤伴 t（1；19）（q23；p13.3）；*E2A*（*TCF3*）*-PBX1*

1. 定义 B 淋巴母细胞肿瘤存在 *E2A*（又称为 *TCF3*）基因和 *IGH* 基因的易位。

2. 临床表现 该型 B-ALL 儿童患者相对多见，约占 B-ALL 的 6%；成人发病率低于儿童。临床特点与其他类型 ALL 无异。

3. 组织形态特点 形态和细胞化学与其他类型 ALL 相似。

4. 免疫表型 免疫表型表达 CD19+、CD10+ 及胞质 μ（Cytμ）链 +。当 CD9 强表达，且不表达 CD34 时，即使未检测到 Cytμ，也应疑诊该型白血病。

5. 遗传学特征 *E2A-PBX1* 易位产生融合蛋白，作为转录激活物具有致癌作用，同时干扰由 *E2A* 和 *PBX1* 编码的转录因子的正常功能。功能性融合基因存在于 19 号染色体上，在一些病例中可能衍生 1 号染色体的丢失，从而导致不平衡易位。基因表达谱研究显示，该类疾病具有独特的特征。极少的病例中出现另一种 *E2A* 基因的易位，即 t（17；19）；这种易位涉及 17 号染色体上的 *HLF* 基因，预后不良。部分患者，主要是超二倍体的患者，核型检查发现 t（1；19）但并非累及 *E2A* 和 *PBX1*，不能包含在此类疾病中，应予以鉴别。

6. 早期研究显示 *E2A-PBX1* 患者预后不良，但通过现代强化治疗克服了其对预后的不良影响。该类患者 CNS 复发的风险增高。目前多数治疗方案中不再强调证实存在 *E2A-PBX1* 易位；因而尽管其存在独特的免疫表型和遗传学特征，将来是否仍然作为一种独立的亚型尚存在争议。

（八）*BCR-ABL1* 样 B 淋巴母细胞白血病 / 淋巴瘤

1. 定义 *BCR-ABL1* 样（或 Ph 样）B 淋巴母细胞白血病 / 淋巴瘤是近年来新提出和认识的一类预后不良的前体 B-ALL 类型，2009 年在儿童 ALL 中首先提出。虽未检测到 Ph 染色体和（或）*BCR-ABL1* 融合基因，但和 Ph 阳性和（或）*BCR-ABL1* 阳性 B-ALL 患者具有相似的基因表达谱。其共同特征是涉及其他酪氨酸激酶的易位，包括 *CRLF2* 易位或 *EPOR*（EPO 受体）截短重排、激活等（少见）。

2. 临床表现 *BCR-ABL1* 样 B-ALL 随着年龄的增长发病率增高。在对 1725 例儿童、青少年、成人 ALL 测序的研究中，Mullighan 研究团队发现，Ph 样 B-ALL 的发病率在儿童标危组、高危组患者中分别为 10.8% 和 13.7%，低于青少年和成人 ALL 的 21.1%、27.3%。唐氏综合征儿童患者中 *CRLF2* 易位的发生率很高。这些基因异常的发病率在不同人种中也存在差异。*IGH/CRLF2* 易位更常见于西班牙裔和中北美洲地区的患者。

BCR-ABL1 样 B-ALL 的临床特征与其他类型的 ALL 类似，发病时高白细胞计数更常见。

3. 组织形态特点 其形态学或细胞化学与其他类型 ALL 一致。

4. 免疫表型 母细胞常表达 CD19 和 CD10 表型。*CRLF2* 异位患者的细胞表面抗原的表达强度很高，有助于筛查。

5. 遗传学特征 *BCR-ABL1* 样 B-ALL 存在多种类型的染色体重组，包含不同的基因及其伙伴基因。约一半的患者存在 *CRLF2* 基因重排，常表现为位于 Xp22.3 和 Yp11.3 的 *PAR1* 基因家族发生中间缺失，使得 *CRLF2* 与 *P2RY8* 基因的启动子并置而形成融合；另一个常见的融合伙伴基因

是 *IGH*。*IGH* 易位还涉及 *EPOR*。已报道的涉及酪氨酸激酶突变的易位可累及 *ABL1*（伙伴基因并非 *BCR*）、*ABL2*、*PDGFRB*、*NTRK3*、*TYK2*、*CSF1R*、*JAK2* 等，形成 30 余种伙伴基因。激酶突变的易位很少同时并存 *CRLF2* 重排。半数以上的 *CRLF2* 重排与 *JAK2* 或 *JAK1* 基因突变并存。许多 *BCR-ABL1* 样 B-ALL 尚可发现与白血病发病密切相关的其他缺失或突变，如 *IKZF1* 或 *CDKN2A/B* 缺失。

6. 预后　*BCR-ABL1* 样 B-ALL 无论在儿童或成人患者中均预后不良，特别是成人患者。体外试验显示，*ABL1*、*ABL2*、*PDGFRB* 和 *CSF1R* 等激酶突变对第二代酪氨酸抑制剂（TKIs）达沙替尼敏感，而 *CRLF2*、*EPOR*、*JAK2*、*TSLP* 和 *TYK2* 等对 JAK2 抑制剂芦可替尼敏感，已在临床试验进一步验证，有望成为提高疗效的靶向治疗方法（表 10-2-3）。

表 10-2-3　Ph 样 ALL 的激酶重排和治疗靶点

激酶	酪氨酸激酶抑制剂	伙伴基因数目	伙伴融合基因
ABL1	达沙替尼	12	*CENPC*、*ETV6*、*FOXP1*、*LSM14*、*NUP214*、*NUP153*、*RCSD1*、*RANBP2*、*SNX2*、*SFPQ*、*SPTAN1*、*ZMIZ1*
ABL2	达沙替尼	3	*PAG1*、*RCSD1*、*ZC3HAV1*
CSF1R	达沙替尼	3	*SSBP2*、*MEF2D*、*TBL1XR1*
PDGFRB	达沙替尼	7	*ATF7IP*、*EBF1*、*ETV6*、*SSBP2*、*TNIP1*、*ZEB2*、*ZMYND8*
PDGFRA	达沙替尼	1	*FIP1L1*
CRLF2	JAK2 抑制剂	2	*IGH*、*P2RY8*
JAK2	JAK2 抑制剂 r	19	*ATF7IP*、*BCR*、*EBF1*、*ETV6*、*PAX5*、*PCM1*、*PPFIBP1*、*RFX3*、*SSBP2*、*STRN3*、*TERF2*、*TPR*、*USP25*、*ZNF274*、*GOLGA5*、*SMU1*、*HMBOX1*、*SNX29*、*ZNF340*
EPOR	JAK2 抑制剂	4	*IGH*、*IGK*、*LAIR1*、*THADA*
TSLP	JAK2 抑制剂 r	1	*IQGAP2*
DGKH	未知	1	*ZFAND3*
IL2RB	JAK1/JAK3 抑制剂	1	*MYH9*
NTRK3	克唑替尼	1	*ETV6*
PTK2B	FAK 抑制剂	3	*KDM6A*、*STAG2*、*TMEM2*
TYK2	TYK2 抑制剂	3	*MYB*、*SMARCA4*、*ZNF340*
FLT3	FLT3 抑制剂	1	*ZMYM2*
FGFR1	索拉非尼 / 达沙替尼	1	*BCR*
BLNK	SYK/MEKi	1	*DNTT*

（九）伴 21 号染色体内部扩增的 B-ALL/LBL

1. 定义　伴 21 号染色体内部扩增（with intrachromosomal amplification of chromosome 21，iAMP21）的 B-ALL/LBL 是一种少见类型的 B-ALL/LBL。患者 21 号染色体部分扩增（采用 RUNX1 探针，FISH 方法可发现 5 个或 5 个以上的基因拷贝）或分裂中期细胞的一条染色体上有≥ 3 个拷贝。

2. 临床表现　iAMP21 的 B-ALL/LBL 占儿童 ALL 的 2%，特别是年龄稍长的患儿；成人患者的发病率尚不清楚。其中位年龄为 9 岁（2 ～ 30 岁），男性和女性患者发病率相当。临床上常见低白细胞计数。

3. 组织形态和免疫表型特点　其形态、细胞化学和免疫表型与其他 B-ALL/LBL 无差异。

4. 遗传学特征　此亚型的病因学尚不清楚。研究发现，携带少见的罗宾逊易位 rob（15；21）（q10；q10）c 的个体中发生此白血病的概率增加约 3000 倍。唐氏综合征的患儿发生率为非唐氏综合征者的 15 倍。应用 *ETV6-RUNXI* FISH 探针检测可发现该亚型。虽然是扩增边缘区的一部分，但其发病机制中并不包含 *RUNXI*。仅约 20% 的病例 iAMP21 为孤立的遗传学异常，其余的患者常发生其他遗传学异常。常见的异常包括 X、10 或 14 号染色体扩增，或 7 号染色体单体 /7q 缺失、11q 缺失（包括 *ATM* 和 *MLL* 基因 *P2RY8-CRLF2*），以及 *ETV6* 和 *RB1* 缺失。*ETV6* 和 *RB1* 缺失及 *CRLF2* 也可见于其他类型 ALL，但其在该类白血病中的作用尚不明了。

5. 预后　若采用标危儿童 ALL 的治疗方案，iAMP21 的 B-ALL/LBL 预后差。不考虑其他危险因素，将 iAMP21 的 B-ALL/LBL 归入高危患者并采用高危儿童 ALL 的方案治疗，儿童肿瘤协作组（COG）和英国（UK）的研究均显示此法克服了其对预后的不良影响。

（邹德慧）

第三节 T淋巴母细胞淋巴瘤/白血病

一、定 义

T淋巴母细胞淋巴瘤/白血病（T-lymphoblastic leukemia/lymphoma，T-LBL）是克隆性造血干细胞肿瘤，特征为不成熟T细胞表型。具有高度侵袭性。T淋巴母细胞淋巴瘤和白血病是同一病变谱系的两端，但具有明确的基因表达谱差异。总体上80%～90%的淋巴母细胞淋巴瘤是T细胞表型，形态学由大小不一、染色质细腻而分散、核仁不清晰的母细胞构成。与B细胞病变相比，T淋巴母细胞肿瘤的母细胞大小和核形态具有更大的异质性，二者的区别更多依据病理学而非生物学差异。

二、临床表现

本病最常发生于青少年和年轻人，但任何年龄均可发病，男女比例为2∶1，T-ALL患者表现为典型高荷瘤状态，包括外周血白细胞计数增高（＞50 000/μl），表现出B症状和乳酸脱氢酶水平升高。大多数患者由于纵隔肿物而表现为呼吸困难，食管受压致吞咽困难，常伴有上腔静脉阻塞症状，胸腔积液及锁骨上淋巴结肿大。尽管T-ALL患者较少出现白细胞减少，与B-ALL患者相似，常表现为贫血、全血细胞减少、器官增大和骨痛。85%以上患者出现症状时即为进展期（Ⅲ期或Ⅳ期），易发生骨髓和中枢神经系统播散。

患者出现纵隔肿块高度提示T-ALL，及时诊断、及时治疗可阻止肿瘤迅速生长，采用ALL的强化化疗可达到临床治愈，儿童生存率可达80%～90%，成人生存率可达60%左右。伴有组织和外周血嗜酸性粒细胞增多的T淋巴母细胞淋巴瘤之后可发生AML、骨髓增生异常综合征及髓系增生。这种少见而高度侵袭性的综合征具有独特的染色体易位t（8；13）（p11：q11），可检测出*FGFR1*/*ZNF198*融合基因。

三、组织形态特点

细胞学：淋巴母细胞可以是核质比高、染色质相对致密，核仁不清晰的、小的、圆的母细胞，也可以是具有中等量灰蓝色到蓝色胞质、核形态不规则、染色质分散、核仁清晰且多少不等的大细胞，偶尔可见胞质空泡，典型的母细胞具有更异质的细胞学特征和扭曲的核形，部分病例核扭曲非常明显，而被称作曲核变异型。组织学：淋巴结结构可完全或部分消失，肿瘤细胞浸润周围组织常呈单行排列，有时可呈结节状的假滤泡结构（图10-3-1A～图10-3-1C）。肿瘤细胞中等大小，弥漫致密单一形浸润，核仁不明显，核分裂计数高，核呈圆形或脑回状，脑回状核显示深的折叠，总体保持圆形轮廓，胞质稀少，细胞核密集，细胞大小略有差异，多核瘤细胞少见，可见散在的着色体巨噬细胞，呈“星空”现象。

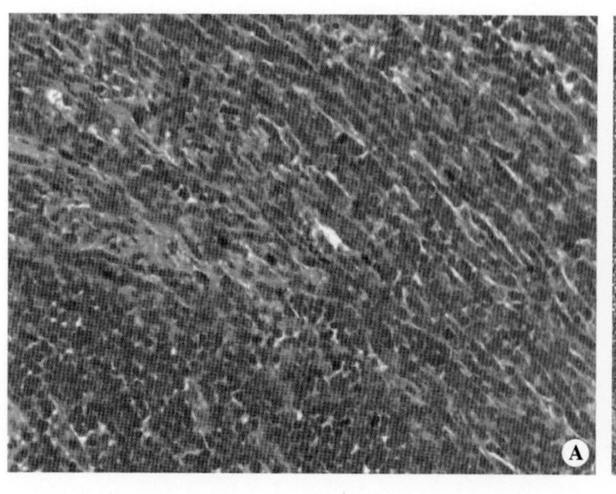

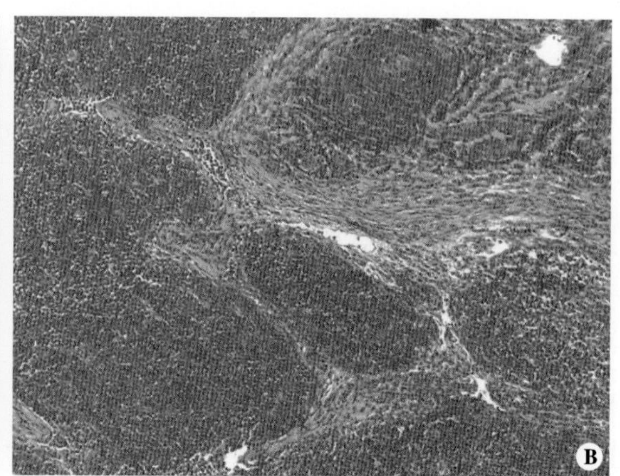

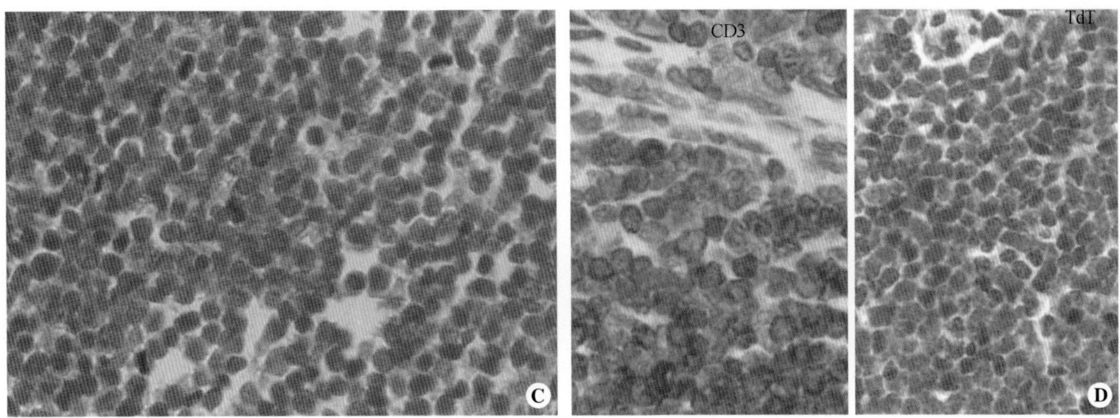

图 10-3-1　T 淋巴母细胞淋巴瘤，当这种淋巴瘤浸润淋巴结周围组织和纤维组织时，常可见列兵样结构（A）；T 淋巴母细胞淋巴瘤可呈结节状，结节由纤维网状组织延伸组成，结节周围可见纤细粉染的纤维间隔和血管，不同于滤泡性淋巴瘤中所见到的结节（B）；T 淋巴母细胞淋巴瘤，细胞中等大小，形态单一，核圆形，核仁小，胞质稀少，核分裂活跃（C）；. 肿瘤细胞 CD3+，TdT+（D）（图片来自山西省肿瘤医院王晋芬）

笔者在日常工作中总结了 3 例 T 淋巴母细胞淋巴瘤合并朗格汉斯细胞组织细胞增生症，镜下见淋巴滤泡套区周围及副皮质区中等大小、形态相对单一的 T 淋巴母细胞淋巴瘤的肿瘤细胞，细胞胞质少，染色质细，偶见核仁，可见较多核分裂象及凋亡小体；部分区域围绕套区呈单行列兵样排列。淋巴结被膜下及副皮质区常见成巢胞质丰富淡染、有明显核沟的朗格汉斯细胞增生；肿瘤或以两种肿瘤细胞相互穿插，或以两种肿瘤成分完全分离的方式分布，但 3 例均可见两种肿瘤细胞混合存在的区域（图 10-3-2A ～图 10-3-2D）。2 例骨髓未见肿瘤累及。1 例肿瘤背景中见较多嗜酸性粒细胞浸润，患者骨髓呈双表型急性白血病改变（图 10-3-3A，图 10-3-3B），与文献报道相似。

四、免疫表型

认识正常 T 细胞成熟过程相关表型的变化有助于了解肿瘤性前体 T 细胞表型，但是前体 T 细胞肿瘤能以任何组合形式表达与 T 细胞分化、成熟相关的标记。肿瘤细胞常表达 TdT（图 10-3-1D，图 10-3-2G，图 10-3-3C）、CD34 和 HLA-DR。也可表达其他早期标记如髓系前体细胞 CD7、前体树突状细胞 CD2 标记。一般认为，胞质型 CD3 是 T 细胞系的一个特定标记（图 10-3-1D）。早期前体 T 细胞首先进入胸腺皮髓质交界处，然后到达外层皮质，获得 CD5 和 CD1 表型，失去 HLA-DR 抗原，此即所谓 CD4–/CD8– 的双阴性胸腺细胞。在此时期，T 细胞受体仍然保持种系构型。继而发生以 δ、γ、β、α 为序的 *TCR* 基因重排，从而使功能性 TCR 形成并通过阳性和阴性选择进行胸腺训育。常见的胸腺细胞即代表大多数的胸腺淋巴细胞。CD4+/CD8+ 双阳性的胸腺细胞如结合 MHC-Ⅰ即为 CD8+ T 细胞，如结合 MHC-Ⅱ则为 CD4+ T 细胞。TdT 持续表达于整个皮质胸腺细胞，当胸腺细胞进入髓质成熟期后即丢失。由于前体 T 细胞肿瘤与其正常胸腺对应细胞相似，认识胸腺细胞独特抗原表达的正常模式有助于认识 T-ALL，如正常情况下胸腺外 T 细胞不会表达 TdT 和 CD1，一旦表达则提示其为异常细胞（图 10-3-2E ～图 10-3-2J，图 10-3-3C ～图 10-3-3H）。

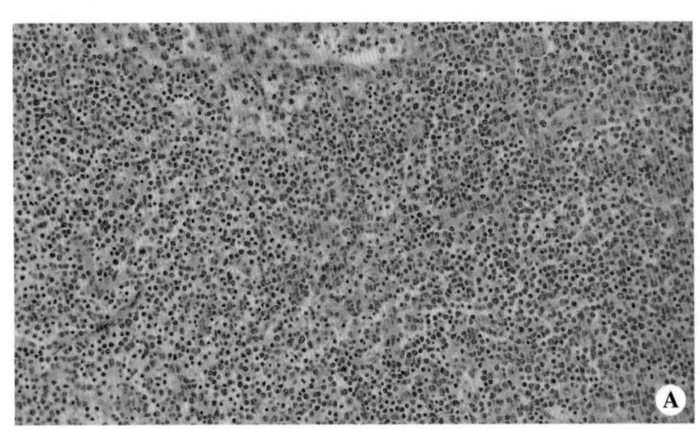

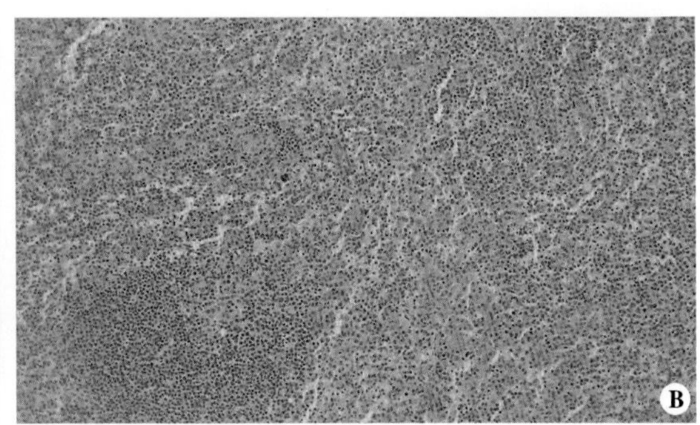

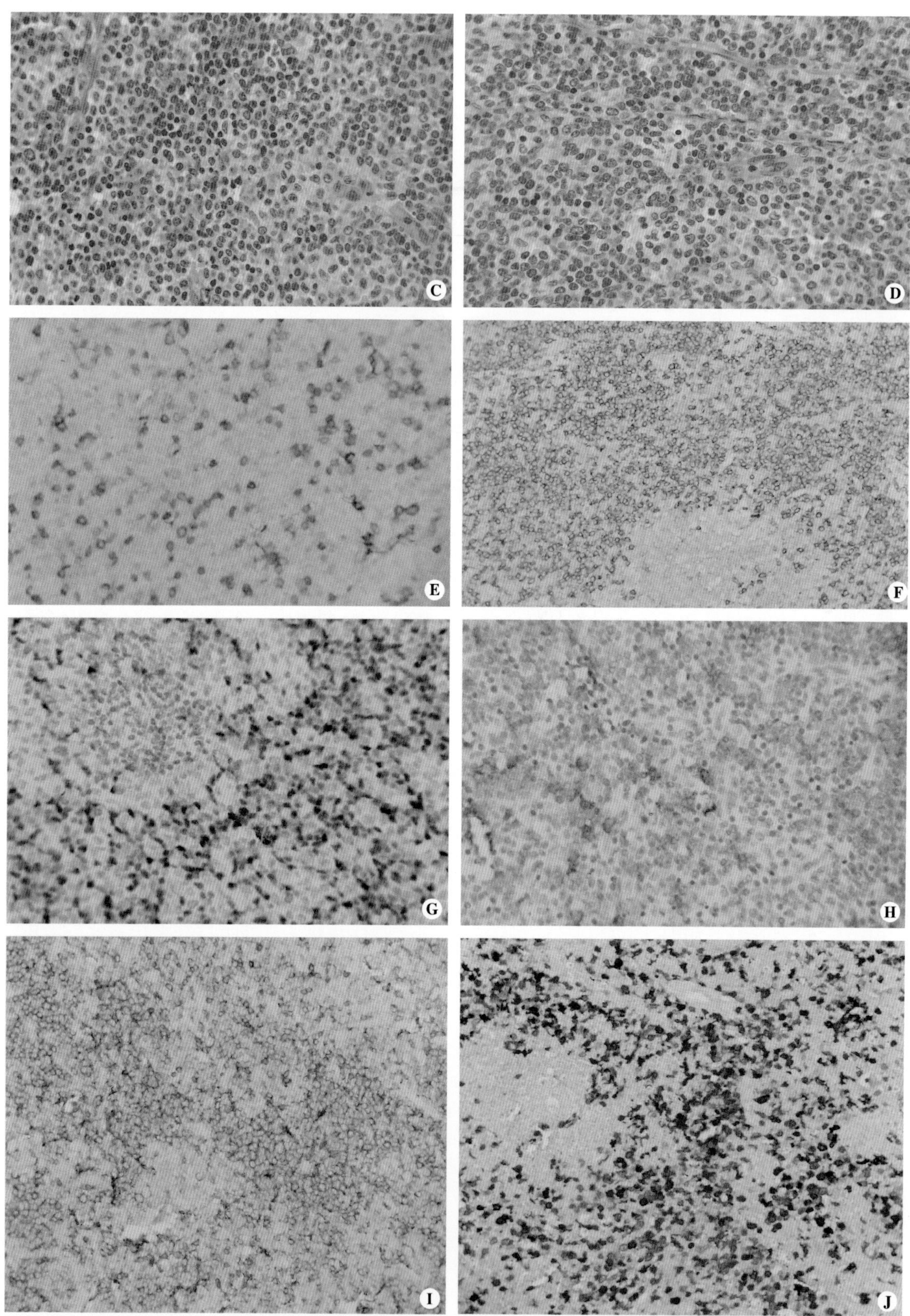

图 10-3-2 T 淋巴母细胞淋巴瘤合并朗格汉斯细胞组织细胞增生症

淋巴滤泡套区周围及副皮质区可见中等大小形态相对单一的 T 淋巴母细胞淋巴瘤的肿瘤细胞，细胞胞质少，染色质细，偶见核仁，可见较多核分裂象及凋亡小体（A，B）。成巢胞质丰富淡染、有明显核沟的朗格汉斯细胞增生；肿瘤以两种肿瘤细胞相互穿插（C，D）。T 淋巴母细胞淋巴瘤合并朗格汉斯细胞组织细胞增生症免疫组化染色（E.CD3；F.CD99；G.TdT；H.CD1a；I.CD43；J.S-100）

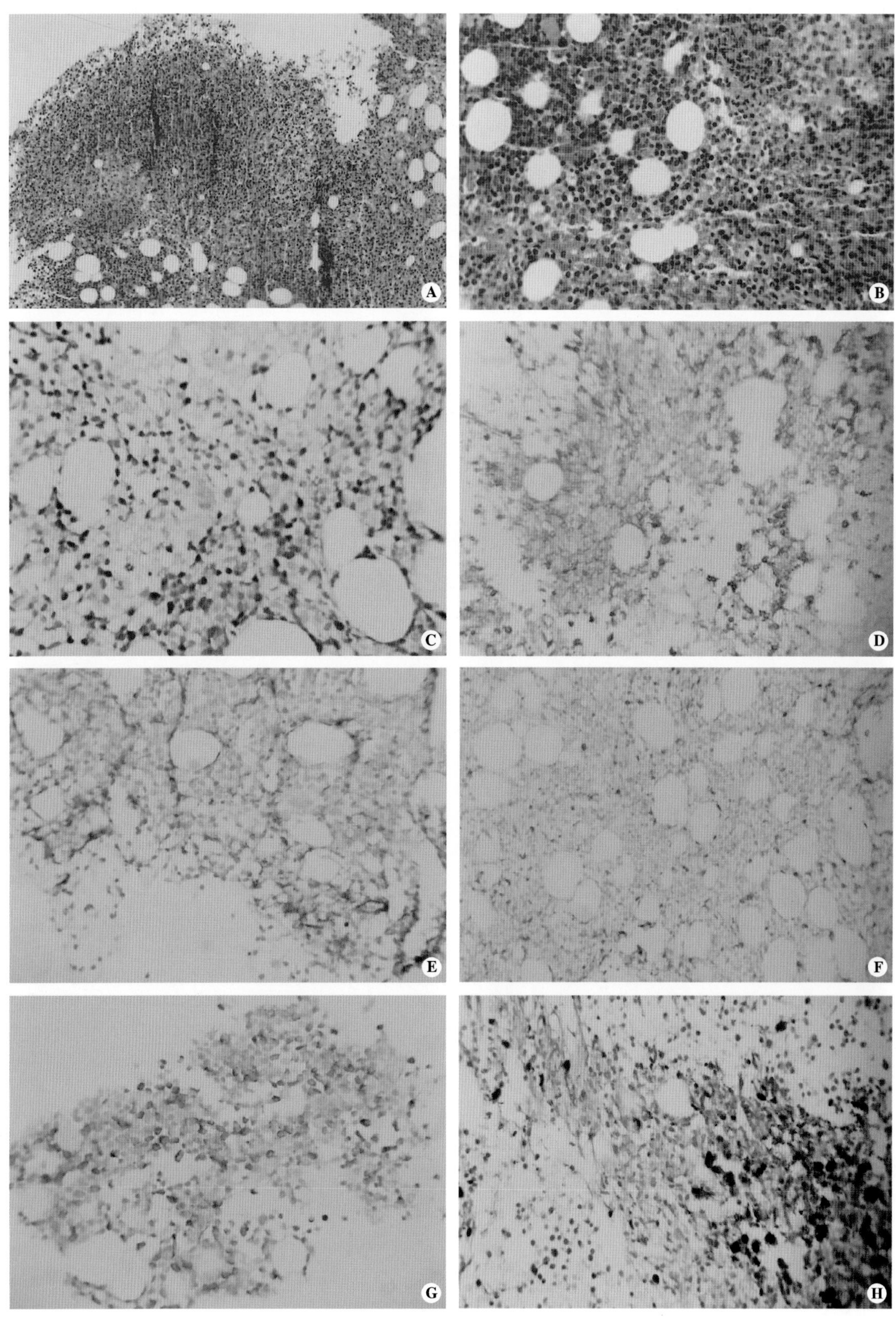

图 10-3-3　T 淋巴母细胞淋巴瘤合并朗格汉斯细胞组织细胞增生症患者的骨髓（A，B）。T 淋巴母细胞淋巴瘤合并朗格汉斯细胞组织细胞增生症患者骨髓的免疫组化（C. TdT；D.CD99；E.CD10；F.CD3；G.CD34；H.S-100）（C～H）（图 C～H 来自新疆医科大学第一附属医院李新霞）

因此，TdT 是淋巴母细胞性淋巴瘤的特异性标记物。有助于与成熟 T 细胞淋巴瘤或 B 细胞肿瘤进行鉴别，CD99 是淋巴母细胞淋巴瘤另一标记物，但特异性较差。淋巴母细胞淋巴瘤细胞来源的鉴定存在一定困难，因为 CD20 在 B 淋巴母细胞淋巴瘤中可能失表达，而 CD3 在 T 淋巴母细胞淋巴瘤中可能阴性，CD79a 在某些 T 淋巴母细胞淋巴瘤中可阳性表达，少数病例甚至出现双表型或裸细胞免疫表型。

CD7 出现在 T 淋巴细胞的极早期，是 T 淋巴细胞最恒定的标记，广谱 T 细胞标记 CD2、CD3 和 CD5 阳性表达程度不同。CD1a 和 CD10 表达程度不同，CD43 常阳性，CD45RO 常阴性，TAL1 不论是否有基因结构的改变均可出现 50% ～ 75% 的核阳性表达。CD4 和 CD8 表达不恒定，表型可为 CD4+/CD8+， 或 CD4–/CD8–，CD4+/CD8– 或 CD4–/CD8+。TCR 类型可为 αβ 和 γδ，或可能不表达，极少数病例表达 NK 细胞标记物：CD16、CD57，提示侵袭性更强。10% 的 T 淋巴母细胞淋巴瘤 CD79a 和 CD3 共表达，可引起细胞系判断困难，其真正的 T 细胞源性，需由 TCR 基因重排明确（图 10-3-4）。

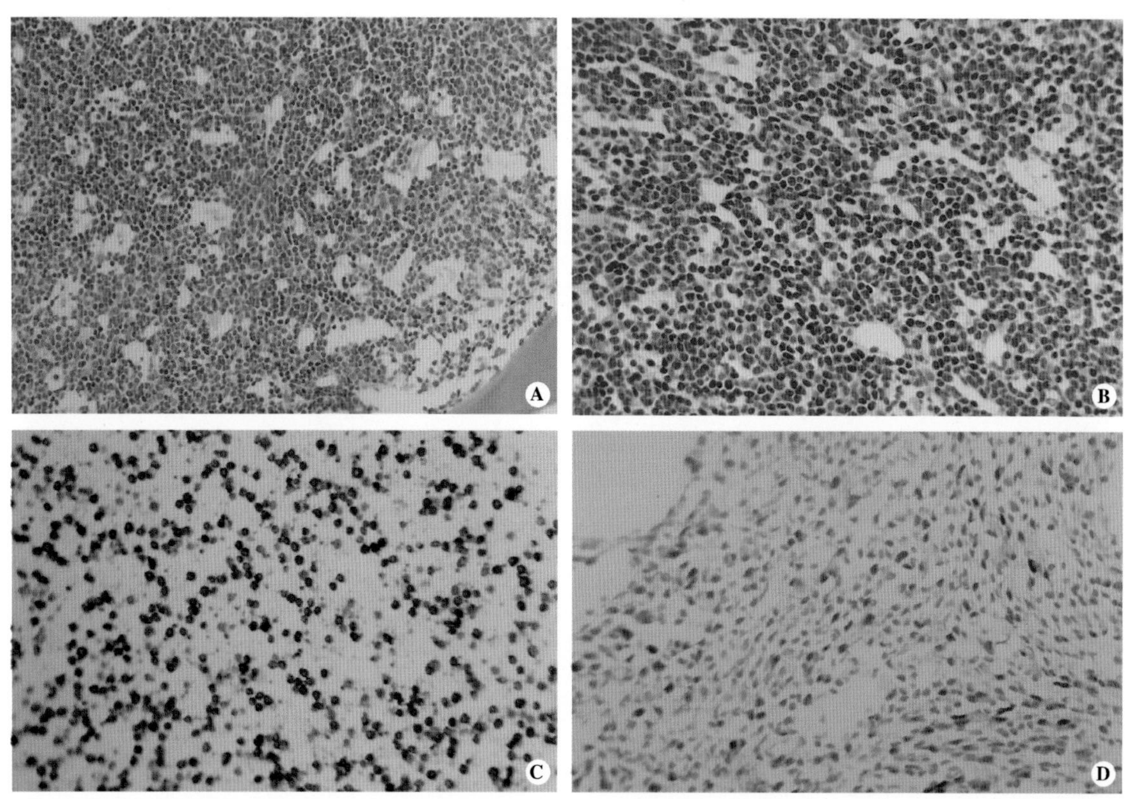

图 10-3-4 T 淋巴母细胞淋巴瘤白血病及免疫组化（A，B）；CD10（C）；TdT（D）（图片来自新疆医科大学第一附属医院李新霞）

五、遗传学特征

如前所述，在正常 T 细胞发生过程中，TCR 重排首先是 δ 链，接着是 γ 链和 β 链；如果 γ 和 β 链没有发生重排，则发生 TCRα 重排。前体 T 细胞肿瘤常发生相应的 TCR 基因重排。尽管如此，最原始的 T-ALL 可能没有任何 TCR 基因重排或者仅仅是 TCRγ 重排。除了具有最成熟表型的肿瘤之外，TCR α 常为种系构型。尽管 TCR 重排是 T 细胞发育过程中至关重要的一步，但如果从分子水平确定细胞系来说却不尽然。在 B-ALL 中常可见到 TCR 重排。T-ALL/LBL 中几乎所有病例都能检测到 TCR 基因的克隆性重排，并且约 20% 的病例可以同时伴有 IgH 基因重排，但几乎从不见 IgL 轻链重排。

除证实 TCR 基因重排之外，陆续发现大量非随机染色体易位出现于前体 T 细胞肿瘤中。和前体 B 细胞肿瘤极少涉及 Ig 基因位点不同，这些染色体易位常涉及 7 号和 14 号染色体 TCR 基因位点。大多数的重排都会涉及转录因子，提示中断这些因子或不适当的调节可导致肿瘤的发生，许多相同的转录因子能够被非染色体易位的机制异常调节，尤其是前体 T 细胞肿瘤中常见的一种靶向因子 SCL 或 TAL1。约 60% 的 T-ALL 过度表达 TAL1，包括约 3% 病例的 1 号和 14 号染色体明显的细胞遗传学易位，以及大约 25% 病例的 TAL1 5′UTR 的中间缺失。

很显然，对红细胞和巨核细胞发育起关键作用的 TAL1 在淋巴细胞分化中并不表达。其他在 T-ALL 相关染色体易位中确定的转录因子包括同源异型盒蛋白 TLXL（H0X11/）、潜在转录调节蛋白 rhombotin 1 和 2、c-MYC 及其他。除影响转录因子之外，涉及 1p34 和 7q34 的染色体易位还将 SRC 家族蛋白酪氨酸激酶 LCK 与 TCRβ 的增强子区域相结合。LCK 对胸腺的发生至关重要。转基因小鼠过表达 LCK 会诱发淋巴组织肿瘤及胸腺肿瘤。4% ～ 6% 成人 T 细胞淋巴瘤可发生 *NUP214-ABL1* 融合，进一步导致酪氨酸激酶持续活化。这些改变常发生在附加基因，不能用经典的细胞遗传学分析技术检测出来。

微阵列分析也揭示了一些 T 细胞淋巴瘤的分子致病因素。Ferrandodo 等用寡核苷酸芯片研究表明，5 种 T 细胞原癌基因转录因子常在 T-ALL 中异常表达。而且，与正常胸腺发生的特定阶段相关的特有原癌基因如果过度表达可能有提示预后作用，如与早期皮质胸腺细胞相关的 *TLX 1* 提示较其他 T-ALL 临床进程好。这与该 T 细胞发育阶段丢失抗凋亡基因（如 *BCL2*）相关。但是，相关联的同源异型盒蛋白 TLX3（HOX1lL2）可能提示预后不好，这一点目前尚有争议。TAL1 和 LYL1 的过度表达预示预后不良。TAL1 和 LYL1 分别对应于晚期皮质和早期幼 T 细胞阶段。

最近研究表明，T-ALL 的一个主要亚群的致病因素涉及 *NOTCH* 基因突变。虽然文献报道极少病例可发生涉及 *NOTCH1* 基因的 t（7；9）易位，但是 *NOTCH1* 的点突变、插入或缺失等激活性突变均可引起 NOTCH 信号转导的增强。这些改变见于一半以上的 T-ALL，包括前面提到的所有分子亚型，也提示这些突变在肿瘤的发生中发挥中心性作用。有趣的是，与这些突变有关的 NOTCH1 信号的增加依赖 γ 分泌酶活性下调，提示 γ 分泌酶抑制子可能在 T-ALL 的治疗中发挥作用。

六、鉴别要点

（一）髓系肉瘤

髓系肉瘤极其类似于淋巴母细胞淋巴瘤，应该慎重排除这种可能性，尤其是出现以下可疑特征时，需要考虑髓系肉瘤：①核仁比正常时明显，②许多核具有肾形外观；③核仁清楚；④散在嗜酸性粒细胞；⑤胞质可见细颗粒。

（二）B 慢性淋巴细胞白血病 / 小淋巴细胞淋巴瘤

在固定欠佳的标本中，淋巴母细胞可皱缩而深染，类似小淋巴细胞。患者年轻、镜下可见中等相对一致的母细胞增生，染色质粉尘状，核分裂活跃，且免疫组化 TdT 核阳性表达，支持淋巴母细胞淋巴瘤的诊断，而常见于老年男性，镜下表现为成熟小淋巴细胞呈模糊结节，可见由幼淋巴细胞和副免疫母细胞组成的假增殖中心，免疫表型肿瘤细胞表达 CD5、CD23 支持 B 小淋巴细胞淋巴瘤的诊断。

（三）胸腺瘤

低倍镜下最具特征性的表现是出现拼图样小叶，被厚薄不均的无细胞纤维性条带所分隔，小叶大小不一，呈地图样，有些可明显成角。纤维性间隔可发生局灶钙化，不同病例之间细胞组成和生长方式差异很大，甚至同一肿瘤内不同小叶之间也有不同，虽常含有大量淋巴细胞，但可以稀疏甚至缺失。免疫组化上皮成分表达细胞角蛋白及上皮膜抗原，淋巴细胞主要由不成熟非克隆性 T 淋巴细胞组成，显示皮质胸腺细胞表型：TdT、CD1α 和 CD99。

（四）套细胞淋巴瘤，母细胞变异型

淋巴母细胞淋巴瘤 TdT+，CyclinD1–，而套细胞淋巴瘤则显示相反的免疫表型。

（五）Burkitt 淋巴瘤（表 10-3-1）

表 10-3-1 淋巴母细胞淋巴瘤与 Burkitt 淋巴瘤形态学鉴别要点

	淋巴母细胞淋巴瘤	Burkitt 淋巴瘤
细胞核	圆形或脑回状，通常无明显挤压变形	通常呈圆形，但偶尔可显示核凸起，核挤压嵌合，核膜呈"方形"
染色质结构	纤细、尘状	粗糙、颗粒状
核仁	不明显	明显，核仁 2～5 个，常没有膜包绕
胞质	稀少，常规组织切片难以见到，在吉姆萨染色印片中，部分核周可见明显胞质	有明确的嗜碱性圆环状或浆细胞样胞质，胞质轮廓呈"方形"。在吉姆萨染色印片中，嗜碱性胞质中可见小的胞质空泡
细胞谱系	通常为 T 细胞，有时为 B 或 NK 细胞	总是 B 细胞
Ki67	高，但通常＜80%	约 100%

（六）小圆蓝细胞肿瘤

小圆蓝细胞肿瘤包括 Ewing 肉瘤、神经母细胞瘤、胚胎性横纹肌肉瘤、髓母细胞瘤。

特点：黏附性生长，不表达淋巴标记，核仁不明显或无核仁。

七、预　　后

总体而言，T-ALL 患儿的临床进程比 B-ALL 更具有侵袭性。T-ALL 更易发生于年长儿童，且外周血白细胞计数高；CNS 受累的发生率较高，最近的研究表明，MRD 的发生率也较高，许多医疗中心认为无论传统的风险因素如何，T-ALL 都更具有侵袭性，实际上，成人 T-ALL 可能较 B-ALL 的预后好，因为成人 B-ALL 的 PH1 染色体的阳性率相对较高。大多数 LBL 患者发现时呈进展期，表现出 B 症状和乳酸脱氢酶水平升高，与 T-ALL 不同，T-LBL 典型病例的外周血常无异常，推测是由于没有发生骨髓受侵。LBL 发生骨髓或睾丸浸润与 CNS 受累密切相关，一直认为 LBL 是一种对标准的淋巴瘤治疗反应差，生存率低的侵袭性肿瘤，但是，最近由于标准治疗的成功，以及逐渐认识到的 T-ALL 和 LBL 之间相似的生物学特点，儿童医疗中心已经试验了在 ALL 治疗后予以更强化的治疗方法，采用此治疗方案后，尤其对分期早的 LBL，预后得到明显改善。对成人 T-LBL 的研究也表明，患者同样获益于 ALL 型治疗方案。鉴于未接受 ALL 型治疗的患者中 CNS 的高复发率，另外一种重要的治疗策略为 CNS 预防。由于局部复发也是一种主要的治疗失败的表现，包括纵隔放疗在内的治疗方案可能在预防复发中发挥作用，尤其对成人患者。虽然强化的 ALL 型治疗看起来能够改善 T-LBL 的预后，但是仍然没有明确的预测缓解或生存的预后指标。确定预后指标的临床或生物学参数对危险程度分层来说是非常重要的，尤其是当决定是否进行造血干细胞移植时，如正电子 CT 等新的诊断方式在风险统计中可能有一定作用。

第四节　急性 NK 淋巴细胞白血病 / 淋巴母细胞淋巴瘤

NK 淋巴母细胞淋巴瘤难以界定，文献中的描述也非常混淆。过去文献中报道的表达 CD56 的 NK 细胞白血病及暂定的急性粒细胞 /NK 细胞白血病现在均归入母细胞质样树突状细胞肿瘤，推测可能来源于 NK 前体细胞。免疫表型无法区分 AML 伴微分化，需要更多的研究，应该归入 AML。

早期，NK 前体细胞无特异性标记物。免疫表型上与 T-ALL 表达有交叉，包括 CD7、CD2，甚至 CD5 及胞质 CD3；因此，区别 T-ALL 和 NK 细胞白血病非常困难。细胞相对成熟时其相对特异的标记物 CD16 却极少在 AML 中表达，一些具有相对特异的标记物在 NK 前体细胞中也常表达（如 CD94 和 CD161），却经常检测不出来。一些具有特征性的 NK 前体细胞肿瘤伴有淋巴瘤样表现的病例表达 NK 细胞特异性标记 CD94 1A 转录因子。希望更多特异性的 NK 细胞标记物能广泛应用，包括一组抗体，抗杀伤细胞免疫球蛋白样受体，有助于区分这些肿瘤。直至今日，NK-ALL/LBL 被认为是独立的个体。诊断前体 NK-ALL/LBL 肿瘤需表达 CD56 同时伴有不成熟 T 细胞相关标记：CD7、CD2 及胞质型 CD3，但缺乏 B 系和髓系肿瘤标记。TCR和IG基因是生殖系构型，且需排除母细胞质样树突状细胞肿瘤。

（李新霞）

参考文献

Kawakami T，Kimura S，Kinoshita A，et al. 2009. Precursor B-cell lymphoblastic lymphoma with only cutaneous involvement. Acta Derm Venereol，89（5）：540-541.

Loghavi S，Kutok JL，Jorgensen JL. 2015. B-acute lymphoblastic leukemia/lymphoblastic lymphoma. American Journal of Clinical Pathology，144（3）：393-410.

Onciu M. 2009. Acute lymphoblastic leukemia. Hematol Oncol Clin North Am，23：655-674.

Oshimi K. 2007. Progress in understanding and managing natural killer-cell malignancies. Br J Haematol，139：532-544.

Siegel RL，Miller KD，Jemal A. 2016. Cancer statistics. CA Cancer J Clin，66（1）：7-30.

Swerdlow SH，Campo E，Harris NL，et al. 2017. WHO classification of tumours of haematopoietic and lymphoid Tissues. 4th edition. Lyon：IARC Press：203-209.

第十一章

成熟 B 细胞肿瘤

第一节 概 述

淋巴瘤是淋巴细胞及其前体细胞克隆性增生形成的肿瘤，可原发于淋巴结和结外淋巴组织。淋巴细胞白血病指病变广泛累及骨髓和外周血。实际上，某些类型的淋巴瘤患者在就诊时已有白血病征象，而在多数淋巴瘤的病程中出现外周血和骨髓累及的情况也常见。淋巴瘤与淋巴细胞白血病二者重叠，为同一疾病的不同发展阶段，形成一个连续的谱系。因此，淋巴瘤和白血病的不同诊断术语所反映的仅仅是某一具体类型淋巴组织肿瘤的病变分布特征。

一、流行病学与病因学

在世界范围内，大多数淋巴瘤都是成熟 B 细胞肿瘤，约占每年新发癌症的 4%。在北美和西欧地区，约 90% 的淋巴瘤是 B 细胞肿瘤，其中最常见的淋巴瘤是弥漫大 B 细胞淋巴瘤和滤泡性淋巴瘤，约占除霍奇金淋巴瘤及浆细胞骨髓瘤外所有淋巴瘤的 60% 以上；其他相对常见的 B 细胞淋巴瘤依次为 MALT 淋巴瘤、MCL 和 B 细胞性慢性淋巴细胞白血病 / 小 B 细胞淋巴瘤；在中国，不同地区的分析资料显示，B 细胞淋巴瘤也是最常见的淋巴瘤，占所有淋巴组织肿瘤的 75% ～ 80%，最常见类型也与国外报道相似，比例有所不同。地方性 Burkitt 淋巴瘤在非洲赤道地区流行，是该地区儿童最常见的恶性肿瘤；而非地方性 Burkitt 淋巴瘤在世界各地散发，占所有淋巴瘤的 1% ～ 2%。

机体免疫系统功能异常与成熟 B 细胞淋巴瘤的发病关系较为密切，如先天性免疫缺陷病、HIV 感染者，因器官移植而长期、大量使用免疫抑制剂者，以及自身免疫性疾病（Sjögren 综合征、桥本甲状腺炎等）患者人群，发生淋巴瘤特别是 B 细胞淋巴瘤的概率明显高于常人。丙型肝炎病毒感染与某些 B 细胞淋巴瘤的发病有关，如淋巴浆细胞淋巴瘤、脾边缘区淋巴瘤、淋巴结边缘区淋巴瘤和 DLBCL 等，但其作用机制尚未明了。细菌或对细菌抗原的免疫反应也参与 MALT 淋巴瘤的发生，如幽门螺杆菌（H. pylori）感染与胃 MALT 淋巴瘤，B.burgdorferi 感染与皮肤 MALT 淋巴瘤，一些地区鹦鹉热衣原体（Chlamydia psittaci）、肺炎支原体 C（C. pneumoniae）和沙眼衣原体 C（C. trachomatis）感染与眼及其附属器的 MALT 淋巴瘤，以及空肠弯曲杆菌感染与 α 重链病相关小肠 MALT 淋巴瘤等。某些环境因素的作用可致发生淋巴瘤的风险性增加，如流行病学的研究表明，除草剂和杀虫剂的使用与滤泡性淋巴瘤和 DLBCL 的发生有关。

二、成熟 B 细胞淋巴瘤的分类

淋巴细胞是机体免疫系统的主要成分，故淋巴瘤是免疫细胞发生的一类肿瘤。发生肿瘤性增殖的细胞有淋巴细胞（B 细胞、T 细胞和 NK 细胞）及其前体细胞等。80% ～ 85% 的淋巴组织肿瘤是 B 细胞来源。B 细胞的成熟是由淋巴细胞骨髓发育、迁移至外周淋巴组织定位（接受抗原刺激）和免疫表型的特性决定的。骨髓是 B 细胞最初发育的场所，由造血干细胞、淋巴细胞系祖细胞、形态学可辨认的原始淋巴细胞分化为成熟的初始 B 细胞。经骨髓输送、随血液迁入适宜的外周淋巴组织，经抗原刺激进行功能性发育，在生发中心进行成熟转化，成为体积增大、染色质疏松、可见核仁、细胞质丰富嗜碱性的无颗粒中心母细胞。继续分化、演变为形态成熟的B细胞，最后向浆细胞终末分化。由于肿瘤性增生的淋巴细胞在形态学、免疫表型和生物学特性上都不同程度相似于其相应分化阶段的正常淋巴细胞。因此，可以从形态学、免疫表型和基因水平上来判定肿瘤细胞属性（cell lineage），这也是淋巴组织肿瘤的形态学和免疫表型分类，以及病理诊断的基础。

WHO关于淋巴瘤的分类融入了世界卫生组织－欧洲肿瘤治疗与研究机构（WHO-EORTC）皮肤淋巴瘤分类，以细胞系为线索、强调淋巴瘤病理诊断的“四结合”（组织病理学、免疫学表型、遗传学改变和临床表现）原则。2017年，对2008年《造血与淋巴组织肿瘤WHO分类》予以了修订。根据肿瘤细胞的属性，将淋巴瘤分为前体淋巴细胞肿瘤、成熟B细胞肿瘤、成熟T和NK细胞肿瘤及霍奇金淋巴瘤（HL），并单列出免疫缺陷相关淋巴增生性疾病，以及组织细胞和树突状细胞肿瘤。其中成熟B细胞淋巴瘤包括：①生发中心前成熟B细胞肿瘤，包括套细胞淋巴瘤（MCL）、慢性淋巴细胞白血病/小淋巴细胞淋巴瘤（CLL/SLL），形态学上均属于成熟细胞的类型；②生发中心成熟B细胞肿瘤，包括滤泡性淋巴瘤（follicular lymphoma，FL）、部分弥漫大B细胞淋巴瘤（diffuse large B cell lymphoma，DLBCL）、Burkitt淋巴瘤和霍奇金淋巴瘤（HL）。除FL外，其他都是形态学上不成熟的类型；③生发中心后成熟B细胞肿瘤，包括脾边缘区淋巴瘤（SMZL）、黏膜相关淋巴组织（mucosal-associated lymphoid tissue，MALT）淋巴瘤、淋巴结边缘区淋巴瘤（NMZL）、Waldenström巨球蛋白血症、淋巴浆细胞淋巴瘤、CLL/SLL、浆细胞骨髓瘤及一部分DLBCL。对于CLL的细胞起源，近年来倾向于认为其来源于生发中心的后B细胞，也有认为存在初始B细胞来源者。

此外，WHO（2017）修订分类定义了一些成熟B细胞肿瘤的早期事件，如单克隆B淋巴细胞增生、原位滤泡肿瘤、原位套细胞肿瘤、不明意义的单克隆免疫球蛋白增多和十二指肠型滤泡性淋巴瘤（duodenal-type FL）。该组病变的遗传学和表型符合已认知的淋巴瘤，但尚不能满足相应淋巴瘤的诊断标准，如CML、多发性骨髓瘤、滤泡性淋巴瘤、套细胞淋巴瘤和结外边缘区淋巴瘤。另外，还有包括儿童型滤泡性淋巴瘤在内的惰性或临床意义不明的克隆性B细胞增生性病变。

相比CLL/SLL、B幼淋巴细胞白血病、毛细胞白血病、单克隆B细胞增多症、Waldenström巨球蛋白血症/淋巴浆细胞性淋巴瘤、SLL、MCL、FL、SMZL、MALT淋巴瘤、NMZL等小B细胞淋巴瘤而言，WHO（2017）修订分类对大B细胞肿瘤提出了较多的明确定义。保留了具有介于弥漫大B细胞淋巴瘤和经典型霍奇金淋巴瘤特征的不能分类的B细胞淋巴瘤。明确EB病毒阳性大B细胞淋巴瘤，非特指型；不再区分年龄组，并且与EB病毒相关皮肤黏膜溃疡、移植后淋巴组织增生性病变、慢性炎症相关弥漫大B细胞淋巴瘤区分开来。根据遗传学改变，单列了Burkitt样淋巴瘤伴11q异常，高级别B细胞淋巴瘤伴MYC、BCL2和（或）BCL6易位，高级别B细胞淋巴瘤，非特指型等病种（表11-1-1）。

表11-1-1 成熟B细胞肿瘤的WHO分类（2017修订）

- ●慢性淋巴细胞白血病/小淋巴细胞淋巴瘤
  - ◆单克隆B淋巴细胞增多症*
- ●B细胞前淋巴细胞白血病
- ●脾边缘区淋巴瘤
- ●毛细胞白血病
- ●脾B细胞淋巴瘤/白血病，未定类
  - ◆脾弥漫红髓浸润小B细胞淋巴瘤
  - ◆毛细胞白血病，变异型
- ●淋巴浆细胞淋巴瘤
  - ◆Waldenström巨球蛋白血症
- ●意义不明的单克隆γ球蛋白病（MGUS），IgM*
  - ◆μ重链病
  - ◆γ重链病
  - ◆α重链病
  - ◆浆细胞肿瘤
  - ◆意义不明的单克隆非IgMγ球蛋白病（MGUS）*
  - ◆浆细胞骨髓瘤
  - ◆浆细胞骨髓瘤变异型
    - ■冒烟型（无症状）浆细胞骨髓瘤
    - ■非分泌型骨髓瘤
    - ■浆细胞白血病
  - ◆浆细胞瘤
    - ■骨孤立性浆细胞瘤
    - ■骨外浆细胞瘤

续表

◆单克隆性免疫球蛋白沉着病*
■原发性淀粉样变性
■轻链和重链沉积症
◆副肿瘤综合征相关浆细胞肿瘤*
■POEMS 综合征
■TEMPI 综合征
黏膜相关淋巴组织结外边缘区淋巴瘤（MALT 淋巴瘤）
◆淋巴结边缘区淋巴瘤
■儿童淋巴结边缘区淋巴瘤*
●滤泡性淋巴瘤
◆睾丸滤泡性淋巴瘤*
◆原位滤泡肿瘤*
◆十二指肠型滤泡性淋巴瘤*
●儿童型滤泡性淋巴瘤*
●大B细胞淋巴瘤伴 IRF4 重排*
●原发皮肤滤泡性中心淋巴瘤
●套细胞淋巴瘤
◆白血病性非结内套细胞淋巴瘤*
◆原位套细胞肿瘤*
●弥漫大B细胞淋巴瘤（DLBCL），非特指型
●富于T细胞/组织细胞的大B细胞淋巴瘤
●原发中枢神经系统弥漫大B细胞淋巴瘤
●原发皮肤弥漫大B细胞淋巴瘤，腿型
●EB病毒阳性弥漫大B细胞淋巴瘤，非特指*
●EB病毒阳性黏膜皮肤溃疡*
●伴慢性炎的弥漫大B细胞淋巴瘤
●淋巴瘤样肉芽肿病
●原发纵隔（胸腺）大B细胞淋巴瘤
●血管内大B细胞淋巴瘤
●ALK+大B细胞淋巴瘤
●浆母细胞淋巴瘤
●原发渗出性淋巴瘤
●HHV8相关淋巴增生性疾病*
◆多中心 Castleman 病
◆HHV8 阳性弥漫大B细胞淋巴瘤，非特指
◆HHV8 阳性生发中心淋巴增生性疾病
●Burkitt 淋巴瘤
●Burkitt 样淋巴瘤伴 11q 异常*
●高级别B细胞淋巴瘤
◆高级别B细胞淋巴瘤伴 *MYC*、*BCL2* 和（或）*BCL6* 易位*
◆高级别B细胞淋巴瘤，非特指*
●具有介于弥漫大B细胞淋巴瘤和经典型霍奇金淋巴瘤之间特征的不能分类B细胞淋巴瘤

*2017 年《造血与淋巴组织肿瘤 WHO 分类》新增病种。

三、临床表现与分期

尽管各种类型淋巴瘤的临床表现与其病变部位关系密切，但是大多数淋巴瘤患者会出现局部或全身性的无痛性、进行性淋巴结肿大，肿大淋巴结直径常大于 2cm。由于淋巴瘤是免疫细胞来源的，因此，该类肿瘤患者常出现各种免疫功能异常的表现，如因防御性免疫的丧失而致对感染的敏感性增加；或因免疫耐受的崩溃而出现自身免疫反应等。在淋巴细胞性白血病患者，因肿瘤细胞在骨髓内增生和浸润致造血功能障碍而导致患者出现贫血和出血等表现。此外，一些淋巴组织肿瘤的临床表现还与其肿瘤细胞所产生或分泌的物质或细胞因子有关，如浆细胞肿瘤患者因肿瘤细胞产生过量免疫球蛋白而致继发性肾脏损害或因继发心肌淀粉样变出现心功能受损等。

WHO（2017）修订分类淡化了以往对淋巴瘤恶性程度的截然分级理念，根据肿瘤病变范围及其生物学行为，部分使用了惰性（indolent）、侵袭性（aggressive）和高侵袭性（highly aggressive）淋巴瘤术语。原则上，CLL/SLL、B幼淋巴细胞白血病、毛细胞白血病、单克隆B细胞增多症、Waldenström 巨球蛋白血症/淋巴浆细胞性淋巴瘤、SLL、FL、SMZL、MALT 淋巴瘤、NMZL 等小B细胞淋巴瘤为惰性临床进程。其中，CLL/SLL 和 MCL 的生物学行为有一定异质性，少数 CLL/SLL 和经典型 MCL 临床进程偏侵袭性。多数大B细胞肿瘤则为侵袭性。Burkitt 样淋巴瘤，高级别B细胞淋巴瘤伴 MYC、BCL2 和（或）BCL6 易位，高级别B细胞淋巴瘤，非特指型等常表现为高侵袭性生物学行为。

关于淋巴瘤的临床分期，目前仍使用的是 1971 年在 Ann Arbor 召开的关于 HL 的临床治疗工作会议上制定的、Costwolds（1989）修改的临床分期（表 11-1-2），Ann Arbor 分期系统也同样适用于 NHL。不同器官的淋巴瘤可有不同的临床分期系统，如胃淋巴瘤的修订 Ann Arbor 分期（表 11-1-3）。淋巴组织肿瘤的临床分期需行全面体检和一些实验室检查，如外周血、血液生物化学检查、血清乳酸脱氢酶（LDH）水平、骨髓活检及全身影像学检查（PET-CT）等。

表 11-1-2　淋巴瘤的临床分期（Ann Arbor，1971）

分期	肿瘤累及范围
Ⅰ期	病变局限于一组淋巴结（Ⅰ）或一个结外器官或部位（$Ⅰ_E$）
Ⅱ期	病变局限于膈肌同侧的两组或两组以上的淋巴结（Ⅱ）或直接蔓延至一个结外器官或部位（$Ⅱ_E$）
Ⅲ期	累及膈肌两侧的淋巴结（Ⅲ）或再累及一个结外器官或部位（$Ⅲ_E$）或脾脏（$Ⅲ_S$）或两者（$Ⅲ_{SE}$）

续表

分期	肿瘤累及范围
Ⅳ期	弥漫或播散性累及一个或多个结外器官，如骨髓和胃肠道等

注：每一期应注明是否存在全身疾病。
A：无症状。
B：出现发热、出汗或体重减轻＞10%。
X：巨大肿块。
E：淋巴结外部位（extranodal）。
S：脾受累（spleen）。

表 11-1-3 胃淋巴瘤的修订 Ann Arbor 分期

分期	肿瘤累及范围
EⅠ期	局限于胃
EⅠ1期	局限于胃黏膜和黏膜下层
EⅠ2期	超过胃黏膜
EⅡ期	累及胃和区域淋巴结
EⅡ1期	累及胃引流区连续淋巴结
EⅡ2期	累及膈下非连续淋巴结
EⅢ期	累及膈肌两侧的淋巴结
EⅣ期	播散累及远处器官

E：结外（extra）。

四、病理诊断

对于任何在临床上怀疑为淋巴瘤者，病变淋巴结活检或受累器官、组织的活检是确诊淋巴组织肿瘤的唯一方法，且首选手术切除活检。对于一些特殊患者（年老体弱、儿童等）或深在部位（纵隔、腹膜后等）病变，B超或CT引导下的空芯针穿刺活检结合免疫表型检测、克隆性分析和必要的遗传学检测可以得到正确的病理诊断。

免疫表型检测是淋巴组织肿瘤进行组织/免疫学分型必不可少的手段。其应用在于明确肿瘤细胞的属性（B细胞、T细胞、组织细胞或髓系细胞）：了解肿瘤细胞所处的分化阶段，结合形态学及相关的免疫表型检测结果来判断细胞所处的发育阶段，进而确定肿瘤的具体类型；了解特征性的遗传学改变，检测肿瘤独特的遗传学改变所导致的蛋白异常高表达；有助于区别淋巴瘤与反应性淋巴增生；指导分子靶向治疗与预后评估（如抗CD20、抗CD30、抗ALK单抗等）；有助于临床治疗和预后评估。免疫球蛋白和T细胞受体基因重排分析通过分析淋巴细胞的克隆性在淋巴增生性病变的性质判定上发挥着重要的作用。分子遗传学检测不仅帮助确诊具有特征性遗传学改变的淋巴瘤类型（如Burkitt淋巴瘤、滤泡性淋巴瘤、MCL、间变大细胞淋巴瘤等），协助诊断一些特殊类型淋巴瘤[高级别B细胞淋巴瘤伴有MYC、BCL2和（或）BCL6易位]，而且通过检测治疗或预后相关基因异常为临床提供肿瘤生物学行为、对治疗的反应及预后相关的重要信息。

（张文燕）

第二节 B慢性淋巴细胞白血病/小淋巴细胞淋巴瘤

一、定 义

慢性淋巴细胞白血病（CLL或简称慢淋）是主要发生在中老年人群的成熟B淋巴细胞克隆性慢性增殖性肿瘤，以外周血淋巴细胞绝对数＞5×10^9/L或单克隆B淋巴细胞＞5×10^9/L且具有CLL表型或淋巴结及结外（骨髓、脾等）侵犯为特征。

小淋巴细胞淋巴瘤（SLL）是指该类型淋巴细胞主要累及淋巴结或脾导致其肿大，CLL表型（CD20+，CD79a+，CD5+，CD23+，CD10–，CyclinD1–），B淋巴细胞＜5×10^9/L。

2017年《造血与淋巴组织肿瘤WHO分类》将单克隆B淋巴细胞增生症（monoclonal B lymphocytosis，MBL）分为①单克隆B淋巴细胞低增殖型（低计数型MBL）（＜50/μl），进展危险度非常低，为老化的细胞，无须监测。②如MBL（500～5000/μl）称MBL临床型，每年约有1.1%患者进展为CLL。故应每年（流式细胞分析）监测一次。③组织型MBL：是指不具有显著进展率的B-SLL，受累及淋巴结无增殖中心（PC），CT扫描肿大淋巴结直径＜1.5cm。

二、临床表现

（一）症状

CLL多见于老年男性，中位发病年龄为60～70岁，男女比为2∶1左右。患者起病一般比较缓和，常因为查体或其他疾病检查血常规发现血象异常，由于淋巴结肿大而发现局部“肿块”也是患者就诊的常见原因。有症状者多表现为乏力、多汗（包括盗汗）、脾大引起的腹胀、腹部肿块及少部分有腹痛，以及容易感染、发热等，部分患者尚有体重下降、头晕及其他非特异的不适症状。由于多见于老年人，部分有合并症的患者可表现为原有疾病的表现加重。

（二）体征

CLL 患者的体征则主要为淋巴系统增生引起的淋巴结肿大及脾大，二者肿大常是患者的首发表现和就诊原因之一，发病时淋巴结肿大多数为轻度，而脾轻度到重度肿大均可见。肝大较少见，以轻度肿大为主。胸骨压痛亦少见，如出现，应注意是否转化为幼淋巴细胞白血病。CLL 患者可合并皮疹，如斑丘疹、红皮疹及皮肤结节等表现，多伴有瘙痒，皮肤表现可能是皮肤浸润所致，也可能只是免疫紊乱的表现之一。另外合并有贫血、血小板减少者可有面色苍白、皮肤黏膜出血等体征。

（三）主要实验室检查

1. 血常规 由于各种原因化验血常规发现白细胞增多是无症状 CLL 最常见的早期诊断线索。白细胞增多且以成熟的淋巴细胞为主，粒细胞、红细胞及血小板计数可正常或不同程度减少。网织红细胞增多伴贫血时要注意自身免疫性溶血性贫血（AIHA）的可能，如果血小板明显减少，要考虑继发性免疫性血小板减少症的可能。CLL 的诊断条件之一是外周血单克隆 B 淋巴细胞计数 $\geqslant 5\times10^9$/L，因此血常规中淋巴细胞计数最少应大于该数值。而 SLL 的诊断无此要求。

2. 生化 LDH 和 β_2 微球蛋白：在多种肿瘤包括淋巴系统肿瘤中与肿瘤负荷和预后相关，已经证实，二者升高也是 CLL 的不良预后指标。尤其 β_2 微球蛋白意义更大。

3. 免疫功能及相关检查 CLL 患者免疫球蛋白定量往往存在异常。早期多数先出现 IgM 的降低，而随病情进展，IgG、IgA 呈逐渐下降趋势。也有患者免疫球蛋白呈单克隆性升高。CLL 常合并自身免疫性疾病，对于有风湿免疫性疾病常见症状的患者应注意检查 ANA、ENA 抗体谱等。

（四）影像学检查

没有治疗指征的 CLL 一般不需要进行影像学检查。对于有临床表现或查体不确定的深部肿块、肝脾大可以进行腹部 B 超、淋巴结 B 超，乃至 CT 检查。PET-CT 检查一般不需要，除非怀疑发生转化，用于指导活检。

三、组织形态特点

（一）淋巴结和脾

肿大的淋巴结表现为淋巴结的结构消失，由弥漫单一的片状小淋巴细胞增生浸润取代，形成一种以显著多样的苍白区域，构成的小淋巴细胞增殖中心（即所谓的假滤泡）或模糊的结节。只有一部分结节进入滤泡中心或滤泡边缘。在病变区域以小淋巴细胞为主，且胞质少，核常呈圆形，染色质块状，偶见小核仁。核分裂象很少。增殖中心由幼淋巴细胞和副免疫母细胞组成，幼淋巴细胞小到中等大，染色质较粗，可见小核仁；副免疫母细胞较大，核圆形至卵圆形，染色质疏松，核仁明显，胞质轻度嗜碱性。淋巴窦常闭塞，瘤细胞侵犯被膜，蔓延至结外的脂肪组织。SLL 与 CLL 是同一种疾病的不同表现。淋巴组织具有 CLL 的细胞形态与免疫表型特征（图 11-2-1A，图 11-2-1B）。

在某些病例中，小淋巴细胞表现为中等的核不规则，易误诊为套细胞淋巴瘤。部分病例呈浆细胞样分化。

在部分病例中，增殖中心可以非常大并且出现融合（超过 20 倍视野）。此类病例常和过度增殖、17p13 基因缺失有关，相比增殖中心较小的病例往往有更快速的进展。

在脾，白髓常受累显著，但红髓也常受累，也可以见到增殖中心，但没有淋巴结明显。

（二）骨髓和外周血

形态特点请参考第一篇相应章节。

四、免疫表型

免疫组化瘤细胞呈 CD79a、CD45RA、CD23、CD19、CD43、CD5 均阳性，PAX5 核 +，CD20+ 或弱 +，CyclinD1–、CD10–（图 11-2-1C ～图 11-2-1E）。

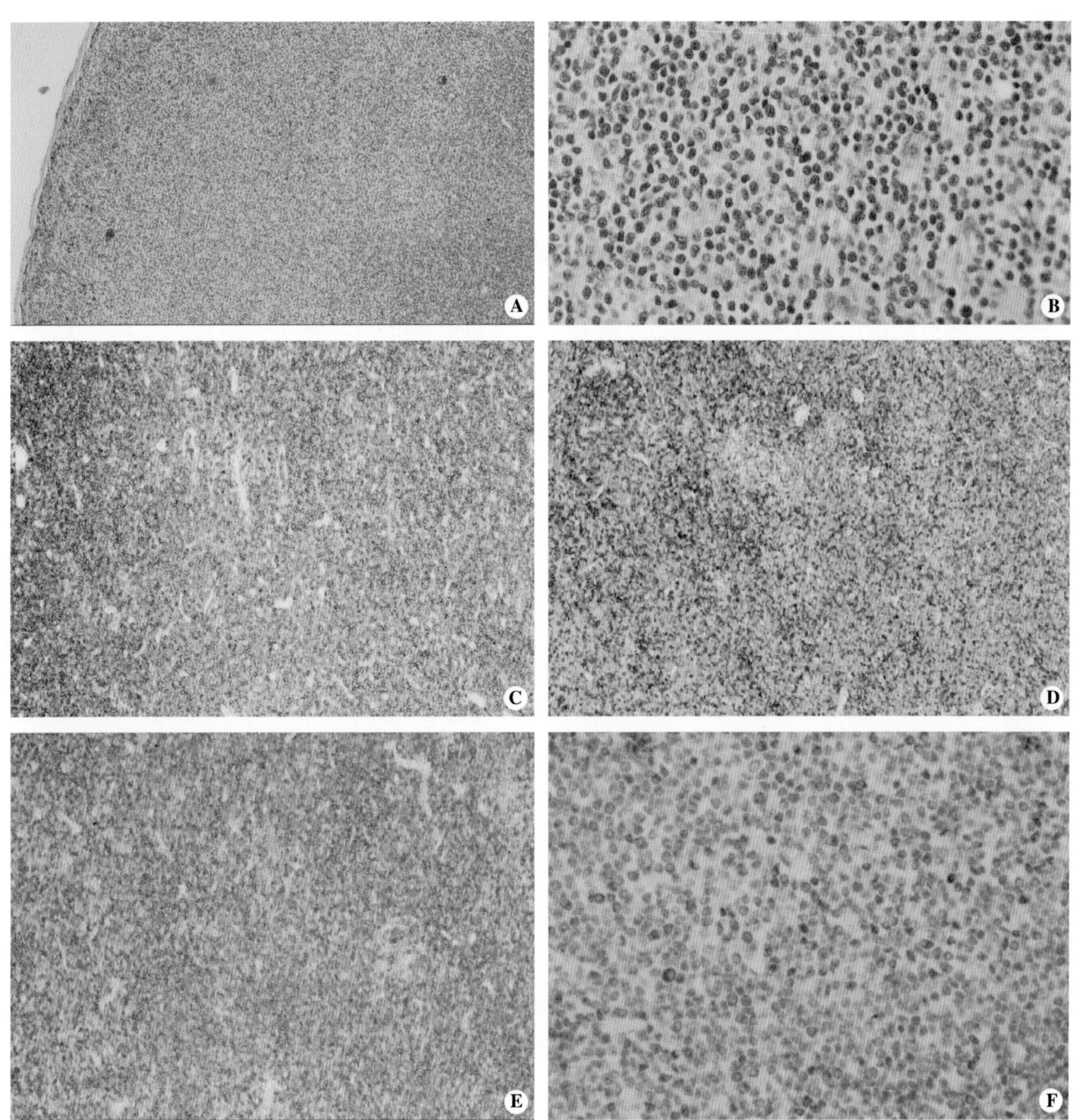

图 11-2-1　CLL 淋巴结小淋巴细胞弥漫增生（HE 染色，低倍）（A）；同图 A，小淋巴细胞高倍（B）；同图 A CD20 广密 +（C）；同图 A CLL CD5 广密 +（D）；同图 A，CLL，CD23 广密 +（E）；同图 A，CLL，LEF 散在多 +（F）

诊断 CLL 必须具备流式细胞学分析结果，符合典型 CLL 的表型方可。典型的特征性 CLL 免疫表型：CD19+、CD5+、CD23+、CD200+、CD10–、FMC7–、CD43+/–；表面免疫球蛋白（sIg）、CD20 及 CD79b 弱表达。同时 B 细胞表面轻链限制性表达。对于少数以 SLL 为表现的病例，淋巴结免疫组化显示 CD20+、CD5+、CD10–、CD23+、CyclinD1–、PAX5+ 等。目前仍沿用 CLL 的免疫表型积分系统（表 11-2-1）。积分≥ 4 分即为典型 CLL，＜ 3 分可排除 CLL。其他如 CD200、LEF1 阳性有助于 CLL 的诊断（图 11-2-1F）。

表 11-2-1　CLL 的免疫积分系统

免疫表型	积分	
	1	0
SmIg	弱阳性	强阳性
CD5	阳性	阴性
CD23	阳性	阴性
FMC7	阴性	阳性
CD22/CD79b	弱阳性	强阳性

五、遗传学检查

细胞遗传学：由于 CLL 细胞在体外培养困难，增殖缓慢，既往常规染色体分析技术难以见到 CLL 细胞的分裂象使得染色体异常的检出率低。近年采用染色体 FISH 可以分析分裂间期的细胞，目前发现，80% ～ 90% 的患者伴有染色体的改变，并与患者的预后有明确的相关性，常见的异常有 13q–、17p–、11q–、+12 等。其中 13q–（主要累及 13q14 区）最常见，单独出现时预后较好。而 17p–（主要累及 *p53* 基因）发生率虽然较低，但出现该异常是 CLL 最差的预后因素。11q–（*ATM* 基因）也是不良预后的染色体核型。该异常多见于偏年轻的男性患者。+12 患者既往预后不佳，但应用免疫化疗改善了其不良预后。

二代测序技术的应用发现了多个基因突变与 CLL 预后有关，如 *TP53*、*NOTCH1*、*SF3B1*、*BIRC3* 等基因突变，均提示其不良预后。而 *MYD88* L265P 突变也可见于 CLL，往往提示预后较好。

免疫球蛋白重链可变区（IgHV）突变状态：按照瘤细胞 IgHV 的突变状态可以将 CLL 分为突变型 CLL（M-CLL）与未突变的 CLL（U-CLL）。U-CLL 患者疾病进展快，生存期短。而 M-CLL 患者则预后较好。随着二代测序技术的应用，IgHV 分析技术更加简便可行，已成为 CLL 的重要预后指标。

六、综合诊断

CLL 的诊断应符合三个标准：①外周血克隆性 B 淋巴细胞绝对值≥ 5×10^9/L；②形态上以成熟淋巴细胞为主；③符合典型的 CLL 免疫表型特点。

除此之外，还要对 CLL 进行分期，包括 Rai 分期和 Binet 分期（表 11-2-2）。分期依据主要是查体和简单的血常规检查结果。另外，由于细胞遗传学和 IGHV 突变状态对预后的影响和对治疗选择的价值，对于有治疗指征的患者，应进行该两项检查。近年，在综合多个 CLL 预后因素基础上，提出了国际 CLL 预后指标，即 CLL-IPI（表 11-2-3）。

表 11-2-2　慢性淋巴细胞白血病的临床分期系统

分期	定义
Binet 分期	
Binet A	MBC ≥ 5×10^9/L，Hb ≥ 100 g/L，PLT ≥ 100×10^9/L，< 3 个淋巴区域[a]
Binet B	MBC ≥ 5×10^9/L，Hb ≥ 100 g/L，PLT ≥ 100×10^9/L，≥ 3 个淋巴区域
Binet C	MBC ≥ 5×10^9/L，Hb < 100 g/L 和（或）PLT < 100×10^9/L
Rai 分期	
Rai 0	仅 MBC ≥ 5×10^9/L
Rai Ⅰ	MBC ≥ 5×10^9/L+ 淋巴结肿大
Rai Ⅱ	MBC ≥ 5×10^9/L+ 肝和（或）脾大 ± 淋巴结肿大
Rai Ⅲ	MBC ≥ 5×10^9/L+Hb < 110 g/L± 淋巴结 / 肝 / 脾肿大
Rai Ⅳ	MBC ≥ 5×10^9/L+PLT < 100×10^9/L± 淋巴结 / 肝 / 脾肿大

注：MBC，单克隆 B 淋巴细胞计数。免疫性血细胞减少不作为分期的标准。

a. 5 个淋巴区域包括颈、腋下、腹股沟（单侧或双侧均计为 1 个区域）、肝和脾。

表 11-2-3　慢性淋巴细胞白血病国际预后指数（CLL-IPI）

参数	不良预后因素	积分	CLL-IPI 积分	危险分层	5 年生存率（%）
TP53 异常	缺失或突变	4	0 ～ 1	低危	93.2
IGHV 突变状态	无突变	2	2 ～ 3	中危	79.4
β_2- 微球蛋白	> 3.5mg/L	2	4 ～ 6	高危	63.6
临床分期	Rai Ⅰ～Ⅳ或 Binet B ～ C	1	7 ～ 10	极高危	23.3
年龄	> 65 岁	1			

七、鉴别要点

根据外周血淋巴细胞计数明显升高、淋巴细胞形态及免疫表型特征，典型 CLL 患者容易诊断，但需与其他 5 种小 B 细胞淋巴肿瘤疾病相鉴别（详见本章其他节）。根据 CLL 免疫表型积分系统，CLL 积分为 4 ～ 5 分，积分≤ 3 分的患者需要结合淋巴结、脾、骨髓组织细胞学及遗传学、分子生物学检查等进行鉴别诊断。

八、预　　后

CLL 是惰性疾病，多数预后较好，中位生存期 5 年以上。对于诊断为 CLL 的患者，早期可不必治疗，只有发展较快，或患者有相关症状，或影响脏器功能时才进行治疗。同时 CLL 是高度异质性疾病，部分患者（如 *TP53* 异常患者）预后较差，进展较快，需要严密监测，近年新药的治疗有望部分改善该类患者的预后。CLL 预后因素的判断可以作为综合诊断精细诊断的一部分，其具体预后相关因素参照综合诊断部分。

（李增军　周建华　蒋　谊）

第三节　淋巴浆细胞淋巴瘤 / Waldenström 巨球蛋白血症（P+L）

一、定　　义

淋巴浆细胞淋巴瘤（lymphoplasmacytic lymphoma，LPL）是一种由小 B 淋巴细胞、浆细胞样淋巴细胞和浆细胞组成的肿瘤，不符合任何其他伴有浆细胞分化的小 B 细胞淋巴瘤的诊断标准。通常累及骨髓，也可累及淋巴结，结外受累及白血病期较为少见。大部分（90%）LPL 有 *MYD88* L265P 突变，此突变对于诊断 LPL 有帮助，但不具有特异性，也不是诊断 LPL 所必需的。LPL 常与 IgM 型免疫球蛋白有关。很多 LPL 伴有 Waldenström 巨球蛋白血症（WM），WM 与 LPL 不是同义词，当 LPL 侵犯骨髓同时伴有血清单克隆 IgM 丙种球蛋白时诊断为 WM。90% ～ 95% 的 LPL 为 WM，仅小部分患者分泌单克隆性 IgG、IgA 成分，或不分泌单克隆免疫球蛋白。目前，γ 重链病不再被视为 LPL 的变异型。

二、临床特点

LPL 临床较为少见，约占 B 淋巴细胞增殖性疾病的 5%，主要发生于成年人，中位年龄 70 岁，男性稍多，男女之比约 1.1 ∶ 1。在 LPL/WM 中，约 20% 患者具有家族性倾向。大多数病例累及骨髓，有些累及外周血、淋巴结和其他结外部位，如肝、脾等。广泛的骨髓浸润引起贫血、虚弱和疲乏，可出现淋巴结及肝脾大，有时肿瘤浸润肺部可引起肺部占位或胸腔积液等。大部分 LPL/WM 患者有 IgM 血清免疫球蛋白增高，这是 WM 的诊断标准之一，当循环血液中 IgM 水平＞ 30g/L 时可出现乏力、视物模糊、出血甚至心力衰竭等症状。少数患者既有 IgM 又有 IgG 或其他免疫球蛋白。大约 30% 的患者可发生高黏滞血症，其症状为疲劳、视觉障碍等。另外部分患者的血清 IgM 具有自身抗体或冷球蛋白活性，从而产生自身免疫现象，如溶血性贫血、血小板减少症或冷球蛋白血症（见于约 20%LPL 伴有 WM 的患者），临床可出现雷诺现象、关节疼痛及皮肤紫癜等。少数患者发生神经性疾病，其原因可能与 IgM 免疫球蛋白与髓鞘抗原反应、冷球蛋白血症或免疫球蛋白沉积有关；中枢神经系统浸润可引起患者头痛、头昏、共济失调、眼球震颤、复视等症状。IgM 沉积于皮肤、肾或胃肠道，引起皮肤巨球蛋白血症、蛋白尿及腹泻等；结合到凝血因子，血小板和纤维素上导致凝血性疾病。IgM 免疫球蛋白不是 LPL 或 WM 的诊断性特征，它可以出现在其他淋巴造血组织肿瘤或无明显肿瘤的患者，少数患者最初出现 IgM 相关性异常，如冷球蛋白血症或意义未明的 IgM 单克隆 γ 球蛋白病，只有后期发展为明确的 LPL。80%LPL 患者分期为临床Ⅲ～Ⅳ期，5 年生存率约 60%。LPL 可发生在 MALT 淋巴瘤常累及的部分，如眼附属器等。

三、组织形态特点

（一）骨髓形态学和外周血

骨髓活检组织中肿瘤细胞呈结节状和（或）弥漫性浸润，有核细胞增生活跃，常聚集在骨小梁旁。肿瘤细胞为小淋巴细胞混杂不同数量浆细胞和浆细胞样淋巴细胞（图 11-3-1），个别浆细胞可见 Dutcher 小体（图 11-3-2）。小淋巴细胞形态与正常小淋巴细胞类似，浆细胞样淋巴细胞形态介于小淋巴细胞与浆细胞形态之间，细胞圆形 / 椭圆形，核偏位，染色质粗，无核仁，胞质比小淋巴细胞丰富，嗜碱性，呈蓝色或灰蓝色，有时在胞质边缘可见小滴状胞质。成熟的浆细胞核偏位，染色质粗块状，胞质丰富，嗜碱性或双色性，浆细胞可形成灶状或小簇状。病灶中可见个别中心母细胞/免疫母细胞样大细胞，常见肥大细胞增多（图 11-3-3），骨髓涂片常见显著的红细胞缗钱状排列，部分浆细胞样淋巴细胞可显示细胞学异型性（图 11-3-4）。治疗后的 LPL 肿瘤组织中几乎仅见浆细胞残留。周围血中也可见形态类似的肿瘤细胞，血涂片分类浆细胞样淋巴细胞比例增多，可见成熟红细胞缗钱状排列现象，白细胞和血小板计数一般正常或无明显增高。

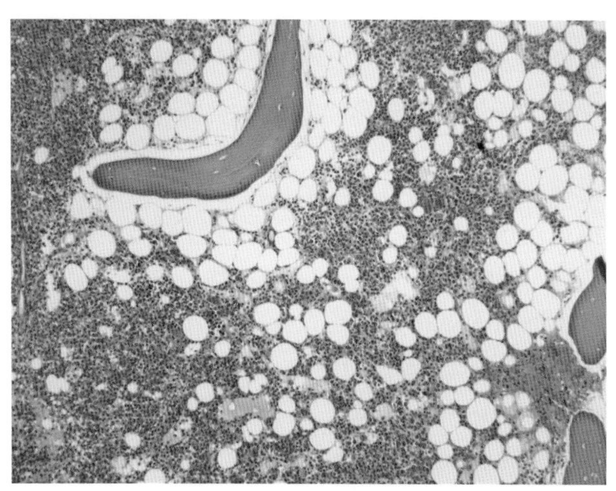

图 11-3-1　淋巴浆细胞淋巴瘤
骨髓活检，骨小梁间见小 B 淋巴细胞、浆细胞样淋巴细胞及浆细胞弥漫性浸润（HE 染色）

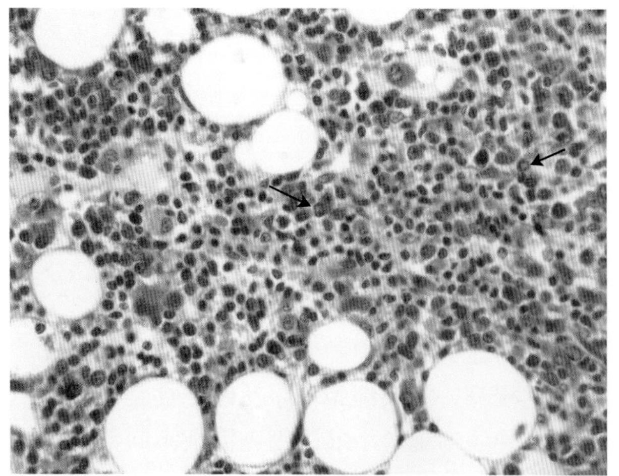

图 11-3-2　淋巴浆细胞淋巴瘤
骨髓活检，骨小梁间见小 B 淋巴细胞、浆细胞样淋巴细胞及浆细胞弥漫性浸润，浆细胞样淋巴细胞核可见 Dutcher 小体（黑箭头）（HE 染色）

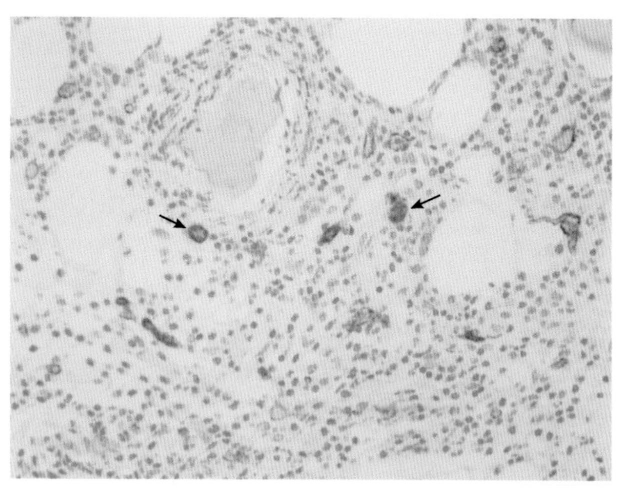

图 11-3-3　淋巴浆细胞淋巴瘤
骨髓活检组织，免疫组化显示肥大细胞 CD117+

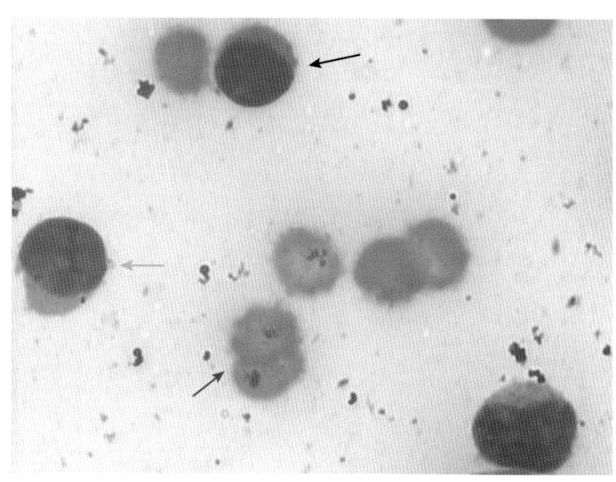

图 11-3-4　淋巴浆细胞淋巴瘤
骨髓涂片，可见浆细胞样淋巴细胞（黑箭头）、淋巴细胞（蓝箭头）及成熟红细胞（红箭头），红细胞呈缗钱状排列（瑞氏－吉姆萨染色）

（二）淋巴结和其他组织

大部分病例的淋巴结的正常结构得以保存，窦扩张及 PAS+ 物质沉积，肿瘤细胞常累及副皮质区及边缘窦。有时淋巴结结构破坏，可见模糊的结节样结构或淋巴样细胞弥漫性浸润。主要是肿瘤性小淋巴细胞、浆细胞样淋巴细胞和浆细胞增生伴少数转化的大细胞。部分浆细胞样淋巴细胞可见 Dutcher 小体（PAS+ 核内假包涵体），病灶中肥大细胞及含铁血黄素增多（图 11-3-5）。常缺乏单核样 B 细胞或边缘区细胞特征，若出现大量转化的大细胞提示 LPL 进展，若大细胞形成孤立性病灶或聚集灶，提示转化为大 B 细胞淋巴瘤可能。CLL/SLL 中常见的增殖中心在 LPL 中缺如。出现较多或成片细胞质呈透亮形态的边缘区细胞时，建议结合免疫表型诊断为边缘区细胞淋巴瘤伴 / 不伴浆细胞分化。另可见淀粉样物质及其他免疫球蛋白沉积或储存结晶的组织细胞。淋巴浆细胞浸润脾，在红髓形成结节状或弥漫生长，也可累及白髓，偶尔可累及皮肤，表现为斑块状病变。LPL/WM 的诊断是排他性诊断，需结合临床表现、骨髓组织学及免疫表型等综合判断，并需与其他类型小 B 细胞淋巴瘤进行鉴别后才能做出明确诊断（表 11-3-1 ～表 11-3-3）。

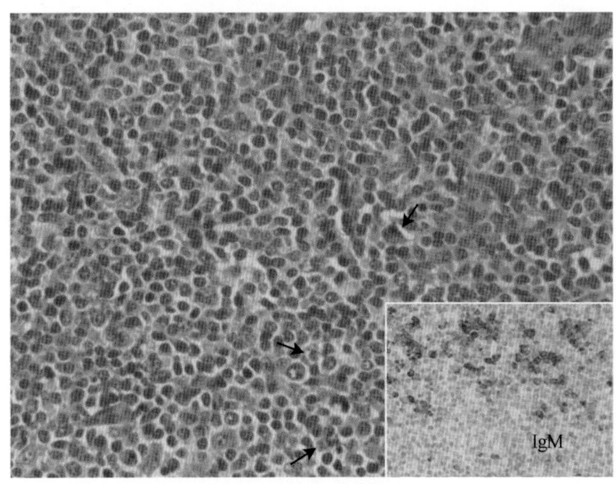

图 11-3-5　淋巴浆细胞淋巴瘤

淋巴结切除活检组织，可见细胞相对单一，可见淋巴细胞、浆细胞样淋巴细胞，另见含铁血黄素沉积（箭头）；右下图免疫组化显示 IgM+

表 11-3-1　小 B 细胞淋巴瘤的组织学特征

	组织结构	小细胞	转化的大细胞
LPL	弥漫或结节状，无滤泡结构	小淋巴细胞 浆细胞样淋巴细胞 浆细胞	免疫母细胞 中心细胞
SLL	弥漫伴有假滤泡结构	小淋巴细胞	幼淋巴细胞、免疫母细胞
MCL	套区增宽，模糊结节状或弥漫性病变	套细胞	无
FL	滤泡 +/–，弥漫性分布	中心细胞	中心母细胞
MZL	边缘区域滤泡旁分布	边缘区细胞、单核样 B 细胞、小淋巴细胞、浆细胞	中心母细胞样细胞，免疫母细胞样细胞

注：LPL，淋巴浆细胞淋巴瘤；SLL，小淋巴细胞性淋巴瘤；MCL，套细胞淋巴瘤；FL，滤泡性淋巴瘤；MZL，边缘区淋巴瘤。

表 11-3-2　小 B 细胞淋巴瘤骨髓累及模式及形态学

疾病	骨髓穿刺涂片形态学	骨髓活检特征
LPL	小淋巴细胞、浆细胞样淋巴细胞和浆细胞谱系：Dutcher 包涵体，可有丰富的肥大细胞	局灶性、间质性或弥漫性病变，可有淀粉样沉积
SLL	单一的小圆细胞，胞质稀少	局灶性非骨小梁旁浸润为主，也可呈弥漫性浸润
MCL	小 - 中等淋巴细胞，染色质疏密不均，核形不规则：数量不等的细胞可呈幼淋巴细胞或母细胞特征	局灶性非骨小梁旁浸润和骨小梁旁浸润，可有弥漫性病变
FL	通常以中心细胞为主，中心母细胞数量不一	局灶性骨小梁旁浸润为主
MZL	不同程度地混杂浆细胞样形态：有些细胞质的边缘不规则甚至形成双极	浸润方式不一，可形成孤立性病灶，可见"裸"生发中心

注：LPL，淋巴浆细胞淋巴瘤；SLL，小淋巴细胞性淋巴瘤；MCL，套细胞淋巴瘤；FL，滤泡性淋巴瘤；MZL，边缘区淋巴瘤。

表 11-3-3　小淋巴细胞组织学免疫表型鉴别诊断

类型	SIg	CD19	CIg	CD20	CD5	CD10	CD23	CD43	BCL6	CyclinD1
LPL	M	+	+	+	–	–	–	–	–	–
SLL	M+/–D	+	–/+	+	+	–	+	+	–	–
MCL	M+/–D	+	–	+	+	–	–	+	–	+
FL	M+/–G	+	–	+	–	+/–	–	–	+	–
MZL	M	+	–/+	+	–	–	–/+	–	–	–

注：LPL，淋巴浆细胞淋巴瘤；SLL，小淋巴细胞性淋巴瘤；MCL，套细胞淋巴瘤；FL，滤泡性淋巴瘤；MZL，边缘区淋巴瘤。

四、免疫表型

sIgM+，极少数病例 IgG/A+，IgD–；B 细胞相关抗原 CD19+、CD20+、CD22+、CD79α+；CD38 部分 +、CD138 部分 +、MUM1+/–、PAX5+；CD103–（图 11-3-6）；10% ～ 20% 病例表

达 CD5、CD10 或 CD23，不能因 CD5、CD23 等表达排除 LPL 诊断。与正常浆细胞或者 MZL 中的细胞相比，LPL 中 CD138+ 的浆细胞通常 IRF4/MUM1+，但 IRF4/MUM1– 且 PAX5+ 者更常见。血清免疫蛋白电泳可见 IgM（κ）蛋白条带（图 11-3-7）。

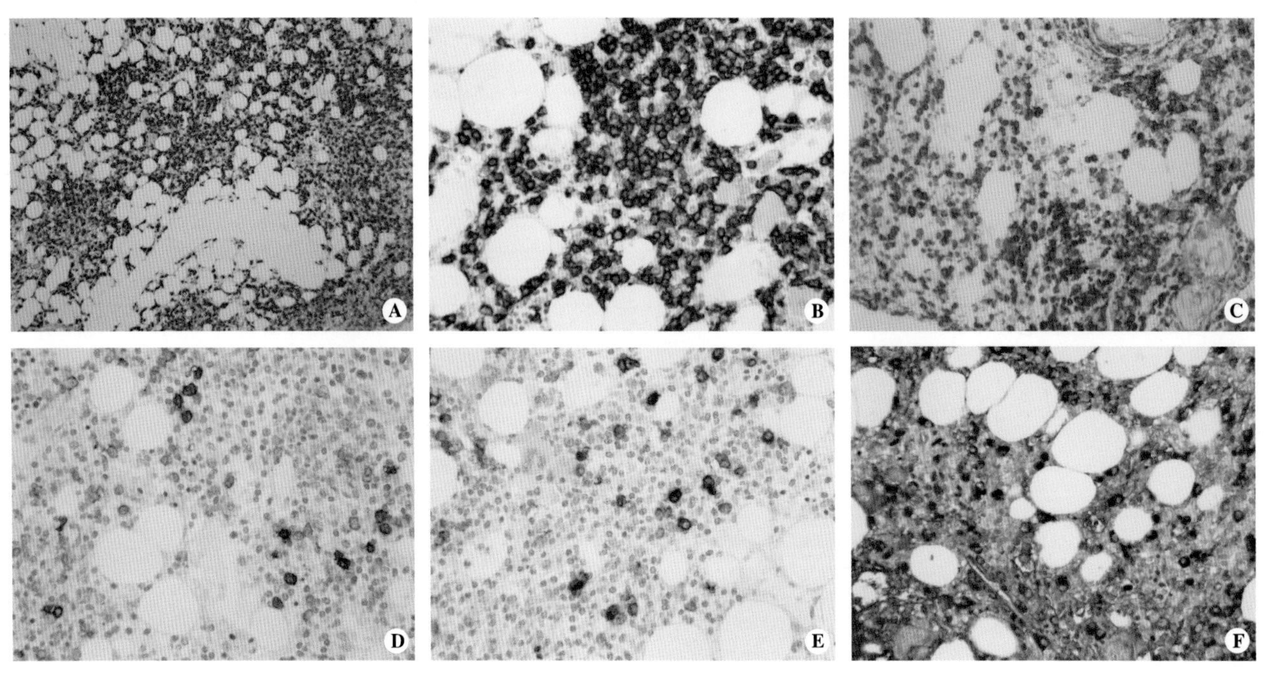

图 11-3-6 淋巴浆细胞淋巴瘤

骨髓活检组织，免疫组化。A.CD20+，10×10 倍；B.CD20+，40×10；C.CD79a+，40×10；D. 部分浆细胞样淋巴细胞 CD138+，40×10；E. 部分浆细胞样淋巴细胞细胞 CD38+，40×10；F. 部分浆细胞样淋巴细胞 IgM+

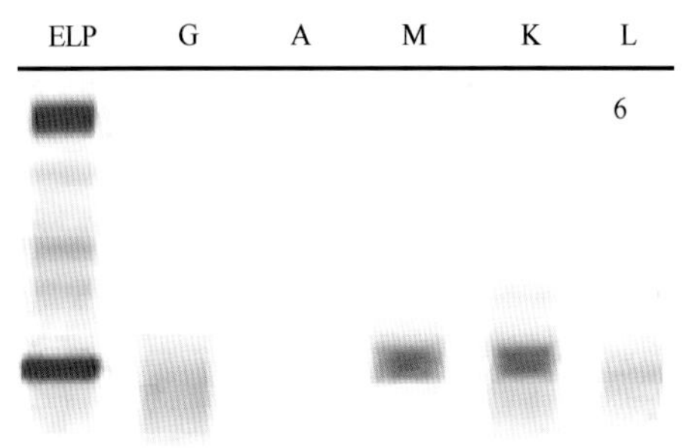

图 11-3-7 淋巴浆细胞淋巴瘤

血清免疫蛋白电泳可见 IgM 及 κ 阳性条带

流式细胞检测 LPL/WM 骨髓中存在 B 细胞克隆，肿瘤细胞表达 B 细胞及浆细胞相关抗原，如 CD19、CD20、CD22、CD38、CD138 等，偶尔表达 CD5、CD10、CD23。

五、遗传学检查

LPL 没有特异的染色体或癌基因异常，*IG* 基因可以检测到重排，经常是不同的区域发生体细胞超突变，但是缺乏进行性的突变。髓样分化因子 88（myeloid differentiation primary response 88，*MYD88*）基因位于 3 号染色体短臂，大约 90% 的 LPL 患者有 *MYD88* L265P 突变，导致 265 位点的亮氨酸突变为脯氨酸，*MYD88* L265P 突变多为杂合突变，少数为纯合突变，其阳性率与检测方法和样本中肿瘤细胞的比例有关。目前主要有两种突变检测方法：① Sanger 测序，特异性高、敏感性低，突变细胞少于 20% 时可出现假阴性，若通过 CD19 磁珠富集 B 细胞，可增加突变检出率。②实时 AS-PCR（real-time，allele-specific PCR）/AS-PCR 方法，敏感性高，甚至可检出低至 1% 的突变。大约 30% 的患者有 *CXCR4* 的截短突变（通常为 *CXCR4* S338X 或者框移突变），约 17%LPL 患者出现 *ARID1A* 突变，其他基因如 *TP53*、*CD79B*、*KMT2D* 及 *MYBBP1A* 等突变较为少见。文献报道 *MYD88* L265P 突变可能有助于 LPL 的鉴别诊断，但有不确定性，部分 LPL 病例缺乏 *MYD88* L265P 突变，另外 *MYD88* L265P 突变也可见于其他类型的小B细胞淋巴瘤（如SLL、MZL、FL等）、非生发中心型弥漫大B细胞淋巴瘤（DLBCL）、原发于皮肤的DLBCL（腿型）、原发于中枢神经系统和睾丸DLBCL等，因此，*MYD88* L265P突变是LPL/WM诊断及鉴别诊断的重要标志，但并非特异性指标，需结合组织学及免疫表型综合判断。同样地，*CXCR4*突变亦可见于其他少数小B细胞淋巴瘤。大约50%骨髓切片诊断病例有6q21—q23缺失，但在组织切片诊断病例中并不常见。大约20%的LPL/WM有4号染色体的三倍体。LPL没有任何其他B细胞淋巴瘤相关的基因易位，如*CCND1*、*MALTI*或*BCL10*基因等。

六、综合诊断

1. 骨髓活检组织见小B淋巴细胞、浆细胞样淋巴细胞及浆细胞在骨小梁间侵犯，亦可见累及淋巴结、肝及脾，骨髓涂片见类似淋巴样细胞。

2. 血清中检测到单克隆性IgM（不计数量）。

3. 免疫表型　CD19+、CD20+、sIgM+、CD22+、PAX5+，MUM1+，CD38部分+，CD138部分+，CD103–、CyclinD1–；10%～20%病例CD5+、CD10+、CD23+。

4. 约90%病例出现*MYD88* L265P突变，对鉴别伴浆样分化的其他类型小B细胞淋巴瘤有重要作用。该突变很少见于其他小B细胞淋巴瘤、弥漫大B细胞淋巴瘤等。

5. 综合临床资料、组织学及免疫表型，排除其他类型的小B细胞淋巴瘤。

6. 多数LPL/WM通过骨髓活检而确诊，若临床上患者有淋巴结肿大，建议行淋巴结活检，以排除其他类型淋巴瘤。

七、鉴别诊断

1. 其他类型的小B细胞淋巴瘤　根据组织学形态、骨髓活检及骨髓涂片特征及免疫表型进行鉴别（表11-3-1～表11-3-3）。LPL/WM的诊断标准不具有特异性，是排他性诊断，与其他低级别小B细胞淋巴瘤，特别是边缘区淋巴瘤鉴别困难时，建议诊断为低级别小B细胞淋巴瘤伴有浆细胞样分化，并提出相应的鉴别诊断。

2. 自身免疫性疾病鉴别　如IgG4相关硬化性疾病，其缺乏单克隆性B细胞及浆细胞亚群，血清IgG4高，免疫组化染色IgG4/IgG值增加，结合临床表现、病史等有助于明确诊断。

3. Castleman病（浆细胞亚型）　Castleman病淋巴滤泡间可见大量浆细胞，常缺乏浆细胞克隆性增生，IgG/IgA+；IgM–。

4. γ重链病　2016年《造血与淋巴组织肿瘤WHO分类》中，不再把γ重链病作为LPL的一个特殊亚型，其特征为LPL样肿瘤细胞累及骨髓、淋巴结、肝、脾等，肿瘤细胞分泌Igγ重链，浸润的肿瘤细胞主要是小淋巴细胞、中心母细胞、浆细胞及嗜酸性粒细胞等，免疫组化标记：CD79α+、CD20+。

5. 意义未明的IgM单克隆γ病（IgM MGUS）指IgM单克隆蛋白小于30g/L，骨髓浆细胞样淋巴细胞浸润小于10%，并且缺乏WM症状；其进展为B细胞淋巴瘤特别是LPL/WM的风险明显增高。

八、预　　后

LPL临床过程一般呈惰性，中位生存时间为5～10年。影响预后的因素：年老体弱，外周血细胞减少（尤其是贫血），高黏滞血症，高$β_2$微球蛋白水平、血清单克隆免疫球蛋白水平及血清LDH水平等。WM国际预后评分系统（International Prognostic Staging System for WM，IPSSWM）包括5个因素：年龄＞65岁，血红蛋白（HbB）≤11.5g/dl，血小板计数（PLT）≤$100×10^9$/L，$β_2$微球蛋白＞3mg/L，血清IgM免疫球蛋白＞70g/L，以上各项为1分，依据积分将预后分成三个危险组：低危组，0或1分且年龄≤65岁；中危组，2分或年龄＞65岁；高危组，＞2分。有研究者发现，纳入血清LDH升高的因素可将高危组WM患者进一步分为预后不同的两组，伴LDH升高的高危组患者预后更差；但还没有一个更有效的分级系统。一些报道提示，LPL伴有6q缺失病例预后较差。缺乏*MYD88* L265P突变预后不良，且对依罗替尼治疗反应较差，有关此方面的研究数据较少。一些临床和实验室发现，具有*CRCX4*突变的LPL患者对依罗替尼和其他治疗方法明显耐药。少部分病例出现大量转化的中心母 / 免疫母细胞样细胞或转化为弥漫大 B 细胞淋巴瘤，预后较差。

（曹立宇）

第四节 脾小 B 细胞淋巴瘤

一、脾边缘区淋巴瘤

（一）定义

脾边缘区淋巴瘤（SMZL）属原发于脾的淋巴瘤，是脾白髓边缘区淋巴细胞来源的一类小 B 细胞肿瘤，肿瘤性淋巴细胞包围并取代白髓生发中心，破坏套区，有少量转化的母细胞散在分布。肿瘤细胞常浸润红髓，脾门淋巴结和骨髓常有累及。肿瘤细胞常出现于外周血中，表现为有微绒毛的淋巴细胞。SMZL 较少见，约占所有淋巴组织肿瘤的 2%。大多数不能分类的 CD5– 的 CLL 实为该肿瘤。

（二）临床表现

该肿瘤多见于中老年人，多数患者年龄大于 50 岁，中位年龄为 67 ～ 68 岁，患者无性别差异。主要临床表现是脾大，部分患者伴自身免疫性血细胞减少或贫血，以及外周血中见有微绒毛的淋巴细胞。该肿瘤常累及骨髓，常有脾门淋巴结肿大，但少有其他部位淋巴结肿大及结外病变。约 1/3 的患者外周血有少量 M 蛋白，但缺乏明显的血液黏稠度增加及高丙种球蛋白血症表现。部分患者存在丙型肝炎病毒感染。

（三）组织形态特点

1. 脾脏 巨检：脾体积均匀增大，重量增加，可达 1 ～ 3kg，质地较硬；切面无明显包块，因白髓区明显扩大，在脾的表面和切面见均匀分布的粟粒大小的结节（图 11-4-1），可伴灶性或多灶性坏死。镜检：低倍镜，病变主要分布于白髓区，表现为在脾小体的生发中心外有密集的体积小的淋巴细胞分布，而致其脾小体的边缘区变宽，套区结构消失，甚至部分或完全取代生发中心（图 11-4-2）。病变常同时累及红髓，表现为脾窦内瘤细胞聚集或小淋巴细胞成片分布。高倍镜，肿瘤细胞的形态多样，主要是中心细胞样细胞及单核样细胞，还可见小淋巴细胞样细胞、浆细胞，以及少数散在分布的中心母细胞样细胞。少见核分裂（图 11-4-3A ～图 11-4-3C）。

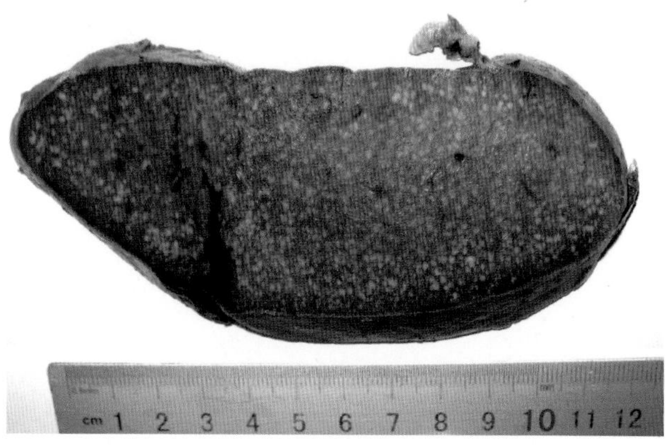

图 11-4-1 脾边缘区淋巴瘤
脾均匀肿大，切面密布粟粒大小结节

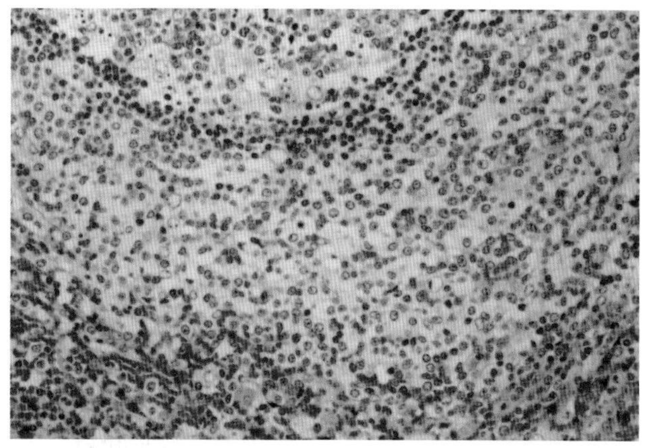

图 11-4-2 脾边缘区淋巴瘤（石蜡切片，方法同前）（陈辉树教授提供）

2. 脾门淋巴结 淋巴窦扩张，肿瘤细胞围绕并替代生发中心，其中主要见小淋巴细胞和边缘区细胞混合性分布，无明显边缘区构象。

易见典型的边缘区增生模式，可为诊断与分型提供线索（图 11-4-3D）。

3. 骨髓活检形态 在骨小梁旁肿瘤细胞呈间质性结节状分布模式是其特征，瘤细胞的形态学与脾所见相似。偶见肿瘤细胞围绕反应性滤泡分布或呈窦性浸润。

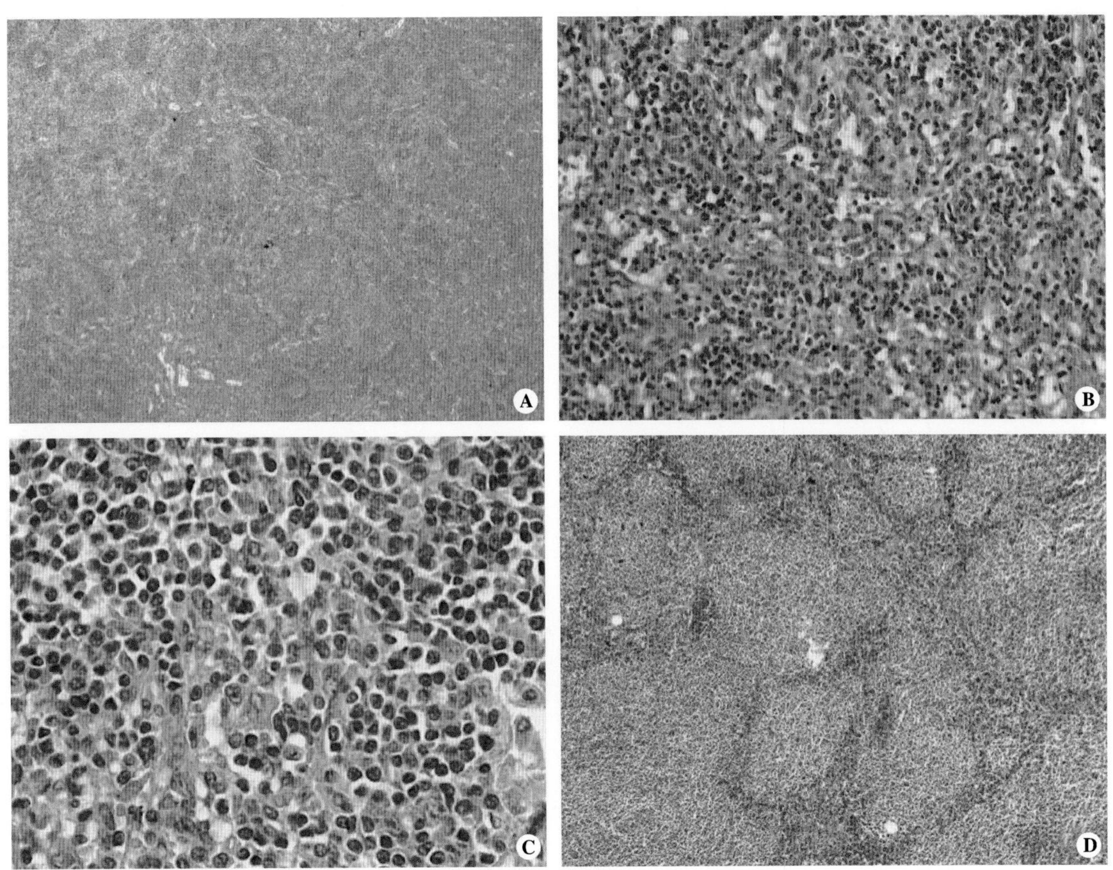

图 11-4-3　脾边缘区淋巴瘤

A. 脾白髓比例增加；B. 红髓区肿瘤细胞浸润，簇状；C. 瘤细胞形态；D. 脾门淋巴结病变

（四）免疫表型

瘤细胞表达B细胞分化抗原CD20（图11-4-4）和CD79a，也表达细胞表面IgM和IgD；瘤细胞不表达CD5、CD10、CD23、CD43、Annexin A1和BCL6；也不表达LEF1和CyclinD1，CD103多为阴性。Ki67+细胞主要分布于脾小体的生发中心，而肿瘤浸润区的Ki67+细胞常散在分布（一般＜10%）。

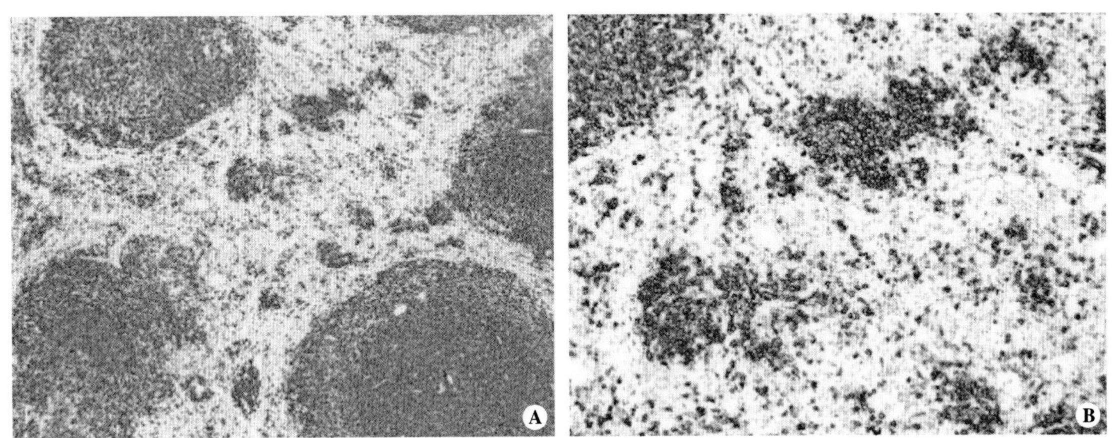

图 11-4-4　脾边缘区淋巴瘤

A. 白髓及红髓区浸润的肿瘤细胞表达CD20；B. 红髓区浸润的肿瘤细胞CD20

（五）流式细胞分析

瘤细胞呈CD5–，CD10–，CD20+，CD22+，CD23可阳性，CD79b+，CD103–，CD200–，sIgM+，FMC7+，伴有浆细胞分化时，CD38可阳性。

（六）遗传学检查

大样本研究表明，72%的SMZL有遗传学异常，其中有3种以上遗传学异常者占53%，近半数的病例有染色体7q31—q32等位缺失，但缺乏重现性染色体易位，有助于与其他组织学类型的小B细胞淋巴瘤的鉴别诊断。少数病例有t（2；7）（p12；q21），并通过与IGK的连接而激活*CDK6*。约30%的SMZL病例存在7q的杂合缺失，此特点在其他类型的淋巴瘤中很罕见；部分病例存在3q获得。

该肿瘤存在免疫球蛋白重链和轻链基因的克隆性重排。

高通量测序研究发现，SMZL存在*KLF2*高频突变（10%～40%），有研究据此将SMZL分为*KLF2*突变与非突变两个亚型，且与该肿瘤的发生与演进有关。SMZL中*NOTCH2*突变率为10%～25%，这在其他类型的小B细胞肿瘤中不常见，故有一定的鉴别诊断意义。*KLF2*和*NOTCH2*突变常伴有7q缺失。*MYD88*突变在SMZL罕见。

（七）综合诊断

SMZL的诊断与其他淋巴组织肿瘤相似，需结合形态学、免疫表型、临床及分子细胞遗传学等综合分析，需在排除其他组织学类型的小B细胞肿瘤的基础上进行。

（八）鉴别诊断

本病为排除性诊断，需与该肿瘤鉴别的其他小B细胞淋巴瘤如下。

1. 慢性淋巴细胞白血病/小B淋巴细胞淋巴瘤（CD5+，CD23+，LEF1+）。

2. 毛细胞白血病（CD103+，AnnexinA1+，抗酒石酸酸性磷酸酶+；*BRAF* V600E突变）。

3. 套细胞淋巴瘤（CyclinD1+，CD5+，SOX11+/–，有*CCND1*基因）。

4. 滤泡性淋巴瘤（CD10+，BCL2+，BCL6+）。

5. 淋巴浆细胞淋巴瘤发生于骨髓，鲜有脾累及。

（九）预后

该肿瘤呈惰性临床过程，10年生存率为67%～95%。即使有骨髓累及也仍为惰性生物学行为。对化学药物治疗反应差，脾切除可延长患者的生存期，利妥昔单抗治疗有一定作用。10%～15%的病例可向大B细胞淋巴瘤转化，与其他组织学类型的小B细胞肿瘤相似。提示预后不良的因素：肿瘤的体积大，有*TP53*突变，染色体7q缺失，以及*IGHV*非突变型等。

二、脾弥漫红髓小B细胞淋巴瘤

（一）定义

脾弥漫红髓小B细胞淋巴瘤（splenic diffuse red pulp small B-cell lymphoma，SDRPL）以单一形态的小B淋巴细胞在红髓区弥漫性浸润为特征，常累及骨髓血窦和外周血，且在外周血涂片中可见有微绒毛的淋巴细胞。该肿瘤少见，约占所有NHL的不到1%，占经脾切除诊断的B细胞淋巴瘤的10%。故“外周血伴毛细胞的脾淋巴瘤”一词已不再使用。

（二）临床表现

该肿瘤以中年患者多见，多数患者的年龄大于40岁。无性别差异。就诊时均为临床Ⅳ期，有脾、骨髓和外周血累及。临床表现为白血病征象，外周血淋巴细胞增多，但并不十分显著；常有血小板减少和全血细胞减少。脾明显肿大。有皮肤累及者表现为红斑或丘疹性皮损。该肿瘤在临床表现为惰性生物学行为及不可治性，但对脾切除反应好。

（三）组织形态特点

1. 脾 病变脾均匀肿大，缺乏占位性病变，也不见粟粒状结节（图11-4-5）。肿瘤细胞在红髓区弥漫性浸润，累及脾窦和脾索。不同于脾B细胞性边缘区淋巴瘤的是，其没有滤泡替代，双向性细胞学特征及边缘区浸润模式。瘤细胞小或中等大小，形态一致，细胞核为圆形或不规则形，核染色质呈泡状，偶见小核仁。细胞质少，淡染或微嗜酸性，可见浆细胞的特征，但缺乏浆细胞分化（图11-4-6A，图11-4-6B）。

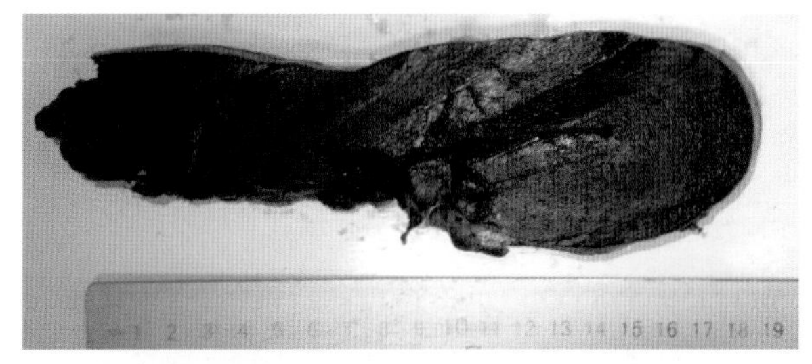

图 11-4-5　脾弥漫红髓小 B 细胞淋巴瘤

脾均匀肿大，切面暗红色，均质

2. 外周血　可见有微绒毛的淋巴细胞，形似脾 B 细胞性边缘区淋巴瘤患者外周血中所见的淋巴细胞。

3. 骨髓活检形态　瘤细胞在骨髓血窦内浸润，不同于其他类型的小 B 细胞淋巴瘤的间质性浸润或结节性浸润模式，可伴间质浸润和结节状浸润。一般不见淋巴滤泡。

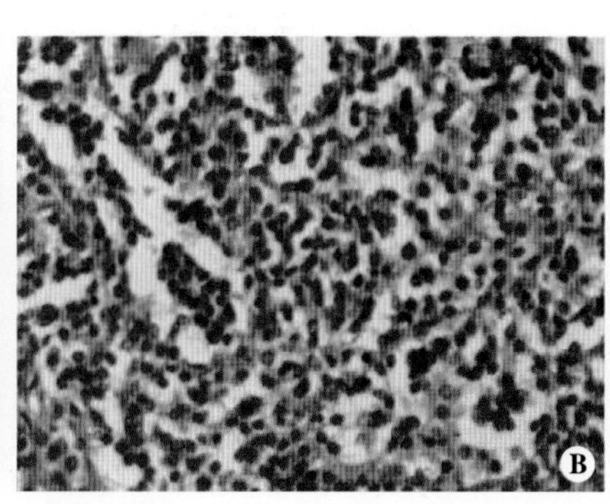

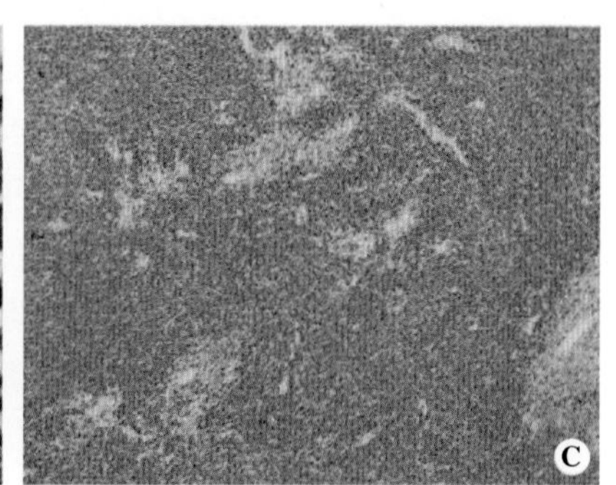

图 11-4-6　脾弥漫红髓小 B 细胞淋巴瘤

A. 肿瘤细胞在脾红髓浸润，白髓消失；B. 瘤细胞的形态；C. 肿瘤细胞表达 CD20

（四）免疫表型

该肿瘤的免疫表型：CD20+（图 11-4-6 C），DBA44+，IgG+，IgD-，AnnexinA1-，CD25–，CD5–，CD103–，CD123–，CD11c–，CD10–，CD23–。该肿瘤细胞呈 TRAP 阴性反应。

（五）遗传学检查

细胞遗传学改变复杂，一些病例中检出 *t*（9；14）（p13；q32）染色体易位，涉及 *PAX5* 和 *IGH* 基因，但肿瘤细胞无 *CCND1* 重排，且多未检出 7q 缺失或 3、18 号染色体三体等。70% 的病例有拷贝数的异常。文献报道少数病例有 *TP53* 突变；一些病例有 p53 过表达。

大多数病例有相对低水平的 *IGHV* 基因的体细胞超突变。有报道在该肿瘤患者存在 *IGHV3-23* 和 *IGHV4-34* 过表达（多见于毛细胞白血病），也有极少量的病例检出 *IGHV1-2* 基因过表达（多见于 SMZL）。

测序研究发现，该肿瘤存在 B 细胞淋巴瘤特有的体细胞突变模式，包括 CyclinD3 表达增加，以及 *CCND3 PEST* 结构域的重现性突变等。少数病例也检测到 *NOTCH1*、*MAP2K1*、*BRAF* 和 *SF3B1* 突变。

（六）综合诊断

该肿瘤的诊断应局限于特征性的病例，需满足该肿瘤定义所描述的所有条件，如脾红髓的小淋巴细胞弥漫性浸润，而不累及脾小体，外周血中存在有微绒毛的淋巴细胞，以及骨髓的窦性浸润特征等。总而言之，需审慎诊断该肿瘤。

（七）鉴别诊断

该肿瘤应与其他发生于脾或累及脾的各种小 B 细胞淋巴瘤相区别，特别是脾边缘区淋巴瘤，还有 CLL、淋巴浆细胞淋巴瘤、毛细胞白血病、B 细胞 – 幼前淋巴细胞性白血病等。

（八）预后

本病呈惰性生物学行为，为临床不可治愈性疾病。对脾切除反应较好。部分患者发生肿瘤演进，预后不佳。有报道，对于少数存在 *NOTCH1*、*MAP2K1* 和 *TP53* 突变的患者，其无进展生存期短。

三、毛细胞白血病及其亚型

（一）毛细胞白血病

1. 定义　毛细胞白血病（HCL）是一种惰性小B细胞肿瘤，来源于成熟的淋巴细胞，具有特殊的形态学及免疫表型，瘤细胞核圆，胞质丰富，在患者的外周血中可见其瘤细胞胞质有毛发样突起，称毛白细胞（HCL 细胞）。瘤细胞在骨髓和脾的红髓中弥漫浸润。该肿瘤少见，约占所有淋巴细胞白血病的 2%。

2. 临床表现　患者多为中老年人，平均年龄为 58 岁，20 岁以下者鲜有该肿瘤。首发症状为脾大，伴有虚弱、乏力，左上腹部疼痛、发热和出血等。多数患者全血细胞减少，部分白细胞可明显减低、正常或增高 [有人统计 41 例 HCL，WBC 为（13.0 ± 5.5）$\times 10^9$/L]。血小板减少或正常，单核细胞减少具有特征性。外周血中可查见少数胞质毛刺样凸起的毛白细胞。其他表现有肝大，罕见体表淋巴结肿大，脾门伴淋巴结肿大易见。少见的表现有血管炎、出血性疾病，神经系统疾病，骨骼肌累及，以及免疫系统失调等。该肿瘤对干扰素及嘌呤类药物治疗反应敏感。有研究显示，脾切除可延长缓解期。10 年生存率超过 90%。对于复发和难治性 HCL 可联合使用利妥昔单抗。

3. 组织形态特点

（1）脾：病变常累及脾，表现为脾体积均匀肿大（图 11-4-7），切面布满血液而无米粒样结节是其特征（图 11-4-8），HE 染色低倍镜下毛白细胞主要在红髓区的脾窦内及索区浸润，脾窦脾索经 CD8 免疫组化染色（见后）窦扩张、内壁基膜完整清楚，也是本病的特征之一（见后），有的低倍镜下呈围绕脾窦及脾索淤血呈“血湖”状（图 11-4-9），而白髓萎缩，无淋巴滤泡和动脉周围淋巴鞘结构；中倍毛细胞胞核呈豆形核（图 11-4-10）；高倍毛细胞胞核呈圆形，胞质丰富透明呈煎蛋样（图 11-4-11）。

（2）肝：毛白细胞主要在肝窦内分布。

（3）淋巴结：在肿瘤的进展期可有淋巴结累及，常累及脾门或其附近。毛白细胞主要分布于滤泡间区。

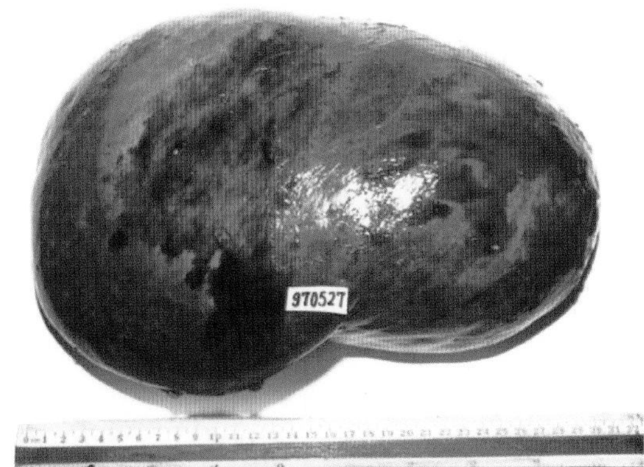

图 11-4-7　毛细胞白血病脾表面（陈辉树提供）

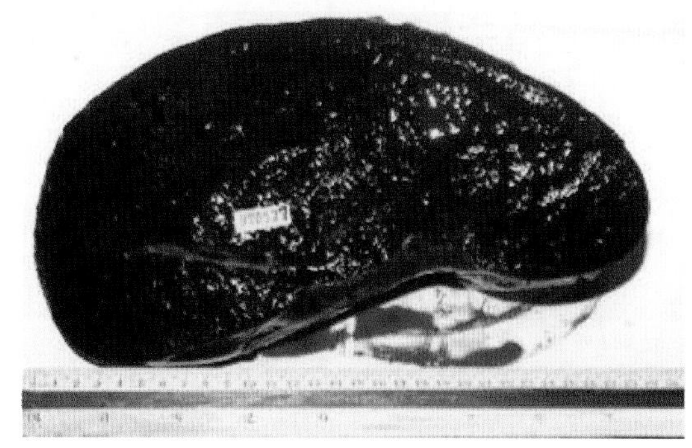

图 11-4-8　毛细胞白血病脾纵切面

切面布满血液而无米粒样结节（陈辉树提供）

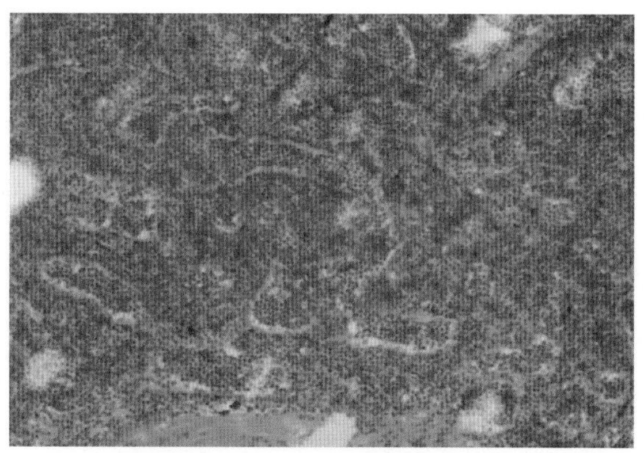

图 11-4-9　毛细胞白血病脾切片

低倍镜下示窦内浸润（塑料切片，HE 染色）（陈辉树提供）

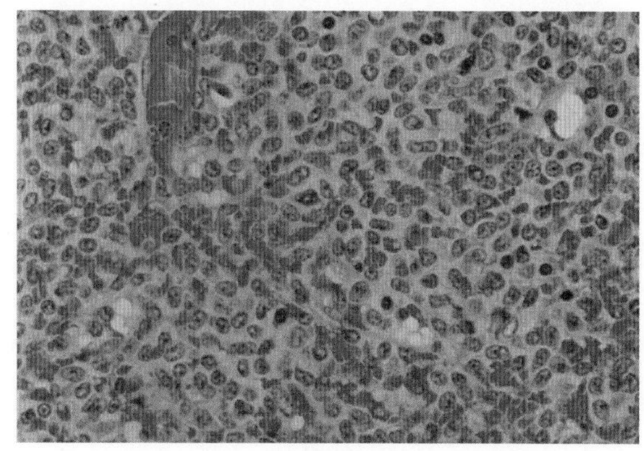

图 11-4-10　毛细胞白血病脾切片

中倍镜下毛细胞胞核呈豆形核（塑料切片）（陈辉树提供）

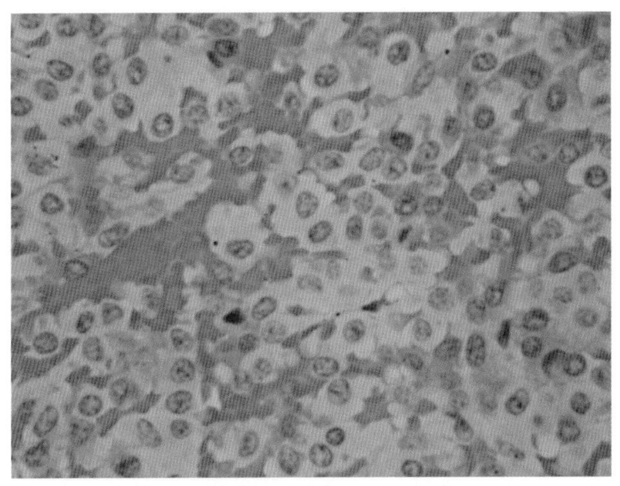

图 11-4-11　毛细胞白血病脾切片
高倍镜下毛细胞胞核呈圆形，胞质丰富透明呈煎蛋样（陈辉树提供）

（4）骨髓细胞学形态：骨穿可干抽也可增生活跃，光镜下骨髓涂片瑞氏染色毛白细胞（直径10～15μm，图 11-4-12）胞质中等量、淡染、灰蓝色，胞膜有绒毛状突起，绒毛基底窄，不呈拖尾状（与“SLVL”不同）。绝大多数细胞胞核呈圆形，或偶呈卵圆形或肾形，偶见核仁。骨髓涂片毛白细胞比例常并不高，与骨髓常伴有网状纤维增多影响抽吸有关。

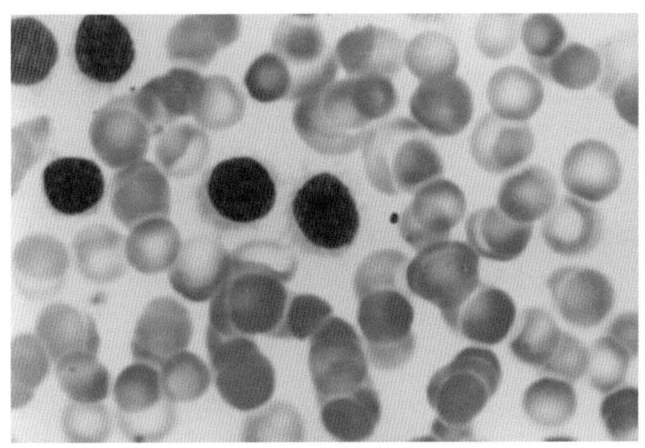

图 11-4-12　毛细胞白血病骨髓涂片
毛白细胞瑞氏染色（陈辉树提供）

扫描电镜下可见延伸绒毛相互交叉现象。透射电镜下可见绒毛细长，绒毛基底窄，胞核内有核糖体板层复合物（RLC）（图 11-4-13，图 11-4-14）。

肿瘤细胞体积小或中等大小，形态一致，核呈毛玻璃样，不见核仁或核仁不明显。细胞质丰富，呈浅蓝色，可见毛发样突起，偶见胞质空泡，以及 Rod 形包涵体。

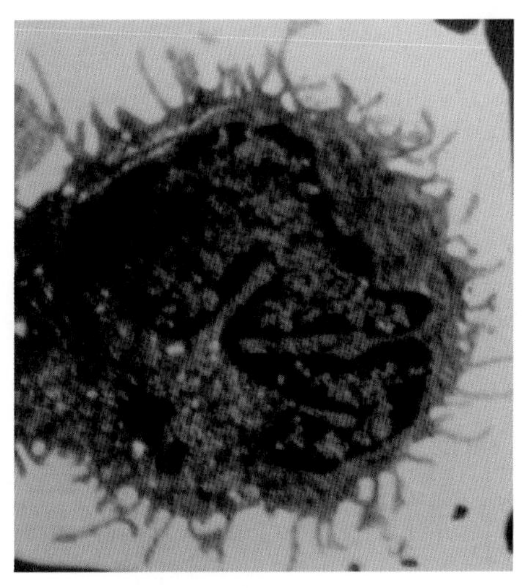

图 11-4-13　毛细胞胞质表面毛发样细长突起（透射电镜）（陈辉树提供）

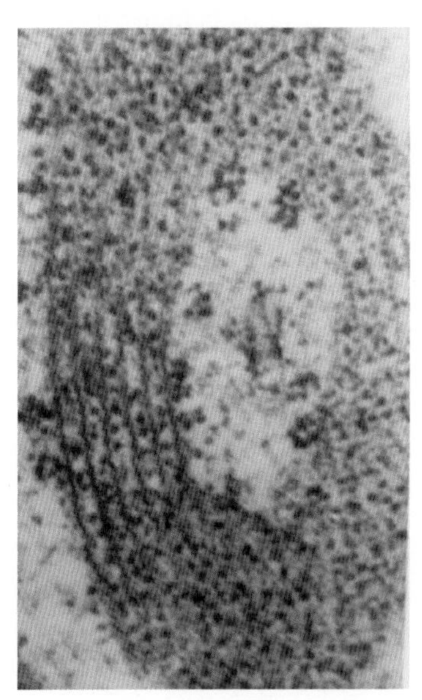

图 11-4-14　脾毛细胞白血病
毛细胞胞核核糖体板层复合物（透射电镜，方法同上）（陈辉树提供）

（5）骨髓活检形态：骨髓活检可明确诊断。骨髓病变的程度不一，最初多表现为间质浸润或呈灶性分布，常见正常骨髓的造血和脂肪组织成分。浸润的淋巴细胞小或中等大小，形态一致，细胞核为卵圆形或肾形，因细胞质丰富且细胞界线清楚而呈“煎蛋”样（fried egg）（图 11-4-15），难觅核分裂。浸润的瘤细胞较少时，易漏诊。在肿瘤进展期，瘤细胞成片分布，瘤细胞间界线清楚是该肿瘤的特征，且有别于其他类型的小B细胞肿瘤的骨髓浸润表现。因骨髓内网状纤维增加而致干抽。

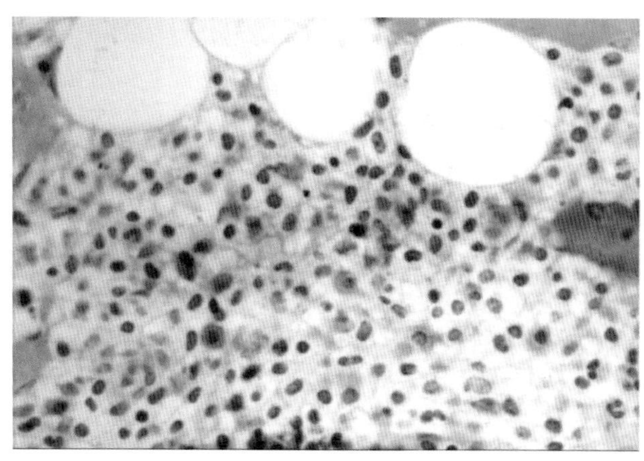

图 11-4-15 骨髓活检白血病细胞呈煎蛋样（塑料包埋切片，HGE 染色）（陈辉树提供）

4. 细胞化学与免疫表型 用于该肿瘤诊断的唯一组织化学标记是抗酒石酸酸性磷酸酶（tartrate-resistant acid phosphatase，TRAP），若能获得空气干燥未固定的细胞涂片，该肿瘤 100% 的瘤细胞呈胞质 TRAP 点状强阳性反应。组织样本的免疫组化染色：肿瘤细胞表达 CD20、CD103、CD25、CD123、CyclinD1、AnnexinA1 阳性（图 11-4-16），不表达 CD5 和 CD10。虽然有商品化的可用于石蜡切片染色的 TRAP，但染色效果欠佳，需审慎评估。BRAF 蛋白的免疫组织 / 细胞染色可用于检查骨髓中的残留病灶。

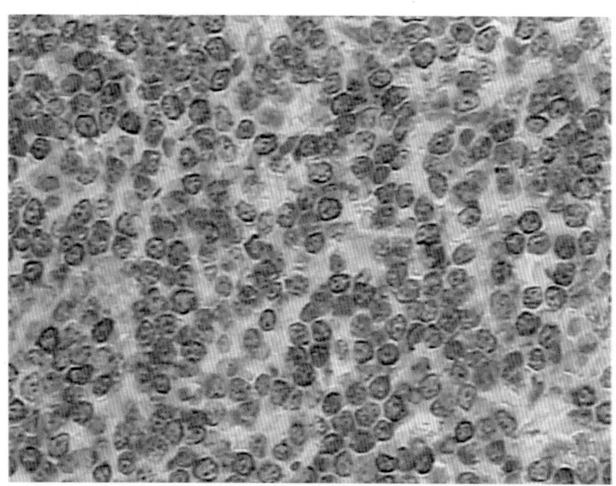

图 11-4-16 AnnexinA1 胞膜 / 胞质阳性（陈辉树提供）

瘤细胞的免疫表型：本病是 CD5– 和 CD10– 的成熟 B 细胞白血病，主要表达 CD20+，CD22+，CD11c+，CD103+，CD25+，CD123+，CD200+，FMC7+；但文献报道 10% ～ 20% 的病例可表达 CD10，2% 的病例表达 CD5。

5. 遗传学检查 尚未发现 HCL 特征性细胞遗传学改变。少数病例有 5 号、7 号染色体数目的异常，但易位少见。

约 85% 的 HCL 存在体细胞 *IGVH* 基因的超突变，提示其为生发中心后分化阶段成熟 B 细胞来源的肿瘤。

高通量测序发现：100% 的 HCL 均可检出 *BRAF* V600E 突变，而在毛细胞白血病变异型（HCL-V）及其他小 B 细胞淋巴瘤则不存在。因此，*BRAF* V600E 突变对于 HCL 具有诊断价值，且提示与 HCL 的发病机制相关。

6. 综合诊断 结合骨髓细胞学 / 活检，FCM 和免疫组织 / 细胞化学染色，骨髓细胞学涂片的 TRAP 染色，*BRAF* 突变检测等可确诊该肿瘤。

7. 鉴别诊断

（1）脾边缘区淋巴瘤。

（2）脾 B 细胞淋巴瘤 / 白血病，不能分类，包括了弥漫红髓浸润性小 B 细胞淋巴瘤，以及毛细胞白血病的变异型。

（3）其他组织学类型的小 B 细胞肿瘤，包括滤泡性淋巴瘤、套细胞淋巴瘤、B 细胞性慢性淋巴细胞白血病 / 小 B 淋巴细胞淋巴瘤，以及淋巴浆细胞性淋巴瘤的脾浸润等。

8. 预后 HCL 对 IFN-α、核苷（嘌呤类似物）如喷司他丁、克拉屈滨等治疗敏感，可获得完全或部分缓解，但 50% 以上的患者会复发。对于复发、难治性 HCL 患者可选用含利妥昔单抗、抗 CD22 免疫毒性治疗。最近研制出 *BRAF* 抑制剂。

（二）毛细胞白血病变异型

1. 定义 毛细胞白血病变异型（hairy cell leukemia-variant，HCL-V）是一种 B 细胞性慢性淋巴增生性疾病，与经典型毛细胞白血病相似，但又具有不同于经典型 HCL 血液细胞学及遗传学特征，如白细胞增多，存在单核细胞，细胞有明显核仁，细胞呈母细胞或曲核细胞样，核膜不光滑；免疫表型检测：瘤细胞不表达 CD25 和 AnnexinA1，TRAP–；*BRAF* 为野生型。HCL-V 对传统的 HCL 治疗抵抗。该肿瘤与 HCL 无生物学上的关系。HCL-V 约占所有 HCL 的 10%。

2. 临床表现 患者多为中年人，男性略多。有报道，在亚洲人中，HCL-V 多于 HCL。病变主要累及脾、骨髓和外周血，肝大者少于1/3。淋巴结肿大少见，其他实质器官或组织病变罕见。患者的临床表现与脾大和血细胞减少有关，多有外周血白细胞增多，白细胞平均计数为30×10^9/L，半数患者有血小板减少，1/4的患者有贫血。

3. 组织形态特点

（1）外周血：瘤细胞兼有前淋巴细胞白血病和HCL瘤细胞的特征，如核染色质致密，有清楚的中位核仁，或核染色质呈点状分布，核形明显不规则；细胞质的形态同样多变，可见细胞表面的微绒毛；并可见大细胞转化，细胞核扭曲。

（2）脾：与HCL相似，因瘤细胞的弥漫性浸润致红髓区扩大。白髓萎缩或几乎消失，脾窦内充满瘤细胞。

（3）肝：瘤细胞在肝窦和汇管区浸润。

（4）骨髓活检形态：肿瘤累及轻微或很不明显，免疫组织化学染色可较好地显示瘤细胞浸润的模式及分布，有文献报道呈广泛的窦性浸润。

4. 免疫分型

（1）流式细胞分析：流式细胞术检测，尽管该肿瘤与HCL在免疫表型上有某些相似之处，但缺乏HCL的一些关键标记，如不表达CD25、AnnexinA1、CD200和CD123；该肿瘤表达DBA.44、全B细胞抗原、单克隆sIg、CD11c、CD103和FMC7等。

（2）细胞化学：HCL-V的瘤细胞呈TRAP弱阳性或阴性。

5. 遗传学检查　该肿瘤缺乏特异性的细胞遗传学改变。有DNA拷贝数的变化，最常见的是5号染色体的获得，以及7q和17p的丢失。

约1/3的病例缺乏体细胞*IGVH*基因的超突变，而这类患者往往有*TP53*高频突变。

高通量测序发现，在约半数的该肿瘤中存在编码MEK1蛋白的*MAP2K1*突变，后者为*BRAF*的下游基因；大多数HCL-V缺乏*BRAF* V600E突变。

6. 综合诊断　结合骨髓细胞学/活检，FCM和免疫组织/细胞化学染色，骨髓细胞学涂片的TRAP染色，*BRAF*突变检测等，需特别注意除外了HCL、SMZL及其他类型的惰性小B细胞肿瘤。

7. 鉴别诊断　①脾边缘区淋巴瘤；②HCL；③其他组织学类型的小B细胞淋巴瘤等。

8. 预后　该肿瘤呈惰性临床过程，尽管对传统的HCL治疗抵抗，也有报道利妥昔单抗靶向CD22治疗有效。脾切除对解决血细胞减少有效。5年生存率为57%。大多数HCL-V患者需要治疗，有脾切除，以及含利妥昔单抗的化学药物治疗等。用于HCL的药物对HCL-V无效，但对克拉屈滨联合利妥昔单抗治疗有长时间的疗效反应。与不良预后相关的因素有老年人，渐重的贫血和*TP53*突变等。

（刘卫平）

第五节　黏膜相关淋巴组织（MALT）B细胞淋巴瘤

一、定　　义

MALT淋巴瘤（mucosa associated lymphoid tissue lymphoma，MALT lymphoma）占所有B细胞淋巴瘤的7%～8%，1983年Isaacson与Wright教授提出了MALT淋巴瘤的概念，即来源于胃肠道及其他黏膜组织的低度恶性的B细胞淋巴瘤称为黏膜相关淋巴组织淋巴瘤。1999年《造血与淋巴组织肿瘤WHO分类》命名该肿瘤为结外黏膜相关淋巴组织边缘区淋巴瘤。肿瘤由形态多样的小B细胞组成，其中可以有边缘带细胞（中心细胞样细胞）、单核样细胞，部分病例可见浆样分化及少数免疫母或中心母细胞散在，肿瘤细胞可位于反应性滤泡的边缘带，可以侵蚀上皮形成淋巴上皮病的结构。

正常情况下，除回肠末端Peyer结外，胃肠道没有淋巴组织，经反复感染，人体自身免疫而形成获得性淋巴组织。获得性淋巴组织是形成MALT淋巴瘤的先决条件，如幽门螺杆菌感染引起的慢性胃炎、桥本甲状腺炎、滤泡性支气管炎、免疫增生性小肠疾病等。这些淋巴组织在抗原的刺激下，基因发生突变，形成MALT淋巴瘤。当将MALT淋巴瘤中的肿瘤性B淋巴细胞、T淋巴细胞及幽门螺杆菌共同培养时，细胞生长良好；当祛除T淋巴细胞后，肿瘤性B淋巴细胞死亡，因此推测，MALT淋巴瘤的发生发展过程，与幽门螺杆菌介导的T淋巴细胞有关。这种淋巴瘤的临床表现、组织学特性、免疫表型、治疗及预后都不同于淋巴结内的淋巴瘤，发生在胃的早期淋巴瘤，单用抗幽门螺杆菌治疗有效。

二、临床表现

（一）临床分期

以胃为例，按Musshoff的Ann Arbor改良分类。

I_{E}期：瘤组织局限在胃肠壁。

II_{1E}期：瘤组织累及邻近的淋巴结。

II_{2E}期：瘤组织累及远处淋巴结。

Ⅲ期：瘤组织累及横膈两侧。

Ⅲs期：瘤组织累及脾。

III_{E+S}期：瘤组织同时累及脾及横膈两侧。

Ⅳ期：瘤组织累及骨髓及其他非淋巴器官。

（二）临床特征

MALT淋巴瘤好发于中老年人，男性多于女性。胃肠道是结外淋巴瘤最好发的部位，占结外淋巴瘤的30%～50%。多数胃MALT淋巴瘤为I_{E}期，少数累及胃旁淋巴结为II_{1E}。在西方国家及地区，结外原发性淋巴瘤胃最多见，其次是小肠，在中东则相反，小肠最多见，其次是胃，结肠、肛管、食管相对少见。肺的原发性淋巴瘤X线显示肺内孤立性的界线清楚的结节，有时见多灶性结节，并出现胸腔积液。大部分患者为I_{E}期，少数为II_{E}期，患者出现咳嗽、胸痛和呼吸困难，少数患者出现发热、体重下降、盗汗。大部分甲状腺淋巴瘤与桥本甲状腺炎相同，表现为甲状腺增大，若甲状腺增大迅速，伴有声音嘶哑，提示为分化差的甲状腺癌或高度恶性淋巴瘤。涎腺MALT淋巴瘤，以女性为主，类似Sjögren综合征发病的年龄分布。腮腺是最好发部位，并常累及两个腺体。但任何涎腺都可受累，有时侵犯多个涎腺。大部分病例曾有过Sjögren综合征或长期涎腺（常为腮腺）肿大的病史，但有的淋巴瘤以涎腺肿大为首发症状。涎腺迅速肿大，通常提示高度恶性淋巴瘤。患者还可以有其他自身免疫性疾病，包括类风湿关节炎、系统性红斑狼疮及桥本甲状腺炎的表现。淋巴瘤也可首先发生在局部淋巴结（如颈淋巴结），后来腮腺肿大时才引起注意。眼本身的淋巴瘤非常罕见，但可发生在眼附属器，包括结膜、眼睑、泪腺和眼眶。尽管这些部位的淋巴瘤比较少见，也引起了病理专家的兴趣，其发病率尚难以估计，Freeman等报道眼附属器淋巴瘤可占结外淋巴瘤的8%，呈现MALT淋巴瘤的特征。尽管对眼附属器淋巴增生性病变的研究取得了很大进展，但对它的认识仍存在争议。大部分患者年龄大于50岁，女性多于男性，约1.4 ： 1。发生于眼眶的约为结膜的2倍，眼眶中约一半发生在泪腺，两侧发生率相当，约15%为双侧同时发生。

三、组织形态特点

不论发生部位，所有MALT淋巴瘤的结构类似于Peyer小结。反应性滤泡增生是MALT淋巴瘤形成的先决条件，滤泡数量多寡不一，即使缺乏滤泡结构的病例，CD21标记可见滤泡树突网破坏呈不规则团状，证实滤泡已被肿瘤细胞破坏。肿瘤细胞围绕反应性淋巴细胞（相当于Peyer结的边缘区，细胞小或中等大小，胞质量中等，核形不规则，形态类似于中心细胞，部分像小淋巴细胞，部分细胞界线清楚，胞质淡染，与边缘区单核样B细胞相似（图11-5-1）。肿瘤细胞侵蚀破坏邻近上皮，形成淋巴上皮病是本瘤的重要特征（图11-5-2），浆样分化是本瘤的又一特点（图11-5-3），侵犯平滑肌后，肿瘤细胞沿平滑肌间隙生长，形成波浪形或绣毯样图像。在黏膜固有层近胃小凹处常有大量成熟的浆细胞（图11-5-4）。在抗原的刺激下肿瘤细胞与反应性滤泡以一种复杂方式相互作用，形成滤泡植入：①肿瘤细胞部分侵入滤泡，结构上酷似滤泡型淋巴瘤，但没有BCL1和BCL2的基因重排，称部分植入（图11-5-5）。进一步发展，肿瘤细胞完全代替了反应性滤泡形成融合而界线不清的团块，称完全植入（图11-5-6）。②有时可见滤泡中心母细胞转化成团或成片及浆样分化。当肿瘤细胞转移到邻近淋巴结时，中心细胞样的肿瘤细胞首先占居边缘区，然后逐渐占居整个淋巴结，此时不易与淋巴结内的边缘区B细胞淋巴瘤相区别。

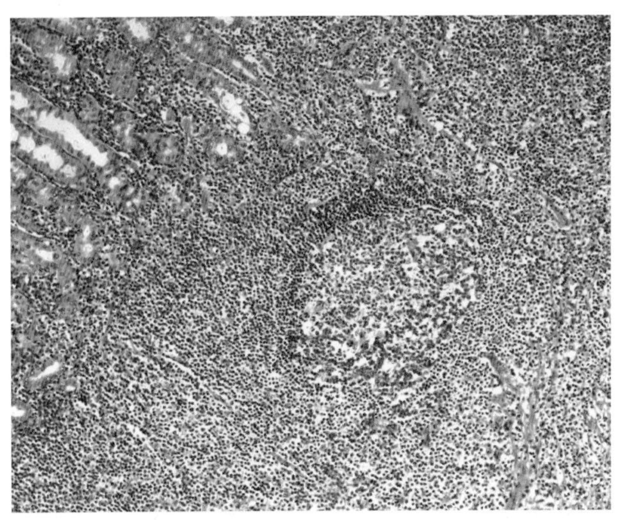

图 11-5-1　胃 MALT 淋巴瘤，胞质丰富透亮的单核样 B 细胞围绕反应性的淋巴滤泡（HE 染色）

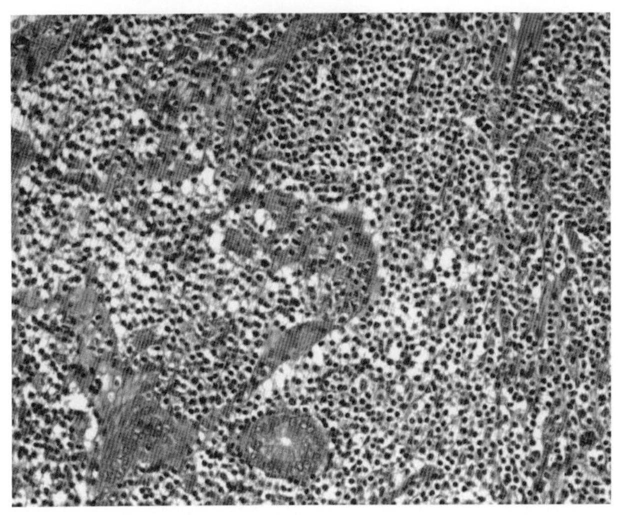

图 11-5-2　胃 MALT 淋巴瘤，单个腺管被胞质丰富透亮的单核样细胞和中心细胞样的细胞侵蚀腺上皮，形成淋巴上皮病结构（HE 染色）

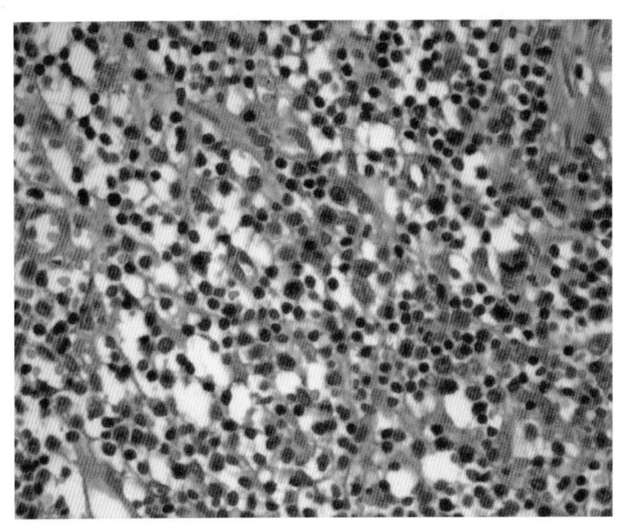

图 11-5-3　胃 MALT 淋巴瘤，小淋巴细胞和一定数量的核偏位的浆样细胞，显示浆样分化（HE 染色）

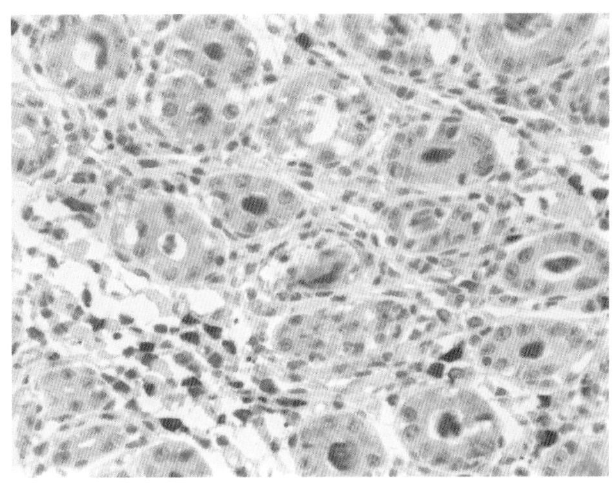

图 11-5-4　黏膜固有层近胃小凹处常有大量成熟的浆细胞，棕色为 κ，红色为 λ，Envision/APAAP

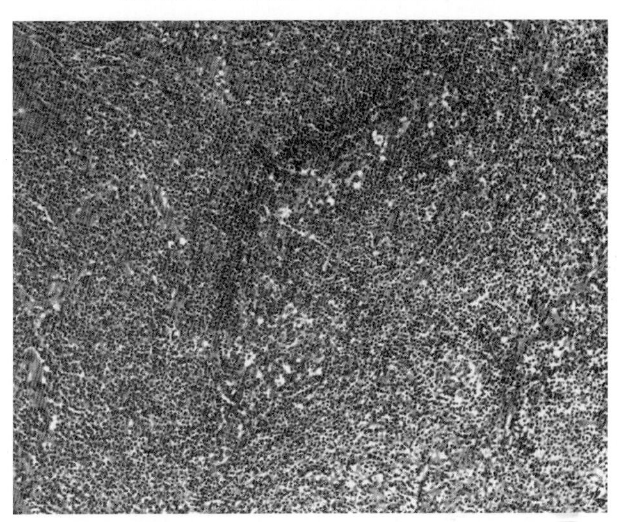

图 11-5-5　胃 MALT 淋巴瘤，反应性的淋巴滤泡大部分被单核样细胞和中心细胞样的细胞侵犯，形成滤泡的部分植入（HE 染色）

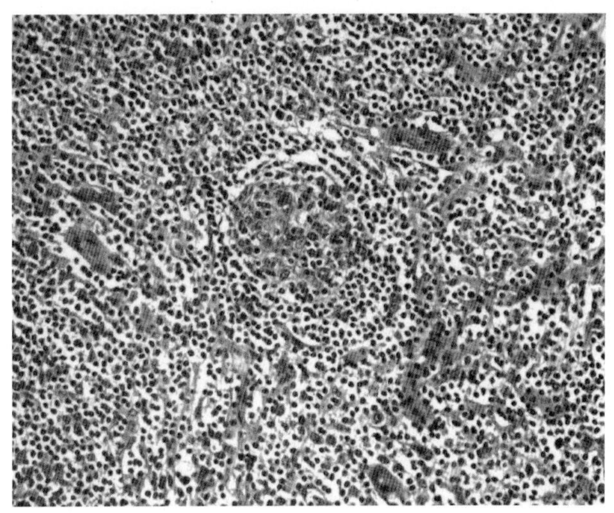

图 11-5-6　胃 MALT 淋巴瘤，反应性的淋巴滤泡完全被单核样细胞和中心细胞样的细胞侵犯，形成滤泡的完全植入（HE 染色）

有些病变呈多灶性生长，远离主瘤的区域常出现小灶性淋巴瘤，最小的病灶仅由一个反应性滤泡构成，滤泡周围由来自淋巴上皮病变的中心细胞浸润，这种病变已经由一系列研究证实，胃切除标本采用 Swiss 卷包埋法，显示在一些病例存在多灶性病变，这可能是有些局部切除的病例复发的原因。

MALT 淋巴瘤组织学重复了 Peyer 结的特征。这些特征后来出现在肺（图 11-5-7）、食管（图 11-5-8）、涎腺（图 11-5-9）、甲状腺（图 11-5-10）、泪腺（图 11-5-11）、眼眶（图 11-5-12）、结膜、咽、气管、胸腺、皮肤（图 11-5-13）及具有同样特征的其他部位。

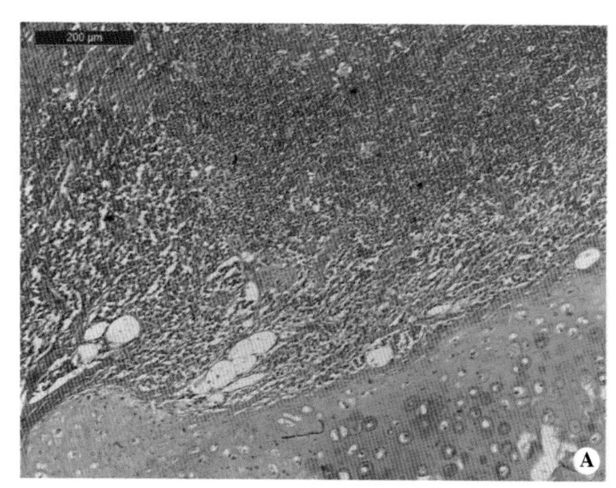

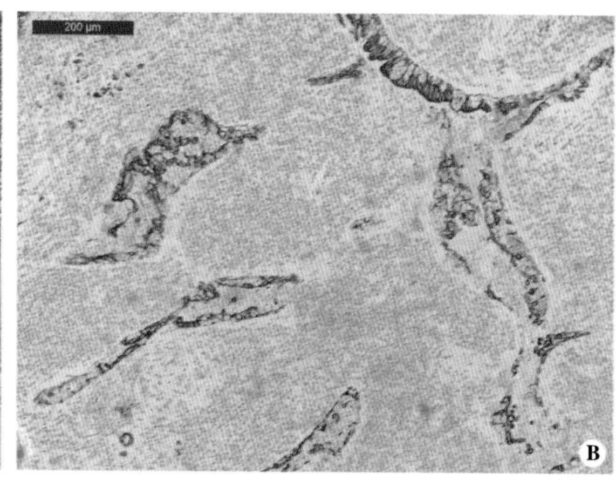

图 11-5-7　肺 MALT 淋巴瘤，支气管淋巴上皮病结构

A. HE 染色；B. AE1/AE3

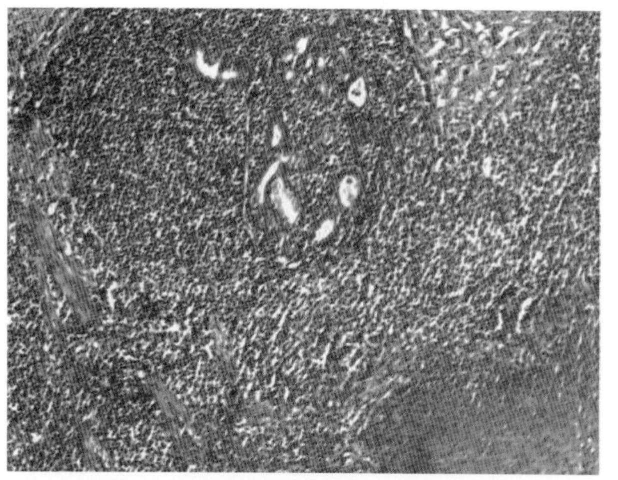

图 11-5-8　食管 MALT 淋巴瘤（HE 染色，10×）

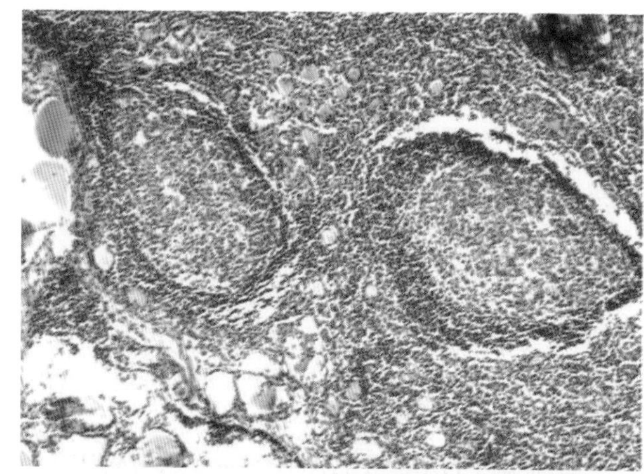

图 11-5-10　甲状腺 MALT 淋巴瘤（HE 染色）

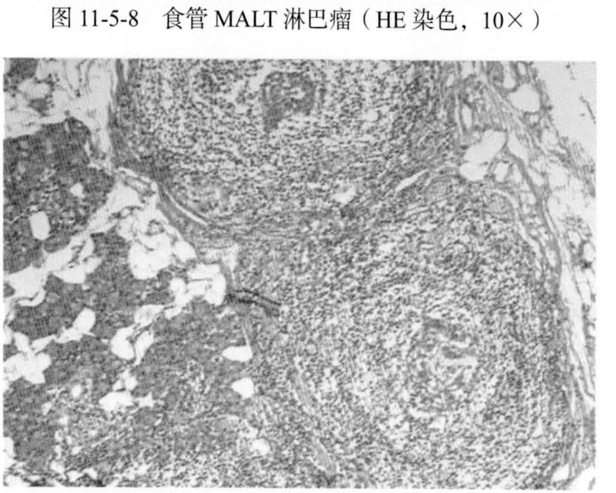

图 11-5-9　涎腺 MALT 淋巴瘤（HE 染色）

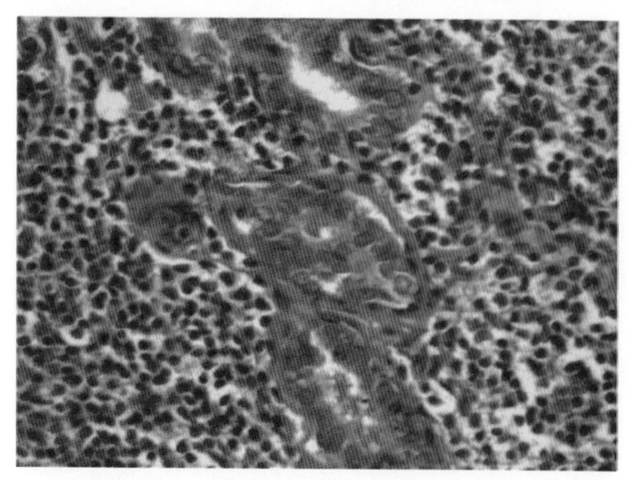

图 11-5-11　泪腺 MALT 淋巴瘤（HE 染色）

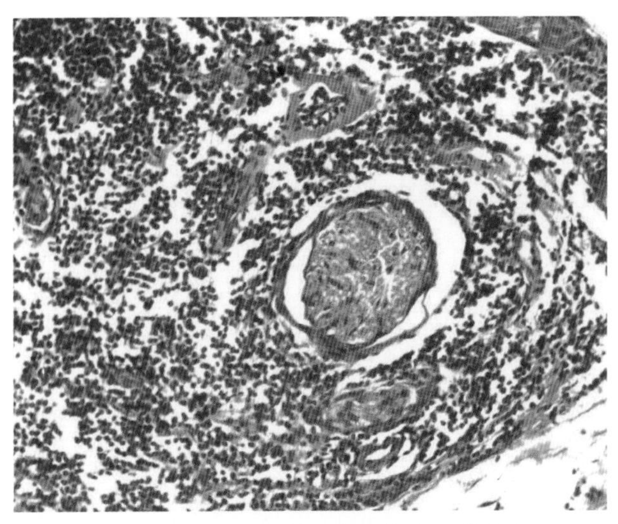
图 11-5-12　眼眶 MALT 淋巴瘤（HE 染色）

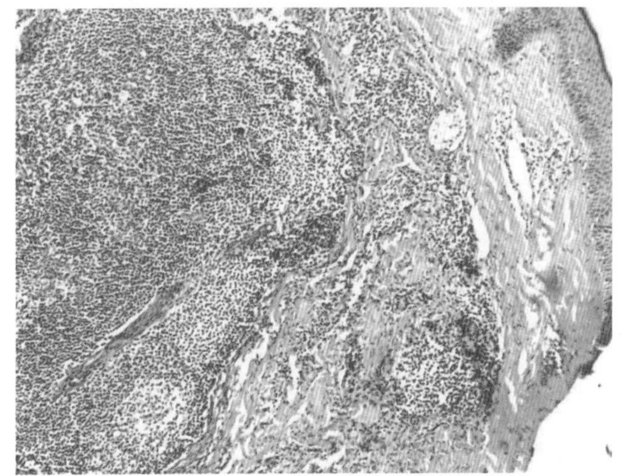
图 11-5-13　皮肤 MALT 淋巴瘤（HE 染色）

四、免疫表型

瘤细胞 CD20+，CD79a+（图 11-5-14），一般 CD5–，CD10–，CD5 偶尔阳性，CD10 偶然阳性但 BCL6–，CD23–，CD43+/–，CD11c+/–（弱阳性）。CD21、CD23 与 CD35 可以特征性地显示与植入滤泡相一致的扩大的滤泡树突状细胞网。κ 与 λ（图 11-5-15）有助于鉴别反应性的浆细胞。IRTA1 可能成为边缘区淋巴瘤（包括 MALT 淋巴瘤）的特异性标记物。MNDA 可能有助于与滤泡性淋巴瘤的鉴别诊断，MNDA 在 MALT 淋巴瘤中的表达率达 61% ～ 75%，而在滤泡性淋巴瘤中的表达率不足 10%。CyclinD1 有助于与套细胞淋巴瘤的鉴别。MALT 淋巴瘤特异性表达 IgM 重链，很少表达 IgA 或 IgG。但皮肤的 MALT 淋巴瘤例外，75% ～ 85% 表达 IgG（包括许多表达 IgG4）或 IgA，并且背景中可见许多 T 细胞。很少表达 IgM（15% ～ 25%）。

五、遗传学检查

MALT 淋巴瘤起源于生发中心后期的边缘区 B 细胞，Ig 重链及轻链基因重排，多个区域可发生体细胞超突变。IGHV 基因家族因解剖部位不同而受累部位不同，VH 1 ～ 69 主要发生在胃、涎腺和皮肤，VH 4 ～ 59 主要发生在皮肤。提示不同部位肿瘤形成中抗原诱导的机制不同。与 MALT 淋巴瘤相关的染色体异位包括 t（11；18）（q21；q21）（图 11-5-16）、t（1；14）（p22；q32）、t（14；18）（q32；q21）、t（3；14）（p14.1；q32），导致嵌合蛋白 BRIC3-MALT 的产生，并分别导致 BCL10、MALT1 和 FOXP1 转录失常。3 号或 18

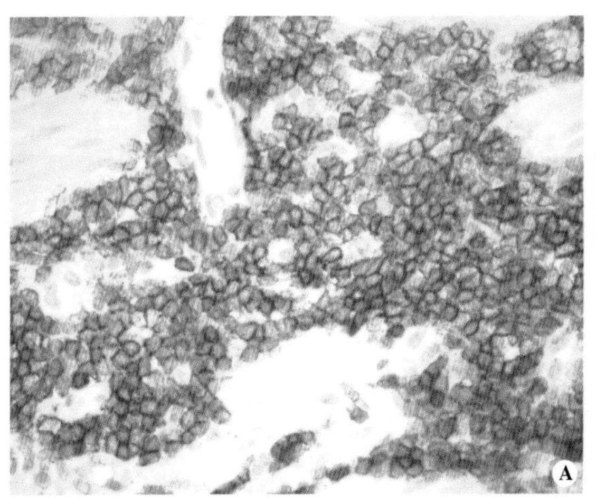

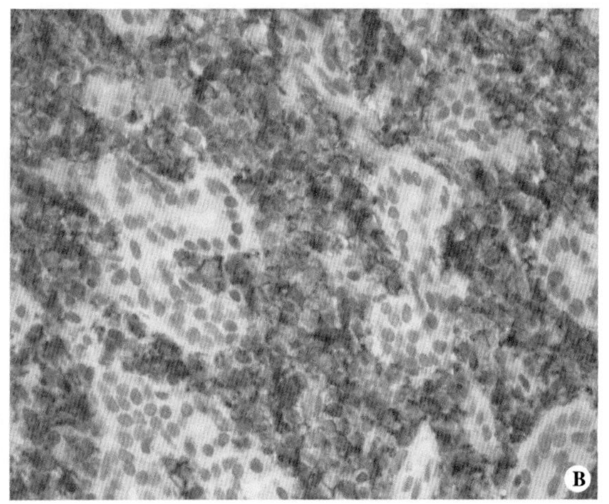

图 11-5-14　泪腺 MALT 淋巴瘤 CD20+（A），CD79a+（B）（Envision）

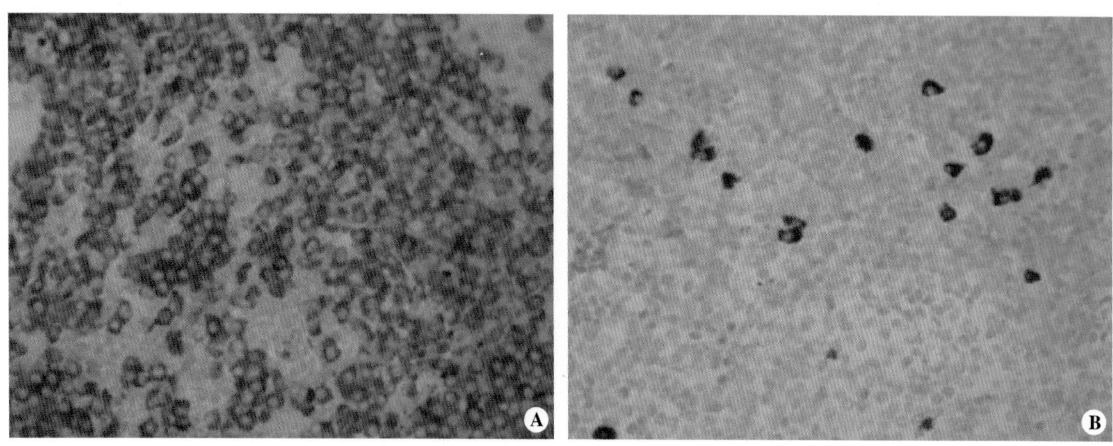

图 11-5-15 皮肤 MALT 淋巴瘤 κ+（A），λ–（B）（Envision）

号染色体三体并不罕见也不特异。t（11；18）（q21；q21）相关的 *c-IAP2* – *MALT1* 融合基因可在 10% ~ 50% 的胃肠道、肺、涎腺及结膜中检测到；t（1；14）（p22；q32）相关的 *BCL10* 与 *IgH* 基因异常在 1% ~ 7% 的胃肠道、肺、涎腺、皮肤、肝及泪腺中检测到，t（14；18）（q32；q21）相关的 *IgH* 和 *MALT1* 基因异常在 11% ~ 18% 的皮肤、肺、肝及泪腺中检测到；t（3；14）（p14.1；q32）相关的 *FOXP1* 和 *IgH* 基因异常在约 10% 的甲状腺、泪腺及皮肤中检测到；t（1；2）（p22；p12）相关的 *BCL10* 和 *Igκ* 基因异常在 1% ~ 2%EMZL 中检测到。另外，如同不同解剖部位的差异一样，不同的地域，染色体异位的类别也不同，提示 MALT 淋巴瘤受环境、感染因素和病因学的影响。位于染色体 6q23 位点的 *TNFAIP3* 基因在大多数病例中缺少特异性的易位，但 15% ~ 30% 的病例可发生基因缺失、突变和启动子甲基化。然而，*TNFAIP3* 异常并非 MALT 淋巴瘤特有的，在许多非霍奇金淋巴瘤中也可以存在 *TNFAIP3* 异常。6% ~ 9% 的 MALT 淋巴瘤可出现 *MYD88* L265P 突变。

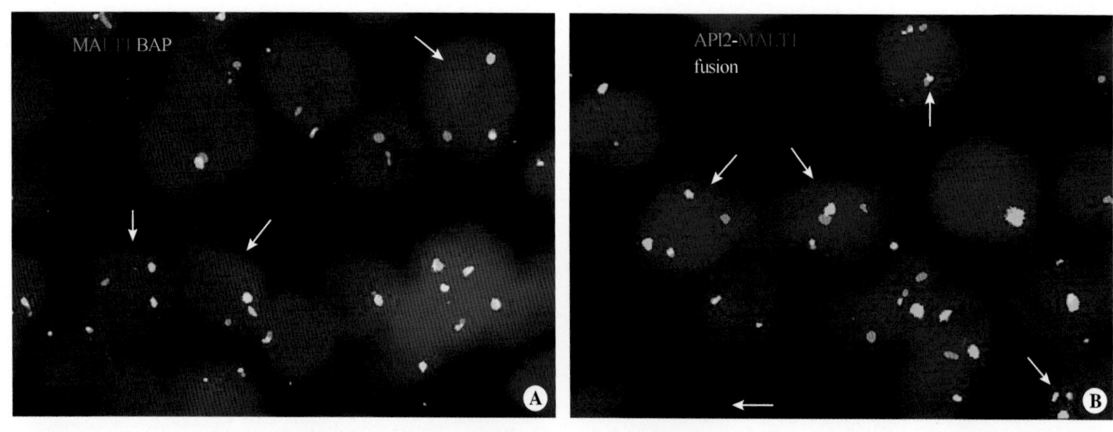

图 11-5-16 肺 MALT 淋巴瘤

A. 双色分离探针显示大部分肿瘤细胞核内存在一对融合的红绿信号和单红单绿信号，证明 *MALT1* 基因断裂；B.API2-MALT1 双色融合探针显示大部分肿瘤细胞核内存在两对融合的红绿信号和单红单绿信号，证明 *API2* 和 *MALT1* 融合。两组 FISH 结果提示，淋巴瘤细胞内存在 t（11；18）（q21；q21）/*API2-MATL1* 融合，箭头所示为阳性细胞核（由英国剑桥大学杜明清教授提供）

六、综合诊断

根据组织形态特点、免疫表型及相关遗传学特点可诊断。

七、鉴别诊断

（一）小 B 细胞淋巴瘤

因关系到临床的治疗选择及预后的判断，应

注意与其他小B细胞淋巴瘤（包括MCL、CLL及FL）的鉴别。尤其MCL的形态学与MALT淋巴瘤相似，偶尔也可以出现淋巴上皮病的结构，但不出现母细胞的转化，免疫表型表达CD5、IgD、CyclinD1、SOX11，t（11；14）基因易位。CLL常有周围血的改变，免疫表型表达CD5、CD23和IgD，但不表达CyclinD1。FL也常在胃发生，与滤泡的植入难以鉴别。但MALT淋巴瘤常有中心母细胞的转化，不表达CD10和BCL6。

（二）弥漫大B细胞淋巴瘤（DLBCL）

由于MALT淋巴瘤常有多寡不等的中心母细胞的转化，可以最终转化为DLBCL，De Jong等建议将胃的MALT淋巴瘤分为四类：A类中转化的母细胞少于5%，每簇中母细胞数不足10个；B类中转化的母细胞为10%～20%，每簇中母细胞数达20个；C类中有大片转化的母细胞，小细胞区域呈小灶状；D类中几乎不存在MALT淋巴瘤的成分，最好诊断DLBCL。Tromas等认为，MALT淋巴瘤中出现中心母细胞的转化，临床并不像DLBCL那样具有侵袭性，可能是DLBCL中一种独立的类型。

（三）幽门螺杆菌引起的慢性胃炎

与幽门螺杆菌引起的慢性胃炎的鉴别见表11-5-1。

表11-5-1　MALT淋巴瘤与幽门螺杆菌引起的慢性胃炎的鉴别

评分	诊断	组织学特征
0	正常	黏膜固有层散在浆细胞浸润，无淋巴滤泡形成
1	慢性活动性胃炎	黏膜固有层淋巴细胞呈簇状浸润，无淋巴滤泡形成，无淋巴上皮病结构
2	慢性活动性胃炎淋巴滤泡增生活跃	淋巴滤泡含有套层和浆细胞，无淋巴上皮病结构
3	可疑的淋巴细胞浸润，可能反应性	滤泡周围小淋巴细胞浸润，固有层淋巴细胞弥漫浸润，偶见侵犯上皮
4	可疑的淋巴细胞浸润，可能是淋巴瘤	滤泡周围边缘区细胞浸润，固有层淋巴细胞弥漫浸润，灶状侵犯上皮
5	MALT淋巴瘤	固有层密集的边缘区淋巴细胞弥漫浸润，显著的淋巴上皮病结构

八、小　　结

MALT淋巴瘤小结见表11-5-2。

表11-5-2　MALT淋巴瘤的形态学、免疫表型和遗传学特征

形态学	肿瘤细胞围绕反应性淋巴细胞，细胞小或中等大小，形态类似于中心细胞，部分像小淋巴细胞，部分与边缘区单核样B细胞相似，散在数量不等的中心母细胞和免疫母细胞			
免疫表型	CD20+，CD79a+，CD5偶尔阳性，CD10偶尔阳性但BCL6–，CD23–，CD43+/–，CD11c+/–（弱阳性）。CD21，CD23与CD35，κ与λ有助于鉴别反应性的浆细胞。IRTA1可能成为边缘区淋巴瘤（包括MALT淋巴瘤）的特异性标记物。MNDA可能有助于与滤泡型淋巴瘤的鉴别诊断，MNDA在MALT淋巴瘤中的表达率达61%～75%			
体细胞超突变的IgH基因片段	VH 1～69主要发生在胃、唾液腺和皮肤 VH 4～59主要发生在皮肤			
染色体异常	**涉及的基因**	**频率**	**涉及的部位**	**其他基因改变**
t（11；18）（q21；q21）	*c-IAP2–MALT1*融合基因	10%～15%	胃肠道、肺、涎腺及结膜	不详
t（1；14）（p22；q32）	*BCL10*与*IgH*	1%～7%	胃肠道、肺、涎腺、皮肤、肝及泪腺	3、12和18号染色体三倍体
t（14；18）（q32；q21）	*IgH*与*MALT1*	11%～18%	皮肤、肺、肝及泪腺	3、12和18号染色体三倍体
t（3；14）（p14.1；q32）	*FOXP1*与*IgH*	10%	甲状腺、泪腺及皮肤	3、12和18号染色体三倍体
t（1；2）（p22；p12）	*BCL10*与*Igκ*	1%～2%	不详	不详

九、预　　后

MALT淋巴瘤呈惰性过程，发展缓慢，可在多年后复发，复发时，可以累及其他结外部位，如胃的MALT淋巴瘤复发可能在胃外其他部位。皮肤的MALT淋巴瘤有明显的惰性过程，5年生存率可达几乎 100%。MALT 淋巴瘤对放疗敏感，局部治疗可以获得长期无瘤生存。累及结外多个部位甚至累及骨髓，并不意味着预后不好。抗生素治疗可以使得幽门螺杆菌相关的胃 MALT 淋巴瘤患者达到长期缓解。发生在胃的淋巴瘤，无论 MALT 淋巴瘤还是弥漫大 B 细胞淋巴瘤，都应该做幽门螺杆菌的检测，因为有些原发在胃的弥漫大 B 细胞淋巴瘤单独抗生素根除性治疗也有效。（11；18）（q21；q21）染色体易位者抗幽门螺杆菌治疗无效。有些其他部位的 MALT 淋巴瘤也有抗生素治疗有效的报道。MALT 淋巴瘤有可能向弥漫大 B 细胞淋巴瘤转化，但比例不高（不足 10%）。

（王晋芬）

第六节　淋巴结边缘区淋巴瘤

一、定　　义

淋巴结边缘区淋巴瘤（NMZL），又称淋巴结边缘区 B 细胞淋巴瘤或结内边缘区 B 细胞淋巴瘤，是原发于淋巴结、来源于生发中心后 B 细胞的一种恶性淋巴瘤，无淋巴结外或脾累及。在镜下形态、免疫表型及遗传特征方面，NMZL 与黏膜相关淋巴组织结外边缘区淋巴瘤（EMZL）或脾边缘区 B 细胞淋巴瘤（SMZL）累及淋巴结相似。所以诊断 NMZL 之前，需排除 MALT 或 SMZL 累及淋巴结。

二、临床表现

NMZL 是一种少见的淋巴瘤，仅占所有非霍奇金淋巴瘤的 1.5% ～ 1.8%。NMZL 的中位发病年龄为 50 ～ 60 岁，无明显性别差异。大多数患者表现为无症状的局部或全身淋巴结肿大，颈淋巴结是最主要的病变部位（50% ～ 60%），无肝脾大等结外病变。B 症状只出现于少数患者。外周血累及一般罕见。可见 LDH 升高，但一般不显著。患者临床初次就诊时多为Ⅲ～Ⅳ期，较 MALT 型淋巴瘤更早出现骨髓和外周血的累及。Ⅲ / Ⅳ期 NMZL 患者血细胞计数异常、骨髓侵犯、免疫异常多见，外周血淋巴细胞异常增多的患者可能存在 NMZL 骨髓浸润。NMZL 呈早期惰性、后期侵袭性进展改变。

有研究报道，淋巴结边缘区淋巴瘤可能与丙型肝炎病毒感染有关，二者是否有因果关系需待进一步研究。此外，Sjögren 综合征患者也可以发展成该病，但也容易发展为 MALT 淋巴瘤。各种潜在的自身免疫性疾病，如 Sjögren 综合征和淋巴细胞性甲状腺炎与一些 EMZL 相关，但大多数 NMZL 患者缺乏自身免疫性疾病的病史。

三、组织形态特点

（一）结构特点

在淋巴结中，肿瘤细胞在淋巴滤泡边缘区形成浸润，淋巴结浸润的方式包括包绕滤泡或滤泡反转、滤泡间、围淋巴窦、反应性滤泡植入或弥散累及（图 11-6-1）。多种特殊方式可以相关联地出现在同一淋巴结，可以见到残存萎缩的滤泡。残留的滤泡可扩张、萎缩，或在某些情况下被肿瘤细胞植入（图 11-6-2）。Campo 等描述了一种 MALT 型 NMZL，滤泡一般保存完好，有反应性生发中心和完整的淋巴细胞套。在这种组织学亚型中，单核样 B 细胞丰富。

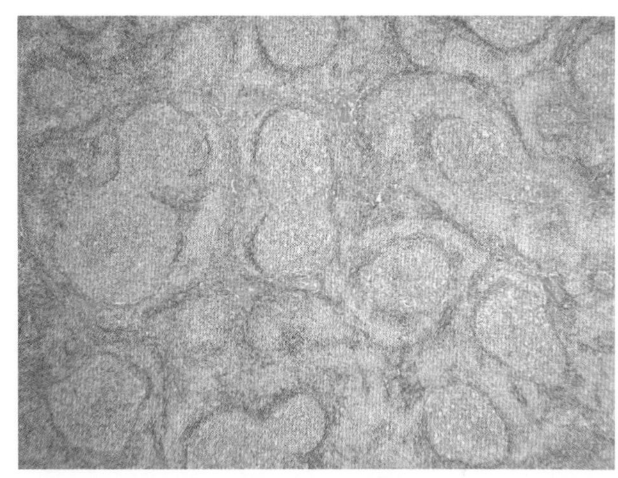

图 11-6-1　NMZL

套区变薄或消失，边缘区增厚呈苍白色，部分边缘区肿瘤细胞向生发中心植入，滤泡间增厚的边缘区互相融合呈片状（HE 染色）

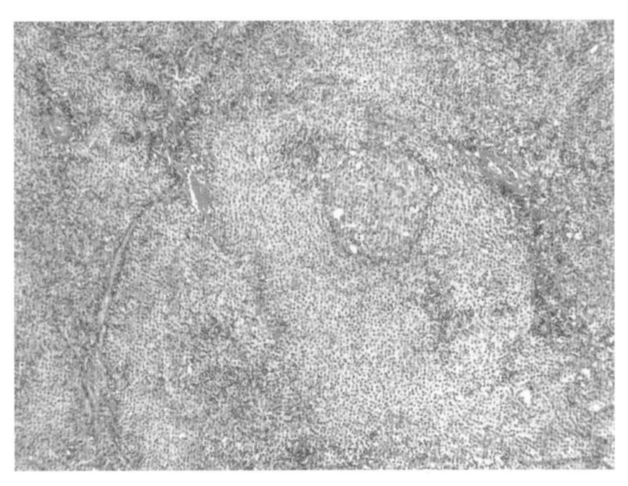

图 11-6-2 NMZL
增厚的边缘区 B 细胞，细胞核较小，胞质空淡，呈单核样；图左下区为另一滤泡，示生发中心萎缩，边缘区 B 细胞向滤泡内植入（HE 染色）

Campo 等描述的脾型 NMZL 中，表现为残留的淋巴滤泡萎缩，生发中心不完整，套区可能存在但常变薄。浸润的细胞形态多样繁杂，包括后面描述的所有细胞类型。把这种亚型称为脾型的原因是其肿瘤细胞通常呈 IgD 弱阳性，类似 SMZL 的表型。此外，淋巴结的表现与 SMZL 区域淋巴结受累具有部分相似性。然而，大多数这样的病例与 SMZL 无关。

很多病例不能完全符合任意一种亚型的诊断标准，它们全部由多种形态的细胞组成，称为多形性 NMZL。滤泡可能缺如或部分保留，表现出明显萎缩的特点。在这些病例中，滤泡的植入比较常见，常伴滤泡内或滤泡外的浆细胞分化。嗜酸性粒细胞可以很丰富，往往与浆细胞分化无关。

（二）形态学特点

NMZL 形态学特点为滤泡旁和滤泡间肿瘤性 B 细胞浸润，部分破坏淋巴滤泡或完全取代淋巴滤泡致生发中心消失。肿瘤细胞形态多种多样，呈单核样、中心细胞样和浆细胞样。这些较小的细胞通常与不同数量的转化细胞或母细胞混杂。

单核细胞样细胞：核圆形或不规则，染色质浓聚，核仁不明显，胞质丰富淡染，胞膜清晰（图 11-6-3）。这种细胞类型常见于 MALT 淋巴瘤合并 Sjögren 综合征。当单核细胞为主要成分时强烈提示 EMZL，无论是现病史还是既往史都应当及时进行临床评价。部分 EMZL 有时在首次诊断后很多年发生，其延迟复发已有报道。中心细胞样细胞与 EMZL 中的相同。细胞小到中等大小，细胞染色质粗块状，核不规则，胞质稀少。浆细胞样细胞显示不同程度的浆细胞分化，它们往往比其他类型的细胞稍大，胞质丰富嗜碱性。核染色质通常比成熟的浆细胞分散，可见小核仁，也可见到 Dutcher 小体，但一般比 LPL 少见。类似中心母细胞的大淋巴样细胞或母细胞多少不等，但不是主要细胞成分。

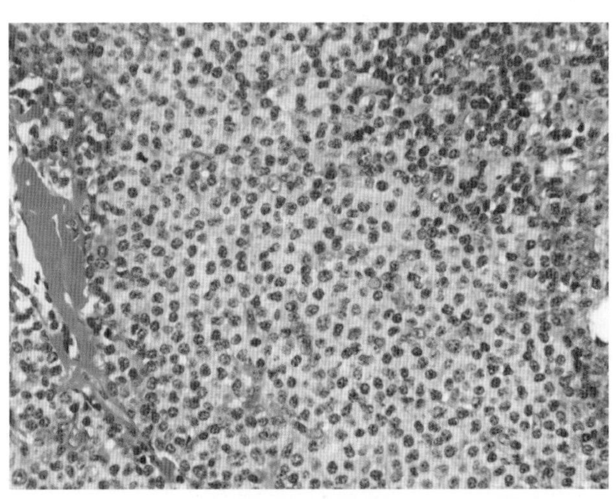

图 11-6-3 NMZL
大部分肿瘤细胞呈单核样，核圆形或不规则，染色质浓聚，核仁不明显，胞质丰富淡染。也可见中心细胞样和浆细胞样肿瘤细胞（HE 染色）

总体表现为细胞中等大小、形态多种多样，一般为圆形但不规则，缺乏另一些 B 细胞淋巴瘤的形态单一性，如 CLL 或 MCL。同时可伴其他炎症细胞，特别是上皮样组织细胞，但一般没有完整的肉芽肿形成。嗜酸性粒细胞可较多，尤其是伴浆细胞分化的情况下。

（三）骨髓活检特点

在大多数报道中，骨髓受累比较少见，只发生于不到一半的患者。骨髓的浸润一般为松散的非小梁旁聚集或在某些病例中呈间质浸润。细胞中等大小、多种多样，一般核圆形但不规则。

四、免疫表型

（一）免疫组化特点

NMZL 的免疫表型与结外边缘区淋巴瘤很相似，表达成熟 B 细胞抗原，CD19、CD20、CD79α（图 11-6-4，图 11-6-5）等，近半数 NMZL 表达 CD43，BCL2 弱阳性，不表达 CD5、CD10、BCL6、CD23、Cyclin D1（图 11-6-6），Ki67 只在 20% 或更少的肿瘤细胞有表达（图 11-6-7）。CD38 在一项研究中其阳性率为 41%，与浆细胞分化相关。Campo 曾报道有 IgD 的表达，当时称该病为脾型结内边缘区淋巴瘤。胞质 Ig 在大多数情况下呈现 IgM+，但 IgG 和 IgA 不表达。与 λ 轻链相比，肿瘤细胞更强表达 κ 轻链。

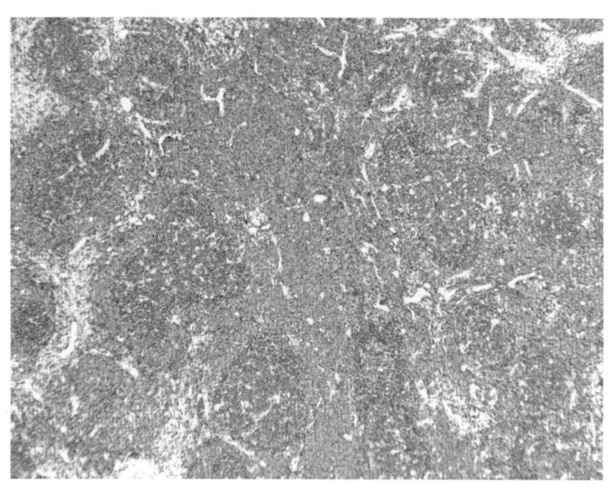

图 11-6-4　NMZL
CD20 肿瘤性 B 细胞增多，边缘区增厚，肿瘤性 B 细胞弥漫增厚、成片状（EnVision 法）

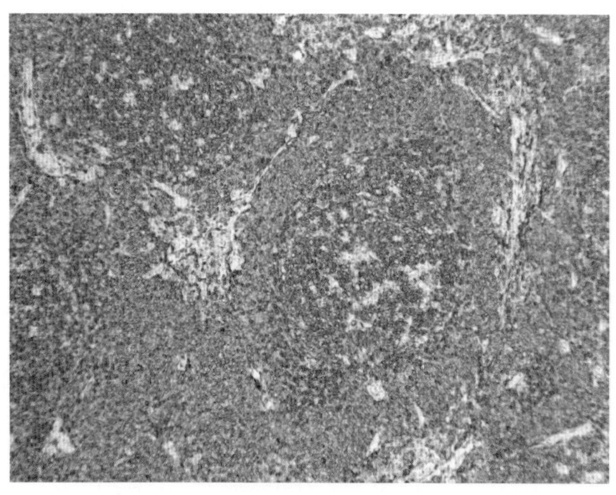

图 11-6-5　NMZL
CD20 残留的生发中心和边缘区肿瘤细胞 CD20 染色深浅不一。边缘区可见染色均一、中等强度阳性的肿瘤细胞（EnVision 法）

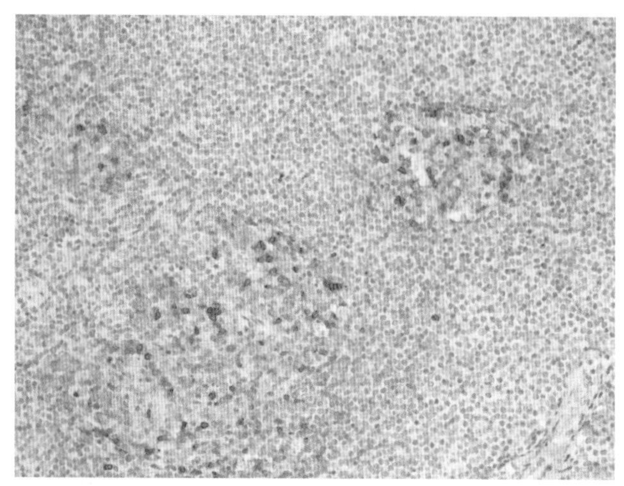

图 11-6-6　NMZL
CD10 显示残存的生发中心，生发中心细胞减少，边缘区 B 细胞向生发中心内植入（EnVision 法）

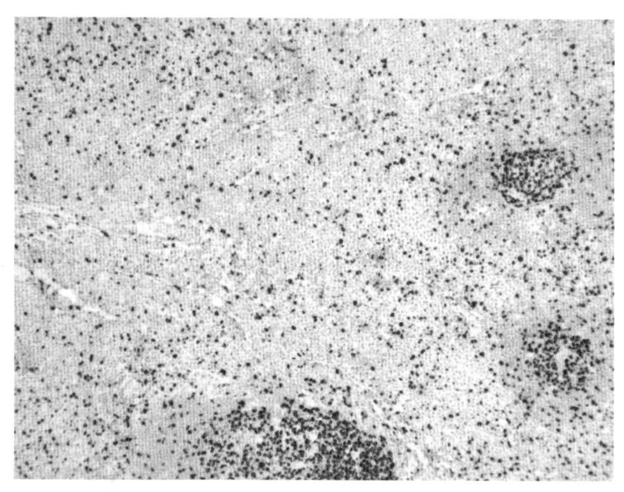

图 11-6-7　NMZL
Ki67 可见残存的生发中心，滤泡间肿瘤性细胞增殖活性呈中等，约 20%（EnVision 法）

（二）流式细胞分析

流式细胞仪分析推荐的细胞表面标记包括 κ、λ、CD19、CD20、CD5、CD23、CD10。

五、遗传学检查

（一）染色体检查

在 NMZL 中没有发现恒定的细胞遗传学异常。染色体数目异常最常见，+1、+3、+7、+8、+10、+12 和 +18 的报告最多见。也有报告运用比较基因组杂交发现了 3 号染色体重复和部分区域的获得。最近运用阵列比较基因组杂交方法研究 9 例

NMZL，发现其中2例有3q11—q29的获得，并确认3号染色体三体是经常发生的事件。

遗传学特征很少见到结外MALT淋巴瘤相关的t（11；18）（q21；q21）。有些研究发现，结内边缘区淋巴瘤更容易出现+7和6q21—q25缺失，与预后不良相关。Rie Tabata等发现，有一例60岁妇女的淋巴结上有染色体13的缺失，可能和预后好有关系。

（二）基因检测

NMZL也有发生在所有B细胞淋巴瘤中的IgH重链基因克隆性重排，以突变的VH3和VH4家族为主。通过荧光原位杂交技术检测到少数病例（10%以下）存在*TP53*基因异位缺失，比较基因组杂交分析发现17q丢失。Valeria Spina等发现有*NOTCH2*、*PTPRD*、*KLF2*基因突变。有研究发现，NMZL与NF-κB通路、BCRs信号通路、JAK/STAT通路和TLR信号的活化有关，与BCL2的过表达有关。

六、综合诊断

通过上述组织形态学、免疫表型、细胞遗传学及分子生物学检测即可明确诊断NMZL。

七、鉴别诊断

NMZL病理形态学上类似于结外或脾边缘区B细胞淋巴瘤，但该病为原发于淋巴结而无结外或脾病变的B细胞淋巴瘤。与结外及脾边缘区B细胞淋巴瘤不同，从形态学上看，多数淋巴结边缘区淋巴瘤可能不被认为是恶性度低的B细胞淋巴瘤。NMZL结构和细胞形态存在很大异质性。NMZL有时与其他小B细胞淋巴瘤的鉴别诊断很困难，需通过免疫组化和细胞遗传学的方法加以鉴别。

（一）结外边缘区淋巴瘤

EMZL患者疾病进展时可以累及淋巴结，有时发生在首次诊断后许多年。因此，仔细询问临床病史对区别EMZL累及淋巴结或NMZL非常重要。EMZL比较常见的组织学特点包括反应性滤泡保留完好，套区完整，以及显著的单核样B细胞。EMZL几乎不表达IgD，而原发性NMZL可以阳性。

（二）淋巴浆细胞淋巴瘤

淋巴浆细胞淋巴瘤（LPL）中淋巴窦通常保留，而NMZL的结构一般被破坏。LPL中浸润的肿瘤细胞更加单一，一般由相对一致伴浆细胞特点的小淋巴细胞组成。浆细胞样细胞在淋巴窦旁更易见到，大多数病例可见到Dutcher小体。遗憾的是，免疫表型对鉴别这两种B细胞淋巴瘤的作用不大，但是WM相关的LPL的遗传学与NMZL不同。同时有6p获得和6q缺失比较常见。

（三）边缘区增生和相关反应性疾病

正常淋巴结内的边缘区远比脾小。在普通染色时正常周围淋巴结的边缘区很难发现。系膜淋巴结的边缘区一般比较明显。这一区域可以通过免疫染色IgD显示为阴性，同原始滤泡和套区鉴别。正常的边缘区B细胞表达BCL2；因此，BCL2表达对区别良性和恶性边缘区膨胀没有帮助。在某些反应性疾病状态下，边缘区也可以发生扩张，需要和NMZL鉴别。通过免疫组织化学方法或流式细胞术发现轻链限制性倾向可诊断NMZL。然而，一些边缘区增生的病例，尤其在儿童，可以显示限制性λ轻链表达。Ig重链或轻链基因重排的分子检测有帮助，因为边缘区增生不应出现克隆性重排。

其他鉴别诊断包括类似一些NMZL中滤泡植入的病变，包括生发中心内出现单形性浆细胞不典型增生。这些病变通常没有分子水平呈单克隆迹象，尽管个别病例行微切割后可以表现为单克隆性。这种类型的增生在女性更多见，可能和自身免疫性疾病背景有关。所以从遗传病理的角度考虑，其可能与部分MZL的进展相关。

（四）单核样B细胞增生

边缘区增生需要和单核样B细胞增生鉴别，虽然系历史原因造成人们对这两种细胞类型存在困惑。经典的单核样B细胞增生见于急性获得性弓形虫病，但也可以发生在一系列其他反应性疾病，包括CMV感染后的反应和HIV感染性淋巴结病。正常的单核样B细胞在淋巴结内分布于被膜下窦和髓窦附近，可导致这些区域明显扩大。它们往往混以分叶核细胞。与正常边缘区细胞相反，单核样细胞BCL2–。

（五）滤泡性淋巴瘤伴边缘区分化

部分滤泡性淋巴瘤（FL）可以显示边缘区分化，类似NMZL。在这些病例中，不典型滤泡的淋巴细胞套减少、边缘不清，被形态多样、胞质比生发中心细胞更丰富的细胞浸润。母细胞通常可见，包括呈单核细胞样的细胞。边缘区的免疫表型和滤泡生发中心不同，通常显示CD10表达下调。BCL6可呈弱表达，而滤泡生发中心则显示BCL6+。大多数FL呈BCL2+和CD10+，但一些高级别的FL呈CD10–，而MUM1/IRF4表达增强。这些病例的诊断具有较大的挑战性，因为MUM1/IRF4是生发中心后B细胞标记物，可在NMZL中表达。进一步使诊断复杂化的原因是这些FL亚型往往没有BCL2/IgH重链重排。BCL6扩增存在，符合滤泡生发中心来源的特点。

主要的鉴别诊断是NMZL伴滤泡植入，植入滤泡的细胞不表达生发中心相关标记物BCL6和CD10，无BCL2/IgH重链重排，但表达BCL2。无论是滤泡内还是滤泡外有浆细胞分化的迹象都倾向NMZL的诊断，但在个别FL也可见到。

（六）慢性淋巴细胞白血病/小淋巴细胞淋巴瘤伴滤泡旁分布

部分慢性淋巴细胞白血病/小淋巴细胞淋巴瘤（CLL/SLL）在淋巴结内呈滤泡旁分布，表面类似NMZL。浸润的细胞一般非常单一，是典型的CLL/SLL细胞，有假滤泡或生发中心。变小的淋巴细胞套尚可见，用IgD染色更加容易发现。免疫染色显示典型的CLL/SLL表型：B细胞CD5+、CD23+、CD20弱+。

（七）脾边缘区淋巴瘤

SMZL通常表现为明显的脾大和骨髓累及，周围淋巴结肿大不明显。脾门淋巴结一般窦完整，伴小淋巴细胞浸润并取代原结构，包括滤泡。有趣的是，脾门淋巴结的细胞一般不呈单核细胞样或边缘区分化，而胞质相对稀少。然而，在SMZL临床过程中发生的淋巴结累及类似NMZL。

（八）七种小B细胞淋巴组织肿瘤免疫表型特点（表11-6-1）

七种小B细胞淋巴组织肿瘤免疫表型特点比较见表11-6-1。

表11-6-1 七种小B细胞淋巴组织肿瘤免疫表型特点比较

	CD5	CyclinD1	CD79a	CD23	CD10	BCL2
NMZL	–	–	+	–	–	+
SMZL	–	–	+	–	–	+
MALT	–	–	+	–	–	+
B-CLL/SLL	+	–	+	+	–	–
FL	–	–	+	–	+	+
MCL	+	+	+	–	–	+
LPL	–	–	+	–	–	+

注：NMZL，淋巴结边缘区淋巴瘤；SMZL，脾脏边缘区淋巴瘤；MALT，黏膜相关组织淋巴瘤；B-CLL /SLL，B细胞慢性淋巴细胞白血病/小淋巴细胞淋巴瘤；FL，滤泡性淋巴瘤；MCL，套细胞淋巴瘤；LPL，淋巴浆细胞淋巴瘤/巨球蛋白血症。

八、预　　后

NMZL是一种隐匿性或“低级别”的B细胞淋巴瘤。但5年生存率较FL和CLL稍低，大多数研究报道5年生存率为55%～75%，最近的系列报道预后较好，可能是因为更多地使用了利妥昔单抗，完全缓解率接近50%，5年无进展或无事件生存率为30%～40%。50%～60%结内边缘区淋巴瘤病例第一次治疗可以达到完全缓解。研究还发现，部分国际预后指数评分为低到中度的患者预后也较差。诊断时身体状态是影响预后的重要参数，第一次治疗获得完全缓解的病例有更好的预后。

不良预后特征相对普通，包括疾病分期（Ann Arbor）为Ⅲ或Ⅳ期（68%～71%）、骨髓侵犯（28%～49%）、乳酸脱氢酶升高（36%～40%）、肿瘤＞5cm（31%）或10cm（17%）、B症状（14%）、年龄＞60岁、ECOG≥2、Hb＜120g/L、Cyclin E+、Survivin–、Ki67+和IRF4+。KLF2、NOTCH2突变是研究潜力的预后因子，与较差的生存期有关，

以及和向侵袭性的淋巴瘤进展有关。

儿童 NMZL（paediatric nodal marginal zone lymphoma）有独特的临床和形态学特点，肿瘤多数好发于男性（男女比为 20 ：1），大多发生于头颈部淋巴结，临床常无症状，90% 患儿为Ⅰ期。组织学、免疫表型上都与成人 NMZL 相似，但儿童 NMZL 常有生发中心进行性转化，滤泡外缘破裂，被肿瘤细胞浸润。儿童 NMZL 复发率低，预后很好，治疗后能有较长生存期。

（郗彦凤）

第七节　淋巴结滤泡性淋巴瘤

一、淋巴结滤泡性淋巴瘤（经典型）

（一）定义

滤泡性淋巴瘤（FL）是由滤泡生发中心 B 细胞构成的肿瘤，生发中心 B 细胞包括中心细胞及中心母细胞和（或）大的转化细胞，通常至少局部可见滤泡结构。完全以弥漫生长方式存在的滤泡性淋巴瘤在实际工作中极少见到。在疾病进展过程中，细胞分级可出现进展，出现中心母细胞成片生长的模式被认为是向弥漫大 B 细胞淋巴瘤（DLBCL）进展的证据。

（二）临床表现

FL 主要发生于成年人，中位年龄为 60 ～ 70 岁，男女之比为 1 ：1.7。FL 很少发生在小于 18 岁的未成年人。大部分患者病变分布广泛，包括浅表及深部（纵隔、腹腔）淋巴结肿大及脾大。纵隔大肿块罕见，肠系膜及腹膜后大肿块常见，可导致肠梗阻。诊断时大部分病例为进展期，仅 15% ～ 25% 为早期病变。40% ～ 70% 有骨髓受累。大部分病例外周血中存在循环肿瘤细胞，小部分呈白血病状态。患者通常无症状，仅 28% 出现 B 症状。FL 呈慢性且复发的临床病程。

（三）组织形态特点

1. 细胞形态　FL 由两种特征性的生发中心细胞构成，包括中心细胞及中心母细胞。大部分病例的中心细胞小至中等大，少部分病例的中心细胞可为大细胞，核呈多角形、拉长、扭曲或有裂沟，核染色比正常小淋巴细胞浅，染色质分布均匀，可能有一个及多个小核仁，具少量淡染的胞质。与正常生发中心相比，肿瘤性中心细胞通常大小形态更一致。中心母细胞为大细胞，通常核圆形或卵圆形，染色质空泡状，有 1 ～ 3 个核仁贴核膜分布，核周可见一窄圈胞质。某些病例的中心母细胞表现为不规则或多分叶核。偶有病例瘤细胞为母细胞样，类似淋巴母细胞。母细胞样形态的 FL 疾病进展快，等同于 FL 3 级。约 10% 的 FL，可见边缘区或单核样 B 细胞，通常位于滤泡的周边。小部分 FL 可见浆样分化的细胞，这些细胞可小而成熟或具有一定程度的非典型性，可出现 Dutcher 小体，大部分位于滤泡间区，也可位于滤泡内或滤泡周围。罕见情况下肿瘤细胞可呈印戒样。

2. 组织学形态　大部分病例以滤泡结构为主，肿瘤性滤泡密集排列，常境界欠清，套区萎缩或消失，滤泡极性消失，几乎不见星空样分布的吞噬细胞（图 11-7-1）。部分病例滤泡形态可不规则，或有滤泡融合。滤泡树突状细胞标记 CD21 染色有助于显示滤泡结构。肿瘤细胞常浸润滤泡间区，滤泡间区的肿瘤细胞常小于在滤泡内的细胞。少数病例可表现为类似生发中心进行性转化的生长方式。肿瘤侵犯至淋巴结外常伴有间质硬化，特别是肠系膜及腹膜后的淋巴结。偶尔也可见滤泡间区（图 11-7-2）甚至是滤泡内的纤维化（图 11-7-3）。弥漫区域是指完全缺乏滤泡结构的区域，需要经免疫组化证实该区域缺乏 CD21+/CD23+ 的滤泡树突状细胞。主要由中心细胞构成的弥漫区域的存在对分级并没有意义。此外，滤泡间区浸润不应被认为是弥漫区域。但是，我们仍然推荐在病理报告中指出滤泡及弥漫区域的相对百分比，包括滤泡型（滤泡比例＞ 75%），滤泡及弥漫型（滤泡比例 25 ～ 75%），局灶滤泡型 / 弥漫为主型（滤泡比例＜ 25%）。

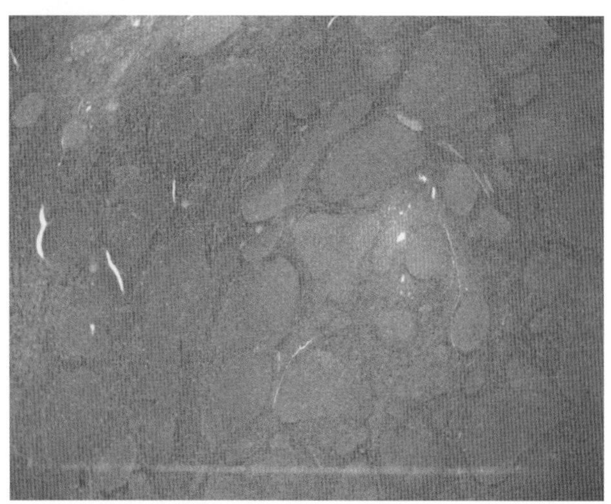

图 11-7-1 肿瘤性滤泡数量多，排列紧密，滤泡周围套区不完整或缺如，滤泡极性和吞噬现象消失，低倍放大

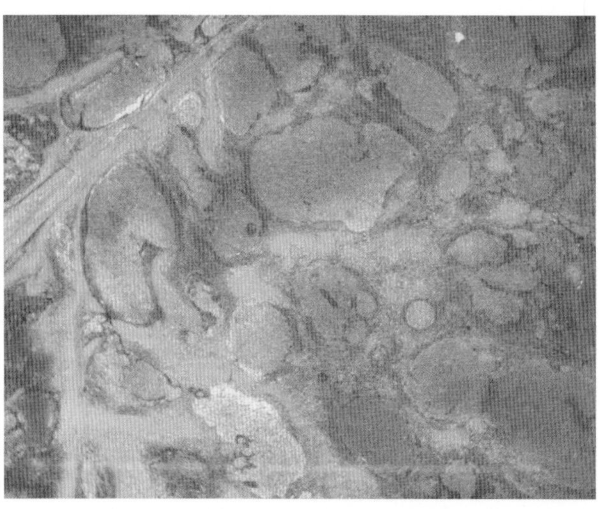

图 11-7-2 滤泡间区纤维化，低倍放大

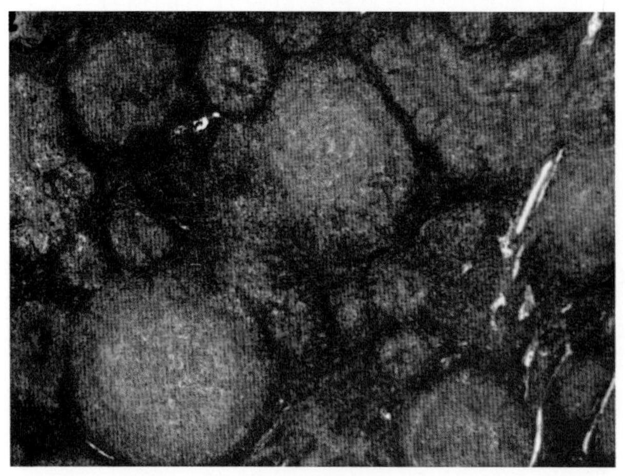

图 11-7-3 滤泡内纤维化，低倍放大

FL 根据中心母细胞的多少进行分级。即计数 10 个高倍视野（每高倍视野面积 0.159mm^2）中的中心母细胞绝对数，分为 3 级：FL1，平均每高倍视野 0 ～ 5 个中心母细胞（图 11-7-4）；FL2，平均每高倍视野 6 ～ 15 个中心母细胞（图 11-7-5）；FL3，平均每高倍视野大于 15 个中心母细胞，FL3 又进一步分为 3A 和 3B，3A 仍可见到中心细胞（图 11-7-6），3B 则完全由大的母细胞包括中心母细胞和免疫母细胞构成（图 11-7-7）。1 级与 2 级 FL 临床生物学行为并无差别，统称为低级别 FL。3A 和 3B 则为高级别 FL。对于存在多种级别的 FL 病例，建议诊断时将各级别病变及其比例罗列清楚（如滤泡性淋巴瘤，2 级占 80%，3A 级占 20%）。如果在 FL 中的弥漫区域完全或主要由中心母细胞构成，在诊断时必须另外提出 DLBCL 的诊断，任何级别的 FL 都可出现 DLBCL 区域，而 FL3B 则常伴有 DLBCL 区域。遗传学分析及临床病程显示，与 FL3B 相比，FL3A 仍为惰性病程，且遗传学改变更接近于低级别 FL，而 FL3B 更类似于 DLBCL。

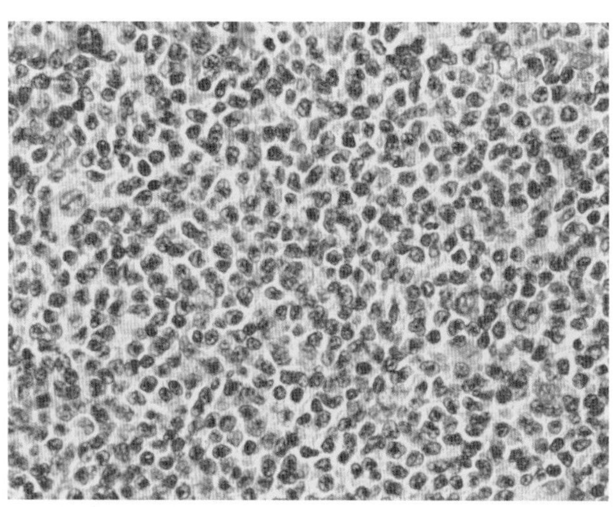

图 11-7-4 FL1，肿瘤细胞为小中心细胞，高倍放大

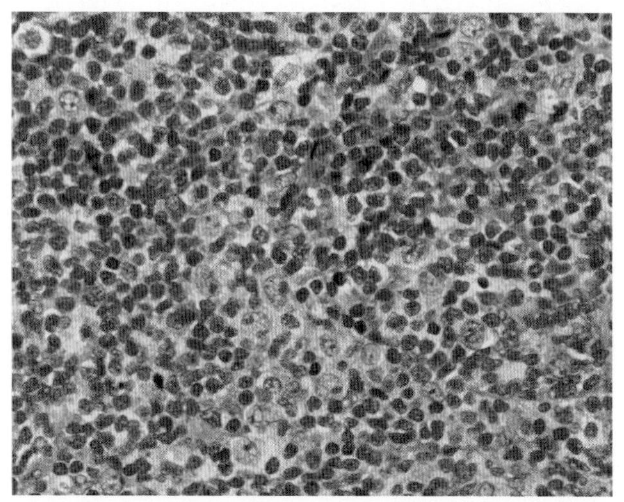

图 11-7-5 FL2，肿瘤细胞以小中心细胞为主，散在中心母细胞，高倍放大

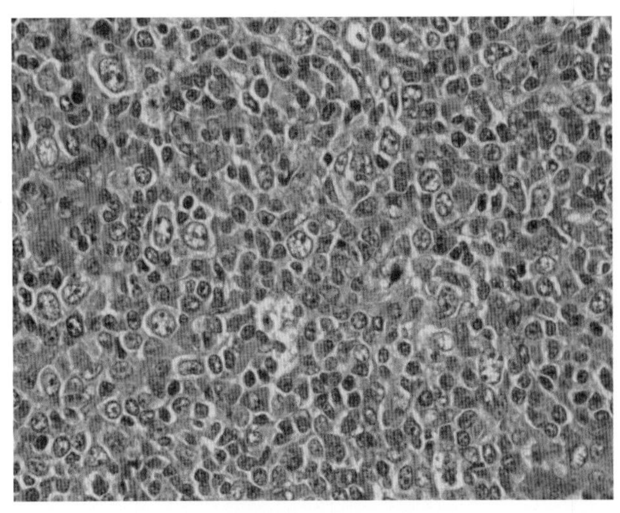

图 11-7-6 FL3A，肿瘤细胞以中心母细胞为主，但仍可见中心细胞散在，高倍放大

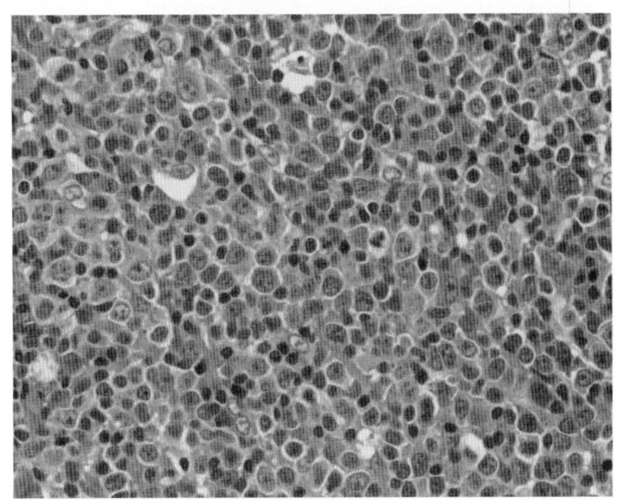

图 11-7-7 FL3B，肿瘤细胞以中心母细胞为主，可见一个或多个核仁，高倍放大

（四）免疫表型

1. 免疫组化 瘤细胞 IgM 阳性，部分可表达 IgD、IgG，很少表达 IgA。B 细胞相关抗原 CD19、CD20、CD22 及 CD79a 阳性，BCL2、BCL6、CD10 通常阳性，而 CD5、CD43 阴性。某些病例 CD10 可为阴性，最常见于 FL3B 的患者，这些病例 BCL6 仍有表达。CD10 在滤泡内表达强于滤泡间区，有时滤泡间区瘤细胞可 CD10 失表达，有边缘区分化的瘤细胞、外周血及骨髓中的瘤细胞 CD10 也可失表达。滤泡间区 BCL6 的表达也会下调，与正常生发中心相比，其染色强度变化较大。其他生发中心标记，如 LMO2、GCET1、HGAL（GECT2）也通常阳性。CD21 及 CD23 作为滤泡树突状细胞的标记在肿瘤性滤泡的表达变化较大，建议诊断时同时使用这两个标记。与正常滤泡相比，肿瘤性滤泡区域的滤泡树突状细胞网更稀疏及不规则。BCL2 的过表达是 FL 的特征性诊断标记。在 1 ～ 2 级 FL 表达率为 85% ～ 90%，3 级的表达率低于 50%。因此，BCL2 阴性不能排除 FL 的诊断。BCL2 可以用来鉴别反应性增生的滤泡与肿瘤性滤泡，但不能用于 FL 与其他低级别 B 细胞淋巴瘤的诊断，因为后者大部分表达 BCL2。另外，滤泡内的 T 细胞、初级滤泡及边缘区的细胞都可表达 BCL2，因此诊断时要仔细分析阳性细胞为何种细胞，避免误诊。有部分 FL 表达 IRF4/MUM1，常是高级别病例（FL3A 或 3B），这些病例常缺乏 *BCL2* 基因的易位而存在 *BCL6* 基因的扩增，需要与伴有 *IRF4* 基因易位的大 B 细胞淋巴瘤相鉴别，因为后者也常具有滤泡结构。Ki67 在 1 ～ 2 级 FL 通常低于 20%，而大部分 3 级 FL 高于 20%。有些低级别 FL 增殖指数高（＞ 40%），其临床病程更具侵袭性，类似 FL3，当遇到此类病例时推荐描述为“FL 1 ～ 2 级伴有高增殖活性”，此时增殖指数比分级更能提示其生物学行为。

2. 流式细胞分析 瘤细胞 CD10 阳性，CD5 阴性，sIg、轻链、CD22、CD20 中等强度或强表达，FMC7、CD23、CD25 常阳性，CD19 阳性，CD103 和 CD11c 阴性，多数病例 BCL2 阳性。

（五）遗传学检查

1. 染色体检查 75% ～ 90%FL 发生 t（14；18）（q32；q21）易位，导致 *BCL2* 与 *IgH* 基因融合，极少数为 t（2；18）（p12；q21）易位导致 *BCL2* 与轻链基因融合。除此之外，G 带分析显示最常发生的染色体获得包括 5、7、12 和 X 染色体，最常见的染色体缺失包括 8、13 、15 及 6q。微阵列比较基因组杂交分析显示，FL 存在某些染色体片段缺失和获得（特别是在 1p36 和 6q21 区域）。

2. 分子检查 FL 存在免疫球蛋白基因重排。75% ～ 90%FL 发生 *BCL2* 基因重排，约 15% 发生 *BCL6* 基因重排。“双打击”FL（同时有 *BCL2* 与 *MYC* 重排）病例文献报道较少，其中一项研究认为，其仍为惰性病程，另一项研究则认为，其临床病程更具侵袭性。部分 FL 病例在向 DLBCL 转化过程中可发生 *MYC* 重排。

3. 基因测序 最常发生突变的基因包括组蛋白甲基转移酶 [KMT2D（MLL2）]、EZH2 和组蛋白乙酰基转移酶（CREBBP）、EP300、MEF2B，其中 MLL2 的突变率约 90%，而 EZH2 的突变率约 22%，CREBBP 的突变率为 33% ～ 75%。另外约 40% 发生 *BCL6* 基因 5′ 端突变。其他突变包括组蛋白连接基因（histone linker gene）*H1B*、*H1C*、*H1D*、*H1E*，转录因子 OCT2、STAT6、TNFRSF14、IRF8 及 ARIDA。*NOTCH1* 及 *NOTCH2* 突变也有报道。FL 向 DLBCL 转化可能与某些基因突变相关，包括一些细胞周期调控和 DNA 损伤修复基因（如 *CDKN2A/B*、*MYC*、*TP53*），以及 B 细胞信号通路活化相关的基因（如 *MYD88* 及 *TNFAIP3*）。

（六）综合诊断

结合上述组织学形态、免疫组化及分子检测可确诊。

（七）鉴别要点

本病主要与其他类型的淋巴结小 B 细胞淋巴瘤相鉴别（表 11-7-1）。

表 11-7-1 5 种淋巴结小 B 细胞淋巴瘤病理特征的比较

特征	CLL/SLL	MCL	FL	NMZL	HCL
胞核	小圆核	小而略不规则的核	小而有裂的核	核小，圆形或略不规则形	核小，略不规则
胞质	少	少	少	中等或丰富	中等或丰富
核分裂	少	多少不一	少	少	少
淋巴结内浸润方式	弥漫生长，并见增殖中心	弥漫或呈结节状，可见散在残留的生发中心	结节状为主，可伴有弥漫生长或以弥漫生长为主	生长方式多变，常常为结节状；可表现为边缘区生长方式伴有残留的生发中心、套区及淋巴窦	弥漫，偶表现为髓质侵犯
特征性免疫组化标记	CD5+，CD23+，LEF1+	CD5+，CyclinD1+，SOX11+	CD10+，BCL2+，BCL6+	IRTA1+	CD11c+，BRAF V600E+

注：SLL/CLL，小淋巴细胞淋巴瘤 / 慢性淋巴细胞性白血病；MCL，套细胞淋巴瘤；FL，滤泡性淋巴瘤；NMZL，淋巴结边缘区淋巴瘤；HCL，毛细胞白血病。

（八）预后

临床分期为进展期患者，以及 FLIPI（年龄大于 60 岁、Ann arbor 分期Ⅲ或Ⅳ、超过四个部位的淋巴结肿大、LDH 升高、血红蛋白＜ 120g/L）评分高的患者预后更差。高级别 FL 临床病程更具侵袭性，常采用类似 DLBCL 的治疗措施，虽预后好于 DLBCL，但较 DLBCL 更易复发。在细胞遗传学改变方面，多于六条染色体断裂的病例可能预后更差，断裂发生在 6q23—q26 和 17p 区域的病例预后更差且发生 DLBCL 转化的时间更短。

二、儿童型滤泡性淋巴瘤

（一）定义

儿童型滤泡性淋巴瘤（pediatric-type follicular lymphoma，PTFL）是一种不常见的发生于淋巴结的滤泡性淋巴瘤，主要发生于儿童及年轻人，偶有散发的年龄较大的成人病例。肿瘤细胞显示为高级别病变的形态，常为高增殖指数，但预后极好，绝大部分病例局部切除后能完全治愈，不需进一步治疗。缺乏 *BCL2*、*BCL6* 等常见于生发中心源性 B 细胞淋巴瘤的基因易位。

（二）临床表现

大部分患者年龄为 5 ～ 25 岁，中位年龄为 15 ～ 18 岁，仅有极少数患者年龄大于 40 岁。以男性患者为主，男女病例≥ 10 ∶ 1。最常累及头颈部淋巴结，腋窝及大腿淋巴结受累较少见，几乎所有患者都表现为无症状的孤立性外周淋巴结肿大，深部淋巴结不受累，无骨髓受累，无发热、体重减轻等 B 症状，临床分期常为Ⅰ期。

（三）组织形态特点

淋巴结结构破坏，由大的膨胀性滤泡替代，滤泡有融合。淋巴滤泡可见星空现象，套区变薄或缺乏（图 11-7-8）。部分病例在淋巴结周边区域可见残留的正常淋巴结结构（图 11-7-9），形成“结节内结节”的构象。肿瘤细胞形态单一，中等大，呈母细胞样，核圆或卵圆形，缺乏核仁或仅有小而不明显的核仁，部分病例肿瘤细胞以中心母细胞为主（图 11-7-10）。核分裂易见。如果存在弥漫性生长或 DLBCL 区域，则不支持 PTFL 的诊断。虽然组织学形态类似于 3 级经典型 FL，但诊断 PTFL 时通常不建议分级。

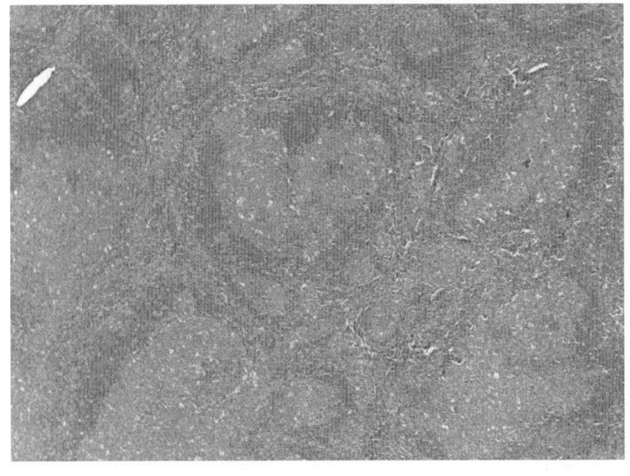

图 11-7-8　淋巴结结构破坏，由大的膨胀性滤泡替代，滤泡有融合。淋巴滤泡可见星空现象，套区变薄或缺乏，低倍放大

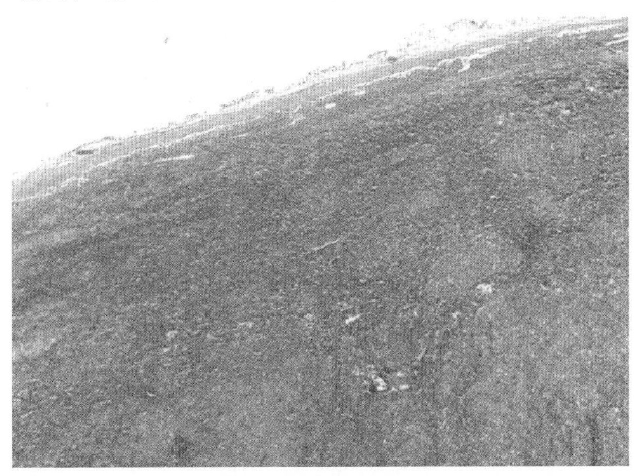

图 11-7-9　淋巴结周边区域可见残留的正常淋巴结结构，低倍放大

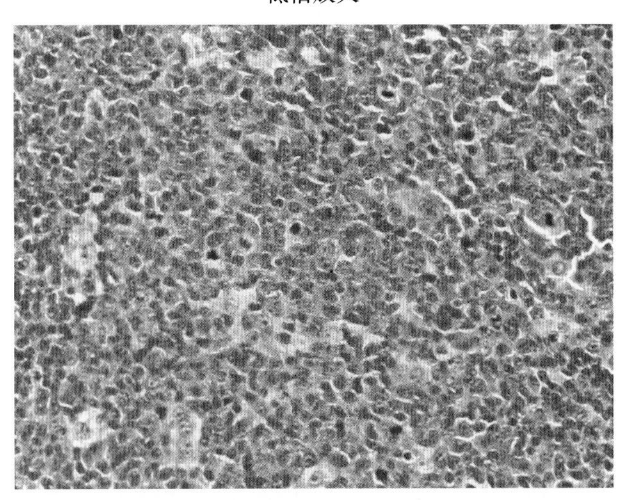

图 11-7-10　瘤细胞呈母细胞样，部分细胞有小核仁，高倍放大

（四）免疫表型

肿瘤细胞 CD19、CD20、CD22 及 CD79a+，CD10 通常强阳性（图 11-7-11），BCL6+，其他生发中心标记，如 HGAL 及 LMO2 均阳性，大部分 BCL2–（图 11-7-12），少数病例（约 20%）有弱阳性，MUM1–（图 11-7-13）。Ki67 增殖指数高（40% ～ 95%），阳性细胞通常缺乏极向分布（图 11-7-14）。CD21、CD23 显示滤泡内的 FDC 网架。IgD 显示萎缩变薄的套区，肿瘤细胞阴性。大部分 IRF/MUM1–，约 20% 病例 IRF/MUM1 可阳性。流式细胞学显示克隆性 B 细胞 CD10+，CD5–。

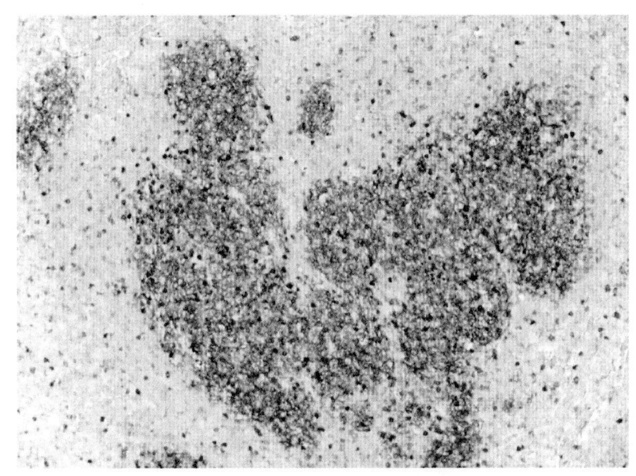

图 11-7-11　肿瘤性滤泡 CD10+

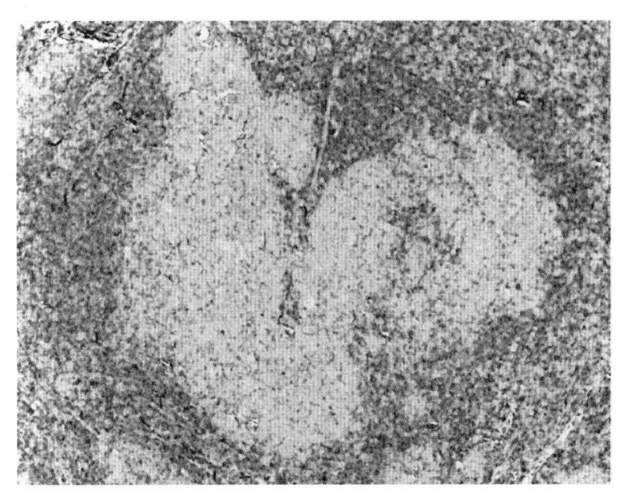

图 11-7-12　肿瘤性滤泡 BCL2–

图 11-7-13 肿瘤性滤泡 MUM1–

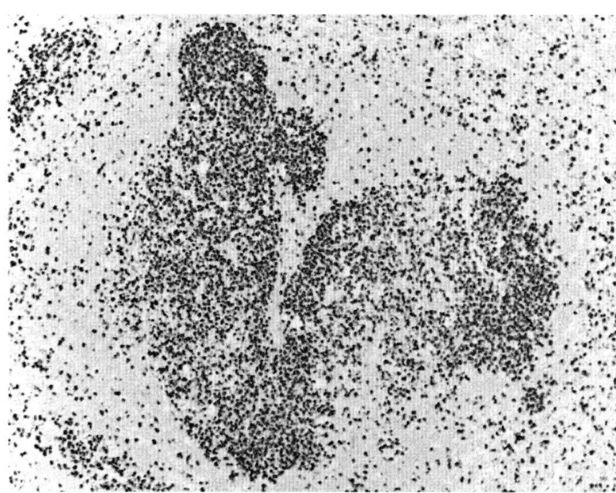

图 11-7-14 肿瘤性滤泡 Ki67 增殖指数高，阳性细胞通常缺乏极向分布

（五）遗传学检查

免疫球蛋白基因重排阳性。无 *BCL2*、*BCL6* 及 *IRF4* 基因位点的异常。缺乏 *KMT2D*（*MLL2*）、*CREBBP*、*EZH2* 等 FL 常见的基因突变。20% ～ 50% 病例存在 1p36 的缺失。54% 发生 *TNFRSF14* 基因突变。49% 病例存在 *MAP2K1* 基因突变，导致 ERK 信号通路的激活。15% 存在 IRF8 p.K66R 突变。

（六）预后

PTFL 预后极好，大部分局部切除可达治愈效果，不需要放化疗。伴有或不伴有遗传学改变都不影响预后。当年龄大于 25 岁时，诊断 PTFL 需小心，需要与经典型 FL 3A 或 3B 鉴别，此时结合临床症状对于诊断有帮助。

三、原位滤泡性肿瘤

（一）定义

原位滤泡性肿瘤（“in situ” follicular neoplasia，ISFN）曾称为原位滤泡性淋巴瘤，其定义为在结构正常的淋巴结内，一些淋巴滤泡整个或部分由克隆性的 B 淋巴细胞构成，这些 B 细胞 BCL2 强阳性且存在 BCL2 基因重排。2% ～ 3% 随机选择的反应性淋巴结内存在 ISFN。患者大多数为中老年人，无性别差异。

（二）组织形态特点

ISFN 在 HE 染色切片病变不明显。受累淋巴结类似于反应性淋巴结，淋巴滤泡形态规则。受累滤泡与未受累的滤泡大小形态并无差别，受累滤泡的生发中心细胞形态单一，主要由中心细胞构成，套区完整，这些滤泡免疫表型与滤泡性淋巴瘤相似，且 BCL2 常强阳性。偶然情况下，滤泡的组织学结构完全没有异常，仅 BCL2 异常表达。淋巴结内受累滤泡的数量多少不一，但并非所有滤泡都受累。有些滤泡仅有部分被异常的滤泡中心细胞替代。ISFN 需与 FL 累及部分淋巴结相鉴别，后者有淋巴结结构的破坏。部分 ISFN 患者有 FL 的病史；部分可能同时存在 FL 或其他类型的淋巴瘤，而以组合性淋巴瘤的形式存在。

（三）免疫表型

1. 免疫组化 受累滤泡 CD10 及 BCL2 阳性（图 11-7-15），且 BCL2 阳性强度强于滤泡内的 T 细胞及滤泡套区的细胞。

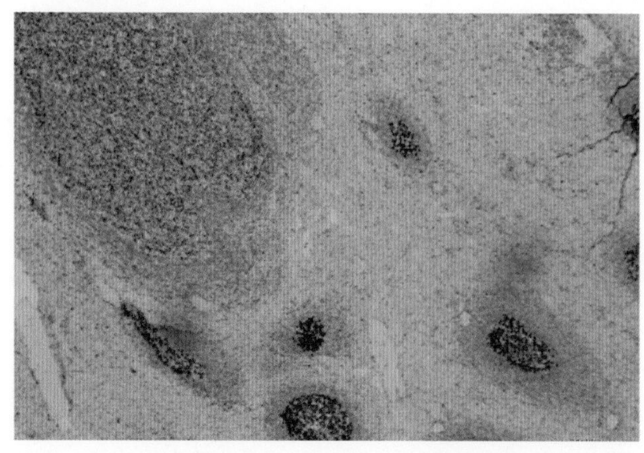

图 11-7-15 BCL2 染色，图片左上方为普通型 FL 部分累及淋巴结，右下方为 ISFN

2. 流式细胞学检查 约50%病例可发现克隆性细胞群，其CD10、BCL2均阳性，且存在轻链限制性。

（四）遗传学检查

ISFN存在t（14；18）易位。比较基因组研究显示，ISFN染色体数并没有改变。一部分ISFN存在*EZH2*的突变，提示*EZH2*突变在滤泡性淋巴瘤的发展过程中是早期改变事件。1p36缺失也有报道，该区域包涵*TNFRSF14*基因，该区域的缺失在多种B细胞淋巴瘤都可见到。

（五）预后

临床评估无FL而仅偶然发现的ISFN，进展为FL的风险极低（≤5%）。ISFN病例受累滤泡的数量与进展为FL的风险无关。极少数ISFN进展为FL，两者诊断的间隔时间为23个月至10年不等。如果诊断ISFN的同时，还存在其他部位的肿大淋巴结，建议再取淋巴结，因为ISFN可与其他淋巴瘤（通常是B细胞淋巴瘤）同时存在。

四、十二指肠型滤泡性淋巴瘤

（一）定义

十二指肠型FL是FL的一个特殊亚型，具有独特的临床及生物学特征。小肠是最常受累的部位，主要发生于十二指肠降段，胃及结直肠也可受累，表现为多发的息肉性病变，通常是做内镜检查时偶然发现的。免疫表型与淋巴结FL相似，大部分病变局限（ⅠE或ⅡE），即使不治疗，预后也很好。

（二）临床表现

本病好发于中年人，男女比例相等。小肠是最常的受累部位，主要发生于十二指肠降段，胃及结直肠也可受累，表现为多发的息肉性病变，通常在做内镜检查时偶然发现。80%～85%的十二指肠型FL在更远端的小肠也有病变。

（三）组织形态特点

病变位于黏膜或黏膜下，肿瘤性滤泡几乎完全由形态一致的中心细胞构成（图11-7-16，图11-7-17），仅有极少的中心母细胞，分级为1～2级病变。肿瘤细胞也可侵犯至滤泡外的黏膜固有层。

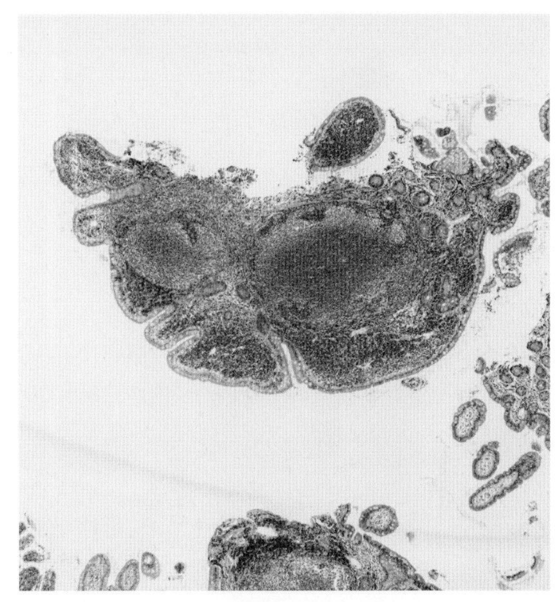

图11-7-16 小肠黏膜内见肿瘤性滤泡形成

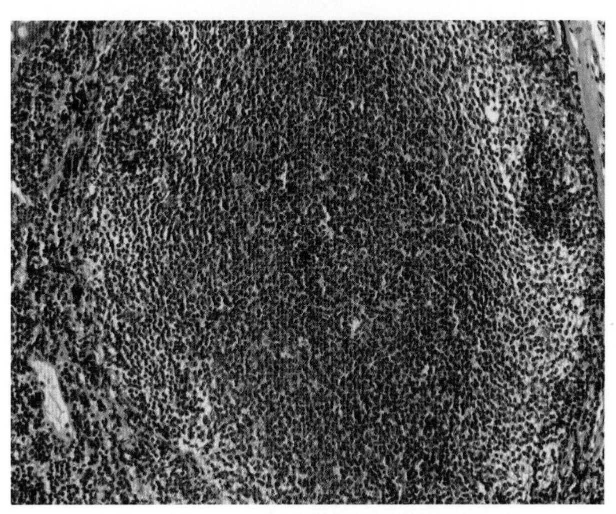

图11-7-17 滤泡几乎完全由形态一致的中心细胞构成，中倍放大

（四）免疫表型

十二指肠型FL免疫表型类似于经典型FL。肿瘤细胞CD20、CD10（图11-7-18）及BCL2阳性（图11-7-19），BCL6表达情况不定。CD21局限于滤泡周围（图11-7-20），Ki67增殖指数很低（图11-7-21）。肿瘤细胞常表达肠道归巢受体整合素α4β7及IgA，提示其起源于肠道抗原应答性B细胞。肿瘤细胞AID–、CD27+、BACH2+。

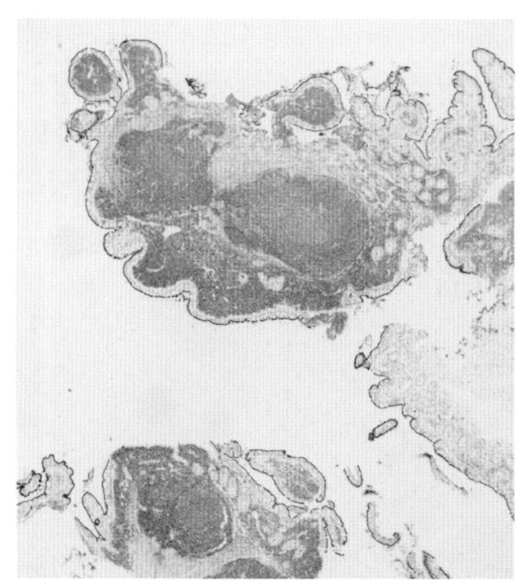

图 11-7-18 淋巴滤泡及滤泡外黏膜固有层内淋巴细胞 CD10+

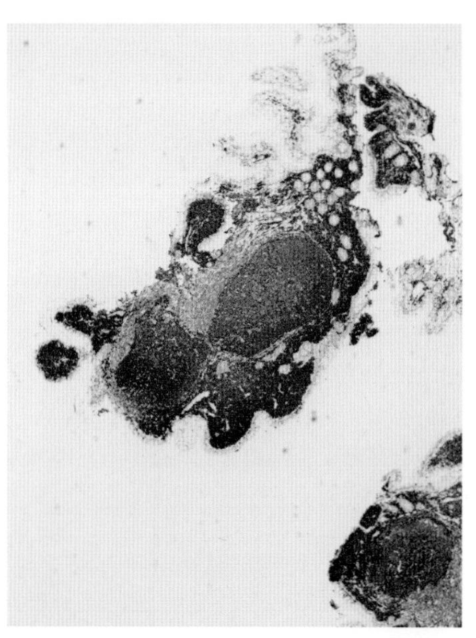

图 11-7-19 淋巴滤泡及滤泡外黏膜固有层内淋巴细胞 BCL2+

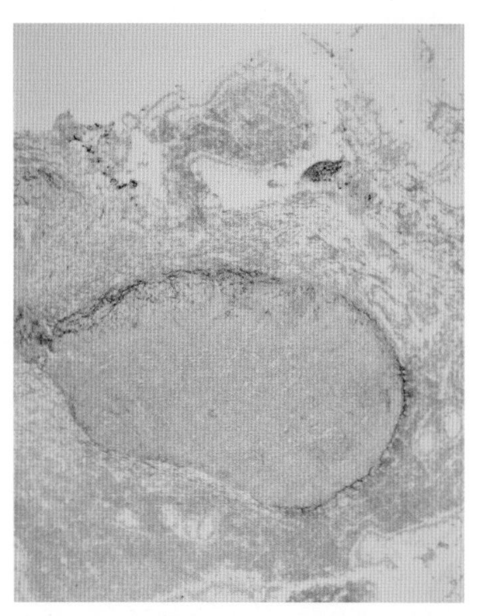

图 11-7-20 CD21 显示 FDC 网位于滤泡周边

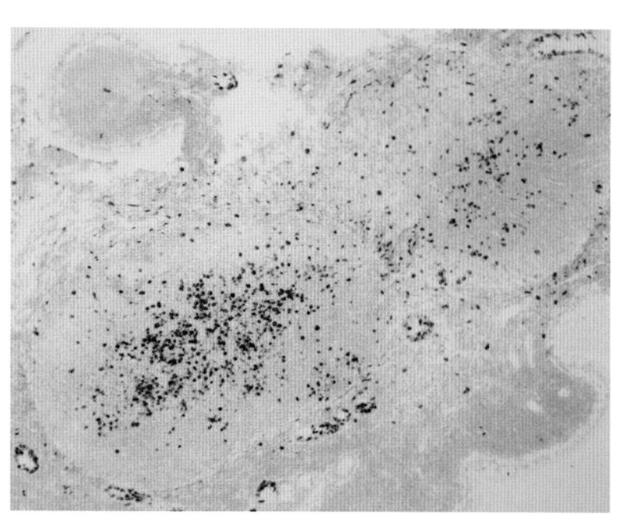

图 11-7-21 肿瘤细胞 Ki67 增殖指数低

（五）遗传学检查

肿瘤细胞具有 t（14；18）（q32；q21）易位。它们具有 *IgH* 基因的体细胞突变，而免疫球蛋白体细胞突变及表达 CD27 是记忆 B 细胞的特征，提示十二指肠型 FL 的肿瘤细胞起源于记忆 B 细胞阶段。基因表达谱分析显示，十二指肠型 FL 与 MALT 淋巴瘤有重叠，都过表达 *CCL20* 和 *MADCAM1*，而经典型 FL 中并无此基因的过表达。比较基因组分析显示，十二指肠型 FL 遗传学改变少于经典型 FL，因此可以解释其惰性的临床病程。1p 染色体的缺失也可以发生，该区域涵盖了 *TNFRSF14* 基因。此外 *TNFRSF14* 基因外显子的突变也有报道。一些病例存在某些癌基因的扩增，包括 *BCL2*、*BCL6*、*FGFR1*、*EIF4A2*、*TFRC*，以及某些抑癌基因的缺失，包括 *PTEN*、*FAS* 及 *TP53*。

（六）鉴别诊断

经典型 FL 也可累及肠道，常有肠系膜淋巴结的肿大。经典型 FL 累及肠道时浸润更广泛，常浸润肠壁肌层，肿瘤细胞不同于十二指肠 FL，而与淋巴结 FL 相似。当病变特征不符合十二指肠型 FL 时，需检查是否其他部位存在经典的 FL。

（七）预后

总体生存率高，即使存在局部复发，预后仍好。约有不到 10% 的病例可进展为经典型 FL。

五、暂定亚类：伴 IRF4/MUM1 重排的大 B 细胞淋巴瘤

（一）定义

伴 IRF4/MUM1 重排的大 B 细胞淋巴瘤（large B-cell lymphoma with IRF4 translocation）不常见，生长方式可以是完全弥漫生长、弥漫及滤泡均有，或完全滤泡样生长方式；以强表达 IRF4/MUM1 为特征，通常有 *IRF4* 的重排。

（二）临床特征

主要发生于儿童和年轻人，发病年龄为 4 ～ 79 岁，中位年龄为 12 岁，无性别差异。更常见于儿童（＜ 18 岁）。以口咽环及头颈部淋巴结受累最常见，胃肠道受累也有报道。患者表现为孤立性淋巴结肿大或扁桃体肿大。

（三）组织形态特点

肿瘤细胞弥漫生长，或伴有滤泡结构，部分病例完全呈滤泡样生长方式（图 11-7-22）。肿瘤细胞中等到大，染色质比中心细胞粗，可见小的嗜双色性核仁（图 11-7-23）。核分裂不常见，缺乏星空现象。当呈滤泡生长模式时，滤泡背靠背、排列密集，套区萎缩或缺乏。大部分病例完全呈弥漫的生长方式，与 PTFL 不同的是，滤泡无融合，且无星空现象。

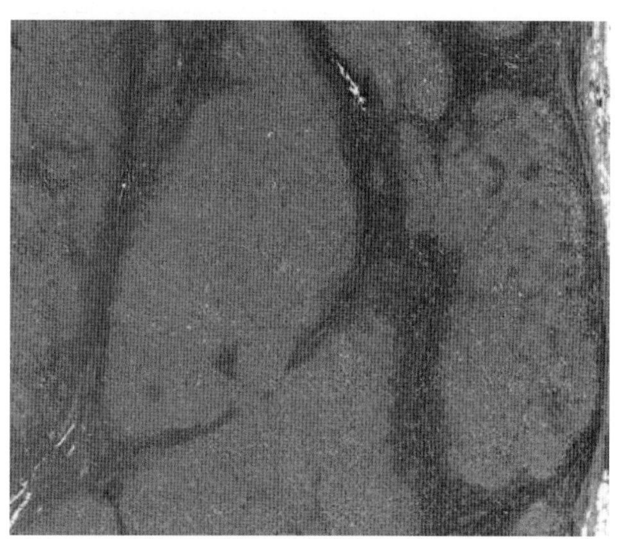

图 11-7-22　肿瘤呈滤泡样生长方式，低倍放大

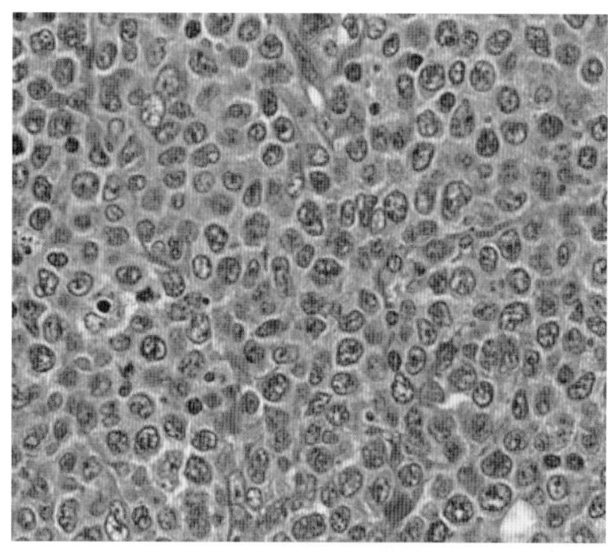

图 11-7-23　肿瘤细胞中等到大，染色质粗，可见小的嗜双色性核仁，高倍放大

（四）免疫表型

肿瘤细胞 CD20、CD79a 及 PAX5+。IRF4/MUM1 强阳性（图 11-7-24），BCL6+（图 11-7-25），PRDM1（BLIMP1）–。CD10 和 BCL2 阳性率为 66%。增殖指数常较高，且肿瘤性滤泡缺乏极向分布。

（五）遗传学检查

大部分病例存在 *IRF4* 与 *IGH* 的重排，轻链重排罕见。极少数病例可能没有 *IRF4* 重排，但存在 *IGH* 重排，某些病例可有 *BCL6* 重排，但无 *BCL2* 及 *MYC* 重排。染色体分析显示，绝大多数病例存在

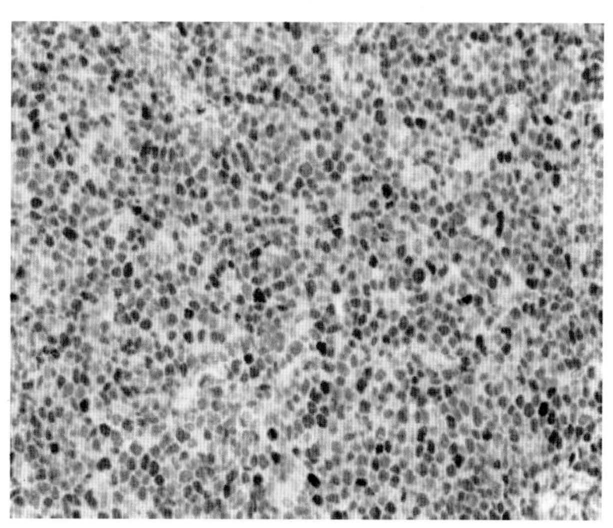

图 11-7-24　肿瘤细胞 MUM1+

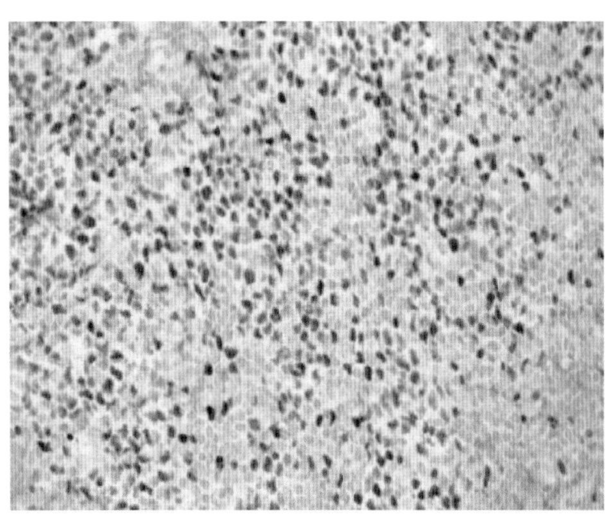

图 11-7-25 肿瘤细胞 BCL6+

染色体不稳定性，最常见于 Xq28、11q22.3—qter 和 7q32.1—qter 的获得及 6q13—q16.1、15q14 —q22.31 和 17p 的缺失，同时还可并存其他基因改变，如 *TP53* 的点突变。但这些遗传学改变与预后无关。尽管肿瘤细胞起源于生发中心 B 细胞，基因表达谱分析显示，其遗传学改变既不同于正常生发中心 B 细胞也不同于活化 B 细胞。

（六）预后

经联合化疗（或加放疗）后，预后良好。

（张　芬）

第八节　淋巴结套细胞淋巴瘤

一、经典型套细胞淋巴瘤

（一）定义

套细胞淋巴瘤（MCL）是一组源自初级淋巴滤泡和次级淋巴滤泡套内区成熟 B 淋巴细胞的小 B 细胞淋巴瘤，主要由单形性、小到中等大小的、核形不规则的淋巴细胞构成，大多数病例有 t（11；14）（q13；q32），以及高表达 CyclinD1 蛋白。MCL 占所有 NHL 的 6% ～ 10%。目前认为 MCL 是一组生物学、形态学、免疫表型、临床进程异质性肿瘤，除经典型套细胞淋巴瘤之外，还包括白血病性非结内性 MCL（leukemic non-nodal MCL）和原位套细胞肿瘤（in situ mantle cell neoplasia，ISMCN）亚型。

（二）临床表现

患者多为中老年人，诊断时中位年龄为 60 岁，平均年龄为 63 岁。40 岁以下者少见、30 岁以下者罕见。男性更常见，男女比例 3 ：1。多数患者就诊时已是临床Ⅲ或Ⅳ期，超过 75% 的患者表现为多发淋巴结肿大。多达 90% 的患者存在骨髓受累。脾大常见。40% ～ 50% 的患者有系统性症状，如体重减轻，但少有盗汗和发热。结外病变常见，特别是胃肠道，常表现为多发性息肉，称为淋巴瘤样息肉病（lymphomatoid polyposis），而患者多无明显症状。韦氏环也是较常见的结外受累部位。

（三）组织形态特点

经典型 MCL 主要表现为三种生长模式，即模糊结节状、套区增生和弥漫浸润模式（图 11-8-1A）。瘤细胞中等偏小，形态单一，细胞质少，核形稍不规则，核染色质细颗粒状分布，核仁不明显，形似中心细胞（图 11-8-1B）。少见核分裂。可见裸露的生发中心和散在分布的单个上皮样组织细胞。间质小血管增生、透明变性。MCL 形态学变异型包括侵袭性更强的母细胞样和多形性变异型（病变弥漫，肿瘤细胞多形性明显、核体积增大、核染色质呈颗粒状、核分裂易见），以及意义尚不清的小细胞变异型、边缘区样变异型、浆细胞分化变异型。

骨髓细胞学检查见小到中等大小的淋巴细胞。核形不规则、可见类似的粗大切迹或碎裂状细胞核，染色质疏密不等。细胞质少、无绒毛状结构：数量不等的细胞可呈幼淋巴细胞或母细胞特征。偶见原始样细胞。

骨髓活检组织表现常为局灶性非骨小梁旁浸润和骨小梁旁浸润，也可见间质性浸润和弥漫性病变。

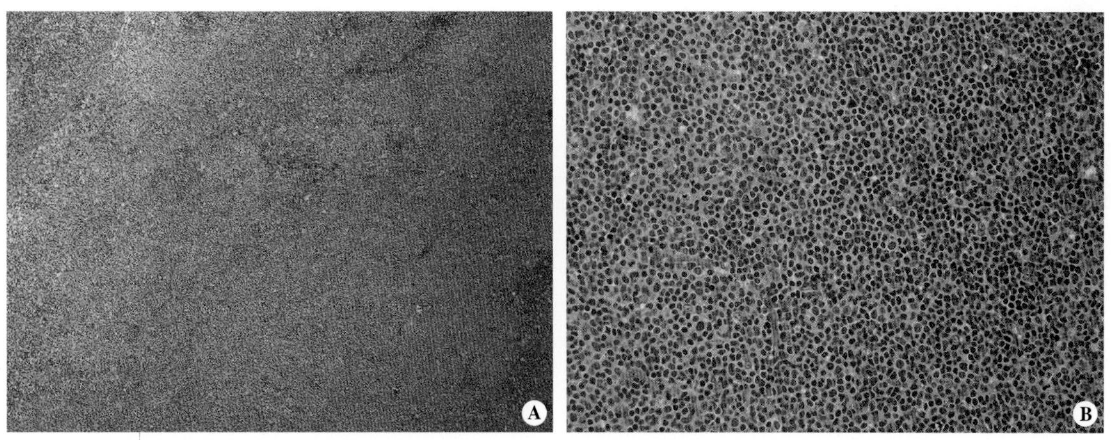

图 11-8-1　套细胞淋巴瘤组织学

A. 病变弥漫，部分区域略呈模糊结节状（HE 染色，低倍放大）；B. 瘤细胞中等偏小，细胞质少，细胞核形态不规则，核染色质细颗粒状分布，核仁不明显（HE 染色，高倍放大）

（四）免疫表型

肿瘤细胞表达 B 细胞抗原 CD19 和 CD20，表达 BCL2、CD43、sIgM、FMC7，多数病例弱表达 CD5（图 11-8-2A）；特征性表达 CyclinD1（图 11-8-2B），呈细胞核强阳性。40% 以上的 MCL 表达至少一种生发中心或生发中心后淋巴细胞表型（如 MUM1、BCL6、CD10），也可见 *IGVH* 基因突变；具有浆细胞分化的 MCL 表达 CD38 和 IRF4/MUM1；提示尚有部分 MCL 起源于抗原刺激后 B 淋巴细胞。12% MCL 呈 CD5–，8%MCL 呈 CD10+，CD5–/CD10+ 者多见于母细胞型 MCL。

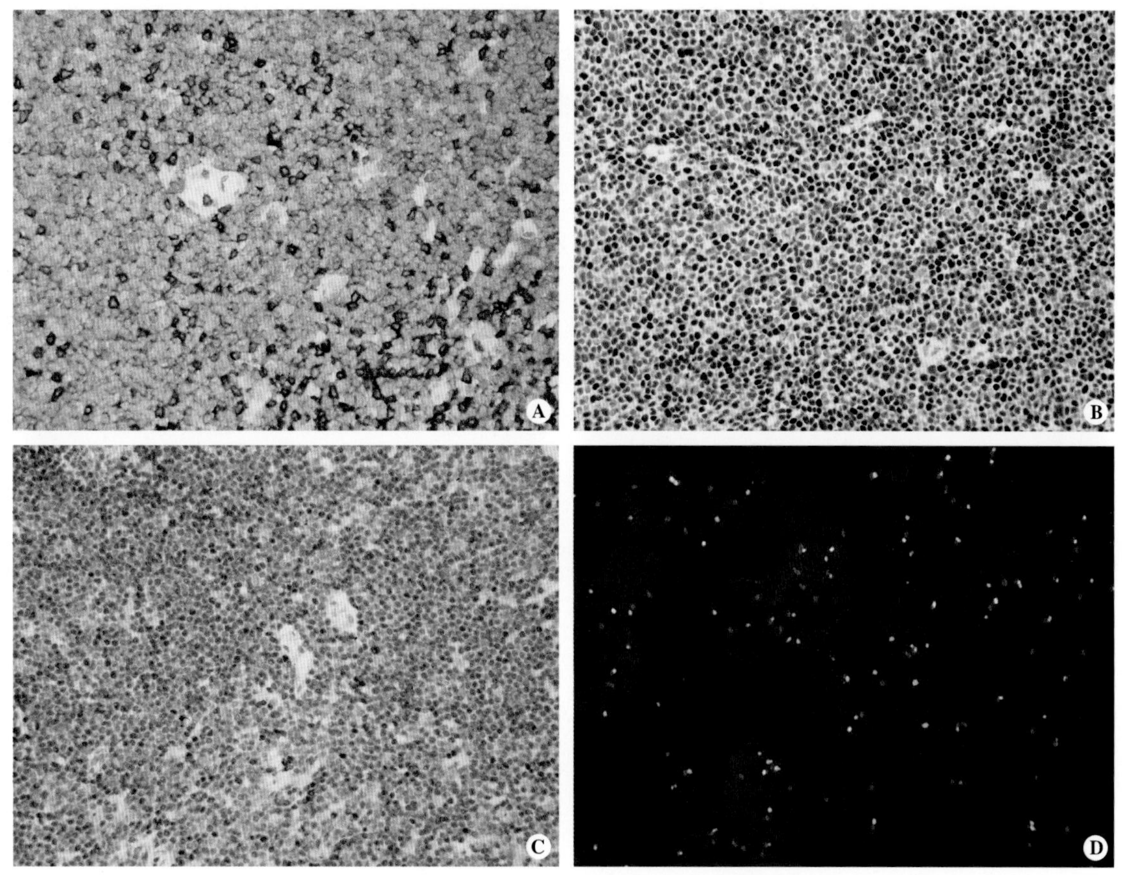

图 11-8-2　套细胞淋巴瘤的免疫表型和遗传学

肿瘤细胞呈 CD5+（A）、CyclinD1+（B）、SOX11+（C）（免疫组化，高倍放大）。D. 间期 FISH 检测示 CCND1/IgH 基因融合（双色双融合探针）

多达 21% ～ 45% 的 MCL 为 CD23+，预后相对较好，CD200– 和 CD148++ 可与 CLL 鉴别。值得一提的是，单纯的 CyclinD1 异常并不足以诱导肿瘤发生；也存在 CyclinD1– 的 MCL，可通过检测 CyclinD2 或 D3 来予以证实。近年发现的神经转录因子 SOX11 特异性地表达于 MCL，可协助诊断 MCL 各种变异型（图 11-8-2C）。Ki67 指数变异颇大，为 1% ～ 70%，中位数为 16.8%；经典型 Ki67 指数较低，而母细胞样和多形性变型可达 40% 以上。

流式细胞分析见瘤细胞 sIg+、CD19+、CD20+、CD22+、CD23–（弱）、CD25–、CD5+、FMC7+、CD11c–、CD10–、CD79a+、CD79b+、CD103–。鉴于极少数 MCL CD23+，因此 CD5+、CD23– 的病例应检测 CyclinD1，若 CyclinD1+ 则为 MCL。

（五）遗传学检查

MCL 存在 Ig 重链和轻链基因重排。其特征性遗传学改变是 t（11；14）（q13；q32），发生 *IGH* 基因和编码 CyclinD1 的 *CCND1* 基因转位，也可以发生非常少见的 *CCND1* 和 *IG* 轻链转位。大于 95% 的病例用 FISH 可以检出 t（11；14）（q13；q32）；可见一些非随机继发性染色体改变，包括下述位点的增多：3q26（31% ～ 50% 病例）、7p21（16% ～ 34% 病例）、8q24（*MYC* 基因位点，16% ～ 36% 病例）、1p13—q31（29% ～ 52% 病例），以及下述位点的缺失：6q23—q27（*TNFAIP3* 基因位点，23% ～ 38% 病例）、9p21（编码 p16INK4a 和 p14ARF 的 *CDKN2A* 基因位点，18% ～ 31% 病例）、11q22—q23（*ATM* 位点，21% ～ 59% 病例）、13q11—q13（22% ～ 55% 病例）、13q14—q34（43% ～ 51% 病例）、17p13（*TP53*，21% ～ 45% 病例）。

（六）综合诊断

通过上述形态学、免疫表型和免疫组化、细胞遗传学及分子生物学检测即可明确诊断非霍奇金淋巴瘤，MCL。

（七）鉴别诊断

1. 反应性淋巴滤泡套区增生 以脾白髓最为常见，但 CyclinD1–，SOX11–。

2. 其他各种类型的小 B 细胞淋巴瘤 包括 CLL/SLL、B 细胞幼淋巴细胞白血病、滤泡性淋巴瘤、边缘区淋巴瘤、淋巴浆细胞淋巴瘤等，但 CyclinD1–，SOX11–。

3. 淋巴母细胞淋巴瘤 可与 MCL 母细胞样变异型混淆，但 TdT+、CyclinD1–，SOX11–。

4. 弥漫大 B 细胞淋巴瘤 与母细胞样或多形性 MCL 变异型混淆，CD5–、CyclinD1–。

5. Castleman 病，透明血管型 年轻人，淋巴结结构存在，有较为特征性的形态学改变，即透明血管化的淋巴滤泡，围绕生发中心的套区呈同心圆状、洋葱皮样增生，且 CyclinD1–。

（八）预后

IPI 评分不能准确判断 MCL 预后，MCL 预后指数（MIPI）合并了年龄、ECOG 评分、LDH 水平、初诊时白细胞计数，提高了评估系统的鉴别力（表 11-8-1）。经典型 MCL 临床多呈侵袭性，中位总体生存期和无复发生存期分别为 38 个月和 12 个月。影响预后的指标尚包括肿瘤细胞的高核分裂数 [>（10 ～ 37.5）个 /15HPF 或 50 个 /mm^2]、高 Ki67 指数（30% 为截断值）。有报道肿瘤呈结节状增生则临床进程较为惰性，而 SOX11 表达对预后的意义则尚未统一。若发生 *INK4a* 与 *ARF* 所在的 *CDKN2/p16* 位点（9q21）纯合性缺失、*ATM* 和 *p53* 突变，均提示不良预后。

表 11-8-1 MCL 预后指数（MIPI）预后评分系统

分数	年龄（岁）	ECOS 评分（分）	LDH 值	WBC（$\times 10^9$/L）
0	＜ 50	0 ～ 1	＜ 0.67	＜ 6.7
1	50 ～ 59	–	0.67 ～ 0.99	6.700 ～ 9.999
2	60 ～ 69	2 ～ 4	1.00 ～ 1.49	10 ～ 14.999

二、白血病性非结内套细胞淋巴瘤

（一）定义

白血病性非结内套细胞淋巴瘤（leukaemic non-nodal mantle cell lymphoma）指该类套细胞淋巴瘤患者仅表现为外周血、骨髓累及，可侵犯脾，但缺乏淋巴结侵犯（外周淋巴结直径＜ 1 ～ 2cm 或 CT 检查无阳性发现）。与 CLL 相似，白血病性非结内套细胞淋巴瘤的循环肿瘤细胞可侵犯结外炎性部位（如幽门螺杆菌相关胃炎）且局限于淋巴结滤泡套区，与原位套细胞肿瘤重叠。

（二）临床表现

白血病性非结内套细胞淋巴瘤患者常表现为外周血淋巴细胞轻度增多、脾大、骨髓和（或）胃肠道受累，缺乏明显的淋巴结肿大，易被误诊为脾边缘区淋巴瘤或 CLL/SLL。

（三）组织形态特点

骨髓细胞学检查见类似于 CLL 的小淋巴细胞。骨髓穿刺活检组织学表现不同于经典型套细胞淋巴瘤Ⅳ期的骨髓改变。常为 CyclinD1+ 的淋巴样细胞单个或散在间质浸润，少于 5% 的细胞成分。

（四）免疫表型

白血病性非结内套细胞淋巴瘤肿瘤细胞特征性表达 CyclinD1；不表达或低表达 SOX11。与经典型套细胞淋巴瘤相比，CD5 表达较为少见，更易出现 CD38+（＜ 30% ～ 40%），可有与 CLL 重叠的 CD200 表达（大于等于 2%）。

（五）遗传学检查

惰性白血病样非结内性 MCL 有 *CCND1* 基因易位、*IGHV* 突变。较经典型 MCL 少见基因组的不稳定和复杂核型。

（六）预后

白血病性非结内套细胞淋巴瘤临床进程为惰性，患者中位生存期为 79 个月。部分患者甚至不接受化疗而存活 10 年以上。一些病例可出现侵袭性转化，伴有淋巴结肿大，也可不出现淋巴结肿大；或表现为脾迅速增大。病理形态学可表现为母细胞样或多形性变型（骨髓或髓外、脾等可见）。若出现继发性分子遗传学异常（常为 TP53 异常），则极具侵袭性。

三、原位套细胞肿瘤

（一）定义

原位套细胞肿瘤（in situ mantle cell neoplasia，ISMCN）既往称为原位套细胞淋巴瘤或意义不明的套细胞淋巴瘤样 B 细胞肿瘤，是指 *CCND1* 重排所致的 CyclinD1+ 细胞局限于滤泡套区的内套层增生。临床为惰性表现，很少有进展。

（二）临床表现

原位套细胞肿瘤常系偶然发现，多见于淋巴结，也可多发或见于结外部位。

（三）组织形态特点

原位套细胞肿瘤表现为 CyclinD1+ 细胞局限于滤泡套区的内套层，很少情况下可散在于整个套层、外套层，甚或滤泡间区。可见结外累及。若整个套区扩大且表达 CyclinD1，则宜诊断为伴有套区生长模式的翻转型套细胞淋巴瘤。有时与其他淋巴瘤共存。

（四）免疫表型

与经典型套细胞淋巴瘤相比，原位套细胞肿瘤更易出现 CD5–，部分不表达 SOX11。

（五）预后

原位套细胞肿瘤非常罕见，有时与其他淋巴瘤共存。可出现外周血或多个部位播散，部分延续为白血病性非结内套细胞淋巴瘤，但很少出现进展。是否会进展为反转型套细胞淋巴瘤尚有争议。

（张文燕）

第九节　弥漫大 B 细胞淋巴瘤，非特指型（GCB，非 GCB 来源）

一、定　　义

弥漫大 B 细胞淋巴瘤（DLBCL）是一类中等或大的 B 淋巴细胞肿瘤，呈弥漫性生长模式，细胞核大于或等于巨噬细胞核，或者大于正常淋巴细胞核的 2.5 倍。

从形态学、生物学和临床角度进行分析，可以将 DLBCL 分成形态学变异型、分子亚型和特殊疾病类型（表 11-9-1）。然而，仍然有许多病例存在生物学的异质性，没有明确公认的标准将它们进一步分型。因此，将不能明确归入某种亚型和疾病实体的病例统称为弥漫大 B 细胞淋巴瘤，非特指型（DLBCL，NOS）。DLBCL，NOS 可分为生发中心 B 细胞型（GCB）和活化 B 细胞型（ABC）。当局灶累及淋巴滤泡时，免疫组化可以显示出 FDC 网，此时不应将其诊断为滤泡性淋巴瘤 3B 级。

表 11-9-1　弥漫大 B 细胞淋巴瘤，斜体代表暂定类型

弥漫大 B 细胞淋巴瘤，非特指型
形态学变异型
中心母细胞型
免疫母细胞型
间变型
其他罕见形态变异型
分子亚型
生发中心 B 细胞型
活化 B 细胞型（或非生发中心型）
其他大 B 细胞淋巴瘤
T 细胞 / 组织细胞丰富型大 B 细胞淋巴瘤（THRLBCL）
原发性中枢神经系统 DLBCL
原发性皮肤 DLBCL，腿型
EBV+DLBCL，非特指型
慢性炎症相关性 DLBCL
淋巴瘤样肉芽肿
伴 IRF4 重排的大 B 细胞淋巴瘤
原发纵隔（胸腺）大 B 细胞淋巴瘤
血管内大 B 细胞淋巴瘤
ALK+ 大 B 细胞淋巴瘤
浆母细胞型淋巴瘤
HHV8+ 弥漫大 B 细胞淋巴瘤
原发性渗出性淋巴瘤
高级别 B 细胞淋巴瘤
高级别 B 细胞淋巴瘤，伴 MYC 和 BCL2 和（或）BCL6 重排
高级别 B 细胞淋巴瘤，非特指型
B 细胞淋巴瘤，不能分类
B 细胞淋巴瘤，特征介于弥漫大 B 细胞淋巴瘤和经典霍奇金淋巴瘤之间不能分类型

二、临床表现

DLBCL 是最常见的非霍奇金淋巴瘤（NHL），在发达国家中 DLBCL，NOS 占所有成人 NHL 的 25% ～ 35%，而在发展中国家的比例更高。与美国人和西欧人相比，亚洲人中 DLBCL，NOS 在所有 NHL 中所占比例＞ 40%，可能与这些人群中滤泡性淋巴瘤（FL）发病率较低有关。DLBCL 好发于老年人，中位年龄 70 岁，也可见于儿童和青少年，男性发病率略高于女性（男女比例 1.2 ： 1）。

患者常表现为单个或多个淋巴结迅速肿大，或者结外部位出现迅速增大的肿块。大约 40% 的病例原发于结外部位，71% 病例在发病过程中累及结外部位。最常见的结外原发部位是胃肠道（尤其是胃和回盲部），但实际上任何器官都可受累，包括 Waldeyer 环、骨、睾丸、脾、涎腺、胸腺、肝、肾、肾上腺等。原发于中枢神经系统的淋巴瘤和原发于睾丸的淋巴瘤均属于免疫豁免部位的淋巴瘤，二者具有相似的生物学行为。发生于肾和肾上腺的 DLBCL 容易播散到中枢神经系统。原发于皮肤的 DLBCL，腿型认为被是一个不同的实体，相关内容在其他章节中进行描述。

大约一半患者处于临床Ⅰ期或Ⅱ期。PET-CT 的应用有助于发现Ⅲ～Ⅳ期患者。大部分患者没有明显临床症状，1/3 患者有 B 症状。特殊的临床症状取决于结外受累的部位。16% 的病例可出现骨髓受累，可以表现为相同或不同组织学形态，10% ～ 25% 受累病例骨髓内是低级别 B 细胞淋巴瘤，10% ～ 25% 病例骨髓内是大细胞淋巴瘤。随着流式细胞术、免疫组化及分子遗传学技术的广泛应用，DLBCL 骨髓受累的检出率明显提高。最近的研究显示，FDG-PET 对于检测骨髓一致受累的病例是一项敏感的技术，然而对骨髓不一致受累的病例相对不可靠。最近一项淋巴瘤分期共识指出，如果 FDG-PET 阴性，则不需要行骨髓活检进行常规分期。

三、组织形态学特点

受累的淋巴结结构完全或部分破坏，中等大或大的淋巴样细胞弥漫浸润（图 11-9-1），并浸润被膜外组织（图 11-9-2）。少数情况下，可表现为淋巴结滤泡间或者窦内受累（图 11-9-3）；极少数情况下，肿瘤细胞具有假黏附性，并形成类似癌的结节。可见“星空”现象。有时可见到粗大或者纤细的硬化纤维（图 11-9-4），尤其发生在纵隔和腹膜后的肿瘤。淋巴结可与低级别淋巴瘤共存，如 FL、CLL 或 NLPHL。DLBCL，NOS 的形态多样，可分为普通型和罕见变异型。因此，在诊断 DLBCL，NOS 之前，辅助检查是非常有必要的。

尤其是具有中等大小的细胞形态表现时极易发生误诊，需借助特殊的研究手段以除外髓外白血病，Burkitt 淋巴瘤、高级别 B 细胞淋巴瘤伴 *MYC* 和 *BCL2* 和（或）*BCL6* 重排，以及套母细胞淋巴瘤。

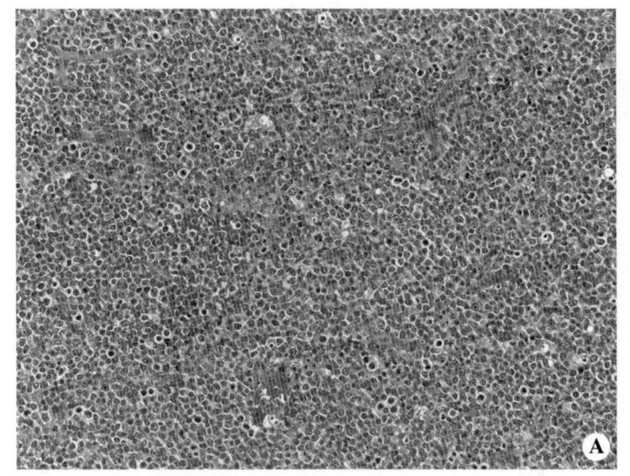

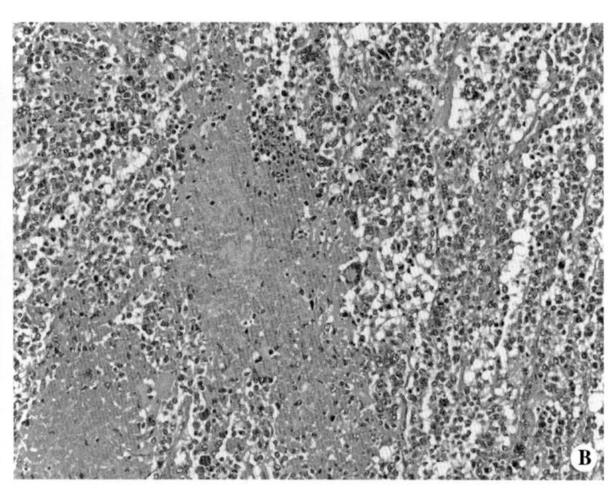

图 11-9-1 淋巴结弥漫大 B 细胞淋巴瘤结构完全破坏，由非黏附性肿瘤细胞弥漫性浸润（A），常伴凝固性坏死（B）

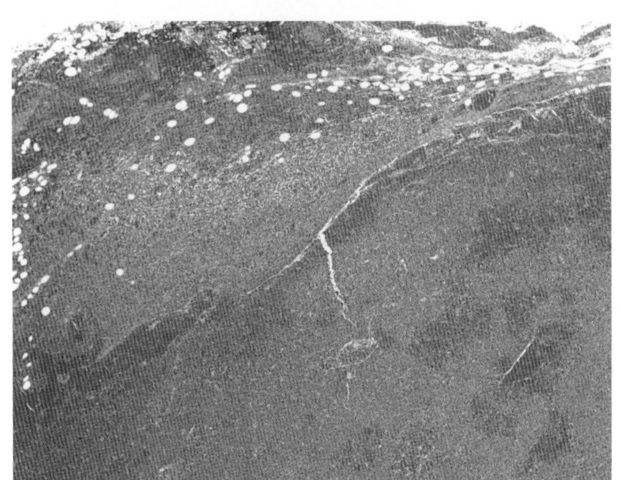

图 11-9-2 淋巴结弥漫大 B 细胞淋巴瘤，淋巴瘤细胞弥漫性浸润，并侵犯淋巴结周围脂肪组织

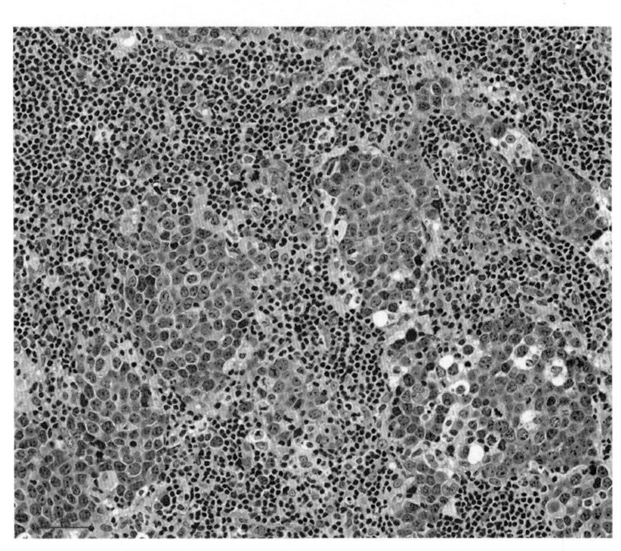

图 11-9-3 少数情况下，弥漫大 B 细胞淋巴瘤细胞可局限于淋巴结的扩张淋巴窦内

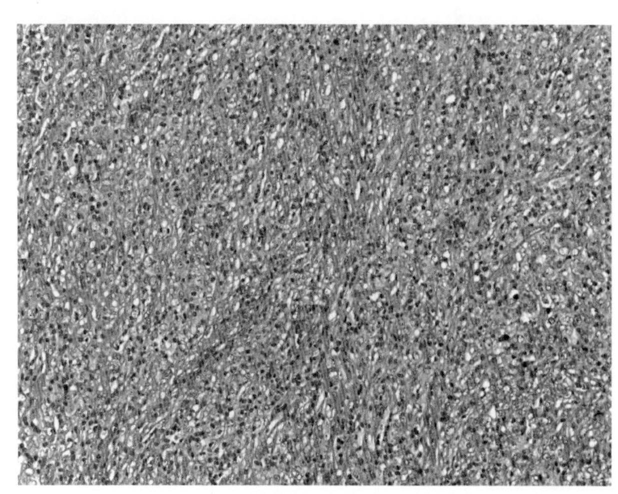

图 11-9-4 弥漫大 B 细胞淋巴瘤有时可见到粗大或者纤细的硬化纤维，尤其是发生在纵隔和腹膜后的肿瘤

在结外部位，淋巴瘤细胞除了形成肿块，还常浸润组织间隙，导致正常结构（如胃腺体、涎腺腺泡、精曲小管和甲状腺滤泡）的间隔明显增宽，正常结构消失（图 11-9-5）。肿瘤可侵蚀上皮，常见黏膜溃疡。原有的黏膜相关淋巴组织结外边缘区淋巴瘤（MALT 淋巴瘤）也可以存在。

（一）普通的形态变异型

目前已经认识的形态学有 3 种普通型和一些罕见形态变异型。所有变异型中都可见数量不等的反应性细胞，如小淋巴细胞（大多是 T 细胞）、浆细胞、组织细胞和多形性细胞。少数病例可出现融合成小簇的上皮样组织细胞，类似淋巴上皮

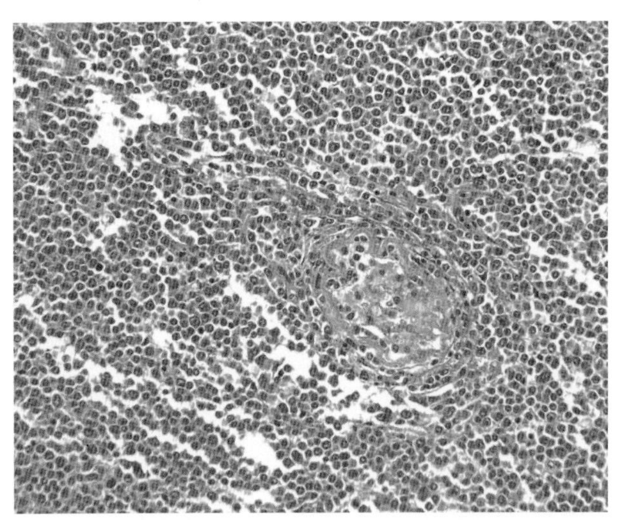

图 11-9-5 睾丸弥漫大 B 细胞淋巴瘤，淋巴瘤细胞弥漫浸润于睾丸实质内，其间仅可见残存数量不一的精曲小管

样 T 细胞淋巴瘤（Lennert 淋巴瘤）。如果这些病例不具备 T 细胞 / 组织细胞丰富的大 B 细胞淋巴瘤（TCRBCL）所有的诊断标准，就不应该诊断此亚型。DLBCL 背景中个别病例最初可表现为淋巴结坏死。

1. 中心母细胞变异型 是最常见的一种变异型。中心母细胞是中等大的淋巴样细胞，圆形或卵圆形，泡状核，染色质细，有 2 ～ 4 个靠近核膜的小核仁，胞质少，嗜双色性或嗜碱性（图 11-9-6）。部分病例肿瘤细胞形态较单一，大部分（≯ 90%）由中心母细胞构成（图 11-9-7）。中心母细胞型多数是 GCB 型。然而，多数病例肿瘤细胞形态多样，很难界定淋巴瘤细胞是中心母细胞还是免疫母细胞，大多数 DLBCL 由两种类型细胞混合构成或者细胞学特征介于两者之间。罕见病例，尤其是发生在骨和其他结外部位时，肿瘤细胞以多个分叶核为主。

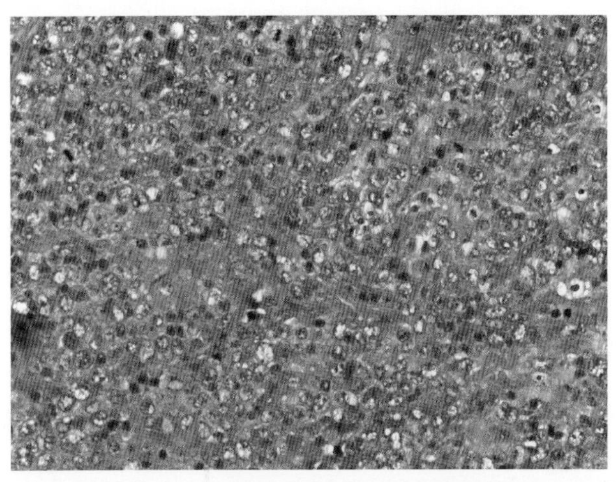

图 11-9-6 弥漫大 B 细胞淋巴瘤，中心母细胞变异型，胞核圆形、空泡状染色质、多个靠近核膜的小核仁及少量胞质

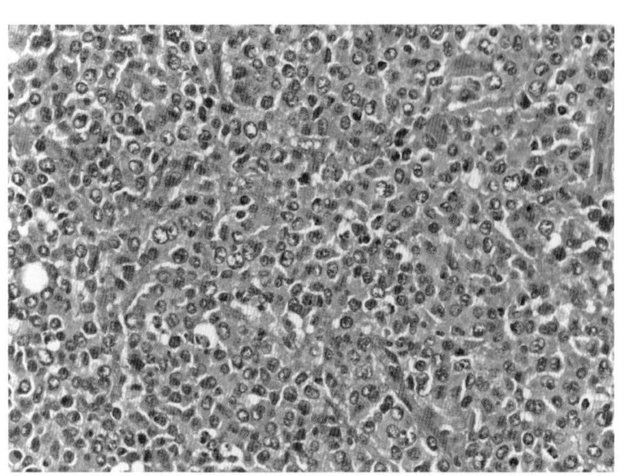

图 11-9-7 弥漫大 B 细胞淋巴瘤，中心母细胞变异型，完全或几乎完全由中心母细胞构成

2. 免疫母细胞变异型 在此变异型中，＞ 90% 为免疫母细胞，具有圆形或卵圆形泡状核，单个中位大核仁和较宽的嗜碱性胞质，有时可呈浆样细胞分化，具有偏位细胞核和核周空晕（图 11-9-8）。临床表现和（或）免疫表型对区分这一变异型与浆母细胞型淋巴瘤或不成熟浆细胞骨髓瘤是很有必要的。然而在实际工作中，免疫母细胞变异型与普通的中心母细胞变异型的区别，在阅片者本身和不同阅片者中的重复性较低。

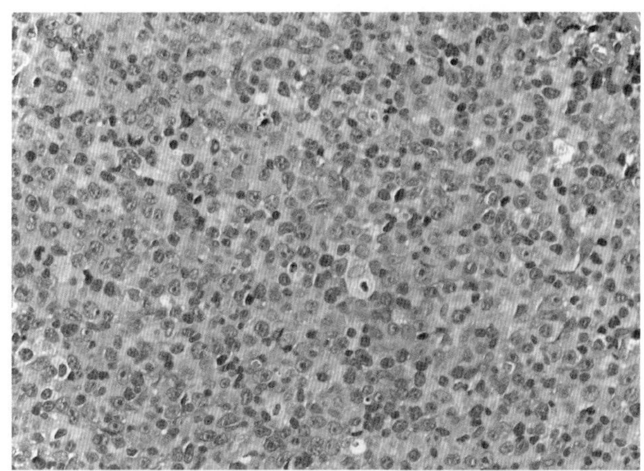

图 11-9-8 弥漫大 B 细胞淋巴瘤，免疫母细胞变异型，所有大淋巴瘤细胞核均呈圆形或卵圆形，有明显的中位核仁，较多量的嗜双色性胞质

3. 间变变异型 特征是细胞大或者非常大，有奇异型多形性细胞核，常有多核和丰富胞质，部分病例可类似于霍奇金或 RS 细胞，也可类似于间变性大细胞淋巴瘤的肿瘤细胞（图 11-9-9）。不能把这种变异型与间变性大细胞淋巴瘤相混淆，后者是 T/ 裸细胞肿瘤。由于具有细胞多形性、黏

附性生长或窦内浸润等表现，这种变异型也可能类似转移癌。这种变异型的生物学行为和临床表现与细胞毒性 T 细胞来源的间变性大细胞淋巴瘤和不表达 CD20 和 CD30 的 ALK+ 的大 B 细胞淋巴瘤无关，而形态与传统的 DLBCL 相似。

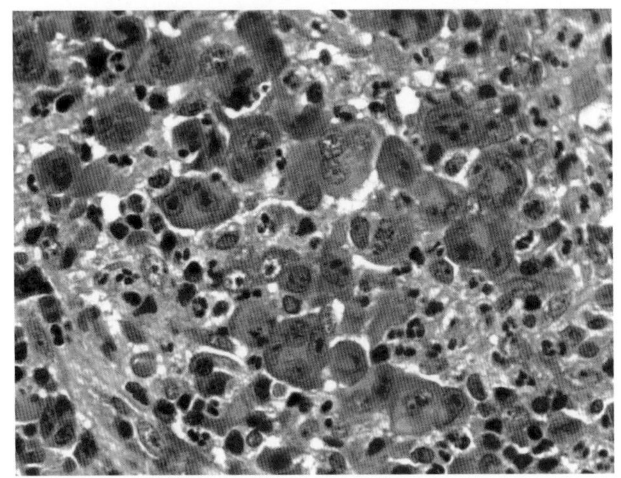

图 11-9-9　弥漫大 B 细胞淋巴瘤，间变变异型，细胞大或者非常大，有奇异型多形性细胞核，常有多核和丰富胞质

（二）罕见的形态变异型

少数 DLBCL，NOS 可有黏液样基质或纤维基质，少数病例可形成菊形团结构。有时，肿瘤细胞还可表现为梭形或印戒细胞特征。胞质内颗粒、放射状微绒毛和细胞间连接等超微结构都可以见到。

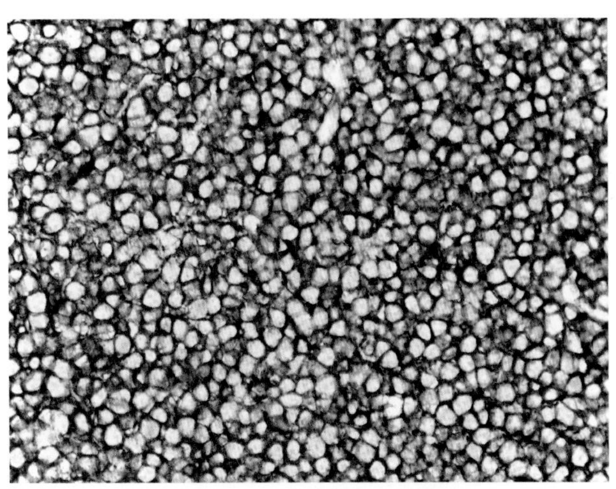

图 11-9-10　弥漫大 B 细胞淋巴瘤弥漫强表达 CD20

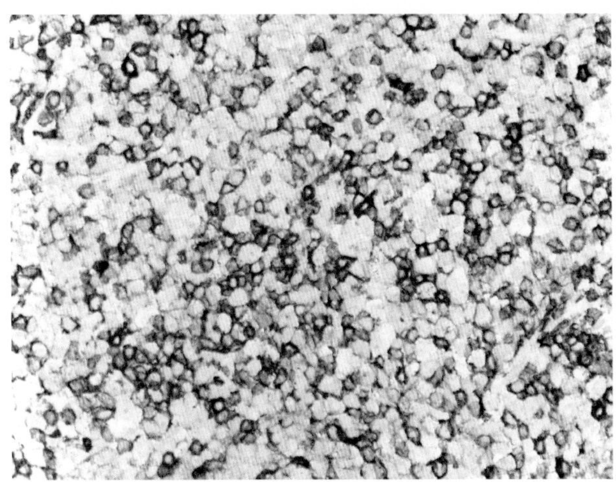

图 11-9-11　约 25% 的弥漫大 B 细胞淋巴瘤表达 CD43

四、免疫表型

DLBCL 表达 CD45 和全 B 细胞标记物，包括 CD19、CD20、CD22、CD79a 和 PAX5（图 11-9-10），但也可以丢失其中一种或者多种抗原。使用利妥昔单抗（抗 CD20 嵌合抗体）治疗后的复发肿瘤中，60% 病例可丢失 CD20 表达。50% ～ 75% 病例表达单一类型的表面或胞质免疫球蛋白（IgM ＞ IgG ＞ IgA）。胞质免疫球蛋白的出现与浆细胞标记物（CD38 和 CD138）的表达没有相关性。CD138 很少表达于 CD20+ 的细胞。不表达全 T 细胞标记，但极少数情况下可表达 CD3。约 25% 的病例中存在 CD43 的表达（图 11-9-11）。

关于 CD10、BCL6、IRF4/MUM1、FOXP1、GCET1 和 LMO2 阳性率的报道不一。Hans 分类法是采用 CD10、BCL6 和 IRF4/MUM1 三个指标鉴别 GCB 型和非 GCB 型（图 11-9-12），每个指标阳性率≥ 30% 认为是阳性。30% ～ 50% 的病例 CD10 阳性，60% ～ 90% 的病例 BCL6 阳性，35% ～ 65% 的病例 IRF4/MUM1 阳性。正常生发中心细胞中 BCL6 和 IRF4/MUM1 的表达互相排斥，而大约 50%DLBCL 可同时表达 BCL6 和 IRF4/MUM1。据报道，大约 20% 的病例表达 FOXP1，但缺乏生发中心的免疫表型，表达 IRF4/MUM1，且不伴有 BCL2[t（14；18）] 易位。GCET1 是生发中心标记物。40% ～ 50% 的病例表达 GCET1，与 GCB 型高度相关。约 45% 的病例表达 LMO2，与生发中心标记物 CD10、BCL6、HGAL 相关，而与 BCL2 和 IRF4/MUM1 无关。

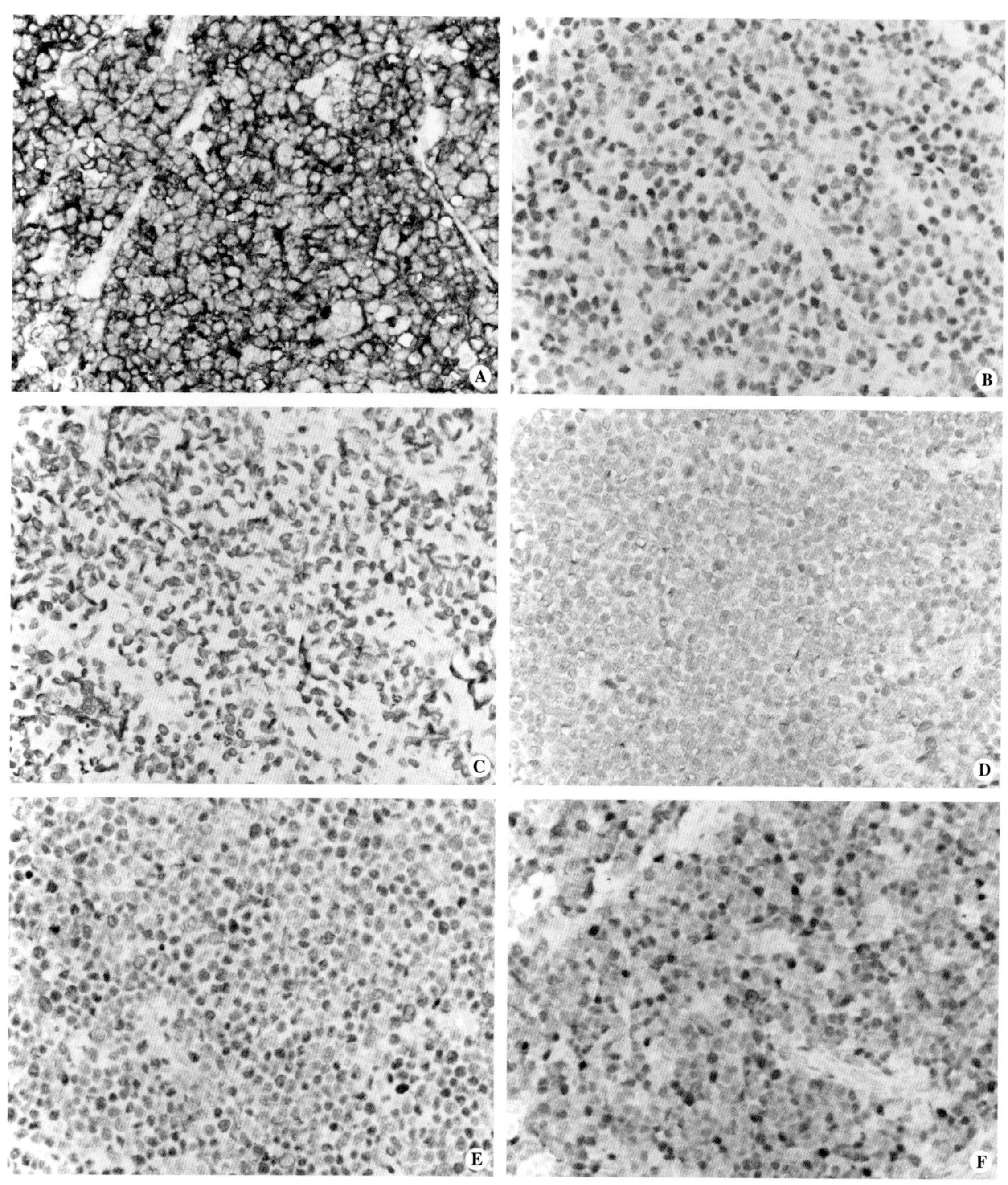

图 11-9-12 Hans 分类法采用 CD10、BCL6 和 IRF4/MUM1 三个指标鉴别 GCB 型和非 GCB 型，CD10+、BCL6+、IRF4/MUM1–（A、B、C）属于 GCB 型，CD10–、BCL6+、IRF4/MUM1+（D、E、F）属于非 GCB 型

MYC 和 BCL2 阳性率报道不一，主要与 MYC 和 BCL2 判定阈值不同有关。大多数研究以大于 50% 作为 BCL2 阳性的阈值，大于 40% 作为 MYC 阳性的阈值。47% ～ 84% 的病例表达 BCL2 蛋白，结内阳性率高于结外组织。BCL2 蛋白阳性率的差异与 BCL2 阳性临界值的设定，以及使用不同类型抗体有关。GCB 型 BCL2 的表达与 BCL2 基因易位 t（14；18）（q32；q21.3）密切相关的。然而 BCL2 的表达更常见于 ABC 型，主要是由于 BCL2 拷贝数增加和转录水平的上调所致。12% ～ 65%（平均表达率约 40%）病例表达 MYC 蛋白，MYC 蛋白表达的差异与 MYC 阳性临界值的设定、肿瘤的异质性，以及是否将染色较弱的细胞计算在内有关。MYC 蛋白的表达与

MYC 基因的易位不总是相关，MYC 基因重排仅见于 5% ～ 12% 的 DLBCL，NOS。因此 MYC 蛋白的表达不能作为预测 MYC 基因重排的证据。20% ～ 35% 病例共同表达 MYC 和 BCL2 蛋白（图 11-9-13），且多见于 ABC 型 DLBCL。大部分 MYC/BCL2 蛋白表达的患者并不伴有 MYC/BCL2 染色体的易位，因此称为双表达淋巴瘤（DEL）。DEL 虽然被多数研究认为是预后差的类型，但比高侵袭性大 B 细胞淋巴瘤（HGBL）预后要好。

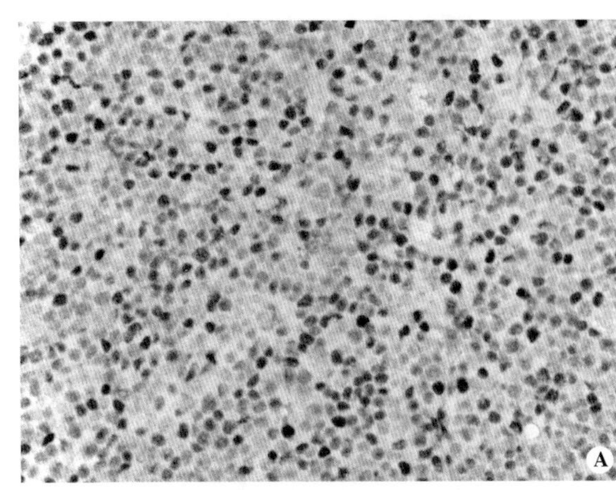

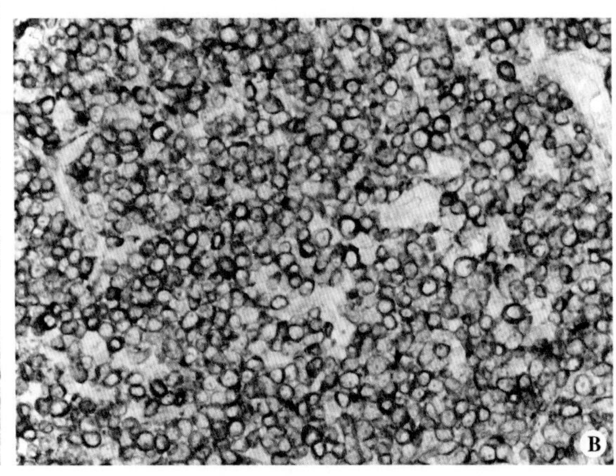

图 11-9-13　弥漫大 B 细胞淋巴瘤中 20% ～ 35% 病例共同表达 c-MYC（A）和 BCL2 蛋白（B），大多数研究以大于 50% 作为 BCL2 阳性的阈值，大于 40% 作为 MYC 阳性的阈值

5% ～ 10% 的病例可以表达 CD5。CD5+DLBCL 包括原发 CD5+DLBCL，以及少数由 CLL/SLL 转化的 CD5+DLBCL。CD5+DLBCL 通常不表达 CyclinD1 和 SOX11，缺乏 CCND1 易位，可以用来鉴别母细胞或多形性变异型套细胞淋巴瘤。目前原发 CD5+DLBCL 是属于 DLBCL 中独立的临床病理实体还是免疫分型中的一个亚型，还不清楚。原发 CD5+DLBCL 与不良的临床预后相关。本病中位年龄 70 岁，可累及淋巴结和结外部位。具有侵袭性的临床特征：大多数患者 IPI 评分高、大于 60% 为临床Ⅲ～Ⅳ期，75% 的患者存在结外受累（常见骨髓受累），形态学与 DLBCL，NOS 无法鉴别。多数为中心母细胞，19% 具有血管内或窦内生长模式。在脾主要累及红髓。常见四种形态：普通单形型、巨细胞丰富型、多形型和免疫母细胞型。这些病例通常 CD10–，超过 80% 的病例表达 BCL2 和 BCL6。

10% ～ 20% 的 DLBCL 表达 CD30，尤其见于间变变异型病例，大多数 EBV+DLBCL 表达 CD30。CD30 通常为异质性染色模式（即染色强度深浅不一），部分或大多数肿瘤细胞着色。CD30 可能成为 DLBCL，NOS 的潜在治疗靶点。因此推荐在 DLBCL 中检测 CD30 的表达。少数病例（约 2%）可表达 CyclinD1，仅部分肿瘤细胞表达 CyclinD1，染色强度为弱到中等。这些病例通常不表达 CD5 和 SOX11，且缺乏 CCND1 易位。一些病例表达生发中心后或浆细胞相关标记，如 CD38、CD138 和 IRF4/MUM1，但 CD138 几乎都表达于浆细胞分化的病例，如浆母细胞型淋巴瘤。

Ki67 增殖指数高，通常大于 40%，部分病例大于 90%（图 11-9-14）。20% ～ 60% 病例表达 p53，比 p53 突变更为常见，提示部分病例野生型 TP53 表达上调。

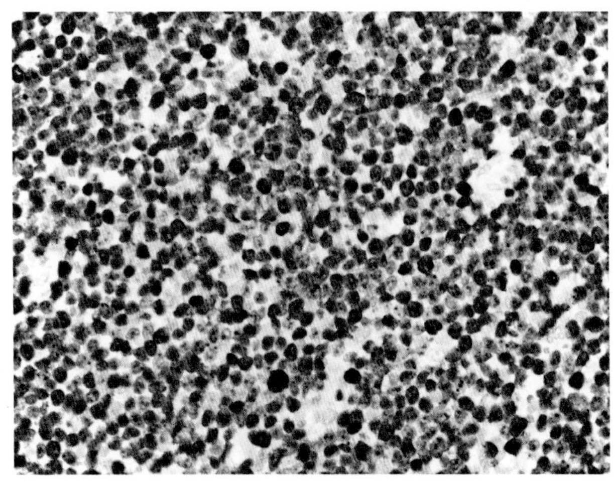

图 11-9-14　弥漫大 B 细胞淋巴瘤 Ki67 增殖指数高，通常大于 40%，部分病例大于 90%

五、遗传学检查

(一)抗原受体基因

免疫球蛋白重链和轻链基因(*IgH*、*IgK* 和 *IgL*)及胚系 T 细胞受体(*TCR*)基因克隆性重排。IgH 可变区(*IgHV*)还可检测到体细胞超频突变,部分病例呈进行性体细胞突变。

(二)体细胞突变

大量研究表明,许多新的基因突变可能导致 DLBCL 的发生。一些基因的高频突变与细胞起源密切相关,然而另一些基因突变既可见于 GCB 型,也可见于 ABC 型。例如,*EZH2* 和 *GNA13* 突变仅见于 *GCB* 型,而 *CARD11*、*MYD88*、*CD79B* 突变多见于 ABC 型。染色体的缺失或获得也很常见,在不同的细胞来源的亚型中有所差异。例如,GCB 型 DLBCL 常见 2p16 和 8q24 获得或扩增,以及 1p36 和 10q23 缺失;ABC 型 DLBCL 常见 3q27、11q23.4 和 18q21 获得,以及 6q21 和 9p21 缺失。MYC 拷贝数增加和扩增的频率报道不一,既可见于 GCB 型,也可见于 ABC 型,但 GCB 型稍多。

特殊结外部位 DLBCL 候选基因的研究显示既有相同又有独特的分子遗传学特征。女性原发于乳腺的 DLBCL 较少见,多为 ABC 型,*MYD88* 和 *CD79B* 基因突变率与结内 DLBCL,NOS 类似,然而 *BCL2* 和 *BCL6* 基因易位罕见。原发于胃的 DLBCL 多数是 ABC 型,*MYD88* 和 *CD79B* 基因突变比较少见。原发于睾丸的 DLBCL 与原发于中枢神经系统的 DLBCL 一样都属于免疫豁免部位的淋巴瘤。睾丸 DLBCL 容易播散到中枢神经系统及对侧睾丸,多数是 ABC 型。研究显示,睾丸 DLBCL 中 *MYD88* 突变频率高,部分病例伴有 *CD79B* 基因突变,少数病例伴有 *MYC* 或 *BCL6* 基因易位,*BCL2* 基因易位罕见。近来有研究显示 9p21(PD1 配体)拷贝数增加。此外,少数病例出现 9p21 易位,*PDL-1* 和 *PD-L2* 基因激活,导致 *PD-L1* 和 *PD-L2* 过表达。进一步的研究表明,染色体 6p21.3 HLA 的缺失导致 MHC Ⅰ和 MHC Ⅱ分子表达缺失是睾丸 DLBCL 常见的遗传学异常,也是造成免疫逃逸的表型。

TP53 突变和 P53 蛋白表达分别出现在 22% 和 40% 的 DLBCL 中,两者之间没有严格的关系。*TP53* 在 DLBCL 发生中的作用还不清楚,但是部分病例来自低级别淋巴瘤组织学转化,可能与 *TP53* 有关。

(三)染色体易位

大约 30% 的病例出现包括 *BCL6* 在内的 3q27 区域的重排,这也是 DLBCL 中最常见的染色体易位,多见于 ABC 型 DLBCL。*BCL6* 易位的伙伴基因可以是 Ig 基因或者其他基因,最常见的易位形式是 t(3;14)(q27;q32)。*BCL2* 基因重排 t(14;18)(q32;q21.3)是 FL 的标志性遗传学改变,20% ~ 30% 的 DLBCL 也可出现 *BCL2* 重排,常见于 GCB 型,其中 40% 的病例与 BCL2、CD10 蛋白的表达密切相关。*MYC* 基因(8q24)重排是 Burkitt 淋巴瘤(BL)的典型分子标志,更常见于 HIV 感染患者、儿童和结外淋巴瘤。8% ~ 14% 的 DLBCL 出现 *MYC* 基因(8q24)重排,可见于 GCB 型,也可见于 ABC 型,与 Burkitt 淋巴瘤不同,常与复杂的核型有关。*MYC* 基因易位的伙伴基因 60% 是 Ig 基因(如 *IgH*、*IgK* 或 *IgL*),40% 是非 Ig 基因(如 *PAX5*、*BCL6*、*BCL11A*、*IKZF1* 和 *BTG1*)。约 50% 伴有 *MYC* 基因重排的病例也可同时出现 *BCL2* 和(或)*BCL6* 重排,且 *MYC* 和 *BCL2* 双打击淋巴瘤多见于 GCB 型 DLBCL。这些双打击淋巴瘤在 2016 年《造血与淋巴组织肿瘤 WHO 分类》中被归为一个新的独立实体,即高级别 B 细胞淋巴瘤,伴 *MYC* 和 *BCL2* 和(或)*BCL6* 重排。而那些形态学为典型的 DLBCL,伴有单独的 *MYC* 基因重排的病例仍然归为 DLBCL,NOS。大多数伴有 *MYC* 基因重排的 DLBCL,NOS 是双表达淋巴瘤。伴有 *MYC* 基因重排的 DLBCL 通常 Ki67 增殖指数高,然而 Ki67 增殖指数变化不定,不能用于替代 *MYC* 基因的 FISH 检测。其他少见的易位包括 *TBL1XR1*,常见于 GCB 亚型,以及 *CD274*(*PD-L1*)和 *PD-L2*,常见于原发于睾丸的 DLBCL。

(四)分子分型

基于基因表达谱的方法将 DLBCL 分为三个分子亚型:GCB 型、ABC 型和不能分类型,这三个亚型分别占 50%、30% ~ 40% 和 15% ~ 20%。GCB 型和 ABC 型所占的比例与地理位置、患者的中位年龄、采用的方法有关。据报道,亚洲人群 GCB 型所占的比例较低。MicroRNA 表达谱也可以将 DLBCL 分为两个分子亚型：GCB 型和 ABC 型。研究显示，采用基因表达谱的方法得出的不能分类型中大多数与采用 MicroRNA 表达谱的方法得出的 ABC 型类似。

由于存在对组织标本的要求（新鲜或冰冻）和采用微阵列基因表达谱的复杂性和低重复性，多种适用于石蜡标本的分子学方法得到了发展。这些方法是基于基因表达谱研究中得到的有限的基因来区分 GCB 型和 ABC 型，并明确其预后意义。目前最有前景的方法是采用 NanoString 平台进行 20 个基因的（the Lymph2Cx assay）分析，该技术可靠且已得到不同实验室的认可。

目前已有多种免疫组化的方法来区分 DLBCL 的细胞起源，但只能分成 GCB 型和非 GCB 型。免疫组化的方法不能区分不能分类型，这些病例可能被误判为 GCB 型或非 GCB 型。例如，著名的 Hans 分类，采用 CD10、BCL6 和 MUM1 将 DLBCL 分为 GCB 型或非 GCB 型。免疫组化的方法与基因表达谱结果的吻合率为 75% ～ 90%。虽然免疫组化的方法受重复性和准确性的限制，但免疫组化因分型方便和可获得性，目前已被临床广泛应用。

GCB 型的 5 年生存率高于 ABC 型，最初报道生存率比值是 76% ：16%，随后大宗随访研究（采用标准化疗方案）显示，比值为 60% ：35%。利妥昔单抗时代预后的差异仍然存在，5 年生存率为 80% ：50%。除了预测预后，细胞起源对选择治疗靶点具有重要的作用。例如，目前正在进行的临床试验可检测 ABC 型的靶向药物的疗效，如来那度胺（lenalidomide，免疫调节药），（硼替佐米，抑制 NF-KB 的蛋白酶体）和伊布替尼（ibrutinib，抑制 BCR 信号通路的 BTK）。

六、综合诊断

结合组织形态特点、免疫组化及遗传学检查可诊断。

七、鉴别要点

DLBCL 一般不难诊断，相似疾病容易通过免疫组化鉴别。最严重的问题是将传染性单核细胞增多症（IM）误诊为 DLBCL。

非淋巴造血组织恶性肿瘤（如癌、恶性黑色素瘤和精原细胞瘤）由于弥漫性生长方式可能与 DLBCL 混淆；反之 DLBCL 也可以表现为假黏附性或巢状生长方式，被误诊为癌。出现以下组织学特征，包括高度渗透性生长方式、双嗜性或嗜碱性胞质及明显的核膜皱褶，提示淋巴瘤。通过免疫组化的方法容易鉴别，因为非淋巴造血组织肿瘤总是 LCA–（CD45），而表达它们各自特异的标记物。然而，由于少数 DLBCL 病例可表达上皮标记 CK 和 EMA，因此应根据临床病史、实验室检测进行综合分析，合理解释这些结果。

由弥漫的大细胞构成的 T 细胞（包括间变性大细胞）或者 NK 细胞淋巴瘤，在形态上可能不易与 DLBCL 鉴别，但是可以采用适当的谱系相关性标记来鉴别。

由中等大小细胞组成的病例，尤其当伴有大量凋亡小体及星空现象时，很难与 Burkitt 淋巴瘤鉴别。通常 Burkitt 淋巴瘤的肿瘤细胞更一致，常表现为胞核拥挤密集并呈镶嵌式排列，并有胞质边界。当出现大量胞质，免疫表型 CD10– 或 BCL2+ 时，提示可能是 DLBCL。Burkitt 淋巴瘤增殖指数（Ki67）极高，接近 100%，总体比 DLBCL 高很多，但个别 DLBCL 病例的增殖指数也可以达到 100%。*MYC* 重排是 Burkitt 淋巴瘤典型的遗传学特征，也可见于 5% ～ 10% DLBCL，并且通常是复杂核型的一部分。难以分类的交界性病变，根据 2017 年《造血与淋巴组织肿瘤 WHO 分类》可诊断为高级别 B 细胞淋巴瘤，非特指型。

套细胞淋巴瘤（MCL）的多形性变异型由具有不规则核皱褶的多形性大细胞构成，很难与 DLBCL 鉴别。然而，其局灶区域常有经典型 MCL 的特征，核仁通常不明显，但并非一成不变，核染色质通常丰富，胞质通常淡染稀少，CyclinD1 总是阳性。少数 DLBCL 呈 CyclinD1+，但 Cyclin D1+ 可能与 t（11；14）无关。

副免疫母细胞型 CLL 是一种侵袭性变异型，特征是副免疫母细胞弥漫浸润，这种细胞常见于增殖中心。副免疫母细胞呈中等大小，比 DLBCL 淋巴瘤细胞略小。它们具有泡状核，单个中位核仁，以及中等量弱嗜酸性胞质，而不是嗜双色性或嗜碱性胞质。此外，常混有前淋巴细胞和小淋巴细胞，淋巴结被膜保留，并且 CD5+、CD23+。

一些浆细胞瘤可以有浆母细胞样或间变形态，类似 DLBCL。有多发性骨髓瘤（MM）既往史，支持浆细胞瘤的诊断。肿瘤细胞通常是 CD20–，然而 DLBCL 几乎总是 CD20+，除了浆母细胞变异型和 ALK+ 变异型。

如果胞质内出现嗜酸性颗粒或者浸润区混有嗜酸性中幼粒细胞，应怀疑髓系肉瘤的可能性，可以通过 MPO、溶菌酶、CD34 和 CD117 免疫染色证实此诊断。

组织细胞肉瘤的细胞通常较 DLBCL 的细胞大，胞质呈嗜酸性而不是嗜双色性或嗜碱性。诊断组织细胞肉瘤需要表达组织细胞标记（如 CD68、CD163），而不表达全 B 细胞标记、全 T 细胞标记及树突状细胞标记。

结节硬化型经典型霍奇金淋巴瘤（NSCHL）的合胞体变异型或淋巴细胞消减型经典型霍奇金淋巴瘤（LDCHL）可能与 DLBCL 难以鉴别。出现嗜酸性粒细胞支持经典型霍奇金淋巴瘤的诊断，合胞体型 NSCHL 几乎总会出现明显的凝固性坏死。CD20 一致强阳性和表达 Ig 支持 DLBCL 的诊断，而 CD20– 或异质性表达及 EBV-LMP1+ 则支持霍奇金淋巴瘤的诊断。B 细胞转录因子 OCT2 和 BOB1 免疫染色有助于鉴别；经典型霍奇金淋巴瘤常只表达其中一个，而 DLBCL 通常是两者均表达。

旺炽型反应性免疫母细胞增生时，淋巴结结构部分紊乱，大量大淋巴样细胞浸润，很像 DLBCL，如 IM、其他病毒感染（包括 CMV 感染）、药物反应及接种疫苗后反应，常有急性发热。此时，坏死常见，偶尔可见 RS 样细胞，尤其是在坏死灶周围。与 DLBCL 不同，反应性大细胞明显地向浆母细胞和浆细胞过渡成熟，它们通常没有明显的核异型性，如核形不规则或核扭曲。免疫组化，IM 中的大细胞是 B 细胞和 T 细胞的混合，B 细胞为多克隆性。B 细胞处于向浆细胞分化成熟过程中的不同阶段，因此 CD20 染色呈异质性表达。很多细胞表达 EBV-LMP1，最后可自愈。综合临床资料和血清学检查结果有助于正确诊断。

在 Kikuchi 病（组织细胞坏死性淋巴结炎）中，淋巴结通常较小（＜ 2cm）。淋巴结被膜下或副皮质区可见片状非膨胀性、不规则坏死区，常伴较多淋巴样大细胞。部分组织细胞典型地充满吞噬物质，将细胞核挤压成薄的新月形（新月形组织细胞），与 DLBCL 相比，Kikuchi 病的增殖细胞包括组织细胞为主（CD68+、MPO+）、浆细胞样树突状细胞（CD123+、MPO–）和细胞毒性 CD8+ T 细胞，并有一定量的核碎片，伴极少 CD20+ B 细胞。一般数周后自愈，背景为反应性增生淋巴结组织。

八、预　　后

（一）临床因素

DLBCL 虽然是一种侵袭性淋巴瘤，未经治疗者通常在 1 ～ 2 年内死亡，但大部分患者有治愈的可能性。以往采用标准的 CHOP 化疗方案，包括环磷酰胺、阿霉素（羟基柔红霉素）、长春新碱（安可平）和泼尼松，2/3 患者可完全缓解，但是 1/3 患者复发，没有完全缓解或仅部分缓解的患者最终死于该病。据报道 5 年总体生存率和无进展生存率分别是 46% 和 41%。在 R-CHOP 时代（CHOP 化疗方案中加入利妥昔单抗）DLBCL 患者总生存率提高约 20%，5 年总生存率和无进展生存率分别为 65% 和 60%。儿童患者通常采用类似于 Burkitt 淋巴瘤的化疗方案，利妥昔单抗在儿童患者中的作用仍然是不确定的。

患者的年龄和疾病的分期是影响预后的重要因素。与成年患者相比，儿童具有更好的预后（3 ～ 5 年无进展生存率约 90%）。虽然目前有新的临床参数预测高危的临床生物学特征，但 IPI 对预后的评估仍然具有较高的价值（表 11-9-2）。高 IPI 评分与预后不佳有关：高风险患者 5 年总生存率为 22%，而低风险患者 5 年总生存率可达 73%。其他不良的临床预后因素包括巨大肿块（≥ 10cm）、男性、维生素 D 缺陷、血清游离轻链升高、单克隆血清 IgM、低淋巴细胞 / 单核细胞、骨髓受累的一致性等。

表 11-9-2　国际预后指数（IPI）评分系统

预后因素（每项 1 分）
年龄＞ 60 岁
血清乳酸脱氢酶升高
身体状况差（ECOG ≥ 2）
高级别 Ann Arbor 分期（Ⅲ～Ⅳ）
≥ 2 个结外部位
风险评分：0 ～ 1 分，低危；2 分，低～中危；3 分，中～高危；4 ～ 5 分，高危。

注：对于年龄小于 60 岁的患者，年龄调整的国际预后指数（aaIPI）根据以下 3 种不良因素指标进行计算：较差的身体状况、高级别 Ann Arbor 分期和高血清 LDH。

（二）形态学因素

免疫母细胞特征与预后之间的关系，文献报道不一。一些研究结果显示，免疫母细胞变异型 DLBCL 较中心母细胞变异型 DLBCL 的预后稍差，但是其他研究没有发现明显差异。造成这些研究结果不一致的最根本原因是亚型分类的可重复性和标准。免疫母细胞变异型 DLBCL 与 *MYC* 易位相关，经典表现是 *IGH* 易位，这些病例常表达 CD10。

骨髓中存在不一致形态学表现的 DLBCL（骨髓被 FL 累及而不是 DLBCL），其生存率比一致形态学表现者（骨髓被 DLBCL 累及）高。事实上，前一组肿瘤的生存率与骨髓阴性患者相似，但晚期复发的风险较高。

（三）免疫组化因素

许多免疫组化标记物表达与预后不良相关，如 CD5、CyclinD3、CyclinD2、p53、FOXP1、IRF4/MUM1、BCL2 等，但大多数未得到证实，因此不能作为常规的预后标记物。这些研究结果常相互矛盾，解释也备受争议。所有的标记物都需要标准的治疗方案进行重新评估。

原发 CD5+DLBCL 预后重要性报道不一。在亚洲人群中，CD5+DLBCL 多数为 ABC 型，通常与高危的临床特征相关。与 CD5–DLBCL 相比，CD5+DLBCL 预后差（5 年生存率 34% ～ 38% ∶ 50%），且更易于发毛中枢神经系统复发。R-CHOP 方案虽然能改善临床预后，但是 CD5+ 仍然是一个不良的预后因素。

大多数研究表明，BCL2 蛋白阳性和生发中心标记阴性（CD10/BCL6/LMO2）是高度相关的预后不良因素。虽然加入利妥昔单抗的 R-CHOP 方案可消除 BCL2 阳性和 BCL6 阴性的不良效应，但 BCL2 表达仍然是 GCB 型 DLBCL 不良的预后因素。虽然利妥昔单抗能改善 GCB 型和 ABC 型患者的预后，但 ABC 型仍然是不良的预后因素。然而在一系列研究中，GCB 与非 GCB/ABC 型 DLBCL 预后意义报道不一致，可能是由于免疫组化的操作和结果判断的准确性及重复性存在许多问题所导致。利妥昔单抗时代，MYC 蛋白的表达是一个不良的预后因素。约 30%DLBCL，NOS 患者 MYC 蛋白与 BCL2 双表达，与预后不良相关（又称双表达或双阳性淋巴瘤）。MYC 蛋白与 BCL2 双表达也预示中枢神经系统复发的风险增加，是独立的中枢神经系统国际预后指数（CNS-IPI）。

有研究显示，CD30+ 与良好的临床预后相关，尤其是在 GCB 型和 EBV– 的病例，是潜在 CD30 抗体治疗的适应证。CD43 表达是一个不良预后因素，特别是在非 GCB 型中。两项研究显示，IRF4/MUM1 表达是不良预后因素，但另一项研究中没有证实其相关性。一些研究表明，p53、CD44s 和 CD44v6 阳性是不良预后因素。P14（ARF）过表达与侵袭性的临床过程相关，常见于 *TP53*、*CDKN2A*、*CDKN1B* 累积突变的肿瘤中。Cyclin D3、CyclinD2 和蛋白激酶 C-β 表达与不良预后相关，但 CyclinD1 的表达与预后无关。肺耐药蛋白和 Survivin 表达也与不良的临床进展有关，但尚未得到确认。半胱天冬酶 9 抑制与对化疗反应差相关。

（四）增殖指数

通过 Ki67 指数判断增殖指数的高低预测预后，至今存在争议。一些研究报道高增殖指数（> 60% ～ 80%）与不良预后相关，但是其他研究没有发现 Ki67 指数的预后评估价值，甚至报道相反的结果。在 CHOP 和 R-CHOP 时代，Ki67 指数的预后价值一直存在冲突和混乱，主要是由于这些研究没有考虑患者的年龄及其他临床参数和细胞来源。

（五）分子遗传学因素

基因表达谱研究表明，GCB 型 DLBCL5 年总体生存率要高于 ABC 型 DLBCL（分别为 76% 与 16%）。随后大宗随访研究也证实，GCB 型 DLBCL 的预后优于 ABC 型 DLBCL（5 年总体生存率分别为 60% 与 35%），但两组间差异不如最初研究显著。有研究显示，仅用 6 个基因表达（*LMO2*、*BCL6*、*FN1*、*CCND2*、*SCYA3* 和 *BCL2*）可以预测生存期，且预后价值在利妥昔单抗时代仍有意义。随着基因谱研究不断深入，发现 HGAL 和 LMO2 高表达与较好的总生存率有关。进一步分析基因谱研究数据显示，氧化还原特征性标记评分（抗氧化防御酶表达降低导致硫氧还蛋白系统功能增强）出现在临床结局较差的患者。目前 microRNA 表达谱已用于细胞起源的分型，但 microRNA 的预后价值仍有待将来的研究证实。一些研究表明，特异的 microRNA 与 DLBCL 预后相关。近来有一项研究显示，与体细胞突变相关的 microRNA 是独立于细胞起源及 IPI 指数的预后因子。

大多数研究表明，*BCL2* 重排对 DLBCL 没有预后意义。但近来部分研究报道，使用 R-CHOP 方案进行化疗的 GCB 型 DLBCL 患者中伴 BCL2 重排者，其无病生存期较短或治疗反应不佳。ABC 型 DLBCL BCL2 拷贝数增加与不良预后相关。*BCL6* 重排常见于 ABC 型 DLBCL，但 BCL6 重排与预后的关系报道不一。Offit 等最先报道了 *BCL6* 重排的病例有较长的生存期，但是这个结果未被其他研究所证实。甚至有相反的研究结果的报道，伴 *BCL6* 重排的 DLBCL，其生存期更短。*BCL6* 基因突变及高 BCL6 mRNA 水平是有利的预后因子。绝大多数病例 DLBCL 中 BCL2/BC6 重排没有预后价值。*MYC* 基因重排可见于 8% ～ 14% 的 DLBCL，NOS 病例中，且与较差的预后相关。*MYC* 基因重排的预后意义与其异位伙伴基因有关，MYC/Ig 预后差于非 MYC/Ig。有研究显示，*MYC* 基因拷贝数增加或扩增与不良预后相关，但尚未得到一致性的意见，可能是由于拷贝数增加和扩增的定义不同所导致。大多数研究显示，MYC/BCL2 双打击多见于 GCB 型 DLBCL 中，且与较差的预后相关。MYC/BCL6 双打击多见于 ABC 型 DLBCL，与预后的关系存在争议，报道结果相互矛盾。这些双打击淋巴瘤已被排除在 DLBCL，NOS 之外，诊断为高级别 B 细胞淋巴瘤，伴 *MYC* 和 *BCL2* 和（或）*BCL6* 易位。

多中心研究发现，*TP53* 突变或缺失与不良预后相关，突变的类型可能与预后相关。DNA 修复基因 O6- 甲基鸟嘌呤 DNA 甲基转移酶启动子区超甲基化与较好预后相关。比较基因组杂交研究表明，染色体区域 3p11—p12 的获得与不良预后有关。宿主遗传学分析与 DLBCL 预后相关。一项研究表明，5q23.2 和 6q21 位点的 SNP 与采用 R-CHOP 方案治疗的 DLBCL 患者的无事件生存率相关。

（六）微环境

化疗后患者的免疫功能反应与临床疗效密切相关。基因表达谱研究表明，DLBCL 肿瘤微环境中的非肿瘤细胞和细胞外的基质成分具有预测预后的作用。在利妥昔单抗治疗时代，Stromal-1（细胞外基质的存储和组织细胞的浸润）和 Stromal-2（肿瘤血管密度和血管形成）具有预后意义。MCH- Ⅱ基因信号表达与预后良好有关，MCH- Ⅱ基因和蛋白表达缺失与肿瘤内 CD8+T 细胞数量减少和不良预后相关。免疫逃逸机制也是 DLBCL 重要的驱动基因。PD-L1 过表达与 DLBCL，NOS 预后不良相关。免疫细胞的预后作用，以及在外周血中的评估仍然不明确，需要进一步深入的研究。

近几十年来，CHOP 化疗方案是 DLBCL 最主要的治疗方案，曾经试图加大化疗强度来提高治愈率，但未获得更好的效果。利妥昔单抗的应用使生存率有了显著的提高。进展期的 DLBCL，NOS 的标准的化疗方案是 R-CHOP 方案。其他化疗方案也在使用，但是否能使总生存率获益仍不明确。目前，试图在 R-CHOP 方案中加入其他新的靶向药物提高 ABC-DLBCL 的生存率。

（陈　刚　陈燕坪）

第十节　高侵袭性大 B 细胞淋巴瘤

高侵袭性大 B 细胞淋巴瘤（high grade B cell lymphoma，HGBL）是一组高级别侵袭性成熟 B 细胞淋巴瘤，因其独特的生物学特征和临床表现不能分类为非特殊类型的弥漫大 B 细胞淋巴瘤（DLBCL）或 Burkitt 淋巴瘤。

一、伴有 MYC 和 BCL2 和（或）BCL6 蛋白表达的高侵袭性大 B 细胞淋巴瘤

伴有 MYC 和 BCL2 和（或）BCL6 蛋白表达的高侵袭性大 B 细胞淋巴瘤并不是一类独立的淋巴瘤亚型。许多 DLBCL 可同时表达 MYC 和

BCL2 和（或）BCL6。一般认为≥ 50% 的肿瘤细胞表达 BCL2 即为 BCL2 阳性表达，≥ 40% 的肿瘤细胞表达 MYC 即为 MYC 阳性表达，≥ 30% 的肿瘤细胞表达 BCL6 即为 BCL6 阳性表达。有研究发现，MYC、BCL2 和 BCL6 蛋白在 DLBCL 中的表达率分别为 31.8%、79.6% 和 82.8%。MYC 不仅能通过易位来获得激活和过表达，扩增、突变或 MicroRNA 依赖的机制都可使 MYC 蛋白高表达。研究发现，29% ～ 35.9% 的 DLBCL 可表现为 MYC 和 BCL2 共表达（图 11-10-1）。在 MYC 和 BCL2 双表达淋巴瘤中只有不到 20% 的患者是真正意义上的双打击淋巴瘤，且几乎都是生发中心来源，而多数双表达淋巴瘤是非生发中心来源。国际 DLBCL Rituximab-CHOP 联合项目的研究表明，MYC 和 BCL2 共表达的 DLBCL 患者具有更差的临床结果，总生存期或无进展生存期超过 5 年的患者不到总数的 30%。并且往往具备一些预后差的临床病理特征，包括高龄、高的肿瘤分期、多部位受累、高国际预后指数、高增殖指数及治疗反应差。同时还证实，MYC 和 BCL2 共表达在活化 B 细胞样亚型更常见，是造成活化 B 细胞样亚型 DLBCL 预后差的主要原因。关于双表达淋巴瘤的预后，目前普遍认为 MYC 和 BCL6 双表达淋巴瘤患者的预后较 MYC 和 BCL2 双表达淋巴瘤患者好。有研究发现，MYC 与 BCL2 和（或）BCL6 共表达预示更差的预后，但较双打击或三打击淋巴瘤的预后略好。

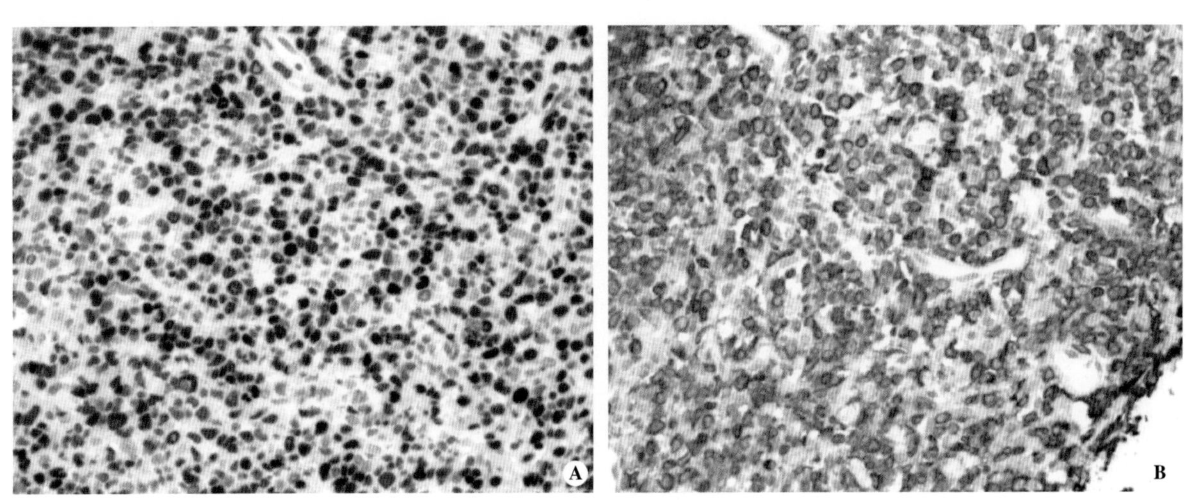

图 11-10-1　双表达的 DLBCL

A. MYC 免疫组化阳性＞ 70% 肿瘤细胞；B. BCL2 几乎 80% 肿瘤细胞阳性

尽管表现为 MYC 和 BCL2 蛋白免疫组化过表达的所谓双表达 DLBCL 也具有相对较差的预后，但过表达不能作为双打击淋巴瘤细胞遗传学状态的替代标记物。大多数的双打击淋巴瘤表现为双表达，但大多数双表达的病例并不属于双打击淋巴瘤，多为 DLBCL 活化的 B 细胞亚型，并不伴有 *MYC* 基因易位。

伴有 MYC 和 BCL2 和（或）BCL6 蛋白表达的高侵袭性大 B 细胞淋巴瘤的具体内容参见 DLBCL 非特指型。

二、伴有 *MYC* 和 *BCL2* 重排同时发生（双打击）和（或）*BCL6* 重排同时发生（三打击）的高侵袭性大 B 细胞淋巴瘤

（一）定义

伴有 *MYC* 和 *BCL2* 重排同时发生和（或）*BCL6* 重排同时发生的高侵袭性大 B 细胞淋巴瘤是一种高级别成熟 B 细胞淋巴瘤，具有 *MYC* 基因（位于染色体 8q24）重排和 *BCL2* 基因（位于染色体

18q21）重排，和（或）*BCL6* 基因（位于染色体 3q27）重排。此类淋巴瘤常被称为“双打击淋巴瘤”，除了 *MYC* 重排，如果同时存在 *BCL2* 和 *BCL6* 重排则被称为“三打击淋巴瘤”。双打击定义为具有 *MYC* 易位，且同时发生 *BCL2* 和（或）*BCL6* 易位。非 *MYC* 的两种癌基因易位（如无 *MYC* 断裂点的 *BCL2* 和 *BCL6* 易位）或伴有 *MYC* 易位的其他基因易位（如 *CCND1* 易位）均不属于经典“双打击”类型。

除了明确的滤泡性淋巴瘤和少数非特殊类型的 B 淋巴母细胞白血病 / 淋巴瘤外，伴有这些分子特征的淋巴瘤和白血病应归为此类，包括：①以前归为介于弥漫大 B 细胞淋巴瘤和 Burkitt 淋巴瘤之间的不能分类的 B 细胞淋巴瘤中的双打击病例；②伴有双打击的母细胞性病例；③具有非特殊类型的 DLBCL 形态和 *MYC* 和 *BCL2* 和（或）*BCL6* 重排的病例。伴有双打击的完全滤泡型 3B 级滤泡性淋巴瘤仍诊断为滤泡性淋巴瘤，但需注明其细胞遗传学改变。但是如果出现双打击的 DLBCL 成分，应诊断为滤泡性淋巴瘤伴有 *MYC* 和 *BCL2* 和（或）*BCL6* 重排的高侵袭性大 B 细胞淋巴瘤。因为后者可提示其可能的预后，需在诊断中注明。

少数伴有 *MYC* 和 *BCL2* 易位的 B 淋巴母细胞白血病 / 淋巴瘤可由先前的或共存的滤泡性淋巴瘤转化而来，这些肿瘤并不归入此类，而归为 B 淋巴母细胞白血病 / 淋巴瘤，并注明其特殊的基因易位。这些患者多采用淋巴母细胞白血病的治疗方式。

MYC、*BCL2* 和 *BCL6* 重排应采用细胞遗传学 / 分子学检测，如 FISH 等。仅有拷贝数增加 / 扩增或体细胞突变，没有重排，不能诊断为此病，仅提示此病具有类似双打击淋巴瘤的侵袭性。

（二）临床表现

大多数（70% ～ 100%）患者表现为晚期病变（Ann Arbor 分期为Ⅳ期）、一个以上结外部位受累、高 IPI、LDH 水平升高。受累的结外部位包括骨髓和中枢神经系统。双打击高侵袭性大 B 细胞淋巴瘤多见于对 CHOP 或 R-CHOP 化疗方案治疗效果不佳或完全缓解后很快复发的 DLBCL 患者。

（三）组织形态特点

双打击 HGBL 具有不同的形态学特征。诊断中应写明特殊的形态学表现。大约一半的病例出现非特殊类型 DLBCL 的形态。这是因为 DLBCL 是最常见的淋巴瘤类型，而且 4% ～ 8% 的 DLBCL 是双打击淋巴瘤。最近有研究发现，69% 的 *MYC* 和 *BCL2* 双打击淋巴瘤和 85% 的 *MYC* 和 *BCL6* 双打击淋巴瘤具有 DLBCL 形态。不同研究的差异可能是因为纳入的差异及不同的形态学标准。肿瘤呈完全弥漫性生长，常伴有少量小淋巴细胞浸润，也可出现纤维化区域。星空现象中的巨噬细胞也可出现，有时仅表现为局灶性。核分裂象和凋亡的数量不同病例差异较大，有些病例伴有少量核分裂象和低 Ki67 增殖指数。所以低增殖率并不能除外此类淋巴瘤。肿瘤细胞核大小和形态有明显的差别，有些病例表现为 3 ～ 4 倍正常淋巴细胞大小（比 Burkitt 淋巴瘤大得多）。胞质比 Burkitt 淋巴瘤细胞更丰富，缺乏嗜碱性（图 11-10-2）。

另一种亚型（约占 50%）具有类似 Burkitt 淋巴瘤或特征介于 DLBCL 和 Burkitt 淋巴瘤之间的形态学表现。大约 50% 伴有这一形态学特征的病例具有双打击状态。肿瘤表现为中等至大的细胞弥漫性增生，并混合有少量小淋巴细胞。通常可见星空现象的巨噬细胞，并伴有较多的核分裂象和显著的凋亡。肿瘤细胞形态学差异较大，有些病例相对单形性，非常类似 Burkitt 淋巴瘤。有些病例表现为不同的核大小和核仁特征。吉姆萨染色显示肿瘤胞质比 Burkitt 淋巴瘤更缺乏嗜碱性。大多数病例缺乏胞质内的空泡。

其他病例可表现为母细胞型细胞形态，中等大小的细胞类似小的中心母细胞。核仁通常不明显，细颗粒状染色质。细胞具有小的胞质边缘，因此，十分类似真正的淋巴母细胞，所有的病例均应行 TdT 染色。套细胞淋巴瘤母细胞亚型也具有此特征，应行 CyclinD1 染色。这些肿瘤细胞为 CD10+ 和 BCL6+ 的成熟 B 细胞。有些病例伴有先前的或同时发生的滤泡性淋巴瘤，这些病例应诊断为由滤泡性淋巴瘤转化来的双打击 HGBL。

（四）免疫表型

此肿瘤为成熟 B 细胞淋巴瘤，表达 CD19、CD20、CD79a 和 PAX5，但不表达 TdT。有些双打击 HGBL 病例流式细胞检测缺乏表面免疫球蛋白表达，可能与多发性免疫球蛋白位点易位有关。这一缺失不能作为前体 B 细胞表型的证据。

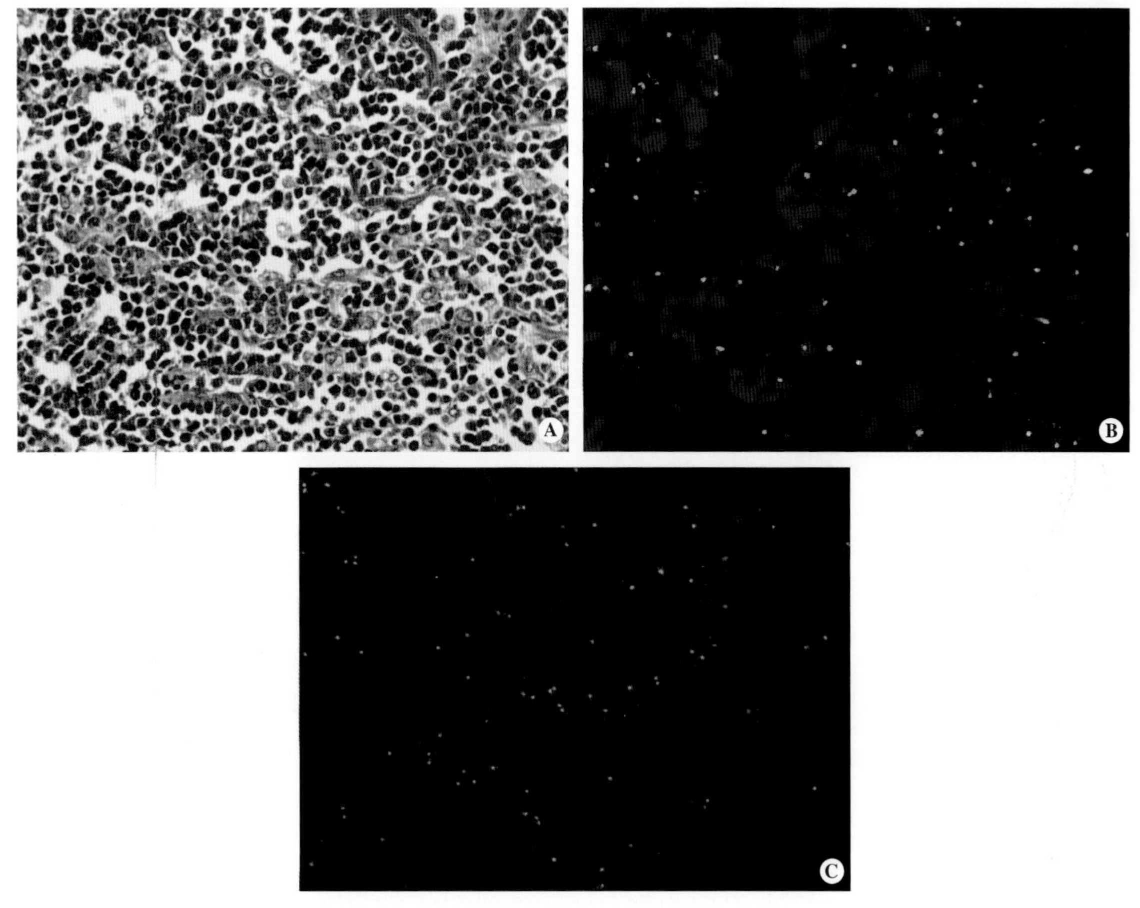

图 11-10-2 双打击 DLBCL

A. 肿瘤细胞大小不一，异型性明显；B. 分离探针 FISH 杂交显示肿瘤细胞出现 *MYC* 基因断裂；C. 分离探针 FISH 杂交显示肿瘤细胞出现 *BCL2* 基因断裂

大多数此类淋巴瘤（75% ～ 90%）表达 CD10 和 BCL6，IRF4/MUM1 表达见于约 20% 的病例。几乎所有的 *BCL2*（18q21）断裂病例具有强的胞质 BCL2 阳性，而在 Burkitt 淋巴瘤中 BCL2 阴性或弱表达。

目前推荐石蜡包埋组织 CD10、BCL6、IRF4/MUM1 和 BCL2 免疫组化染色或基因表达分析来筛选 DLBCL 病例，以进一步行 *MYC* FISH 检测。但是，少数伴有 *MYC* 和 *BCL6* 重排而无 *BCL2* 断裂点的双打击淋巴瘤表达 BCL2 和 CD10，且比其他双打击淋巴瘤更常表达 IRF4/MUM1，因此可能在筛选中被遗漏。

Ki67 免疫组织化学表现为不同的结果，类似 Burkitt 淋巴瘤的病例 Ki67 增殖指数为 80% ～ 95%，但伴有 DLBCL 形态的病例增殖指数较低（甚至＜ 30%）。因此，不能根据 Ki67 增殖指数选择行 *MYC* FISH 检测的病例。

同样，MYC 蛋白表达也不能用于选择行 FISH 检测的病例。尽管目前公认大多数伴有 *IG/MYC* 易位的 Burkitt 淋巴瘤高表达 MYC（＞ 80% 的细胞核阳性），双打击淋巴瘤 MYC 蛋白表达差异很大。多数学者认为通过 MYC 蛋白免疫组化染色选择病例不够可靠，应行细胞遗传学或分子 / 细胞遗传学检测。但也有部分学者认为仅在＞ 30% 或＞ 40%MYC 阳性的病例才有必要行 FISH 检测。

（五）遗传学检查

由定义可知，此类淋巴瘤通过经典细胞遗传学、FISH 或其他分子遗传学检测具有 *MYC*（8q24）重排。在大约 65% 的病例，*MYC* 易位到一种 *IG* 基因上（最常见为 *IGH*，其次为 *IGK* 和 *IGL*），其他病例 *MYC* 表现为非 *IG* 部分转位，如 9p13（未知基因）、3q27（*BCL6*）或其他位点。有研究报道，*IG/MYC* 转位较非 *IG* 易位预示较差的预后。*IGK-MYC* 或 *IGL* 融合的鉴定需要使用双融合探针，因为仅用断裂探针鉴定 *MYC* 和 *IGK* 或 *IGL* 重排不能排除两种独立不相关易位的可能性。

除了 *MYC* 重排，所有病例还包含 18q21 位点的 *BCL2* 重排和（或）3q27 位点的 *BCL6* 重排。其他少见的可重复性的 *MYC* 重排组合也有报道，如与 19q13 位点的 *BCL3* 重排、与 9p13 位点未知基因的重排，但对此并无系统性研究，因此这些病例不归入此类型淋巴瘤。*MYC* 与 *CCND1*（11q13）断裂点的重排形成了伴有继发性 *MYC* 断裂点的侵袭性套细胞淋巴瘤，也不归入此类。

有些淋巴瘤可表现为一种基因染色体重排和其他基因的拷贝数增加或扩增的组合，如 *MYC* 基因重排伴有 *BCL2* 基因获得或扩增，反之亦可。在当前分类中，这种组合不足以归为双打击 HGBL。值得注意的是，扩增和拷贝数增加的定义在以前的出版物中是不同的，在临床相关的文章中，此现象等同于重排。8q24 高水平扩增可与重排一起发生，也可与 *BCL2* 重排联合，它与经典的双打击淋巴瘤一样，有相似的临床影响。相比之下，DLBCL 拷贝数少量增加（最常由非整倍体引起）对生物学和临床的影响仍有争议。因此，除非有更多的有效数据支持，仅有获得或扩增没有重排的病例不能归为此类，可归为 DLBCL 或非特殊类型的 HGBL。

双打击 HGBL 常表现为复杂的核型，伴有一些结构和数量的异常。测序分析显示常伴有 *TP53* 突变（*MYC* 和 *BCL2* 双打击病例更多见）且未见 *MYD88* 突变。而 *TCF3* 突变和其抑制基因 *ID3* 纯合性突变或缺失更常见于 Burkitt 淋巴瘤，*ID3* 杂合性突变也可出现在双打击 HGBL。

（六）综合诊断

根据形态学特点、免疫表型及遗传学检查可以诊断。

（七）鉴别要点

因为此类淋巴瘤形态上无法与其他 DLBCL 区别，所有非特殊类型的 DLBCL 的双打击状态应该用细胞遗传学或分子细胞遗传学来检测。有些病理医生可能更倾向于免疫组化或其他方法预筛后寻求双打击的证据。对于类似 Burkitt 淋巴瘤的病例，根据其异常的临床表现、免疫表型（通常 BCL2 强表达）和分子遗传学特征，可排除 Burkitt 淋巴瘤的诊断。

（八）预后

采用 R-CHOP 或类似的治疗，此类淋巴瘤的完全缓解率相对较低，总体生存期也很短，中位生存期为 4.5 ～ 18.5 个月。其他的综合化疗方案，以及能提高疗效的新药正在进行临床试验。一些临床和生物学因素，包括肿瘤形态、伴有 *MYC* 改变、病变程度等，可能影响生存期，并为下一步研究提供思路。一少部分不伴有危险因素的患者有较好的预后。

三、高侵袭性大 B 细胞淋巴瘤（HGBL，NOS）—— 形态学介于 DLBCL 和 Burkitt 淋巴瘤之间但不伴 *MYC* 和 *BCL2* 和（或）*BCL6* 重排

（一）定义

非特殊类型的高侵袭性大 B 细胞淋巴瘤是一种高级别成熟 B 细胞淋巴瘤，缺乏 *MYC* 及 *BCL2* 和（或）*BCL6* 重排，且不能归于非特殊类型的 DLBCL 或 Burkitt 淋巴瘤。但是，其与这些肿瘤有相似的形态学特征、免疫表型和遗传学特征。此类肿瘤很少见，只有当病理医生完全无法将其归为 DLBCL 或 Burkitt 淋巴瘤时，才可做出此诊断。

在 2008 年《造血与淋巴组织肿瘤 WHO 分类》中，此类肿瘤被归入特征介于 DLBCL 和 Burkitt 淋巴瘤之间的未分类的 B 细胞淋巴瘤，后者还包括现在分类为伴有 *MYC* 及 *BCL2* 和（或）*BCL6* 重排的 HGBL。因为双打击和三打击 HGBL 现在被列为一种独特的类型，非特殊类型的 HGBL 代表了以前分类中其余的病例。非特殊类型的高侵袭性大 B 细胞淋巴瘤还包含母细胞型成熟 B 细胞淋巴瘤（非套细胞型），此肿瘤以前可能被归入 DLBCL。伴有单独的 *MYC* 易位的典型非特殊类型的 DLBCL 仍归为非特殊类型的 DLBCL。一些儿童淋巴瘤也具有 DLBCL 和 Burkitt 淋巴瘤的特征，一半以上的病例伴有 *MYC* 重排且合并相对简单的核型。它们在分子学上通常具有 Burkitt 或介于 DLBCL 和 Burkitt 淋巴瘤之间的基因表达谱

系，并表现为极好的预后。因此，建议将其分类为 Burkitt 淋巴瘤或 DLBCL，而不归为非特殊类型的 HGBL。

（二）临床表现

此类肿瘤通常是老年患者受累，并随年龄增加而增多。男女发病率相似。

（三）组织形态特点

大多数病例的组织形态更类似Burkitt淋巴瘤，表现为中等至大的细胞弥漫性增生，可伴有少量小淋巴细胞浸润，无间质反应或纤维化。可出现星空现象中的巨噬细胞，并可伴有多量核分裂象和显著的凋亡。细胞学形态差异较大。有些病例相对单形性，类似 Burkitt 淋巴瘤，而有些病例在核大小和核仁特征上表现出较大的差异。胞质常较 Burkitt 淋巴瘤缺乏嗜碱性。大多数病例缺乏胞质空泡。

（四）免疫表型

此类淋巴瘤免疫表型的报道不多，所有病例表现为 CD20 阳性的成熟 B 细胞淋巴瘤。大多表达 BCL6，但 CD10 表达差异较大。大多数病例 IRF4/MUM1 表达缺失。Ki67 表达也不相同。MYC 表达依据是否出现 *MYC* 重排也有较大差异。

（五）遗传学检查

鲜有研究系统分析此类肿瘤的分子学 / 细胞遗传学特征。由定义可知，*BCL2* 和（或）*BCL6* 重排出现并合并 *MYC* 重排应排除此病。20% ～ 35% 的病例可出现 *MYC* 重排，伴有或不伴有拷贝数增加，或者少数情况下出现 18q21 的 *BCL2* 基因扩增。*BCL2* 重排并伴有拷贝数增加或 *MYC* 高水平扩增的病例也有报道。在所谓的母细胞亚型中，24 例患者中 40% 的肿瘤表现为缺乏 *MYC* 和 *BCL2* 重排；而在另一项研究中，8 例患者无一出现这种重排。

（六）鉴别要点

在十分类似 Burkitt 淋巴瘤的病例，根据其独特的临床表现、免疫表型和（或）分子遗传学特征可将 Burkitt 淋巴瘤排除。

少许伴有母细胞型表现的成熟（CD20+ 和 TdT–）B 细胞淋巴瘤，不能分类为套细胞淋巴瘤母细胞亚型，并缺乏双打击 [*MYC* 重排并合并 *BCL2* 和（或）*BCL6* 重排]，这些淋巴瘤也归为此类肿瘤。

（七）预后

此类肿瘤患者预后虽然略好于双打击 HGBL 患者，但其预后仍较差。伴有 *MYC* 扩增的非特殊类型的 HGBL 患者（伴有或不伴有 *BCL2* 重排）预后更差。

四、特征介于弥漫大 B 细胞淋巴瘤与经典型霍奇金淋巴瘤之间不能分类的大 B 细胞淋巴瘤

（一）定义

特征介于弥漫大 B 细胞淋巴瘤与经典型霍奇金淋巴瘤（CHL）之间不能分类的大 B 细胞淋巴瘤是一种 B 细胞系淋巴瘤，表现为介于 CHL 和 DLBCL 之间的重叠的临床、形态和（或）免疫表型特征，尤其是在原发性纵隔（胸腺）大 B 细胞淋巴瘤（PMBL）。此类肿瘤最常发生于纵隔，但外周淋巴结作为原发部位的相似病例也有报道。纵隔的病例常称为纵隔灰区淋巴瘤（MGZL），为避免诊断中使用烦琐的术语，非纵隔的病例称为灰区淋巴瘤（GZL）。

（二）临床表现

多数患者表现为巨大的前纵隔肿块，有时可导致上腔静脉综合征或呼吸困难。锁骨上淋巴结可受累。外周和腹腔内淋巴结很少受累。可通过直接延伸扩散至肺，也可扩散至肝、脾和骨髓。非纵隔的 GZL 更多见于老年人，且男性优势不明显。

（三）组织形态特点

细胞学上呈现广谱的形态是其重要特征。有些区域更类似于 CHL，有些类似于 PMBL。不同的病例之间差异也较大，有些病例更像霍奇金淋巴瘤，有些更类似 PMBL 或弥漫大 B 细胞淋巴瘤。细胞学表现和免疫表型的不一致性也很常见。肿瘤细胞密集，在弥漫性纤维间质中多形性肿瘤细

胞呈片状生长。有些病例可出现局灶性硬化带。细胞比典型的PMBL细胞更大且更具有多形性（图11-10-3）。通常可见散在的炎细胞浸润，局灶可出现嗜酸性粒细胞、淋巴细胞和组织细胞。坏死常见，但不同于CHL，坏死区域无中性粒细胞浸润。因为不同的肿瘤区域组织学差异较大，粗针穿刺活检诊断此淋巴瘤非常困难，并不推荐。

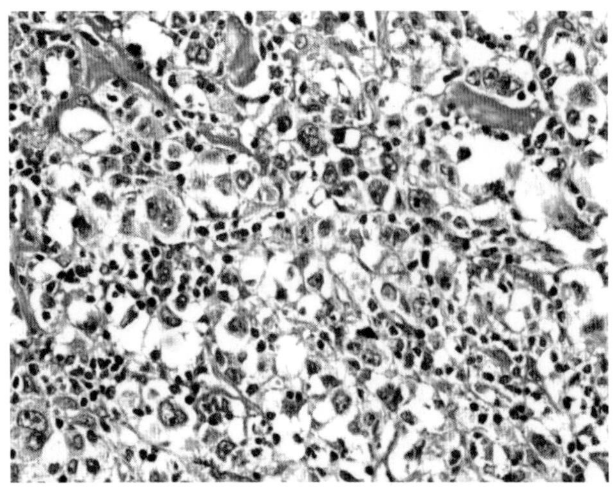

图 11-10-3 特征介于弥漫大B细胞淋巴瘤与经典型霍奇金淋巴瘤之间不能分类的大B细胞淋巴瘤，肿瘤细胞比典型的DLBCL细胞更大且更具有多形性。该例肿瘤细胞CD20和CD30免疫组化结果都为强阳性

（四）免疫表型

淋巴瘤细胞表现为异常的免疫表型，使其与CHL和PMBL的鉴别非常困难。肿瘤细胞通常表达CD45。细胞学表现类似CHL的病例呈现B细胞的表型，CD20和CD79a一致性强阳性。CD30常阳性，CD15也可表达。组织学表现类似PMBL的病例可表现为B细胞抗原的丢失，但CD30和CD15阳性。表面或胞质免疫球蛋白丢失。转录因子PAX5、OCT2和BOB1通常表达。BCL6呈不同程度的阳性表达，而CD10多为阴性。ALK始终阴性。背景中的淋巴细胞同CHL一样，CD3和CD4显著阳性。

在合并结节硬化性CHL病例中，CD20弱或不同程度阳性，不能据此诊断为特征介于弥漫大B细胞淋巴瘤与经典型霍奇金淋巴瘤之间不能分类的大B细胞淋巴瘤。尤其是随着抗原修复技术的提高，结节硬化性CHL可表现为不同程度的CD20阳性。另外，CD30可在某些类型的DLBCL中表达，不能据此诊断MGZL。值得注意的是，PMBL通常CD30+。

MAL，是一种PMBL相关的标记，至少在一些纵隔淋巴瘤亚型中有表达。在检测的病例中发现，核c-REL/p65蛋白表达，证实了其与PMBL的相关性。IRF4/MUM1常阳性，但不能用于鉴别诊断，因为在大多数的CHL和PMBL中肿瘤细胞也呈阳性。在一项研究中，p53在大多数病例中有表达。也有报道大多数病例表达CyclinE和p63。大多数MGZL病例EBV–，EBER或LMP1+应归为EBV+DLBCL，尤其是在老年人。但是，少数MGZL病例可见EBV+。

（五）遗传学检查

大多数病例PCR可检测到*IG*基因克隆性重排，可能是因为与CHL相比，肿瘤细胞具有较高的含量。FISH证实的一些遗传学异常与PMBL相似。*JAK2*和*PDCD1LG2*（也成为*PD-L2*）获得或扩增常见，可见于＞50%的病例。CD274（PD-L1）表达增加也可发生。2p16.1的*REL*基因获得/扩增也常见。据报道位于16p13.13的*CIITA*基因断裂可发生在1/3的病例。*MYC*获得也在20%～30%的病例被观察到。上述异常既可见于纵隔病例，也可见于非纵隔病例，但9p24.1获得/扩增更常见于纵隔病例，在纵隔和非纵隔病例中分别占61%和38%。

（六）预后

MGZL通常较CHL和PMBL具有更高的临床侵袭性和更差的预后。大多数患者接受了综合治疗，纵隔肿瘤患者在放疗后接受全身性联合治疗，可获得无病生存。因为CD20强表达，增加利妥昔单抗治疗似乎能受益。CHL治疗有效的方案，如ABVD化疗（即多柔比星、博来霉素、长春新碱和氮烯唑胺），其疗效差于DLBCL。同CHL一样，绝对淋巴细胞计数减少与差的预后相关。在一项研究中，DC-SIGN+的树突状细胞数量增多与好的预后有关。

（王　哲）

第十一节　Burkitt 淋巴瘤

一、定　　义

Burkitt 淋巴瘤（BL）是由 Denis Burkitt 于 1958 年首先描述的，故以其名字命名。BL 是一种高度侵袭性但可治愈的淋巴瘤，常表现为结外淋巴瘤，亦可呈急性白血病表现。肿瘤细胞形态一致、中等大小，胞质嗜碱性，核分裂象多见，常具有特征性的星空现象，通常可检测到 *MYC* 基因易位融合至免疫球蛋白（IG）位点，并具有独特的免疫表型特点。诊断 BL 需要依据组织形态学、免疫表型及遗传学特征进行综合判断，没有单一参数可作为 BL 诊断的金标准。

根据流行病学的不同，BL 可分为地方性、散发性和免疫缺陷相关性三个变异型。地方性 BL 是 BL 的原型，主要发生在非洲赤道和巴布亚新几内亚，与疟疾流行区重叠，发病高峰年龄为 4 ～ 7 岁，是这些地区最常见的儿童恶性肿瘤，肿瘤大多发生在颌骨和其他面部骨骼，常伴有 EBV 感染；散发性 BL 见于世界各地，主要发生在儿童和青少年，在欧美国家仅占所有淋巴瘤的 1% ～ 2%，但占儿童淋巴瘤的 30% ～ 50%，成年人中位发病年龄是 30 岁，老年人也可发病，男女比例为（2 ～ 3）：1，肿瘤主要发生在腹部，回盲部最多见，还可见于卵巢、肾及乳腺等，EBV 感染少见；免疫缺陷相关性 BL 最常见于 HIV 感染患者，也可见于其他免疫缺陷患者，常发生在淋巴结并累及骨髓，EBV 感染介于上述两个类型之间。三种类型的 BL 都容易累及中枢神经系统，我国主要为散发性病例。

最新出版的 2017 年《造血与淋巴组织肿瘤 WHO 分类》提出了 BL 的一个新的暂定亚型，即伴有染色体 11q 异常的 Burkitt 样淋巴瘤（Burkitt-like lymphoma with 11q aberration），其特征为没有 *MYC* 基因重排，而是出现染色体 11q 的异常（近端获得，端粒端丢失），常发生于淋巴结，细胞可有一定程度的多形性，偶尔可呈滤泡样形态。临床过程与 BL 相似，但目前仅有有限数量的病例报道，故作为暂定类型以待进一步研究。

二、临床表现

患者发病时一般表现为大肿块，肿瘤负荷高，生长迅速，肿瘤倍增时间短。累及骨髓者可表现为急性白血病，极少数患者可仅有骨髓和外周血受累呈单纯白血病表现。三种亚型均易发生中枢神经系统累及，尤其晚期患者，典型表现为累及软脑膜。患者开始治疗后由于大量肿瘤细胞坏死可引起肿瘤溶解综合征，应引起关注。

不同亚型受累部位有所不同：散发性 BL 常表现为腹部肿块（80% ～ 90%），最常累及回盲部，包括阑尾、升结肠及腹膜等，也可见于卵巢、肾及乳腺等，乳腺受累者常为双侧，多发生于青春期、妊娠期或哺乳期。散发性 BL 骨髓受累较地方性 BL 多见，外周淋巴结受累较少见；地方性 BL 最常累及下颌骨和面部骨骼（50% ～ 70%），还可累及回肠末端、盲肠、性腺、肾及乳腺等结外部位；免疫缺陷相关性 BL 常累及回盲部、淋巴结和骨髓等。

三、骨髓活检特点

进展期或肿瘤负荷大的患者常有骨髓受累，并且外周血中可查见肿瘤细胞，甚至表现为 ALL，称为 Burkitt 白血病，在之前的 FAB 分类中称为 L3 型 ALL。受累骨髓瘤细胞类似于淋巴母细胞，呈弥漫浸润，但免疫表型及染色体分析与髓外病灶相同，不表达 TdT 等，细胞涂片或印片胞质可见脂质空泡（图 11-11-1）。

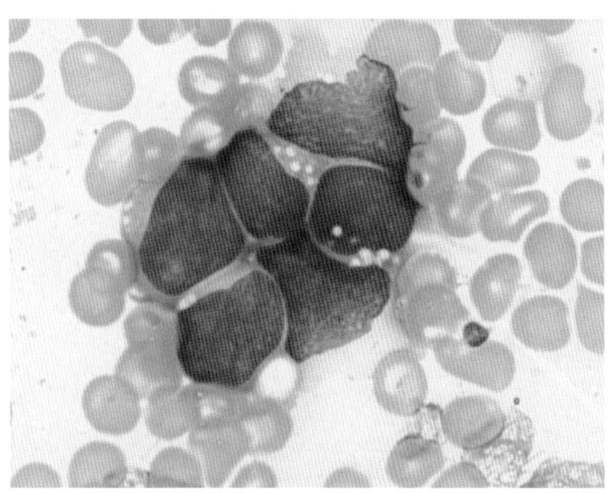

图 11-11-1　Burkitt 淋巴瘤 / 白血病（L3）
瑞氏染色，瘤细胞胞质有空泡

四、免疫表型

1. 免疫组化特点 BL 典型病例恒定表达 B 细胞抗原 CD19、CD20、CD22、CD79a、PAX5 和生发中心标志物 CD10、BCL6，中至强度表达轻链限制性膜 IgM，几乎所有瘤细胞均强表达 MYC，也常表达 CD38、CD43 及 CD77；高增殖活性是其特征，Ki67 阳性率几乎为 100%；大部分儿童 BL 强表达 TCL1；地方性 BL 可表达 CD21，散发性 BL 通常不表达 CD21。背景中只有极少量 CD3 阳性 T 细胞，肿瘤细胞一般不表达 CD5、CD23、CD138、BCL2、TdT 及 MPO 等抗原（图 11-11-2）。

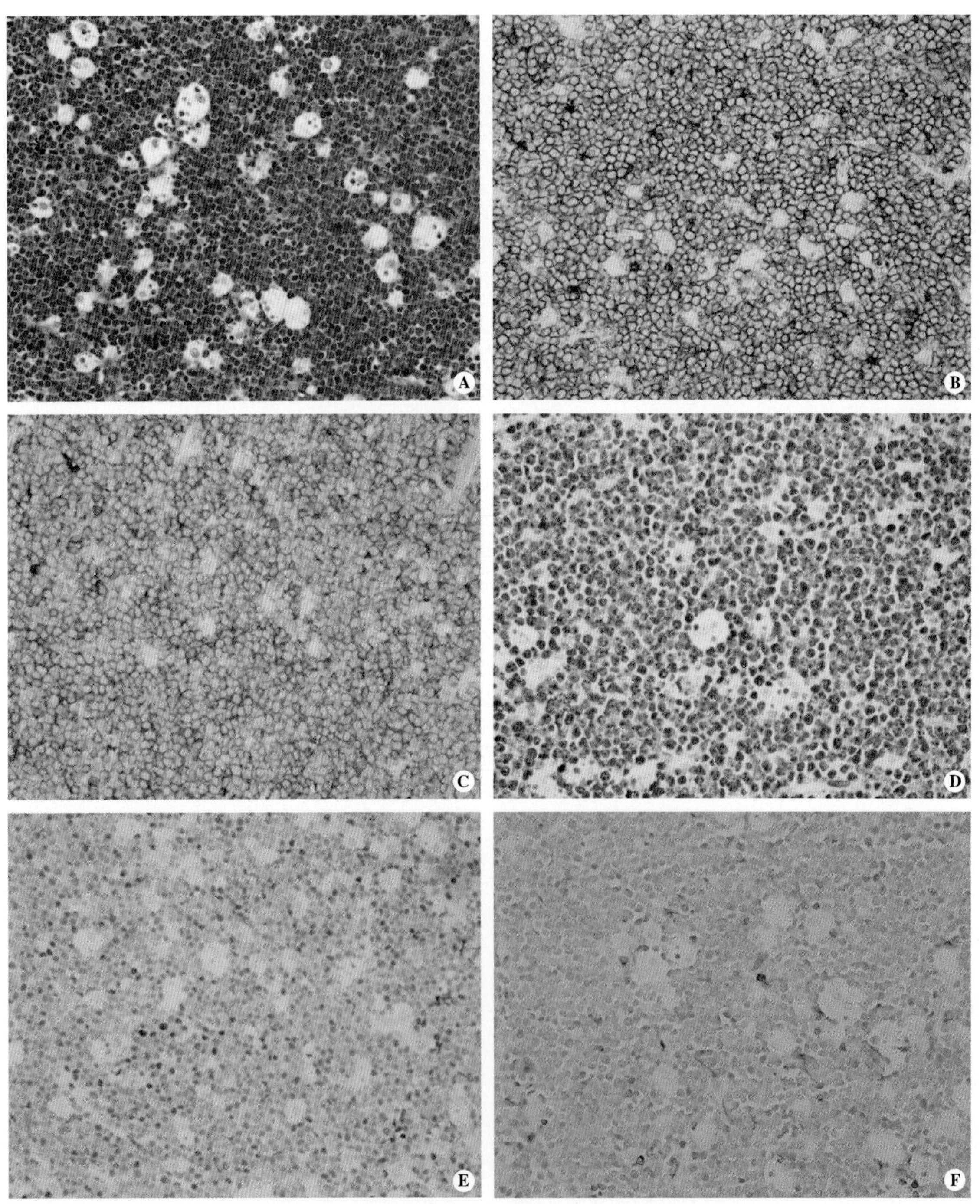

图 11-11-2 Burkitt 淋巴瘤典型组织学形态及免疫表型

A. HE 染色，可见着色体巨噬细胞形成的星空现象；B. CD20 染色；C. CD10 染色；D. Ki67 染色，几乎 100% 阳性；E. MYC 染色；F. BCL2 染色

成年散发性 BL 的免疫表型可有一些变异，如 CD5+、CD10–、多少不等的 BCL2 弱阳性等，但如果 BCL2 高表达则可能提示为同时伴有 *MYC* 和 *BCL2* 和（或）*BCL6* 基因易位的“双打击 / 三打击”淋巴瘤。

Burkitt 白血病的免疫表型与典型 BL 相似。但有大约 2% 具有 *MYC* 基因重排的经典型 Burkitt 白血病患儿呈前体 B 细胞表型，即 TdT+、CD34+、CD20–、不表达表面免疫球蛋白等，目前机制不明。

2. 流式细胞分析结果　肿瘤细胞表达成熟 B 细胞表型，并表达 CD10 等相应表型，应注意与 B-ALL、CD10+ DLBCL、FL 等表型相似淋巴瘤的鉴别，并结合细胞学、组织学及遗传学检查结果综合分析。

五、遗传学检查

BL 典型的染色体异常为包含 *MYC* 基因位点的 8q24 易位至免疫球蛋白重链（*IGH*）区域的 14q32，即 t（8；13）（q24；q32）。少部分易位至 κ 轻链（*IGK*）位点的 2p12 [即 t（2；8）] 或 λ 轻链（*IGL*）位点的 22q11 [即 t（8；22）]。散发性和免疫缺陷相关性 BL 主要断裂位点在 *MYC* 基因附近或内部，而地方性 BL 断裂位点距离较远，大部分位于 *MYC* 基因上游数百个 kb 处。典型 BL 染色体异常较为简单（简单核型），不同时伴有 *BCL2* 或 *BCL6* 基因位点的易位，但可出现其他染色体片段的获得或丢失，如 1q、7 和 12 号染色体的获得，以及 6q、13q32—q34 和 17q 的丢失等，可能与肿瘤的进展相关。

大约有 10% 的经典型 BL 检测不到 *MYC* 基因重排，推测部分原因可能是断裂点过于遥远，或者是 *MYC* 基因插入 *IG* 基因位点，或 IG 基因插入 MYC 基因位点。也可能由其他异常机制导致 *MYC* 基因活化。这些病例应严格按照临床表现、组织形态结构和免疫表型等诊断标准，排除与 BL 相似的其他类型淋巴瘤。

2017 年《造血与淋巴组织肿瘤 WHO 分类》提出了一个新的没有 *MYC* 基因重排的 BL 暂定亚型，即伴有 11q 异常的 Burkitt 样淋巴瘤。该类型不仅在病理形态上与经典型 BL 相似，其 microRNAs 及基因表达谱也与经典型 BL 相似，但缺乏 *MYC* 基因重排，其染色体异常表现为 11q 近端的获得和端粒端的丢失，特别是 11q23.2—q23.3 微小片段间歇性的获得和 11q24.1—qter 片段的丢失，同时缺乏在 BL 常见的 1q 的获得，并具有比 BL 更加复杂的核型，在细胞形态上也可表现出一定程度的多形性，偶尔甚至呈滤泡样构型。

实际上 11q 异常并不仅见于该类型淋巴瘤，近来有研究显示，在某些类型的 T-BLL、*MYC* 重排阴性的高级别 B 细胞淋巴瘤（HGBL），甚至在 *MYC* 重排阳性的 BL，都可以伴有 11q 异常的发生，有待于积累更多的病例进行进一步研究。

基因表达谱和 microRNA 表达谱分析均显示 BL 具有与 DLBCL 等其他类型淋巴瘤完全不同的基因表达特征，散发性与地方性 BL 在基因表达谱上稍有不同。基于分子检测确定的 BL 称为分子定义的 BL（molecularly defined BL，mBL），研究显示，mBL 能更加精确地定义 BL，有些之前诊断为 Burkitt 样或不能分类的淋巴瘤，甚至少量 DLBCL，通过分子检测确定为 mBL，并且明确了在基因表达谱水平确实存在介于 BL 和 DLBCL 之间的淋巴瘤类型。

NGS 对 BL 的研究也有很多新发现，如在 70% 的散发性 BL 中发现有转录因子 *TCF3*（*E2A*）及其抑制因子 *ID3* 的突变，这些突变通过激活 BCR/PI3K 信号途径维持 BL 的增生。其他具有重现性的突变还有 *CCND3*、*TP53*、*RHOA*、*SMARCA4* 和 *ARID1A* 等，其突变频率为 5%～40%。详细信息请参见相关文献。

六、综合诊断

病理学诊断是 BL 诊断的基础和金标准，需要在组织形态学的基础上，结合免疫组化表型、FISH 基因重排或细胞遗传学检测等进行综合判断，并与其他高级别淋巴瘤进行鉴别诊断，诊断具有挑战性，因此建议由诊断经验丰富的淋巴瘤病理专科医师最终审核诊断。

实验室检查应包括常规血液学和生物化学套餐检测，如 LDH、尿酸、HIV 及 HBV 等均应常规检测。临床分期应包括 CT 影像，最好有 PET-CT，骨髓活检是必需的，脑脊液常规及流式细胞学检查也应包括在内。

组织形态学是诊断 BL 的基础和前提，三种变异型 BL 的大部分病例均具有典型的形态学表现：肿瘤细胞中等大小，形态单一，弥漫分布，具有黏附性外观，因福尔马林固定等常规处理导致的胞质收缩可使细胞边界呈镶嵌状格子样排列。细胞核圆形，染色质呈纤细簇状，可见多个近中心的嗜碱性小核仁。胞质深嗜碱性，在细胞印片或涂片中常见胞质脂质空泡（图 11-11-1）。核分裂象及细胞凋亡多见，并由于巨噬细胞吞噬凋亡小体（着色体巨噬细胞）而形成典型的星空现象（图 11-11-2）。有的病例可伴有明显的肉芽肿反应，常见于病变局限的患者，提示预后较好，但可造成诊断困难。

有些散发性 BL 病例，尤其是成年人，在临床表现、免疫表型及分子特征等方面均与典型 BL 表现较一致，但细胞核可具有较明显的多形性，核仁数目少且突出，在免疫缺陷相关 BL 肿瘤细胞甚至可表现为浆样分化。基因表达谱研究显示，这些病例与典型 BL 一致，且常规 R-CHOP 治疗反应差，因此应诊断为 BL。

BL 诊断的另一个关键点是 *MYC* 基因重排的检测，并需排除同时伴有其他基因（主要是 *BCL2* 和 *BCL6*）的重排。儿童期一般不发生“双重打击”淋巴瘤，因此如果具有典型的形态学和免疫表型，可不用做 FISH 检测而做出 BL 诊断。但在成年患者诊断比较复杂，因肿瘤细胞常具有一定程度的多形性，与2017年《造血与淋巴组织肿瘤WHO分类》定义的高级别 B 细胞淋巴瘤（HGBL），以及小细胞型 DLBCL 难以鉴别，即使形态和免疫表型均表现典型的病例，也需要进行 *MYC*、*BCL2* 和 *BCL6* 基因的 FISH 检测以帮助诊断，如条件允许可进一步明确 *MYC* 基因重排类型（*IG-MYC* 或非 *IG-MYC*）。

对于少部分（约 10%）检测不到 *MYC* 基因重排的 Burkitt 样淋巴瘤的诊断，目前尚无明确标准。这部分患者不仅临床表现、组织形态和免疫表型与经典型 BL 相似，而且 microRNAs 和基因表达谱也证实与 BL 相同，但目前的检测技术尚不能完全排除 *MYC* 基因异常存在的可能性，11q 异常也不是新提出的“伴有 11q 异常的 Burkitt 样淋巴瘤”所特有的。因此，目前应根据患者的具体情况，严格按照 BL 诊断标准，在排除其他相关类型淋巴瘤后做出诊断，如果有条件应尽可能做一些染色体和基因分析以辅助诊断。当然，随着研究的不断进展，诊断方法会越来越完善。

七、鉴别要点

组织形态学具有相似性，需要与 BL 进行鉴别诊断的肿瘤有 T/B 淋巴母细胞性淋巴瘤（T/B-LBL）、新版 WHO 定义的 HGBL/ 具有 DLBCL 和 BL 中间特征的不能分类的 B 细胞淋巴瘤（2008 年《造血与淋巴组织肿瘤 WHO 分类》）、某些 DLBCL、个别母细胞性套细胞淋巴瘤（MCL）等。从实际诊断来说，T/B-LBL（TdT+）和母细胞性 MCL（CyclinD1+）根据其各自细胞形态和独特免疫表型，容易与 BL 进行鉴别；主要鉴别难点是 HGBL 和少量 DLBCL 病例。

2017 年《造血与淋巴组织肿瘤 WHO 分类》将 HGBL 分为两个亚型：①伴有 *MYC* 和 *BLC2* 和（或）*BCL6* 异常的 HGBL；② HGBL，NOS（请详见相关章节）。对于第一个亚型，根据相应的 FISH 检测即可鉴别。对于 HGBL，NOS，需要与 *MYC* 易位阴性的 BL 进行鉴别，应该严格对照经典型 BL 的诊断标准进行诊断。

部分 DLBCL 病例核增殖指数较高、细胞体积较小并可伴有星空现象，尤其是伴有单独 *MYC* 易位的病例，鉴别诊断有一定难度。DLBCL 核的多形性更加明显，染色质常呈粗块状，核仁也更加突出。此外，非生发中心表型、Ki67 阳性率较低也有助于鉴别诊断。

八、预　　后

近年来对 BL 的治疗不断取得进展，虽然 BL 具有高度侵袭性，但只要诊断、治疗及时恰当，长期生存率可达 70% ～ 90%，尤其是儿童患者，成年人治疗效果略差。不良预后因素包括晚期病变、骨髓和中枢神经系统受累、超过 10cm 的不可切除的大肿块、高水平血浆 LDH、复发患者等。

（孟　斌）

第十二节　原发渗出性淋巴瘤

一、定　　义

原发渗出性淋巴瘤（primary effusion lymphoma，

PEL）是一种独特的弥漫大 B 细胞淋巴瘤亚型。临床表现为体腔积液，缺乏能检测到的实体肿瘤占位。PEL 通常与人类带状疱疹病毒 8（HHV8）/Kaposi 肉瘤带状疱疹病毒（KSHV）感染有关，最常发生于免疫缺陷（如 HIV 感染）人群中，故 PEL 被作为一种独特类型列入 WHO 分类的 HIV 相关淋巴瘤中。一些 PEL 患者可继发邻近组织如胸膜实体肿瘤占位，故其他罕见 HHV8+ 淋巴瘤与 PEL 的实体肿瘤难以鉴别，后者又称为体腔外 PEL。

二、临床表现

PEL 好发于成年 AIDS 男性患者，同性恋是高风险因素，其他免疫缺陷状态如器官移植受者，由于服用免疫抑制剂继而发生 PEL 亦有报道。无免疫缺陷患者多见于老年人，男女均可发病，特别是 HHV8 流行地区如地中海地区为高发区。除与 HHV8 感染有关，70% 患者可同时感染单克隆 EB 病毒，偶尔 HIV 阴性患者中也可见到 HHV8+EBV– 病例。最好发部位为胸腔、心包腔和腹腔，通常累及单个体腔，体腔外受累部位有肺、软组织、局部淋巴结和骨髓，胃肠道和中枢神经系统也可受累，可在初诊时同时出现或于疾病进展过程中累及。临床上可出现 AIDS 相关表现如机会性感染等。

三、组织形态特点

体腔积液离心后涂片或细胞块切片中瘤细胞呈间变、免疫母细胞 / 浆母细胞形态，核仁大而明显，圆形或不规则形，核仁明显，胞质丰富，浆样分化明显者可见核周空晕。罕见情况下可见多核的 RS 样细胞。与积液涂片相比，表现为实体肿块的组织切片中细胞形态相似但更加一致。

四、免疫表型

肿瘤细胞表达 CD45，但其他 B 细胞标记 CD19、CD20、CD79a 大多阴性，细胞表面和胞质免疫球蛋白通常也缺乏。但可表达 CD38、CD138、CD30、EMA 等标记。瘤细胞 HHV8 相关潜伏蛋白 LANA 阳性，该指标对诊断非常有用。尽管原位杂交 EBER 常阳性，但通常缺乏 EBV 相关潜伏蛋白 LMP1 的表达。体腔外变异型 PEL 免疫表型与 PEL 相似，但 B 细胞相关抗原表达略多。罕见 HIV 阳性病例可异常表达 T 细胞抗原 CD3、CD2、CD5、CD7。

五、遗传学检查

存在免疫球蛋白克隆性重排和超突变，偶尔有病例可同时检出免疫球蛋白和 *TCR* 基因重排。目前尚未发现重现性染色体异常，*C-MYC*、*BCL6* 重排，*RAS*、*TP53* 突变均未检出，比较基因组分析发现，12 号和 X 染色体拷贝数增加，所有病例均可检出 HHV8 病毒基因组。分子遗传学常发现多种基因异常并存，提示继发性分子改变可能对细胞的恶性转化起一定作用。

六、综合诊断

通过临床表现、免疫功能状态、浆样分化的细胞形态和免疫表型可以明确 PEL 的诊断，尽管有 HHV8 阴性病例的报道，但通过 PCR 或免疫组化的方法检测 HHV8 仍是必要的项目。

七、鉴别要点

无明显肿块而以浆液渗出为主的淋巴瘤罕见，但并非所有病例均与 KSHV 相关。煤矿工人、结核的人工气胸治疗后，由于长期慢性炎症刺激发生于胸膜腔的脓胸相关淋巴瘤与 KSHV 无关，但也可出现与 PEL 相似的 B 细胞克隆性增生伴浆细胞分化，常与 EBV 感染有关。

与 KSHV 或 HIV 无关的 PEL 样淋巴瘤偶尔可见于老年患者，通常与慢性炎症或肝硬化导致的大量积液有关，更多见于腹腔，大多 CD20+，预后要好一些。这些病例中 1/3 存在 MYC 基因异常，不同于 EBV+ 脓胸相关病例，且常有腹膜占位。偶尔 HIV 感染的 Burkitt 淋巴瘤患者可累及体腔，但存在 *MYC* 基因重排并且与 KSHV 无关。

八、预　　后

临床表现极差，通常中位生存时间不超过6个月，偶尔少许病例对化疗或免疫调节治疗敏感。

第十三节　浆母细胞型淋巴瘤

一、定　　义

浆母细胞型淋巴瘤（plasmablastic lymphoma，PBL）是1997年由Delecluse等首先描述的一组疾病。形态学以免疫母细胞/浆母细胞占优势，而免疫学以表达浆细胞分化抗原为特征，是一种特殊类型的弥漫大B细胞淋巴瘤。最初研究显示，本病主要见于HIV感染人群，累犯口腔及腭部，后来发现PBL也可见于其他部位和非HIV感染造成的免疫缺陷状态。需注意的是，其他具有相似形态和免疫特征的大B细胞淋巴瘤亚型如ALK+大B细胞淋巴瘤、HHV8相关淋巴组织增殖性疾病及PEL不包括在内。

二、临床表现

PBL中位发病年龄为50岁，可见于各年龄段，但主要影响成年人，罕见于有免疫缺陷的儿童患者。男性多见。由HIV感染所致的免疫缺陷容易继发PBL，其他如医源性免疫抑制如自身免疫性疾病或移植后相关治疗等也是较为常见的原因。HIV阳性患者比其他免疫缺陷相关患者年轻，而无免疫缺陷病史患者多为老年人，且大多数EBV+。大多数患者初诊时即为Ⅲ～Ⅳ期，国际预后指数为中～高危组；30%患者可累及骨髓，而且多为免疫缺陷者；一些患者可检测到M蛋白。PBL最常表现为口腔占位，但也可发生于其他结外部位，特别是鼻腔、眼眶、皮肤、骨、软组织和胃肠道。淋巴结内病变不常见，受累者多见于移植后相关患者。

三、组织形态特点

PBL常呈弥漫性排列，因细胞间黏附性较强，所以也可有呈巢趋势。细胞形态可分为两种变异型：①单形性PBL主要由免疫母细胞或大细胞组成，没有或仅有轻微浆细胞分化的形态特点。核分裂象多见，瘤细胞凋亡易见，可呈星空现象。②显著浆细胞分化PBL的细胞核呈圆形，染色质粗，核偏位，胞质丰富并可见核周空晕。还有些病例可呈介于两种变异型的中间形态，成熟的浆细胞偶见，地图样坏死少见。单形性PBL多见于HIV感染病例，以口腔、鼻部和副鼻窦部位最好发，称为口腔黏膜型。相反，呈典型浆细胞分化的PBL更多见于其他结外部位及淋巴结。

四、免疫表型

免疫表型与浆细胞相似，CD45、CD20和PAX5–或+（弱），50%～85%病例表达CD79a。浆细胞标记CD38、CD138、Vs38C、IRF4/MUM1、BLIMP1和XBP1呈阳性。50%～70%表达胞质免疫球蛋白，IgG型最为多见，呈κ或λ轻链限制。BCL2和BCL6通常阴性。20%表达CD10、EMA和CD30，25%表达CD56，主要见于浆细胞分化型PBL，而在口腔黏膜型PBL则为阴性。Ki67通常大于90%，反应性T细胞少见。60%～75%病例EBV EBER原位杂交阳性但LMP1很少表达。HIV感染相关口腔黏膜型PBL几乎100%EBV+，HHV8通常阴性。

五、遗传学检查

常见复杂核型，约50%病例存在*MYC*易位，并多见于EBV+病例，EBV+和EBV–者分别为74%和43%，重排配体通常为*IG*基因。蛋白水平通常也相应呈阳性表达，正常B细胞终末分化阶段MYC的表达被BLIMP1所抑制，所以*MYC*基因的激活抵消了BLIMP1的抑制作用，使得肿瘤细胞获得增殖和存活优势，该癌基因机制在PBL的发生发展中起重要作用。

六、综合诊断

PBL要结合发病部位、细胞形态和免疫表型，以及EBV感染状态明确诊断。

七、鉴别诊断

PBL主要的鉴别诊断包括伴有终末B细胞分化的其他大B细胞淋巴瘤和间变/浆母细胞型浆细胞肿瘤。形态学出现小的浆细胞样肿瘤细胞和CD56的表达更多见于浆细胞瘤，但近来研究表明，其亦可出现于PBL；CyclinD1可表达于某些浆细胞瘤，而PBL常阴性。临床信息（免疫缺陷、口腔受累、缺乏多发性骨髓瘤的骨髓和血尿中单克隆M蛋白）、高增殖指数及EBV+更倾向PBL，但是一些HIV+患者与浆细胞瘤有许多重叠的特征，如溶骨性病变、血液中单克隆M蛋白等。当二者鉴别确实困难时可采用如下描述性诊断：浆母细胞性肿瘤，特点介于PBL和间变型浆细胞瘤之间。

高增殖指数和星空现象是Burkitt淋巴瘤的特征，但是与Burkitt淋巴瘤相比，PBL的肿瘤细胞更大一些，大多数CD20阴性，Burkitt淋巴瘤CD20呈强阳性，而浆细胞相关指标阴性。EBV+时还需要与EBV+DLBCL，NOS相鉴别，但后者大多表达成熟B细胞标记，而且形态上反应性T细胞较PBL丰富。还有一些DLBCL，NOS形态学与PBL很相似，胞质中免疫球蛋白可呈强阳性表达，但这些病例除了强表达B细胞标记外，临床上一般无免疫缺陷表现，预后也比较差，诊断具有分泌特征的DLBCL，NOS更为合适。

与HHV8感染有关的DLBCL也通常具有浆母细胞的形态学特点，但通常表达HHV8，而EBV常为阴性，发病机制可能与IL-6受体信号通路活化有关。

罕见情况下，小B细胞淋巴瘤可转化为具有浆母细胞特征的大B细胞淋巴瘤，最多见于CLL和FL，可复发时出现或初诊时与小细胞淋巴瘤成分同时存在，二者关系需通过IGHV重排加以证实。这些病例与原发性PBL相似，但发病机制不尽相同，似乎与免疫缺陷无关，EBV感染和MYC易位亦很少见。

八、预　　后

预后通常很差，3/4患者死于该病，中位生存时间仅为7～8个月。一些研究表明，新型抗病毒药物的应用、良好的免疫功能状态、支持治疗方案的优化可能提高患者的生存时间，而MYC易位则提示预后不良，但目前尚无公认的预后评估系统。

（翟琼莉）

第十四节　淋巴瘤样肉芽肿病

一、定　　义

淋巴瘤样肉芽肿病（lymphomatoid granulomatosis，LYG）是一种血管中心性及血管破坏性淋巴增殖性疾病，主要累及结外部位。该疾病主要含有EBV+B细胞，混杂有反应性T细胞，且常以后者占主要成分。该疾病在组织学分级及临床侵袭上有谱系，与所含的大B细胞相关。

淋巴瘤样肉芽肿病比较罕见，常发生在成年人，但也可发生在有免疫缺陷的儿童。男性比女性多见，男：女≥2：1。西方国家较亚洲国家常见。

淋巴瘤样肉芽肿病是一种EBV驱动的淋巴增殖性疾病。伴有免疫缺陷基础的人发病风险增加。易感因素包括器官移植、湿疹－血小板减少－免疫缺陷综合征（Wiskott-Aldrich综合征）、HIV感染及X连锁淋巴增殖综合征。无免疫缺陷基础的患者在仔细的临床及实验室检查后常发现有免疫功能下降。

90%以上的患者表现为肺部病变，并且常在初次诊断时出现。其他常见发病部位包括脑、肾、肝及皮肤。发生在上呼吸道、消化道者相对少见。发生在淋巴结及脾者非常罕见。

二、临床表现

患者最常出现呼吸道相关的症状和体征，如咳嗽、呼吸困难及胸痛。其他常见症状包括发热、乏力、体重下降、神经症状、神经痛、肌肉痛及胃肠道症状等。出现中枢神经系统病变的患者可能无症状或出现不同的临床表现，如听力下降、复视、共济失调、失语或精神状态改变，取决于病变所在部位。少数患者无临床症状。

三、形态特点

（一）肿瘤大体形态

淋巴瘤样肉芽肿病表现为大小不等的肺结节。病变常常是双肺分布的，侵犯中下肺叶。较大的结节常出现病灶中央坏死，也可能出现钙化。发生在肾及脑的结节常伴有病灶中央坏死。皮肤病变肉眼表现多种多样，可为皮下结节，或侵犯真皮层，有时伴坏死及溃疡，但皮肤斑块或斑丘疹不常见。

（二）肿瘤组织形态

淋巴瘤样肉芽肿病理形态学主要有三个特点：①不典型的多形性淋巴样细胞浸润；②血管中心性及血管破坏、明显的地图状坏死；③肉芽肿样外观。病变由数量不等（通常是数量较少）的EBV+ B细胞与明显的炎症细胞组成。炎症细胞以小淋巴细胞浸润为主，伴浆细胞、免疫母细胞及组织细胞浸润。中性粒细胞及嗜酸性粒细胞常不明显。背景小淋巴细胞可出现不典型性或不规则，但不表现为真正的肿瘤样。血管改变常比较显著，多数病例可见淋巴细胞性血管炎，可损伤血管壁的完整性，血管的破坏导致组织梗死样坏死。纤维素样坏死这种更直接的血管破坏也很常见，主要由EBV产生的细胞因子介导。血管破坏导致的坏死多在结节中央（图11-14-1）。

实际工作中，并非所有病例均满足以上形态特征，于是Katzenstein等提出以下诊断标准：

诊断必要条件：①混杂性单核细胞浸润，包括大及小的淋巴样细胞、浆细胞及组织细胞，并取代肺间质，且出现血管浸润；②在CD3+小淋巴细胞背景中出现数量不等的CD20+，常为异型的大B细胞。

支持性条件：①淋巴细胞浸润伴坏死；② EBER+；③影像上出现肺结节，或皮肤、中枢神经系统侵犯。

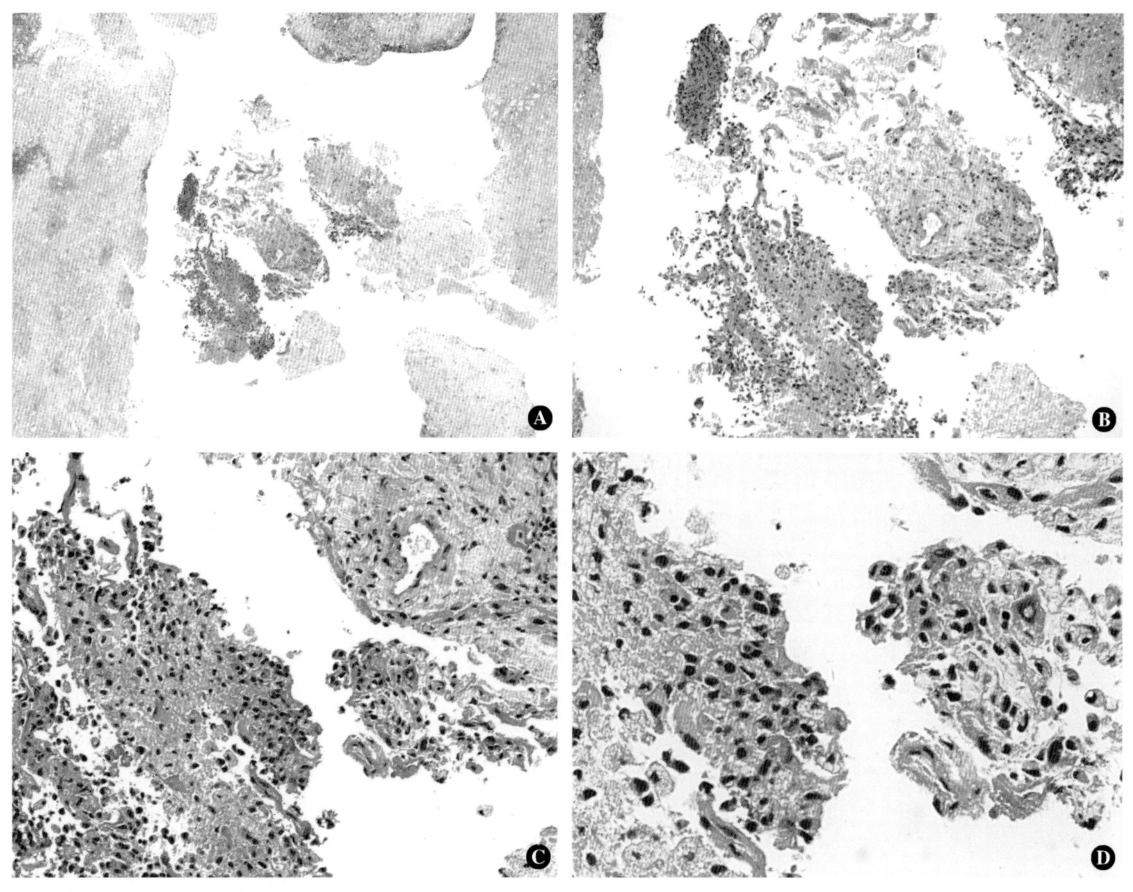

图11-14-1　淋巴瘤样肉芽肿病

A. 明显的地图状坏死；B～D. 明显的炎症细胞浸润，伴血管纤维素样坏死

四、免疫组化

EBV+ B 细胞同时 CD20+。可表达 CD30，但不表达 CD15。大的、多形的细胞可表达 LMP1、EBNA2，与 EBV 潜伏Ⅲ型感染吻合。虽然少数病例可出现单形性胞质免疫球蛋白阳性（尤其伴浆样分化的病例），但胞质免疫球蛋白染色常不能提供很好的诊断信息。背景淋巴细胞 CD3+，CD4+ 细胞多于 CD8+ 细胞（图 11-14-2）。

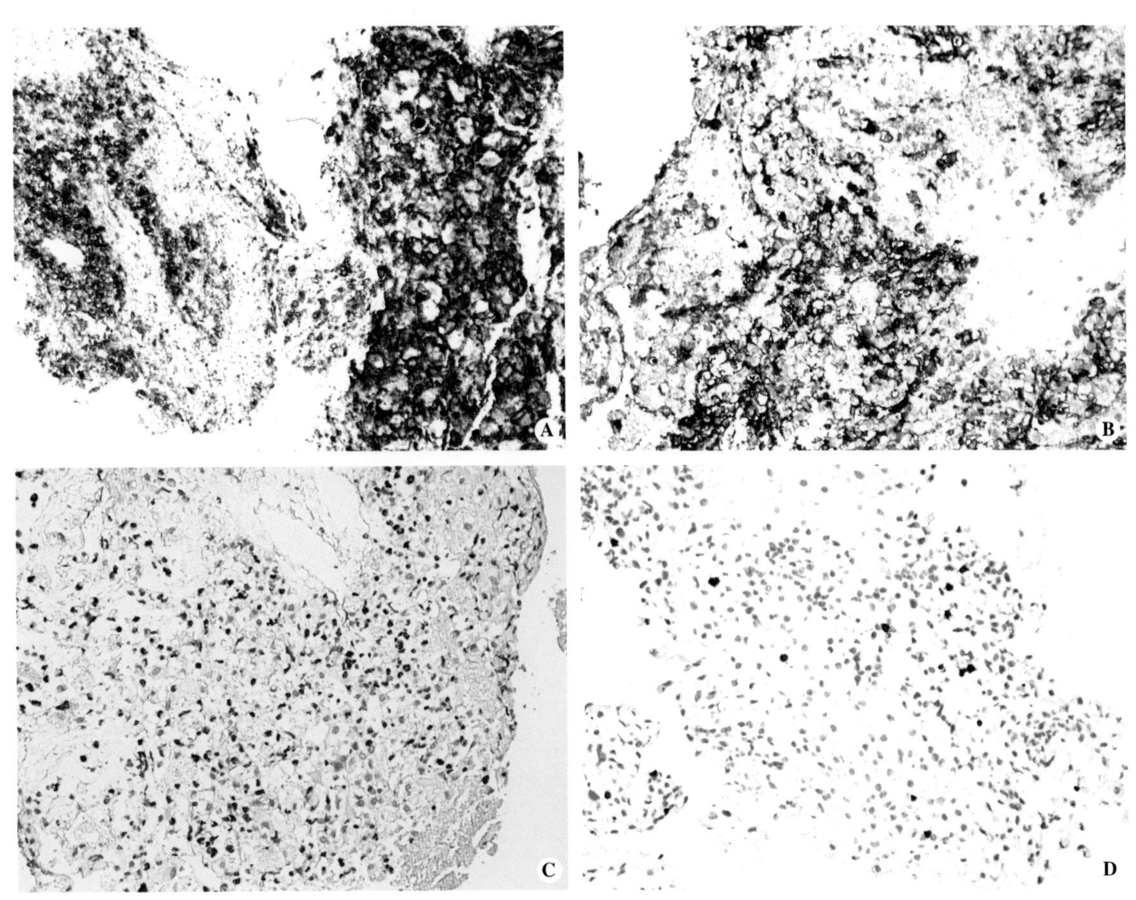

图 11-14-2　淋巴瘤样肉芽肿病

A.CD20+；B.CD30+；C.EBER+；D. 背景细胞 CD3+

分级

WHO 推荐淋巴瘤样肉芽肿病根据 EBV+ 大 B 细胞的数量进行分级。具体分级标准见表 11-14-1。

表 11-14-1　淋巴瘤样肉芽肿病分级

分级	EBV+B 细胞数量	坏死
1 级	＜ 5 个 /HPF	局灶
2 级	5 ～ 50 个 /HPF	常见
3 级	＞ 50 个 /HPF	广泛

1 级：病理包含多形性淋巴样细胞浸润而缺乏明显的异型性，缺乏或罕见大的淋巴样细胞，用免疫组化方法能较好地识别。EBER 原位杂交显示，EBV+ 细胞数量少（＜ 5 个 /HPF）。坏死往往是局灶性的。

2 级：病变多形性淋巴细胞浸润背景中含有少量大细胞或免疫母细胞，有时可见大细胞呈簇分布。EBER 原位杂交显示 EBV+ 细胞数量较多，一般为 5 ～ 20 个 /HPF，部分病例甚至达 50 个 /HPF。坏死更为常见。

3 级：病变仍有炎症背景，但大的异型的 B 细胞呈大片状分布，常可见明显多形及霍奇金样细胞。坏死往往是广泛的。EBER 原位杂交显示，EBV+ 细胞数量多（＞ 50 个 /HPF）。需要注意的是，出现大片坏死时 EBER 原位杂交的检测可靠性降低。实际工作中，分级与取样相关，取自不同结节或同一结节不同穿刺部位可能导致不同结果。

五、遗传学检查

大部分2级和3级病变的病例，可以应用分子遗传学技术检测到IG基因的克隆性。在一些病例中，不同的解剖学部位检测到的克隆性群体不同，Southernblot杂交分析可检测到EBV克隆。1级病变的克隆性检测缺乏一致性，其中有一项研究提示这可能与EBV+细胞在这一类型中相对罕见有关。T细胞受体基因分析未见单克隆重排。癌基因的检测目前也尚不明确。

六、综合诊断

根据组织形态特点、免疫组化特点可诊断。

七、鉴别诊断

由于EBV+，需要与其他EBV+的B细胞淋巴瘤，主要是弥漫大B细胞淋巴瘤鉴别。对EBV+的大B细胞淋巴瘤，非特指性，WHO定义如下：一种一致的异型EBV+B细胞，不伴多形性背景的，又不能归入已知EBV+的其他特殊类型的大B细胞淋巴瘤（包括LYG和其他LBCL，如慢性炎症相关DLBCL、浆母细胞型淋巴瘤、原发性渗出性淋巴瘤等）。因此，识别多形性的细胞浸润背景及EBV+对诊断淋巴瘤样肉芽肿病，并将其与其他肿瘤鉴别是必须的。

此外，还有一些病变可出现与淋巴瘤样肉芽肿病类似的组织学（及免疫组化、EBERS阳性）改变，包括医源性淋巴增殖性疾病、HIV感染、免疫缺陷相关的淋巴增殖性疾病及移植后淋巴增殖性疾病。这些疾病往往都有相应的临床条件，如器官移植、免疫抑制剂的使用等。除了缺乏引起上述病变的特征性临床条件，大部分淋巴瘤样肉芽肿病具有以下临床病理特点：原发症状出现在肺，出现双肺结节，结节含有EBV+的大B细胞，伴其他器官如中枢神经系统、皮肤等的累及。

正如前述，虽然淋巴瘤样肉芽肿病的诊断标准越来越细，但仍存在少数病例不满足所有的诊断标准，如一些病例有典型的临床及影像学表现，但缺乏大B细胞（或大B细胞全部坏死），或者一些病例有B细胞，但EBV–。出现这些情况要注意取样误差的存在，务必确保所有的组织包括形态及免疫组化均已充分评估。

八、预　　后

淋巴瘤样肉芽肿病的生物学行为变化很大，从惰性到侵袭性大B细胞淋巴瘤。惰性的病例表现为无症状的肺部结节，起伏不定而很少进展。更典型的表现是多器官受累。根据报道，其死亡率较高，为38%～71%，而且多数发生在最初2年内。其中位生存时间约14个月。淋巴瘤样肉芽肿病的治疗根据级别而异。3级的治疗同弥漫大B细胞淋巴瘤，预后也与其类似。1级和2级的病例据报道对α-IFN-2b敏感。

（冯沿芬　林素暇　梅开勇）

第十五节　纵隔（胸腺）大B细胞淋巴瘤

一、定　　义

原发纵隔（胸腺）大B细胞淋巴瘤[primary mediastinal（thymic）large B-cell lymphoma，PMLBCL]是一类起源于胸腺髓质星形B细胞的侵袭性大B细胞淋巴瘤，具有独特的临床表现、免疫表型和遗传学特征。主要发生在纵隔，罕见病例可发生于纵隔外，但需要基因表达谱研究证实。

二、临床表现

PMLBCL占所有非霍奇金淋巴瘤的2%～3%。与其他成熟B细胞淋巴瘤不同，PMLBCL主要发生于青年人，大多数患者30～40岁（中位年龄35岁），亦可见于儿童，女性明显多于男性（男女比例约1∶2）。最常见于胸腺，主要表现为前上纵隔占位性病变。肿物一般较大（60%～70%患者＞10cm），常侵犯周围邻近组织，如肺、胸膜、心包膜、胸壁、胸骨，有时也可累及锁骨上淋巴结和颈部淋巴结。没有其他部位淋巴结和骨髓累及是除外系统性 DLBCL 累及纵隔的前提条件。疾病进展期可以扩散至结外远处部位，包括肾、肾上腺、肝或中枢神经系统等相对常见部位，骨髓受累少见（2%）。罕见病例可发生在纵隔以外的部位，且纵隔没有病变，可以通过基因表达谱芯片加以证实。但在实际的临床工作中基因表达谱芯片不是常规开展的检测技术，因此这些病例会被误诊。临床症状与前纵隔巨大肿块有关，如上腔静脉阻塞、呼吸困难和胸部不适等，有时可出现 B 症状。1/3 患者可出现胸膜和心包积液。少数病例无明显症状。大多数病例为早期病变（66% 处于Ⅰ期和Ⅱ期），与其他类型的 DLBCL 不同，PMLBCL 尽管出现巨大肿块，但患者血清 β_2 微球蛋白水平不升高；这可能与 PMLBCL 缺乏 HLA-Ⅰ类分子有关。76% 的病例可出现血清乳酸脱氢酶水平升高。

三、组织形态特点

肿瘤形态学变化较大，主要表现为异型大细胞或中等大淋巴细胞弥漫浸润（图 11-15-1）。肿瘤细胞可呈中心母细胞、免疫母细胞、间变、未分类形态，部分病例可呈多形性和（或）多个分叶核，类似于 RS 细胞，少数病例呈梭形。肿瘤细胞胞质丰富，淡染或透明（40% 病例），核圆形或椭圆形（图 11-15-2）。常有不同程度的纤维化，

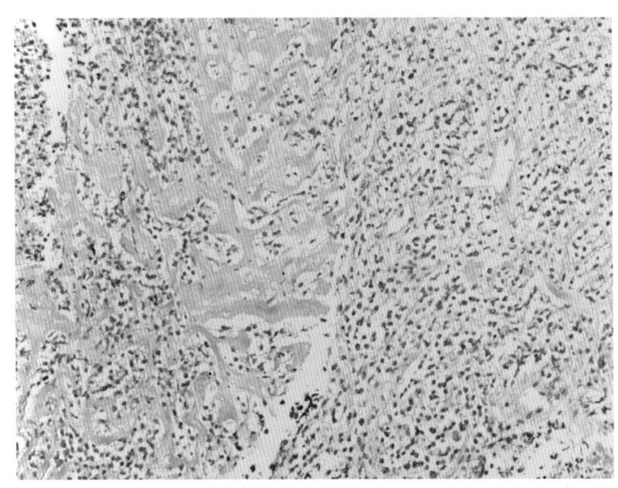

图 11-15-1　大细胞或中等大淋巴细胞弥漫浸润，被粗细不等的胶原纤维分隔（HE 染色）

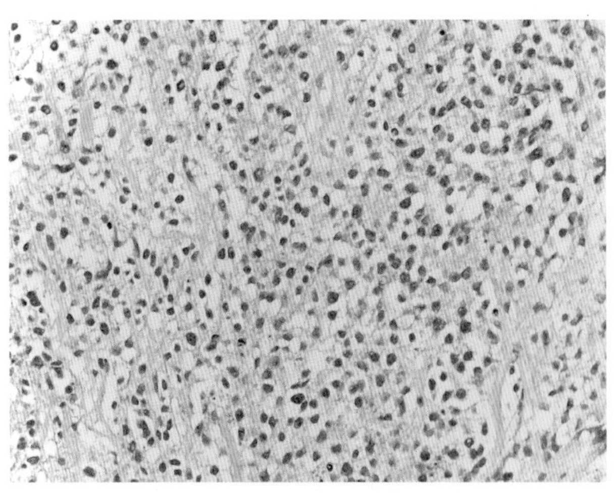

图 11-15-2　肿瘤细胞胞质透明，核圆形或椭圆形，并见纤细的胶原纤维（HE 染色）

常见纤细的胶原纤维围绕单个或成团的淋巴瘤细胞，也可由致密的胶原纤维形成宽阔的间隔。偶尔可见残留的胸腺组织，可表现为萎缩、增生或囊性变。极少情况下可出现兼有 PMLBCL 和 CHL 特征的“灰区”交界性病例，或是 PMLBCL 和 CHL 复合的病例。

四、免疫表型

PMLBCL 表达全 B 细胞抗原，CD20（图 11-15-3）、CD79a、CD22 和 CD19。大多数不表达表面或胞质免疫球蛋白，但表达免疫球蛋白转录活化因子 PAX5（图 11-15-4）、OCT2、BOB1 和 PU.1。虽然可以检测到转换 Ig 重链的 mRNA 转录产物，但无法解释 Ig 免疫表型阴性的原因。80% 以上的病例表达 CD30，与 CHL 相比，PMLBCL 的肿瘤细胞 CD30 常呈弱阳性，且强弱不等（图 11-15-5）。少数病例可表达 CD15。EBV 总是阴性。70% 的病例表达 CD23（图 11-15-6），不表达 CD21，与胸腺髓质中正常的星状 B 细胞相似。肿瘤细胞常表达 MUM1（75%）和 CD43（70%），不同程度地表达 BCL2（55% ～ 80%）和 BCL6（45% ～ 100%），CD10 一般不表达（8% ～ 32%）。40% 的病例表达 CD11c。70% 病例表达 *MAL* 基因（位于染色体 2q 上），而其他 DLBCL 中很少表达，支持 PMLBCL 具有不同本质。尽管目前还不清楚 PMLBCL 中表达 *MAL* 基因的内在分子机制，但是这一特征可作为这一疾病的特异性标记。多数病

例可表达 PD-L1 和 PD-L2。超过 30% 的病例可表达 MYC，且不依赖于 *MYC* 基因易位。PMLBCL 常表达 CD54 和 CD95，且与 TRAF1 和核 REL 共表达。大多数病例常不同程度地丢失 HLA-Ⅰ和（或）HLA-Ⅱ类分子的表达。

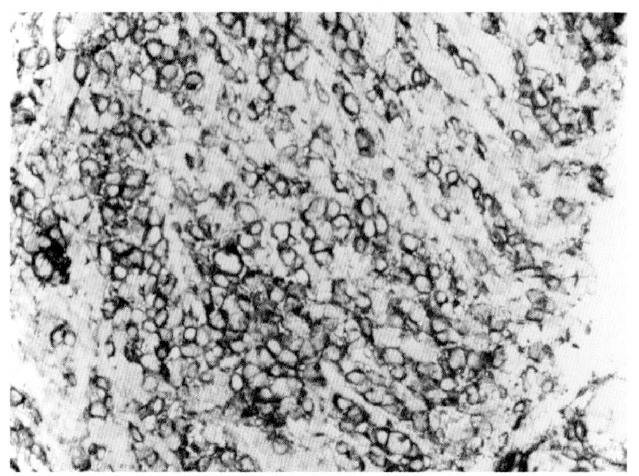

图 11-15-3　PMLBCL 淋巴瘤细胞示 CD20 弥漫阳性

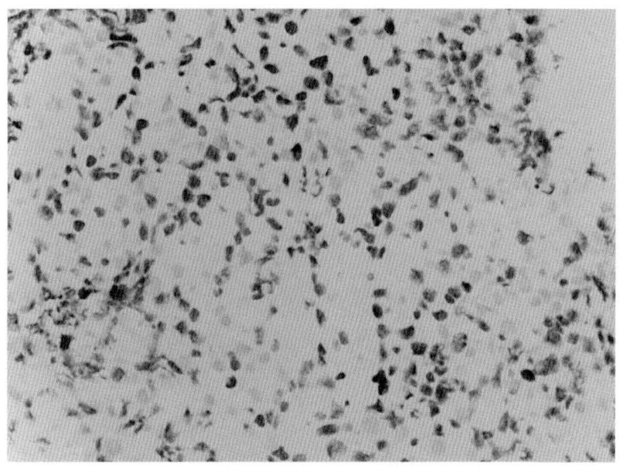

图 11-15-4　PMLBCL 淋巴瘤细胞示 PAX5+

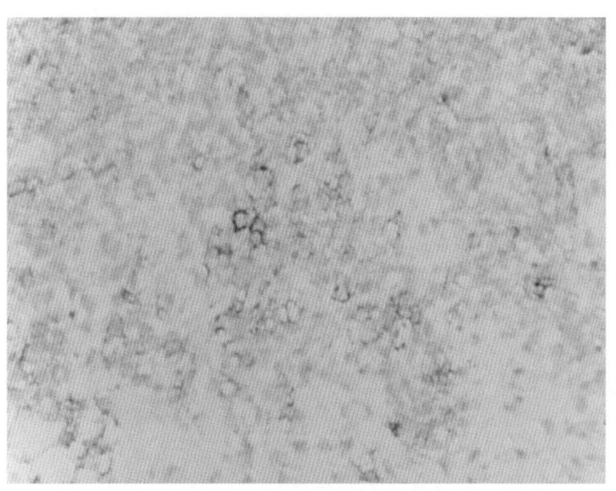

图 11-15-5　PMLBCL 淋巴瘤细胞示 CD30 强弱不等阳性

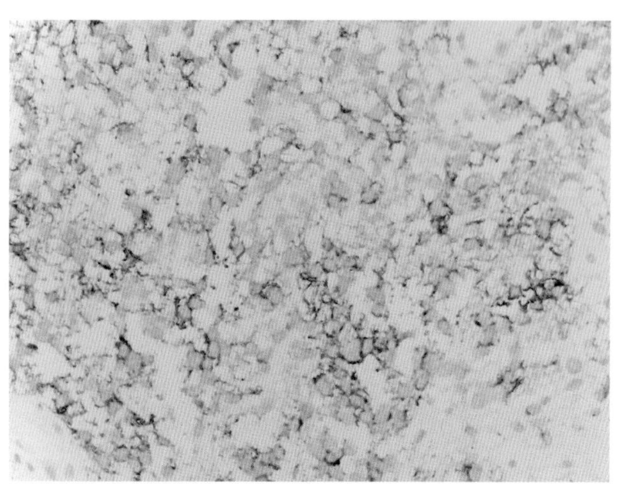

图 11-15-6　PMLBCL 部分淋巴瘤细胞 CD23+

五、遗传学检查

PMLBCL 表现为 Ig 重链和轻链基因及干细胞 *TCR* 基因的克隆性重排，伴有大量体细胞超突变，缺乏进行性突变活性。

基因表达谱研究显示，PMLBCL 具有独特的转录特征，有别于非特指型的大 B 细胞淋巴瘤，而与 CHL 类似。

一般不出现 BCL2 或者 BCL6 重排。仅 6% 病例发生 BCL6 重排，然而 10% ～ 70% 病例发生 BCL6 突变。少数病例可检测到 *MYC* 基因的重排或者点突变。目前已有关于 *P16* 和 *TP53* 基因灭活的报道。B 细胞受体成分（CD79a+，sIg–）的不一致性表达也是 PMLBCL 的一个特征，与 OCT2、BOB1 和 PU.1 转录因子的缺损无关，而与内含子重链增强子下调或转录后阻滞有关。

比较基因组杂交显示，涉及 9p24（75%）、2p15（50%）、Xp11.4—q21（33%）、12q 及 Xq24—q26 染色体的获得。微阵列比较基因组杂交发现，还有其他区域染色质的获得和丢失，如 2p、7q、9q 的获得和 1p 的丢失。部分病例显示，2p 上涉及 *REL* 原癌基因的高水平扩增。PMLBCL 中常见 REL 蛋白在核内累积，可能与 REL 的获得或扩增有关或无关。同时出现核表达 REL 和胞质表达 TRAF1，提示 NF-κB 信号路径激活，可能有助于鉴别 PMLBCL 与其他 DLBCL。少数病例检测到 *TP53* 和 *CDKN2A* 基因异常。在 PMLBCL 的发病机制主要受三条通路影响：JAK-STAT 信号通路、NF-κB 信号通路及免疫豁免。*JAK2*（9q24）

扩增、*STAT6*激活突变、*SOCS1*缺失及*PTPN1*失活突变可引起JAK-STAT信号通路的活化。REL（2p16）扩增、TNFAIP3的破坏性/双等位基因突变、BCL10（1p22）扩增及MALT1（18q21）扩增导致NF-κB信号通路持续活化。约53%PMLBCL病例由于MHC Ⅱ类分子突变或易位导致16p13.13位点CIITA基因转录激活，引起MHC Ⅱ类分子表达减少，产生免疫豁免表型。CIITA转录主要涉及*PD-L1*和*PD-L2*基因，*PD-L1*和*PD-L2*也可以和其他伙伴基因发生融合。约75%PMLBCL病例9q24.1染色体的获得和扩增，与*JAK2*、*PD-L1*和*PD-L2*基因扩增有关，是导致PD-L1和PD-L2过表达的主要原因。有趣的是，CIITA异常及PD-L1/2的拷贝数增加和扩增不是PMLBCL所特有的，CHL也具有类似的遗传学改变。

六、综合诊断

根据部位、组织形态特点、免疫组化及遗传学检查可诊断。

七、鉴别诊断

通过上述组织形态学、免疫组化、细胞遗传学及分子生物学检测，即“MICM”相结合的血液肿瘤国际统一标准诊断模式以明确诊断。PMLBCL的主要诊断特征见表11-15-1。由于PMLBCL的肿瘤主体位于前上纵隔，因此首先要排除淋巴结或结外DLBCL，NOS累及纵隔。其次，PMLBCL要与NSCHL-合胞体变异型、间变性大细胞淋巴瘤（ALCL）及精原细胞瘤鉴别。鉴别要点见表11-15-2。

表11-15-1　PMLBCL的主要诊断特征

独特的临床特征（与DLBCL，NOS比较）
- 年轻人：中位年龄37岁（对64岁）
- 女性占优势：男女比例1∶2（对1.2∶1）
- 症状与纵隔肿物相关（如上腔静脉阻塞、呼吸困难）
- 出现巨大肿块（＞10cm）的病例52%（对30%）
- 早期（Ⅰ和Ⅱ）病例66%（对54%）
- 骨髓受累很少见（3%）（对17%）
- 乳酸脱氢酶常升高（75%），但是$β_2$微球蛋白水平不升高
- 化疗±放疗生存情况没有本质差异
- 倾向于结外部位复发（如胃肠道、肾、肾上腺、卵巢、中枢神经系统）

续表

形态学特征
- 大或中等大小淋巴瘤细胞
- 透明细胞改变、明显硬化更常见于PMLBCL而不是DLBCL，NOS，但无特异性，也不恒定出现

免疫表型
- 全B标记阳性，CD3–
- Ig常阴性
- 约60%病例BCL6+
- 约25%病例CD10+
- 约70%病例CD23+
- 约70%病例CD30+
- MHC分子表达缺陷

分子特征
- Ig基因克隆性重排
- BCL2和BCL6基因常不重排
- 约70%病例BCL6基因突变
- *MAL*基因常表达（70%）
- EBV–

表11-15-2　原发纵隔（胸腺）大B细胞淋巴瘤（PMLBCL）的鉴别诊断

疾病	支持该疾病诊断的特征	支持PMLBCL诊断的特征
DLBCL，NOS	除前纵隔之外伴随其他部位病变	前纵隔出现明显肿物，CD23或MAL表达
NSCHL，合胞体变异型	背景中很多嗜酸性粒细胞、坏死常出现在肿瘤性大细胞密集区，肿瘤性大细胞CD45–、CD30+、CD15+/–，全B细胞标记–/+（阳性者呈异质性着色），OCT2–、BOB1–，＞35%病例EBV+	透亮细胞相当常见，CD45+、B细胞标记+、CD30+/–、CD15–、OCT2+，BOB1+，EBV–
ALCL	特征细胞；全B细胞标记–、全T细胞标记+/–，EMA+/–，ALK+/–，细胞毒分子+/–	硬化更常见，全B细胞标记+、全T细胞标记–，EMA–
纵隔精原细胞瘤	几乎均为男性，常为圆形细胞核，糖原阳性，CD45–、SALL4、OCT3/4+、PLAP+、CD117+	尽管可有透亮胞质，但是胞核常分叶或皱褶，糖原–，CD45+、B细胞标记+、CD117–

注：ALCL，间变性大细胞淋巴瘤；NSCHL，结节硬化型经典型霍奇金淋巴瘤。

八、预　　后

尽管PMLBCL有多种形态学表现，但对生存率并没有影响。标准治疗是多药联合化疗加利妥昔单抗，伴或不伴放疗，预后较好，治愈率达50%～80%。较早文献显示，PMLBCL的预后比

传统 DLBCL，NOS 差，但是近年研究显示临床结局相似甚至更好。生存率改善可能归因于更强的化疗方案、辅助放疗或者利妥昔单抗。预后不良因素：累及邻近胸腔脏器、胸膜渗出、心包渗出、结外受累部位数量的增加、高水平血清乳酸脱氢酶、身体状态差和高 IPI 评分、不表达 MCH Ⅱ类分子基因和蛋白等。研究发现 PMLBCL 患者 2 年以上生存曲线出现平台期，其预后至少等于或好于同期 DLBCL 患者。与 DLBCL 的 GCB 和 ABC 亚型相比，伴 PMLBCL 分子特征的病例有较好的预后，亦支持 PMLBCL 具有独特的自然病程。PMLBCL 复发更容易播散至不常见的结外部位，如肾、中枢神经系统、肾上腺、肝、胰腺、胃肠道和卵巢。

（陈 刚 陈燕坪）

第十六节 血管内大 B 细胞淋巴瘤

一、定 义

血管内大 B 细胞性淋巴瘤（intravascular large B cell lymphoma，IVLBCL），又称为恶性血管内皮瘤病、血管内皮性淋巴瘤、血管内淋巴瘤病或嗜血管性淋巴瘤，是一种罕见的结外大 B 细胞性淋巴瘤，肿瘤细胞特征性位于毛细血管或小血管腔内，而非大动脉或大静脉腔内，外周血中几乎未见循环肿瘤细胞。

二、临床表现

IVLBCL 主要见于 60 ～ 70 岁的老年人，可累及任何器官，最常见于中枢神经系统、皮肤、肾、肺、肾上腺和肝。患者常出现发热和非特异性定位模糊的神经症状，经常由于肿瘤细胞堵塞血管造成多灶性梗死，可有以下四种神经症状的一种或多种，包括多灶性脑血管病变、脊髓或神经根病变、亚急性脑病，以及周围神经或中枢神经系统病变。皮肤表现也无特异性，常出现皮下结节，实性、质硬、紫蓝色斑块，也可表现为下肢或躯干皮肤的毛细血管扩张，或伴有出血，临床上仅有皮肤病变的患者预后较好。欧美患者常出现所谓的经典型表现，即主要为器官受累，表现为神经系统和皮肤的症状；亚洲患者则出现多器官衰竭，表现为肝脾大，全血减少，常伴发噬血细胞综合征。两种类型均可伴随 B 症状，发热最为常见，约一半以上患者可出现发热。

三、组织形态特点

肿瘤可广泛发生于多个器官，包括骨髓，肝和脾等实质脏器，但不见于淋巴结内。瘤细胞位于小或中等大血管的管腔内（图 11-16-1A），有时在血管腔内松散分布而类似癌细胞团（图 11-16-1B），有时沿血管腔呈栅栏状分布而类似于血管肉瘤，有时瘤细胞混杂于机化的血栓内呈分层状，类似于旺炽型增生的血管内皮（图 11-16-1C）。肿瘤细胞及血栓可堵塞血管腔而引起组织坏死和出血。肿瘤细胞胞体大，胞质丰富，核大、不规则，核仁明显，核分裂象易见；瘤细胞呈中心母细胞样（图 11-16-1D）、免疫母细胞样或未定类细胞样，小细胞化或间变的肿瘤细胞罕见，偶尔可见小灶血管外瘤细胞团。通常情况下，IVLBCL 的病变 HE 形态即可辨认，但有时病变过于局限和微小，只能借助于免疫组化染色来定位肿瘤细胞。

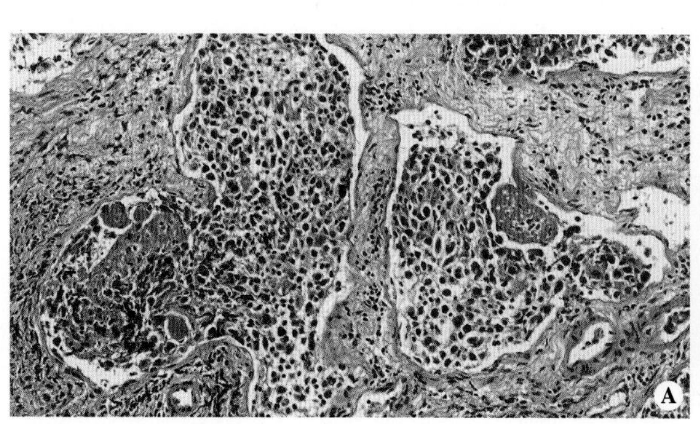

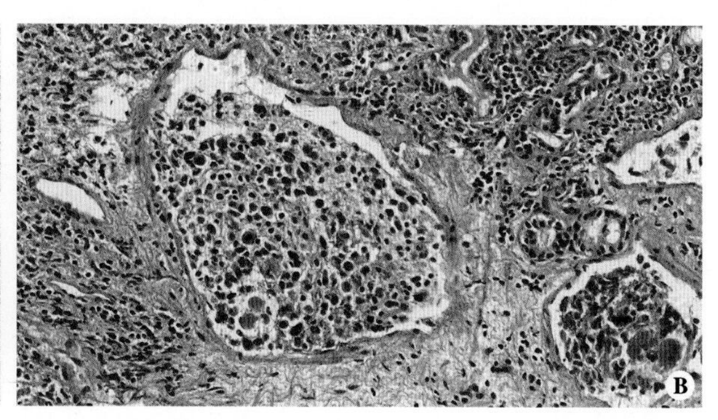

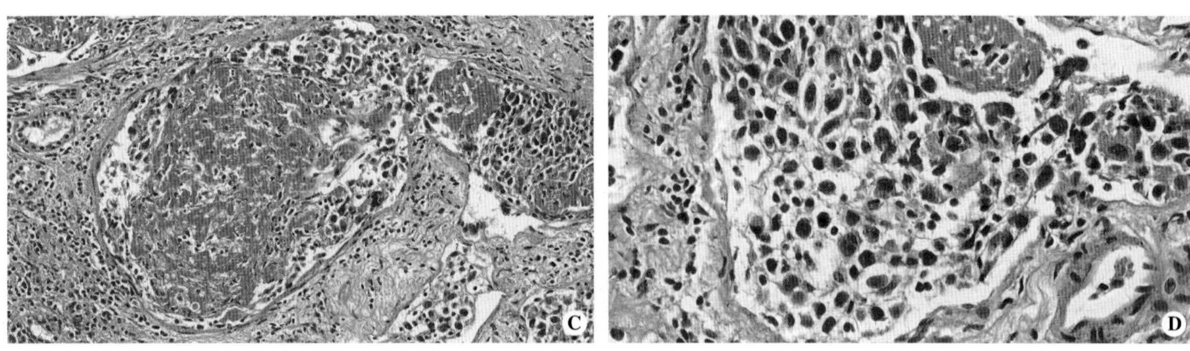

图 11-16-1　患者女，71 岁，下鼻甲肿物，血管内大 B 细胞淋巴瘤

A. 瘤细胞位于多个小血管腔内，细胞体积中等至大，胞质丰富，核增大，染色质粗，部分可见小核仁，可见核分裂象，伴血栓形成及组织坏死；B. 肿瘤细胞呈片状分布，类似于转移癌，但细胞之间的黏附性差；C. 血管腔内多见血栓形成，瘤细胞夹杂其中；D. 瘤细胞呈中心细胞样或中心母细胞样，可见凋亡细胞及坏死灶形成

IVLBCL 经常广泛浸润结外器官，包括骨髓在内，由于缺乏特殊的临床表现，骨髓病变可能是该肿瘤的首发症状。有研究曾对不明原因的发热和噬血细胞综合征患者的骨髓活检标本进行回顾性分析，发现骨髓中出现血管内大 B 细胞淋巴瘤的概率为 8.2%（12/146）。形态学上，骨髓腔内浸润的肿瘤细胞主要位于髓窦内（图 11-16-2），因此在 HE 切片中难于辨认。

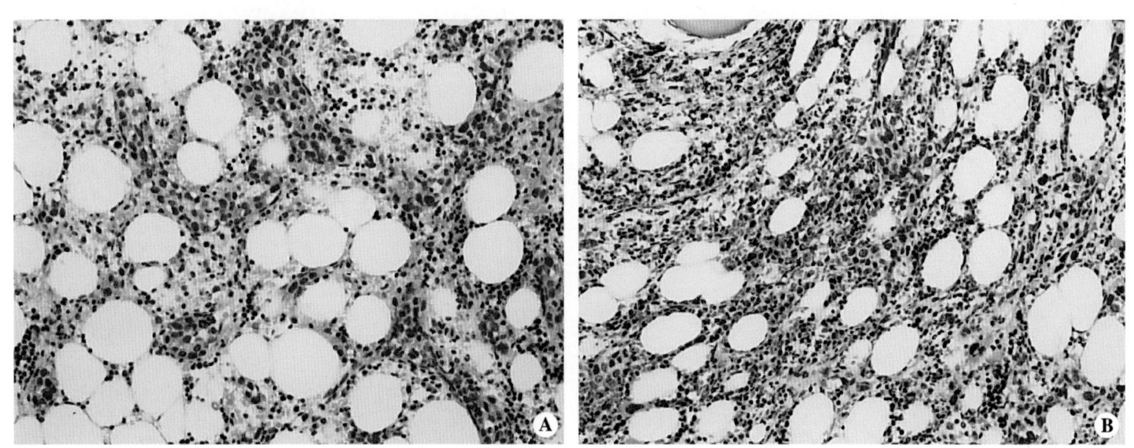

图 11-16-2　血管内大 B 细胞淋巴瘤骨髓腔内浸润

A. 瘤细胞位于骨髓腔髓窦内，细胞核增大，具有异型性；B. 瘤细胞位于骨髓腔髓窦内，形态不易辨认

四、免疫表型

IVLBCL 肿瘤细胞表达 CD45 和全 B 细胞标记，如 CD20（图 11-16-3A）、CD19、CD79a、PAX5（图 11-16-3B）等，少部分病例表达 CD5（约占 38%）、CD10（约占 13%），以及 BCL6（约占 20%），几乎所有 CD10– 病例 IRF4/MUM1 为阳性；CD3–（图 11-16-3C），CD5 的表达没有特殊的临床意义，极个别情况下，肿瘤细胞可表达 MPO 或 CK；变异型的免疫特征与普通型 IVLBCL 相同。血管内皮标记物如 CD31 染色显示肿瘤细胞位于血管腔内（图 11-16-3D）。

骨髓活检中，B 细胞免疫标记物 CD20（图 11-16-4A）、CD79a、PAX5 可显示肿瘤细胞，血管内皮细胞标记物如 CD31 或 CD34（图 11-16-4B）能清楚勾勒出肿瘤细胞窦内生长的模式，CD20 与 CD34 双染可更为直接显示肿瘤细胞定位于髓窦内（图 11-16-4C）。增殖指标 Ki67 染色显示肿瘤增殖指数高，且能够清晰显示肿瘤细胞核增大、核质比增大的细胞异型性（图 11-16-4D）。

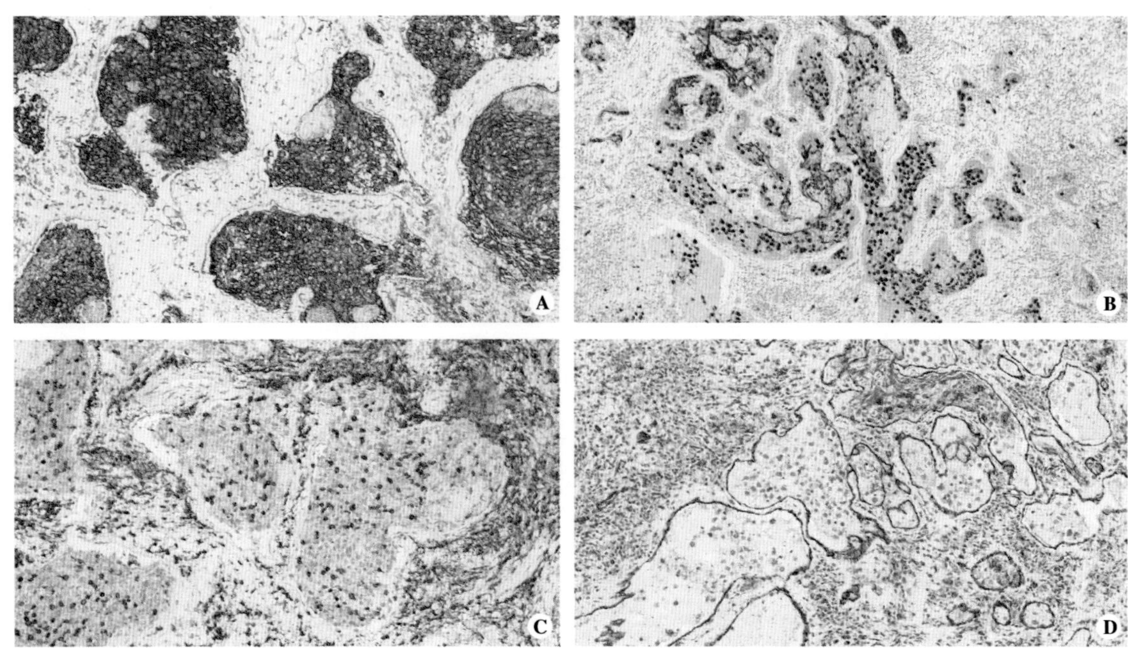

图 11-16-3 患者女，71 岁，下鼻甲血管内大 B 细胞淋巴瘤免疫组化染色

A. 肿瘤细胞 CD20+；B. 肿瘤细胞 PAX5+；C. 肿瘤细胞 CD3–；D. 血管内皮细胞 CD31+，显示肿瘤细胞位于血管腔内

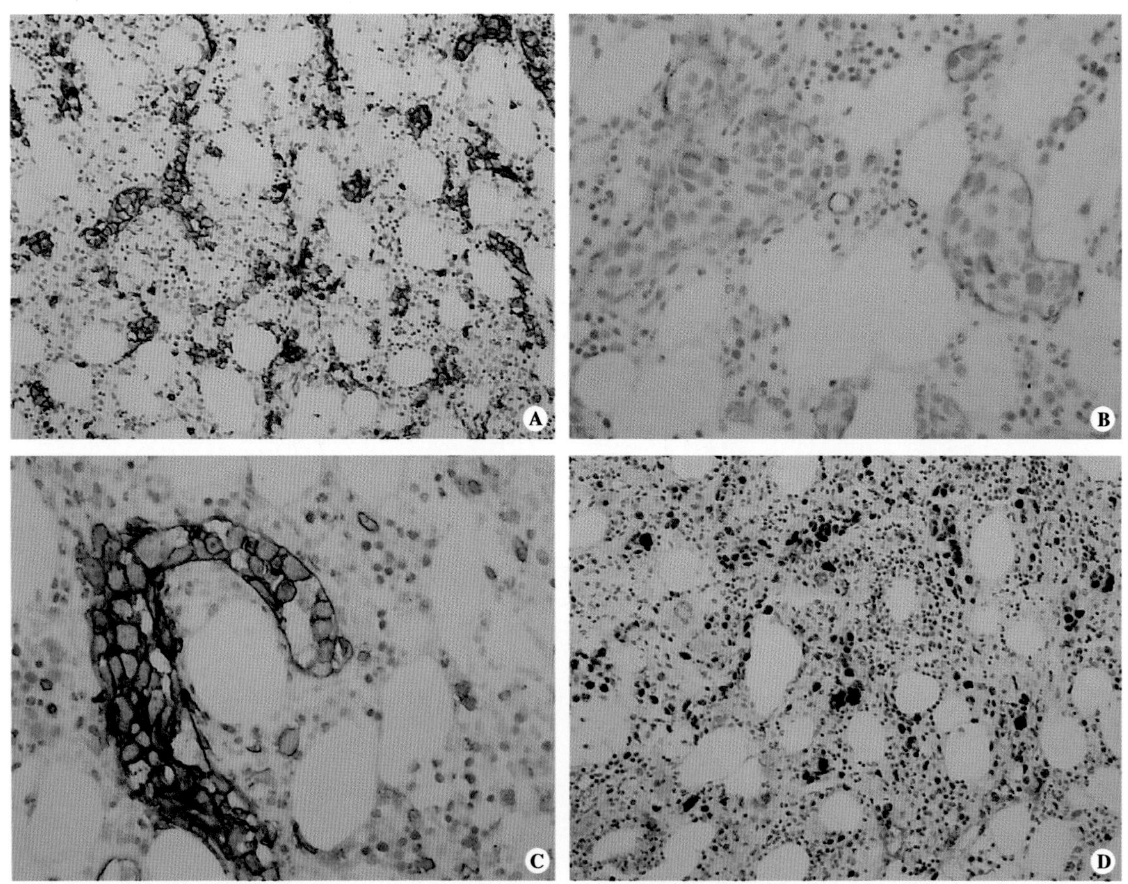

图 11-16-4 骨髓腔内血管内大 B 细胞淋巴瘤免疫组化染色

A. 肿瘤细胞 CD20+；B. 髓窦窦内皮细胞 CD34+；C.CD20 和 CD34 双染清楚显示肿瘤细胞定位于髓窦内；D. Ki67 染色显示肿瘤细胞的增殖速率高，并显示瘤细胞核增大，核质比大，具有异型性

IVLBCL肿瘤细胞表达B细胞的流式检测特点。

五、遗传学检查

IVLBCL起源于外周B细胞，大部分表达生发中心后B细胞免疫表型。可检测到Ig基因克隆性重排，没有*BCL2*基因易位，但个别病例出现*BCL6*基因重排或*IgH/CCND1*易位；细胞遗传学异常包括8p21、19q13、14q32和18号染色体等异常；EBER原位杂交常为阴性；除外HIV感染者，罕见HHV-8阳性而EBV阴性患者。

六、综合诊断

结合形态学、免疫表型和临床所见基本可以做出明确诊断，必要时可行细胞遗传学检测，即“MICM”相结合的血液肿瘤国际统一标准诊断模式可明确诊断IVLBCL。

七、鉴别要点

（一）皮肤原发大B细胞淋巴瘤，腿型

患者常出现双腿和其他部位迅速增大的红色或蓝红色肿物，经常迅速播散到皮肤之外部位，而IVLBCL大体上表现为下肢或躯干皮肤的紫蓝色斑块或毛细血管扩张性改变。皮肤原发大B细胞淋巴瘤（PCDLBCL）组织学表现为异型中心母细胞样和免疫母细胞样瘤细胞弥漫片状增生，与IVLBCL瘤细胞血管内生长的形态特点不同。

（二）弥漫大B细胞淋巴瘤，非特指型

弥漫大B细胞淋巴瘤，非特指型（DLBCL，NOS）出现系统性病变，如淋巴结的迅速增大，或结外器官的肿块，组织学上受累淋巴结或器官结构部分或全部破坏，常伴有凝固性坏死。组织学上肿瘤细胞弥漫分布，黏附性差，胞体大，胞质丰富，核呈中心细胞样，或中心母细胞样，或免疫母细胞样，与IVLBCL血管内生长的组织学特点不同。

（三）中枢神经系统原发大B细胞淋巴瘤

异型大淋巴细胞在脑组织内片状分布，破坏正常脑组织，围绕血管呈特征性的“套袖样”改变，与IVLBCL在小血管内生长的特点不同；其免疫表型与IVLBCL相类似。

（四）淋巴瘤样丘疹病

淋巴瘤样丘疹病（LYG）90%以上发生于肺内，也可累及脑、肾、肝和皮肤。病变多以血管为中心，往往伴有大量淋巴细胞浸润和坏死灶形成，异型B淋巴细胞体积大，呈多型性或霍奇金样，瘤细胞EBER+。形态学EBER表型均与IVLBCL不同。

（五）DLBCL累及骨髓

骨髓原发性IVLBCL需与系统性DLBCL累及骨髓相鉴别，后者常有淋巴结肿大或器官内病变，两者影像学和临床表现明显不同。

（六）皮肤血管内大NK/T细胞淋巴瘤

皮肤血管内大NK/T细胞淋巴瘤（IVLNKTCL）非常罕见，见于老年人，皮肤可出现边界不清的脂膜炎样病变，可伴有毛细血管扩张，累及中枢神经系统者可出现神经症状。组织学上表现为扩张的血管内大细胞明显增生，细胞胞质稀少，多可见大核仁；瘤细胞表达T细胞标记，如CD2、CD3和细胞毒颗粒，多数病例CD56阳性，CD5，βF1常为阴性，未见TCRγ表达，CD30偶可阳性。TCR基因重排显示约1/3阳性，阴性者可能代表NK细胞表型。原位杂交显示瘤细胞EBER阳性是鉴别要点。

（七）间变性大细胞淋巴瘤

某些皮肤间变性大细胞淋巴瘤（ALCL）的瘤细胞出现在邻近淋巴管内或局部淋巴结内，而并非出现在血管内，这是鉴别要点之一，淋巴管内皮标记物有助于鉴别。ALCL瘤细胞表达CD30和CD3、CD4，细胞毒颗粒，ALK常为阴性，也可为阳性，EBV阴性；免疫表型有助于与IVLBCL相鉴别。

（八）急性白血病

急性白血病时白血病细胞可于血管内聚集，AML细胞核染色质细致，胞质内可出现颗粒，表达髓过氧化物酶（MPO）而不表达全B或全T标记；

急性淋巴母细胞性白血病细胞虽可表达全 B 或全 T 标记物，但是 TdT 常阳性，而 IVLBCL 不表达 TdT。

（九）血管肉瘤

IVLBCL 肿瘤细胞有时沿血管壁呈栅栏状生长，形态类似于血管肉瘤，免疫标记物有助于鉴别。

（十）转移性肿瘤

如转移癌的血管内癌栓，转移性恶性黑色素瘤，转移性生殖细胞性肿瘤等，相应的免疫标记物有助于鉴别。

（十一）炎性组织

炎性组织周围的炎性腔隙内有时充填多量活化的反应性炎症细胞，可能与 IVLBCL 混淆，但是炎症细胞较小，且不具有 IVLBCL 细胞核的异型特征。

八、预　　后

IVLBCL 一般呈侵袭性生长，其预后较差，出现噬血细胞综合征的患者其平均生存时间仅为 7 个月；病变仅局限于皮肤内者预后稍好；患者临床表现多变，造成诊断拖延或难以明确诊断，也是预后较差的原因之一。目前，利妥昔单抗与化疗药联合应用显著改善了患者的临床预后，三年总生存率可达 60% ～ 81%；但是，仍有约 25% 的病例可出现不可预测的中枢神经系统复发，并出现应用利妥昔单抗阶段严重的并发症——神经淋巴瘤病，是预后不良的重要原因。

（彭挺生）

第十七节　ALK 阳性的大 B 细胞淋巴瘤

一、定　　义

ALK 阳性的大 B 细胞淋巴瘤（ALK-positive Large B-cell Lymphoma，ALK+LBC）是一种少见的侵袭性 B 细胞肿瘤，常具有免疫母细胞样形态和表达浆细胞免疫表型及 ALK 蛋白。

二、临床表现

ALK 阳性的大 B 细胞淋巴瘤非常少见，在弥漫大 B 细胞淋巴瘤中的占比小于 1%。主要发生于年轻成年人（中位年龄约 38.4 岁），但发病年龄谱较宽，9 ～ 85 岁均有病例报道，约 12.5% 的患者小于 18 岁。男女发病比例为（3.5 ～ 5）∶ 1。一半患者就诊时有 B 症状，2/3 患者为Ⅲ / Ⅳ期，30% 的患者有骨髓受累。ALK 阳性的大 B 细胞淋巴瘤主要发生在淋巴结，也可原发于结外，包括骨、胃肠道、肝、脾、舌、鼻咽、软组织和皮肤。患者一般没有免疫缺陷。

三、组织形态特征

大部分病例为淋巴窦隙状浸润或弥漫淋巴结受累，少部分可见弥漫和窦隙状混合生长模式，有时细胞具有黏附性，可似转移癌。肿瘤细胞呈免疫母细胞或浆母细胞样形态。空泡状细胞核，中央见大核仁，细胞质丰富、嗜双色，少见形态包括不典型多核巨细胞或间变瘤巨细胞。罕见病例呈广泛浆细胞样混杂不到 10% 的浆母细胞样细胞构成（图 11-17-1 ～图 11-17-3）。

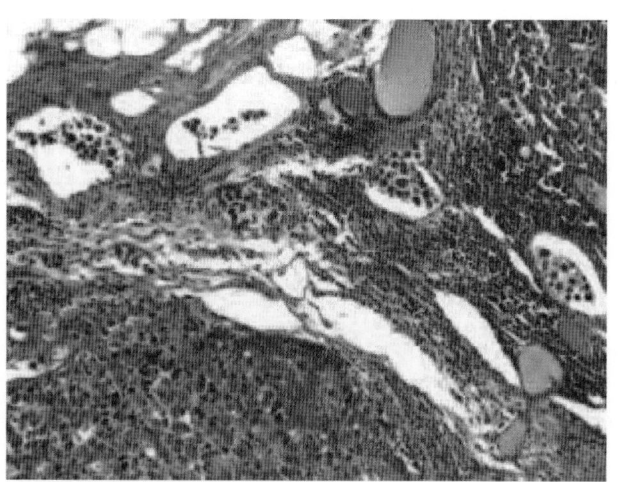

图 11-17-1　ALK 阳性的大 B 细胞淋巴瘤

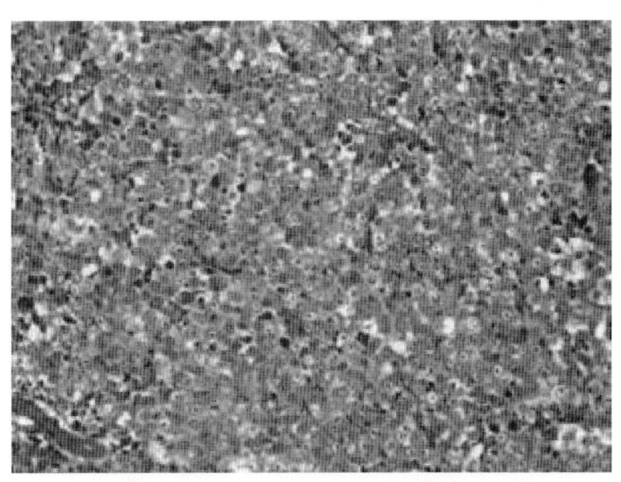

图 11-17-2 ALK 阳性的大 B 细胞淋巴瘤

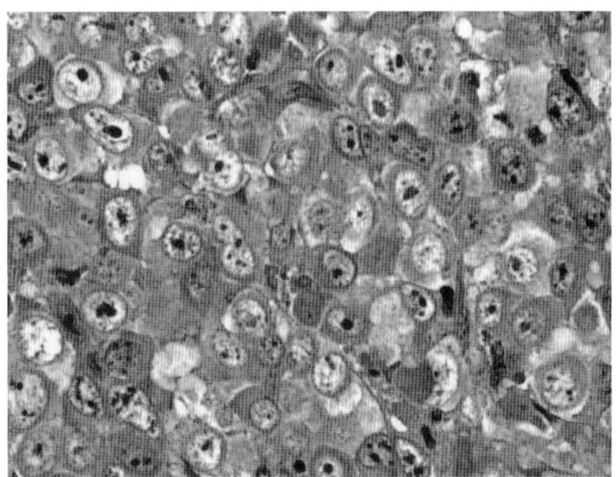

图 11-17-3 ALK 阳性的大 B 细胞淋巴瘤

四、免疫表型

绝大部分病例ALK呈细胞质颗粒状阳性，少数呈细胞核和细胞质或细胞膜阳性。瘤细胞LCA+、CD38+、CD138+、MUM1+、BLIMP1+、XBP1+、OCT2+、BOB1+、IgA+、CD3−。CD20、CD79a、CD30通常阴性或局灶弱阳性。需要注意的是，高达一半左右病例可异常表达CD4，罕见病例CK+。HHV-8和EBV阴性（图11-17-4～图11-17-6）。

五、遗传学检查

绝大多数为t（2；17）（p23；q23）导致*CLTC*和*ALK*融合基因，少数为t（2；5）（p23；q35）导致*NPM-ALK*融合，其他个别报道的融合基因有*SQSTM1*、*SEC31A*等。大部分患者可检出*IgH*克隆性基因重排。

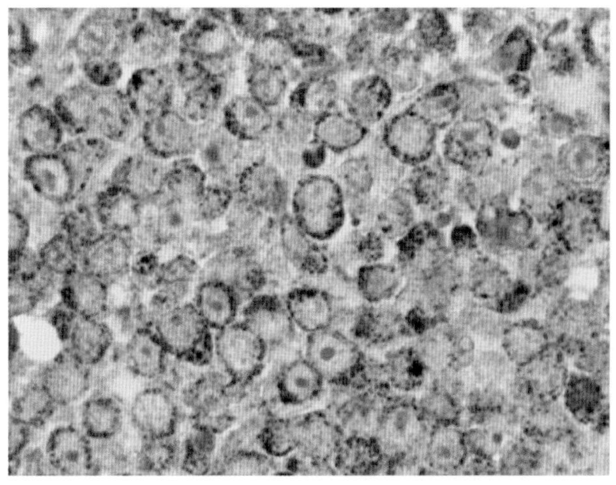

图 11-17-4 ALK 阳性的大 B 细胞淋巴瘤
ALK+

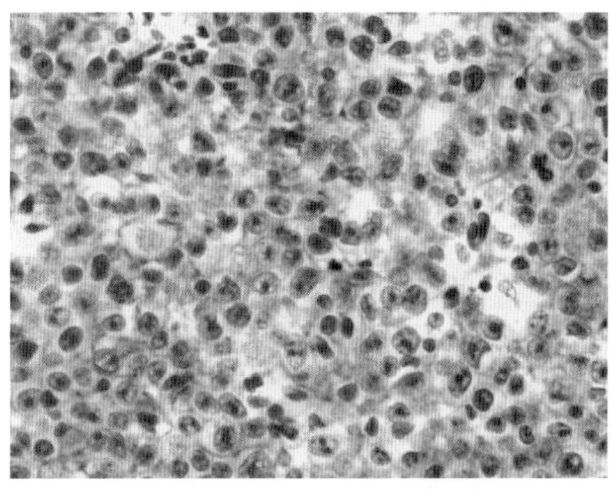

图 11-17-5 ALK 阳性的大 B 细胞淋巴瘤
CD4+

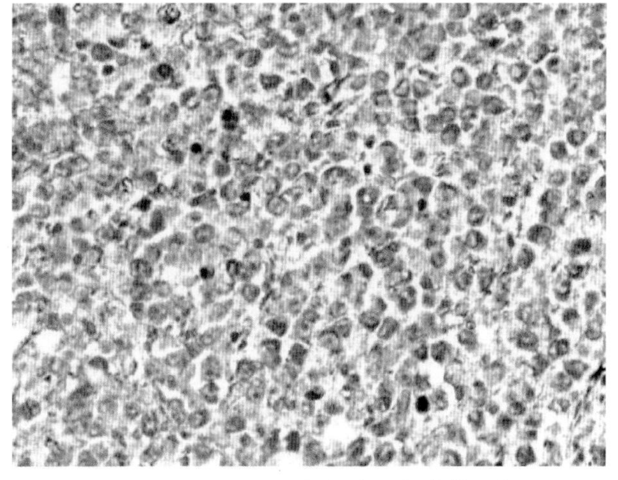

图 11-17-6 ALK 阳性的大 B 细胞淋巴瘤
CD138+

六、综合诊断

根据组织形态特点、免疫表型和遗传学检查，可以诊断该病。

七、鉴别要点

ALK 阳性的大 B 细胞淋巴瘤的鉴别诊断见表 11-17-1，表 11-17-2。

八、预 后

ALK 阳性的大 B 细胞淋巴瘤是一种高度侵袭性淋巴瘤，预后很差。一组大的病例（91 例）荟萃分析显示，平均随访期 1.8 年，生存率约 49%，5 年生存率 34%，中位生存期约 1.83 年。病变局限的患者（Ⅰ / Ⅱ期）预后较好。

表 11-17-1 ALK 阳性的大 B 细胞淋巴瘤的鉴别诊断

	主要特征	免疫表型	其他
ALK 阳性的大 B 细胞淋巴瘤	浆母细胞样形态，窦隙状、弥漫浸润	ALK+，CD138+，MUM1+，EMA+，EBV–，HHV-8–，CD20–	t（2；17）（p23；q23） t（2；5）（p23；q35）
原发性渗出淋巴瘤	间变 / 浆母样形态，很少累及实体脏器	Pan-B–，CD30+，CD138+，EBV+，HHV-8+	IGH 重排
间变浆细胞骨髓瘤	主要原发于骨	Pan-B–，CD30–，CD138+，cIgG+ 或 cIgA+，CD117+，CD56+	IGH 重排，t（11；14），非整倍体
HHV8+ 弥漫大 BNOS	累及淋巴结和脾	Pan-B，CD30+，CD138–，cIgM，EBV+，HHV-8+	IGH 重排
HHV8/EBV + 嗜生发中心性淋巴组织增生性疾病	淋巴结结构保存，生发中心出现浆母细胞	IRF4/MUM1+，CD10–，CD20–，CD79a–，BCL2–，BCL6–	预后良好
转移癌	有恶性肿瘤临床病史	CD45–，CK+	无 IGH 重排

表 11-17-2 ALK 阳性的大 B 细胞淋巴瘤和 ALK 阳性的间变大细胞淋巴瘤鉴别诊断

	ALK 阳性的大 B 细胞淋巴瘤	ALK 阳性的间变大细胞淋巴瘤
发病率	占非霍奇金淋巴瘤成人 3%，儿童 10% ～ 15%	少见
男：女	1.7 ：1	3.5 ：1
中位年龄	34 岁	38.4 岁
结巴结外受累	46%	22%
临床分期（Ⅲ / Ⅳ）	70%	57%
5 年生存率	70%	25%
生长方式	窦隙或弥漫	窦隙或弥漫
细胞形态	形态多变，见标志性胚胎样核	浆母细胞或免疫母细胞样
ALK	大多数细胞质和细胞核	大多数细胞质颗粒状
CD45	+	+（86%）
CD3	+（12%）	–
CD4	+（40%）	+（53%）
CD20/CD79a/PAX5	–	绝大部分阴性（3% ～ 22% 弱阳性）
CD138	–	+（94%）
EMA	+（83%）	+（93%）
CD30	+（100%）	绝大部分阴性（12% 弱阳性）
GranzymeB，perforin，TIA1	+（80%）	–
IGH	多克隆	单克隆
ALK 重排	大部分 t（2；5）（p23；35）	大部分 t（2；17）（p23；q23）

（王新根 尹为华）

第十八节　浆细胞瘤

一、骨孤立性浆细胞瘤

（一）定义

骨孤立性浆细胞瘤（solitary plasmacytoma of bone，SPB）指发生于骨的由浆细胞克隆性增生形成的局灶性肿瘤，无浆细胞骨髓瘤的临床症状，放射线检测（包括MRI和CT）无其他骨病灶。约30%的患者如果仅通过放射线检查可能只发现一个骨病灶，而通过MRI和CT检查可发现多处病灶，这些患者应诊断为浆细胞骨髓瘤，而不应诊断为骨孤立性浆细胞瘤。

骨孤立性浆细胞瘤有两个亚型，预后截然不同。一种是除了单发病灶之外，没有骨髓内克隆性浆细胞增生；另外一种是增生的浆细胞数量较少（＜10%），一般只能通过流式细胞术才能检测到。孤立性浆细胞瘤的诊断标准由国际骨髓瘤工作组更新（表11-18-1）。

表11-18-1　孤立性浆细胞瘤的诊断标准。［国际骨髓瘤工作组（IMMG）更新］

孤立性浆细胞瘤
骨髓活检证实的骨孤立性或软组织内的浆细胞克隆性增生
正常随机骨髓活检无克隆性浆细胞增生
骨骼检查或MRI、CT无异常（除原发病灶外）
无靶器官损害如高钙血症、肾功能不全、贫血和骨病变（CRAB）导致的浆细胞增生性病变
孤立性浆细胞瘤伴微小骨髓累及
随机骨髓活检发现上述病变+＜10%的克隆性浆细胞增生（通常通过流式细胞术发现）

（二）临床表现

最常累及造血活跃的骨，依次是椎骨、肋骨、颅骨、骨盆、股骨、锁骨和肩胛骨。胸椎比颈椎或腰椎更常累及，肘或膝下长骨少见。常表现为局限性骨痛或病理性骨折，脊椎的病变可与脊髓压迫症状有关。累及软组织时可形成可触及的肿块。24%～72%的患者伴有血或尿M蛋白，50%患者可出现血浆游离轻链比例异常。绝大多数患者多克隆免疫球蛋白在正常范围。无浆细胞瘤相关性贫血、高钙血症或肾衰竭。MRI在除外其他病变方面非常有用，有些学者认为MRI是诊断此肿瘤的必备检查。

（三）组织形态特点

在组织切片中，除非浆细胞分化很差，如浆母细胞性或间变性，浆细胞瘤是比较容易辨认的，其形态与浆细胞骨髓瘤相似（图11-18-1），免疫组化可确定其克隆性。

（四）免疫表型

与浆细胞骨髓瘤相似（图11-18-2），绝大多数病例不表达CD20，半数以上表达CD79a和LCA，但仍有一定数量的病例可不表达，CD38、CD138和MUM1可辅助诊断。

（五）遗传学

与浆细胞骨髓瘤相似。

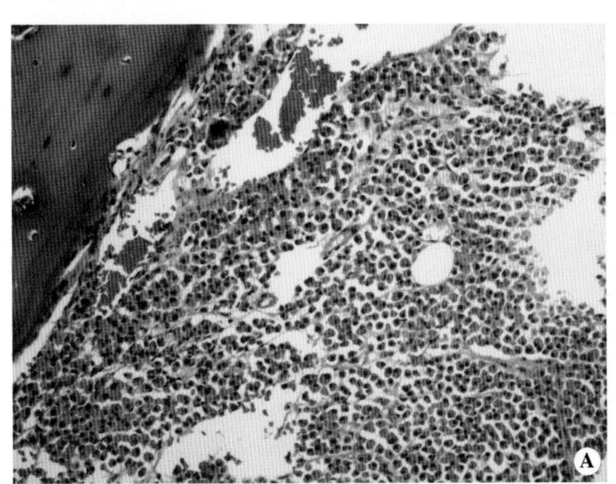

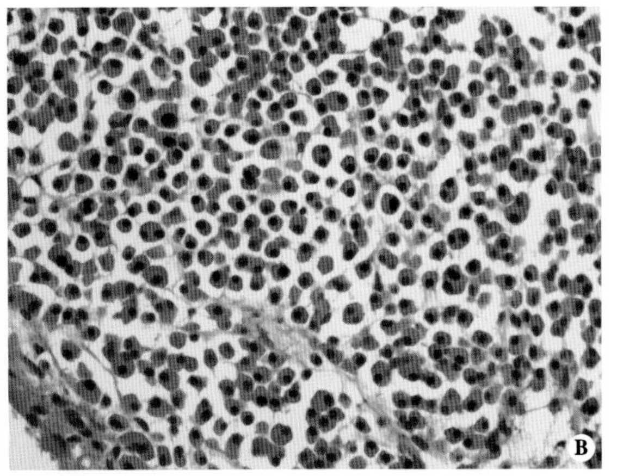

图11-18-1　骨孤立性浆细胞瘤骨髓活检

A.低倍镜显示均匀一致的肿瘤细胞在骨小梁旁浸润；B.高倍示大量浆细胞，异型性小，比成熟浆细胞核略大，肿瘤细胞之间大小形态略有差异

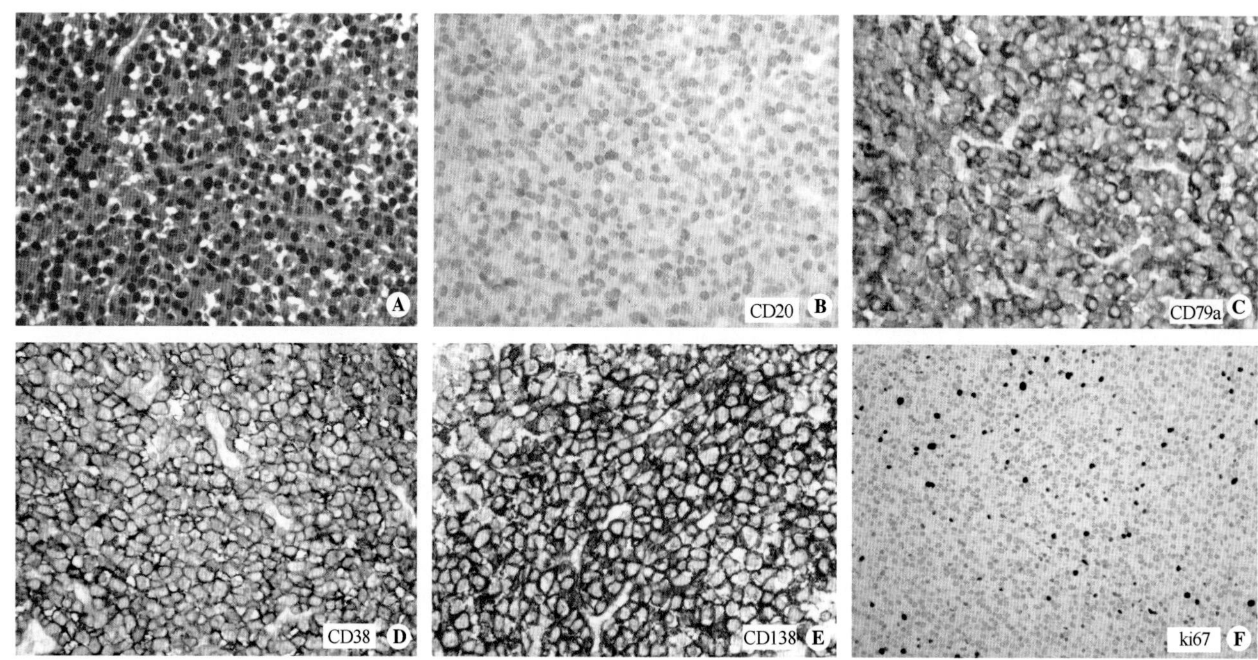

图 11-18-2 骨孤立性浆细胞骨髓瘤免疫表型

A. 形态学特点；B.CD20 不表达；C. 通常表达 CD79a；D，E. 表达 CD38，CD138；F. Ki67 指数通常较低

（六）综合诊断

根据形态学、免疫表型及影像学检查可诊断。

（七）预后

大多数病例局部放疗可以得到控制，但约有 2/3 的病例最终会发展为普通的骨髓瘤或另外一种孤立或多发性浆细胞瘤。10% 的骨孤立性浆细胞瘤（SPB）患者和无骨髓浸润的患者，以及 60% 的骨髓微浸润患者（< 10% 的骨髓克隆性浆细胞增生）可在 3 年内病情发生进展。将近 1/3 的患者保持无瘤生存 10 年以上，中位生存期是 10 年。老年患者、肿瘤大于 5cm 或局部放疗后持续存在 M 蛋白大于 1 年的患者肿瘤进展概率较高。其他报道的进展为骨髓瘤的危险因素包括血清游离轻链比异常，单克隆性尿游离轻链、免疫球蛋白水平降低，以及骨质疏松。

二、骨（髓）外浆细胞瘤

（一）定义

骨（髓）外浆细胞瘤是指发生于骨外的局灶性浆细胞肿瘤。伴有浆细胞分化的淋巴瘤，尤其是结外边缘区黏膜相关淋巴组织淋巴瘤（MALT）必须除外（表 11-18-2）。

表 11-18-2 骨外具有浆样或浆母细胞样分化肿瘤的鉴别诊断

	浆细胞骨髓瘤侵犯骨外	浆母细胞淋巴瘤	原发骨外浆细胞瘤
临床特征和诱因	发生于高级别浆细胞骨髓瘤，有时为单纯的治疗后复发	HIV 感染、自身免疫抑制和老年自身免疫活性低下的患者	无已知诱因，患者年龄跨度较大，某些罕见病例为移植后患者
部位	任何部位，有或无外周血侵犯	通常为结外，口腔、胃肠道、皮肤和淋巴结都可累及，50% 的患者为免疫活性低下	80% 发生于头颈部，大多为结外
骨病变	常见，播散性	罕见	罕见局灶浸润（颅骨）
M 蛋白	> 95%	罕见	20%，低水平
骨髓累及	有	罕见	没有明显累及（按照定义），15% 在病变进展期
病变分期	通常分期较高	> 90% 在Ⅰ期或Ⅳ期	大多在 $Ⅰ_E$ ~ $Ⅱ_E$ 期
形态	浆母 / 浆细胞	免疫母 / 浆母细胞，偶尔伴有浆细胞成分	通常为成熟浆细胞

续表

	浆细胞骨髓瘤侵犯骨外	浆母细胞淋巴瘤	原发骨外浆细胞瘤
免疫表型	浆细胞标记和胞质免疫球蛋白轻链 +，70% ～ 80% 病例 CD56+（浆细胞白血病通常 CD56–）	浆细胞标记 + 50% 免疫球蛋白轻链 + B 细胞标记 – 10% ～ 30% 病例 CD56+	浆细胞标记和胞质免疫球蛋白轻链 +， CD56 通常不呈阳性或弱阳性 CyclinD1–
分子改变	浆细胞骨髓瘤形态往往伴有 *IG* 基因易位（50% ～ 70%）；浆母细胞形态常伴有 *MYC* 基因易位	无浆细胞骨髓瘤型易位；50% 可出现 *MYC* 基因易位	无 t（11；14）和 *MYC* 基因易位
EBV 感染	无	50% ～ 75%	罕见，50% ～ 70% 发生于髓外浆细胞瘤样移植后淋巴组织增生性病变中
预后	差	差	好，15% 可进展为浆细胞骨髓瘤

（二）临床表现

上呼吸道黏膜是其最常见的发病部位，但也可发生于其他部位，如胃肠道、淋巴结、膀胱、乳腺、甲状腺、睾丸、腮腺、皮肤和中枢神经系统。上呼吸道的浆细胞瘤约有 15% 的病例可扩散到颈部淋巴结内。

（三）组织形态特点

形态类似于骨孤立性浆细胞瘤，但如果发生于骨外，其形态与伴有浆细胞分化的淋巴瘤鉴别比较困难（图 11-18-3）。黏膜相关淋巴组织结外边缘区淋巴瘤、淋巴浆细胞淋巴瘤和浆母细胞型淋巴瘤可能会被误诊为浆细胞瘤，当边缘区淋巴瘤伴有显著浆细胞分化时鉴别诊断非常困难，尤其是当发生于皮肤、上呼吸道和胃肠道时，几乎无法通过形态来鉴别。有些病例伴有边缘区淋巴瘤特征的区域可在组织切片中辨认，还有些病例通过流式细胞术可发现克隆性区域。浆细胞骨髓瘤累及骨外时与浆细胞瘤无法通过形态进行鉴别，尽管浆细胞瘤骨外累及更常表现为细胞的异型或母细胞形态。伴有骨外累及的浆细胞瘤样或浆母细胞样形态的肿瘤鉴别诊断详见表 11-18-2。罕见情况下，骨外浆细胞瘤可伴有局灶肿瘤性淀粉样物质沉积。

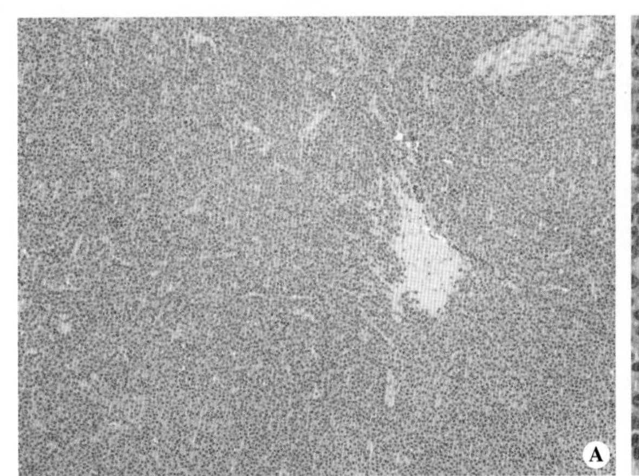

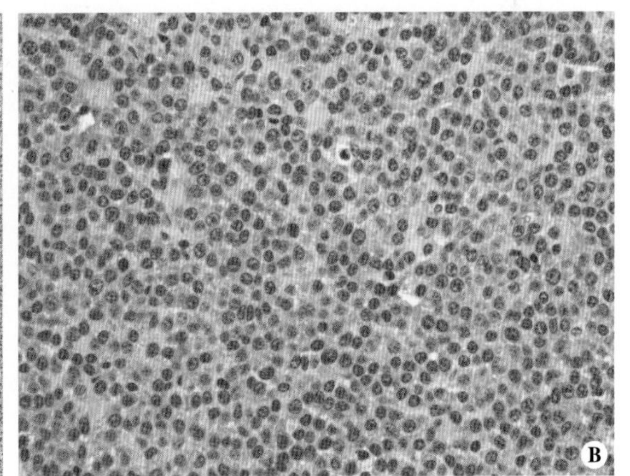

图 11-18-3　淋巴结浆细胞瘤

A. 淋巴结结构完全被破坏，大量均匀一致的浆细胞弥漫分布，细胞大小相对一致，比成熟浆细胞略大；B. 高倍镜下可见典型的核偏位形态，出现细胞核增大、较空、染色质不均匀、部分细胞可见核仁，肿瘤细胞大小出现差异等特点

（四）免疫表型

免疫表型与浆细胞瘤似乎相似（图 11-18-4），但仍然有一些区别可帮助鉴别诊断。骨外浆细胞瘤通常缺乏 CyclinD1 的表达，而 CD56 可呈一定程度的弱表达。免疫球蛋白轻链免疫组化或原位杂交对鉴别浆细胞增生是单克隆还是多克隆有一定帮助。如果病灶内淋巴细胞或浆样细胞表

达 CD20，或表达 μ 重链而不表达 α 或 γ 重链，则支持淋巴瘤而不是浆细胞瘤。如果流式显示 CD19 和 CD45 表达而 CD56 不表达更倾向于淋巴瘤而不是浆细胞瘤。部分病例无法通过免疫组化来区分是骨外浆细胞瘤还是边缘区淋巴瘤伴显著浆细胞分化。

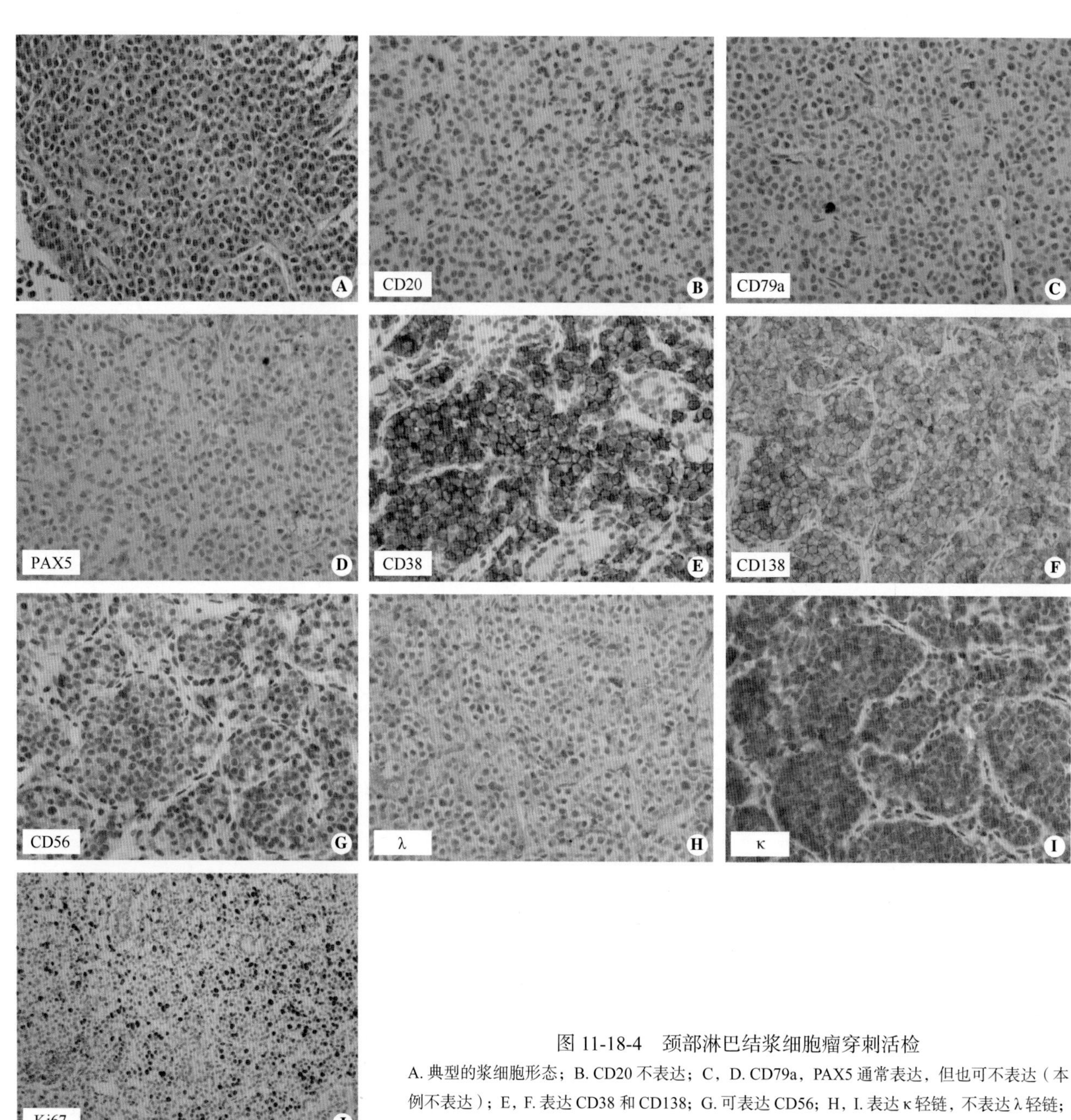

图 11-18-4 颈部淋巴结浆细胞瘤穿刺活检

A. 典型的浆细胞形态；B. CD20 不表达；C，D. CD79a，PAX5 通常表达，但也可不表达（本例不表达）；E，F. 表达 CD38 和 CD138；G. 可表达 CD56；H，I. 表达 κ 轻链，不表达 λ 轻链；J. Ki67 通常较低

（五）遗传学

基因改变还没有被广泛研究，似乎与浆细胞骨髓瘤一致，但是缺乏 t（11；14）（q13；q32）（IGH/*CCND1*）易位及 *MYC* 异常。

（六）综合诊断

根据形态学、免疫表型及影像学检查可诊断。

（七）预后

大多数病例可通过局部放疗根除病灶。25%

的患者可出现局部复发，偶有远处骨外转移。进展为浆细胞骨髓瘤概率较低，大约为15%，伴有骨浸润的病例进展为浆细胞骨髓瘤的概率增高，约70%的患者可无瘤生存10年。

（张翠娟）

参考文献

陈辉树，姜洪池.2012.中国脾脏学.北京：人民军医出版社：371-378.

陈辉树.2010.骨髓病理学.北京：人民军医出版社：166-168.

邱录贵，马军.2016.套细胞淋巴瘤诊断与治疗中国专家共识（2016年版）.中华血液学杂志，37（09）：735-741.

邱录贵，周道斌.2016.淋巴浆细胞淋巴瘤/华氏巨球蛋白血症诊断与治疗中国专家共识（2016年版）.中华血液学杂志.37（9）：729-734.

Aukema SM，van Pel R，Nagel I，et al. 2017. MYC expression and translocation analyses in low-grade and transformed follicular lymphoma. Histopathology，71：960-971.

Barth TFE，Kraus JM，Lausser L，et al. 2017. Comparative gene-expression profiling of the large cell variant of gastrointestinal marginal-zone B-cell lymphoma. Sci Rep，7（1）：5963.

Bermudez G，Gonzalez de Villambrosia S，Martinez-Lopez A，et al. 2016. Incidental and isolated follicular lymphoma in situ and mantle cell lymphoma in situ lack clinical significance. Am J Surg Pathol，40：943-949.

Chapuy B，Roemer MG，Stewart C，et al. 2016. Targetable genetic features of primary testicular and primary central nervous system lymphomas. Blood，127（7）：869-881.

Cheah CY，Seymour JF，Wang ML. 2016. Mantle Cell Lymphoma. J Clin Oncol，34（11）：1256-1269.

Deng L，Xu-Monette ZY，Loghavi S，et al. 2016. Primary testicular diffuse large B-cell lymphoma displays distinct clinical and biological features for treatment failure in rituximab era：a report from the International PTL Consortium. Leukemia，30（2）：361-372.

Grygalewicz B，Woroniecka R，Rymkiewicz G，et al. 2018. The 11q-gain/loss aberration occurs recurrently in MYC-negative Burkitt-like lymphoma with 11q aberration，as well as MYC-rositive Burkitt lymphoma and MYC-positive high-grade B-cell lymphoma，NOS. Am J Clin Pathol，149：17-28.

Harmon CM，Smith LB. 2016. B-cell non-Hodgkin lymphomas with plasmacytic differentiation. Surg Pathol Clin，9（1）：11-28.

Harmon CM，Smith LB. 2016. Plasmablastic lymphoma：A review of clinicopathologic features and differential diagnosis. Arch Pathol Lab Med，140（10）：1074-1078.

Hu Q，Zhang Y，Zhang X，et al. 2016. Gastric mucosa-associated lymphoid tissue lymphoma and Helicobacter pylori infection：a review of current diagnosis and management. Biomark Res，4：15-23.

Jaffe ES，Arber DA，Campo E，et al. 2017. Hematopathology. 2th ed. Singapore：Saunders Elsevier.

Kida T，Tanimura A，Ono A，et al. 2017. Lymphoplasmacytic lymphoma accompanied by transformed diffuse large B-cell lymphoma with the MYD88 L265P mutation. Rinsho Ketsueki，58（2）：155-160.

Li S，Desai P，Lin P，et al. 2016. MYC/BCL6 double-hit lymphoma（DHL）：a tumour associated with an aggressive clinical course and poor prognosis. Histopathology，68：1090-1098.

Louissaint A，Schafernak KT，Geyer JT，et al. 2016. Pediatric-type nodal follicular lymphoma：a biologically distinct lymphoma with frequent MAPK pathway mutations. Blood，128：1093-1100.

Miao Y，Hu S，Lu X，et al. 2016. Double-hit follicular lymphoma with MYC and BCL2 translocations：A study of 7 cases with a review of literature. Hum Pathol，58：72-77.

Miyamoto K，Kobayashi Y，Maeshima AM，et al. 2016. Clinicopathological prognostic factors of 24 patients with B-cell lymphoma，unclassifiable，with features intermediate between diffuse large B-cell lymphoma and Burkitt lymphoma. Int J Hematol，103：693-702.

Ozawal MG，Bhaduri A，Chisholm KM，et al. 2016. A study of the mutational landscape of pediatric-type follicular lymphoma and pediatric nodal marginal zone lymphoma. Modern Pathology，29：1212-1220.

Savage KJ，Slack GW，Mottok A，et al. 2016. Impact of dual expression of MYC and BCL2 by immunohistochemistry on the risk of CNS relapse in DLBCL. Blood，127（18）：2182-2188.

Schmidt J，Gong S，Marafioti T，et al. 2016. Genome-wide analysis of pediatric-type follicular lymphoma reveals low genetic complexity and recurrent alterations of TNFRSF14 gene. Blood，128：1101-1111.

Schmidt J，Ramis-Zaldivar JE，Nadeu F，et al. 2017. Mutations of MAP2K1 are frequent in pediatric-type follicular lymphoma and result in ERK pathway activation. Blood，130：323-327.

Sebastian E，Alcoceba M，Martin-Garcia D，et al. 2016. High-resolution copy number analysis of paired normal-tumor samples from diffuse large B cell lymphoma. Ann Hematol，95（2）：253-262.

Shen CH，Lin TH，Hsieh YL，et al. 2016. Mitotic arrest induced in human DU145 prostate cancer cells in response to KHC-4 treatment. Environ Toxicol，31（12）：1879-1887.

Sissolak G，Seftel M，Uldrick TS，et al. 2017. Burkitt lymphoma and B-cell lymphoma unclassifiable with features intermediate between diffuse large B-cell lymphoma and Burkitt lymphoma in patients with HIV：outcomes in a South African Public Hospital. J Glob Oncol，3：218-226.

Starr AG，Caimi PF，Fu PF，et al. 2016. Dual institution experience of nodal marginal zone lymphoma reveals excellent long-term outcomes in the rituximab era. British Journal of Haematology，7（22）：275-280.

Swerdlow SH，Campo E，Harris NL，et al. 2017. World Health Organization classification of tumor haematopoietic and lymphoid tissue. Revised 4th ed. Lyon：IARC Press.

Swerdlow SH，Kuzu I，Dogan A，et al. 2016. The many faces of small B cell lymphomas with plasmacytic differentiation and the contribution of MYD88 testing. Virchows Arch，468（3）：259-275.

Swerdlow TS，Campo E，Pileri SA，et al. 2016. The 2016 revision of the World Health Organization classification of lymphoid neoplasms. Blood，127（20）：2375-2390.

Taniguchi K，Takata K，Chuang SS，et al. 2016. Frequent MYD88 L265P and CD79B mutations in primary breast diffuse large B-cell lymphoma. Am J Surg Pathol，40（3）：324-334.

Tsukamoto T，Kiyota M，Kawata E，et al. 2017. Detection of chromosomal abnormalities by G-banding and prognostic impact in follicular lymphoma in the rituximab era. Int J Hematol，105：658-667.

van den Brand M，Rijntjes J，Hebeda KM，et al. 2017. Recurrent mutations in genes involved in nuclear factor-kB signalling in nodal marginal zone lymphoma-diagnostic and therapeutic implications. Histopathology，70：174-184.

第十二章

成熟 T 细胞和 NK 细胞肿瘤

第一节 淋巴结 T 细胞淋巴瘤

一、外周 T 细胞淋巴瘤，非特指型

（一）定义

外周 T 细胞淋巴瘤，非特指型（PTCL，NOS）代表一组发生于淋巴结或结外部位的异质性疾病群体，尚无法归入当前 WHO 分类中任何特殊类型的成熟 T 细胞淋巴瘤。具有滤泡辅助者 T 细胞（T_{FH}）表型的肿瘤已从其中划出，后者至少表达以下标志物中的 2 ～ 3 种：CD10、BCL6、PD1、CXCL13、CXCR5、ICOS 和 SAP。PTCL，NOS 几乎总是发生于成人，临床过程呈侵袭性。

（二）临床表现

在西方国家，此类肿瘤约占所有 PTCL 的 30%，在我国，这一比例为 23%。成人多见，儿童十分罕见。男女比为 2 ∶ 1。患者最常表现为淋巴结肿大，大多呈现伴有 B 症状的进展期疾病进程。也可出现副肿瘤综合征，如嗜酸性粒细胞增多、瘙痒等，偶可并发噬血细胞综合征。

（三）组织形态特点

受累淋巴结结构多有破坏，肿瘤细胞呈副皮质区、滤泡间区型（图 12-1-1A）或弥漫性浸润。瘤细胞形态变异较大，从多形到单形均可见到（图 12-1-1B，12-1-1C）。多数病例由中等大小和（或）大细胞组成，核形不规则而多形（圆形、扭曲而有切迹、长杆状等），深染或空泡状，核仁明显或不显著，核分裂象多见。偶可见到透明细胞和 RS 样细胞。少数病例主要以核形不规则的异型小淋巴细胞增生为主。多有小血管增生，但不易见到血管免疫母细胞性 T 细胞淋巴瘤（angioimmunoblastic T cell lymphoma，AITL）中特征性高内皮小静脉和（或）滤泡树突状细胞增生，以及开放的边缘窦。炎细胞浸润常见，包括小淋巴细胞、嗜酸性粒细胞、浆细胞和大 B 细胞（后者无论是否有 EBV 感染，均有可能为克隆性增生），以及成簇的上皮样组织细胞。淋巴上皮样细胞变异亚型中，上皮样组织细胞尤为多见。结外部位受累表现为类似的弥漫性肿瘤细胞浸润。皮肤受累时，肿瘤细胞常浸润真皮及皮下组织，形成中央坏死性肿瘤结节。有时也可见到嗜表皮现象、嗜血管现象（血管中心性生长）和皮肤附属器受累。脾受累时，其生长方式差异较大，可以是单发或多发的鱼肉样结节，亦可是伴动脉周围鞘植入的弥漫性白髓受累，有些病例则以弥漫红髓浸润为主。

变异型组织形态特点见下述。

1. 淋巴上皮样变异型 亦称为 Lennert 淋巴瘤，表现为弥漫性或滤泡间生长方式（较少见）。主要由核轻度不规则的小细胞、大量上皮样组织细胞（有时候融合成片）和一些大的、异型更显著的增生性母细胞组成（图 12-1-2）。可混杂数量不等的炎细胞和部分 RS 样 B 细胞（通常 EBV 阳性）。高内皮小静脉不明显。多数病例肿瘤细胞 CD8+，具有细胞毒表型。这种变异型比其他类型的 PTCL，NOS 预后稍好。

2. 其他变异型 滤泡变异型，在 2017 年《造血与淋巴组织肿瘤 WHO 分类》中已被移至包括 AITL 在内的所有 T_{FH} 细胞起源的淋巴结 T 细胞淋巴瘤的类别之下，之前被称为 T 区变异型的一部分病例也是如此，因为这些肿瘤通常都具有 T_{FH} 细胞表型。

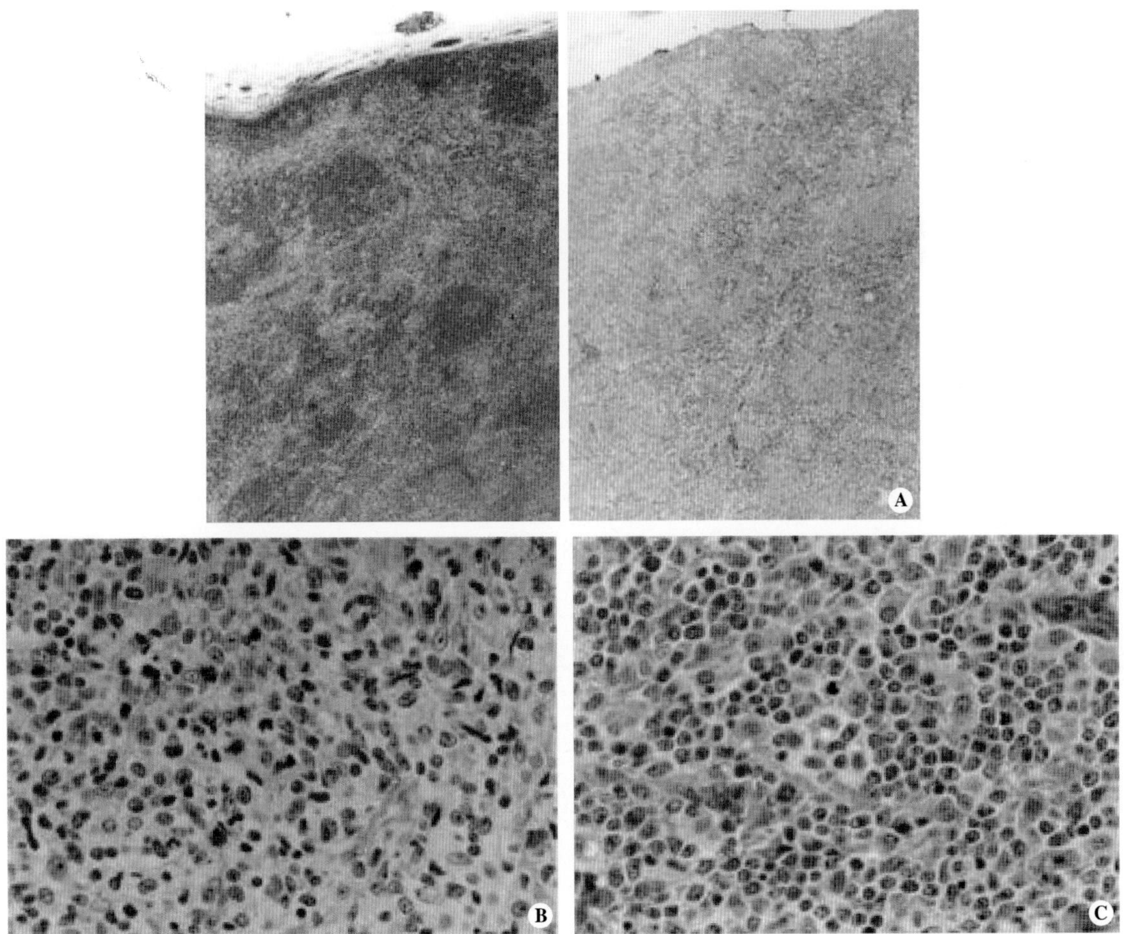

图 12-1-1　外周 T 细胞淋巴瘤，非特指型

A. 肿瘤细胞呈滤泡间区型分布（左：HE 染色）（右：免疫组化 CD3 染色）；B. 肿瘤细胞的多形性特点：瘤细胞体积大小不等，但以中等大及偏大细胞为主，细胞核形状不规则（圆形、扭曲多形、长杆状等），深染或空泡状，核仁明显或不显著，细胞质丰富而粉染，核分裂象易见，并见较多反应性嗜酸性粒细胞浸润（HE 染色）；C. 本例肿瘤细胞相对单形，由形态较为单一的圆形大细胞构成，具有空泡状核和明显的核仁，如无免疫染色帮助，不易与弥漫大 B 细胞淋巴瘤区分（HE 染色）

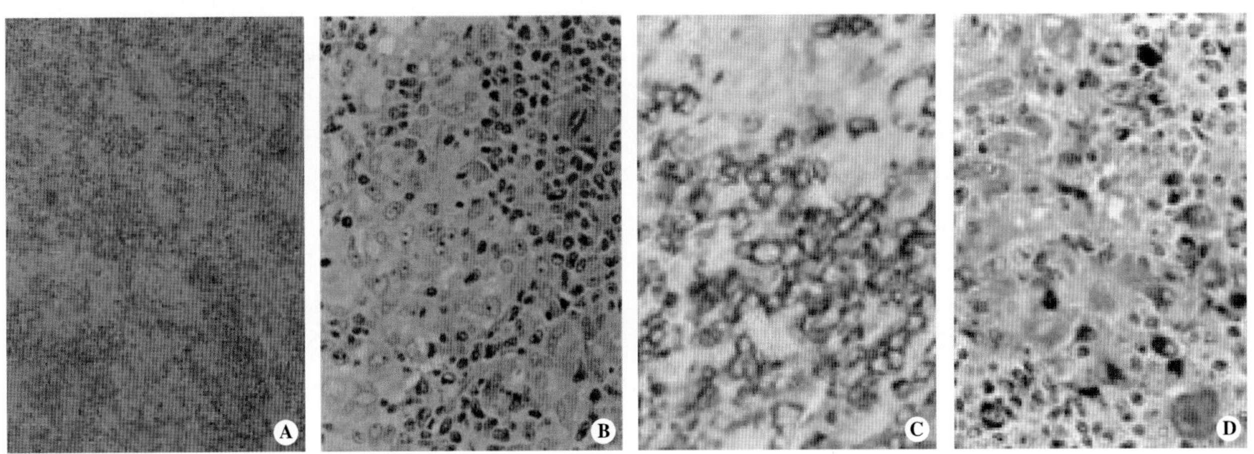

图 12-1-2　外周 T 细胞淋巴瘤，淋巴上皮样变异型

低倍镜下可见融合成片的粉红色上皮样组织细胞区域和相对深染的肿瘤细胞区域（A.HE 染色），肿瘤细胞和上皮样组织细胞的高倍镜观（B.HE 染色），肿瘤细胞表达 CD5（C. 免疫组化染色），组织细胞表达 CD68/KP1（D. 免疫组化染色）

原发淋巴结 EBV 阳性的 T 细胞或 NK 细胞淋巴瘤偶见报道。此类淋巴瘤通常由体积较大的圆形细胞构成，浸润方式单一，少有鼻型结外 NK/T 细胞淋巴瘤类似的特征性的坏死和血管侵犯。且临床更易发生于老年或免疫缺陷患者。它们暂时还被当作 PTCL，NOS 的变异型之一，将来随着研究的深入，不排除被列为独立病种的可能。

（四）免疫表型

PTCL，NOS 通常表达全 T 细胞抗原（CD2、CD3、CD5、CD7），且常伴有这些抗原（特别是 CD7 和 CD5）表达的下调或丢失。结内病变以 CD4+/CD8– 表型为主，但有时也可见到 CD4/CD8 双阳性或双阴性的病例。部分病例 CD8、CD56 阳性，具有细胞毒表型者可表达 TIA1、粒酶 B、穿孔素等。通常表达 T 细胞受体 β（TCRβF1），有助于与 γδT 细胞淋巴瘤和 NK 细胞淋巴瘤鉴别。偶有病例 CD15+，罕见病例还可同时表达 CD30。CD30+ 的 PTCL，NOS 需与 ALK– 间变性大细胞淋巴瘤鉴别，形态学不符合经典型间变性大细胞淋巴瘤者（瘤细胞多具有不规则形细胞核，而印记细胞罕见），即使 CD30 阳性，也应归入 PTCL，NOS。

TBX21（亦称为 T-BET）和 GATA3 的表达可能与 PTCL，NOS 的亚型有关，有研究表明，高表达 TBX21 者（Th1 细胞相关）预后较高表达 GATA3 者（Th2 细胞相关）好。部分病例可有个别 T_{FH} 细胞标志物表达（但一般不会有 3 个以上的标志物同时表达）。40% 病例表达 CD52。在半数病例中，超过 25% 的细胞可检测到 CD30 表达，尽管有效治疗所需的 CD30 表达临界值尚未确定，在某些情况下，仍将 CD30 作为该类肿瘤免疫化疗的靶点。但 CD30 阳性的 PTCL，NOS 抗 CD30 治疗的效果似乎没有 ALK 阴性的 ALCL 好。偶有 CD20 和（或）CD79a 异常表达，但通常更普遍地表达全 T 细胞抗原，并有 T 细胞克隆性增生的证据。增殖指数通常较高，Ki67 指数超过 70% 者通常预后较差。

（五）遗传学检查

多数病例 *TCR* 基因呈克隆性重排。

此型淋巴瘤通常具有复杂核型，频发染色体获得和缺失。已报道基因组失衡现象，认为其对 NF-κB 信号家族成员和参与细胞周期调控基因的几个区域都有影响。PTCL，NOS 遗传学异常不同于其他 T 细胞淋巴瘤（如 AITL 和 ALCL）。基因表达谱和 microRNA 谱研究表明，其独特的表达印记有别于 AITL、ALK+ ALCL 和 ALK–ALCL。基因表达谱分析也有助识别表达 TBX21（即 T-BET）或 GATA3 亚型的 PTCL，NOS 病例。前者包括某些具有细胞毒表型的病例。虽然 TBX21 和 GATA3 是 Th 细胞基因表达谱主要调控因子的转录因子，分别将 Th 细胞转化为 Th1 细胞和 Th2 细胞的分化通路，但仍需更多研究来证实它们就是 Th1 细胞来源肿瘤和 Th2 细胞来源肿瘤的可靠标记物。免疫组化替代标记物已被用于代替基因表达谱研究，并可能具有预后意义。与正常的 T 淋巴细胞相比，PTCL，NOS 的特征是参与相关细胞功能（如基质沉积、细胞骨架组建、细胞黏附、凋亡、增殖、转录和信号转导）的基因频发下调。这些基因产物可能与治疗相关。例如，PDGFRA 的过表达（可能由自分泌环引发）可以预示对酪氨酸激酶抑制剂的敏感性。尽管在 AITL 和其他结内 T_{FH} 细胞起源的 PTCL 中报道了频发突变的出现，但在 PTCL，NOS 是否存在类似的改变尚不清楚。两篇基于小样本 PTCL，NOS 病例的文献报道了不同的频发突变，尚无法据此对肿瘤突变图谱做出确定的结论。最近有研究提示少数 PTCL，NOS 病例中存在 *VAV1* 活化突变或易位。

（六）鉴别诊断

既然具有 T_{FH} 细胞表型的 PTCL 被排除在这一类别之外，PTCL，NOS 与 AITL 的鉴别不再是难点，但与 ALK–ALCL 的鉴别仍存在困难。实际上，部分 PTCL，NOS 高表达 CD30。结合形态学和免疫组化表型，同时出现特征性的印记细胞（肾形或马蹄铁形核），CD30 均一强阳性，EMA 阳性和细胞毒性标志物阳性是 ALK–ALCL 的特征，在 PTCL，NOS 中并未观察到上述特征同时出现。与 PTCL，NOS 相比，ALK–ALCL 的基因和 microRNA 印迹特征更接近于 ALK+ ALCL。更为重要的是，ALCL 携带的基因组异常（如 *DUSP22* 和 *TP63* 重排）至今尚未在 PTCL，NOS 中检出。

（七）预后

此型属于高侵袭性淋巴瘤，治疗反应差，复发常见，5年总体生存率和无复发生存率低（20%～30%）。唯一可靠的预后相关因素是分期及IPI评分。最近提出新的评分系统，骨髓累犯、Ki67增殖指数大于70%提示不良预后。EBV+、NF-κB通路下调、基因表达提示高增殖特性、转化细胞大于70%、GATA3或细胞毒表型、大部分或所有细胞表达CD30，上述因素均被报道与预后差相关。及早施行自体干细胞移植似乎能显著改善总体和无复发生存率。

二、血管免疫母细胞性T细胞淋巴瘤

自从人们认识到具有特征性表型的T_{FH}细胞是Th细胞的一个独特生理亚群后，现已发现一组外周T细胞淋巴瘤具有T_{FH}细胞的表型特点，这些淋巴瘤被认为是源自T_{FH}细胞的肿瘤。其中，研究最深入的是AITL，其肿瘤细胞具有T_{FH}细胞基因表达印记且表达许多T_{FH}细胞相关标记物，包括CD10、CXCL13、BCL6、ICOS、CXCR5、SAP、MAF（即c-MAF）和CD200（见于大部分病例）。此外，一些过去被归类为PTCL，NOS的淋巴结外周T细胞淋巴瘤最近也被证实具有T_{FH}细胞表型。此类病例（包括所谓滤泡性T细胞淋巴瘤）无论是细胞形态、免疫表型、遗传学或临床特点都与AITL有着诸多相似或重叠之处，所以在2016年《造血与淋巴组织肿瘤WHO分类》中，它们和AITL共同归类于T_{FH}细胞起源的结内淋巴瘤这一更为广义的类别中，并将被分别介绍。但后者并不包括表达T_{FH}细胞标记物的皮肤T细胞淋巴瘤和部分淋巴组织增生性疾病。

（一）定义

AITL是成熟T_{FH}细胞起源的肿瘤，以系统性疾病、淋巴结内多形性细胞浸润、伴有明显的高内皮小静脉（HEV）和滤泡树突状细胞（FDC）增生为特征。多数病例的病灶中有EBV+B细胞存在，后者在部分病例中数量较多，构成细胞浸润的重要组成部分。近来二代测序研究发现的一些频发性突变，有助于将AITL与起源于T_{FH}细胞的其他T细胞肿瘤联系到一起。该病临床呈侵袭经过，多见于老年人。

（二）临床表现

AITL多见于中老年人，年轻患者罕见。男性发病率高于女性。临床上，AITL多表现为进展期疾病，出现全身淋巴结肿大、肝脾大、全身症状和多克隆高γ球蛋白血症。常有皮疹，且伴瘙痒。其他常见症状还包括胸腔积液、关节炎和腹水。实验室检查阳性发现包括出现循环免疫复合物、冷凝集素试验阳性且伴溶血性贫血、类风湿因子和抗平滑肌抗体阳性。患者由于肿瘤而继发免疫缺陷。大部分病例（75%）可见EBV+B细胞扩增，被认为是免疫功能紊乱的结果。

（三）组织形态特点

淋巴结结构部分或完全破坏，肿瘤性浸润常累及淋巴结被膜外组织，但通常不破坏外周皮质淋巴窦（边缘窦常开放或扩张）。肿瘤性T淋巴细胞体积中等大到偏大，细胞核圆形或不规则，染色质凝集，稍大细胞可见核仁，细胞质较丰富，透明到淡染，细胞膜境界清楚，细胞异型性相对较小。副皮质区可见分枝状的高内皮小静脉显著增生。肿瘤细胞常有在HEV周围聚集成灶分布趋势（图12-1-3）。除了肿瘤细胞，通常还伴有多样化的炎症细胞浸润，包括数量不等的小淋巴细胞、组织细胞、浆细胞和嗜酸性粒细胞等。

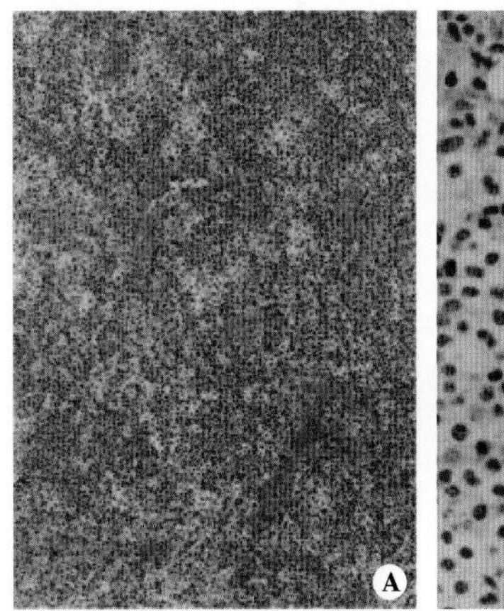

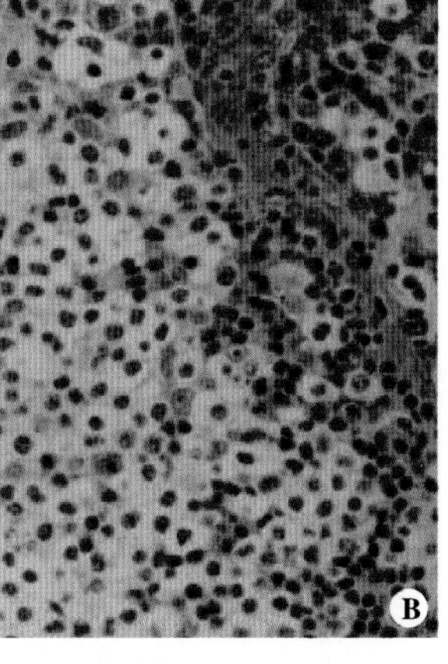

图12-1-3 血管免疫母细胞性T细胞淋巴瘤，病灶中可见显著增生的上皮样小静脉和片簇状分布的透亮细胞（A），高倍镜下可见肿瘤细胞具有丰富而透亮的细胞质和圆形的细胞核，细胞膜界线清楚（B）

不同病例的细胞密度变异较大，部分病例由于透明细胞数量较多而在低倍镜下呈现苍白、淡染的观感，部分病例由于反应性组织细胞（尤其是上皮样组织细胞）或滤泡树突状细胞较多而呈现嗜伊红或粉染的观感，部分病例间质有较多无定形物沉积，也会导致细胞密度下降。

按照疾病的演进和瘤细胞的分布特点，可以将肿瘤分成三种生长模式，这三种排列模式可以序贯发生或同时并存。模式 1：肿瘤细胞呈环状分布在增生性滤泡周围，滤泡生发中心形成良好，但通常缺乏明确的套区。模式 1 病变隐匿，与反应性滤泡增生不易区分，通常需借助免疫组化染色（CD10、PD1 等）来衬显有 T_{FH} 表型的肿瘤细胞的增生。模式 2：滤泡结构仍然存在，但生发中心明显萎缩，细胞成分消减，有时仅剩下滤泡树突状细胞网架（又称“燃尽”的生发中心）。肿瘤细胞主要分布于扩张的副皮质区。模式 3：淋巴结结构完全或大部破坏，皮质区被扩张的副皮质区取代，在皮质区外层可见萎缩的滤泡残留。一般而言，模式 1 通常对应于病变早期改变，而模式 3 则更多见于进展期病变，序贯活检也已证实病变从模式 1 进展为模式 3 的演进过程。

在进展期病例中，炎症成分有所减少，而透明细胞和大细胞成分有所增加（所谓“富于肿瘤细胞”的 AITL），形态上会和 PTCL，NOS 有些相似。免疫染色提示 T_{FH} 细胞样免疫表型，以及扩大的滤泡树突状细胞网的存在有助于此类病例的确诊。另一些病例，可伴有显著的反应性上皮样组织细胞增生，类似肉芽肿反应或 Lennert 淋巴瘤。多形性成分浸润常与滤泡外滤泡树突状细胞网增生有关，这些网状结构在 HEV 周围最为明显，而肿瘤细胞则常聚集成簇并被树突状细胞包绕，CD21 染色可衬显异常增生的滤泡树突状细胞网架。

副皮质区常可见到数量不等的 B 免疫母细胞，EBER 原位杂交检测显示 B 免疫母细胞 EBV 阳性或阴性。80% ～ 95% 的病例可见 EBV 阳性的 B 细胞，它们大小不等，有时呈免疫母细胞样形态，有时呈 HRS 样形态和表型而易与经典型霍奇金淋巴瘤混淆。部分病例中，B 免疫母细胞的增生可以很明显，有时甚至可以进展为 EBV 阳性的弥漫大 B 细胞淋巴瘤（与 AITL 组成复合性淋巴瘤或在复发时发生）。部分病例伴有显著的浆细胞浸润，有时甚至会导致肿瘤性 T 细胞变得不明显。增生的浆细胞通常为多克隆性，部分病例可呈单克隆性，一般都呈 EBV 阴性。病变中正常 B 细胞和浆细胞的扩增与肿瘤性 T_{FH} 细胞的功能特性有关。

（四）免疫表型

肿瘤性 T 细胞表达大多数全 T 细胞抗原（如 CD3、CD2 和 CD5），绝大多数病例表达 CD4。流式细胞术显示细胞膜 CD3 有下调或缺失。可见数量不等的反应性 CD8+T 细胞。几乎所有病例均显示特征性 T_{FH} 细胞免疫表型，表达 CD10、CXCL13、ICOS、BCL6 和 PD1（至少要有 3 种标志物阳性）（图 12-1-4）。这种表型特征有助于将 AITL 与非典型副皮质区增生及其他的 PTCL 区分开来，并有助于 AITL 结外侵犯的确诊。需要强调的是，就单个标志物而言，这些标志物均非 T_{FH} 细胞所特有，所以一般要用一组标志物来确定是否为 T_{FH} 细胞表型。另外，这些标志物的敏感性和

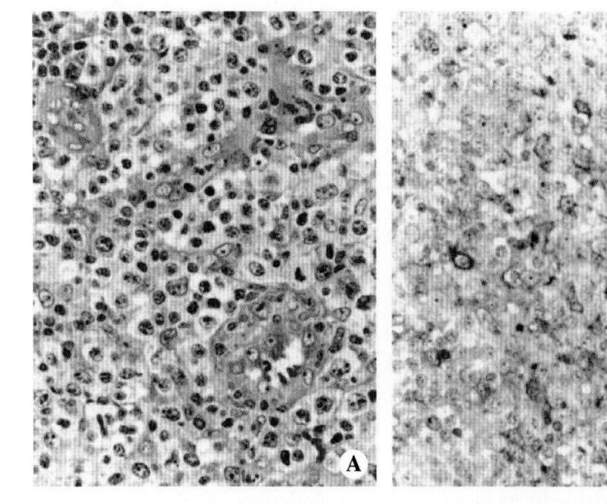

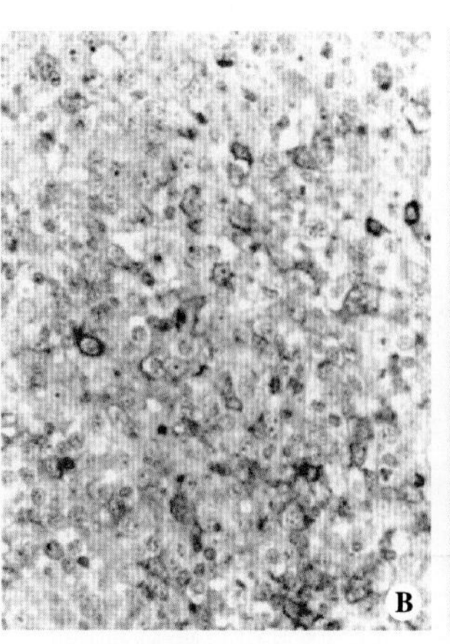

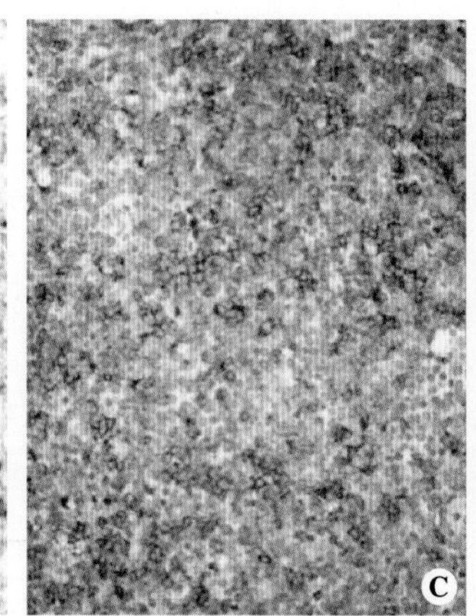

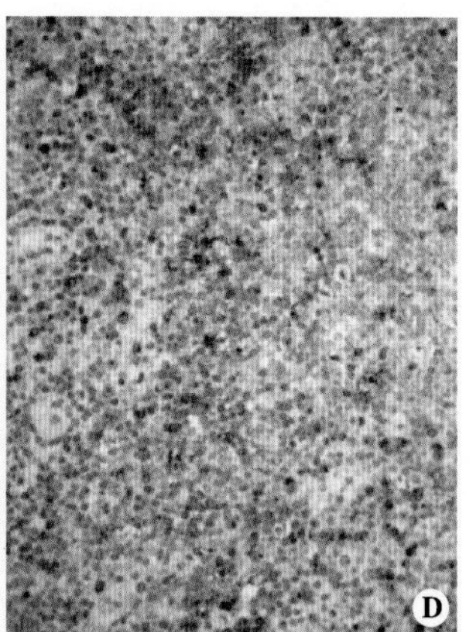

图 12-1-4 血管免疫母细胞性 T 细胞淋巴瘤（A），肿瘤细胞表达 CD10（B）、PD1（C）和 CXCL13（D）

特异性常呈负相关，其中，CD10 和 CXCL13 特异性较高，而 PD1 和 ICOS 敏感性较强。B 免疫母细胞和浆细胞通常是多克隆的，但也可见到继发性 EBV 阳性的弥漫大 B 细胞淋巴瘤、经典型霍奇金淋巴瘤及浆细胞瘤。增生的滤泡树突状细胞网络表达 CD21、CD23、CD35、CXCL13 等标志物。

（五）遗传学

75% 以上的病例有克隆性 *TCR* 基因重排。25% ～ 30% 的病例可见克隆性 *IG* 基因重排，可能与 EBV 阳性的 B 细胞增殖相关。大多数 EBV 感染的 B 细胞显示进行性突变活性，同时携带具有破坏性突变的超突变 *IG* 基因，这表明在 AITL 中，可能存在其他途径可以使这些突变的、所谓“被禁止的”（不能分泌免疫球蛋白）B 细胞存活。在基因表达水平上，AITL 的分子谱主要以微环境印记为主导，包括 B 细胞相关基因、滤泡树突状细胞相关基因、趋化因子和趋化因子受体基因，以及与细胞外基质和血管生物学相关基因的过表达。尽管肿瘤细胞基因表达水平较低，但显示正常 T_{FH} 细胞的特征。

传统细胞遗传学分析显示，高达 90% 的病例可见克隆异常（3、5 和 21 号染色体三倍体型最常见，还有 X 染色体的获得、6q 缺失等）。比较基因组杂交显示，22q、19、11q13 的频发获得和 13q 的缺失，而 3 号和 5 号染色体的三体仅见于少数病例。

经典的和近来二代测序研究也已发现编码表观遗传修饰基因的频繁突变，包括 *IDH2*（20% ～ 30%）、*TET2*（50% ～ 80%）及 *DNMT3A*（20% ～ 30%）基因，此外，还有小 GTP 酶 *RHOA* 基因突变（60% ～ 70%）。其中，*IDH2R172* 突变似乎是 AITL 所特有的，而其他突变则可见于其他 PTCL，尤其是具有 T_{FH} 细胞样表型的病例。AITL 中 *RHOA* 热点突变导致 17 号染色体甘氨酸变成缬氨酸，成为该酶的显性负相变异体。在 5% ～ 10% 的病例中发现了几种编码 T 细胞受体信号通路的基因突变，如 *FYN*、*PLCG1* 和 *CD28*。此外，超过 50% 的 AITL 及其他 PTCL 可见编码 CTLA4-CD28 杂合蛋白的融合基因，该杂合蛋白由 CTLA4 的细胞外结构域和 CD28 胞内区组成，有可能将抑制信号转化为刺激信号从而激活 T 细胞。少数病例携带 t（5；9）（q33；q22），这一染色体易位所导致的 *ITK-SYK* 基因融合最初被认为与滤泡性 PTCL 相关。

（六）预后

AITL 临床经过多样，但总体而言，预后较差，即使经过积极治疗，大多数研究显示中位生存期不到 3 年。目前尚未发现明确的预后因素。IPI 评分和 T 细胞淋巴瘤预后指数（PIT）价值有限。组织学特征和遗传学改变对临床经过影响不大。多因素分析显示，只有男性、纵隔淋巴结肿大和贫血对总生存有不利影响。

三、滤泡性 T 细胞淋巴瘤

（一）定义

滤泡性 T 细胞淋巴瘤（FTCL）是一类发生于淋巴结的 T_{FH} 细胞肿瘤，以滤泡生长模式为主要特征，缺乏 AITL 典型组织学特征，如高内皮小静脉或滤泡外滤泡树突状细胞增生。

（二）临床表现

与 AITL 一样，FTCL 多见于中老年人，男性发病率略高于女性。该肿瘤罕见。临床症状类似于 AITL 及其他结内外周 T 细胞淋巴瘤，以进展期疾病（全身淋巴结肿大、脾大、B 症状和皮疹）为特征。部分患者可见典型的 AITL 的实验室检查结果（如高 γ 球蛋白血症、嗜酸性粒细胞增多症、冷凝集素试验阳性）。但是，也有少数患者表现为局部病变，没有全身症状。

（三）组织形态特点

淋巴结结构部分或完全破坏，肿瘤细胞呈现结节 / 滤泡状生长模式，肿瘤性淋巴细胞中等大小、形态单一、核圆形且胞质丰富淡染。表现为两种不同的生长模式：一种类似滤泡性淋巴瘤，另一种类似生发中心进行性转化。在滤泡性淋巴瘤样模式中，肿瘤细胞排列成境界清楚的结节，缺乏正常滤泡 B 细胞的形态特征（图 12-1-5）。在生发中心进行性转化样模式中，肿瘤细胞排列成境界清楚的细胞簇，周围被很多小 IgD+ 的套区 B 细胞排列成大而不规则的结节所围绕。滤泡间区缺乏多形性细胞浸润和AITL特征性血管增生。但是，可见散在的免疫母细胞。部分病例可见HRS样细胞，通常被肿瘤性T细胞围绕。FTCL和AITL组合存在或序贯发生的例子并不罕见，也有研究表明，在不同时间点进行连续活检，观察到从FTCL到典型的AITL形态学变化，反之亦然，表明这两种病变可能代表了某种生物学行为相似的疾病的不同形态学表现。

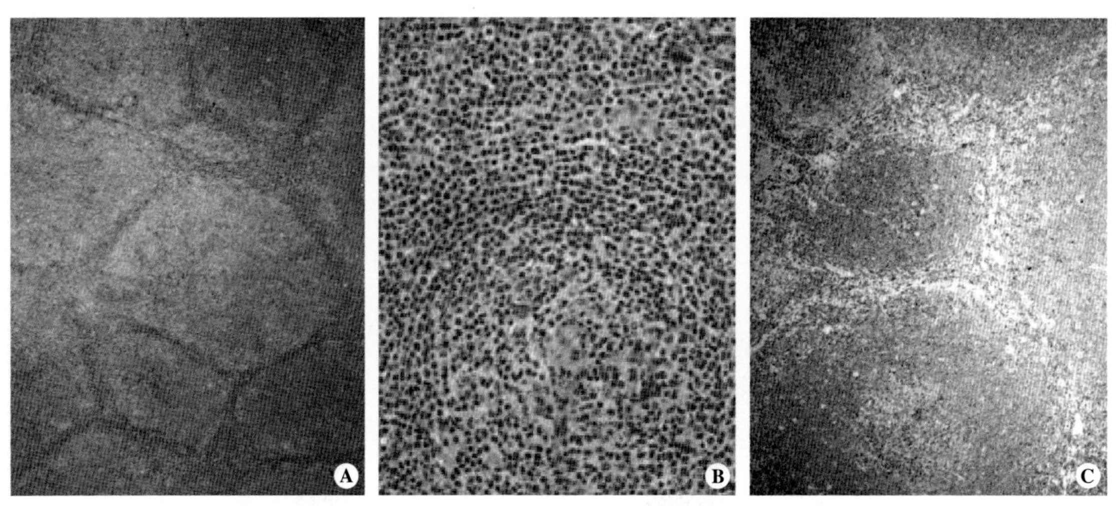

图12-1-5 滤泡性T细胞淋巴瘤（A.低倍镜观；B.高倍镜观），肿瘤细胞表达CD3（C）

（四）免疫表型

肿瘤性T细胞表达全T细胞抗原CD2、CD3和CD5（经常丢失CD7），具有$CD4^+$辅助者T（Th）细胞表型。与T_{FH}细胞起源一致，肿瘤细胞表达多个T_{FH}细胞标志物（如PD1、CXCL13、BCL6、CD10和ICOS）。与AITL一样，半数病例可见滤泡间CD20+B免疫母细胞，常伴有EBV感染。当HRS样大细胞存在时，它们可能表现出经典型霍奇金淋巴瘤的表型特征，表达CD30、CD15和PAX5（弱阳性），EBV通常阳性，但缺乏其他B细胞标记物。在缺乏典型的经典型霍奇金淋巴瘤背景时，不可将这些细胞诊断为经典型霍奇金淋巴瘤。在滤泡性淋巴瘤样或生发中心进行性转化样结节状生长模式中，CD21、CD23和CD35染色经常可显示残存的滤泡树突状细胞网。

（五）遗传学

大多数病例*TCR*基因呈克隆性重排。大约20%的病例携带t（5；9）（q33；q22）易位，导致*ITK-SYK*基因融合。这种易位似乎对FTCL有特异性，除了一例罕见的AITL外，在其他外周T细胞淋巴瘤中尚未见此种易位。至今还没有针对FTCL病例的全基因组图谱分析，但有可能一些具有T_{FH}细胞样免疫表型且显示*TET2*、*RHOA*和*DNMT3A*突变的外周T细胞淋巴瘤病例是FTCL。

（六）预后

由于该病罕见，且大多数都是回顾性研究，其临床过程尚不十分清楚。该疾病似乎具有侵袭性过程，半数患者在诊断后3～5年内死亡。

四、具有滤泡辅助者T细胞表型的淋巴结外周T细胞淋巴瘤

现在已经认识到部分被归类到非特指性（NOS）亚型的外周T细胞淋巴瘤具有T_{FH}细胞表型（CD4、PD1、CD10、BCL6、CXCL13和ICOS阳性）和部分AITL样病理学特征。目前判定T_{FH}细胞表型的最低标准仍未十分确定，建议在诊断具有T_{FH}细胞表型的淋巴结CD4+T细胞淋巴瘤时，除CD4+外，至少还应再检测到2～3个（最

好是 3 个）T_{FH} 细胞标记物表达。这些肿瘤通常显示弥漫性浸润模式，没有明显的多形性炎症背景、血管增生和滤泡树突状细胞网扩张。部分病例可见明显的 T 区生长模式。遗传学研究表明，部分病例具有 AITL 样遗传学改变，包括 *TET2*、*DNMT3A* 和 *RHOA* 的突变。这些表型和遗传学特点提示此类病变可能与 AITL 相关，且有可能代表 AITL 某种富含瘤细胞的变异型。然而，在获得充分证据表明两者完全相同之前，比较折中的方案是将此类病变暂时先归入“具有 T_{FH} 细胞表型的外周 T 细胞淋巴瘤”这一类别。

（李小秋 张 岩 蒋翔男）

五、ALK 阳性的间变性大细胞淋巴瘤

（一）定义

ALK 阳性的间变性大细胞淋巴瘤（ALK+ALCL）是外周 T 细胞淋巴瘤中一类独立的疾病实体，肿瘤细胞通常体积较大，胞质丰富，具有多形性（马蹄形、肾形）核，伴有 *ALK* 基因的易位，其中 t（2；5）（p23；q35）形成 *ALK-NPM* 融合基因最为常见，表达 ALK、CD30 和细胞毒分子。与 ALK+ALCL 具有相似形态学和免疫表型，但缺乏 *ALK* 基因的易位，以及不表达 ALK 的病例，被认为是一个独立的亚型，即 ALK–ALCL。ALK 阳性的间变性大细胞淋巴瘤必须与原发性皮肤 ALCL 及其他具有间变特征或者表达 CD30 的 T 细胞或 B 细胞淋巴瘤亚型相鉴别。

（二）临床表现

ALK+ALCL 约占成人非霍奇金淋巴瘤（NHL）的 3%，儿童淋巴瘤的 10% ～ 20%。ALK+ALCL 最常见于 30 岁以下的年轻人，男性略占优势（男女比为 1.5 ：1）。ALK+ALCL 常累及淋巴结及结外部位。结外部位以皮肤（26%）、骨（14%）、软组织（15%）、肺（11%）和肝（8%）最为常见。罕见累及胃肠道及中枢神经系统。与经典型霍奇金淋巴瘤（CHL）相比，纵隔受累比较少见。由于骨髓受累通常不明显，仅有少量散在的肿瘤细胞，仅用 HE 染色时骨髓受累的检出率约为 10%，但是当采用免疫染色标记 CD30、EMA 或者 ALK 时，检出率明显提高到 30%。小细胞变异型 ALK+ALCL 可呈白血病样表现伴外周血受累。已有报道，少数惰性 ALK+ALCL 可局限在皮肤，这些病例应与侵袭性系统性 ALK+ALCL 累及皮肤鉴别。

70% 的患者处于进展期（Ⅲ～Ⅳ期），伴有外周或腹腔淋巴结肿大，常伴结外及骨髓受累。B 症状（75%）常见，特别是高热。个别病例可呈白血病临床经过。个别病例报道 ALK+ALCL 患者在蚊虫叮咬后可发生局部皮肤及淋巴结受累，原因不明，可能与 ALK+ALCL 细胞归巢到炎症部位有关。

（三）组织形态特点

ALK+ALCL 形态学谱系较为宽泛，从小细胞肿瘤到大细胞多形性肿瘤。然而，所有病例都含有数量不等的怪异核、马蹄样或肾形核的大细胞，其核周常伴有嗜酸性区域。这些细胞称为标志性细胞（图 12-1-6）。尽管典型的标志性细胞通常是指肿瘤性大细胞，但是在其他体积较小的肿瘤性细胞中也可出现相似的细胞特征，这些小细胞有助于正确诊断。由于切片的切面原因，一些细胞核膜内陷形成核内假包涵体，具有该特征的细胞被称为面包圈细胞。ALK+ALCL 细胞学形态谱系宽泛，2016 年《造血与淋巴组织肿瘤 WHO 分类》将 ALK+ALCL 分为五种形态学类型：普通型、淋巴组织细胞型、小细胞型、霍奇金样型及复合型。

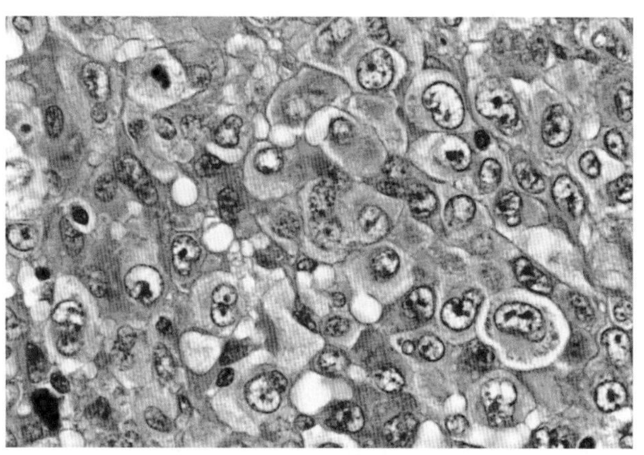

图 12-1-6 所谓标志性细胞：细胞核不规则，偏位马蹄样或肾形核，核周有嗜酸性区域

1. 普通型 ALCL 占 60%。由具有标志性细胞特征的多形性大细胞构成。也可出现较单一、卵圆形胞核的肿瘤细胞，这些细胞或作为肿瘤的主要成分，或与多形性较明显的细胞混合存在。肿瘤细胞胞质丰富，可呈透明、嗜碱性或嗜酸性。多个细胞核可形成花环样结构（图 12-1-7），类似于 RS 细胞。核染色质通常呈细块状或散在分布，伴多个小的嗜碱性核仁。由大细胞构成的病例，核仁明显，但嗜酸性包涵体样的核仁相对少见，有助于与 HL 鉴别。当淋巴结仅部分破坏时，肿瘤常特征性地呈窦内生长方式（图 12-1-8），似转移性肿瘤。肿瘤细胞也可出现在副皮质区，通常呈黏附性生长。

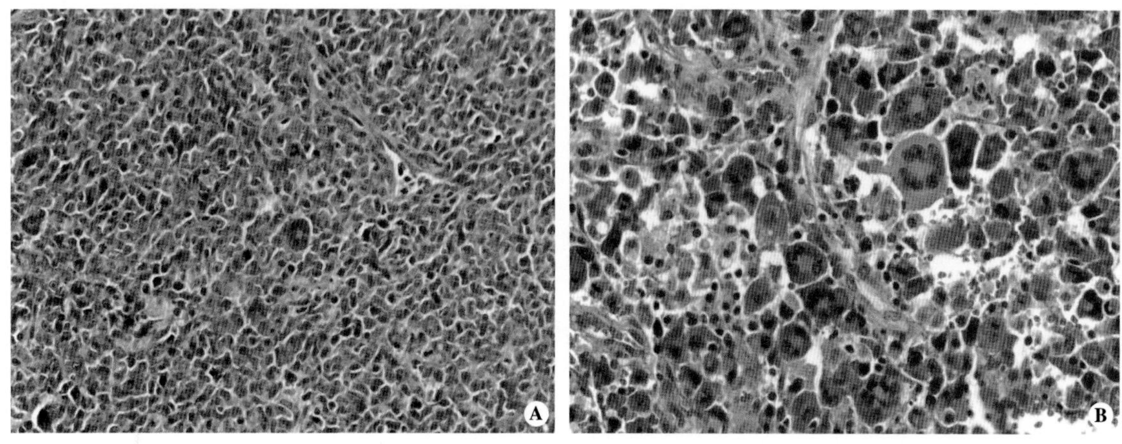

图 12-1-7 普通型 ALCL，由具有标志性细胞特征的多形性大细胞构成（A），可见多个细胞组成花环样结构（B）

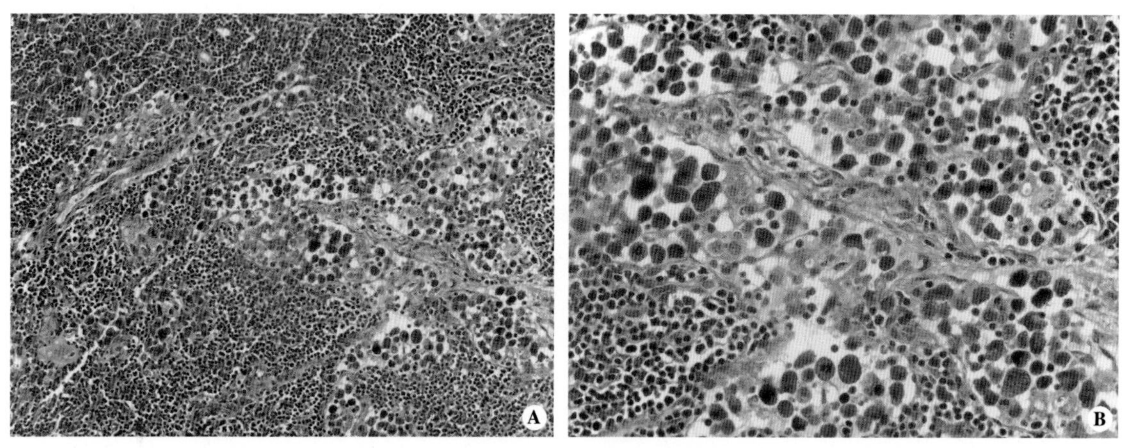

图 12-1-8 普通型 ALCL，肿瘤常特征性地呈窦内生长方式，似转移性肿瘤

2. 淋巴组织细胞型 ALCL 占 10%。其特征是肿瘤细胞混于大量活化的组织细胞中。组织细胞可以掩盖肿瘤细胞，肿瘤细胞通常小于普通型的肿瘤细胞。肿瘤细胞通常呈簇状分布于血管周围，可以通过抗体 CD30、ALK 等免疫染色清晰地显示出来。偶尔，组织细胞呈现吞噬红细胞现象。典型的组织细胞具有细颗粒状嗜酸性胞质和小圆形且一致的细胞核。无肉芽肿形成，无成簇的上皮样细胞。

3. 小细胞型 ALCL 占 5% ～ 10%。主要由小至中等大小的肿瘤细胞构成，细胞核不规则。不同的病例形态特征不同。在一些病例中，具有圆形胞核和透明胞质的细胞，称为“煎蛋”细胞。印戒样细胞较罕见。可见标志性细胞且常围绕血管。当累及外周血时，在涂片标本上可见类似花样细胞的非典型细胞。常有淋巴结周围结缔组织的广泛浸润。

4. 霍奇金样型 ALCL 占 3%。形态学特征与结节硬化性 CHL 相似，常表现为纤维分隔的模糊结节，部分肿瘤细胞可呈 RS 细胞样。可通过

ALK、EMA、TIA1等免疫组化及相关分子检测与CHL相鉴别。过去，很多具有类似特征的肿瘤都被认为是霍奇金样ALCL。然而，现在大多数这样的病例都被命名为ALK–ALCL，或者霍奇金细胞丰富变异型经典型霍奇金淋巴瘤，或者是所谓的灰区淋巴瘤——特征介于DLBCL和CHL之间的未分类的B细胞淋巴瘤。必须强调的是，CD30+淋巴瘤无论伴或不伴窦内生长方式，除非ALK+，否则都不能诊断为霍奇金样型ALCL。

5. 复合型ALCL　占15%。在一个淋巴结活检中由两种或两种以上的形态学特征。此外，部分病例复发时再次活检可能表现为不同于最初的形态特征，提示ALCL的形态学类型仅是同一疾病的变异型。

6. 其他组织学类型　还可存在一些少见的形态学类型，如巨细胞丰富型ALCL、肉瘤样型ALCL和"印戒"样型ALCL，常造成诊断困难。一些ALCL与转移性恶性肿瘤相似（图12-1-9），在致密的纤维化中有黏附性肿瘤细胞浸润。有些ALCL细胞成分少，具有明显水肿样或黏液样背景，可为局灶或贯穿整张组织切片，这些病例中梭形细胞明显，类似软组织肉瘤。

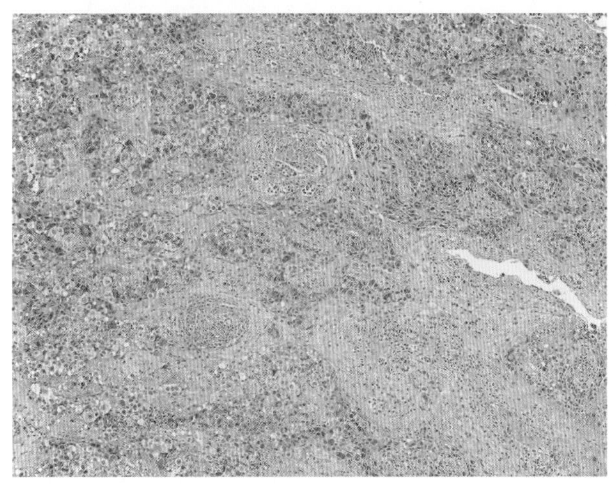

图12-1-9　一些ALCL在致密的纤维化中有黏附性肿瘤细胞浸润，与转移性恶性肿瘤相似

（四）免疫表型

绝大多数ALK+ALCL表达一个或多个T细胞、NK细胞抗原。少部分病例可以丢失多个T细胞抗原，甚至表现为裸细胞型，但可在基因水平证实是T细胞来源。因为在T细胞及裸细胞表型的病例之间没有发现其他区别，因此T/裸细胞ALCL被认为是同一种疾病。CD3是应用最广的全T细胞标记物，然而超过75%的病例丢失CD3，这种丢失CD3的倾向也可见于ALK–ALCL。CD5和CD7也常丢失，而CD2和CD4则相对更有价值，在70%的病例中呈阳性表达。2/3以上的病例表达CD43，但缺乏谱系特异性。此外，绝大多数病例表达细胞毒性相关性抗原TIA1、粒酶B和（或）穿孔素。CD8通常阴性，但是也存在少数CD8阳性病例。肿瘤细胞不同程度表达CD45和CD45RO，但强表达CD25。CD15罕见表达，即使阳性，也仅见于少数肿瘤细胞。少数病例CD68/KP1阳性，但不表达CD68/PGM1。ALCL不表达EBV，包括EBER和LMP1。几乎所有病例都不表达BCL2。其他抗原也可在ALK+ALCL中表达，但是没有诊断价值，包括clusterin、CD56、SHP1磷酸酶、BCL6、CEBPB、serpinA1、髓系相关抗原CD13和CD33、P63等。

ALK+ALCL超过75%肿瘤细胞弥漫强表达CD30，阳性部位在细胞膜和高尔基区，大细胞染色最强，而较小的细胞弱阳性，甚至是阴性。在淋巴组织细胞型和小细胞型中，大细胞强表达CD30，常围绕血管呈簇状分布。绝大多数ALK+ALCL病例EMA呈阳性，但某些病例仅部分肿瘤细胞阳性（图12-1-10）。

人类出生后除了大脑中的少数细胞外，其他正常组织均不表达ALK。因此ALK的表达对于ALK+ALCL的诊断是非常特异的。此外，除了ALK +ALCL、ALK+大B细胞淋巴瘤和幼年性ALK+组织细胞增生症外，其他淋巴组织肿瘤不表达ALK。ALK着色部位最常见的是胞质和胞核，少数局限在胞质，更少见的是胞膜。ALK易位的伙伴基因不同，ALK染色模式也不相同（表12-1-1）。需要注意的是，小细胞型和淋巴组织细胞型的ALK常局限于散在的大细胞，然而不进行核复染的ALK染色则呈现大量小细胞核着色。

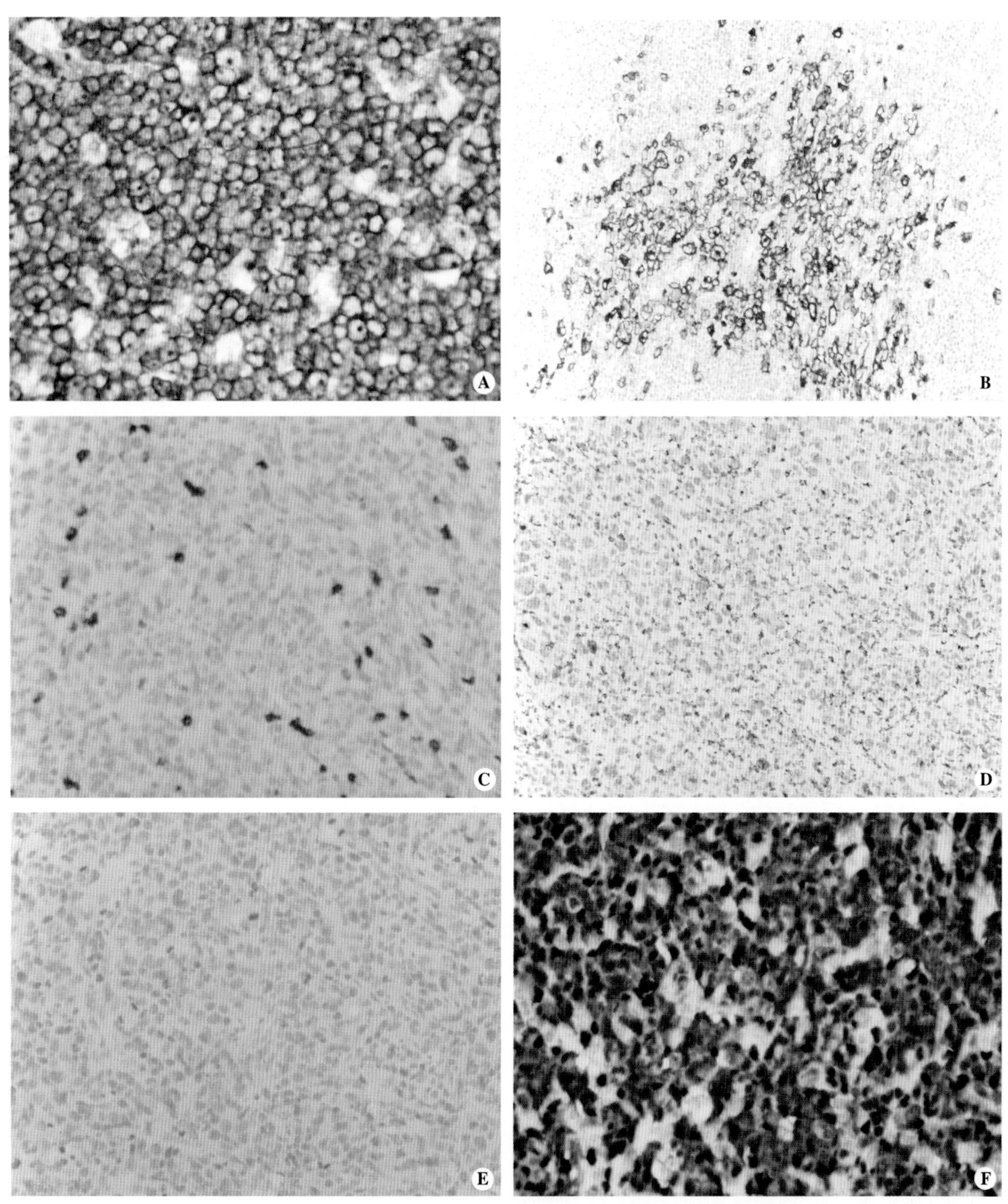

图 12-1-10 所有的肿瘤细胞 CD30 膜及高尔基区阳性（A）；EMA 强阳性（B）；CD3 阴性（C）；TIA1 阳性（D）；EBER 阴性（E）；ALK 弥漫胞质、胞核阳性（F）

表 12-1-1 形成融合基因的 ALK+ 淋巴瘤遗传学的异常

染色体异常	ALK 配体	ALK 杂合蛋白分子量（kDa）	ALK 染色模式	百分比（%）*
t（2；5）（p23；q35）	NPM	80	弥漫胞质内及胞核	84
t（1；2）（q25；p23）	TPM3	104	弥漫胞质内伴周边增强	13
inv（2）（p23q35）	ATIC	96	弥漫胞质内	1
t（2；3）（p23；q11）	TFGX 长	113	弥漫胞质内	＜1
	TFG 长	97	弥漫胞质内	
	TFG 短	85	弥漫胞质内	

续表

染色体异常	ALK 配体	ALK 杂合蛋白分子量（kDa）	ALK 染色模式	百分比（%）*
t（2；17）（p23；q23）	CLTC	250	胞质内颗粒状	＜1
t（2；X）（p23；q11-12）	MSN	125	胞膜着色	＜1
t（2；19）（p23；p13.1）	TPM4	95	弥漫胞质内	＜1
t（2；22）（p23；q11.2）	MYH9	220	弥漫胞质内	＜1
t（2；17）（p23；q25）	ALO17	ND	弥漫胞质内	＜1
T（2；9）（p23；q33）	TRAF1	＜80	弥漫胞质内	＜1
其他	ND	ND	胞核或胞质	＜1

注：ND，未确定。

* 一组未发表的 270 例 ALK+ALCL 中上述变异体的百分比。

（五）遗传学检查

1. 抗原受体基因 无论是否表达T细胞抗原，大约90%的ALK+ALCL呈T细胞受体克隆性重排，剩余病例无T细胞受体或免疫球蛋白克隆性重排。

2. 细胞遗传学异常和癌基因 不同染色体易位中的ALK融合基因NPM1-ALK和X-ALK嵌合性蛋白的亚细胞分布见表12-1-1。最常见的遗传学改变是t（2；5）（p23；q35）易位，即位于5q35编码NPM（核相关性磷蛋白）的基因与位于2p23编码ALK（酪氨酸激酶受体）的基因融合。此外，*ALK*基因还可以与其他位于1号，2号，3号，17号，19号，22号，X号染色体上的伙伴基因发生不同形式的染色体易位（详见表12-1-1）。

所有易位都可以导致ALK蛋白表达上调，但染色的亚细胞分布模式依赖于易位的伙伴基因。*ALK*基因编码酪氨酸激酶受体，属于胰岛素受体超家族成员，正常情况下此受体在淋巴样细胞中是静止的。在t（2；5）（p23；q35）易位中，*NPM*基因（管家基因，编码核蛋白）与*ALK*基因融合产生NPM-ALK融合蛋白，此蛋白内NPM1蛋白的N端部分与ALK部分相连。野生型NPM和NPM-ALK融合蛋白形成二聚体，野生型NPM可提供胞核定位的信号，借此，NPM-ALK蛋白可以进入胞核。因此经典的t（2；5）（p23；q35）易位，ALK阳性部位在核仁、胞核和胞质。在其他不同的易位中，通常仅见胞质着色。最常见的变异易位是t（1；2）（q25；p23），即1号染色体的*TPM3*基因（编码非肌球蛋白）与ALK的催化结构域发生融合，表达TPM3-ALK蛋白（104kDa），ALK染色部位位于肿瘤细胞的胞质，实际上几乎所有的病例细胞膜上都有较强的着色。此染色模式可见于15%～20% ALK+ALCL病例。t（2；3）（p23；q11）与*ALK*基因融合产生分子量分别为85kDa和97kDa（TFGALK短和TFG-ALK长）两种不同融合蛋白。Inv（2）（p23；q35）涉及*ATIC*基因（以前被称作pur-H），该基因在嘌呤的生物合成路径中起关键作用。在TFG-ALK+和ATIC-ALK+ALCL中，ALK为弥漫胞质着色。少数病例发生*ALK*基因与*CLTC*基因融合，*CLTC*基因编码的网格蛋白重多肽（CLTC）是被覆囊泡的主要结构蛋白。由于CLTC-ALK蛋白参与了囊泡表面网格蛋白衣的形成，因此在CLTC-ALK+ALCL病例中，杂合蛋白中的网格蛋白重多肽产生了胞质内颗粒状阳性的独特模式。此外，还发现了一个新的*ALK*融合基因，即位于染色体Xq11—q12的膜突蛋白（*MSN*）基因与*ALK*基因融合。由于膜突蛋白N端结构域与细胞膜相关性蛋白结合，ALK表现为独特的膜着色模式。在临床实际工作中，如果ALK蛋白阳性，不再需要采用FISH（ALK分离探针）或染色体核型的方法检测*ALK*基因易位。RT-PCR可以用来检测血液或骨髓中的微小残留。

比较基因组杂交（CGH）分析显示ALK+ALCL常携带继发的染色体不平衡性，包括4，11q，13q的丢失和7，17p，17q的获得。另外，研究还显示ALK+ALCL和ALK–ALCL具有不同的继发的染色体异常。这些研究结果证实了ALK+ALCL和ALK–ALCL属于不同生物实体。

3. 基因表达谱分析 等级比较指导分析显示，ALK+ALCL和ALK–ALCL之间具有不同的分子特征。然而，基因表达谱分析发现，ALK+ALCL和ALK–ALCL之间具有相同的分子特征，有助于与其他类型外周T细胞淋巴瘤鉴别，二者之间差异性表达的基因主要与ALK信号通路相关。在ALK+ALCL病例中有117个基因过表达，其中BCL6、PTPN 12（酪氨酸磷酸酶）、serpinA1和CEBPB是P值最有意义的4个过表达基因。*CEBPB*、*BCL-6*和*serpinA1*基因过表达在蛋白水平得以证实。鉴别ALK+ALCL有用的分类方法还包括高表达与STAT3（IL6，IL31RA）相关的转录因子，以及细胞毒性分子和辅助T17细胞相关分子（Th17）。

（六）综合诊断

根据形态特征、免疫组化及遗传学特点可诊断。

（七）鉴别诊断

大部分ALK+ALCL根据形态学特征，以及免疫组化辅助即可做出明确诊断。但在一些不典型的ALK+ALCL病例中，ALK具有重要的诊断价值。

1. 普通型ALCL 在临床实际工作中需要与ALK阳性的大B细胞淋巴瘤，以及一些表达ALK蛋白的非造血系统肿瘤鉴别。

（1）ALK阳性的大B细胞淋巴瘤：主要由单形性大的浆母细胞或免疫母细胞样细胞构成，有中位大核仁，常呈窦性生长，类似ALK+ALCL。免疫组化上，通常不表达CD3、CD20、CD79a，一些病例异常表达CD4和CD57。弱表达细胞共同抗原CD45。表达EMA，但不表达CD30。ALK蛋白显示特征性的胞质限制性颗粒状着色，提示与CLTCALK融合蛋白相关。

（2）一些非造血系统肿瘤：如横纹肌肉瘤、炎性肌纤维母细胞肿瘤、神经肿瘤等可能表达ALK，但形态学有别于ALCL，且不表达CD30和EMA。

（3）幼年系统性ALK+组织细胞增生症以大量组织细胞增生为特征，形态学上不同于ALCL，不表达CD30，但表达组织细胞相关抗原CD68。

2. 淋巴组织细胞型ALCL 由于肿瘤细胞被大量反应性组织细胞所掩盖，同时伴有数量不等的浆细胞，很难识别，容易被误诊为组织细胞丰富的淋巴结炎。可以应用CD30及ALK抗体进行免疫染色突显散在的肿瘤细胞典型地围绕在血管周围。

3. 小细胞型ALCL 容易被误诊为PTCL，NOS。标志性细胞散在于小至中等大小的细胞中，很难识别。虽然大多数小至中等大的淋巴瘤细胞是恶性的，但它们通常弱表达CD30，使诊断更加困难。大细胞则强表达CD30和ALK，并呈簇状分布于血管周围,这是诊断小细胞型ALCL的关键。

4. 霍奇金样型ALCL 需要与结节硬化性经典型霍奇金淋巴瘤（NSCHL）鉴别。诊断霍奇金样型ALK+ALCL必须形态学特征与HL符合并具有ALCL的抗原表达特征：CD30+、ALK+、EMA+、CD3+（或其他T细胞抗原）及CD43+，EBV相关标记物（LMP1和EBER）及B细胞抗原（PAX5、CD20、CD79a）阴性。

5. 原发性皮肤CD30+T细胞淋巴组织增殖性疾病 系统性ALCL累及皮肤可造成与其他CD30+T细胞淋巴组织增殖性疾病（LPD）诊断上的混淆。诊断时需要结合组织学、临床和免疫表型特征。LPD中EMA表达不一，ALK通常不表达。

（八）预后

ALK+ALCL 5年生存率约80%，比ALK–ALCL预后（5年生存率约48%）较好，可能与ALK+ALCL发病年龄较小相关，且很少复发（30%），复发后仍然对化疗很敏感。由于小细胞亚型和淋巴组织细胞型的患者在就诊时已出现播散，其预后不如其他亚型。IPI在预示结果方面具有一定价值，尽管与其他类型淋巴瘤相比价值更小。但总体而言，纵隔累及、内脏累及（界定为肺、肝或脾累及）和皮肤病变3个预后因素仍具有重要的预后意义。ALK与不同基因融合，其预后没有差别。但如果同时发生MYC基因易位则具有侵袭性更强的临床过程。ALK是最重要的预后因子，在北美、欧洲和日本的研究中，ALK与预后良好相关。在40岁以上的患者中，ALK是很重要的预后因素，而在40岁以下的患者中，ALK对无进展生存和总生存无影响。此外，儿童患者就诊时在骨髓和外周血中进行定量PCR检测NPM-ALK可以判断患者复发的风险。异基因骨髓移植对复发病例有效。由于ALK在ALK+ALCL的瘤细胞增殖和生存中起关键性作用，特异性ALK抑制剂可作为一个有效的治疗靶点。目前在复发的小细胞型ALK+ALCL病例中，采用小分子ALK抑制剂获得了振奋人心的临床疗效。CD30靶向药物对于治疗复发难治的ALK+ALCL病例是另一个非常有前景的药物。

六、ALK阴性的间变性大细胞淋巴瘤

（一）定义

在2008年《造血与淋巴组织肿瘤WHO分类》中，ALK阴性的间变性大细胞淋巴瘤（ALK–ALCL）作为一个暂定的独立类型，在2017年《造血与淋巴组织肿瘤WHO分类》中已正式作为一个独立类型。其定义为在形态学方面无法与ALK+ALCL区别的肿瘤，瘤细胞CD30弥漫一致强阳性，表达T或裸细胞表型和细胞毒性颗粒相关蛋白，但缺乏ALK蛋白的表达。ALK–ALCL必须与原发性皮肤ALCL、其他具有间变性特征的CD30阳性的T或者B细胞淋巴瘤及CHL进行鉴别。

2008年《造血与淋巴组织肿瘤WHO分类》基于重要的临床表现的差异，包括中位年龄更大，具有侵袭性临床过程等，将ALK–ALCL作为一个暂定的独立类型与ALK+ALCL区别开来。然而，从非特指型外周T细胞淋巴瘤（PTCL，NOS）中分出ALK–ALCL仍存在争议。遗憾的是，目前为止，仍然没有关于ALK–ALCL详细的临床病理研究，虽然已经鉴定出频发性基因异常，但在分类中的作用尚不明确。因此，PTCL，NOS和ALK–ALCL二者之间的鉴别还不明确。

（二）临床表现

与ALK+ALCL不同（通常发生于儿童和年轻成人），ALK–ALCL发病高峰年龄是40～65岁，亦可以发生在其他任何年龄。男性稍占优势，男女比例为1.5∶1。有报道称个别发生在女性的病例有硅胶乳腺假体病史。这些肿瘤发生在血肿腔，表现为极好的预后，具有低扩散风险。它们构成了一个独特的疾病实体。

大多数患者表现为进展期Ⅲ～Ⅳ期伴外周和（或）腹腔淋巴结肿大，B症状常见。ALK–ALCL常累及淋巴结和结外组织，但结外累及比ALK+ALCL少见，常见的受累结外部位包括骨、软组织和皮肤。皮肤累及必须与原发性皮肤ALCL鉴别，如果只有皮肤病变，则优先考虑原发性皮肤ALCL；相反，如果只有淋巴结病变，则提示系统性ALK–ALCL，此外还应仔细询问有无皮肤病变的病史，以除外原发性皮肤ALCL累及淋巴结可能。少数病例可累及上消化道黏膜。胃肠道累及必须与CD30+肠病相关的T细胞淋巴瘤鉴别。

（三）组织形态学

ALK–ALCL镜下形态与普通型ALK+ALCL极其相似，然而其他变异型在2016年《造血与淋巴组织肿瘤WHO分类》中尚未提及。绝大多数病例表现为淋巴结和其他组织结构破坏，瘤细胞实性、黏附成片。当淋巴结结构存在时，典型病例肿瘤细胞呈特征性窦内或副皮质区生长，常显示“黏附性”生长模式，与癌类似。如果缺乏这些特点，提示可能是PTCL，NOS。粗针穿刺活检不能充分评估这些形态学特征。ALK–ALCL也可出现硬化或嗜酸性粒细胞浸润等特点，当出现时提示可疑为CHL。一些病例证实是T细胞来源，形态学类似CHL，诊断为PTCL，NOS更为合适。

ALK–ALCL细胞学特征与ALK+ALCL类似，具有偏位马蹄样或肾形核的标志性细胞，其核周常有嗜酸性区域（图12-1-11）。但小细胞变异型和淋巴组织细胞变异型ALK+ALCL中的小细胞在ALK–ALCL不明显。与ALK+ALCL相比，大多数ALK–ALCL病例中肿瘤细胞更大，更多形且具有更高的核质比（图12-1-12）。一般来说，高核质比提示可能是PTCL，NOS，这些病例通常是在小至中等大异形的淋巴细胞背景中混杂形态一致的肿瘤细胞，缺乏经典ALCL片状或窦性生长模式。部分伴有DUSP22-IRF4重排的ALK–ALCL病例缺少多型性细胞，而具有更多的“面包圈”细胞。

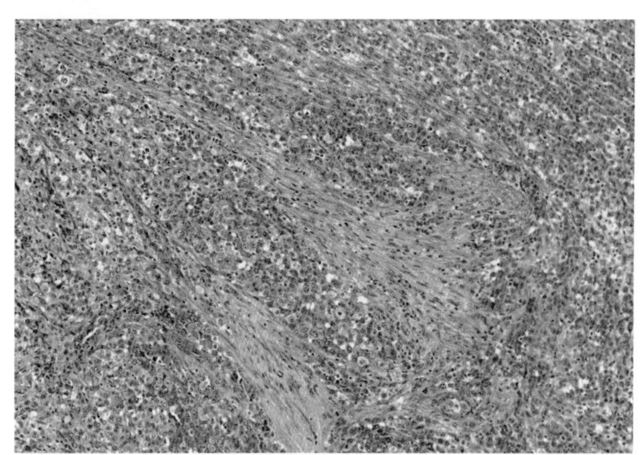

图 12-1-11　ALK–ALCL 形态学特征与 ALK+ALCL 非常类似，瘤细胞实性、黏附成片

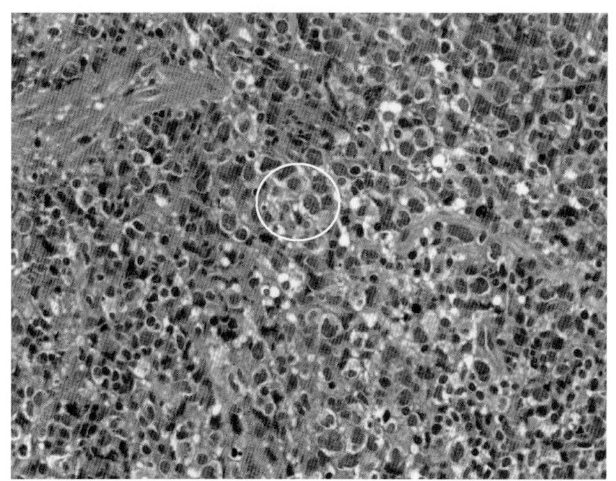

图 12-1-12　与 ALK+ALCL 相比，大多数 ALK–ALCL 病例中肿瘤细胞更大、更多形且具有更高的核质比

（四）免疫表型

所有肿瘤细胞强表达 CD30（图 12-1-13），通常阳性部位在细胞膜和高尔基区，少数胞质呈阳性。CD30 弥漫一致强阳性是 ALK–ALCL 与 PTCL，NOS 的重要区别。少数 PTCL，NOS 可以表达 CD30，但是只见于部分肿瘤细胞，且强度不等。ALK–ALCL 不表达 ALK。

与 PTCL，NOS 相比，T 细胞抗原丢失更常见于 ALK–ALCL。在这方面，ALK–ALCL 与 ALK+ALCL 相似。超过一半的 ALK–ALCL 病例表达一种或更多 T 细胞标记。CD3 阳性比 ALK+ALCL 更常见。CD2、CD3 比 CD5 更常表达。CD4 表达占大多数，而 CD8 罕见表达。几乎都表达 CD43。此外，多数病例表达细胞毒性相关性标记物 TIA1、粒酶 B 和穿孔素。这些标记在 DUSP22 重排的 ALK–ALCL

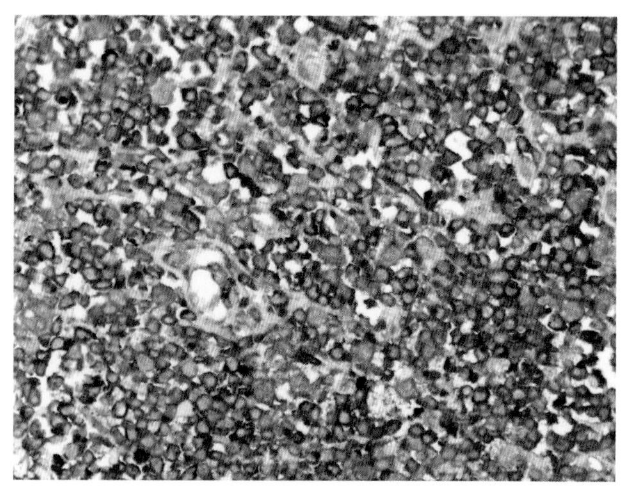

图 12-1-13　所有肿瘤细胞强表达 CD30，通常阳性部位在细胞膜和高尔基区

病例中常不表达。因此，这些标记物的表达在 ALK–ALCL 的诊断中有重要价值，但不是必须的。约 43% 的 ALK–ALCL 病例部分肿瘤细胞表达 EMA，ALK+ALCL 常表达 EMA，PTCL，NOS 偶尔表达 EMA。约 43% 的病例表达 pSTAT3。

在部分缺乏 T 细胞和毒性标记物的病例中，必须排除肿瘤细胞丰富的经典型霍奇金淋巴瘤和其他大细胞恶性肿瘤，如胚胎癌等。PAX5 对于鉴别 ALK–ALCL 和 CHL 是非常有用的标记物。因为几乎所有的经典型霍奇金淋巴瘤都弱表达 PAX5，而 ALCL 很少表达 PAX5。CD15 阳性提示 CHL，然而部分 PTCL，NOS 也可表达 CD15，且 CD30 强阳性。表达 CD15 和 CD30 的外周 T 细胞淋巴瘤应诊断为 PTCL，NOS 还是 ALK–ALCL，仍存在争议。但这些病例预后差，临床过程更像 PTCL，NOS。ALK–ALCL 和 ALK+ALCL 均不表达 T 细胞受体蛋白，表达 clusterin。ALK–ALCL 始终是 EBV–（如 EBER 和 LMP1），表达 EBV 的病例强烈提示是 CHL。

（五）遗传学检查

无论是否表达 T 细胞抗原，绝大多数 ALK–ALCL 病例呈 T 细胞受体基因克隆性重排。

在一项 ALK–ALCL 遗传学研究中发现，*JAK1* 和（或）*STAT3* 基因发生重现性突变，持续激活 JAK/STAT3 信号通路。在少数系统性 ALK–ALCL 和原发性皮肤 ALK–ALCL 中，非 ALK 的酪氨酸激酶的易位也同样可以激活 STAT3。这些基因异常在一定程度上解释了 ALK–ALCL 的生物学行为和病理特征与ALK+ALCL（ALK融合蛋白导致STAT3激活）类似的原因，同时也可以作为潜在的治疗靶点。

近来研究显示，ALK–ALCL发生*DUSP22-IRF4*(位于染色体6P25.3）和*TP63*（位于染色体3q28，最常见的伙伴基因为*FRA7H*）基因重排的概率分别为30%和8%。ALK+ALCL尚无*DUSP22*和*TP63*重排的报道，但少数其他类型PTCL可出现*DUSP22*和*TP63*重排。具有DUSP22基因重排的病例预后与ALK+ALCL病例相似，总体预后较好；而具有*TP63*基因重排的病例预后极差。

研究表明，ALK+ALCL、ALK–ALCL和PTCL，NOS之间的拷贝数异常存在差异，包括1q、6p、8q、12q的获得和4q、6q21（*PRDM1*基因编码PRDM1）、13q、17p13（*TP53*）的缺失。

基因表达谱研究显示，ALK–ALCL与ALK+ALCL之间既有相同的分子生物学特征，又有差异，如ALK相关的信号通路。然而，ALK–ALCL与PTCL，NOS存在显著差异，可以用三个基因*TNFRSF8*、*BATF*和*TMOD1*来鉴别ALK–ALCL与PTCL，NOS。

（六）综合诊断

根据形态特征、免疫组化及遗传学特点可诊断。

（七）鉴别诊断

因为缺乏特异性标记物，ALK–ALCL诊断较困难。所有由大细胞构成并表达CD30的肿瘤都需要与之进行鉴别诊断。除了CHL和PTCL，NOS，还有一些结外T细胞淋巴瘤[结外NK/T细胞淋巴瘤-鼻型和肠病相关T细胞淋巴瘤（EATL）]，肥大细胞增生症，部分弥漫大B细胞淋巴瘤（DLBCL），以及一些非淋巴组织肿瘤（胚胎癌、恶性黑色素瘤和一些未分化癌）也可表达CD30。过去被认为是霍奇金样型ALCL，现在认为是肿瘤细胞丰富型CHL。通过免疫表型和基因研究，ALK–ALCL完全可以与肿瘤细胞丰富型CHL区别。相对而言，ALK–ALCL与PTCL，NOS鉴别较为困难。一般来说，WHO推荐除了不表达ALK之外，形态学和免疫表型与ALK+ALCL相近，才可以诊断为ALK–ALCL。ALK–ALCL还需要与原发性皮肤ALCL鉴别。临床分期在鉴别诊断上至关重要。原发性皮肤ALCL的预后要好于ALK–ALCL。此外，由于大多数ALCL病例表现为窦内或T区黏附性或实性生长模式，需要与转移未分化癌（通常CK、EMA+，CD30–）、胚胎癌（CK+、EMA+，CD30+）以及转移性恶性黑色素瘤（S-100+、HMB45+、EMA–/+、CD30–）鉴别。

（八）预后

一般来说，采用传统的治疗方案，ALK–ALCL临床疗效明显差于ALK+ALCL，然而研究结果不一致，可能与ALK–ALCL患者的年龄、IPI评分、基因异质性有关。一项国际外周T细胞淋巴瘤项目研究显示，ALK–ALCL与PTCL，NOS的预后存在差异。ALK–ALCL 5年无失败生存率（分别为36%和20%）和5年总生存率（分别为49%和32%）要优于PTCL，NOS。此外，伴高表达CD30（>80%细胞）的PTCL，NOS在组织形态学上很难与ALK–ALCL鉴别，但5年无失败生存率和5年总生存率与ALK–ALCL相比差值增大（19%）。近期研究表明，具有*DUSP22*重排的ALK–ALCL 5年生存率与ALK+ALCL相似（分别为90%和85%）。相反的，具有*TP63*重排的ALK–ALCL预后最差，5年生存率仅有17%。而既没有*DUSP22*重排，也没有*TP63*重排的ALK–ALCL 5年生存率为42%。*PRDM1*和（或）*TP53*的丢失与预后差相关。

（陈　刚　陈燕坪）

第二节　皮肤T细胞淋巴瘤

一、淋巴瘤样丘疹病

（一）定义

淋巴瘤样丘疹病（lymphomatoid papulosis，LyP）是原发于皮肤的CD30阳性淋巴增殖性疾病病谱中的一种少见疾病。临床表现为反复发作的多发性坏死性丘疹、结节。

（二）临床表现

LyP患者多为成年人，多见于40～60岁，儿童少见。临床表现为红斑丘疹，伴坏死、溃疡，可自发性愈合。皮损可成群出现，不同时期的皮损可共存，躯干和四肢最常见，偶尔可累及肢端、头面部和肛门生殖器，也有发生于口腔黏膜的报道。LyP呈慢性经过，病程短者持续数月，反复发作者可持续十余年。儿童患者可出现进展迅速的坏死结节，伴典型的丘疹性损害。有学者提出局限性 LyP 的概念，局限性 LyP 占所有 LyP 的 13% ～ 22%，平均发病年龄为 28 岁，组织学和经典 LyP 无差异，但皮损局限于某一解剖区域。瘙痒和瘢痕形成是 LyP 最常见的症状，瘢痕常为萎缩性或呈痘疮样改变。

（三）组织形态特点及免疫组化

病理形态上，LyP 呈现出谱系表现，以前根据浸润模式、CD30+ 细胞数量的多少将 LyP 分为 A、B、C 三种组织学亚型，近来根据不同的组织学特点，又增加了数种亚型（图 12-2-1 ～图 12-2-8）。

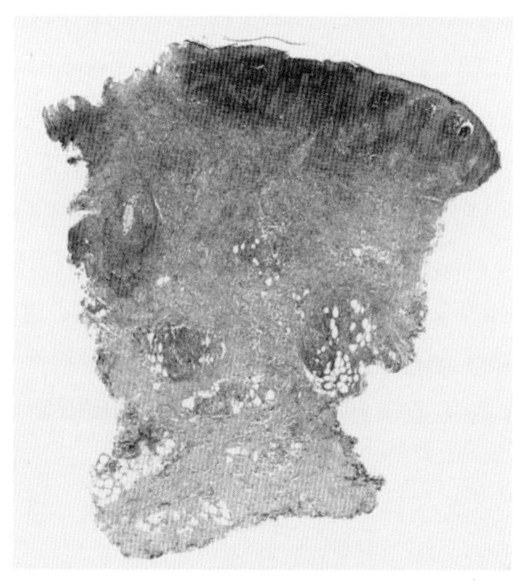

图 12-2-1　皮肤真皮浅层及附件周围可见致密淋巴细胞浸润（HE 染色）

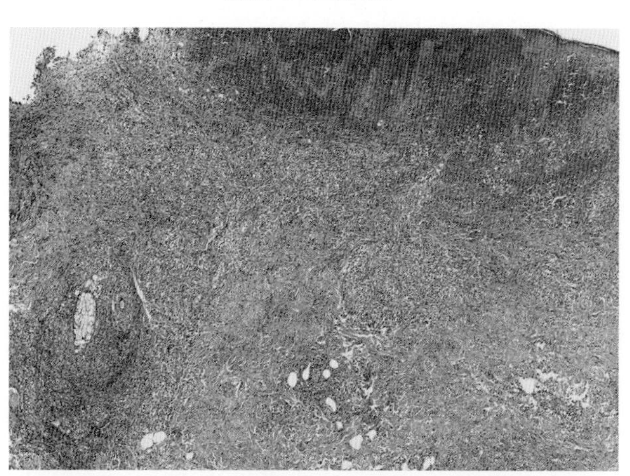

图 12-2-2　皮肤真皮浅层及附件周围可见致密淋巴细胞浸润（HE 染色）

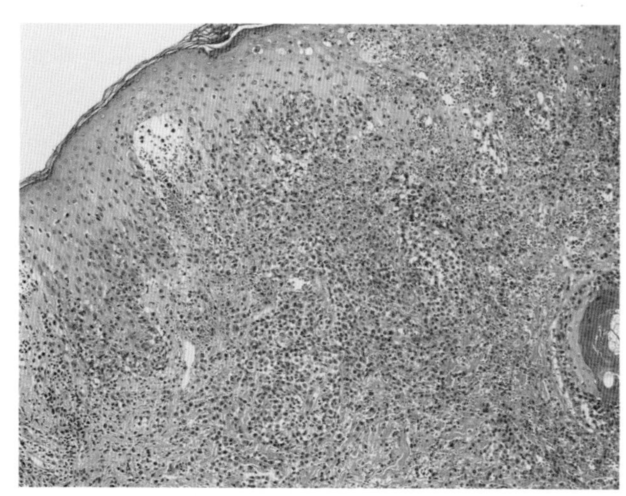

图 12-2-3　皮肤表皮与真皮交界处可见致密淋巴细胞浸润（HE 染色）

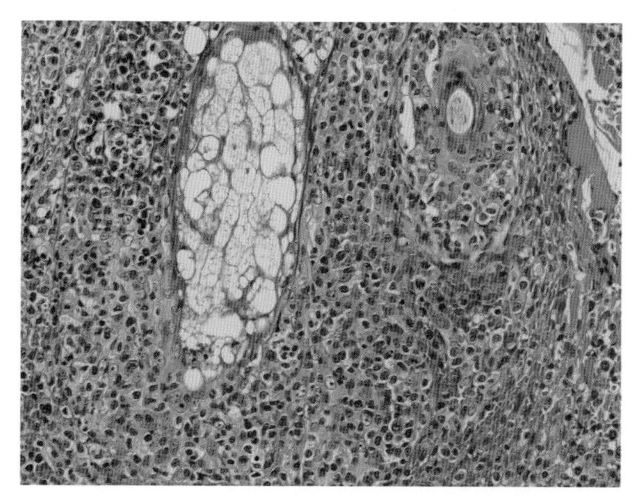

图 12-2-4　皮肤附件周围可见致密淋巴细胞浸润（HE 染色）

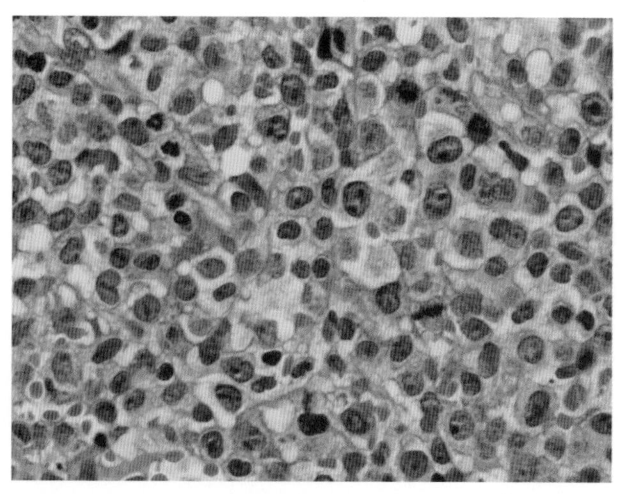

图 12-2-5　淋巴细胞具有异型性，可见核分裂（HE 染色）

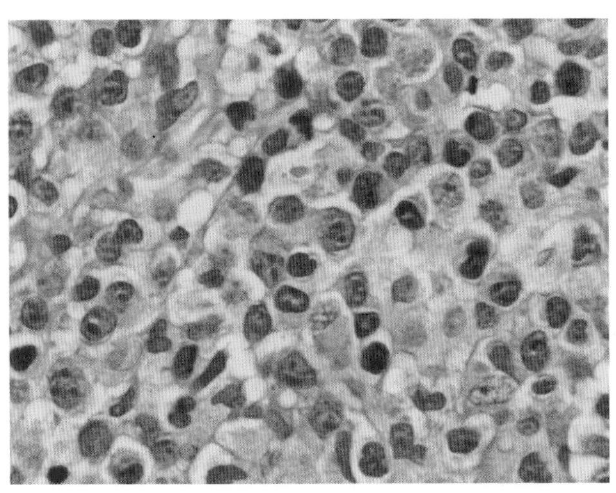

图 12-2-6　淋巴细胞核大，核仁明显，可见核分裂（HE 染色）

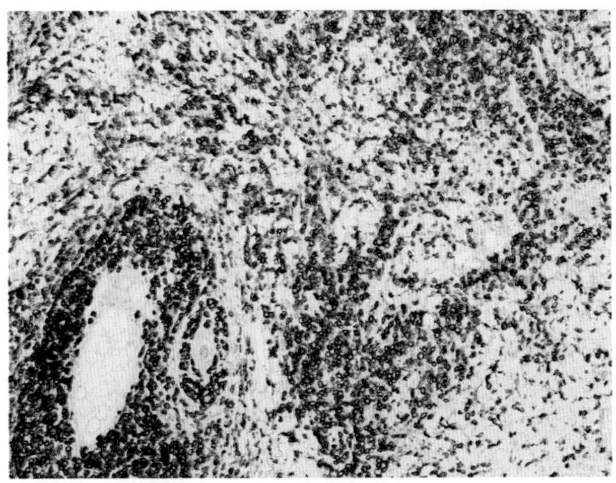

图 12-2-7　淋巴细胞表达 CD3

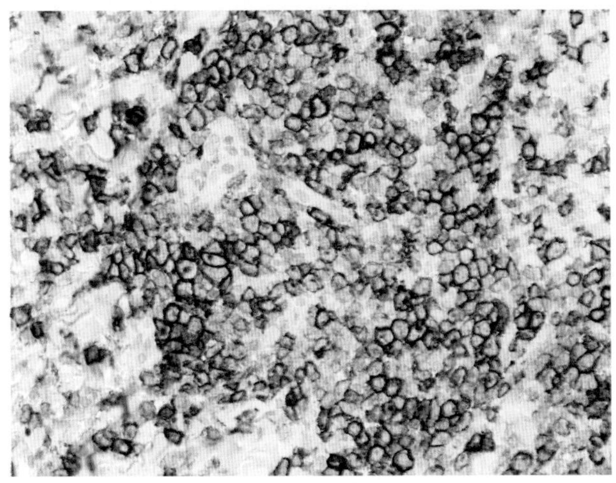

图 12-2-8　淋巴细胞表达 CD30

A 型：最常见，病变呈楔形，表皮常增生，部分可呈假上皮瘤样或角化棘皮瘤样增生。真皮内大而非典型的淋巴细胞散在或成簇存在，混有大量炎症细胞。异型淋巴细胞 CD30 强阳性，通常表达 CD4，不表达 CD8，全 T 细胞抗原不同程度的缺失。

B 型：较少见，小到中等大小的非典型淋巴细胞在真皮浅层带状浸润，部分细胞亲表皮，这些细胞有脑回状细胞核，组织学类似于蕈样肉芽肿，CD30 少数细胞阳性或阴性，CD3、CD4+，CD8–。

C 型：大而非典型的淋巴细胞在真皮内成簇或成片分布，炎症背景细胞较少，组织学类似免疫表型皮肤间变性大细胞淋巴瘤。部分肿瘤也可以表达 EMA，但不表达 ALK。

D 型：大量中等大小的非典型性淋巴细胞在表皮内呈 Paget 样浸润，缺乏中性粒细胞及嗜酸性粒细胞，血管周围致密淋巴细胞浸润伴显著的血管病变。这些细胞表达 CD30、CD8 和细胞毒性分子，CD4–，CD5 常缺失。

E 型：小到中等大的淋巴细胞侵犯真皮血管及皮下脂肪血管，呈血管中心性和破坏性浸润，部分有血管内血栓及血管炎样改变，类似亲血管的淋巴瘤。淋巴细胞 CD30、CD8 阳性，通常表达 CD3、CD5，但不表达 CD56，EB 病毒原位杂交也是阴性。

F 型：中等到大的非典型 CD30 阳性 T 淋巴细胞亲毛囊浸润，而毛囊上皮增生、毛囊囊状扩张、毛囊完全破坏和毛囊黏蛋白沉积少见。

具有 6p25.3 重排的 LyP：好发于老年人，皮损局限，皮肤外器官不受累。6p25.3 存在 DUSP22/IRF4 的染色体重排。组织学具有双向模式，大量非典型小到中等大小的淋巴细胞亲表皮浸润，真皮深部可见致密的、大的淋巴细胞聚集形成肿瘤结节。CD30 在表皮内淋巴细胞呈弱阳性，而在真皮呈强阳性。肿瘤细胞常不表达 CD4 和 CD8，但表达 CD3 和 TCRβF1。

γ/δ 表型 LyP：非典型淋巴细胞主要位于表皮内，真皮层主要是小淋巴细胞与非典型淋巴细胞混杂，非典型细胞表达 CD3、CD8+、CD45RA、CD30+、细胞毒性分子（TIA1、GrB、perforin）和 TCRδ1，不表达 TCRβF1 和 CD4，类似原发皮肤 γ/δ T 细胞淋巴瘤或 D 型 LyP。背景中的小淋巴细胞则为 CD3+、CD4+、CD8–、CD20–、CD45RO+ 及 CD30–。

（四）遗传学检查

大部分的 LyP 病例可以检测到 *TRG* 基因克隆性重排。细胞遗传学方面，目前尚未发现特定的异常。在 LyP 病例中，未检出过 t（2；5）（p23；q35）染色体易位。在小部分的病例中，检测到位于染色体 6p25.3 位点的 *DUSP22-IRF4* 重排，并且这部分病例有特异的临床病理特征。

（五）综合诊断

根据特征性临床表现、皮损特点及病理组织学特点、免疫组化结果，大部分可以做出正确诊断，少数通过分子检测可发现特殊染色体重排的基因改变。

（六）鉴别诊断

1. 急性痘疮样苔藓样糠疹 临床也表现为大量自愈性坏死性丘疹，但病程较 LyP 短，皮损更小、更加散在。组织学上该病有界面性皮炎、真皮内淋巴组织浸润改变及非典型性淋巴细胞围绕血管周围浸润。浸润的淋巴细胞主要表达 CD8，可伴有少数 CD30 阳性的非典型大细胞。

2. 病毒感染 皮肤病毒感染（以副痘病毒、疱疹病毒等多见）可能是模拟 LyP 的反应性疾病中最常见的一种。二者均可有丘疹样损害，相对惰性的病程，组织学均可出现大而非典型的 CD30 阳性 T 淋巴细胞浸润。但病毒感染无反复发作的临床表现，分子检测无 TCR 基因重排。

3. 疥疮结节 常累及腹股沟、生殖器、臀部和腋窝褶皱部位，呈结节状，常伴瘙痒，很少有破溃。组织病理上有大量的致密的淋巴组织细胞、嗜酸性粒细胞、单核细胞浸润。CD30+ 的淋巴细胞还表达 CD3、CD4。可以根据特殊发病部位、接触史鉴别。

4. 药物性假性淋巴瘤 临床表现更为多形性，常伴瘙痒。淋巴组织样细胞在真皮浅层呈致密的带状浸润或血管周围浸润，细胞呈脑回样，有大而不规则的深染细胞核。但该病通常有系统用药史，于初始治疗后的数周至数月内发生。

5. 原发皮肤间变的大细胞淋巴瘤 通常表现为发生在四肢、头皮或躯干等处的孤立或少量的直径＞2cm 的结节、肿瘤或皮下肿块，常破溃结痂。肿瘤多局限于皮肤，有自行消退的趋势；约 10% 可播散到皮肤外器官。组织学上 CD30+ 非典型间变性淋巴细胞呈大片状浸润，无亲表皮现象。20% ～ 25% 病例未见间变性细胞，而呈多形性或免疫母细胞的表现。溃疡处皮损可表现为 LyP 样的组织学特点，即大量炎性细胞背景下散在的少数 CD30+ 细胞。原发性皮肤间变性大细胞淋巴瘤的肿瘤细胞与 LyP A 型与 C 型中非典型细胞具有相同的免疫表型，但 CD30+ 细胞数量应＞75%。多数病例有克隆性 TCR 基因重排。一般不能检测出 t（2；5）（p23；q35）基因易位，ALK 通常阴性。

6. 蕈样霉菌病伴大细胞转化 常提示原来的病变在进展，分期高，皮肤外侵犯常见（极少数大细胞转变为较为惰性经过，这部分病例常发生于嗜毛囊性蕈样霉菌病，CD30–）。组织学表现为成片的大细胞，CD30+。而 LyP 是自限性疾病。

7. 结外 NK/T 细胞淋巴瘤 主要需要与 LyP E 型鉴别。前者表现为泛发的、快速进展的红斑、斑块，通常伴溃疡，预后极差。典型组织学表现为非典型淋巴细胞呈血管中心性和血管破坏性浸润，约 25% 的病例可表达 CD30。细胞表达 CD56，EBER 原位杂交阳性可以和 LyP 鉴别。

（七）预后

LyP 预后较好，5 年生存率为 100%。长期随访很重要。5% ～ 20% 的患者可发展为其他类型的皮肤淋巴瘤，如蕈样肉芽肿、皮肤间变性大细胞淋巴瘤和霍奇金淋巴瘤。

二、原发皮肤 CD8+ 侵袭性亲表性细胞毒性 T 细胞淋巴瘤

（一）定义

原发皮肤 CD8+ 侵袭性亲表性细胞毒性 T 细胞淋巴瘤是一种罕见的原发性皮肤淋巴瘤，其特征表现为亲表皮的 CD8+ 细胞毒性 T 细胞的增生，以及侵袭性的临床过程，属于 WHO 淋巴瘤分类中

的一个暂定类型。

（二）临床表现

临床表现为局限性或播散性分布的丘疹、结节或肿瘤，皮疹中心出现溃疡或坏死；部分出现中心消退，或表现为表浅的、过度角化的斑块。肿瘤可以侵犯其他内脏器官，如睾丸、肺部、中枢神经系统，但淋巴结往往不受累。

（三）组织形态特点

带状或散在的小至中等大小淋巴细胞或者多形性的中至大淋巴细胞浸润，并有高度亲表皮性，即使是在肿瘤期。表皮也可以出现棘层增厚或者萎缩，并且可以出现坏死角质形成细胞、溃疡形成、不同程度的海绵水肿，甚至水疱。皮肤附属器的侵袭和破坏很常见。血管中心性和血管侵犯也可以出现。肿瘤细胞可以侵犯到皮下脂肪层（图 12-2-9）。

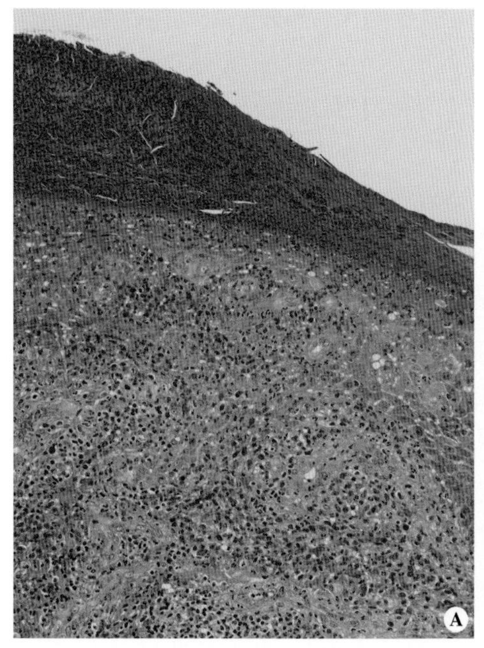

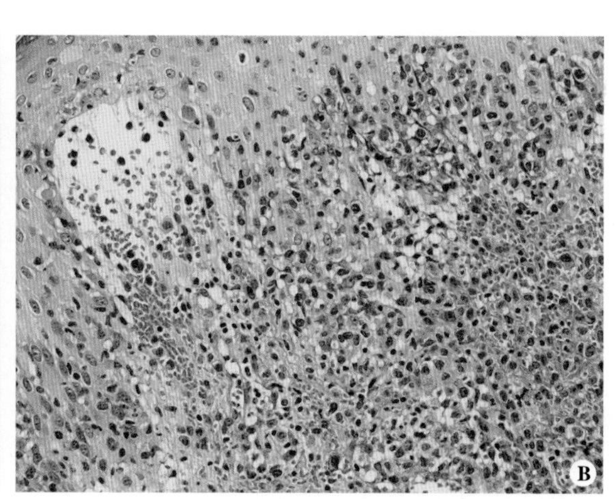

图 12-2-9　皮肤表皮内及真皮浅层可见异型淋巴细胞浸润（HE 染色）（A）；皮肤表皮内及真皮浅层可见异型淋巴细胞浸润（HE 染色）（B）

（四）免疫表型

全 T 细胞抗原 CD3+，CD8+，同时伴有全 T 细胞抗原丢失，如 CD2 和 CD7 等，细胞毒性分子 TIAl 和粒酶 B 阳性，同时表达 TCRβF1，表明为 αβ 型 T 细胞亚群来源（图 12-2-10）。

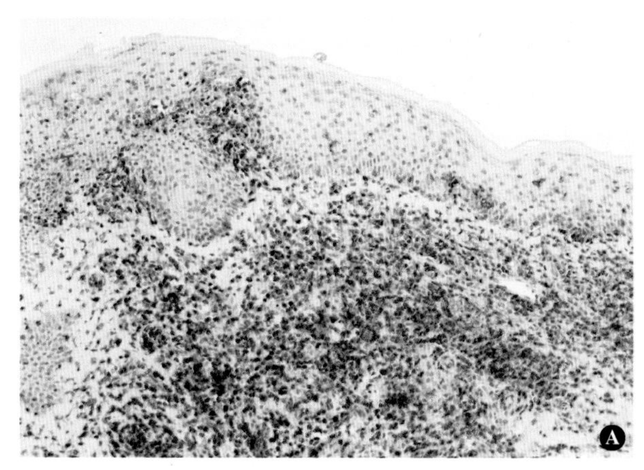

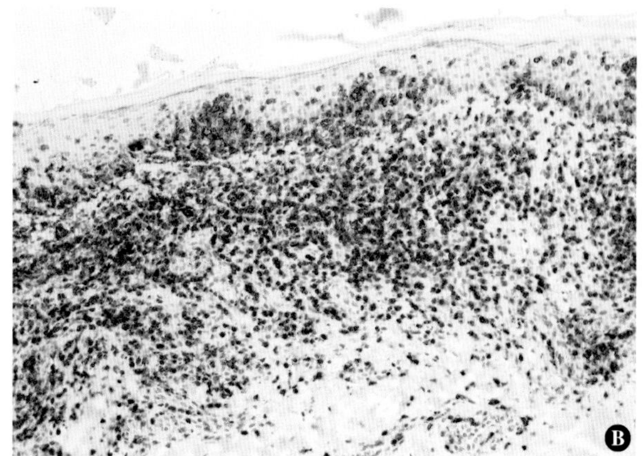

图 12-2-10　免疫组化 CD8 在淋巴细胞上的表达

A. HC，CD8；B. IHC，CD8

（五）遗传学检查

TCR 基因检测到克隆性重排。

（六）综合诊断

结合临床发病经过、病理组织学形态及免疫组化大部分可以确诊。

（七）鉴别要点

1. 坏疽性脓皮病 患者全身多发进展性的溃疡，部分溃疡呈潜行性，首先考虑此诊断。而原发皮肤 CD8+ 亲表皮性细胞毒性 T 细胞淋巴瘤溃疡泛发，进展快，且病理提示大量异形性淋巴细胞浸润，TCR 重排阳性，提示该疾病的肿瘤性特征，不符合坏疽性脓皮病诊断。

2. Paget 样网状细胞增生症 属蕈样霉菌病的一种类型，常呈惰性经过，与原发皮肤 CD8+ 亲表皮性细胞毒性 T 细胞淋巴瘤的侵袭性临床经过有显著不同，尽管两者均可以表现为亲表皮性 CD8+ 的非典型淋巴细胞浸润。组织学形态上前者常以表皮浸润为主，后者除浸润表皮外，常浸润真皮甚至皮下脂肪组织，伴有坏死。

3. 淋巴瘤样丘疹病 D 型 尽管可以表现与原发皮肤 CD8+ 亲表皮性细胞毒性 T 细胞淋巴瘤一致的大量中等大小的非典型性淋巴细胞在表皮内呈 Paget 样浸润，CD8 和细胞毒性分子阳性，但可表达 CD30。临床呈自限性经过。

4. 结外鼻型 NK/T 细胞淋巴瘤 本病以鼻腔和皮肤为最主要的受累部位，与 EB 病毒感染有关。临床表现为鼻腔鼻窦中线部位破坏性的溃疡或者四肢躯干多发的斑块及肿瘤，溃疡形成较常见。病理表现为真皮及皮下脂肪层弥漫的中等大小的异形淋巴细胞浸润。也可伴有亲表皮性及血管中心性浸润。肿瘤细胞表达 CD2、CD56、胞质型 CD3ε 及细胞毒性分子；EB 病毒原位杂交检测阳性。

5. 原发皮肤 γδ T 细胞淋巴瘤 临床表现为四肢显著泛发的斑块、溃疡坏死性的结节和肿瘤。黏膜及结外器官浸润较常见，并可出现噬血综合征。组织病理中可同时或单独出现亲表皮性、真皮及皮下脂肪的浸润。浸润细胞通常为中等到大的异形淋巴细胞。坏死及血管中心性浸润较常见。肿瘤细胞 CD3+，CD2+，CD5–，CD7+/–，CD56+ 及细胞毒性分子 +。大部分病例不表达 CD4 与 CD8，但部分病例可 CD8+，并且 TCRγ 强 +，而 TCRβF1–。

（八）预后

该疾病预后不良，平均生存期只有 12 个月。

三、原发皮肤肢端 CD8+ T 细胞淋巴瘤

（一）定义

原发皮肤肢端 CD8+ T 细胞淋巴瘤是一种罕见的皮肤淋巴瘤，其特征表现为非典型中等大小的细胞毒性淋巴细胞克隆性增生并浸润皮肤。肿瘤主要累及肢端皮肤，尤其好发于耳部。临床预后良好。

（二）临床表现

大部分为孤立性或单个红色丘疹或结节，大小 3 ～ 4cm，起病缓慢，数周或数月。大多数发生于耳部（61%），其次为鼻部（22%）、足（8%），其他部位有眼睑、手和腿等。偶尔病变可以为多发性，尤其是双侧耳部和足。可以复发。

（三）组织形态特点

异型淋巴细胞大小形态较一致，中等大小，核形不规则，可见小核仁，核分裂及凋亡小体缺乏或罕见，在真皮层弥漫浸润。有报道异型淋巴细胞可呈印戒状。反应性 B 细胞可聚集成结节状，背景中组织细胞、浆细胞、中性粒细胞及嗜酸性粒细胞少见。

异型淋巴细胞很少侵犯表皮，可见表皮与真皮间有一片无细胞浸润带。偶见亲表皮现象。很少累及皮肤附件，缺乏血管浸润及坏死。皮下脂肪组织受累常见（图 12-2-11，图 12-2-12）。

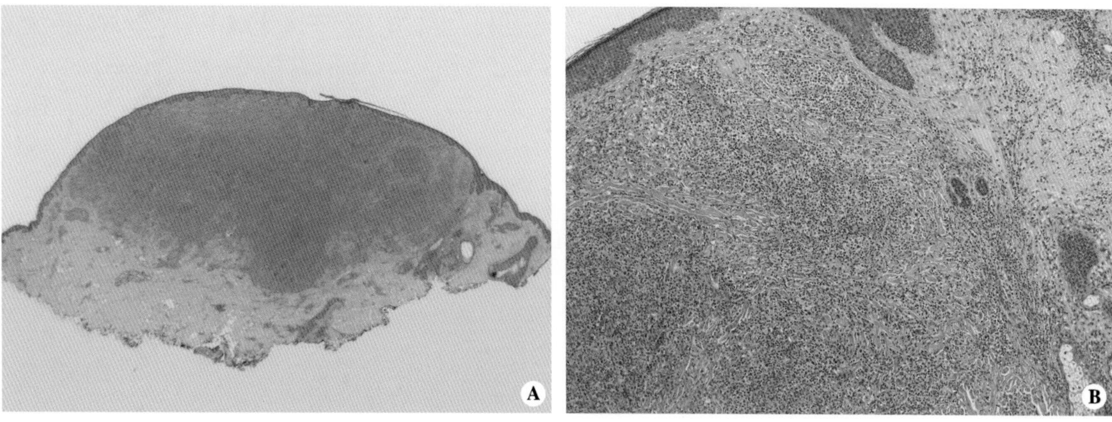

图 12-2-11 皮肤真皮层可见致密淋巴细胞浸润（HE 染色）（A）；皮肤真皮层可见致密淋巴细胞浸润（HE 染色）（B）

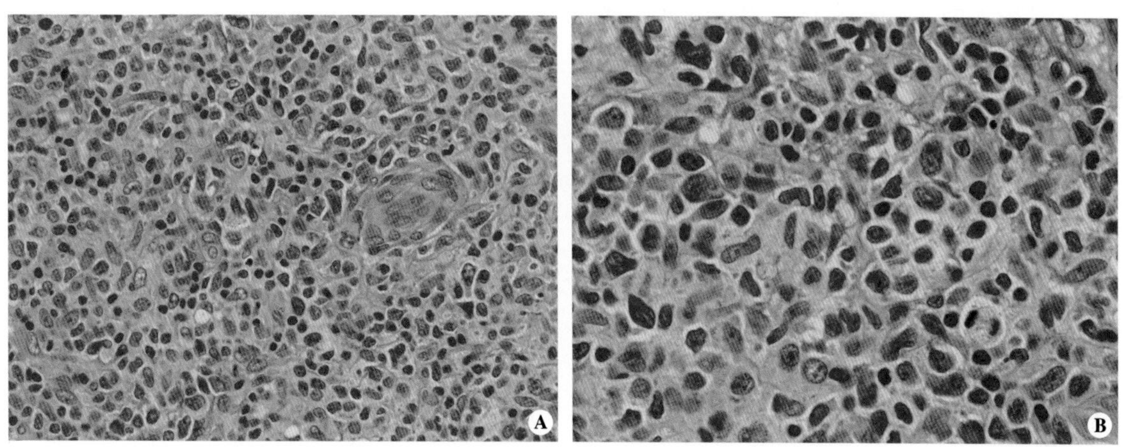

图 12-2-12 淋巴细胞具有轻度异型性（HE 染色）（A）；淋巴细胞具有轻度异型性，可见个别核分裂（HE 染色）（B）

（四）免疫表型

CD3、CD8、TCRβF1 及 TIA1 阳性，TIA1 表现为高尔基区点状阳性，CD4–，通常 CD2+、CD5+、CD7+，但其中一个或两个可以失表达或弱阳性，粒酶 B 和穿孔素通常阴性，但偶尔可以阳性，CD56–、CD57–、CD30–、TdT–，滤泡辅助 T 细胞标记如 CD10、BCL6、PD1、CXCL13–，CD68 如同 TIA1 呈高尔基区点状阳性。Ki67 增殖指数通常较低（图 12-2-13）。

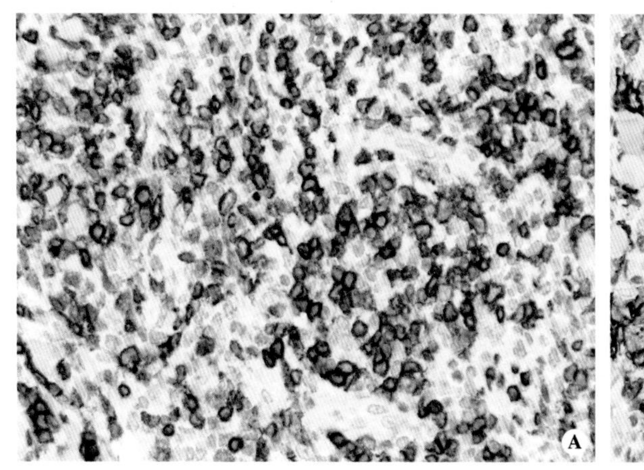

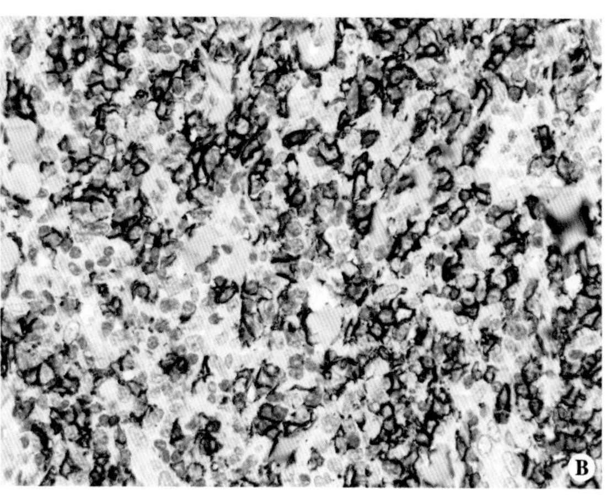

图 12-2-13 IHC，CD8（A）；IHC，CD8（B）

（五）遗传学检查

TCR 基因检测到克隆性重排。

（六）综合诊断

结合临床表现、病理组织学形态及免疫组化基本可以确诊。

（七）鉴别要点

1. 原发皮肤 CD8+ 亲表皮性细胞毒性 T 细胞淋巴瘤 临床生物学行为更具侵袭性，具有高度亲表皮性，细胞形态上更具多形性和异型性，可伴有坏死，免疫表型上除表达 TIA1 还表达粒酶 B 等细胞毒性分子。

2. 原发皮肤 CD4+ 小至中等大小 T 细胞增殖性疾病 与原发皮肤肢端 CD8+ T 细胞淋巴瘤临床生物学行为相似，发病部位也相似，但免疫表型不同。

（八）预后

预后非常好，单纯肿物切除或局部放疗即可，无须化疗。部分病例可以局部复发，但预后仍然很好，病变一般不播散至其他器官或区域淋巴结。

四、原发皮肤 CD4+ 小至中等大小 T 细胞增殖性疾病

（一）定义

皮肤真皮层 CD4+ 的小至中等大小的多形性 T 细胞增生，绝大多数表现为皮肤孤立性结节性病变，缺乏蕈样霉菌病的斑片或斑块。

（二）临床表现

本病多见于中老年人，但也可见于青少年。绝大多数患者无明显症状，表现为缓慢增大的皮肤结节，通常直径为 1 ～ 2.5cm，少数表现为多发性结节。好发于面部、颈部及躯干。

（三）组织形态特点

皮肤真皮层可见致密的、形态一致的小至中等大小的多形性 CD4+ 的 T 淋巴细胞浸润，一般不浸润表皮。可出现＜ 30% 的多形性大细胞，若出现＞ 30% 的多形性大细胞，则要诊断外周 T 细胞淋巴瘤，非特指型。背景混杂反应的 CD8+ 的小 T 细胞、B 细胞及浆细胞及组织细胞（包括多核巨细胞）（图 12-2-14，图 12-2-15）。

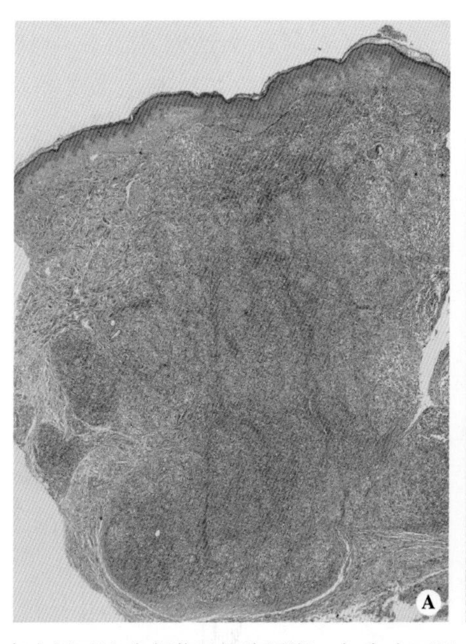

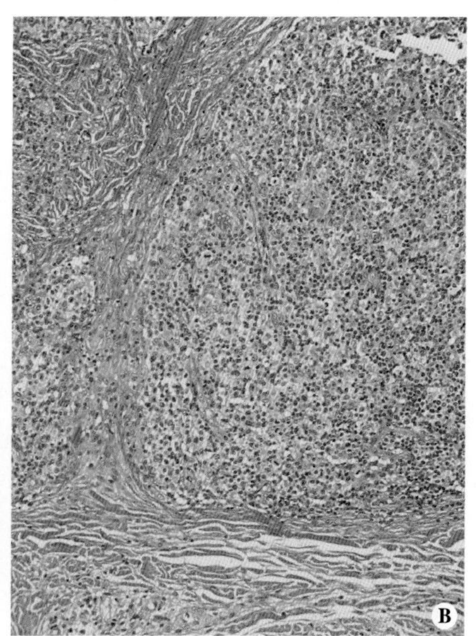

图 12-2-14 皮肤真皮层可见致密淋巴细胞浸润，与表皮可见无细胞浸润带（HE 染色）（A）；皮肤真皮层可见致密淋巴细胞浸润（HE 染色）（B）

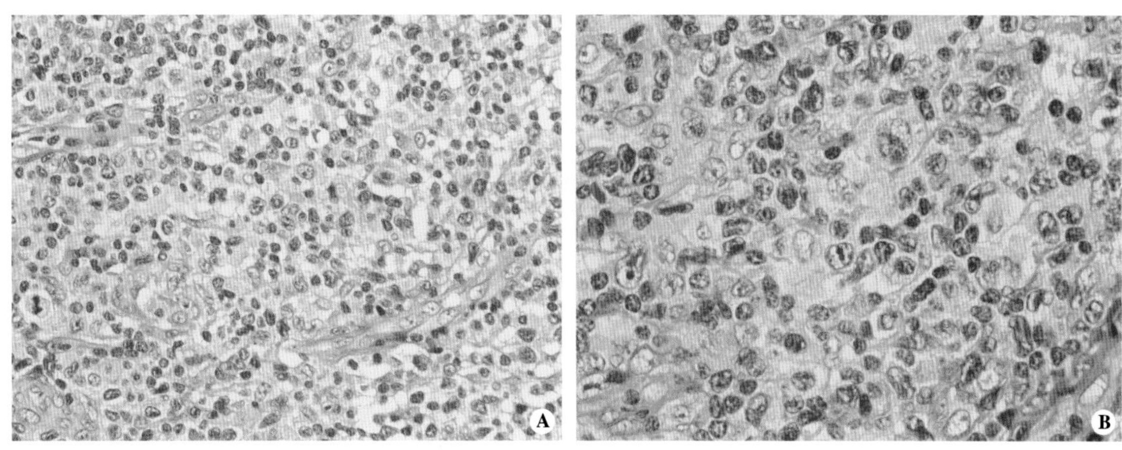

图 12-2-15　淋巴细胞小至中等大小（HE 染色）（A）；淋巴细胞小至中等大小，核形不规则（HE 染色）（B）

（四）免疫表型

CD3+、CD4+，CD8–，其他 T 细胞抗原常丢失（除外 CD7），不表达细胞毒性分子，滤泡辅助 T 细胞标记（BCL6、PD1、CXCL13）常 +，但 CD10–。Ki67 增殖指数常较低（大约 5%，< 20%）（图 12-2-16）。

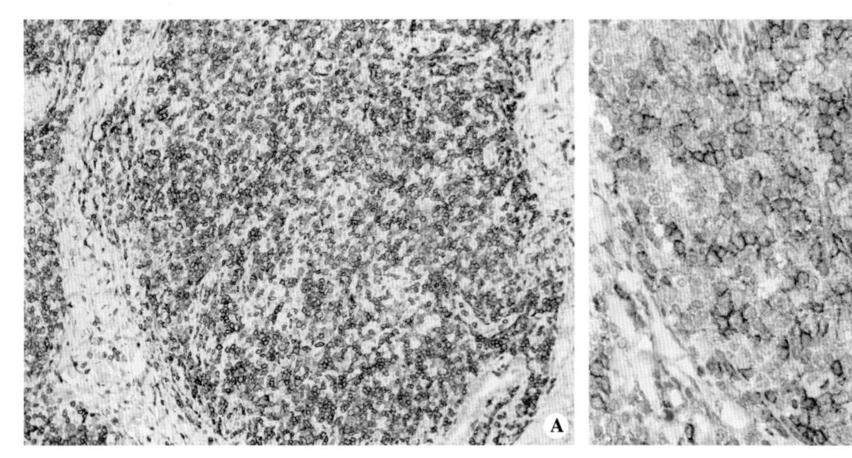

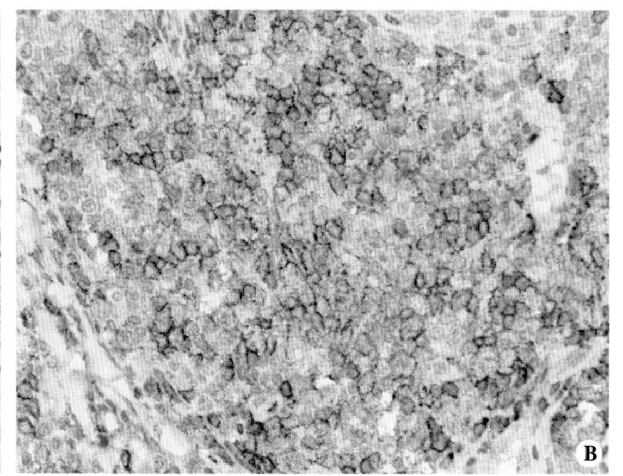

图 12-2-16　原发皮肤 CD4+ 小至中等大小 T 细胞增殖性疾病

A.IHC，CD4；B.IHC，CD8

（五）遗传学检查

TCR 基因检测到克隆性重排，EBV–。

（六）综合诊断

结合临床表现、病理组织学形态及免疫组化可以确诊。

（七）鉴别诊断

1. 原发皮肤肢端 CD8+ T 细胞淋巴瘤　与原发皮肤 CD4+ 小至中等大小 T 细胞增殖性疾病鉴别同前。

2. 原发皮肤外周 T 细胞淋巴瘤，非特指型　临床上常表现为多发性病变，生物学行为更具侵袭性，形态学可有相似之处，但前者表达细胞毒性分子，而后者则不表达。

3. 蕈样霉菌病　肿瘤期与原发皮肤 CD4+ 小至中等大小 T 细胞增殖性疾病鉴别非常困难，尽管前者在肿瘤期背景反应性细胞较少。必须结合临床病史方可区分两者。

（八）预后

预后非常好，单纯肿物切除、病变内使用激

素或局部放疗即可，很少复发。

五、原发性皮肤间变性大细胞淋巴瘤

（一）定义

原发性皮肤间变性大细胞淋巴瘤是由间变性、多形性或免疫母细胞的大细胞构成的T细胞淋巴瘤，＞75%瘤细胞表达CD30。无蕈样霉菌病的病史，需除外系统间变性大细胞淋巴瘤累及皮肤。

（二）临床表现

本病多发于成人，中位发病年龄为60岁，男性较女性多发，病变以躯干和四肢皮肤多见，其次为头颈部，单发病变多见，表现为无症状孤立的红色或紫色斑片、结节、斑块，直径＞2cm，常伴发溃疡，皮损溃疡发生率可高达50%。少数也可在单个或多个区域出现多发肿瘤结节。25%病灶可自行消退并具有反复性，内脏及淋巴结受累少见。

（三）组织形态特点

表皮可表现为萎缩、溃疡或假上皮瘤样增生，真皮内弥漫性大淋巴细胞浸润，没有明显的结节状结构，多数肿瘤细胞呈间变特征，细胞体积中到大，胞质丰富、淡染，核呈多形性：圆形、卵圆形、肾形及马蹄形，有时可见特征性诊断细胞。部分细胞可见明显核仁，伴细胞异形，可有表皮和血管、附属器浸润，瘤细胞间可散在小淋巴细胞、中性粒细胞、嗜酸性粒细胞、组织细胞等。有文献报道发生于皮肤脉管内的间变性大细胞淋巴瘤。形态学可分为间变性、多形性及免疫母细胞型，间变性最多见，另外尚有小细胞型、肉瘤样型、印戒细胞型等形态学亚型的报道（图12-2-17）。

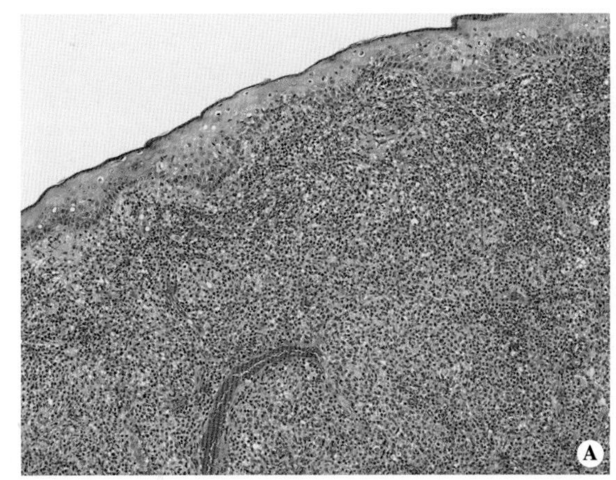

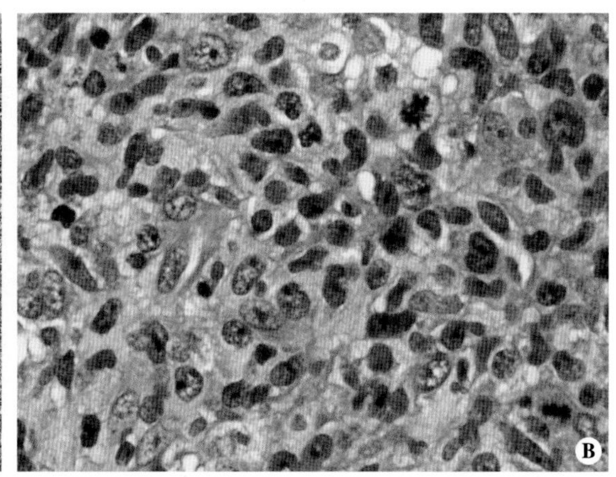

图12-2-17　皮肤真皮层见致密淋巴细胞浸润（HE染色）（A）；淋巴细胞异型性明显，可见胚胎样核，核分裂易见（HE染色）（B）

（四）免疫表型

CD4+，CD2、CD5和（或）CD3丢失，表达细胞毒性分子（granzyme B，TIA1，perforin），但伴DUSP22重排者表达减低。75%以上肿瘤T细胞表达CD30，CLA表达率较高，MUM1及TRAF-1常阳性，LyP则表达率低，EMA及ALK一般不表达（图12-2-18）。

（五）遗传学检查

TCR基因检测到克隆性重排，但是经常不表达T细胞受体蛋白。和系统性间变大细胞淋巴瘤的不同之处是，大部分病例并不出现*ALK*基因的易位。约25%的病例出现*DUSP22-IRF4*基因重排。基因表达谱的研究表明，该肿瘤高表达皮肤归巢趋化因子受体基因*CCR10*和*CCR8*。

（六）综合诊断

结合临床表现、病理组织学形态及免疫组化基本可以确诊。

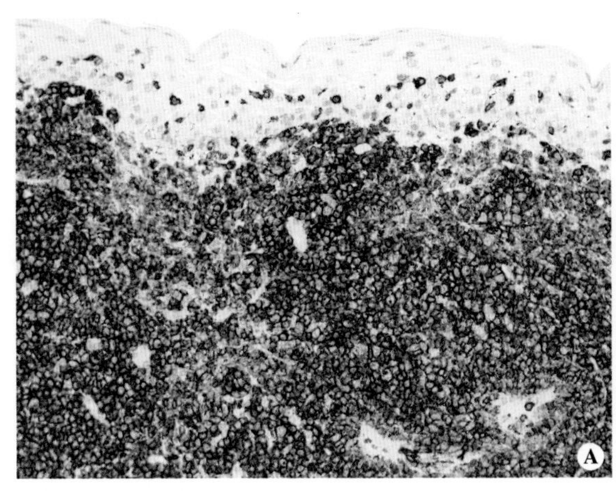
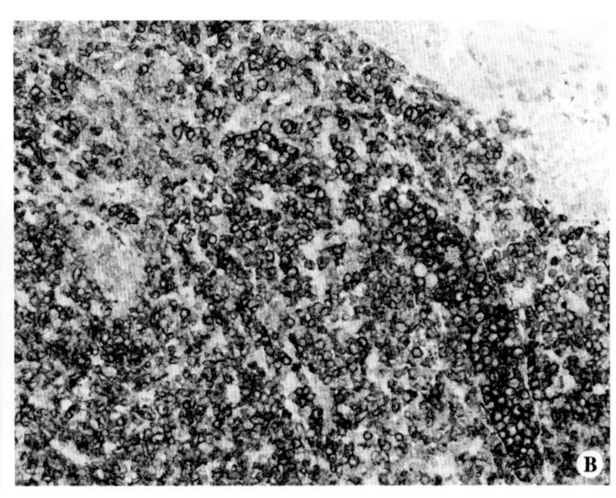

图 12-2-18　IHC，CD3（A）；IHC，CD30（B）

（七）鉴别诊断

1. 淋巴瘤样丘疹病，C 型　两者免疫表型相同，前者一般为弥漫浸润的大细胞累及真皮层，不形成局灶瘤块，大体上肿块不明显，有时淋巴瘤样丘疹病特征性的临床表现 [可自行消退的复发性丘疹和（或）结节，直径一般不大于 2cm] 是鉴别重点。如综合临床表现、组织病理改变、免疫组化及基因重排检测等仍不能准确区分，则可以诊断为交界性病变。

2. 继发性间变性大细胞淋巴瘤　原发性皮肤间变性大细胞淋巴瘤预后比继发性间变性大细胞淋巴瘤好，治疗方式完全不同，故区分原发性与继发性十分必要。两者形态学相似，继发性间变性大细胞淋巴瘤多为年轻人，一般 EMA+，常表达 ALK，有特征性 t（2；5）（p23；q35）的染色体易位，临床上有相应病史或病变。

（八）预后

预后较好，10 年生存率超过 90%。治疗上单一皮损多采用手术切除，可联合放疗。

（梅开勇）

六、乳腺植入物（假体）相关 ALCL

（一）定义

乳腺植入物（假体）相关间变性大细胞淋巴瘤（breast implant-associated anaplastic large cell lymphoma）是 2016 年《造血与淋巴组织肿瘤 WHO 分类》中新增的暂定类型，指发生于乳腺假体植入后的形态学和免疫表型与 ALK– ALCL 类似的 ALCL。主要表现为乳腺植入物周围渗出液或纤维囊中出现 ALCL 细胞，偶尔可形成肿块，或累及腋窝淋巴结，罕见情况下，肿瘤可播散。淋巴瘤平均发生时间为假体植入后 10 年左右，有文献报道接受表面粗糙型假体的患者发病率高于接受表面光滑型假体者。一般认为乳腺植入物相关 ALCL 的发病机制是假体植入后引起的慢性炎症反应导致 T 细胞恶性转化为 ALK–ALCL。

（二）临床表现

患者平均年龄 50 岁，典型临床表现为乳腺植入物周围有渗出液，有时可形成肿块，偶尔腋窝淋巴结肿大。因为发病率很低，所以增加对此病的认识，有助于及早诊断，防止漏诊和误诊。

（三）组织形态特点

最初可能是乳腺植入物周围渗出液穿刺发现肿瘤性淋巴细胞，淋巴瘤细胞常衬覆在切除的假体周围纤维性包膜的内侧，也可以不同程度地浸润纤维包膜。少见情况下，肿瘤细胞也可突破纤维包膜，浸润乳腺组织或者形成肉眼可见的结节。细胞形态学与发生于其他部位的 ALCL 相同，有一定的多形性和异型性，通常能观察到 ALCL 的标志性细胞，即具有偏位的肾形细胞核、体积大的淋巴瘤细胞（图 12-2-19）。

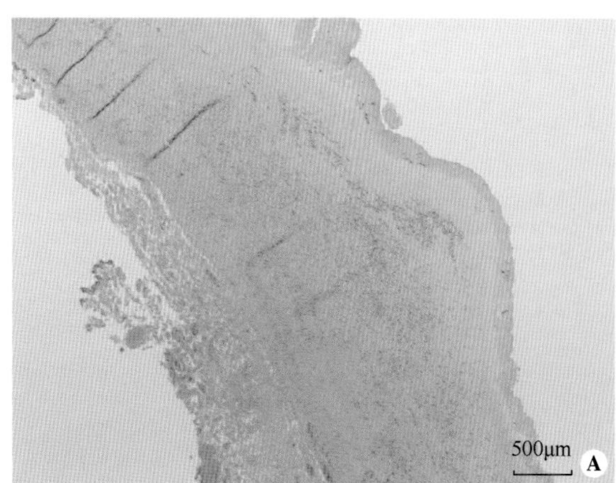

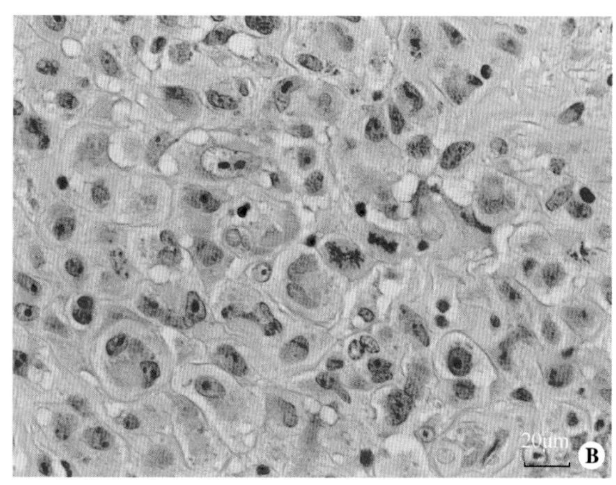

图 12-2-19 乳腺植入物相关 ALCL

A. 植入物周围纤维性囊壁切除，低倍镜下可见弥散浸润的肿瘤细胞（HE 染色）；B. 细胞有一定的多形性和异型性，并可见 ALCL 的标志性细胞，即具有偏位的肾形细胞核、体积大的淋巴瘤细胞

（四）免疫表型

免疫表型类似 ALK–ALCL，CD30 弥漫强阳性，ALK–（图 12-2-20），常表达一种或几种 T 细胞标记。

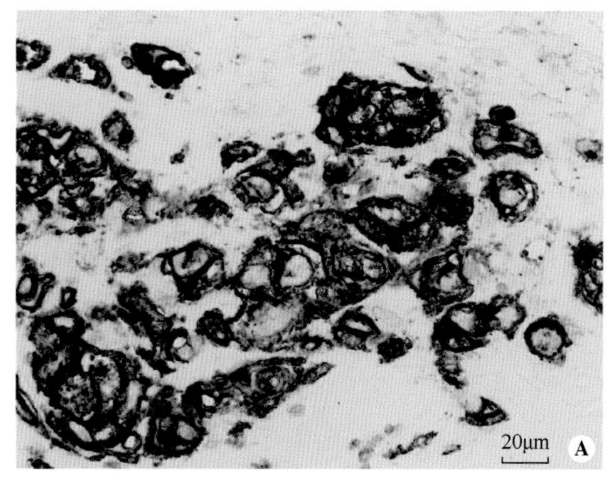

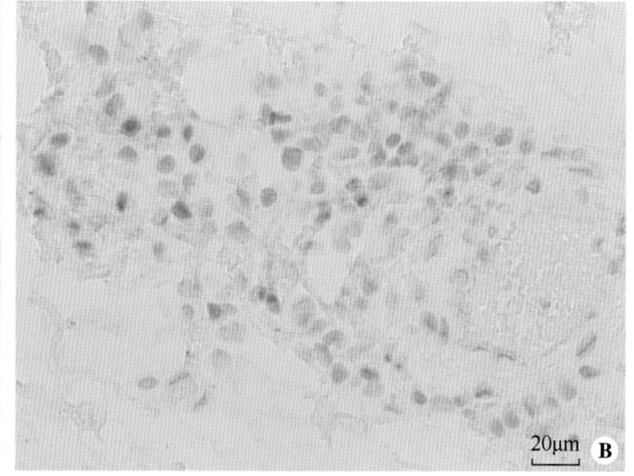

图 12-2-20 乳腺植入物相关 ALCL

A. IHC，CD30+，SP 二步法；B. IHC，ALK–，SP 二步法（病例由加拿大卡尔加里大学病理部 杨华教授提供）

（五）遗传学检查

肿瘤细胞常显示复杂的核型。多数病例有 *TCR* 基因克隆性重排。已有 *JAK1* 和 *STAT3* 基因发生重现性激活突变的文献报道。

（六）综合诊断

通过上述形态学、免疫表型、细胞遗传学及分子生物学检测可以明确诊断。

（七）鉴别要点

乳腺植入物相关ALCL需与慢性炎症相鉴别，植入物引起的慢性炎症，假体周围纤维性包膜和渗出液中也可出现淋巴细胞浸润，为成熟的淋巴细胞，无异型性和多形性，也没有 ALCL 标志性细胞。此外，植入物相关 ALCL 还需要与其他乳腺原发性或继发性淋巴瘤鉴别，最主要的鉴别点是植入物相关 ALCL 有假体植入的病史，有偏位的肾形细胞核标志性大淋巴细胞。免疫表型上，ALCL 淋巴瘤细胞 CD30+，ALK–，表达一种或几种 T 细胞免疫标记。而其他乳腺原发性或继发性淋巴瘤无乳腺假体植入的病史，缺乏 ALCL 标志性细胞。

（八）预后

乳腺植入物相关ALCL肿瘤细胞通常局限在假体周围的渗出液腔内，不侵犯纤维膜，此时一般推荐采取保守的治疗方式，去除假体和纤维膜，即使仅单纯手术切除，大多数患者预后仍良好。如果肿瘤细胞侵犯纤维膜，则可能出现淋巴结侵犯和全身播散，出现实性肿块是预后差的最主要因素，应当全身化疗。而对于局限于假体周围渗出液中的肿瘤，化疗并不能改变患者的预后。

（郭双平）

七、结外NK/T细胞淋巴瘤，鼻型

（一）定义

结外NK/T细胞淋巴瘤，鼻型（extranodal NK/T-cell lymphoma，nasal type，ENKTCL-N）是主要发生于淋巴结外的、有较宽的形态学谱系的一类淋巴瘤。该肿瘤以组织坏死、血管浸润和破坏，细胞毒性细胞表型，以及伴EB病毒感染为特征。因其多数病例被认为是NK细胞的肿瘤；部分病例具有细胞毒性T细胞表型。故冠以“NK/T”。另外，尽管该肿瘤的主要病变部位是鼻部，但具有相似的形态学、免疫表型和临床表现的病变也可发生在淋巴结外的其他器官和组织，故用“结外NK/T细胞淋巴瘤，鼻型”涵盖此类肿瘤。该肿瘤在亚洲及南美洲发病率较高，西欧和北美地区则少见。在中国，该肿瘤占所有NHL的15%～28%，是淋巴结外最常见的非B细胞淋巴瘤。据杨等对6382例淋巴组织肿瘤的构成分析，近30%的结外淋巴瘤为ENKTCL-N；该肿瘤在所有T细胞和NK细胞肿瘤中约占56%。

（二）临床表现

本病常见于成年人，平均年龄和中位年龄均为44～53岁，男女性别比为（3～4）：1。约85%的患者发生于上呼吸消化道（鼻腔、鼻咽、鼻旁窦和上腭），鼻腔是最典型的病变部位，也称鼻（部）NK/T细胞淋巴瘤。主要症状为持续性、进行性加重的鼻阻塞、鼻出血和分泌物增多，常有奇异的臭味，常有鼻、面部红肿，甚至出现广泛的中面部结构破坏（图12-2-21）。主要体征为局部溃疡性新生物，溃疡表面常有干痂或脓痂覆盖，部分患者有鼻中隔或硬腭穿孔（图12-2-22）。10%～15%的患者为鼻外首发，相对常见的是胃肠道和皮肤，还有眼部、肺、睾丸、软组织、脾、肾上腺和中枢神经系统等，这部分病例又称为鼻外（非鼻）NK/T细胞淋巴瘤。发生于消化道的病变可致胃肠穿孔及消化道大出血。部分病例可累及淋巴结及骨髓；或累及骨髓和外周血，与侵袭性NK细胞白血病有重叠。相当多病例伴噬血细胞综合征。鼻外首发者往往在就诊时临床分期较高，常为多发性病变，常有发热、乏力和体重减轻等系统性症状。

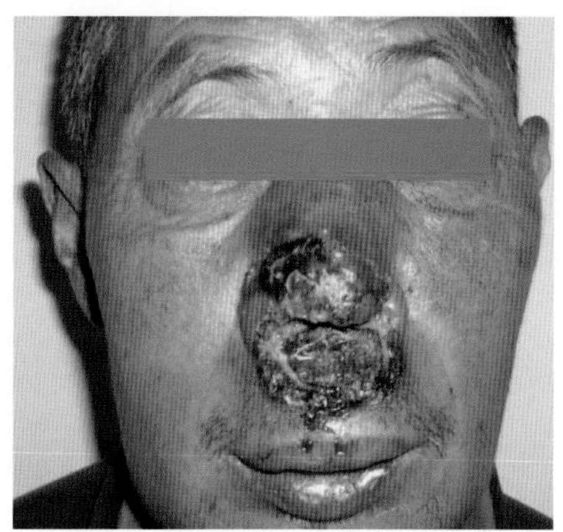

图12-2-21　结外NK/T细胞淋巴瘤，鼻型
患者鼻面部巨大溃疡性肿物

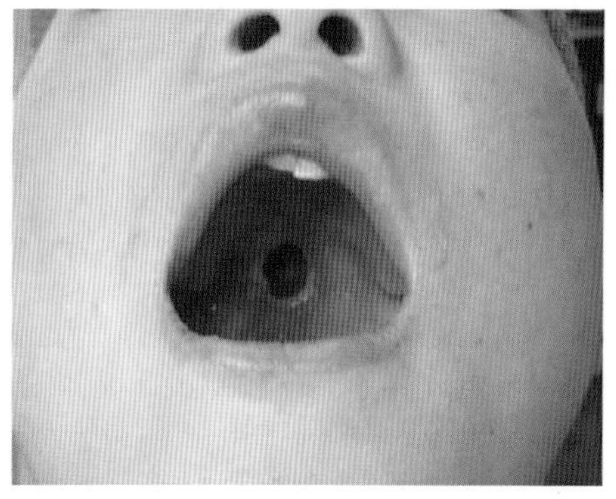

图12-2-22　结外NK/T细胞淋巴瘤，鼻型
患者硬腭穿孔

（三）组织形态特点

因发生于不同器官或组织的肿瘤具有相似的形态学表现，故该肿瘤的基本病理改变是在凝固

性坏死和多种炎细胞混合浸润的背景上，具有明显多形性的肿瘤细胞散在或呈灶性分布；部分病例见肿瘤细胞弥漫性分布，其中不见或少见非肿瘤性细胞成分。几乎所有病例都存在不同程度和范围的凝固性坏死（图 12-2-23A），部分睾丸病变坏死可不明显。近坏死区有较多中性粒细胞浸润，坏死组织深面可见小淋巴细胞、组织细胞、浆细胞和嗜酸性粒细胞等构成的多种炎细胞混合浸润的背景。有时被覆上皮可发生显著的假上皮瘤样增生。根据肿瘤细胞的大小可分为大、中、小或间变细胞。在不同病例或同一病例不同时期的活检样本中，各种类型瘤细胞以不同数量和比例混合存在，但以中等大小的瘤细胞浸润最为常见，肿瘤细胞核形不规则，核仁常不明显或较小，胞质中等量，淡染或透亮（图 12-2-23B）。极少数病例还可见巨型肿瘤细胞。易见核分裂及凋亡小体。约 20% 的病例可见肿瘤细胞浸润小动、静脉现象，肿瘤细胞在小血管内膜下和管壁内浸润，并致血管腔狭窄或闭塞（图 12-2-23C），以及继发血栓形成，即所谓肿瘤细胞的血管中心性和血管破坏性浸润。特别是在病变深部取活检的组织标本中更易见到。极少数病例表现为血管内淋巴瘤，可见于皮肤和中枢神经系统。

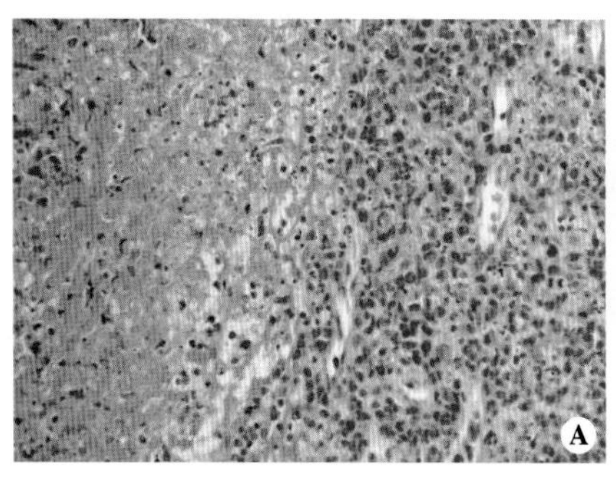

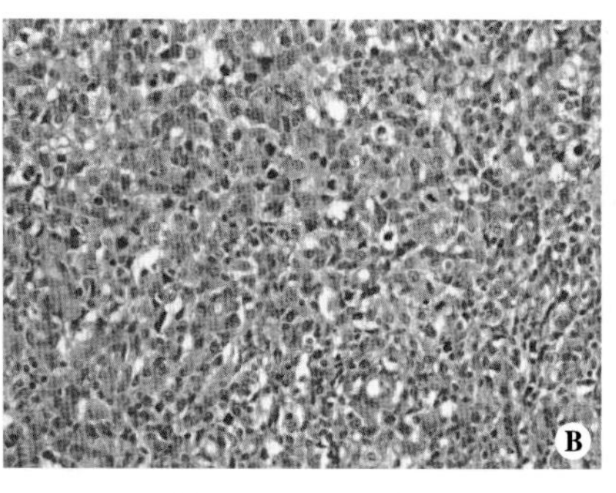

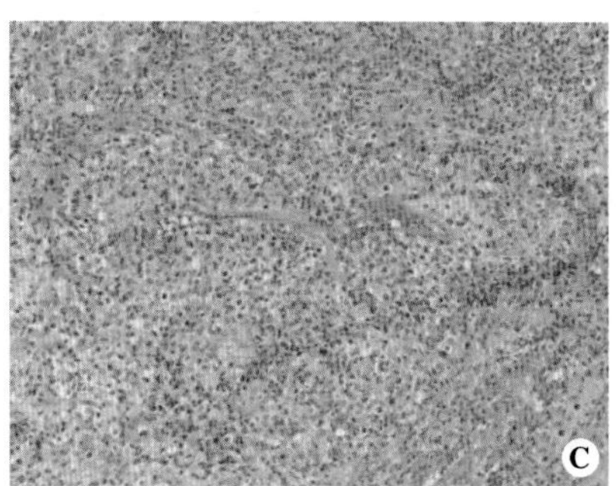

图 12-2-23 结外 NK/T 细胞淋巴瘤，鼻型

A. 组织坏死及多形性肿瘤细胞浸润（HE 染色，中倍放大）；B. 中等大小的肿瘤细胞成片分布（HE 染色，中倍放大）；C. 肿瘤细胞在血管壁内浸润，并致管腔狭窄（HE 染色，低倍放大）

该肿瘤累及骨髓时，其瘤细胞中等大小至大，细胞具多形性。细胞质中等量或丰富，胞质嗜碱性，有时可见空泡和紫红色颗粒。细胞核形态多不规则，可呈分叶状，可见 1 ～ 2 个小的嗜碱性核仁。与侵袭性 NK 细胞白血病骨髓所见瘤细胞的形态相似。

骨髓活检形态因骨髓累及程度及瘤细胞的大小和数量而异。瘤细胞体积小且数量少时，仅凭形态学难以识别，需借助免疫组化染色 [胞质型 CD3（CD3ε），CD56，粒酶 B（GB）] 及 EBER1/2-ISH 等检测；瘤细胞数量较多时，可成片或灶性分布，不同程度地替代骨髓组织并伴纤维化，常见灶性坏死。仍以中等大小的异型淋巴样细胞多见。

（四）免疫表型、EBER1/2-ISH

肿瘤细胞表达部分 T 细胞分化抗原，如 CD2、CD3ε、CD45RO 和 CD43 等，多数不表达膜型 CD3 和 CD5；表达 NK 相关抗原 CD56（图 12-2-24A ～图 12-2-24C），少表达 CD16；表达细胞毒颗粒相关抗原，如 TIA1、粒酶 B 和穿孔素等；不表达 B 细胞和组织细胞抗原。瘤细胞常表达 CD30 抗原，特别是大细胞，以及相当部分中等大小的瘤细胞，可能与预后相关。肿瘤细胞 EBER 原位杂交呈核阳性（图 12-2-24D），这也是确诊该肿瘤的重要手段之一。若病变组织中浸润的淋巴细胞呈 CD3ε+，CD56–，但细胞毒蛋白及 EBV 两者均阳性，可归入该肿瘤中；如细胞毒性蛋白和 EBV 均阴性则需谨慎诊断。ERER 原位杂交是确定 EB 病毒感染最可靠的方法。免疫组化染色 EBV（LMP1）常阴性，提示 EB 病毒呈 Ⅰ 型潜伏感染模式。

流式细胞分析显示，该肿瘤细胞呈 CD56 高表达，常表达 CD2 和 CD7，CD8 的异质性表达，可表达 CD16，部分表达 CD38，不表达胞膜 CD3。

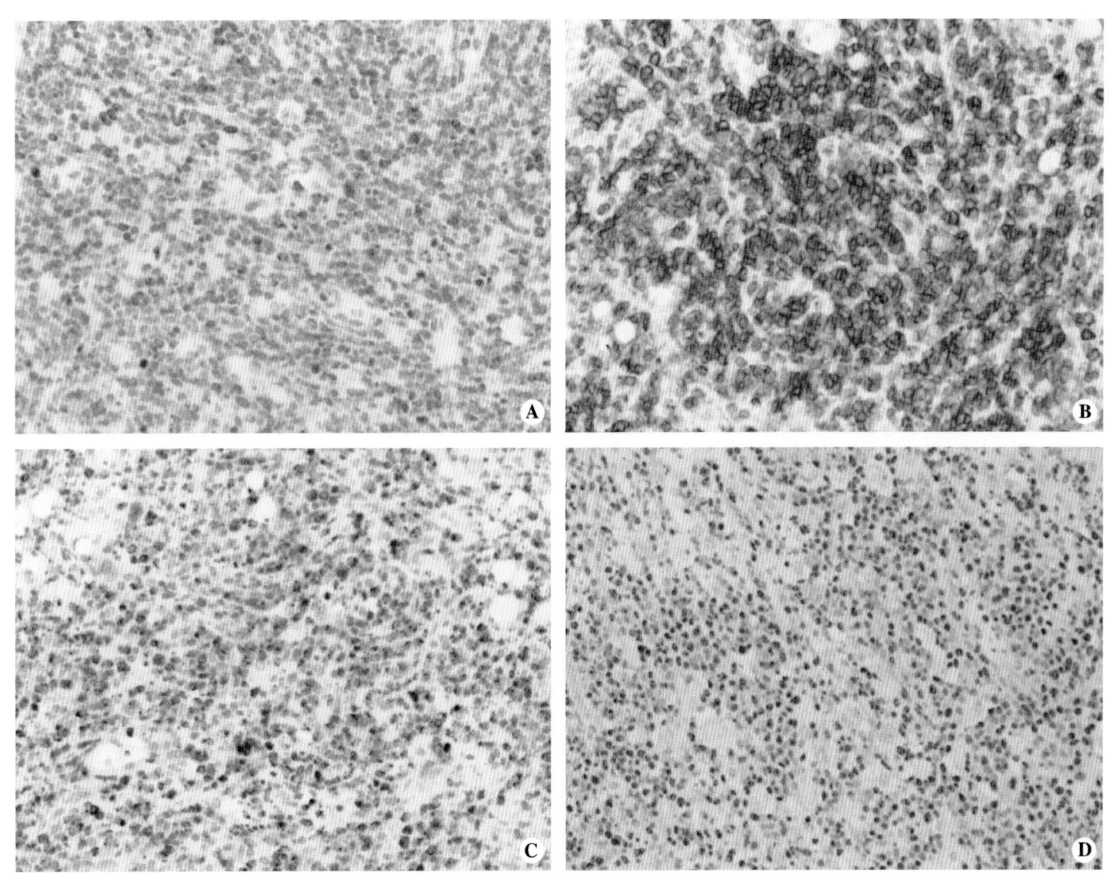

图 12-2-24 结外 NK/T 细胞淋巴瘤，鼻型

肿瘤细胞表达 CD3ε（A）；CD56（B）；粒酶 B（C）；EBER1/2-ISH：几乎所有肿瘤细胞均为细胞核阳性（D）

（五）遗传学检查

目前尚未发现特征性的遗传学改变，del（6）（q21q25）的检出率较高。

大部分病例 T 细胞受体基因和 IG 基因多呈胚系构型，10% ～ 40% 的病例检测出 TR 基因的克隆性重排，可能是一些细胞毒性 T 细胞表型的病例。绝大多数病例可检出 EB 病毒 DNA 的克隆性整合。比较基因组杂交（CGH）研究表明，最常见的异常改变为 2p 的增加和 1p36.23—q36.33，6q16.1—q27，4q12，5q34—q 35.3，7q21.3—q22.1，11q22.3—q23.3，15q11.2—q14 的缺失。

基因表达谱研究发现，无论 NK 细胞亚型还是 γδT 细胞亚型的 NK/T 细胞淋巴瘤，该肿瘤与非肝脾 γδT 细胞淋巴瘤有相似的基因表达谱。NGS 发现，基因编码的 RNA 解旋酶 DDX3X，JAK/STAT 信号通路成员（*STAT3*，*STAT5B*，*JAK3* 和 *PTPRK*）和其他信号通路成员（*KIT* 和 *CTNNB1*），抑癌基因（*TP53*、*MGA*、*PRDM1*、*ATG5*、*AIM1*、*FOXO3* 和 *HACE1*），癌基因（*RAS* 基因家族成员和 *MYC*），表观遗传学修饰基因（*KMT2D/MLL2*、*ARID1A*、*EP300* 和 *ASXL3*），细胞周期调控基因（*CDKN2A*、*CDKN2B* 和 *CDKN1A*）及凋亡调控基因（*FAS*）中存在重现性突变、缺失和超甲基化，其意义尚在研究中。

（六）综合诊断

根据形态学表现，借助于免疫表型（CD3ε/CD45RO、CD56、TIA1/ 粒酶 B）及 EBER 原位杂交检测，大多数该肿瘤可确诊。需注意的问题：①良好的活检取材是保证其正确诊断的前提。②对鼻、面部的活检，当有明显的坏死及淋巴组织增生时，应考虑到该肿瘤的可能；当患者有局部骨破坏时，该肿瘤的可能性很大，勿轻易放过。

（七）鉴别诊断

需与该肿瘤鉴别的疾病如下。

1. 慢性炎性淋巴组织增生 特别是在活检组

织小，病变不典型，或浸润的肿瘤细胞体积小时，难与反应性淋巴组织增生相区别。应重视病史。若见浸润的小淋巴细胞核形不规则，并见核分裂时，应警惕是否有ENKTCL的可能，需行免疫表型检测及EBER1/2-ISH等综合分析。

2. 特殊病原微生物的感染 如结核和真菌等，借助于特殊染色及相关病原学检测可进行鉴别。

3. EB病毒相关淋巴组织增生性病变 如传染性单核细胞增多症、慢性活动性EB病毒感染，儿童系统性EBV+ T细胞淋巴瘤，水疱痘疮样淋巴组织增殖性疾病（皮肤病变），侵袭性NK细胞白血病等，需结合临床表现、形态学和免疫表型、T细胞受体基因重排结果等综合分析。

4. 其他淋巴造血组织肿瘤 如非特指型外周T细胞淋巴瘤浸润，AML或淋巴母细胞性白血病浸润等。

5. 其他非淋巴造血组织肿瘤 如低分化癌、恶性黑色素瘤和胚胎性横纹肌肉瘤等。

（八）预后

该肿瘤的预后与临床分期关系密切。临床Ⅰ～Ⅱ期患者的五年生存率为70%，临床Ⅲ～Ⅳ期为17%～50%。已有研究表明，鼻外NK/T细胞淋巴瘤的预后较鼻NK/T细胞淋巴瘤差，侵袭性NK细胞白血病的预后最差。放射治疗仍然是临床Ⅰ、Ⅱ期患者首选的治疗方法，近期疗效好，但易复发。病变局部的放射治疗，配合化学药物治疗，可减少或延缓复发。提示预后不良的因素包括高临床分期（Ⅲ期和Ⅳ期），高IPI评分，侵犯骨和皮肤，高外周血EBV-DNA载量，骨髓中出现EBV+的细胞及高Ki67指数（＞40%～65%）等。

（刘卫平）

八、水疱痘疮样淋巴组织增殖性疾病

（一）定义

水疱痘疮样淋巴组织增殖性疾病（hydroma vaciniforme-like lymphoproliferative disorder，HV-LPD）是一种儿童慢性EBV阳性淋巴组织增殖性疾病，为原发于皮肤的多克隆（最常见）或单克隆T细胞或NK细胞疾病，具有较长的临床病程，以及广泛的临床谱系，从典型的水疱痘疮病（hydroma vaciniforme，HV），严重的HV，到水疱痘疮样T细胞淋巴瘤，疾病的发展属于一个连续的谱系。随着疾病进展，可出现严重或广泛的皮肤病损或系统性症状，包括发热、肝脾大、淋巴结肿大，有进展为全身系统性淋巴瘤的风险。目前认为，本病具有广泛临床谱系，有国内学者建议根据临床和病理特征可将其分为3个级别：1级为良性增生性，2级为交界性，3级为肿瘤性。

本病以前曾经被命名为经典型HV，严重HV，儿童血管中心性皮肤T细胞淋巴瘤，HV样皮肤T细胞淋巴瘤等。2008年《造血与淋巴组织肿瘤WHO分类》将其称为“水疱痘疮样淋巴瘤（hydroma vaciniforme-like lymphoma）”，定义为一种发生在儿童的EBV阳性的皮肤T细胞淋巴瘤，伴有惰性的临床病程。2017年《造血与淋巴组织肿瘤WHO分类》又将其改为“水疱痘疮样淋巴组织增殖性疾病”。

（二）临床表现

本病主要见于儿童及青少年，成人罕见，患者多来自亚洲和拉丁美洲，中位年龄8岁，男女比为2.3∶1，我国近年来有少量HV病例报道。目前病因未明，诱因可能与EBV特异性免疫反应过程中细胞毒性T细胞功能缺陷有关，遗传倾向可能发挥重要作用。

患者皮肤损害表现为在日光暴露部位，尤其面部，也可发生在非日光暴露部位皮肤，依次发生丘疹、水疱、结痂，最后遗留牛痘样瘢痕，皮肤病变反复发作，成年前自发好转。在早期，主要影响面部，疾病进展，手背部皮肤，耳垂可发生。临床表现也呈现一个谱系变化过程，有些病例呈现惰性表现，仅在日光暴露部位有局限性病损，而无全身表现和症状，不过大部分病变呈现长期的临床过程，皮肤病变反复发作，最后逐渐加重。具有季节性暴发特点，春季、夏季容易复发。在更加严重的病例，除了广泛的皮肤病变，到了疾病后期，全身系统性症状也会出现（包括发热、消瘦、淋巴结肿大、肝脾大）。

作为一个具有临床谱系疾病，经典型HV、严重型HV及水疱痘疮样淋巴瘤之间是一个连续发展的过程，界限并不非常明确，有观点认为三者的临床表现有区别：经典型 HV，通常发生于 10 岁以下儿童，皮肤病变特点是在阳光暴露的面部和手臂出现反复发作的水疱和结痂，愈合后留下牛痘样瘢痕。严重型 HV，可发生在阳光照射和未照射的部位，表现为丘疹、水疱的坏死、结节或面部肿胀，可以多年复发。水疱痘疮样淋巴组织增殖性疾病，患者表现为发热、疲乏，以及累犯面部、上臂、下臂的难治性或复发性皮疹，常伴有全身淋巴结肿大，肝脾大，乳酸脱氢酶增高。部分患者对昆虫或蚊虫叮咬发生超敏反应。

（三）组织形态特点

皮肤表面常形成溃疡，淋巴细胞浸润范围从表皮至皮下组织，表现为组织坏死、血管中心性聚集和血管壁浸润（图 12-2-25）。浸润淋巴细胞一般小至中等大，异型性不明显（图 12-2-26），通常围绕血管及皮肤附属器排列，可混有反应性组织细胞。浸润淋巴细胞是细胞毒性 T 细胞表型，少数情况下 NK 细胞表型，EBER 在所有非典型细胞中均阳性。

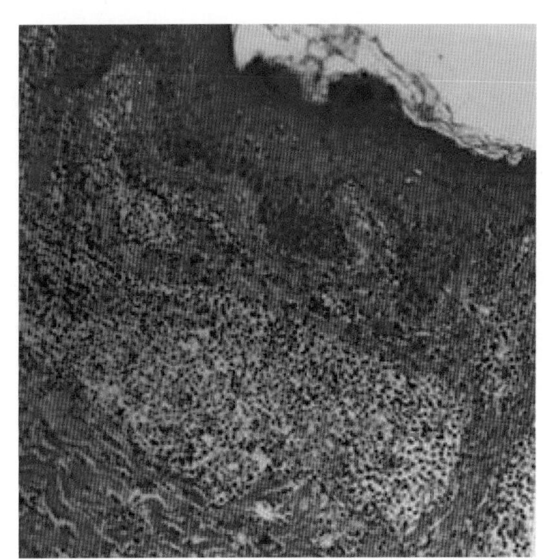

图 12-2-25　真皮内较多淋巴细胞浸润（HE 染色）

（四）免疫表型

浸润淋巴细胞表达细胞毒性 T 细胞表型，主要为 CD8+，少数病例 CD4+，1/3 病例显示 NK 细胞表型，CD56+，γδ T 细胞表达 CCR4，可见数量不等的 CD30+ 细胞，但 LMP1 通常阴性。

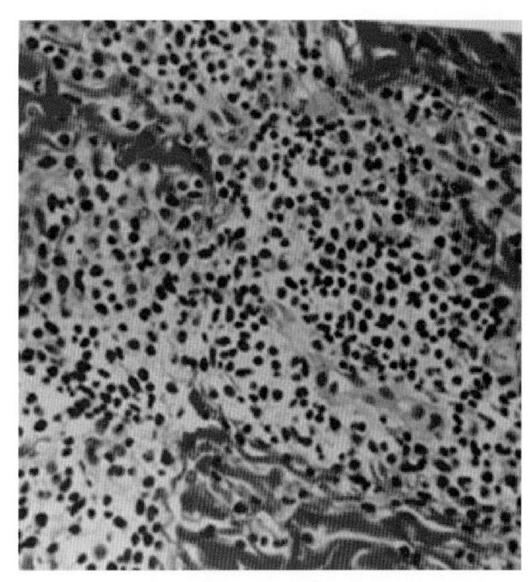

图 12-2-26　肿瘤细胞小，异型性不明显（HE 染色）

流式细胞分析研究发现，7 例 HV 样淋巴组织增殖性疾病中 5 例显示 CD3+、CD4–、CD8–、TCRγδ+ 表型。

（五）遗传学检查

大多数病例有 *TCR* 基因重排，一些 NK 细胞来源的病例不出现 *TCR* 基因重排，大部分病例外周血可检测到 γδ T 克隆性增生，在皮肤浸润淋巴细胞中很少出现。有研究发现，单克隆 *TCRγ* 基因重排出现在皮肤活检、外周血及骨髓活检。原位杂交检测 EBER+（图 12-2-27），但是阳性细胞数量在不同病例间变动较大。通过 EBV 末端重复序列的分析，EBV 在感染细胞是单克隆性的。

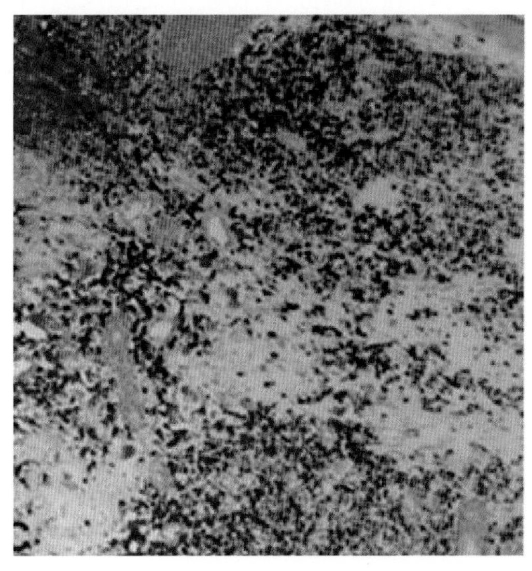

图 12-2-27　淋巴细胞 EBER+（原位杂交）

（六）综合诊断

通过上述临床特征、形态学特点、免疫表型及细胞遗传学相结合诊断模式，可明确诊断水疱痘疮样淋巴组织增殖性疾病。

（七）鉴别要点

1. 皮肤NK/T细胞淋巴瘤 成年人多见，临床上常有高热，病变进展快，坏死明显，瘤细胞大小不等，异型性明显。而水疱痘疮样淋巴组织增殖性疾病常见于儿童，多见于面部等日光暴露部位皮肤，发生丘疹、水疱，病变反复发作，镜下浸润淋巴细胞异型性不明显，TCR克隆性基因重排。

2. EBV阳性皮肤黏膜溃疡 是2017年《造血与淋巴组织肿瘤WHO分类》中新增的一个暂定类型。多见于老年患者，常有免疫功能抑制或受损，并且是EBV+B细胞淋巴组织增殖性疾病，这些都与本病不同。

3. 皮下脂膜炎样T细胞淋巴瘤 主要见于成人，皮损好发于肢体，主要累及皮下脂肪组织，极少侵犯真皮，而不是丘疹水疱样皮肤病变，并且EBER–。

（八）预后

不同患者临床过程各不相同，在病变累及全身之前，有的患者反复出现的皮肤损害只持续一段时间，而最长可持续10～15年。当病变累及全身时，临床过程更具侵袭性。缺少可靠的形态学及分子标记预测其生物学进展，因此提出水疱痘疮样淋巴组织增殖性疾病的诊断名词，包括EBV相关HV样皮肤病损的各种病变。细胞克隆性不是判断水疱痘疮样淋巴组织增殖性疾病良、恶性和分级的唯一指标，它只是多项指标之一，多数情况下，临床信息和形态学特征更为重要。尽管水疱痘疮样淋巴组织增殖性疾病的分级有助于临床选择治疗方法，但对于如何识别和预防严重并发症的发生更为重要。没有已经建立的标准治疗方案，对普通化疗有耐药，患者经常死于感染，在一些惰性病例，保守治疗方案被推荐，而在进展期病变，造血干细胞移植已经被推荐在一些病例使用。

（李文生）

第三节 其他部位T和NK细胞淋巴瘤

一、肝脾T细胞淋巴瘤

（一）定义

肝脾T细胞淋巴瘤（hepatosplenic T-cell lymhoma，HSTL）是一种侵袭性结外淋巴瘤，以肿瘤细胞在肝、脾和骨髓内呈明显窦性浸润，而缺乏淋巴结病变为特征。瘤细胞源于细胞毒性T细胞，主要是γδ型细胞毒性T细胞。HSTL少见，约占所有非霍奇金淋巴瘤的不到1%，占所有外周T细胞淋巴瘤的1%～2%。

（二）临床表现

该肿瘤患者多为青年人，男性多于女性，平均年龄为35岁；临床上患者常有明显的脾大，常有肝大，一般不伴浅表或深部淋巴结肿大，但常累及骨髓。呈系统性病变，病情进展较迅速。患者常有明显血小板减少，伴贫血和白细胞减少。约20%的患者有免疫异常表现，如曾接受器官移植而长期使用免疫抑制剂治疗，或患自身免疫性疾病等。因此也有人认为该肿瘤也属于宿主的迟发性移植后淋巴组织增生性疾病。该肿瘤也可发生于儿童，特别是因克罗恩病而使用硫唑嘌呤和英利西单抗的患者。该肿瘤患者就诊时少有外周血的累及，但在病程中可出现外周血的病变。

（三）组织形态特点

1. 脾 均匀性肿大，可达3kg以上，缺乏占位性病变（图12-3-1）。镜检：红髓区扩大，瘤

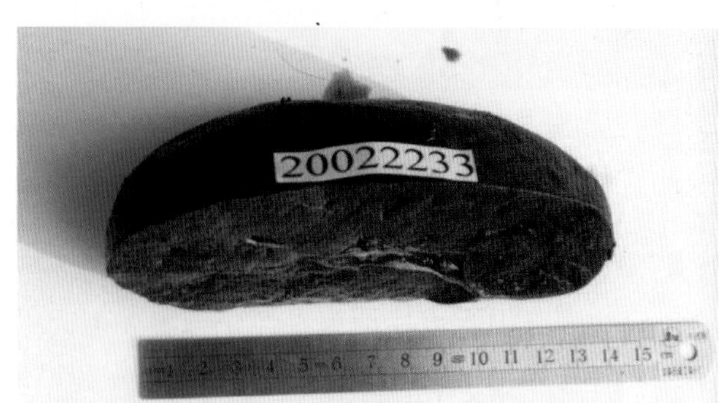

图12-3-1 肝脾T细胞淋巴瘤脾大（固定后）
切面不见脾小体，无瘤结节（陈辉树提供）

细胞主要在脾窦和脾索内浸润（图12-3-2A，图12-3-2B），瘤细胞体积小或中等偏小，形态较一致，细胞核形不规则，核深染，核仁小而不明显。难觅核分裂。瘤细胞有少量淡染的胞质。白髓萎缩。

2. 肝 瘤细胞在肝窦内分布，一般无汇管区浸润（图12-3-2C）。

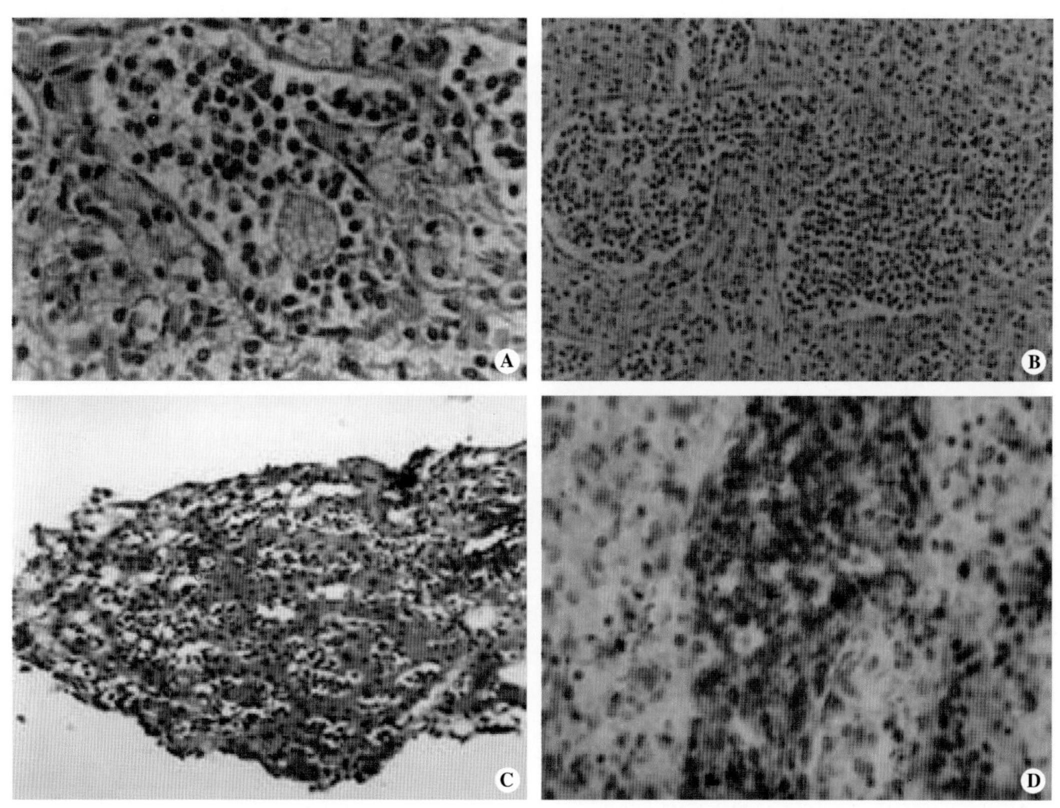

图12-3-2 HSTL脾窦显著扩张充满中等大淋巴瘤细胞中央有一吞噬大量红细胞的巨噬细胞（石蜡切片，HE染色）（A）；HSTL，同图A切片（B）；同图A病例，肝窦内淋巴瘤细胞亲窦性浸润，方法同前（C）；HSTL同图A，病理切片，石蜡切片，免疫组化CD3染色扩张的脾窦内瘤细胞阳性，SPA法（D）（陈辉树提供）

3. 骨髓细胞形态 骨髓总是受累及，中等大小淋巴瘤细胞多成堆分布（血窦内呈群的瘤细胞一同进入血流）（图12-3-3），或散在分布，缺乏特征性细胞学改变。

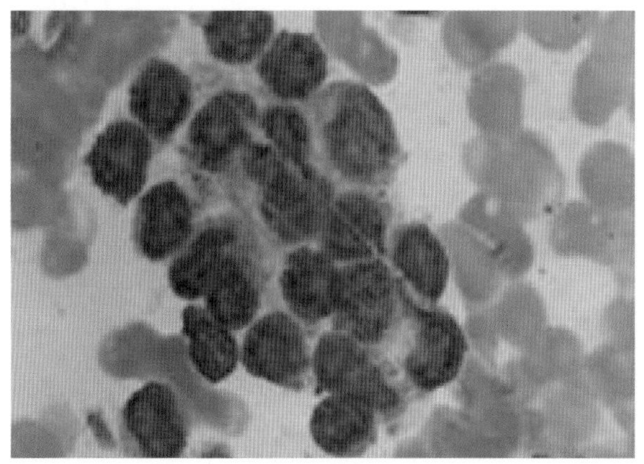

图12-3-3 HSTL累及骨髓，骨髓涂片示呈簇状中等大小瘤细胞，胞质少，胞核圆形或稍不规则，无核仁，染色质稍粗（瑞氏染色）（陈辉树提供）

4. 骨髓活检形态 该肿瘤常累及骨髓，瘤细胞在骨髓的血窦内浸润，细胞小或中等偏小，形态较一致，细胞核形不规则，核深染，不见核仁。有时因瘤细胞数量少，在形态学上难以识别，易漏诊（图12-3-4）。

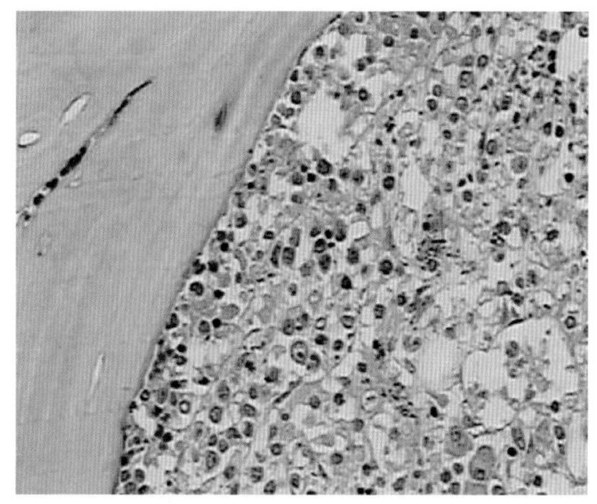

图12-3-4 肝脾T细胞淋巴瘤侵犯骨髓（石蜡切片，HE染色）（陈辉树提供）

（四）免疫表型

多数病例瘤细胞的免疫表型：CD20–，CD3+（图12-3-2D），CD56+/–，CD4–，CD8–/+，CD5–，CD30–，TCRγδ+，TCRβF1–；瘤细胞多为TIA1+，granzyme M+，granzyme B–，perforin–；少数病例可为ab型T细胞（TCRβF1+；TCRγδ–，）；EBER-ISH–。

流式细胞分析：CD3+，CD4–，CD8–/+，CD5–，CD10–，TCRαβ–，TCRγδ+，granzyme B–，perforin–，CD56+/–。

（五）遗传学检查

多数病例存在7q等臂，在疾病过程中还可能出现复杂的细胞遗传学异常，涉及染色体的数目和结构。常有8号染色体三体。

对于γδT细胞表型的病例，常有*TCRG*重排，以及*TCRD*双等位重排；对于αβT细胞表型的病例，有*TCRB*重排，但后者也可见于γδT细胞表型的病例中。EBER1/2原位杂交为阴性结果。

基因表达谱检测发现，γδT细胞表型与αβT细胞表型的病例显示出不同的分子学特征。约40%的病例存在*STAT5B*和一些罕见的*STAT3*错义突变，多为JAK/STAT通路相关基因。约62%的病例检测到染色质修饰基因的突变，包括*SETD2*，*INO80*和*ARID1B*等。

（六）综合诊断

对于脾、肝或骨髓组织样本，根据肿瘤细胞的形态学特征并结合免疫表型检测结果的综合分析可明确诊断，特别是肝穿刺和骨髓活检样本的检查。

（七）鉴别诊断

该肿瘤需与以下肿瘤相鉴别。

1. 急性髓系白血病的肝脾浸润 二者瘤细胞的形态学有一定程度的相似性，瘤细胞的分布也相似；瘤细胞的表型：MPO+，CD117+，$CD68_{KP1}$+，$CD68_{PG-M1}$–/+，CD99+；不表达T淋巴细胞抗原；不存在TCR基因克隆性重排。

2. 急性T淋巴母细胞淋巴瘤/白血病的肝脾浸润 脾白髓累及为主，肝以汇管区浸润为主，骨髓内多呈弥漫性浸润；瘤细胞的表型：CD3ε，TdT+，CD99+，MPO–，CD10–，Ki67（>80%）；CD8–，cytotoxic proteins–。

3. 外周T细胞淋巴瘤，非特指型 为排除性诊断，见相关章节。

4. 毛细胞白血病 鉴别诊断参考本书相关章节。

（八）预后

临床上呈侵袭性生物学行为，最初对化学治疗有反应，但多数患者会复发，中位生存期不到2年。有研究表明，早期使用大剂量铂类－阿糖胞苷和喷司他丁，接着行造血干细胞移植可能改善患者的生存。

（刘卫平）

二、单形性嗜上皮性肠道T细胞淋巴瘤

（一）定义

单形性嗜上皮性肠道T细胞淋巴瘤（monomorphic epitheliotropic T-cell lymphoma，MEITL）是一种罕见的侵袭性外周T细胞肿瘤，病变起源于肠黏膜上皮内T淋巴细胞，一般预后较差。在2008年《造血与淋巴组织肿瘤WHO分类》中被称为“Ⅱ型肠病相关T细胞淋巴瘤”，在2017年《造血与淋巴组织肿瘤WHO分类》中，该肿瘤被认为是一种独立的T细胞淋巴瘤，并将其更名为“单形性嗜上皮性肠道T细胞淋巴瘤”。

（二）临床表现

MEITL主要发生于亚洲国家，如中国、日本、韩国等，在白种人中，仅占原肠病相关T细胞淋巴瘤的10%～20%。MEITL发病年龄较广泛，可发生于20～89岁的成年人，中位年龄一般为60岁左右，男性发病率较高，男女比为（1.6～3）：1。患者常有肠穿孔、腹痛、腹泻、腹部包块，偶可出现腹水，可出现B症状，晚期也可出现低蛋白血症、体重下降等消耗性改变。Ⅰ型肠病相关T细胞淋巴瘤（EATL）中常出现的乳糜泻样肠病在MEITL极为罕见。病变通常位于小肠（63%），呈多灶性，也可发生于结肠或者两者同时累及，较少发生于胃，随着病程进展，肿瘤还可扩散至腹腔、盆腔、胸腔脏器、骨髓、皮肤及中枢神经系统等。偶有报道与溃疡性结肠炎伴发。

（三）组织形态特点

1. 大体观察 病变肠管常呈多发性的黏膜糜烂或溃疡性肿块，可见穿孔改变，也可表现为占位性改变，从而导致肠腔狭窄，造成梗阻。内镜下，小肠病变常表现为大量细颗粒状改变（马赛克样黏膜）和黏膜弥漫增厚伴有半圆形浅表溃疡形成。

2. 细胞形态 MEITL的组织学表现较有特点，镜下通常可以观察到3个区域：中央区、边缘带和上皮内淋巴细胞增多区（intraepithelial lymphocytosis zone，IEL）。中央区位于肿瘤的中心，常可见溃疡改变，肿瘤细胞弥漫浸润肠壁全层，肿瘤性坏死较为少见，无血管中心侵犯的表现。肿瘤细胞形态单一，小到中等大小，异型性不明显，核圆形或多角形，可见核膜皱褶内陷，染色质中等密度粗颗粒，核仁不明显，胞质淡染（图12-3-5），在部分病例中，细胞核可具有一定的多形性，类似肠病相关T细胞淋巴瘤，但是MEITL背景中缺乏反应性增生的淋巴细胞。边缘带紧邻中央区，肠绒毛萎缩，不伴有隐窝增生，肿瘤细胞具有明显的亲上皮性（图12-3-6），较少累及肌层和黏膜下层，常横向在黏膜内扩散。该区的上皮内淋巴细胞具有一定的异型性，类似中央区的肿瘤细胞。上皮内淋巴细胞增多区一般根据肠病的标准定义为＞30个淋巴细胞/100个肠上皮细胞，通常存在于边缘带周围，但是在少数病例中，IEL也可出现在远处黏膜，病变范围大小不等，可多灶性生长。IEL中肠绒毛可见轻度萎缩，淋巴细胞形态学表现为正常的小淋巴细胞，核圆，染色质浓染。

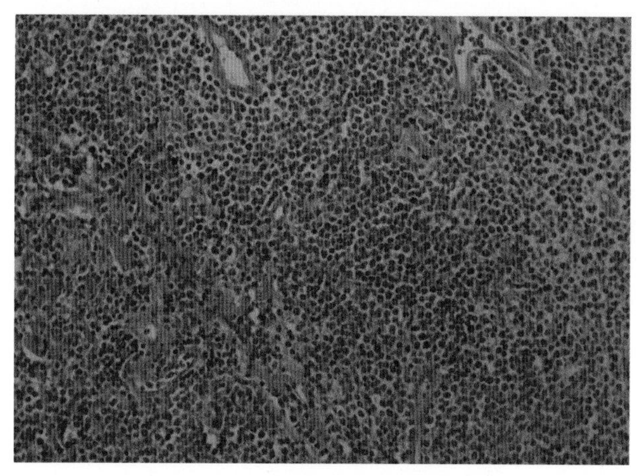

图12-3-5 肿瘤中央区（HE染色）
中央区肿瘤细胞形态单一，小到中等大小，多形性不明显，核圆形或多角形，可见核膜皱褶内陷，染色质中等密度粗颗粒，核仁不明显，胞质淡染

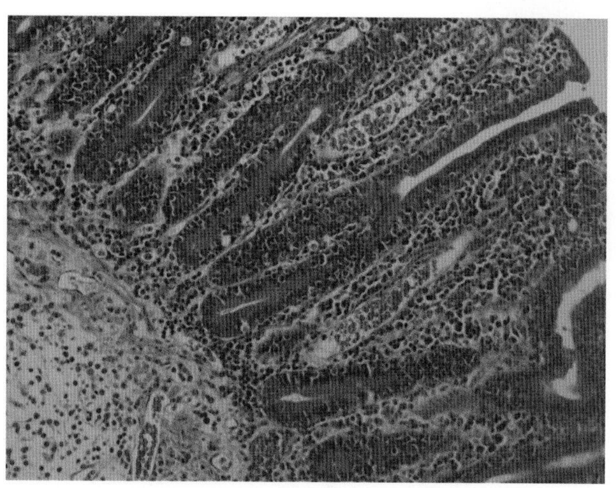

图12-3-6 肿瘤边缘带（HE染色）
肿块周围黏膜组织示小肠绒毛萎缩，不伴有隐窝增生，肿瘤细胞具有明显的亲上皮性

（四）免疫表型

中央区肿瘤细胞CD2、CD3（图12-3-7）、CD7、CD8（图12-3-8）、CD56（图12-3-9）、CD103、TIA1/GranB常阳性（图12-3-10），偶见CD5+，CD4通常阴性。根据亚洲淋巴瘤研究组多中心研究结果（38例），肿瘤细胞示CD3+（100%）、CD56+（91%）、TIA1+（96%）、CD4–CD8+（63%）、CD4+CD8+（19%）、CD4–CD8–（16%）及CD4+CD8–（3%）。TCR表型在不同文献中结果不同，尚未取得定论。中国香港Chan等对18例MEITL研究发现，TCRγδ表达者占78%，TCRαβ表达者占33%，3例二者均阳性，1例二者均阴性。巨细胞相关酪氨酸激酶（megakaryocyte-associated tyrosine kinase，MATK）在中央区肿瘤细胞中弥漫表达，目前被认为是MEITL的特征性标记物，可以与经典型肠病相关T细胞淋巴瘤进行区分。部分病例可以散在弱阳性表达CD20，但是PAX5通常阴性。EBER在MEITL中通常阴性（图12-3-11），但近来有文献报道少量MEITL病例出现EBER+（3/38）。由于病变内EBER+的细胞很可能是反应性的（图12-3-12），而肿瘤性T细胞EBER则为阴性，所以MEITL的诊断应该局限于EBER–病例。在部分病例中，远处黏膜的IEL与中央区肿瘤细胞的免疫组化可不一致，尤其是CD2、CD8、CD56、MATK和TCR表型。边缘带的IEL通常具有类似中央区肿瘤细胞的或者交界

性的免疫表型。

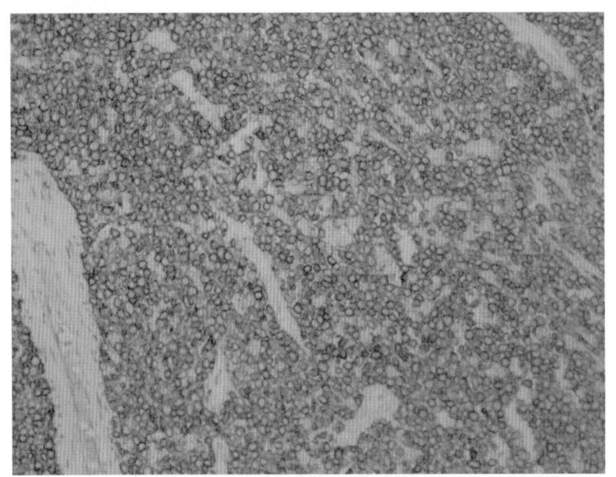

图 12-3-7 肿瘤细胞呈 CD3+ 表达（CD3，EnVision）

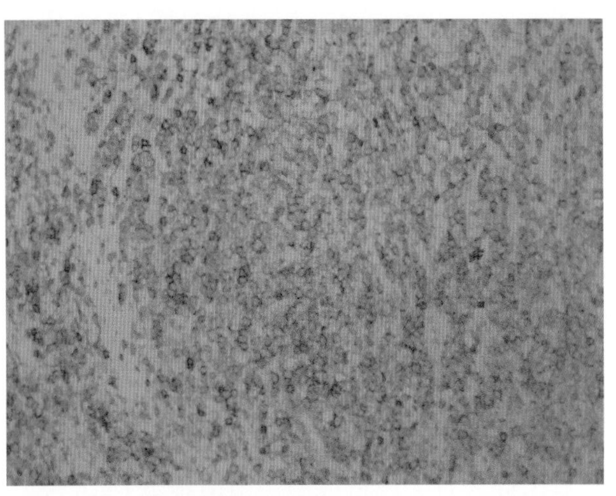

图 12-3-8 肿瘤细胞呈 CD8+ 表达（CD8，EnVision）

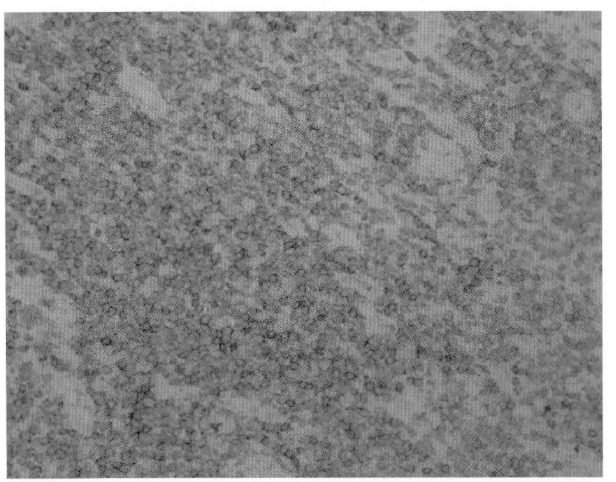

图 12-3-9 肿瘤细胞呈 CD56+ 表达（CD56，EnVision）

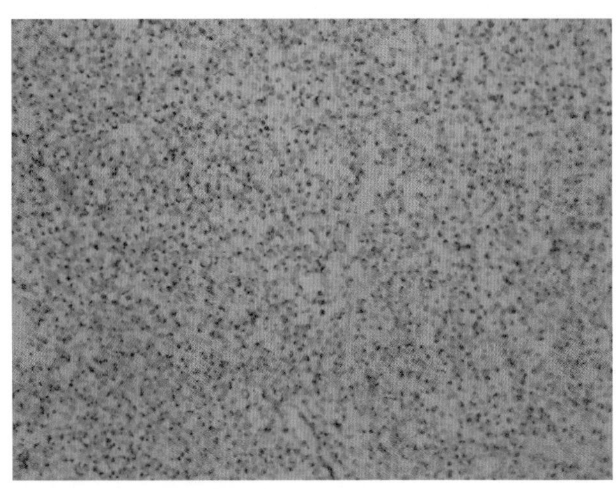

图 12-3-10 肿瘤细胞呈 TIA1+ 表达（TIA1，EnVision）

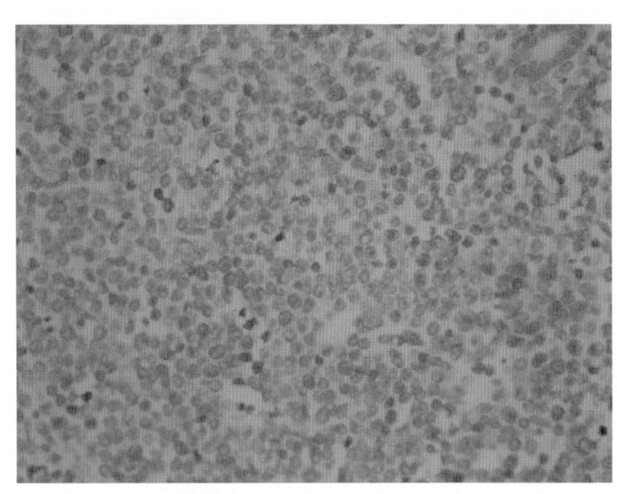

图 12-3-11 肿瘤细胞示 EBER 原位杂交阴性（EBER 原位杂交阴性）

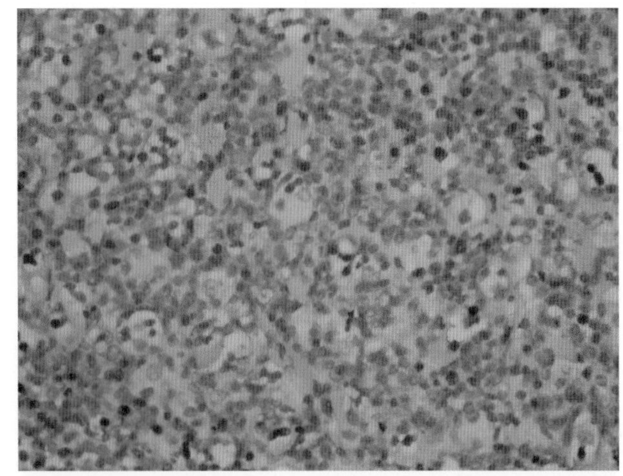

图 12-3-12 极个别病例少量肿瘤细胞和背景淋巴细胞 EBER 原位杂交阳性（EBER，原位杂交散在阳性）

流式细胞技术在MEITL的使用较为少见，可以使用在有腹水，难以取得组织学标本的患者。与组织学结果相似，肿瘤细胞CD3、CD7、CD8和CD56阳性，CD4、CD5、CD19和CD20均阴性。

（五）遗传学检查

大于90%的病例可检测到TR基因的克隆性重排，在远处黏膜的IEL区有时也可检测到TCRγ重排。MEITL与经典型肠病相关T细胞淋巴瘤具有重叠的分子学改变，包括9q31.3—qter拷贝数增加及16q12.1拷贝数减少，但是前者常出现8q24（c-MYC）扩增改变。另外，MEITL还可出现1q32.3、5q34、7q34、9q22.31、9q33.2的获得，以及7p14.1和16q12.1的缺失，其中最常见的是9q33—q34获得。

MEITL可以出现多基因突变，超过90%的病例出现抑癌基因*SETD2*的突变，该基因编码一种非多余H3K36特异性三甲基化转移酶，主要涉及功能缺失突变和（或）相应基因位点3p21.31的缺失，导致H3K36三甲基化转移酶功能缺陷。MEITL中常见JAK/STAT（大于60%的病例可以出现）和G蛋白偶联受体信号通路相关基因的突变，如*STAT5B*（63%）、*JAK3*（35%）、*SH2B3*、*GNAI2*（24%）等重现性突变。但目前的研究结果显示，*STAT5B*基因突变只出现于TCRγδ表型MEITL中。体外实验证明，*GNAI2*突变过表达可以导致MEK-ERK信号通路重要成员pERK1/2的表达上调。近80%的病例可出现MAPK通路相关的突变，包括*c-Met*、*TP53*、*TERT*、*BRAF*、*KRAS*和*NRAS*等的重现性突变。

（六）综合诊断

将上述组织学、免疫组化、分子生物学检测进行总结：①常发生于老年人及东亚人；②常发生于小肠；③侵袭性临床过程；④与乳糜泻相关肠病无关；⑤通常无EBV感染；⑥中等大小单一细胞浸润；⑦无反应性淋巴细胞背景；⑧无肿瘤性坏死；⑨免疫组化常显示CD3、CD8、CD56、TIA1、MATK阳性。根据以上特点，可以诊断MEITL。

（七）鉴别诊断

六种T细胞淋巴组织增生性疾病的比较见表12-3-1。

表12-3-1　六种T细胞淋巴组织增生性疾病的比较

	形态学	免疫组化	遗传学异常	EBV
单形性嗜上皮性肠道T细胞淋巴瘤	单形性小到中等细胞，并且伴有嗜上皮特征，坏死少见，圆形核，核仁不明显；炎症背景少	CD3+，CD4–，CD5–，CD8+（80%），CD56（＞90%），CD103+，TCRγδ+，CD30–/+，MATK+，细胞毒标记+/–	+9q31.3—qter或—16q12.1（83%），+8q24（MYC）（73%），+5q34—q35.2（20%），+1q32.2—q41（27%），+9q33—q34	–
经典型肠病相关T细胞淋巴瘤	形态多变，细胞多形、中等到大，核形不规则，核仁明显；可见坏死，具有炎症背景，黏膜有肠病表现	CD3+，CD4–，CD5–，CD8–（80%），CD103+，CD56–（＞90%），TCRαβ+，MATK–，细胞毒标记–，CD30+	+9q31—qter或—16q12（86%），+1q32.2—q41（73%），+5q34—q35.2（80%） +8q24（MYC）（27%）	–
结外NK/T细胞淋巴瘤，鼻型	细胞常具有多形性，核形不规则，伴有大量凋亡坏死以及血管中心/破坏性生长；无肠病相关改变	CD2+，CD7–，CD56+，细胞毒标记+，CD5–，CD4–，CD8–	TCR通常为胚系构型	+
ALK–间变性大细胞淋巴瘤	形态多样，细胞通常较大，核膜内陷形成马蹄形或肾形；累及肠道少见；无肠病改变	CD30强而一致+，ALK–，CD43+，EMA+，部分T细胞标记物表达缺失，细胞毒标记+/–	TCR单克隆性重排	–/+
外周T细胞淋巴瘤，非特指型	细胞形态多样，组织学变异类型较多，无肠病改变	部分T细胞标记物表达缺失，CD4–/+，FOXP3–，ALK–，细胞毒标记–	无+9q31.3—qter或—16q12.1；TCR单克隆性重排，基因表达谱具有异质性	5%～10%病例+
惰性胃肠道T/NK细胞淋巴组织增殖性疾病	黏膜固有层内小淋巴细胞浸润，核形轻度不规则	CD3+，CD8/CD4+，CD2+，CD5+/–，CD7+/–，CD30–，CD56–，TCRαβ+，Ki67+（＜10%）	TCR β/γ单克隆性重排	–

（八）预后

MEITL具有侵袭性的临床过程，生存期短且易复发，总体中位生存期一般在一年以内。亚洲淋巴瘤研究组的多中心研究数据显示，尽管给予外科切除和（或）化疗，患者总反应率和完全反应率分别为46%和38%，中位整体存活时间为7个月，无进展存活时间为1个月。年龄＞60岁、较高临床分期对预后有不利影响，化疗和自体干细胞移植可以延长生存时间，减少复发。

（樊祥山　史倩芸）

三、胃肠道惰性T淋巴细胞增殖性疾病

（一）定义

胃肠道惰性T淋巴细胞增殖性疾病（indolent T-cell lymphoproliferative disorder of the gastrointestinal tract）是一种发生于消化道的克隆性T淋巴组织增生性疾病，可累及消化道黏膜各个部位，以小肠和结肠多见。2017年《造血与淋巴组织肿瘤WHO分类》修订此类型作为肠道T细胞淋巴瘤的一种新的暂定亚型。病变常累及黏膜固有层但不侵犯上皮。临床进程多为惰性，对化学治疗多无反应。少数患者可进展至高侵袭性T细胞淋巴瘤，病变累及胃肠道之外的其他部位。

（二）临床表现

本病好发于男性，成人多见，中位年龄48岁。发病危险因素与遗传及基因无明显相关性。部分患者有肠道克罗恩病的病史。临床表现呈慢性病程，表现为腹痛、腹泻、呕吐及消化不良等症状。病变多见于小肠及结肠，但病变可累及整个胃肠道，也可见于食管和口腔黏膜，常不伴周围淋巴结肿大，但部分患者可见肠系膜淋巴结肿大。病变一般不累及骨髓及外周血。

（三）形态学特点

大体形态：内镜表现为黏膜增厚伴多发小息肉形成，部分病例可见不规则隆起、糜烂或红斑。

镜下形态：黏膜固有层内致密、非破坏性的淋巴细胞浸润，黏膜腺体被淋巴细胞取代直至消失，但结构未见破坏，无明显亲上皮现象。淋巴细胞小而一致，形态成熟。背景炎症细胞较少（图12-3-13）。

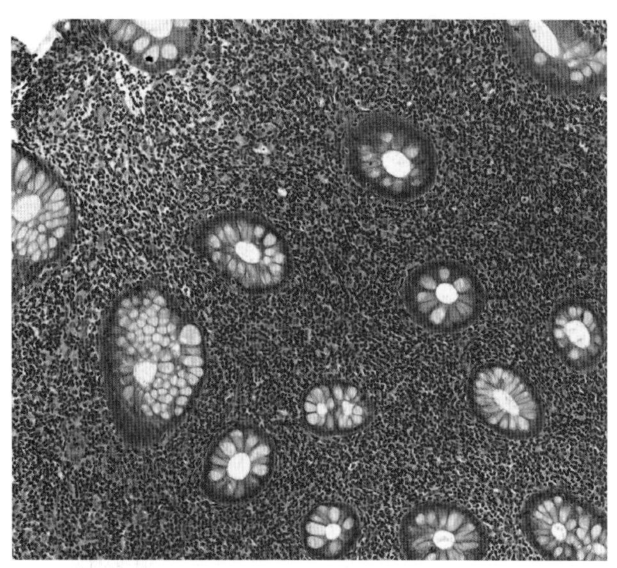

图12-3-13　显微镜下组织学形态示黏膜固有层内致密、非破坏性的淋巴细胞浸润（HE染色）

（四）免疫表型

淋巴细胞为αβT细胞表型，表达CD3（图12-3-14）、CD2、CD5，部分表达CD7。CD4/CD8表达不定，CD8+常见，CD8+病例常TIA1+，但粒酶B–。CD56–。Ki67增殖指数较低（＜10%）（图12-3-15）。

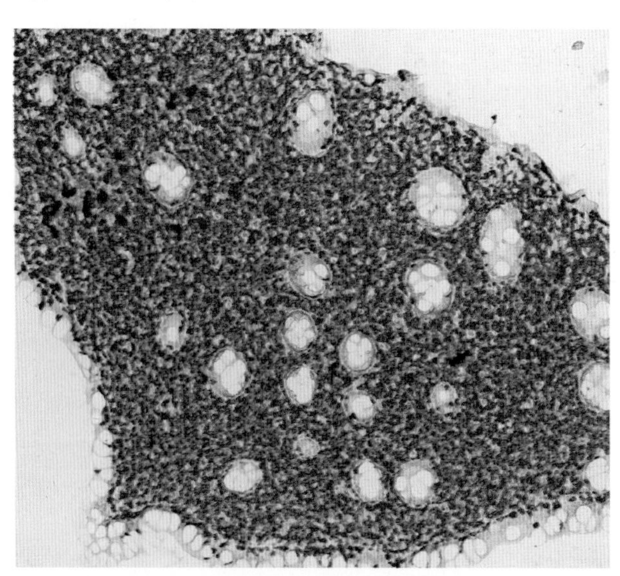

图12-3-14　CD3+（SP，二步法）

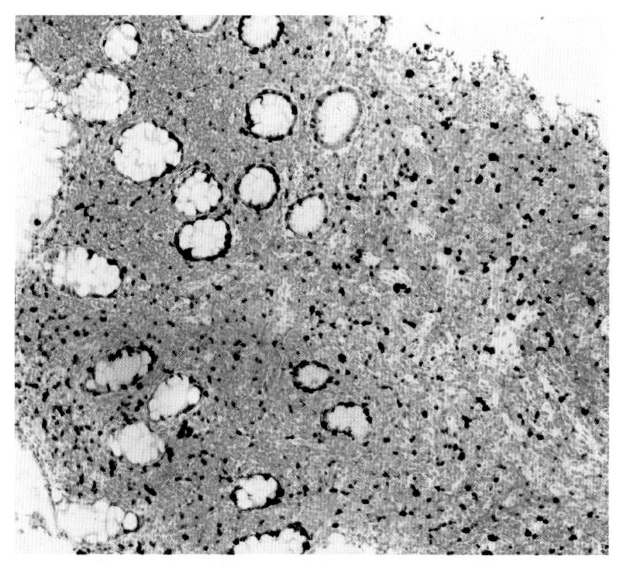

图 12-3-15　Ki67 增殖指数低（SP，二步法）

（五）遗传学检查

所有已报道的病例均检测出 T 细胞受体的克隆性重排。部分研究报道缺乏 STAT3 的激活性突变。所有病例 EBER 原位杂交均为阴性。

（六）综合诊断

主要根据发生部位、形态学特点、免疫组化及 T 细胞基因重排综合诊断。

（七）鉴别诊断

1. 肠病相关性 T 细胞淋巴瘤（EATL）/ 单形性嗜上皮性肠道 T 细胞淋巴瘤（MEITL）　EATL 和 MEITL 在 2008 年《造血与淋巴组织肿瘤 WHO 分类》中分别归为肠病相关性 T 细胞淋巴瘤Ⅰ型和Ⅱ型，大体及镜下组织学形态可将其与胃肠道惰性 T 淋巴细胞增殖性疾病鉴别开来。大体形态上，EATL 和 MEITL 表现为深且广泛的黏膜溃疡，病变可累及邻近腹腔器官，而本病表现为小而浅的溃疡，伴有息肉或红斑。组织形态上，EATL 和 MEITL 表现为肿瘤细胞广泛而破坏性的生长，而本病常局限于黏膜固有层，不破坏组织结构。

2. 炎性肠病　镜下有隐窝脓肿、上皮内黏液减少、基底层浆细胞增多及黏膜下层纤维组织增生等特点，而胃肠道惰性 T 淋巴细胞增殖性疾病没有这些特点。

（八）预后

总体预后较好，患者表现为慢性复发性的临床病程，少数具有异常 T 细胞表型的病例常提示有侵袭性临床进程的潜在可能。传统化疗方案常无效。

（李文才　王冠男）

四、儿童 EBV+T 细胞增殖性疾病

2017 年《造血与淋巴组织肿瘤 WHO 分类》中，对儿童 EBV+T/NK 淋巴组织增殖性疾病（lymphoprolifer-ative disorders，LPD）做了重新界定，包括慢性活动性 EBV 感染（chronic active Epstein-Barr virus infection，CAEBV）和儿童系统性 EBV+ T 细胞淋巴瘤，不再使用原来的“儿童系统性 EBV+T/NK-LPD” 名称。CAEBV 是相对惰性的疾病，显示宽广的临床谱系，临床表现多种多样，包括局限性病变的水疱痘疮样 LPD 和重症蚊虫叮咬超敏反应，以及呈系统性表现（发热、肝脾淋巴结肿大 / 皮疹）的疾病。儿童系统性 EBV+T 细胞淋巴瘤具有暴发性临床过程，常伴有噬血细胞综合征。上述病变在形态上有重叠，因此临床特点在诊断上具有重要作用。以往关于“儿童 EBV 阳性 T 细胞淋巴组织增殖性疾病”的理解和认识缺乏统一，命名比较混乱。2008 年淋巴瘤分类（第 4 版）中“儿童 EBV+T 细胞淋巴组织增殖性疾病”包括“儿童系统性 EBV+T 细胞淋巴组织增殖性疾病”及“水疱痘疮样淋巴瘤”，无“儿童系统性 EBV+T 细胞淋巴瘤”命名。

（一）儿童系统性 EBV+ T 细胞淋巴瘤

1. 定义　儿童系统性 EBV+ T 细胞淋巴瘤是一个严重危害儿童和年轻人健康的疾病，是 2017 年《造血与淋巴组织肿瘤 WHO 分类》中重新界定的一个病变，其特征是 EBV 感染的 T 细胞单克隆增生伴有活化细胞毒性表型，在急性感染 EB 病毒后很快发生，或者在 CAEBV 感染的基础上发生。疾病进展迅速，病变常在几周或几天内发生，伴随多器官功能衰竭，脓毒血症，死亡，噬血细胞综合征经常出现。本病与侵袭性 NK 细胞

白血病在临床病理特征上有重叠。历史上，本病曾有多种命名，包括“儿童暴发性 EBV 阳性 T 细胞淋巴组织增殖性疾病”“儿童暴发性噬血细胞综合征”“致死性 EBV 相关儿童噬血细胞综合征”“严重的 CAEBV”等。国内也有学者对此有不同观点，认为急性重症 EBV+ 病例可能不一定都是淋巴瘤，因为肿瘤不一定能在这么短时间内发生，同时这组病例中绝大多数并非死于疾病本身，而是死于严重并发症。急性 EBV 相关儿童噬血细胞淋巴组织细胞增生症（hemophagocytic lymphohistiocytosis，HLH），又称为噬血细胞综合征（hemophagocytic syndrome，HPS），不再被考虑为肿瘤，它对 HLH 2004 方案治疗反应良好。

2. 临床特征 急性者在数周至数月内起病，患者出现肝脾大，肝衰竭，有时伴有淋巴结肿大，实验室检测显示，全血细胞减少，肝功能异常，出现 EBV 血清异常，凝血障碍，多器官衰竭，以及脓毒血症，经常合并噬血细胞综合征，有些病例有 CAEBV 病史。本病亚洲流行，主要见于日本及中国，儿童、青少年多见，无性别差异。本病属于系统性疾病，最常累及肝、脾，此外淋巴结、骨髓、皮肤及肺也常受累。

3. 组织形态特点 浸润 T 细胞较小并缺少明显异型性，也有病例显示多型性中至大细胞，不规则核，经常出现核分裂象（图 12-3-16）。肝脾显示轻微至显著的窦浸润，伴有显著噬血细胞现象。脾白髓消失。肝有明显的门部及窦部浸润。

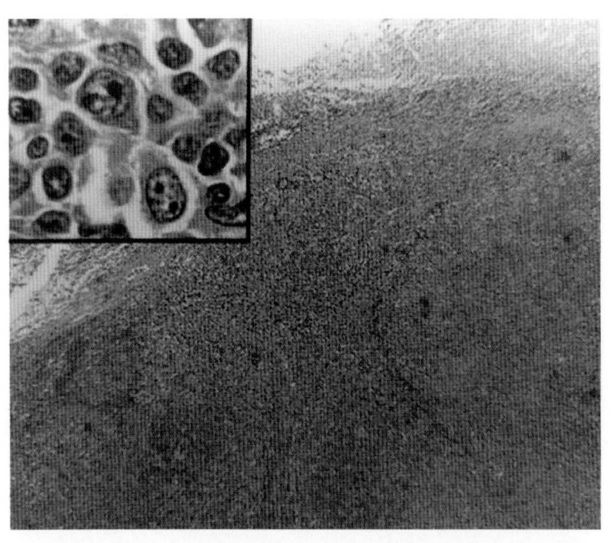

图 12-3-16 儿童系统性 EBV+T 细胞淋巴瘤，淋巴结

骨髓活检显示组织细胞增生，伴有吞噬红细胞现象（图 12-3-17）。

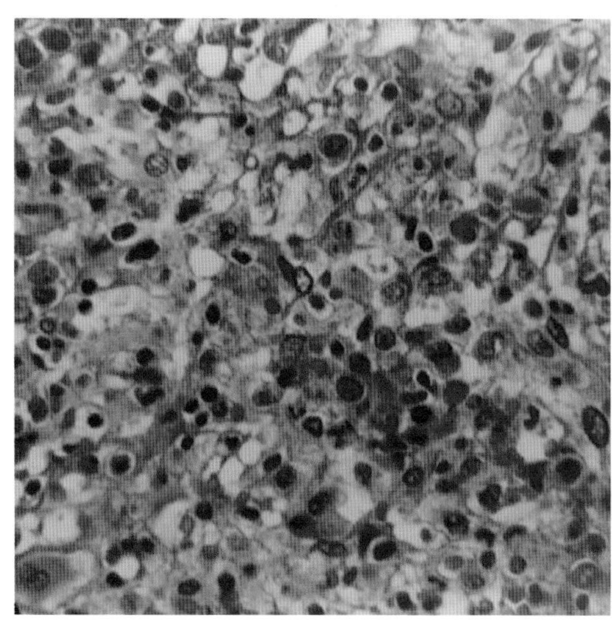

图 12-3-17 儿童系统性 EBV+T 细胞淋巴瘤，骨髓

4. 免疫表型 肿瘤细胞大部分 CD2+、CD3+、TIA1+，CD56–，大部分原发性急性感染病例 CD8+（图 12-3-18），而在 CAEBV 基础上的病例 CD4+，少数病例肿瘤细胞显示 CD4、CD8 同时阳性。EBER+（图 12-3-19）。

5. 遗传学检查 肿瘤细胞 TCR 克隆性基因重排，所有病例感染的 EBV 具有克隆性，所有病例携带 A 型 EBV，野生型或 30bP 缺失的 *LMP1* 基因。原位杂交显示大部分浸润淋巴细胞 EBER+。

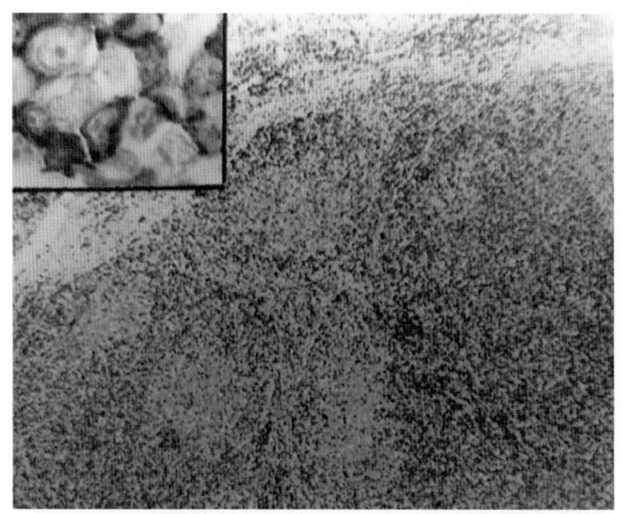

图 12-3-18 肿瘤细胞 CD8+ 免疫组化（小框内滤泡间区不典型细胞）（小框内不典型细胞 CD8+）

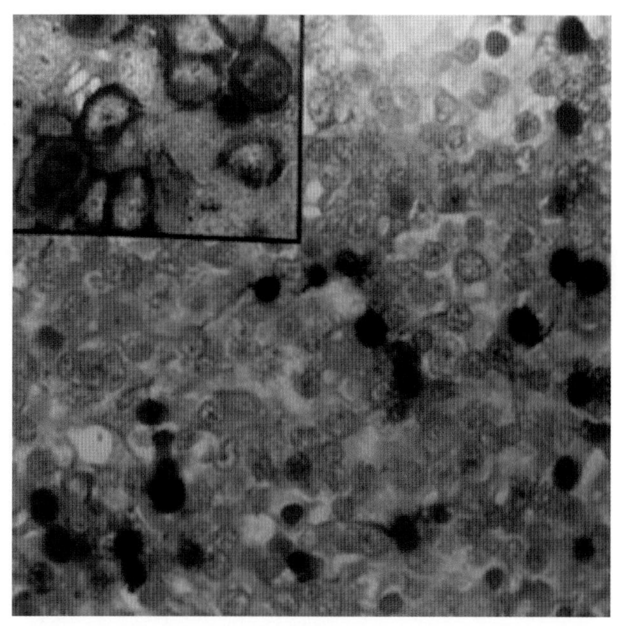

图 12-3-19　浸润淋巴细胞 EBER+，原位杂交（小框内 CD8 与 EBER 双染）

6. 综合诊断　通过上述临床特征、形态学特点、免疫表型及细胞遗传学相结合的诊断模式，可明确诊断儿童系统性 EBV+ T 细胞淋巴瘤。

7. 鉴别诊断

（1）NK/T 细胞淋巴瘤：多发生在结外，好发于鼻腔、皮肤等部位，成年人多见，临床上常有高热，坏死明显，瘤细胞大小不等，异型性明显。而儿童系统性 EBV+ T 细胞淋巴瘤，病情进展迅速，呈暴发经过，浸润 T 细胞体积较小并且缺少明显异型性，CD56–，克隆性 TCR 基因重排，这些都与 NK/T 细胞淋巴瘤不同。

（2）侵袭性 NK/T 细胞白血病：与儿童系统性 EBV+ T 细胞淋巴瘤相似，并且有重叠之处，但区别在于本病患者主要为青年人及中年人，肿瘤细胞表达 NK 细胞标志，CD56+，无克隆性 *TCR* 基因重排，据此可以与儿童系统性 EBV+ T 细胞淋巴瘤进行鉴别。

（3）CAEBV：传染性单核细胞增多症样症状超过 3 个月，是相对惰性的疾病，有较宽的临床谱系，与儿童系统性 EBV+ T 细胞淋巴瘤不同，但是后者也可在 CAEBV 基础上发生，因此在一定程度上与 CAEBV 有重叠。

（4）EBV-HLH：临床表现多种多样，其诊断需符合 HLH 诊断标准、存在 EBV 感染证据，同时要除外原发性 HLH 及淋巴瘤相关噬血细胞综合征等原发病。一些 EBV 相关淋巴瘤，其临床表现和某些实验室特征和 EBV-HLH 相似，临床上如果患儿出现异常的淋巴结肿大或结外侵犯的表现，要尽快行淋巴结活检和骨髓活检以仔细鉴别。

8. 预后　大多数病例为重型暴发，经常在诊断后数天至数周内死亡，常伴噬血细胞综合征，其快速进展的临床过程与侵袭性 NK 细胞白血病相似。

（二）儿童 T/NK 细胞慢性活动性 EBV 感染

1. 定义　T/NK 细胞慢性活动性 EBV 感染（chronic active Epstein-Barr virus infection，CAEBV）是系统性 EBV 阳性多克隆、寡克隆或单克隆性（经常）淋巴组织增殖性疾病，常伴有发热、持续性肝炎、肝脾大、淋巴结大，临床症状的严重程度与宿主免疫力及病毒负载有关，CAEBV 修订的诊断标准包括传染性单核细胞增多症样症状超过 3 个月，外周血 EBV DNA 增加（大于 $10^{2.5}$ 拷贝 /mg），有重要器官受累的组织学证据，在被感染组织中可能出现 EBV RNA 或病毒蛋白质，患者无免疫缺陷、恶性或自主免疫性疾病。根据疾病的发展进程通常可分为 1 级、2 级和 3 级。第 1 级为增生性疾病，第 2 级为交界性疾病，第 3 级为肿瘤性疾病。CAEBV 不同于单纯的增生性疾病（如传染性单核细胞增多症）但又有重叠，也不同于典型的肿瘤性疾病（如儿童系统性 EBV+ 淋巴瘤），但也有重叠。临床上应提高警惕，尽早识别与 CAEBV 相关的严重并发症，从而及时避免严重并发症的发生。

在历史上，CAEBV 与 EBV+ LPD 是一个概念的两个不同叫法，CAEBV 更多是一个临床概念。而在 2017 年《造血与淋巴组织肿瘤 WHO 分类》中儿童 EBV+LPD 包括 CAEBV 及系统性儿童 EBV+ 淋巴瘤。

2. 临床表现　CAEBV 是一种系统性疾病，最常累及部位是肝、脾、淋巴结、骨髓及皮肤，其次为肺、肾、心脏、胃肠道及中枢神经系统。男女比例 1 ∶ 1。近 50% 患者呈现传染性单核细胞增多症样改变，包括发热、肝脾大、淋巴结肿大。伴随症状包括皮疹（26%）、严重的蚊虫叮咬过敏（33%）、种痘水疱样病损（10%）、腹泻（6%）、葡萄膜炎（5%），实验室检测显示全血细胞减少，肝功能异常，以及异常 EBV 血清学现象，抗 EBV 病毒衣壳抗原及早期抗原 IgG 抗体高滴度，外周血 EBV-DNA 水平增加（大于 $10^{2.5}$ 拷贝 /mg）。有些患者病变可多年不进展。CAEBV 感染的严重程度经常与个体的免疫球蛋白反应及 EBV 病毒负载有关。临床情况也和感染细胞的种类有关。T 细胞的 CAEBV 与 NK 细胞相比，生存时间较短，T 细胞 CAEBV 常呈现全身系统性表现，以及 EBV 特异性抗体高滴度，并且病情进展快，相比而言，NK 细胞疾病的患者，往往出现轻微系统性症状，有严重的蚊虫叮咬过敏，皮疹，以及高水平的 IgE，不经常有 EBV 相关的特异性抗体产生。威胁生命的症状包括噬血细胞综合征（24%），冠状动脉瘤（9%），肝衰竭（15%），间质性肺炎（5%），中枢神经系统症状（7%），胃肠穿孔（11%），心肌炎（4%），基于临床表现的变化，诊断经常被拖延，约 16% 进展到 NK/T 细胞淋巴瘤或侵袭性 NK 细胞白血病。

3. 组织形态特点 浸润淋巴细胞不提示肿瘤性淋巴组织增殖病变，淋巴结显示多种形态变化（图 12-3-20），包括副皮质区和滤泡增生（图 12-3-21），多种形态多克隆及单克隆淋巴组织增生，并伴有多种炎细胞浸润，包括浆细胞和组织细胞，出现局灶性坏死，小的上皮样肉芽肿。在肝门部和窦内，可见无异型的小淋巴细胞浸润，提示病毒性肝炎，脾白髓减少（图 12-3-22）。噬血细胞综合征的复杂病例，窦组织细胞噬血细胞现象存在。

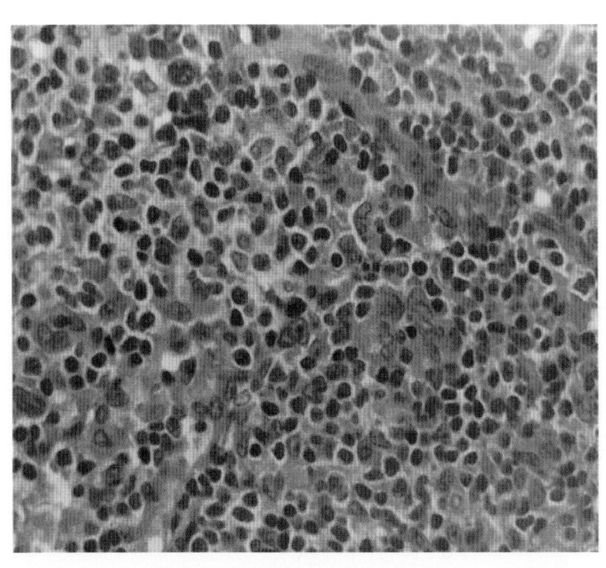

图 12-3-20 淋巴结，滤泡间多型性细胞浸润（HE 染色）

图 12-3-21 儿童 CAEBV，淋巴结滤泡和间区增生（HE 染色）

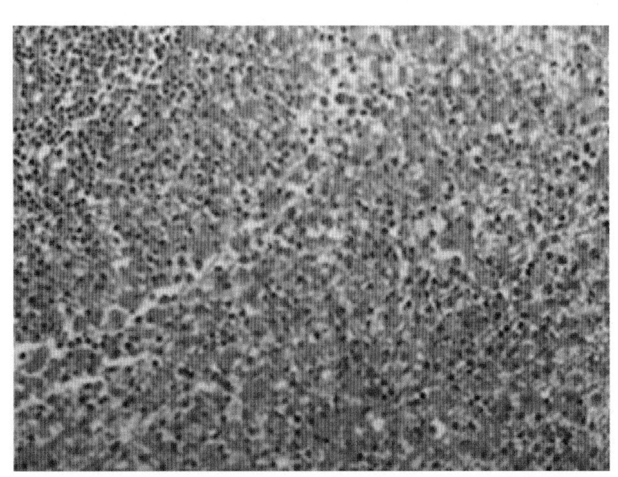

图 12-3-22 脾，CAEBV（NK 细胞型），白髓萎缩

骨髓活检多数情况正常。可出现无异型的小淋巴细胞浸润，可见到组织细胞增生伴吞噬红细胞现象。

4. 免疫表型 EBV 感染的淋巴细胞免疫表型存在较大变化：59% 病例的 T 细胞阳性，41% 的病例 NK 细胞阳性，4% 的 T 和 NK 细胞同时阳性，仅 2% 的病例 B 细胞阳性。许多细胞表达细胞毒性分子，如 TIA1、穿孔素、粒酶 B，不像儿童 EBV 阳性的 T 细胞淋巴瘤，CAEBV 病例占优势的是 CD4+ T 细胞，并且很少显示 CD8+ 细胞毒性表型，EBER+（图 12-3-23）。

5. 遗传学检查 末端重复序列分析证实，EBV 是多克隆性的。一系列报告显示 84% 的病例存在单克隆 *TCR* 基因重排，寡克隆 *TCR* 基因重排在 11%，多克隆 *TCR* 基因重排仅 5%，无论如何，

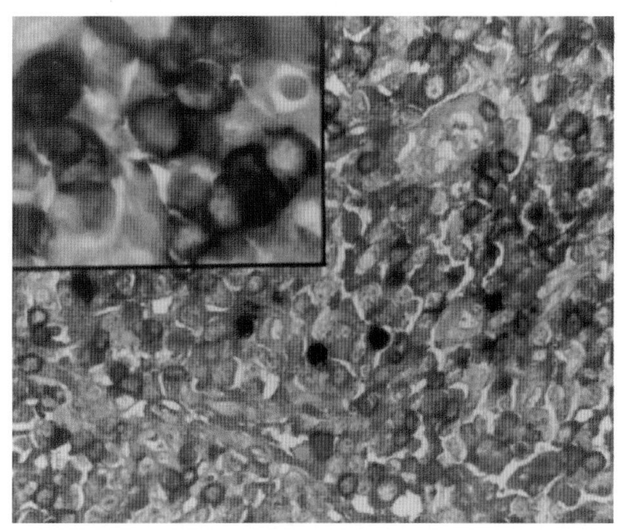

图 12-3-23　淋巴结，EBER+，红髓扩大（小框内 CD4 与 EBER 双染）

此报告包括重症 CAEBV，其中部分使用目前被重新定义的儿童 EBV+ 的 T 细胞淋巴瘤。一则病例报道有穿孔素基因突变。

6. 综合诊断　通过上述临床特征、形态学特点、免疫表型及细胞遗传学相结合诊断模式，可明确诊断儿童 T 细胞慢性活动性 EBV 感染。

7. 鉴别要点

（1）传染性单核细胞增多症：多见于年轻人，患者起病急、病程短（1 个月左右），患者的相关症状反复出现并超过 3 ～ 6 个月，更多考虑为 CAEBV，但是对于部分病程在 1 ～ 3 个月的病例鉴别存在一定困难。

（2）NK/T 细胞淋巴瘤：CAEBV 与 NK/T 细胞淋巴瘤，两者在形态、免疫表型、分子遗传上目前都无法区分，而此时的临床信息具有决定性作用。前者是系统性疾病，从发病起就有全身症状或异常检查结果，并且反复发作，逐渐加重；而后者往往以局部病变起病，然后进行性加重并扩散至全身。当 CAEBV 病变进展到 3 级（肿瘤期）时，与 EBV+ 淋巴瘤之间可能存在一定重叠，两者之间很难鉴别。

8. 预后　CAEBV 预后不定，一些患者表现为惰性临床过程，许多患者则呈现进行性进展，死于该病。在此过程中，T/NK 细胞可能从多克隆演变为单克隆增殖，并最终进展为淋巴瘤。大于 8 岁的患儿肝功能异常是快速致死的重要原因。成人 CD4 阳性病例可能有更加侵袭性的病变。T 细胞型、NK 细胞型病例的 5 年生存率分别是 59%、87%。增殖细胞的单克隆性增生与疾病的致死性无明显相关性，并且与淋巴瘤的诊断无相关性。骨髓移植的患者预后较好。根据形态学及克隆性进行的 CAEBV 分类已经被推荐，A1：多型性，多克隆性，A2：多型性，单克隆性；A3，单型性，单克隆性；B 型是单型性，单克隆性，重型暴发性。A1 ～ A3 显示疾病的谱系变化过程，从淋巴组织增殖性疾病 A1 ～ A2 进展到淋巴瘤 A3，B 型等同于儿童系统性 EBV+ T 细胞淋巴瘤。需要特别说明和强调的是，对待 EBV+LPD，无论良性还是恶性，判定其疾病性质不是最重要的，最重要的是临床如何尽早识别严重并发症可能出现的表现，从而及时避免其发生，以及一旦发生如何积极治疗挽救生命。

（李文生）

参考文献

金妍，周小鸽，何乐健，等 . 2009. 儿童系统性 EB 病毒阳性 T 细胞淋巴组织增殖性疾病的临床病理观察 . 中华病理学杂志，38（9）：600-608.

詹鹤琴，朱雄增，李小秋，等 . 2011. 滤泡变型外周 T 细胞淋巴瘤临床病理学及遗传学分析 . 中华病理学杂志，40（1）：32-36.

周小鸽，张燕林，谢建兰，等 . 2016. 对 EB 病毒相关淋巴组织增殖性疾病的理解和认识 . 中华病理学杂志，45（12）：817-821.

周小鸽，张燕林，谢建兰，等 . 2017. 种痘样水疱病的临床病理特点及性质分析 . 临床与实验病理学杂志，33（5）：544-546.

Aiempanakit K，Amatawet C，Chiratikarnwong K，et al. 2017. Erythema multiforme-like cutaneous lesions in monomorphic epitheliotropic intestinal T-cell lymphoma：a rare case report. J Cutan Pathol，44（2）：183-188.

Antoniadou F，Dimitrakopoulou A，Voutsinas PM，et al. 2017. Monomorphic epitheliotropic intestinal T-cell lymphoma in pleural effusion：A case report. Diagn Cytopathol，45（11）：1050-1054.

Chan TSY，Lee E，Khong PL，et al. 2017. Positron emission tomography computed tomography features of monomorphic epitheliotropic intestinal T-cell lymphoma. Hematology，23（1）；1-7.

Chen CC，Chang KC，Medeiros LJ，et al. 2016. Hydroa vacciniforme and hydroa vacciniforme-like T-cell lymphoma：an uncommon event for transformation. J Cutan Pathol，43（12）：1102-1111.

Chen Z，Gao L，Wang M，et al. 2018. Epstein-Barr virus positive peripheral T cell lymphoma with novel variants in STAT5B of a pediatric patient：a case report. BMC Cancer，18（1）：373.

Ding WS，Wang JC，Zhao S，et al. 2015. Clinicopathological study of pulmonary extranodal nature Killer、T-cell lymphoma，nasal type and literature review. Pathology – Research and Practice，211：544-549.

Feldman AL，Harris NL，Stein H，et al. 2017. Breast implant-associated anaplastic large cell lymphoma. In Swerdlow SH, et al. WHO classification of tumours of haematopoietic and lymphoid tissuse. Lyon: IARC: 421-422.

Ferrufino-Schmidt MC, Medeiros LJ, Liu H, et al. 2018. Clinicopathologic features and prognostic impact of lymph node involvement in patients with breast implant-associated anaplastic large cell lymphoma. Am J Surg Pathol, 42 (3): 293-305.

Gao LM, Zhao S, Liu WP, et al. 2016. Clinicopathological characterization of aggressive natural killer cell leukemia involving different tissues sites. Am J Surg Pathol, 40 (6), 836-846.

Guitart J, Martinez-Escala ME, Subtil A, et al. 2017. Primary cutaneous aggressive epidermotropic cytotoxic T-cell lymphomas: Reappraisal of a provisional entity in the 2016 WHO classification of cutaneous lymphomas. Mod Pathol, 30 (5): 761-772.

Hapgood G, Savage KJ. 2015. The biology and management of systemic anaplastic large cell lymphoma. Blood, 126 (1): 17-25.

Ishibashi H, Nimura S, Kayashima Y, et al. 2016. Multiple lesions of gastrointestinal tract invasion by monomorphic epitheliotropic intestinal T-cell lymphoma, accompanied by duodenal and intestinal enteropathy-like lesions and microscopic lymphocytic proctocolitis: a case series. Diagn Pathol, 11 (1): 66.

Kadin ME, Kempf W. 2018. Primary cutaneous CD30-positive T-cell proliferative disorders. In: Jaffe ES. Hematopathology. 2nd edition, Singapore: Elsevier: 731-746.

Karanam PK, Al-Hamadani M, Go RS. 2016. Enteropathy-associated T-cell lymphoma in the US: higher incidence and poorer survival among Asians. Br J Haematol, 172 (6): 990-992.

Keeling BH, Gavino ACP, Admirand J, et al. 2017. Primary cutaneous CD4-positive small/medium-sized pleomorphic T-cell lymphoproliferative disorder: Report of a case and review of the literature. J Cutan Pathol, 44 (11): 944-947.

Komeda Y, Kashida H, Sakurai T, et al. 2017. A Case of Type II Enteropathy-Associated T-Cell Lymphoma in a Patient With Ulcerative Colitis. Am J Gastroenterol, 112 (6): 833.

Leberfinger AN, Behar BJ, Williams NC, et al. 2017. Breast implant-associated anaplastic large cell lymphoma: a systematic review. JAMA Surg, 152 (12): 1161-1168.

Moffitt AB, Ondrejka SL, McKinney M, et al. 2017. Enteropathy-associated T cell lymphoma subtypes are characterized by loss of function of SETD2. J Exp Med, 214 (5): 1371-1386.

Moffitt AB, Ondrejka SL. 2017. Enteropathy-associated T cell lymphoma subtypes are characterized by loss of function of SETD2. J Exp Med, 214 (5): 1371-1386.

Nairismagi ML, Tan J, Lim JQ, et al. 2016. JAK-STAT and G-protein-coupled receptor signaling pathways are frequently altered in epitheliotropic intestinal T-cell lymphoma. Leukemia, 30 (6): 1311-1319.

Ondrejka S, Jagadeesh D. 2016. Enteropathy-associated T-cell lymphoma. Curr Hematol Malig Rep, 11 (6): 504-513.

Roberti A, Dobay MP, Bisig B, et al. 2016. Type II enteropathy-associated T-cell lymphoma features a unique genomic profile with highly recurrent SETD2 alterations. Nat Commun, 7: 12602.

Swerdlow SH, Campo E, Harris NL, et al. 2017. WHO classification of tumours of haematopoietic and lymphoid tissues. revised 4th edition. Lyon: IARC Press.

Swerdlow SH, Campo E, Pileri SA, et al. 2016. The 2016 revision of the World Health Organization classification of lymphoid neoplasms. Blood, 127 (20): 2375-2390.

Termuhlen AM. 2017. Natural killer/T-cell lymphomas in pediatric and adolescent patients. Clin Adv Hematol Oncol, 15 (3): 200-209.

Toksoy A, Strifler S, Benoit S, et al. 2017. Hydroa vacciniforme-like skin lesions in Epstein-Barr-virus-associated T-cell lymphoproliferation with subsequent development of aggressive NK/T-cell lymphoma. Acta Derm Venereol, 97 (3): 379-380.

Tomita S, Kikuti YY, Carreras J, et al. 2015. Genomic and immunohistochemical profiles of enteropathy-associated T-cell lymphoma in Japan. Mod Pathol, 28 (10): 1286-1296.

Zhang H, Kheradpour A, Rowsell EH, et al. 2015. Cytotoxic molecule-positive Epstein-Barr virus-associated peripheral T-cell lymphoma in a 20-month-old child: A case report and review of the literature. J Pediatr Hematol Oncol, 37 (8): e475-480.

第十三章

霍奇金淋巴瘤

霍奇金淋巴瘤（Hodgkin lymphoma，HL）是人类最早认识的一种淋巴瘤，最初是于1832年由英国病理学家Thomas Hodgkin医生对其大体改变进行了描述，之后Wilks（1865年）进一步描述了此类疾病的临床特征，并将其命名为霍奇金病（Hodgkin disease，HD）。该病的特点是淋巴结进行性肿大，由一组淋巴结逐渐发展累及下一组淋巴结，颈部是最常见的首发累及部位。1878年Greenfield首次对HD进行了初步的组织形态学描述，1898年Sternberg和1902年Reed进一步描述了HD的组织学特点，特别对病变中具有特征性的巨细胞进行了详细的描述，为纪念上述2位医生，将这种特征性的巨细胞命名为Reed-Sternberg（RS）细胞。目前，将单核的巨细胞称为Hodgkin（H）细胞，多叶核的巨细胞称为RS细胞，统称为Hodgkin/Reed-Sternberg（HRS）细胞。2001年《造血与淋巴组织肿瘤WHO分类》中，这一疾病被正式命名为霍奇金淋巴瘤（HL）。

HL发病率存在明显的地域差异，根据国际癌症研究机构（IARC）的数据，其在西方国家中的发病率约是我国的6倍（分别为2.3/10万和0.4/10万人）。在我国，HL约占所有淋巴瘤的10%，但其在儿童淋巴瘤中的比例明显增高，达到了31.7%，这一点与西方国家儿童的情况相似（25%～30%）。HL可发生于任何年龄，但其发病曲线具有明显的双峰特点，第一个高峰发生在年轻人（15～35岁），第二个高峰出现在老年人（55岁以上）。与西方国家相比，在发展中国家，包括中国，第一个发病高峰通常前移10岁左右，且峰高较低。

第一节　结节型淋巴细胞为主型霍奇金淋巴瘤

一、定　义

结节型淋巴细胞为主型霍奇金淋巴瘤（NLPHL）是一类罕见的淋巴瘤，占全部HL的5%。肿瘤常形成结节状结构，少部分病例可呈弥漫性生长或两者混合。结节是由滤泡树突状细胞（FDC）编织成的大球形网，网中充满了非肿瘤性的小淋巴细胞和散在分布的肿瘤性大细胞，这些大细胞称为“爆米花（popcorn）”或L & H细胞[lymphocytic and/or histiocytic Reed-Sternberg cell variants，淋巴细胞和（或）组织细胞性RS细胞变异型]。2008年《造血与淋巴组织肿瘤WHO分类》将L & H细胞更名为LP（lymphocyte predominant，淋巴细胞为主）细胞。

二、临床表现

本病多见于年轻人，男性多见。通常临床分期早（Ⅰ/Ⅱ期）。3%～5%的患者可发生高级别进展，转化为弥漫大B细胞淋巴瘤。

三、组织形态学特点和免疫表型

淋巴结结构部分或全部被破坏，呈结节或结节和弥漫混合的病变。结节数量不等，体积较大，界线清楚或模糊，周边多无纤维带，也可有纤细的纤维带。结节内主要由小淋巴细胞、组织细胞和上皮样组织细胞构成背景，其内散在分布体积大的肿瘤细胞，即 LP 细胞。LP 细胞体积大，比典型的 HRS 细胞略小，比免疫母细胞大，胞质少，核大、单个，核常重叠或分叶，甚至呈爆米花样，因此，有“爆米花”细胞之称。核染色质细，呈泡状、核膜薄，核仁多个、嗜碱性、中等大小，比典型 HRS 细胞的核仁小。少数情况下，肿瘤细胞亦可表现为 RS 细胞样。少部分病例可以表现为弥漫分布，此时，与 T 细胞丰富的大 B 细胞淋巴瘤（THRLBCL）鉴别非常困难（表 13-1-1），这部分病例复发风险较高、预后较差。

表 13-1-1　THRLBCL 与弥漫型 NLPHL 的鉴别

	THRLBCL	弥漫型 NLPHL
大细胞的特点	形态和大小多样	“爆米花”细胞
背景 T 细胞	常为轻度活化的 T 细胞，体积略增大；大多数为 CD8+、TIA1+ 的细胞毒性 T 细胞	通常为静止的小淋巴细胞，大多数为 CD4+、CD57+
小 B 淋巴细胞结节内的肿瘤细胞	通常缺如	至少局灶存在

四、遗传学检查

既往的研究发现，部分 NLPHL 病例的淋巴结活检中可见到生发中心进行性转化（PTGC）改变，且两者的结节大小和形态相似，由此而提出 PTGC 可能为 NLPHL 前驱病变，但目前对于两者的相关性尚无定论，因为绝大部分的 PTGC 并不会发展成为 NLPHL。

NLPHL 肿瘤细胞起源于生发中心 B 细胞。通过显微微切割技术获取单个瘤细胞，并从中提取 DNA，可检测到肿瘤细胞存在 Ig 基因克隆性重排。这种 Ig 基因重排是具有功能的，在多数病例的 LP 细胞中可测到转录的 Ig mRNA，这一点与 CHL 中的 HRS 细胞不同。

五、诊断要点

满足 HL 的基本标准，即反应性细胞背景中见散在少数大细胞；且至少能见到局灶结节状结构。背景细胞以小淋巴细胞为主，混有不同比例的组织细胞。LP 细胞呈 LCA+、CD20+、CD15–、CD30–，LP 细胞周围有大量 CD3+ 和部分 CD57+ 细胞围绕。

第二节　经典型霍奇金淋巴瘤

一、定　　义

经典型霍奇金淋巴瘤（classic Hodgkin lymphoma，CHL）占全部 HL 的 95% 以上。依据肿瘤细胞的形态及背景细胞的成分将 CHL 分为 4 个组织学亚型，即富于淋巴细胞型经典型霍奇金淋巴瘤（lymphocyte-rich classic Hodgkin lymphoma，LRCHL）、结节硬化型经典型霍奇金淋巴瘤（nodular sclerosis classic Hodgkin lymphoma，NSCHL），混合细胞型经典型霍奇金淋巴瘤（mixed-cellularity classic Hodgkin lymphoma，MCCHL）和淋巴细胞消减型经典型霍奇金淋巴瘤（lymphocyte depleted classic Hodgkin lymphoma，LDCHL）。

二、临床表现

95% 以上的 CHL 表现为淋巴结无痛性肿大，最常见于颈部淋巴结，其次为腋窝和腹股沟淋巴结。CHL 罕见累及骨髓。

不同组织学亚型发病部位、临床分期等均存在一定的差异。NSCHL 常累及纵隔，通常将纵隔增宽＞ 1/3 或瘤块直径＞ 10cm 界定为纵隔巨大瘤块，此为预后不良提示。MCCHL 通常发现时分期较晚，多为Ⅲ、Ⅳ期。LRCHL 和 LDCHL 较为罕见，前者预后较好，临床分期早；后者多见于免疫功能低下 / 缺陷人群，如 HIV 阳性患者，且常表现为结外受累。

30% ～ 40% 的 CHL 患者可出现 B 症状，并可见于早期患者。部分患者亦可出现如皮肤瘙痒等一些非特异的临床表现。

三、组织形态学特点和免疫表型

1. 结节硬化型经典型霍奇金淋巴瘤（NSCHL）

是 CHL 最常见的亚型，占全部 CHL 的 40% ～ 60%。表现为粗大的胶原纤维将淋巴组织完整分割成结节，结节内有陷窝型 RS 细胞。NSCHL 中的 HRS 细胞、小淋巴细胞和其他非肿瘤性反应细胞数量变化很大，嗜酸性粒细胞和中性粒细胞常较多。福尔马林固定后，HRS 细胞胞质收缩（人工假象），使得这些细胞看起来像处于陷窝中，故称为陷窝细胞。结节中的陷窝细胞有时比较多并聚集成堆，可出现凝固性坏死。当陷窝细胞聚集很多时，称为变异型合体细胞。

此外，英国国家淋巴瘤调查组将 NSCHL 依据肿瘤背景成分构成和肿瘤细胞比例进一步分为 2 级。结果显示，15% ～ 25% 的 NSCHL 病例可归入Ⅱ级，此部分病例预后较差。有人也将Ⅱ级 NSCHL 称为淋巴细胞削减的 NSCHL。

瘤细胞具有典型 CHL 的典型表型，即表达 CD30、CD15，除弱表达 PAX5 之外，其他常用全 B 细胞标记如 CD20、CD79a 均为阴性；此外，B 细胞转录因子 OCT2 和 BOB1 通常不表达或表达其中一个。此亚型 EB 病毒的检出率较其他亚型低。

2. 混合细胞型经典型霍奇金淋巴瘤（MCCHL）是仅次于 NSCHL 的另一个常见亚型，西方国家报道占全部 CHL 病例的 20% ～ 40%，但在我国其所占比例更高，甚至高于 NSCHL。病变呈弥漫性或结节样，HRS 细胞散在于混合的多种炎性细胞背景之中，结节没有完整的纤维结缔组织分割。

淋巴结结构破坏，多数病例呈弥漫性生长，有的可见模糊的结节样结构，但无粗大的胶原条带分割，间质可出现纤维化。经典型 HRS 细胞相对较多。背景由不同比例的混合性炎细胞组成，包括中性粒细胞、嗜酸性粒细胞、组织细胞和浆细胞。组织细胞有时可出现上皮样细胞分化并形成肉芽肿样结构。

肿瘤细胞具有 CHL 的典型表现（见前）。此外，此亚型与 EB 病毒关系最为密切（70%），EB 病毒的检出率显著高于 NSCHL 和 LRCHL 亚型（图 13-2-1）。

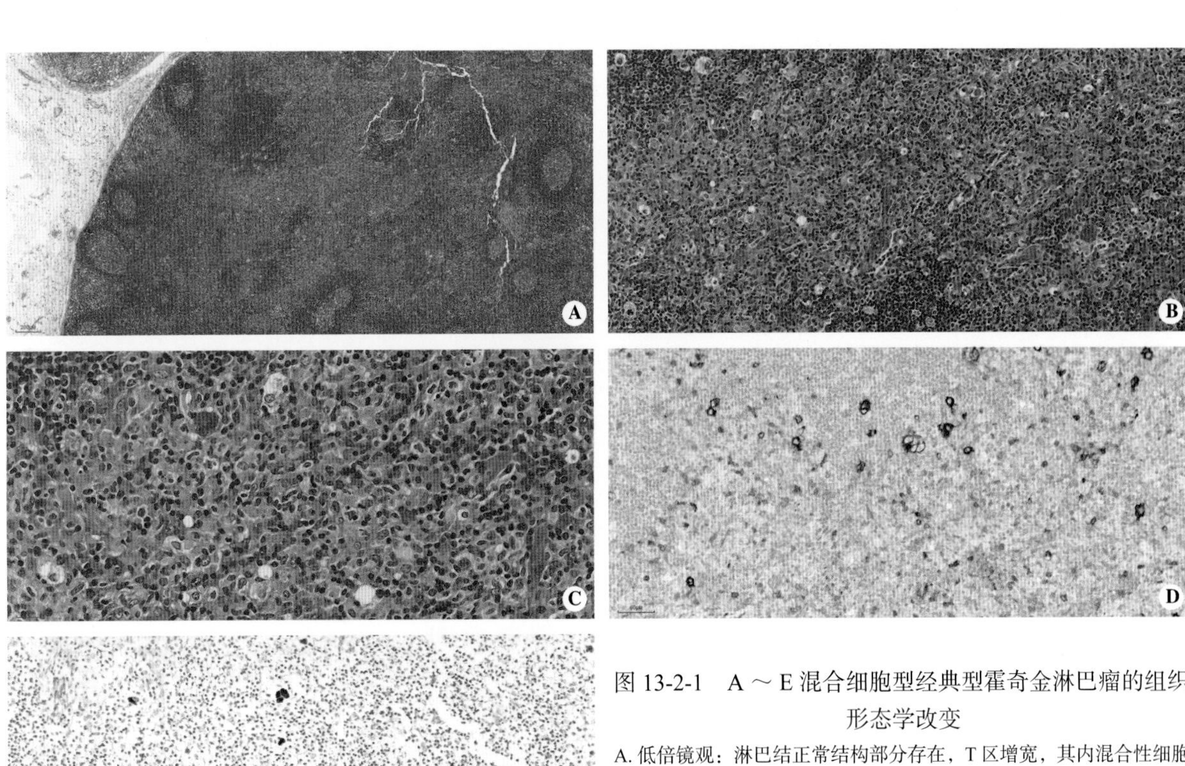

图 13-2-1　A ～ E 混合细胞型经典型霍奇金淋巴瘤的组织形态学改变

A. 低倍镜观：淋巴结正常结构部分存在，T 区增宽，其内混合性细胞增生。B. 中倍镜观：组织细胞、小淋巴细胞及浆细胞混合性增生的背景中间散在大细胞，单核、双核或多核，部分细胞核有固缩。C. 高倍镜观：显示多核 RS 细胞，核仁明显。D. 免疫组化 CD30 染色显示大细胞阳性。E.EBV–EBERs 原位杂交检测显示大细胞阳性

3. 富于淋巴细胞型经典型霍奇金淋巴瘤（LRCHL） 是一类近些年来新界定的亚型，较为罕见，占全部 CHL 的 5%。肿瘤常形成结节状结构，少部分病例呈弥漫性分布。诊断性 HRS 细胞数量较少，散在分布其中。背景成分以小淋巴细胞为主，中性粒细胞和嗜酸性粒细胞较为罕见。呈结节状生长的 LRCHL 结节主要由小淋巴细胞组成，可有生发中心，但常为偏心退化的或变小的生发中心。HRS 细胞多见于扩大的套区中。经典型 RS 细胞不易见到，但单核型 RS 细胞易见。此部分病例易与 NLPHL 混淆。欧洲淋巴瘤工作组分析了 388 例曾诊断为 NLPHL 的病例，经免疫组化检测后，发现其中 115 例（约 30%）是 LRCHL。

肿瘤细胞的免疫表型与其他类型的 CHL 相同，且约 40% 的病例与 EB 病毒感染相关。

4. 淋巴细胞消减型经典型霍奇金淋巴瘤（LDCHL） 非常少见，是一种弥漫性的 CHL，HRS 细胞数目增多，常可见奇异型细胞，背景淋巴细胞明显减少，且常可见到广泛纤维化、凝固性坏死等改变。

免疫表型与其他 CHL 亚型一致。HIV 阳性病例几乎 EB 病毒均为阳性。

四、遗传学检查

尽管对 CHL 认识很早，但其肿瘤细胞来源，在很长时间内都未解决，直到 20 世纪，随着分子生物学技术的进展，显微微切割联合单个细胞 PCR 技术，证实 CHL 肿瘤细胞存在 Ig 基因克隆性重排，提示其为生发中心 B 细胞来源。

五、诊断要点

一般来讲，CHL 依据其特征性的组织学改变和免疫表型特点即可诊断。CHL 与 NLPHL 的鉴别见表 13-2-1。

少数病例特别是发生在纵隔的 NSCHL，有时无论是在形态学还是免疫表型方面，均与原发于纵隔的大 B 细胞淋巴瘤（PMLBL）存在交叉，WHO 分类中将此部分病例命名为 B 细胞淋巴瘤，难以分型，特征介于 CHL 和 PMLBL 之间。

表 13-2-1 CHL 与 NHPHL 的鉴别

	CHL	NHPHL
大细胞的形态	HRS 细胞，核仁大而红	“爆米花”细胞，核仁小
背景浆细胞和嗜酸性粒细胞	常见	稀少
CD20	–/+，强弱不等	+
OCT2/BOB1	均阴性，或仅一项阳性	同时阳性
PAX5	通常弱阳性	通常强阳性
EMA	–	+
CD30	+	–
CD15	+/–	–
BCL6	–/ 局灶弱阳性	+
EBV-EBER	+，30% ～ 60%	–

少数病例需与 T 细胞丰富的大 B 细胞淋巴瘤（THRLBCL）鉴别（表 13-2-2）。

表 13-2-2 THRLBCL 与 CHL 的鉴别

	THRLBCL	CHL
大细胞的特点	形态和大小多样，可与反应性的或活化的细胞相似，也可异型性明显	HRS 细胞和变异型细胞
背景小淋巴细胞	常为轻度活化的细胞，体积略增大	通常为静止的小淋巴细胞
嗜酸性粒细胞	无，也可很多	常常很多
B 细胞标记物	CD20、CD79a 和 PAX5 一致性阳性，OCT2 和 BOB1 均阳性	CD20–/ 强弱不等阳性，CD79a–/ 强弱不等阳性，PAX5 弱阳性，OCT2 和 BOB1 阴性或仅一项阳性
CD30 和 CD15	CD30–/+，CD15–	CD30+，CD15+/–
EBV–EBER	通常阴性	30% ～ 60% 阳性

（黄 欣 刘翠苓）

参考文献

Chan JKC. 2017. Large cells scattered in a background of small lymphocytes：Approach to diagnosis. 2017 年陈国璋及卓华教授“淋巴瘤病理诊断”学习班讲义：134-149.

Jaffe E S，Lee N，Vardiman J W. 2013. 血液病理学 . 陈刚，李小秋主译 . 北京：北京科学技术出版社 .

Matsuki E，Younes A. 2015. Lymphomagenesis in Hodgkin lymphoma. Seminars in Cancer Biology，34：14-21.

Savage KJ，Monti S，Kutok JL，et al. 2003. The molecular signature of mediastinal large B-cell lymphoma differs from that of other diffuse large B-cell lymphomas and shares features with classical Hodgkin lymphoma. Blood，102（12）：3871-3879.

Schmitz R，Stanelle J，Hansmann ML，et al. 2009. Pathogenesis of classical and lymphocyte-predominant Hodgkin lymphoma. Annual Review of Pathology，4：151-174.

Smith LB. 2010. Nodular lymphocyte predominant Hodgkin lymphoma：Diagnostic pearls and pitfalls. Archives of Pathology & Laboratory Medicine，34（10），1434-1439.

Swerdlow SH，Campo E，Harris NL，et al. 2017. WHO classification of tumours of haematopoietic and lymphoid tissues. Revised 4th Edition. Lyon：IARC Press：423-442.

第十四章

组织细胞和树突状细胞肿瘤

组织细胞肿瘤起源于单核/巨噬细胞，树突状细胞肿瘤起源于不同细胞系的抗原提呈细胞，后者包括滤泡树突状细胞、交指树突状细胞、朗格汉斯细胞等。单核/巨噬细胞和绝大部分的树突状细胞都起源于骨髓干细胞，且二者关系密切，部分细胞形态与免疫表型特征重叠，在特定情形下，甚至还可发生相互转化。而滤泡树突状细胞和成纤维细胞性网状细胞则系间质源性细胞，分别起到辅助B细胞免疫应答和细胞骨架的作用。相比淋巴细胞性肿瘤，组织细胞和树突状细胞来源的肿瘤非常罕见，过去不少诊断为组织细胞类的肿瘤现已明确并非真正起源于组织细胞或树突状细胞，而是一些大细胞性、B或T细胞淋巴瘤，甚至是反应性组织细胞增生（如噬血综合征）或非淋巴造血组织肿瘤。组织细胞和树突状细胞肿瘤的病因、发病机制尚不明确，临床表现多样，部分呈良性经过，部分侵袭性较高，乃至危及生命。区分这类肿瘤通常依靠免疫表型和超微结构特征分析，但部分肿瘤免疫表型特征有相似甚至重叠之处，从而导致鉴别诊断困难。

第一节　组织细胞肉瘤

（一）定义

组织细胞肉瘤是具有成熟组织细胞形态和免疫表型特点的恶性肿瘤，单核细胞白血病浸润组织通常不包括在这一范畴之内。

（二）临床表现

该肿瘤发病率低，患者年龄范围较广，但以成人患者多见。具体病因不明，部分患者与纵隔生殖细胞肿瘤或淋巴瘤相关。

最常见发病部位包括胃肠道、皮肤、软组织等结外部位，也有原发于淋巴结的病例，少数患者可出现多发性肿物或多器官、多部位受累，可称为恶性组织细胞增生症。

患者多因孤立性肿块就诊，部分可伴有发热、消瘦等全身症状。皮肤病变的大体形态多样，从皮疹到肿块、溃疡均可见到。肠道病变多因梗阻或穿孔而产生的急腹症就诊。部分患者表现为肝脾大或血细胞减少。

（三）组织形态特点

肿瘤多表现为弥漫、非黏附性大细胞增生，淋巴结、脾、肝等处病变可表现为窦性浸润。肿瘤细胞体积大到中等大，圆形、卵圆形或梭形，细胞质丰富、嗜伊红色，可有小空泡或“黄色小体”，可以见到吞噬血细胞现象，但通常并不明显。细胞核圆形、卵圆形或不规则，通常在细胞内呈偏心分布，分化好的肿瘤细胞染色质呈微泡状，有居中分布的小核仁，分化差的细胞染色质粗糙，肿瘤细胞的异型性在不同病例甚至同一病变不同区域变异较大，可以是分化较好的单形性组织细胞（类似于反应性组织细胞）的增生，分化较差的肿瘤会出现多量高度异型的细胞核或多核巨细胞。核分裂象多少不等，但通常容易见到。与淋巴瘤细胞胞质嗜双色性不同的是，组织细胞或树突状细胞肿瘤的细胞质通常更为丰富而红染、细胞核明显偏心分布，这些都是提示组织细胞病变的形态学线索。病变中多有数量不等的反应性细胞存在，后者包括小淋巴细胞、浆细胞、嗜酸性粒细胞及正常组织细胞等（图 14-1-1）。瘤细胞可有噬血细胞现象。

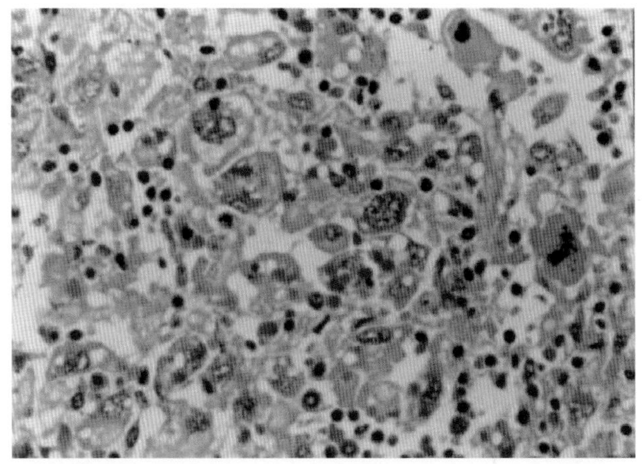

图 14-1-1　组织细胞肉瘤肿瘤细胞体积大到中等大，圆形、卵圆形或梭形，细胞核圆形、卵圆形或不规则，通常在细胞内呈偏心分布，分化好的肿瘤细胞染色质呈微泡状，有居中分布的小核仁，有数量不等的反应性细胞存在（HE 染色）

（四）超微结构

肿瘤细胞细胞质丰富，富含溶酶体，无 Birbeck 颗粒或细胞连接结构。

（五）免疫表型

组织细胞肉瘤表达 CD163、CD68（包括 KP1 和 PGM1）（图 14-1-2）、溶菌酶等单核/巨噬细胞标志物，通常还表达 CD4、CD45RO、CD43、HLA-DR，部分病例 CD15、LCA 或 S-100 阳性，但通常不表达 B 或 T 细胞标志物或 MPO，Ki67 指数变异范围较大。需注意的是，部分非淋巴造血组织肿瘤（如软组织颗粒细胞瘤）也可表达 CD68 等抗原，所以诊断组织细胞肉瘤通常还需检测 CD21、Langerin、CD3、CD20、MPO、CD99、CD4、CD43、LCA 等一组淋巴造血细胞的指标并除外其他树突状细胞肿瘤或髓系肿瘤。

（六）遗传学

传统上认为组织细胞肉瘤不应有 *IG* 或 *TCR* 基因克隆性重排，但越来越多的证据提示这类肿瘤

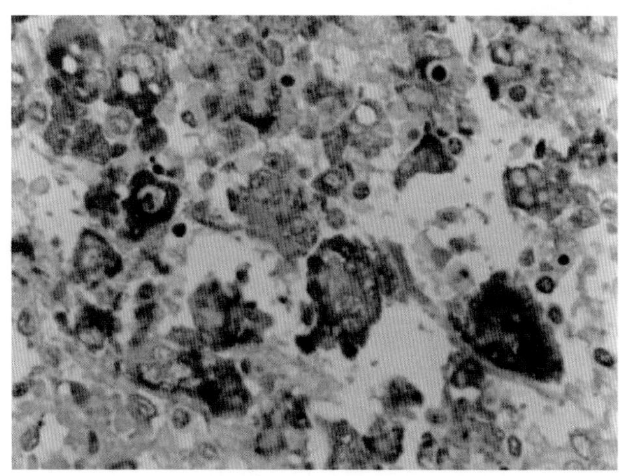

图 14-1-2　组织细胞肉瘤表达 CD68（PGM1）

部分可能与 B 或 T 细胞肿瘤（特别是前体淋巴母细胞肿瘤）密切相关并可有上述基因重排表现（转分化现象）。少数发生于纵隔的病例可有生殖细胞肿瘤遗传学改变（如 12p 染色体）。

（七）预后

组织细胞肉瘤属于一组高侵袭性肿瘤，通常治疗反应不佳，60% ～ 80% 的患者最终死于疾病，临床分期、肿块大小及治疗反应都是影响预后的因素。

第二节　朗格汉斯细胞组织细胞增生症

（一）定义

朗格汉斯细胞组织细胞增生症（Langerhans cell histiocytosis，LCH）是朗格汉斯细胞的肿瘤性增生，可表达 CD1a、S-100、CD207/Langerin，超微结构可见 Birbeck 颗粒。该病过去曾被称作“组织细胞增生 X”“Letterer-Siwe 病”“Hand-Schüller-Christian 病”和“孤立性嗜酸性粒细胞肉芽肿”等。

（二）临床表现

临床上，LCH 多表现为三种形式，相互之间有部分重叠：①孤立性嗜酸性肉芽肿，大多数病例为这一型，表现为孤立性病灶，通常累及骨（颅骨、股骨、盆骨或肋骨等）、淋巴结或皮肤。

② Hand-Schüller-Christian 病，系单系统、多灶性疾病，大多累犯骨骼系统。③ Letterer-Siwe 病，疾病累及多器官、多部位，常见受累部位包括骨、皮肤、肝、脾和淋巴结，但很少累及生殖腺及肾。

出现孤立性病变的多系少儿或成人，常表现为累及骨干的溶骨性病变，破坏相邻的骨皮质或其他结外部位（软组织、皮肤）。单系统、多灶性病变常发生在幼童，表现为多发性、骨破坏性病损，常并发周围软组织包块，累犯颅底的病变可伴发突眼、尿崩症和牙齿脱落。多器官、多灶性病变多见于婴儿，表现为发热、皮损、肝脾大和淋巴结肿大，还可有骨病变、全血细胞减少等表现。

（三）组织形态特点

LCH 以肿瘤性朗格汉斯细胞弥漫性增生为特点。LCH 细胞呈卵圆形，直径 10 ～ 15μm，细胞质中等量到丰富，嗜伊红色，并不像反应性朗格汉斯细胞那样具有明显的细胞质突起。细胞核多有明显核沟，或有折叠、切迹表现，或者呈分叶状，染色质细腻，核仁不明显，核膜薄（图 14-2-1）。核分裂罕见。部分病例细胞核可有轻度不典型性，但通常没有显著恶性细胞学特征或核分裂增多，如出现后者，则要考虑朗格汉斯细胞肉瘤可能。病变细胞多与特征性背景细胞混杂存在，后者包括数量不等的嗜酸性粒细胞、组织细胞（包括破骨细胞样多核形式）（图 14-2-2）、中性粒细胞及小淋巴细胞。相当部分病例有较多数量的嗜酸性粒细胞浸润，甚至会伴有嗜酸性粒细胞微脓疡。

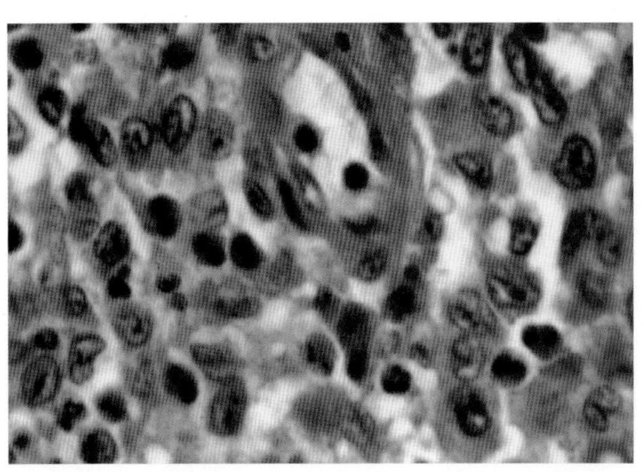

图 14-2-1　LCH 细胞卵圆形，直径 10 ～ 15μm，细胞质中等量到丰富，嗜伊红色，细胞核多有明显核沟，或有折叠、切迹表现，或者呈分叶状，染色质细腻，核仁不明显，核膜薄（HE 染色）

晚期病灶中 LCH 细胞消减或黄色瘤化，多伴有纤维胶原组织的增生。淋巴结早期受累时最先出现窦性分布（图 14-2-3），随着病变的进展可出现淋巴结实质的浸润与破坏，脾受累多表现为红髓浸润，肝受累多表现为肝内胆管周围浸润。骨髓受累相对少见，活检比细胞学检查更易检出病变。

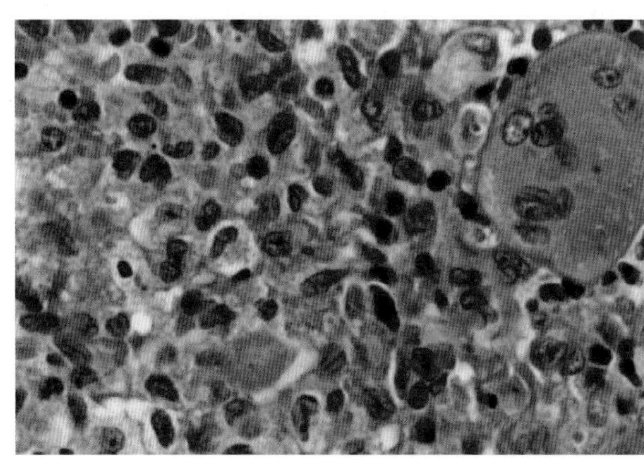

图 14-2-2　LCH 特征性背景细胞混杂存在，包括数量不等的嗜酸性粒细胞、组织细胞（包括破骨细胞样多核形式）（HE 染色）

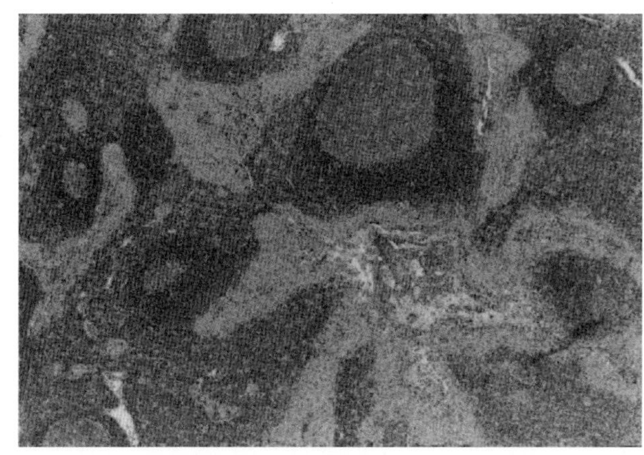

图 14-2-3　LCH 淋巴结早期受累时最先出现窦性分布（HE 染色）

（四）超微结构

朗格汉斯细胞核形不规则，细胞质内有数量不等的溶酶体，最为特征的超微结构是细胞质内 Birbeck 颗粒。后者通常呈特征性的网球拍样或棒状形态，长 200 ～ 400nm、宽 33nm，并有拉链样外观。早期病变通常有较多的 Birbeck 颗粒。

（五）免疫表型

LCH 细胞免疫表型与正常的朗格汉斯细胞相似，表达 CD1a（图 14-2-4）、S-100（图 14-2-5）

和 CD207/Langerin（图 14-2-6），多数病例波形蛋白、HLA-DR 阳性，少数病例胎盘碱性磷酸酶（PLAP）阳性。CD68/KP1 可有低水平表达，但 CD68/PGM1、CD163 通常阴性。一般不表达 B 细胞或 T 细胞抗原（CD4 除外）、CD30、髓过氧化物酶（MPO）等。滤泡树突状细胞标志物（如 CD21、CD35）通常阴性。Ki67 增殖指数变异范围较大，但通常较低。

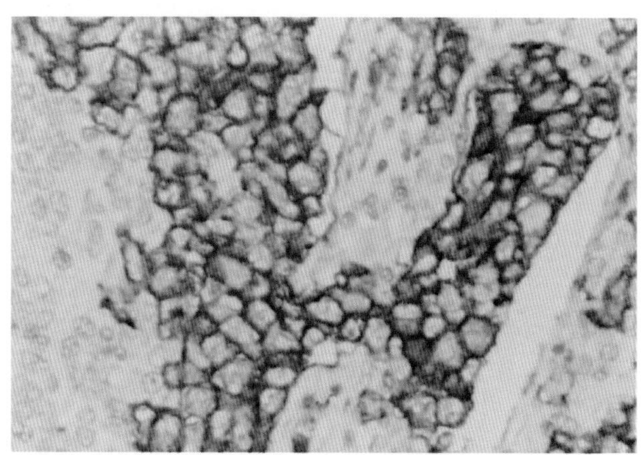

图 14-2-4　LCH 细胞免疫组化 CD1a+

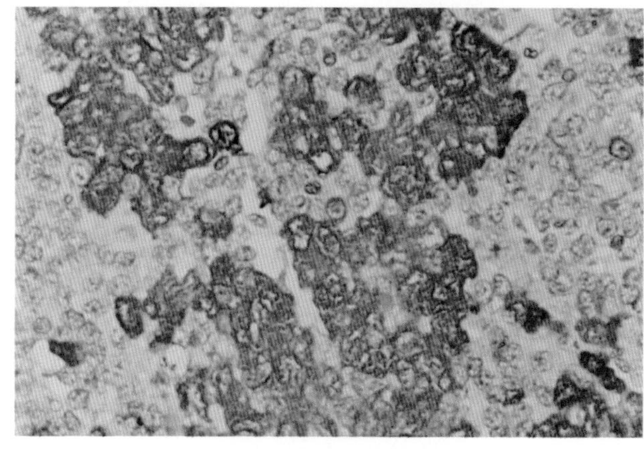

图 14-2-5　LCH 细胞免疫组化 S-100+

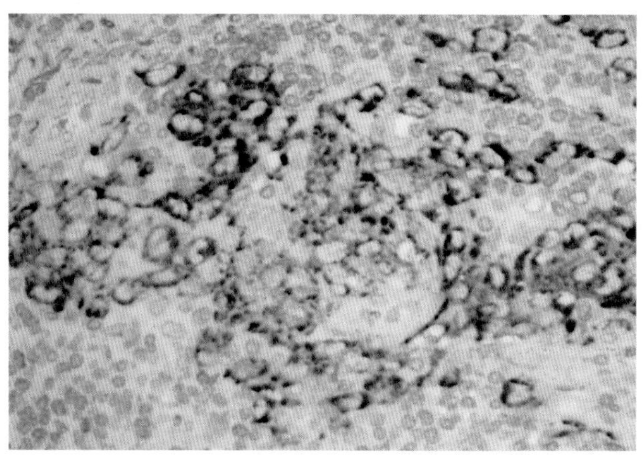

图 14-2-6　LCH 细胞免疫组化 CD207/Langerin+

（六）遗传学

X 染色体连锁的雄激素受体基因研究（HUMURA）已证实，该病系朗格汉斯细胞的单克隆性增生。*IG* 和 *TCR* 基因均呈胚系构型。最近有研究提示，部分朗格汉斯细胞肿瘤与淋巴细胞肿瘤存在转化现象或克隆相关性，或许也可用转分化理论来解释。

（七）预后

临床经过与疾病分期相关，孤立性病灶的患者总体生存率大于 99%，而出现多系统器官受累的患者死亡率高达 66%，并且对治疗不敏感。高危因素还包括骨髓、肝、脾或肺部等重要脏器的累犯。系统性病变可伴发噬血综合征而危及生命。

第三节　朗格汉斯细胞肉瘤

（一）定义

朗格汉斯细胞肉瘤（Langerhans cell sarcoma，LCS）系具有明显恶性细胞学特征的高侵袭性朗格汉斯细胞肿瘤。有人将其视作朗格汉斯细胞组织细胞增生症（LCH）的高级别变异型，可以是原发性肿瘤，也可由 LCH 进展而来。

（二）临床表现

LCS 罕见。患者以成年人为主（年龄 10 ～ 72 岁，中位年龄 39 岁），女性略多见。多表现为结外病灶，并呈多灶累及，临床Ⅲ～Ⅳ期病例约占 44%。22% 病例原发于淋巴结。22% 患者有肝、脾受累，11% 出现全血细胞减少。

（三）组织形态特点

LCS 多表现为具有明显恶性细胞学特征的多形性肿瘤，唯有免疫表型和超微结构特征方能提示朗格汉斯细胞起源。肿瘤细胞体积较大，异型性显著，染色质凝集，核仁易见。多核瘤巨细胞和核分裂象容易见到，后者通常多于 50 个/10HPF。细胞质丰富，嗜伊红色或泡沫状（图 14-3-1，图 14-3-2）。分化较好的细胞偶可见到核沟。瘤细胞成分相对单一，可伴少量炎细胞浸润，但嗜酸性粒细胞相对少见。

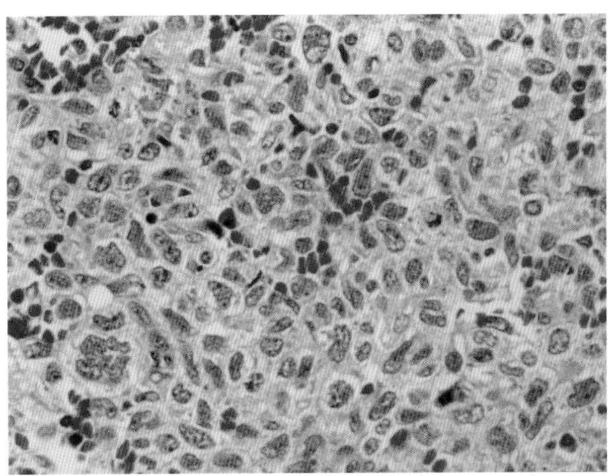

图 14-3-1 低倍镜：肿瘤细胞体积较大，异型性显著，染色质凝集，核仁易见。多核瘤巨细胞和核分裂象容易见到，后者通常多于 50 个 /10HPF。细胞质丰富，嗜伊红色或泡沫状（HE 染色）

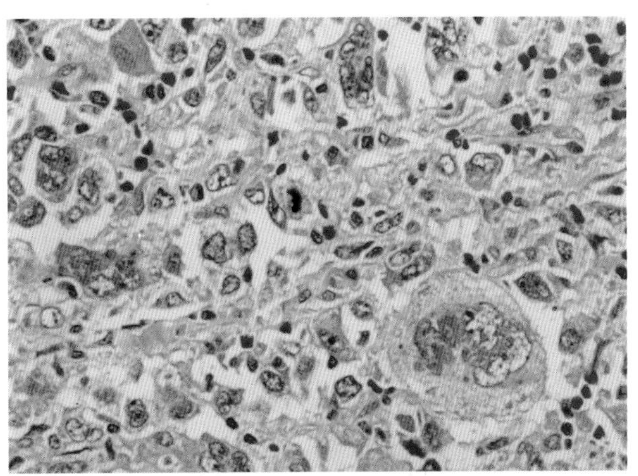

图 14-3-2 此为图 14-3-1 的高倍镜下图（HE 染色）

（四）超微结构

细胞质内可见 Birbeck 颗粒（图 14-3-3）。

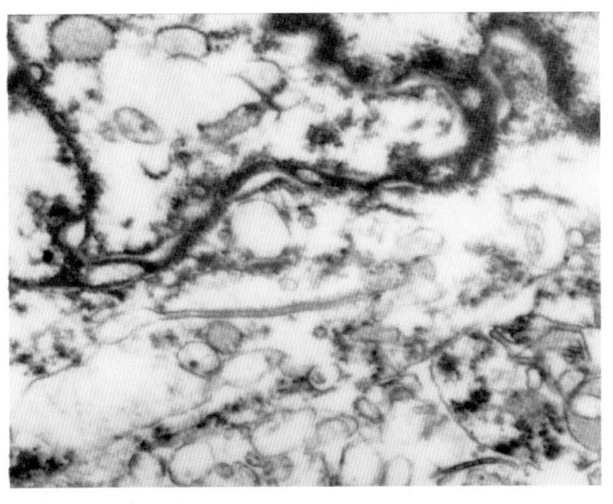

图 14-3-3 LCS 细胞质内可见 Birbeck 颗粒（电镜）

（五）免疫表型

免疫表型与 LCH 相同（图 14-3-4），但部分抗原表达水平相对较低。Ki67 增殖指数为 10% ～ 60%，中位数为 22%。

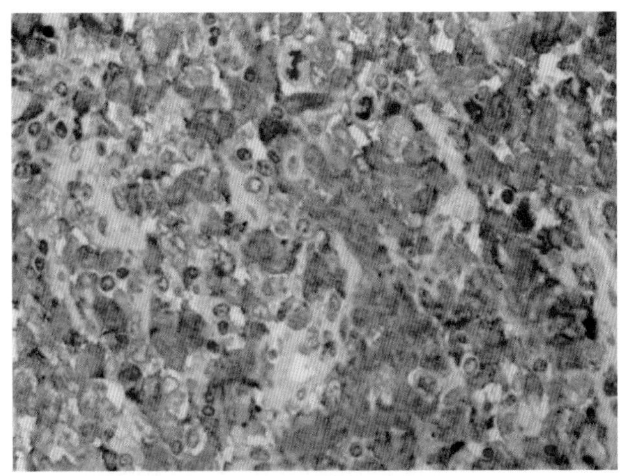

图 14-3-4 LCS 细胞免疫组化 CD1a+

（六）预后

LCS 系高侵袭性肿瘤，约半数以上患者死于疾病进展，但也有少数患者预后尚可。

第四节 交指树突状细胞肉瘤

（一）定义

交指树突状细胞（interdigitating dendritic cell，IDC）肉瘤是一类具有 IDC 免疫表型的梭形及卵圆形细胞的肿瘤性增生。

（二）临床特点

IDC 肉瘤是一类极为罕见的肿瘤，相关研究多系个案或少数病例的报道。患者多为成人，男性略多见。少数病例可能与低级别 B 细胞淋巴瘤或 T 细胞淋巴瘤相关。孤立性淋巴结受累最为常见，发生于结外部位（尤其是皮肤、软组织）的病变也有报道。患者多表现为无症状性包块，部分患者可伴乏力、发热、盗汗等全身性症状。少数情况下，偶有全身淋巴结肿大或肝脾大。

（三）组织形态特点

作为一种辅助 T 细胞免疫应答的辅助细胞，IDC 在正常情况下多分布于副皮质区。相应地，IDC 肉瘤累犯淋巴结也多表现为副皮质区型病变（图 14-4-1）。肿瘤细胞常呈束状、席纹状或漩涡状排列。瘤细胞胞质丰富，淡伊红色，细胞境界通常不清。细胞核卵圆形到长梭形。卵圆形核通常染色质呈小空泡状，可有显著核仁，而梭形细胞核染色质通常较为凝集，可见长而扭转的核沟。片状长梭形核和卵圆形核细胞的交替排列、相互移行构成了 IDC 肉瘤的基本组织学特征（图 14-4-2）。不同病例的细胞异型性差异较大。核分裂相对少见，通常＜ 5/10HPF。瘤细胞之间常有数量不等的小淋巴细胞（主要是 T 细胞）或浆细胞混杂分布。IDC 肉瘤在形态上有时和滤泡树突状细胞肉瘤不易区分，但免疫表型分析有助于二者的鉴别。

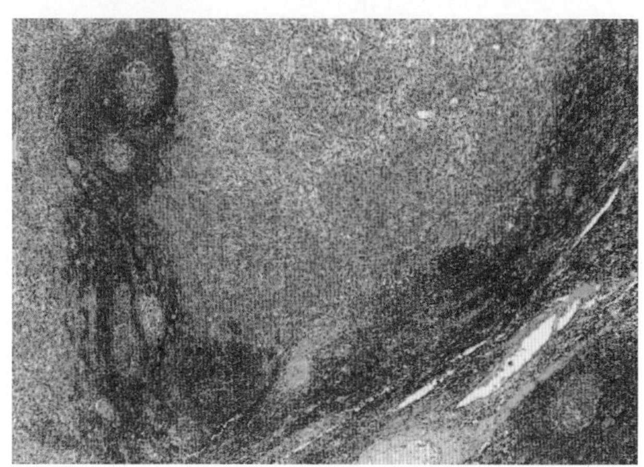

图 14-4-1　IDC 肉瘤累犯淋巴结也多表现为副皮质区型病变（HE 染色）

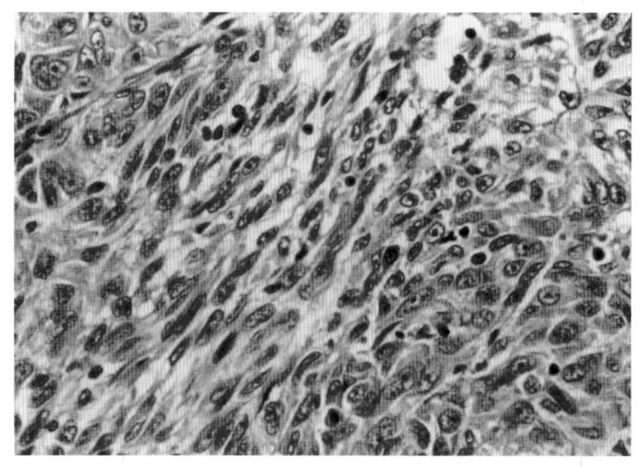

图 14-4-2　片状长梭形核和卵圆形核细胞的交替排列、相互移行构成了 IDC 肉瘤的基本组织学特征（HE 染色）

（四）超微结构

肿瘤细胞具有复杂的、交错排列的细胞质长突起，但无桥粒等细胞连接。可见少量溶酶体，但无 Birbeck 颗粒。

（五）免疫表型

肿瘤细胞表达 S-100（图 14-4-3）和波形蛋白，不表达 CD1a 或 CD207/Langerin。CD68、溶菌酶和 CD45 弱阳性或阴性。肿瘤不表达滤泡树突状细胞的标记物（CD21、CD23、CD35 等）、髓过氧化物酶（MPO），以及 B 或 T 细胞相关抗原、CD30、角蛋白、上皮膜表面抗原（EMA）等。Ki67 增殖指数通常为 10% ～ 20%（中位数为 11%）。

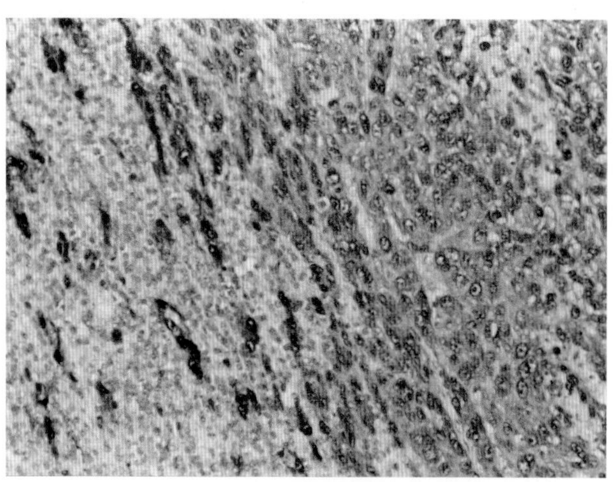

图 14-4-3　IDC 肉瘤肿瘤细胞表达 S-100

（六）遗传学

IGH 和 *TCR* 基因呈胚系构型。

（七）预后

IDC 肉瘤系高侵袭性肿瘤，约有 50% 患者死于疾病。临床分期及重要脏器是否受累是影响预后的重要因素。

第五节　滤泡树突状细胞肉瘤

（一）定义

滤泡树突状细胞（FDC）肉瘤是一类具有滤泡树突状细胞形态和免疫表型特点、梭形或卵圆形细胞的肿瘤性增生。

（二）临床表现

FDC 肉瘤少见。患者以成人为主，无显著性别差异，但炎性假瘤样变型的 FDC 肿瘤女性患者明显为多。部分患者与透明血管型 Castleman 病相关，还有部分患者有天疱疮或精神分裂症病史。该病确切病因不明，几乎所有炎性假瘤样变型病例肿瘤细胞 EB 病毒阳性，但普通型 FDC 肉瘤不具备这一特点。1/2 ～ 2/3 的 FDC 肉瘤发生在淋巴结，其中，颈淋巴结病变最为多见。纵隔、肠系膜、腹膜后等深部淋巴结受累也较常见。结外部位受累多见于扁桃体、口咽环、胃肠道等处。常见的转移部位包括淋巴结、肺、肝等。炎性假瘤样变型 FDC 肉瘤几乎只发生在脾和肝。

FDC 肉瘤多表现为生长缓慢的无痛性肿块。腹腔病变可表现为腹痛。普通型 FDC 肉瘤一般没有全身症状，但炎性假瘤样变型患者多有发热、体重减轻等全身症状。

（三）组织形态特点

肿瘤细胞弥漫成片或呈模糊结节状增生，瘤细胞梭形到卵圆形，呈束状、席纹状或漩涡样排列，有时可见细胞像脑膜瘤细胞样 360° 旋转。肿瘤细胞具有中等量嗜酸性细胞质，细胞界线不清。细胞核卵圆形到长梭形，核染色质呈小泡状或细颗粒状，有居中位的小核仁，核膜薄而清晰（图 14-5-1）。细胞核常有簇集分布表现，双核、多核细胞易见，后者有时呈 Warthin-Finkeldy 巨细胞样形态。多数病例瘤细胞形态相对温和，也有部分病例瘤细胞显著异型（图 14-5-2），异型细胞常可见到核内假包涵体。核分裂通常为 0 ～ 10 个 /HPF，细胞较为多形的病例核分裂象＞ 30 个 /HPF，并可见到异常核分裂和凝固性坏死。肿瘤常伴有小淋巴细胞浸润，后者均匀散布于瘤细胞之间，或围绕血管聚集形成“袖口”（图 14-5-3）。此外，多数病变中尚可见到内含伊红色淋巴液样的不规则腔隙，形态类似于胸腺瘤或伴有胸腺样成分的癌（CASTLE）（图 14-5-4）。较为少见的形态学表现：瘤细胞呈上皮样并伴玻璃样变性、透明细胞或嗜酸性粒细胞变异型、间质黏液样变等。少数病例肿瘤细胞散在分布而背景富于小淋巴细胞，需和霍奇金淋巴瘤鉴别。

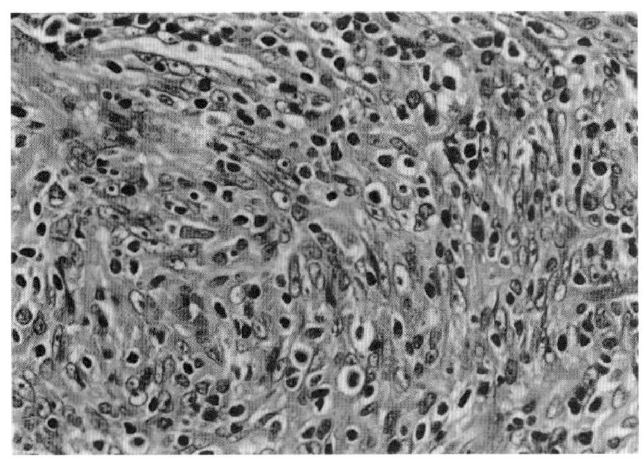

图 14-5-1　滤泡树突状细胞肉瘤瘤细胞梭形到卵圆形，呈束状、席纹状或漩涡样排列（HE 染色）

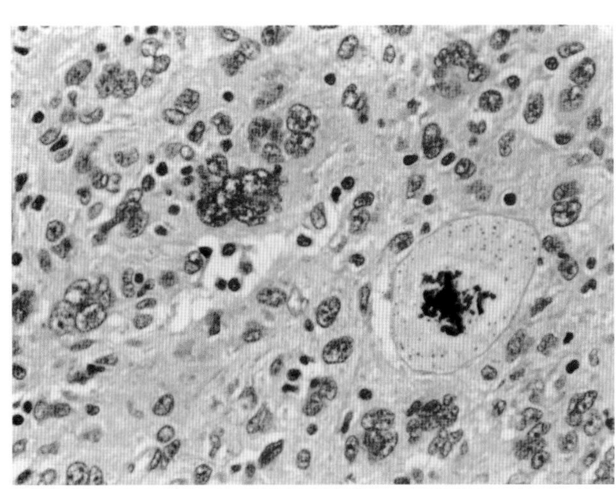

图 14-5-2　细胞核常有簇集分布表现，双核、多核细胞易见，后者有时呈 Warthin-Finkeldy 巨细胞样形态（HE 染色）

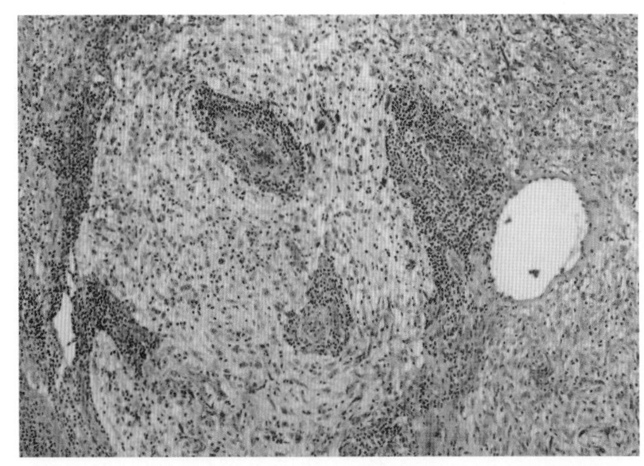

图 14-5-3　肿瘤常伴有小淋巴细胞浸润，后者均匀散布于瘤细胞之间，或围绕血管聚集形成“袖口”（HE 染色）

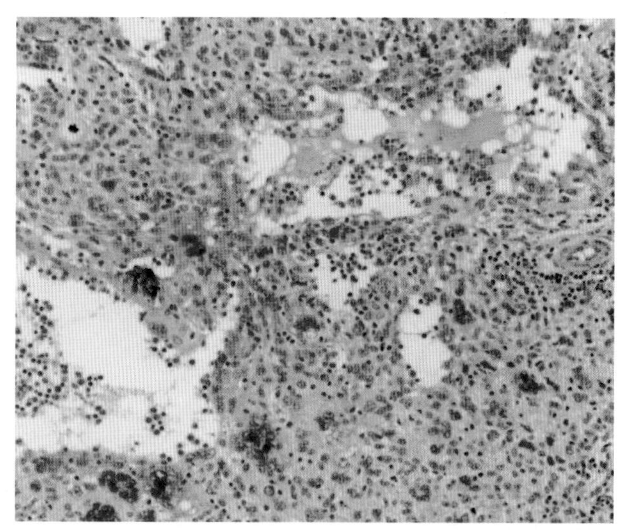

图 14-5-4　多数病变中尚可见到内含伊红色淋巴液样的不规则腔隙，形态类似于胸腺瘤或伴有胸腺样成分的癌（CASTIE）（HE 染色）

原发于肝、脾的炎性假瘤样 FDC 肉瘤形态近似于炎性假瘤，其肿瘤细胞通常不像普通型 FDC 肉瘤那样紧密排列，而表现为异型细胞在淋巴浆细胞性浸润背景中散在分布（图 14-5-5）。肿瘤细胞卵圆形到梭形，具有空泡状核和明显的小核仁，异型程度不等。常可见到坏死、出血及血管壁纤维素样物质沉积。少数情况下，病灶中可伴有显著的肉芽肿反应或大量嗜酸性粒细胞浸润，很容易被误诊为炎症或炎性假瘤。

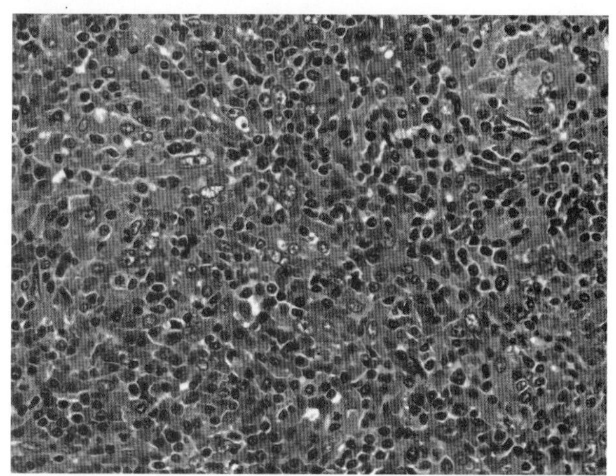

图 14-5-5　原发于肝、脾的炎性假瘤样滤泡树突状细胞肉瘤表现为异型细胞在淋巴浆细胞性浸润背景中散在分布（HE 染色）

（四）超微结构

肿瘤细胞具有伸长的核，常有胞质凹入。特征性形态改变为细胞具有许多细长的细胞质突起，后者通过桥粒相互连接。溶酶体不多，也无 Birbeck 颗粒。

（五）免疫表型

肿瘤细胞通常表达数量不等的 FDC 标志物，后者包括 CD21（图 14-5-6）、CD35、CD23（图 14-5-7）、clusterin、D2-40、CXCL13、KiM4p、CNA.42 等。此外，瘤细胞还可表达桥粒斑蛋白、波形蛋白、fascin 及 HLA-DR 等。部分病例可表达 EMA、S-100 或 CD68。CD1a、溶菌酶、髓过氧化物酶、T 或 B 细胞标志物、CD30、HMB45 和角蛋白染色通常阴性。Ki67 指数为 1% ～ 25%，平均值 13%。背景小淋巴细胞可以是 B 细胞，也可以是 T 细胞。炎性假瘤样 FDC 肿瘤的瘤细胞均表达 EBER（图 14-5-8）和蛋白（EBV-LMP1），但普通型 FDC 肉瘤 EB 病毒阴性。部分鼻咽癌或淋巴上皮癌也可同时表达 CD21 和 EBER，诊断 FDC 肿瘤时应注意鉴别。

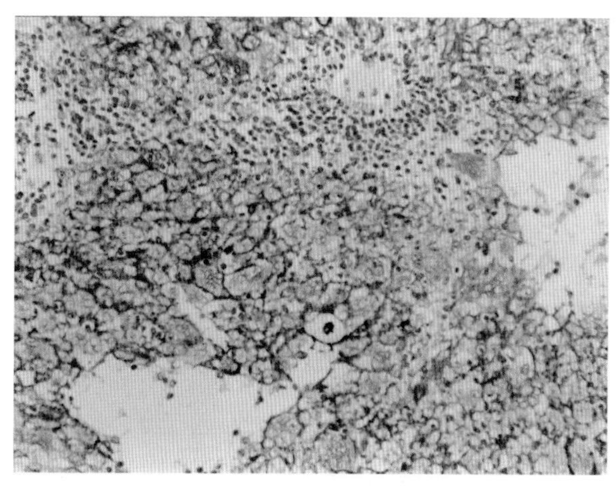

图 14-5-6　肿瘤细胞表达 CD21

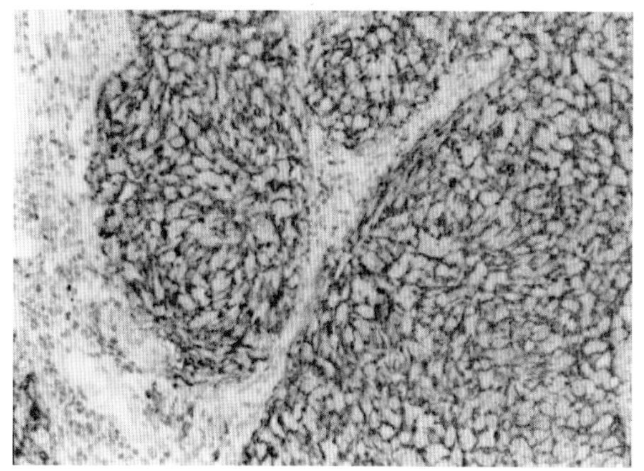

图 14-5-7　肿瘤细胞表达 CD23

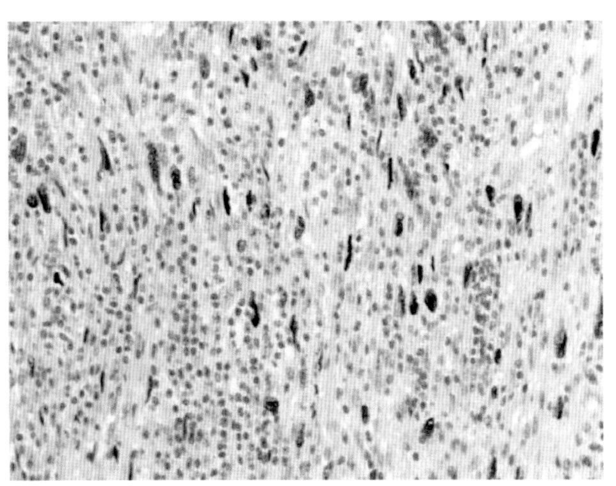

图 14-5-8 肿瘤细胞表达 EBER 原位杂交呈阳性

（六）遗传学

IGH 和 *TCR* 基因呈胚系状态。

（七）预后

肿瘤生物学行为通常较为惰性，接近于低到中度恶性的软组织肉瘤。治疗以手术切除为主，加或不加放疗和（或）化疗。半数以上病例出现局部复发，约 25% 的患者发生转移，至少有 10% ～ 20% 的患者最终死于疾病。不良预后因素包括明显的细胞异型性、广泛凝固性坏死、高增殖活性、瘤体巨大（大于 6cm）、深部病变等。

第六节 其他少见树突状细胞肿瘤

（一）成纤维细胞性网状细胞肿瘤

成纤维细胞性网状细胞肿瘤十分罕见，又称角蛋白阳性的间质网状细胞肿瘤。肿瘤多发生于淋巴结、脾和软组织，临床结局多样，部分患者死于疾病。

该肿瘤形态类似于滤泡树突状细胞肉瘤或交指树突状细胞肉瘤，但不表达相应免疫标志物。瘤细胞间可见散在分布的、纤细的胶原纤维（图 14-6-1，图 14-6-2）。电镜下可见细小的细胞质突起及部分肌成纤维细胞分化特征。瘤细胞程度不等地表达平滑肌肌动蛋白（图 14-6-3）、结蛋白、角蛋白（图 14-6-4）及 CD68 等。

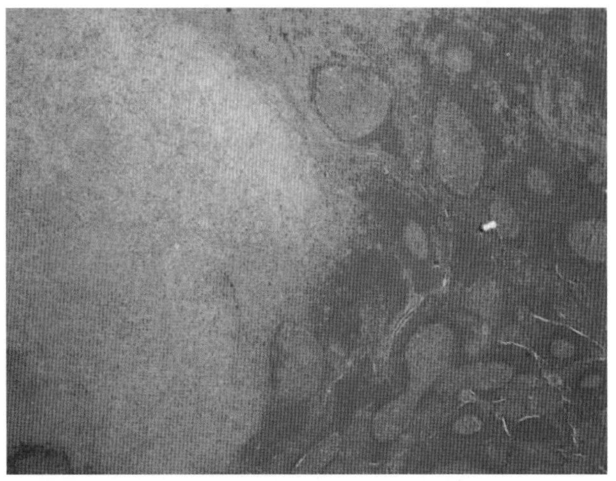

图 14-6-1 成纤维细胞性网状细胞肿瘤

瘤细胞间可见散在分布的、纤细的胶原纤维

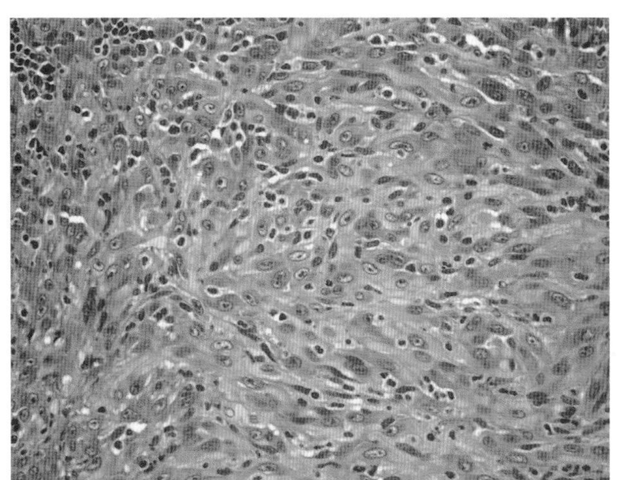

图 14-6-2 图 14-6-1 的高倍镜下图（HE 染色）

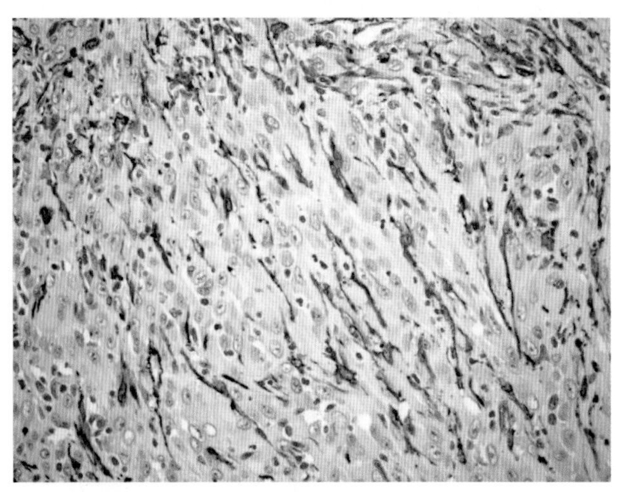

图 14-6-3 成纤维细胞性网状细胞肿瘤

瘤细胞表达平滑肌肌动蛋白 SMA

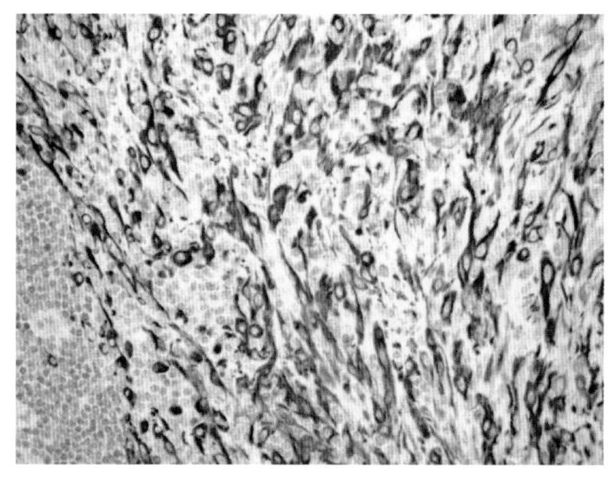

图 14-6-4　成纤维细胞性网状细胞肿瘤
瘤细胞表达角蛋白 CK

（二）未确定型树突状细胞肿瘤

未确定型树突状细胞肿瘤，又称未确定型细胞组织细胞增生症，其形态与表型近似于正常的未确定型细胞（即所谓朗格汉斯细胞的前体细胞）。此类肿瘤极为罕见，可能和一些低级别的 B 细胞肿瘤相关。

皮肤病变多见，常表现为单发或全身性丘疹、结节或者斑块。系统性症状少见。

肿瘤细胞弥漫浸润真皮及皮下组织，瘤细胞光镜和电镜下形态类似于朗格汉斯细胞（图 14-6-5），但没有 Birbeck 颗粒，可以见到交指树突状细胞样复杂的细胞质突起。肿瘤细胞表达 S-100 和 CD1a（图 14-6-6），但不表达 CD207/Langerin（图 14-6-7），程度不等地表达 CD45、CD68、lysozyme 和 CD4。肿瘤细胞不表达 B 和 T 细胞标记物、CD30，也不表达滤泡树突状细胞标记物。

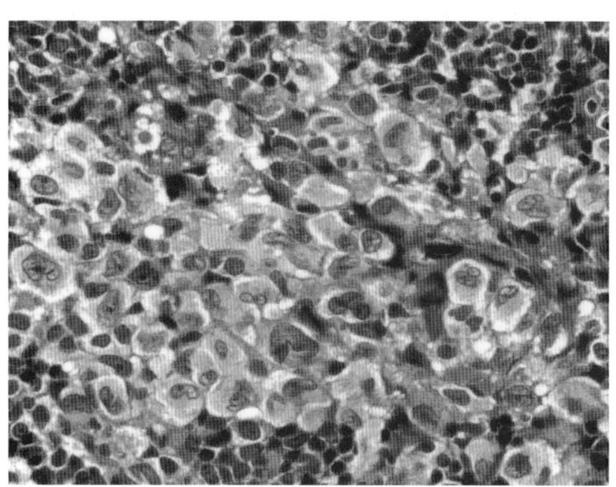

图 14-6-5　未确定型树突状细胞肿瘤
形态类似于朗格汉斯细胞（HE 染色）

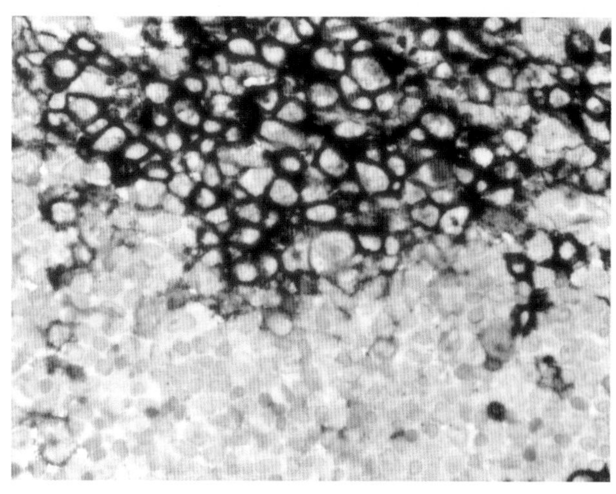

图 14-6-6　未确定型树突状细胞肿瘤
肿瘤细胞表达 CD1a

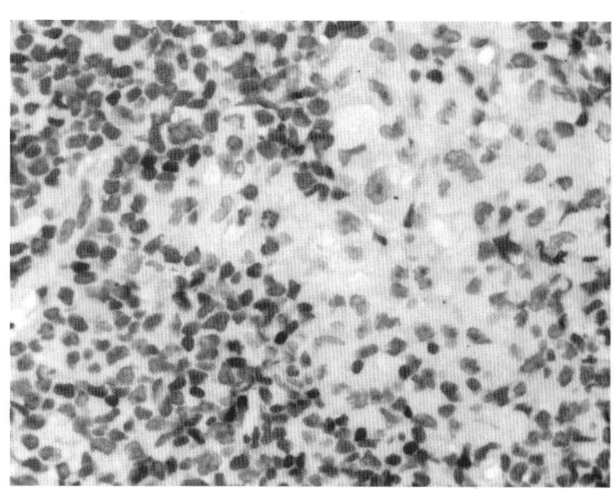

图 14-6-7　未确定型树突状细胞肿瘤
CD207/Langerin–

不同病例的临床经过有较大的差异，部分患者病变自发消退，部分病例出现迅速进展。预后因素尚不明确。

（李小秋　蒋翔男）

参考文献

Dalia S，Shao H，Sagatys E，et al. 2014. Dendritic cell and histiocytic neoplasms：biology，diagnosis，and treatment. Cancer Control，21（4）：290-300.

Jaffe ES，Harris NL，Vardiman JW，et al. 2011. Hematopathology. Philadelphia：Saunders/Elsevier Press.

Li XQ，Cheuk W，Lam PW，et al. 2014. Inflammatory pseudotumor-like follicular dendritic cell tumor of liver and spleen：Granulomatous and eosinophil-rich variants mimicking inflammatory or infective lesions. Am J Surg Pathol，38（5）：646-653.

Shao H，Xi L，Raffeld M，et al. 2011. Clonally related histiocytic/dendritic cell sarcoma and chronic lymphocytic leukemia/small lymphocytic lymphoma：A study of seven cases. Mod Pathol，24（11）：1421-1432.

Stoecker MM，Wang E. 2013. Histiocytic/dendritic cell transformation of B-cell neoplasms：pathologic evidence of lineage conversion in differentiated hematolymphoid malignancies. Arch Pathol Lab Med，137（6）：865-870.

Swerdlow SH，Campo E，Harris NL，et al. 2008. WHO Classification of tumours of haematopoietic and lymphoid tissues. 4th ed. Lyon：IARC Press.

West DS，Dogan A，Quint PS，et al. 2013. Clonally related follicular lymphomas and Langerhans cell neoplasms：Expanding the spectrum of transdifferentiation. Am J Surg Pathol，37（7）：978-986.

第十五章

免疫缺陷相关性淋巴增生性疾病

第一节　原发性免疫性疾病相关的淋巴增生性疾病

一、定　　义

原发性免疫性疾病相关的淋巴增生性疾病是因遗传因素而导致而且表现差异较大的发生于原发性免疫缺陷（primary immunodeficiency，PID）或免疫调节障碍患者的一组异质性淋巴增生性疾病（lymphoproliferative disorders，LPD）。由于PID的病例稀少因而准确地衡量其发生的危险率并不容易，但LPD发生的危险性与PID的类型有很大的相关性。常见的与LPD相关的PID包括重症联合免疫缺陷症（severe combined immunodeficiency，SCID）、X连锁的高IgM球蛋白综合征（X-linked hyper-IgM syndrome，XHIGM）、普通变异型免疫缺陷症（common variable immunodeficiency，CVID）、共济失调毛细血管扩张症（ataxia-telange-ctasia，AT）、X连锁淋巴增生性综合征（X-linked lymphoproliferative syndrome，XLP）、Nijmegen断裂综合征（Nijmegen breakage syndrome，NBS）、自身免疫性淋巴增殖综合征（autoimmune lymphoprolif-erative syndrome，ALPS）和Wiskott-Aldrich综合征（WAS）（表15-1-1）。

表 15-1-1　代表性的原发性免疫缺陷疾病及其相关淋巴组织异常增生和淋巴瘤

原发性免疫缺陷的类型/频率	在所有PID中比率（%）	临床特征	受累基因或蛋白/病理机制	相关免疫缺陷	相关淋巴组织增生/淋巴瘤
T、B细胞联合免疫缺陷	9%～18%				
重症联合免疫缺陷（SCID） 1/100 000新生儿	1%～5%	常有慢性腹泻、耳炎、反复性肺囊虫和口腔念珠菌感染。若不治疗，多数患者会在一年内死于严重反复的感染	X连锁SCID：γ链突变导致白细胞介素信号转导缺陷（IL2R、IL4R、IL7R、IL9R、IL15R、IL21R、JAK3激酶、CD45、CD3-delta或CD3-epsilon、RAG1/2、Artemis） 腺苷脱氨酶缺失ADA-SCID：造成淋巴毒素的堆积	T/NK细胞数量减低或缺失并有无正常功能的B细胞的存在	EBV感染诱发致死性传染性单核细胞增多症（接近100%）；而淋巴瘤病例则鲜有较完整记录
X连锁高IgM综合征 1/20 000 000男性新生儿	1%～2%	中性粒细胞减少、溶血性贫血、血小板减少、胆道和肝脏疾病及反复的机会性感染、腹泻。自身免疫病的风险也增高	Xq26—q27.2上的CD40或其配体基因突变导致B细胞和树突状细胞信号转导障碍。CD40配体是免疫球蛋白从IgM转向IgG或IgA所必需的	低水平或完全缺失的IgG和IgA，正常或升高的IgM。还有不同程度的功能T细胞缺陷和吞噬细胞功能缺陷	淋巴组织增生常表现为外周和腹部淋巴结肿大，而且淋巴结缺乏生发中心。也有淋巴瘤（DLBCL，HL）及大颗粒淋巴细胞白血病的报道

续表

原发性免疫缺陷的类型/频率	在所有PID中比率(%)	临床特征	受累基因或蛋白/病理机制	相关免疫缺陷	相关淋巴组织增生/淋巴瘤
抗体异常为主的原发性免疫缺陷	53%～72%				
普通变异型免疫缺陷（CVID） 1/（10000～50000）新生儿，多为散发病例，约10%为家族性	21%～31%	有几种不同的临床表型：如反复细菌感染（肺、胃肠道）、自身免疫病、淋巴组织增殖和肉芽肿病（肺、肝脏）。发生恶性肿瘤的风险增高，且多表现为20～40岁	有相当一部分是纯合子性的ICOS、CD19和BRAF编码基因缺陷。而TACI缺损则可为显性或隐性遗传，可能受累的基因位点包括4q、5p、16q等	IgG和IgA水平低；而IgM水平则变异较大。B细胞数量也有减少	淋巴组织增生主要累及消化道和肺。HHV8则可能与肉芽肿/淋巴细胞间质性肺炎发病有关。发生非霍奇金淋巴瘤（特别是B细胞类，包括结外、Ig分泌类型）的风险增高
其他共识较完整的免疫缺陷综合征	5%～22%				
Wiskott-Aldrich综合征（WAS）	1%～3%	血小板减少症并伴体积很小的血小板、湿疹、自身免疫病、IgA肾脏病以及细菌和病毒感染	Xp11.22—p23上WAS蛋白编码基因突变，导致造血细胞胞质骨骼结构异常	T细胞和B细胞进行性减少。IgM和针对黏多糖的抗体减低，而IgA和IgE则可能升高	约7%的患者可发生淋巴瘤（DLBCL，HL），前者常累及中枢神经系统。也可见到淋巴样肉芽肿
共济失调-毛细血管扩张症（ataxia telangiectasia，AT） 1/（40～100000）新生儿，常染色体显性遗传（携带者频率约为1%）	2%～8%	小脑共济失调、眼睛及皮肤毛细血管扩张症、胸腺发育不全、染色体不稳定、对离子辐射敏感性增高、反复窦腔及肺部感染、淋巴瘤（80%）和其他肿瘤	11q22—q23上*ATM*基因突变，致使细胞周期检测点障碍和双链DNA断裂修复受损	IgA、IgE、IgG2和IgG4减低，IgM单体增高。进行性T细胞减少，而B细胞数量正常	儿童期（1～5岁）：急性T淋巴细胞白血病（T-ALL）。年轻成人期：T细胞前淋巴细胞白血病。其他淋巴瘤包括DLBCL、BL和HL及非白血病性的克隆性T细胞增生
Nijimegen断裂综合征	1%～2%	小头畸形、进展性神经发育迟缓、对离子辐射的敏感性增加，并且有升高易患癌的倾向	NBS1（Nibrin）基因异常而导致DNA修复受损，并引发许多染色体断裂和转位	不同的抗原受体基因断裂和转位增加淋巴组织增生包括淋巴瘤的发病率	DLBCL、外周T细胞淋巴瘤、T-LBL/ALL及霍奇金淋巴瘤
免疫失调类疾病	1%～3%				
X连锁淋巴组织增生征	＜1%	EBV激发的临床和免疫异常（致死性传染性单核细胞增多症、肝炎、再生障碍性贫血），淋巴瘤）	1型：Xq5上编码SAP蛋白的*SH2D1A*基因突变，该蛋白参与T-B细胞之间的互动 2型：XIAP基因突变	不同程度的免疫球蛋白（Igs）减低。B细胞数量正常或减少。EBV特异性T细胞/NK细胞溶解和极性化功能缺陷	致死性传染性单核细胞增多症、再生障碍性贫血和肝炎。幸存者常获得低免疫球蛋白血症和结外B细胞淋巴瘤（BL，DLBCL），特别是末端回肠
自身免疫性淋巴组织增生综合征（ALPS）	＜1%	婴儿期及表现出自身免疫性血细胞减少症、自身免疫性疾病、淋巴结肿大和脾大	FAS介导的凋亡通路缺陷：FAS（1a型）、FASL（1b型）、CASP10（2a型）或CASP8（2b型）	由于淋巴细胞凋亡缺陷而导致外周血液中CD4/CD8双阴性T细胞增多，而B细胞和免疫球蛋白则正常	罹患霍奇金淋巴瘤（50倍）和非霍奇金淋巴瘤（10～15倍）的风险显著增加

注：BL，Burkitt淋巴瘤；DLBCL，弥漫大B细胞淋巴瘤；HL，霍奇金淋巴瘤；T-LBL/ALL，T淋巴母细胞淋巴瘤/急性白血病。

由于PID病例非常罕见，与之相关的淋巴组织增生性疾病的总体发病率很低（根据一些较小的病案系列报道为0.7%～15%），其中PID相关淋巴瘤约占所有儿童淋巴瘤中的2.4%。除CVID外，PID相关的LPD多见于儿童，由于多类原发性基因的异常为X连锁，所以男性病例多于女性。很多未知患有原发性免疫缺陷的儿童常以LPD形式为其初始的临床表现，特别是在能检测到EBV的多形性LPD情况下，预示可能有潜在免疫缺陷疾病的存在。尽管约60多种PID有很大的异质性，但它们的共同点都是原发性的免疫缺陷并导致淋巴瘤的易患倾向（即内源性加上适当外源性因素的共同作用，图15-1-1）。大多数和PID相关的LPD尤其是B细胞类型与EBV的感染有关。其中T细胞对EBV感染监视功能的缺陷可能是其主要的发病机制：完全缺失可导致致死性的传染性单核细胞增多症；而部分缺陷则可导致其他不同类型的LPD（图15-1-1）。

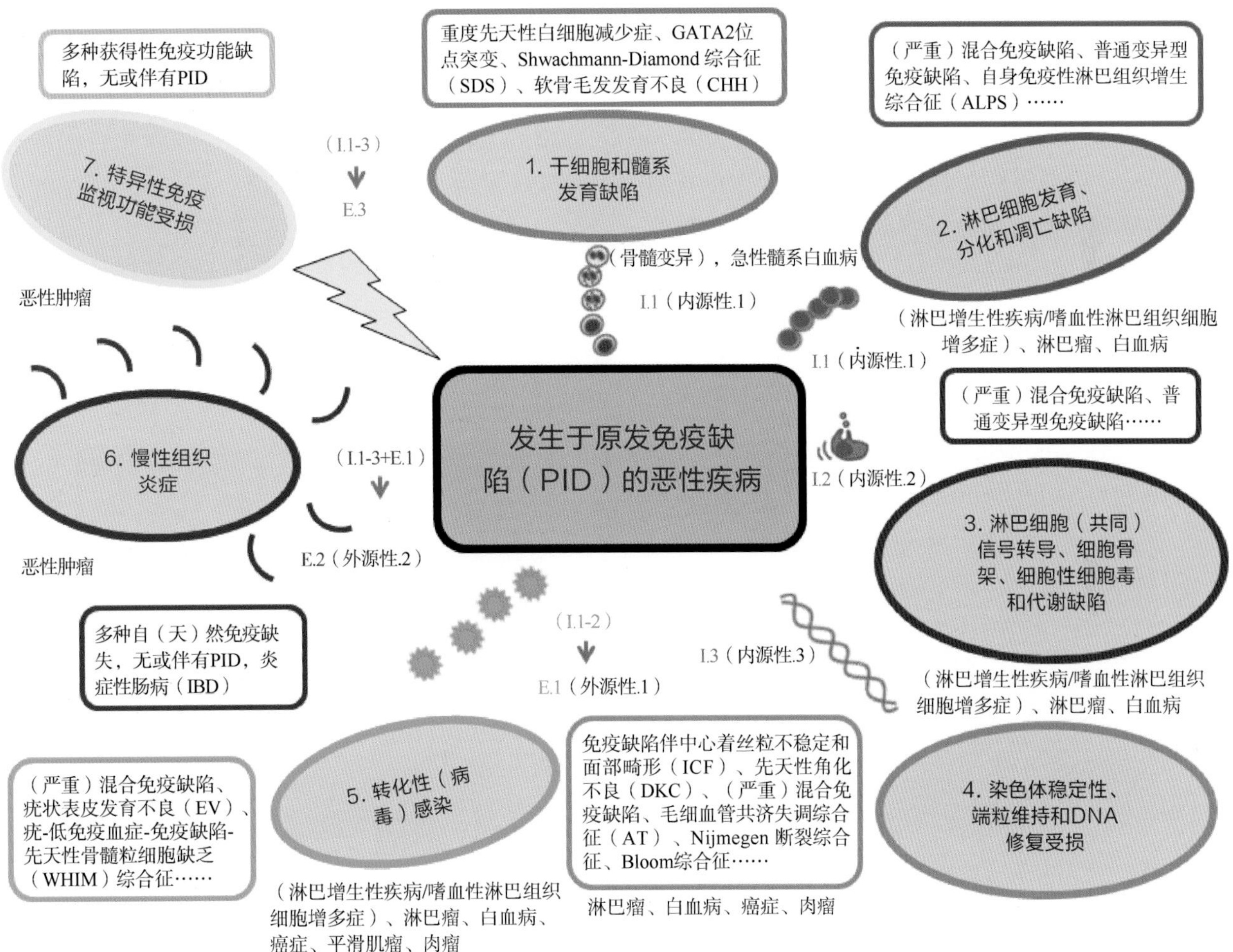

图15-1-1 原发性免疫缺陷病患者肿瘤易发倾向的类型
本图参考Hauck等一文而修改制定

1. SCID和XHIGM SCID中T和B细胞全部都有严重的免疫功能缺陷。而高IgM综合征则因CD40或CD40配体基因的突变而影响到T细胞和B细胞之间的相互作用，进而影响到B细胞向不同Ig种类转换的功能性浆细胞的有效分化。

2. VCID 有多类抗体的缺失。其患者肺和胃肠道可有明显的淋巴组织增生，并在此基础上继发更具侵袭性的LPD或淋巴瘤。

3. AT和NBS 前者因*ATM*基因突变而导致DNA修复机制异常；而NBS则是由于*NBD1*基因突变造成了DNA修复机制的缺陷，引起许多染色体断裂和易位，包括抗原受体的基因。因为上述异常而导致此类患者容易罹患淋巴瘤、白血病和其他肿瘤。

4. ALPS 由于*FAS*或*FASL*基因突变可抑制细胞凋亡而导致淋巴细胞集聚，从而引起淋巴细胞增生包括CD4/CD8双阴性T细胞在外周血和淋巴组织中的集聚并诱发LPD。ALPS凋亡缺陷的严重程度与发生LPD的风险有直接关联。

5. WAS 是一种复杂的免疫缺陷疾病，伴有T细胞、B细胞、中性粒细胞和巨噬细胞的功能缺陷。其中T细胞的功能缺陷更为明显，并可能伴随着疾病的发展过程而不断加重。

二、临床表现

LPD通常累及结外组织，以胃肠道、肺和中枢神经系统最为常见。患者表现为类似感冒、传染性单核细胞增多症样或肿瘤样症状，如发热、疲劳、反复感染等。在EBV诱发的传染性单核细胞增多症患者中，噬血综合征可为其主要的致死原因，常有明显的全血细胞计数减少、肝功能障碍、凝血机制紊乱和继发的感染性并发症。少数情况下，淋巴瘤往往是上述原发性免疫缺陷疾病的首发迹象或主要症状。

三、组织形态特征

发生于PID的淋巴组织增生性疾病包括反应性增生（类似下节的多形性PTLD）和各种与免疫功能正常的患者基本一致的淋巴瘤。各种病变类型和发病率在PID中则有所不同（表15-1-1）。

1. 非肿瘤性疾病 XLP和SCID患者中以致死性传染性单核细胞增多症多见，其形态特征以高度多形性淋巴组织增生为主，细胞多呈浆细胞样和免疫母细胞分化，并可见到RS样细胞（图15-1-2）。异常B细胞的增生通常是系统性的，可累及淋巴结、扁桃体、腺样组织、脾和非淋巴器官，如回肠末端。也常见噬血综合征，并于骨髓抽吸涂片中易检测到噬血巨噬细胞。CVID患者的淋巴组织增生多呈反复增加和消退性变化，可累及淋巴结和结外部位如胃肠道。形态呈多样性，包括滤泡增生和副皮质扩张，并有增多的EBV+细胞及类似RS的异型大细胞。在其胃肠道中常见结节样淋巴增生并可能检测到克隆B细胞群的存在，

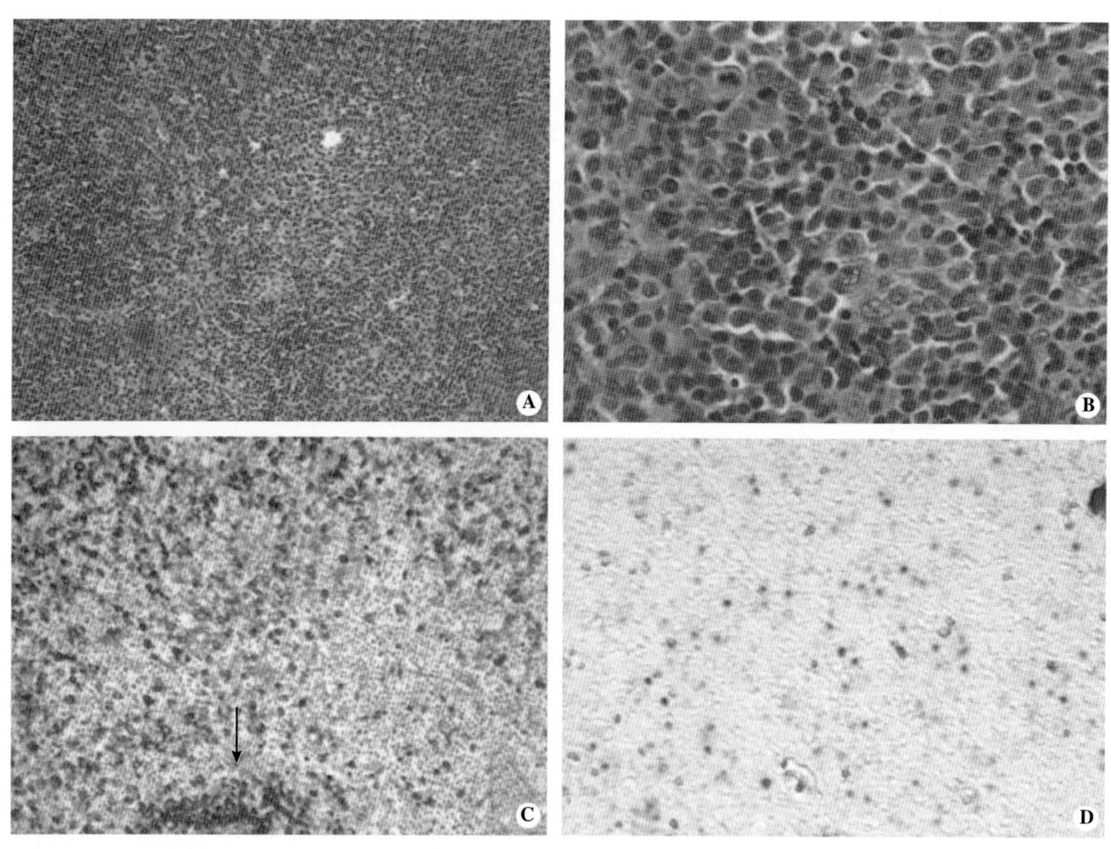

图15-1-2 原发性免疫缺陷疾病（PID）患者早期感染EB病毒后可诱发传染性单核细胞增多症样病变，肿大的淋巴结结构基本保留、但副皮质和滤泡间质区域呈现淋巴组织弥漫增生（A）；增生区域多为小淋巴细胞、一些浆细胞并伴有较多的免疫母细胞等多形性增生（B）；增生的区域多数为T细胞并混合有一些增多的CD20+ B细胞和免疫母细胞，但淋巴滤泡基本保留（如箭头所示图C底边中部的半圆形滤泡）（C）；多数免疫母细胞呈现EBER阳性染色（D）

后者可能预示更具侵袭性的发展，但病程也可能为自限性。在 ALPS 患者中，外周血、淋巴结、脾和其他组织中双阴性（CD4–/CD8–）的 αβCD45RA+、CD45RO-T 细胞的增生是其主要标志。因其 T 细胞增生可非常显著，极易误诊为 T 细胞淋巴瘤。另外，其淋巴结中滤泡的增生也非常显著，并可见到生发中心进行性转化的情况。而高 IgM 综合征的特点则是外周血中 B 细胞仅表达 IgM 和 IgD，淋巴结内无生发中心。分泌 IgM 的浆细胞常呈聚集样分布，于胃肠道、肝和胆囊等结外部位最为常见。该病变可广泛累及并导致死亡，但多数不会进展为克隆性的 LPD。

2. 淋巴瘤　发生于 PID 患者的淋巴瘤与发生于免疫功能健全者的淋巴瘤并无形态上的差别。弥漫大 B 细胞淋巴瘤（DLBCL）是最常见的类型（图 15-1-3）。EBV 诱导的 B 细胞淋巴瘤样肉芽肿（LYG）则在 WAS 患者中高发，并常伴有大量的 T 细胞浸润。常累及肺、皮肤、脑和肾等器官。Burkitt 淋巴瘤（BL）或 BL 样淋巴瘤、HL 及外周 T 细胞淋巴瘤也可发生。在 AT 和部分 NBS 患者中，T 细胞淋巴瘤和白血病则比 B 细胞淋巴瘤常见。在 ALPS 患者中也有少数外周 T 细胞淋巴瘤个案报道。另外，前驱 T 细胞淋巴瘤 / 白血病（T-ALL/LBL）、T 细胞前淋巴细胞白血病（T-PLL）及富于 T 细胞的大 B 细胞淋巴瘤的病例都有报道。

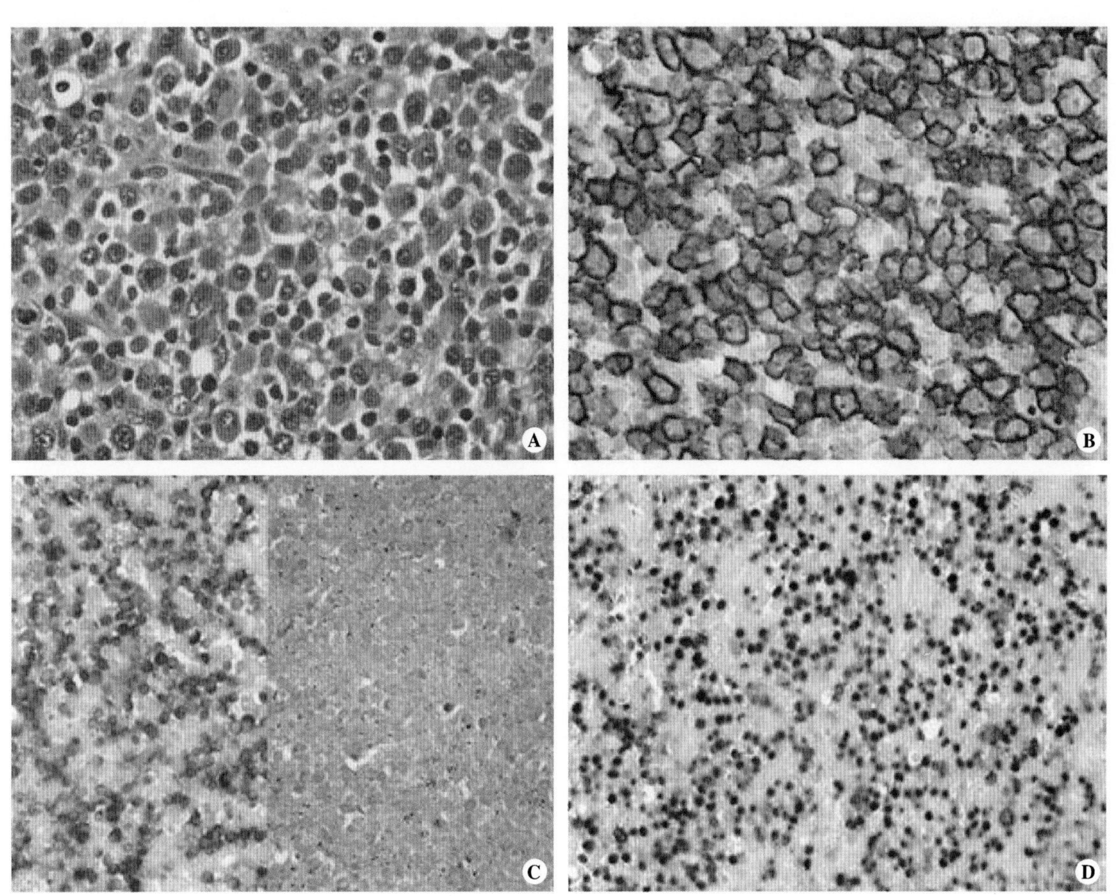

图 15-1-3　发生于 3 岁重症混合免疫缺陷（SCID）女性患者的弥漫大 B 细胞淋巴瘤

A. 腹股沟淋巴结有弥漫浸润的大淋巴细胞并呈浆细胞样和免疫母细胞样分化。B. 淋巴瘤细胞呈 CD20 强阳性染色；C. 色素标示原位杂交（CISH）显示淋巴瘤细胞表达单克隆 κ 轻链（左半图）而非 λ 轻链（右半图）；D. 大多数淋巴瘤细胞都呈 EBER 阳性染色

3. 霍奇金淋巴瘤（HL）和类霍奇金淋巴瘤样（HL-like）病变　发生于 WAS、AT 及 ALPS 患者的 HL 病例的形态和免疫表型应与经典型 HL 一致（图 15-1-4）。结节型淋巴细胞为主型霍奇金淋巴瘤（NLPHL）在 ALPS 患者中也有报道。另外，类似于甲氨蝶呤治疗所致的发生于黏膜皮肤的单个的霍奇金淋巴瘤或类霍奇金淋巴瘤样病变归属于黏膜皮肤溃疡（mucocutaneous ulcer）可能更为

合适（参见本章第四节）。

4. 前驱病变 相关的潜在 PID 是淋巴增生性疾病的主要前驱病变。其形态范围包括占主导地位的克隆细胞群的不断增加，从明显的多克隆演变为寡克隆，最后到单克隆。若发现占主导地位的克隆存在则多预示更具侵袭性疾病的发生或发展。

四、免疫表型

非肿瘤性增殖病变特别是 ALPS 患者外周血和骨髓中可见增多的 CD3+/CD4–/CD8–/CD45RA+/CD45RO–/CD25–/CD57+/– 的童贞 T 细胞。也可见增多的 CD5+ 的多克隆 B 细胞。高 IgM 综合征的特点则是其外周血中的 B 细胞只表达 IgM 和 IgD。而发生于 PID 的淋巴瘤与其相对应的发生于免疫功能健全宿主的同类型 B 细胞或 T/NK 细胞淋巴瘤的免疫表型并无明显差别（图 15-1-2）。EBV-LMP1 也有可能表达。流式分析通常可证实单克隆 B 细胞或异常 T 细胞的存在，并可区分 T 细胞和 NK 细胞。发于 PID 患者本身的 HC 的形态和免疫表型需与经典型 HL 一致（图 15-1-4）。

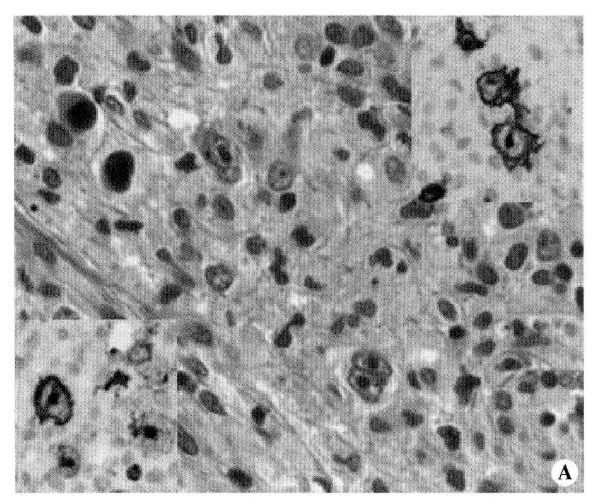

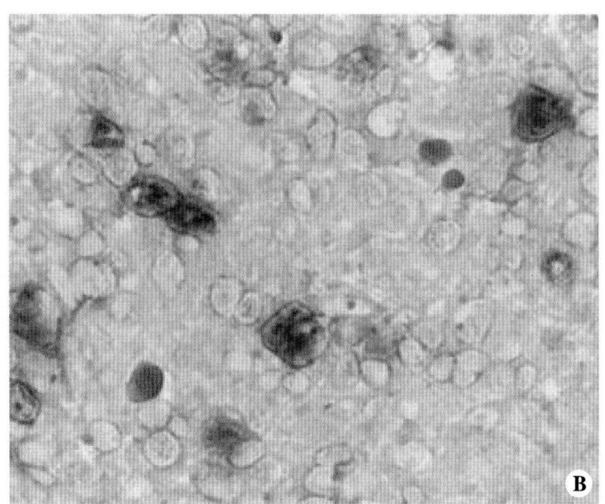

图 15-1-4 同一患儿 2 年后又继发了另一 λ 单克隆轻链的浆母细胞型淋巴瘤，并在持续接受化疗的 6 个月内并发了经典型霍奇金淋巴瘤

A. 淋巴结活检显示经典型霍奇金淋巴瘤形态和双 / 单核 RS 细胞，这些经典 RS 细胞表达 CD30（右上角插图）和 CD15（左下角插图）；B. 这些 RS 细胞都呈 EBER+

五、遗传学检查

很多原发性免疫缺陷的发生可能与遗传变异直接相关，如 AT 的 *ATM* 基因突变、ALPS 的 *FAS* 或 *FASL* 基因突变、XLP 中编码 SAP/SLAM 的 *SG2D1A* 基因突变及 NBS 的多个染色体断裂。此外，AT 中还常见除 *ATM* 突变外的 T 细胞受体基因倒置和易位（14q11—q12、7q32—q35 和 7p15）。其他的染色体重排 / 易位还包括 inv（7）（p13q35）、t（7；7）（p13；q35）、t（7；14）（p13；q11）和 t（14；14）（q11；q32）及免疫球蛋白基因位点等。这些基因转位还有可能累及位于 14q32.1 上的 *TCL1A* 基因和其他癌基因，从而导致 T 细胞淋巴增生性疾病，包括 T 细胞前淋巴细胞白血病（T-PLL）和 T 淋巴母细胞淋巴瘤 / 白血病（T-LBL/ALL）。早期的反应性 LPD 为多克隆或寡克隆，而淋巴瘤特别是 B 细胞可检测到 IgH 或 IgK 基因重组，与同类型的发生于免疫功能健全者的淋巴瘤并无区别。而对 PID 状况下的 T 细胞克隆检测经验则非常有限。

六、综合诊断

通过上述临床特征和病史（PID）、组织细胞形态学、免疫表型及免疫组化和分子生物学及相关染色体的异常和癌基因变异的检测，并结合血液肿瘤国际统一标准诊断模式，通常可以明确诊断 PID 相关的 LPD 类型、淋巴瘤及其亚型。

七、鉴别诊断

在通过临床和免疫遗传学并明确特定 PID 诊断的基础上做出发生于其中的 LPD 的诊断并非难事。

八、预　　后

因为这类病例极为少见再加上各种各样不同类型的免疫缺陷情况，PID 相关淋巴瘤的治疗和预后数据非常有限。总体来看，预后和治疗与内在的免疫缺陷病种和所发生的 LPD 类型两者都有关。而且宿主本身的免疫功能状态也是一个重要的危险因素。发生于 ALPS 的 LPD 通常是自限性的，发生于 CVID 的 LPD 也可呈惰性病程，但多数 PID 相关的 LPD 则为侵袭性的。然而，由于每个 PID 患者的内在情况不同，以及由此而引发的 LPD 类型的差别，其预后的判断和治疗应该依照每个病例本身进行单独估评。

第二节　人类免疫缺陷病毒相关的淋巴瘤

一、定　　义

人类免疫缺陷病毒（HIV）相关的淋巴瘤是一组发生于 HIV 阳性患者的多为高侵袭性的淋巴瘤，包括常见于免疫功能正常患者的淋巴瘤类型和一些更常见于 HIV 感染的特定淋巴瘤类型 [如 Burkitt 淋巴瘤、原发性中枢神经系统 DLBCL、原发性渗出性淋巴瘤（PEL）、浆母细胞淋巴瘤（PBL）及经典型霍奇金淋巴瘤（CHL）]。有相当一部分病例为 AIDS 的组成部分和 AIDS 的初始表现。HIV 阳性病患的所有类型淋巴瘤发病率有 60 ～ 200 倍的增加，每年为 1% ～ 6%。自 1996 年以来，随着联合抗反转录病毒治疗（cART）在全球范围内的广泛应用，HIV 相关非霍奇金淋巴瘤特别是原发性中枢神经系统淋巴瘤及全身性淋巴瘤的发病率都有显著性（约 50%）下降，并伴有明显的 CD4 计数改善和生存率（约 75%）的增加。但与 HIV 感染相关的 CHL 的发病率和危险性基本未变，为每年每 10 万个患者中约 50 例，高于正常人群 5 ～ 20 倍。而且 CHL 的肿瘤负荷在这些发病者中有所增加。

全身性淋巴结肿大常见于 HIV 感染早期，而与 AIDS 相关的淋巴瘤则多发生于病程晚期，表明这是一个多步骤的淋巴瘤病理发病机制：包括慢性抗原刺激及其引发的 B 淋巴细胞增生、因 HIV 感染而导致的 CD4+T 细胞免疫监视功能损伤、遗传变异（如 *MYC* 和 *BCL6* 基因及抑癌基因异常等），再加上受到像 EBV 及 HHV8 等致癌病毒转化，以及细胞因子调节通路失控从而导致血清中 IL-6 和 IL-10 水平升高等多种因素。EBV 最常见于与 HIV 相关的原发性中枢神经系统淋巴瘤（80% ～ 100%）、霍奇金淋巴瘤（约 100%）、原发性渗出性（体腔）淋巴瘤（PEL）（约 80%）、免疫母细胞型弥漫大 B 细胞淋巴瘤（约 80%）、口腔浆母细胞淋巴瘤（约 50%）和 Burkitt 淋巴瘤（30% ～ 50%）。而 HHV8 则特别与 PEL 相关，尤其是在免疫功能极为低下的病程晚期。虽然 cART 治疗已有很大的进展，对免疫预防或治愈 HIV 感染的问题尚未解决。而且由于现代化的交通工具极大地便利了全球旅行，而使得不同病毒重组变异株的不断出现和流行成为对预防和治疗的更大的挑战。

二、临床表现

大多数为临床分期高及进展期病例，并伴有较大的肿瘤负荷和显著升高的 LDH。淋巴瘤常累及结外部位，如消化道、中枢神经系统（cART 时代之后已较少见）、肝和骨髓，口腔、下颌和胸腹腔等部位的累及也较常见。约 1/3（cART 之前）到现在（cART 时代）约 1/2 病例表现为淋巴结累及。其他结外部位的累及包括肺、皮肤、睾丸、心脏和乳腺等。不同亚型的淋巴瘤发生也与 HIV 病程状态有非常明显的相关性。例如，弥漫大 B 细胞淋巴瘤常见于 AIDS 晚期并伴有较高的机会性感染和较低的 CD4+T 细胞平均计数（$< 100\times10^6$/L）（图 15-2-1），而 Burkitt 淋巴瘤和霍奇金淋巴瘤则常见于免疫缺陷较轻及 CD4+T 细胞平均计数较高（$> 200\times10^6$/L）的患者，而且其 HIV 血清转阳到出现淋巴瘤的间隔时间也相对较短。

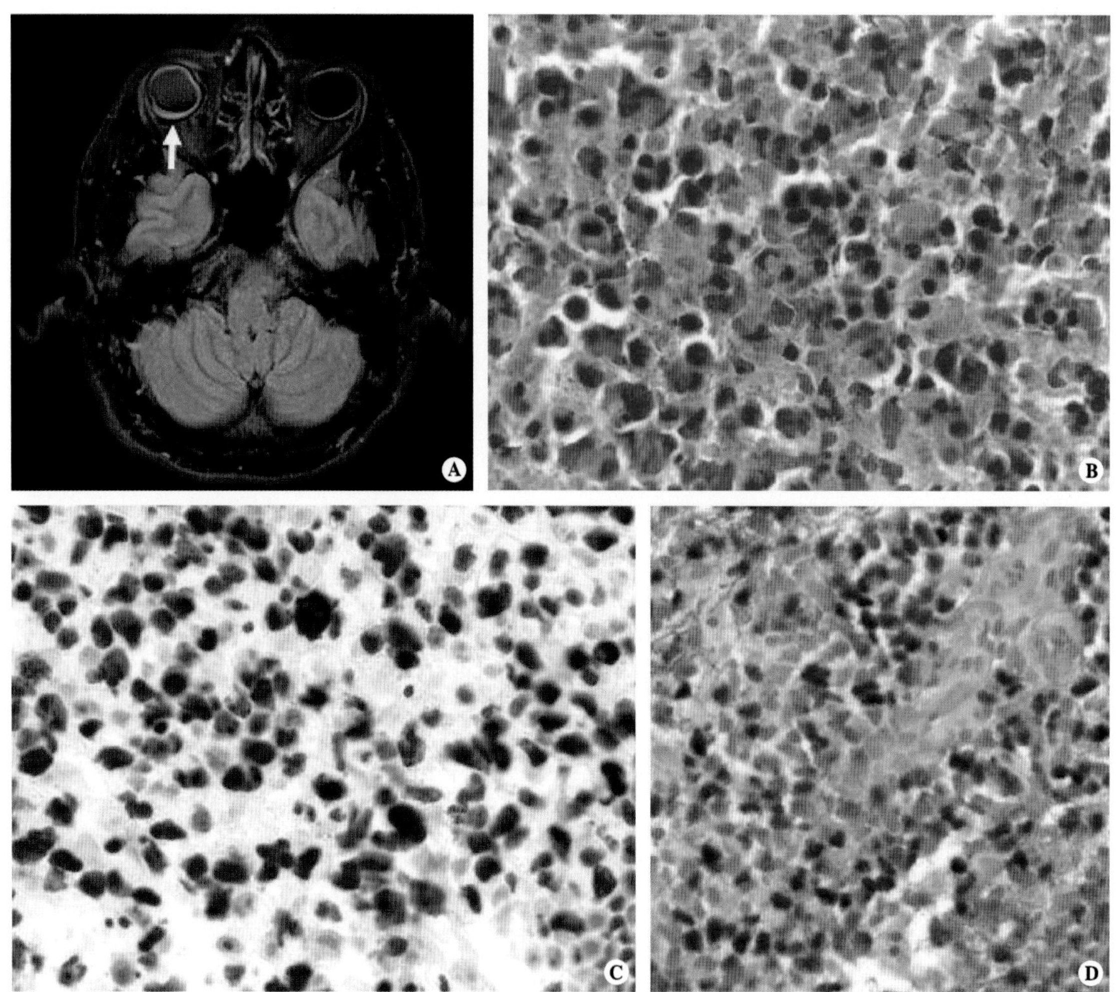

图 15-2-1 发生于 35 岁 HIV+ 患者右眼视网膜的弥漫大 B 细胞淋巴瘤（本案病例和图片由 J. Deisch 医生提供，特此致谢）
A. 脑部磁共振扫描显示患者右眼视网膜弥漫增厚（箭头）；B 活检组织切片可见弥漫浸润的异常核形的大淋巴细胞；C. 这些异常的大淋巴细胞呈 PAX5 阳性染色；D. 很多的淋巴瘤细胞也呈 EBER 阳性染色

三、组织形态特征

HIV 相关的淋巴瘤从形态上可大致分为以下几个组类。

约 5% 为多形性淋巴细胞增生，其类似于多形性移植后淋巴增生性疾病（PTLD）（详述见下节）。

约 80% 为不同组织亚型的与发生免疫功能健全者一致的常见系统性非霍奇金淋巴瘤，包括 Burkitt 淋巴瘤（BL，20% ～ 30%）、浆细胞样分化并有单个中心性明显核仁的淋巴瘤、弥漫大 B 细胞淋巴瘤（以中心母细胞和免疫母细胞形态为主，特别是后者常发生于 HIV 病程晚期，不少病例为 EBV+（图 15-2-1）及其他淋巴瘤，如少量的黏膜相关组织淋巴瘤、外周 T/NK 细胞淋巴瘤 [包括蕈样霉菌病（MF）、鼻型 NK/T 细胞淋巴瘤和间变性大细胞淋巴瘤（ALCL）（图 15-2-2）] 及淋巴浆细胞淋巴瘤和淋巴母细胞白血病等。原发性中枢神经系统淋巴瘤约占 15%，多为免疫母细胞形态。

（口腔 / 下颌）浆母细胞淋巴瘤（PBL）约占 HIV 相关淋巴瘤的 2%。虽然 PBL 仍保留免疫母细胞或中心母细胞的形态特征，但瘤细胞已获得浆细胞抗原表型的表达。PBL 可发生于各年龄段的 HIV+ 患者（中位年龄为 38 岁），但少见于儿童。虽然口腔 / 下颌是 PBL 最常见的发病部位，其他部位如胃肠道、皮肤、腹腔部、腹膜后和肢体的软组织等也可受累。患者多呈进展期病程并伴有 B 症状和骨髓累及。

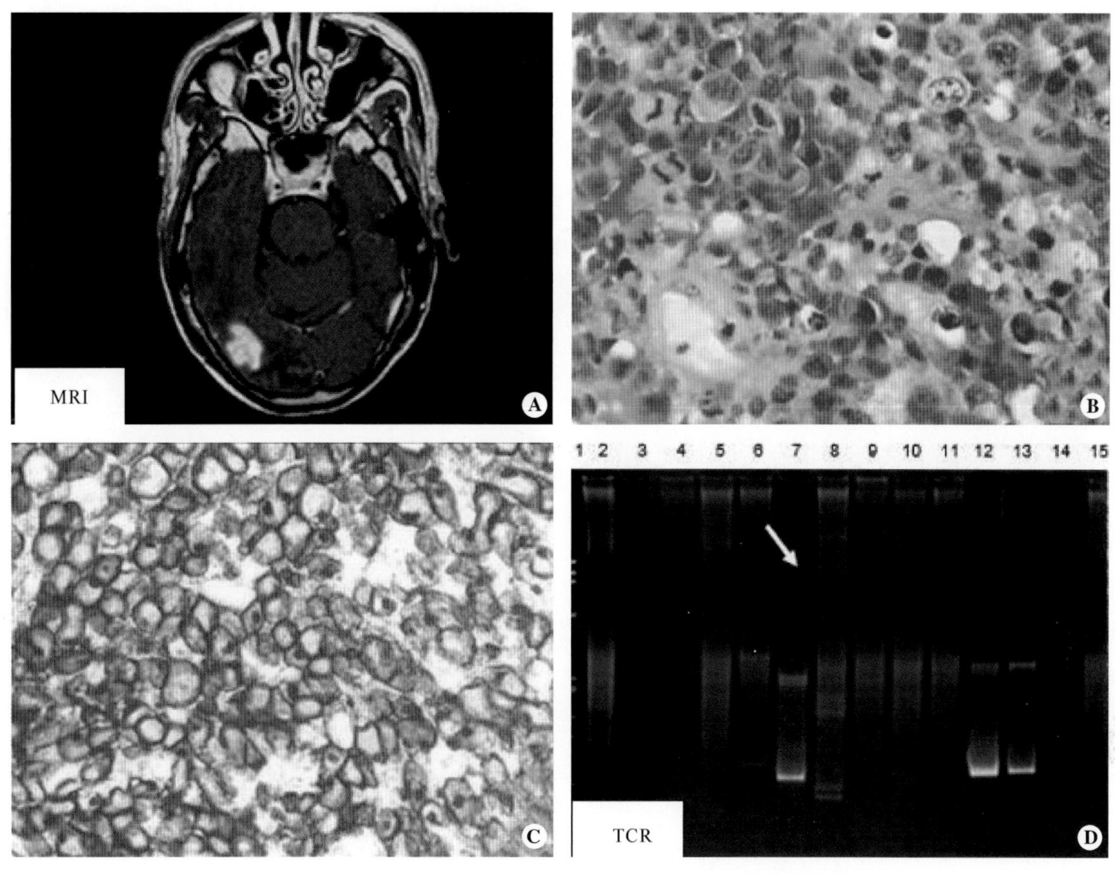

图 15-2-2　发生于 46 岁 AIDS 患者的间变性大细胞淋巴瘤

A. 脑部磁共振扫描显示患者右后视叶可见一 3cm×2cm×2cm 的病灶；B. 成簇成片的异常间变大细胞浸润脑实质并侵袭血管壁；C. 异常间变大淋巴细胞呈均质性细胞膜和高尔基体 CD30 染色强阳性；D. PCR 检测证实淋巴细胞瘤有单克隆 TCR 基因重组（箭头所指第 7 泳道；第 1 泳道为标准分子量标识物；第 12 和 13 泳道为重组 TCR 阳性对照；第 14 泳道为阴性对照）

HL 病例的形态与 CHL 一致，在 cART 之前多数为混合细胞亚型和淋巴细胞消减亚型及少数结节硬化亚型，而在后 cART 时代，CHL 结节硬化亚型则占近 50%。

原发性渗出性（体腔）淋巴瘤（5%）和 HHV8+ DLBCL 则是特别好发于 HIV+ 患者的较为独特的两个形态类别（详述请参见本书有关成熟 B 细胞淋巴瘤章节）。

四、免疫表型

与其相对应的发生于免疫功能健全宿主的同类型 B 细胞或 T/NK 细胞淋巴瘤并无显著差别。流式分析通常可证实单克隆 B 细胞或异常 T 细胞的存在，并可区分 T 细胞和 NK 细胞。PBL 瘤细胞多为 CD45 阴性或弱 +、CD19–/CD20–/PAX5–，但 CD79+/CD38+/CD138+ 和 IRF4/MUM1+ 及 PRDM1（BLIMP1）+。发于 HIV+ 患者的 HL 的形态和免疫表型则与 CHL 一致（图 15-2-2）。

五、遗传学检查

不少病例为 EBER+，且染色体及基因型（Ig 或 TCR）与同类型的发生于免疫功能健全者的淋巴瘤并无区别。通常 BL 病例可检测到 *MYC* 易位，而有些 DLBCL 病例也可检测到 *MYC*、*BCL2* 和（或）*BCL6* 的异常，因而要注意对 BL 和 DLBCL 的区分。60% ～ 70% 的 PBL 病例呈 EBER+，约 50% 的病例可见 *MYC* 表达（包括基因易位和扩增），但无 *BCL2*、*BCL6*、*MALT1* 或 *PAX5* 等基因易位。几乎所有 HIV+HL 病例都与 EBV 相关 [LMP1+ 和（或）EBER+，80% ～ 100%]。

六、综合诊断

通过上述临床特征(HIV+)、组织细胞形态学、免疫表型及免疫组化和分子生物学检测，特别是与EBV荧光原位杂交相结合的血液肿瘤国际统一标准诊断模式通常可以明确诊断HIV相关的淋巴瘤及其亚型。

七、鉴别诊断

因为在有些早期的多形性病变中也可见到一些异常的RS样细胞，特别是CD30染色阳性时而造成所谓的“类霍奇金样”或多形性LPD形态免疫特征变化或类似多形性PTLD的变化，所以HIV+HL的诊断必须有经典的形态和免疫表型支持，无移植病史则不支持PTLD的诊断。

八、预　　后

在前cART时代HIV相关淋巴瘤特别是弥漫大B细胞淋巴瘤及BL的预后都较差，但自cART疗法广泛应用以来，这些淋巴瘤的整体存活率已有较大改善并和新发生的淋巴瘤病例相近。因而，能否达到完全无瘤缓解对长期存活来说是一个非常重要的预后指标。约1/3预后指标好的患者可达到长期无瘤存活。有*MYC*表达的DLBCL预后则较差。另外，HIV+ DLBCL患者的间充质中免疫反应如减低的间充质中的CD4+和FOXP3+ T细胞及增加的间充质中的巨噬细胞密度等对治疗后的存活率也有一定的影响。高密度CD8+浸润T细胞的存在也可能降低该类淋巴瘤患者的死亡率。PEL病患的无瘤完全缓解率很低，而且预后很差。而HL的治愈率则与HIV–患者相近。

第三节　移植后淋巴增生性疾病

一、定　　义

移植后淋巴增生性疾病（post-transplant lymphoproliferative disorders，PTLD）是一组继发于受免疫抑制的接受异体器官、骨髓或干细胞移植受体的淋巴细胞或浆细胞增生性疾病。其疾病谱系范围广，包括多数由EBV诱导的单核细胞增多症样或浆细胞多克隆增生到EBV+或EBV–单克隆B（多数）或T（少数）细胞淋巴瘤/浆细胞瘤型及霍奇金淋巴瘤型PTLD（表15-3-1）。单形性和霍奇金淋巴瘤型PTLD的进一步分类则与发生在非免疫抑制患者的淋巴瘤基本一致，除极少数EBV+的边缘区淋巴瘤（MZL）外，其他发生于异体移植受体的常见惰性小B细胞淋巴瘤，如滤泡性淋巴瘤及EBV阴性的黏膜组织相关淋巴瘤（MALT lymphoma）则不属于PTLD的范畴。虽然器官移植受体的淋巴浆细胞淋巴瘤、边缘区淋巴瘤及黏膜组织相关淋巴瘤发病比例有所增加，但CML/小细胞淋巴瘤、滤泡性淋巴瘤、套细胞淋巴瘤和淋巴结及脾边缘区淋巴瘤在标准化后的发生比并没有明显增加。另外，只检测到少量EBV+细胞而无相对应的淋巴浆细胞增生和其他诊断特征是不足以做出PTLD诊断的（表15-3-2）。自2008版起到最新2017年《造血与淋巴组织肿瘤WHO分类》中PTLD条目有三个重要变化：之前的早期病变名称已改为更为适当的“非破坏性（non-destructive）PTLDs”；最新2017年《造血与淋巴组织肿瘤WHO分类》中在非破坏性PTLDs之下又新增加了一个“过度滤泡增生性（florid follicular hyperplasia）”的条目；而2001年《造血与淋巴组织肿瘤WHO分类》中原属第四类的类霍奇金样（Hodgkin-like）PTLD，从2008年《造血与淋巴组织肿瘤WHO分类》起到最新的2017年《造血与淋巴组织肿瘤WHO分类》中都将其重新归划到单形性B细胞类中的弥漫大B细胞淋巴瘤型PTLD。而该条目重新归类的变化对其治疗方案（如R-CHOP）的选择深具影响。

表15-3-1 世界卫生组织移植后淋巴增生性疾病（PTLD）的分类（WHO 2017）

非破坏性PTLD
浆细胞增生性（plasmacytic hyperplasia）PTLD
传染性单核细胞增多症样病变（infectious mononucleosis-like lesion）PTLD
过度滤泡增生性（florid follicular hyperplasia）PTLD
多形性B细胞PTLD
单形性PTLD[a]
（按照其相类似的淋巴瘤来分类）
B细胞类瘤变
弥漫大B细胞淋巴瘤

续表

Burkitt 淋巴瘤 /Burkitt 样淋巴瘤
浆细胞骨髓瘤
浆细胞瘤
其他类型[b]
T 细胞类瘤变[a]
外周 T 细胞淋巴瘤，非特异性
肝脾 T 细胞淋巴瘤
其他类型
经典型霍奇金淋巴瘤型 PTLD[a]

a 其疾病编码与通用的第十版国际疾病编码（ICD-10）中的淋巴和浆细胞肿瘤一致。

b 除了 EBV+ 的边缘区淋巴瘤之外，发生于移植受体的其他惰性小 B 细胞淋巴瘤则不归属于 PTLD 的范畴。

表 15-3-2 PTLD 标本的病理诊断评估

评估方法	必要性	目的
组织病理	必须	组织结构和细胞形态有助于分类
免疫表型	必须	确定细胞系列、亚系列，或有否轻链限制的单克隆系列
EBER 原位杂交	必须	是对 EBV+ 的 PTLD 病例诊断和预后最为敏感的方法，并可用于与排斥反应的区分（如果 EBV-LMP1+，则无须 EBER）
遗传 / 细胞遗传学	酌情	确定克隆性、克隆系及有否染色体或癌基因异常，并有助于分类
EBV 克隆性分析	非必要	有助于稀有克隆的确定

注：EBER，EBV 编码小 RNA；EBV-LMP1，EB 病毒潜伏膜蛋白 1。

二、临床表现

移植群体中淋巴瘤的发病率高出正常人群 50 ～ 100 倍。虽然由于患者群体的差异，移植器官种类的不同及免疫抑制剂类型和剂量的差别等因素，各医疗机构间报道的 PTLD 特性有所差别，因而其报道的发病率为 1% ～ 20% 不等。现今的临床和研究证据清楚地显示，PTLD 的发生和进展与移植器官的种类，免疫抑制强度，病毒（EBV，CMV，HCV）感染，受体本身的疾病和年龄，以及移植物存活间隔的长短等有关。肠和肺移植发病率最高（≥ 5%）、心和肝移植次之（1% ～ 5%）、骨髓 / 干细胞移植也相对较低（1% ～ 2%），而肾移植则最低（1%）。PTLD 高发于儿童患者且多与原发性 EBV 感染相关。在接受移植手术时受体的血清呈 EBV– 被认为是最重要的一个危险因子。超过 80% 的 B 细胞及约 1/3 的 T 细胞类 PTLD 与 EBV 感染有关。感染细胞后 EBV 的 DNA 可被整合到细胞基因组中，并通过 BCL2 来减低细胞凋亡率和刺激 B 细胞过度增生及细胞毒 T 细胞功能的抑制，从而导致淋巴母细胞转化，由初始的多克隆到偶克隆，最终发展为单克隆淋巴 / 浆细胞增殖。另外，移植前缺乏对巨细胞病毒（CMV）的暴露可能也是一个危险因素。虽然 PTLD 和 HIV 感染相关的淋巴增生性疾病都有类似的宿主免疫功能抑制，但新近的研究表明，人类第 8 型疱疹病毒（HHV8）并非像在 HIV 一样，除极少数的原发性渗出性淋巴瘤（PEL）型 PTLD 个案的报道外，与多种类型 PTLD 的发生并没有很强的相关性。PTLD 的发病率在年龄超过 50 岁的患者中有再次升高的现象。此外，免疫抑制治疗的强度对 PTLD 的发展显然比所使用的免疫抑制药物的种类更为重要。宿主本身的遗传多样性也可能影响 PTLD 的发生概率。绝大多数 PTLD 的细胞来源于受体宿主本身，而少数来源于供体细胞的 PTLD 则多发生在接受骨髓或干细胞移植的患者。极少数发生于自体干细胞移植患者的 PTLD 样病变多与高剂量免疫抑制药物有关，因而将其归类于医源性免疫缺陷相关的淋巴增生性疾病可能更为合适。

各类 PTLD 常累及淋巴结、扁桃体 / 腺样淋巴组织、胃肠道、肺和肝；但身体各个部位和器官都有可能受累；但较少累及中枢神经系统和骨髓，前者可为多器官累及的一部分或唯一的累及部位。EBV 阳性的黏膜组织相关淋巴瘤型 PTLD 最常见于皮肤和皮下组织等部位。另外，移植器官本身的累及特别是在移植早期则易与排斥反应的诊断相混淆。PTLD 的临床表现差异很大且因不同的移植器官及 PTLD 本身的形态类别而有所不同。在使用环孢素或他克莫司抑制的器官移植受体中，PTLD 常发生在移植后一年内。而 EBV–PTLD 和 T/NK 细胞型 PTLD 的发病时间则较晚（中位发病时间分别为 4 ～ 5 年和 6 年）。大多数的异体骨髓移植受体的 PTLD 常发生于移植后 6 个月内。PTLD 的非特异的临床表现包括倦怠、嗜睡、体重减轻及发热等。淋巴结肿大和器官特异性的功能障碍也很常见。其他表现有由扁桃体肿大引发的梗阻等症状，以及极少数的病毒败血症休克样症状。由于对 PTLD 认知的普及和各移植单位对血清阴性受体的 EBV 载量的持续监测，广泛多器官累及的病例目前已很少见。

三、PTLD 的组织形态种类和特征

PTLD 的疾病谱系范围广，2017 年《造血与淋巴组织肿瘤 WHO 分类》中虽然增加了一个原早期病变（现改为“非破坏性”病变）中的 " 过度滤泡增生性” PTLD 条目，但仍保留原 PTLD 的非破坏性（原为“早期病变”）、多形性、单形性和霍奇金淋巴瘤型 PTLD 四大类别的基本框架（表 15-3-3）。其中非破坏性 PTLD 中的三类属多克隆性 PTLD，而后三类与 2008 年《造血与淋巴组织肿瘤 WHO 分类》一致，属单克隆性 PTLD。现分述如下。

（一）非破坏性 PTLD

1. 定义 非破坏性 PTLD 包括浆细胞增生性（plasmacytic hyperplasia，PH），传染性单核细胞增多症样 [infectious mononucleosis（IM）-like] 和过度滤泡增生性（florid follicular hyperplasia，FFH）PTLD。这三类 PTLD 的特征是有浆细胞、淋巴母细胞或不同程度的滤泡增生，但受累组织如淋巴结结窦、扁桃体和腺样淋巴组织的隐窝及反应性滤泡等基本结构仍保持得较为完整，并且无任何淋巴瘤特征，以及其他已知原因和其他非特异性的慢性炎症因素。

2. 临床表现 非破坏性 PTLD 多见于移植前未感染 EBV 的儿童和成人，且常累及淋巴结、扁桃体和腺样淋巴组织及结外组织。多数病例可自行或在减低免疫抑制剂后消退。传染性单核细胞增多症样 PTLD 可因脾破裂而造成致命的后果。部分非破坏性 PTLD 也可进展为多形性或单形性 PTLD。

3. 组织形态特征 浆细胞增生性 PTLD 形态为受累的淋巴结、扁桃体和腺样淋巴组织有大量的滤泡周边浆细胞增生（图 15-3-1）。传染性单核细胞增多症样 PTLD 的形态则为滤泡周边伴有大量淋巴母细胞及数量不等的 T 细胞和浆细胞，与发生于 PID 的传染性单核细胞增多症样病变相似（见上节）。而过度滤泡增生性 PTLD 则以大量反应性滤泡增生为主。

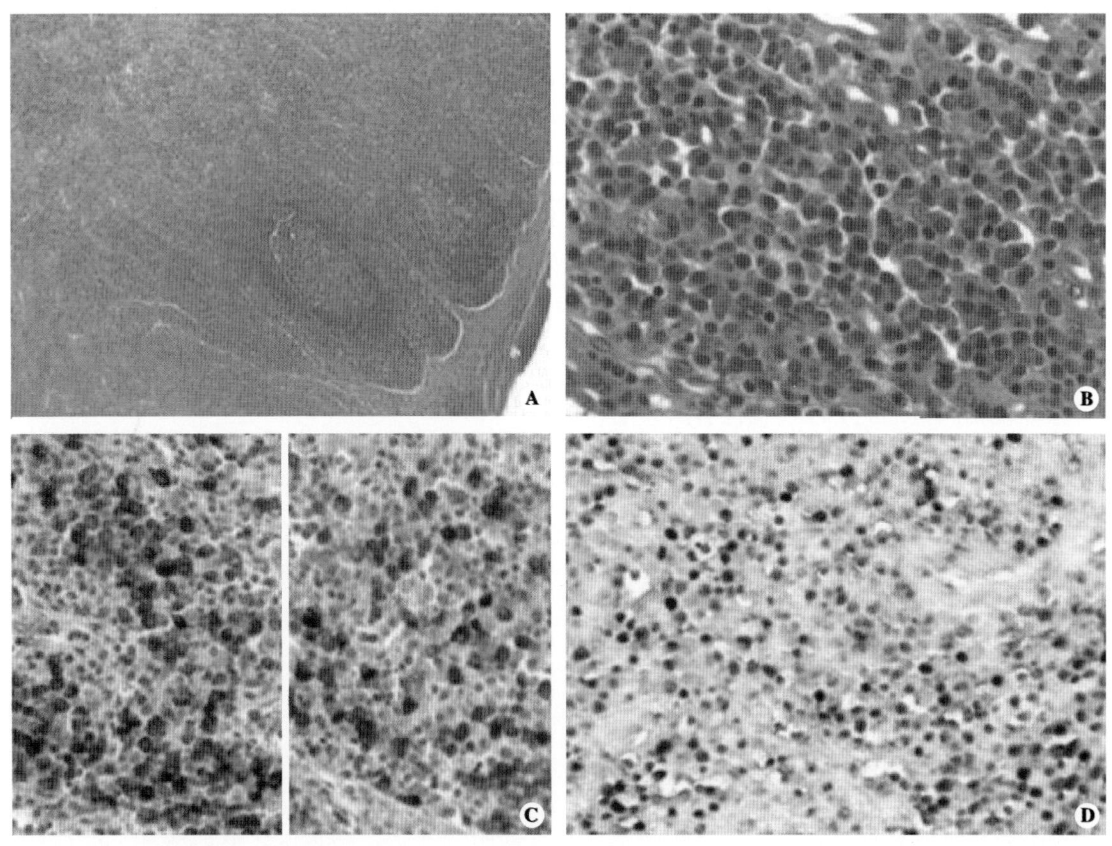

图 15-3-1 心脏移植 4 年后一位 6 岁患者的扁桃体呈现反应性浆细胞增生性 PTLD

A. 肿大的扁桃体反应性滤泡及被覆黏膜上皮结构保留完整，但滤泡间区和副皮质区呈显著的淋巴组织增生；B. 增生的淋巴组织富含大量浆细胞；C. 这些浆细胞为多克隆的混合 κ（左半图）和 λ（右半图）轻链细胞；D. 多数浆细胞也呈 EBER 阳性染色

4. 免疫表型　免疫组化常见混合的多克隆 B 细胞、浆细胞（图 15-3-1）和反应性 T 细胞，而免疫母细胞为 EBV-LMP+。另外，pS6 抗体染色阳性的细胞明显增多。流式细胞分析为多克隆 B 细胞、浆细胞及无表型异常的 T 细胞。

5. 遗传学检查　除少数个案外，多数病例无特定的克隆性和非克隆性染色体异常。浆细胞增生型 PTLD 的多数病变细胞及传染性单核细胞增多症样 PTLD 的免疫母细胞多呈 EBER 阳性。而在过度滤泡增生型 PTLD 的病变中，EBER+ 细胞多集中在数个生发中心及周边。除极少数个案外，非破坏性（如浆细胞增生性）PTLD 则多为胚系，通常没有 Ig 基因的克隆性重排。

6. 综合诊断　通过上述组织细胞形态学、免疫表型及免疫组化和分子生物学检测，特别是 EBV 荧光原位杂交相结合的血液肿瘤国际统一标准诊断模式以明确诊断：非破坏性的浆细胞增生性、传染性单核细胞增多症样或过度滤泡增生性 PTLD。

7. 鉴别诊断　检测到适量的 EBV 并结合形态和免疫特征是区别非破坏性 PTLD 与一般性反应变化的重点。因为缺乏特异性的组织形态和免疫表型，做出"EBV 阴性非破坏性 PTLD"的诊断要极为谨慎。另外，非破坏性 PTLD 比一般的反应性变化在生发中心和套细胞层及滤泡间区有明显增多的 pS6 阳性细胞。

（二）多形性 PTLD

1. 定义　多形性（polymorphic）PTLD 可能是进展到单形性 PTLD 包括霍奇金淋巴瘤型 PTLD 的一个中间过渡，它与上述早期病变的关键区别在于受累淋巴结或结外组织的基本结构受到多形性细胞包括免疫母细胞、浆细胞和大、中、小不一的淋巴细胞的浸润和破坏。

2. 临床表现　基本上与其他类别的 PTLD 相似，其发病率在不同移植中心略有差异。减低免疫抑制治疗和（或）使用利妥昔单抗（抗 CD20 单抗）有一定的疗效，但进展到单形性 PTLD 的病患则需要化疗。

3. 组织形态特征　可见受累淋巴结或结外组织多形性细胞包括免疫母细胞、浆细胞和大、中、小不一的淋巴细胞的浸润并导致其组织结构的破坏（图 15-3-2）。有时可见异常的单核、双核和多核的类似 RS 样大细胞。

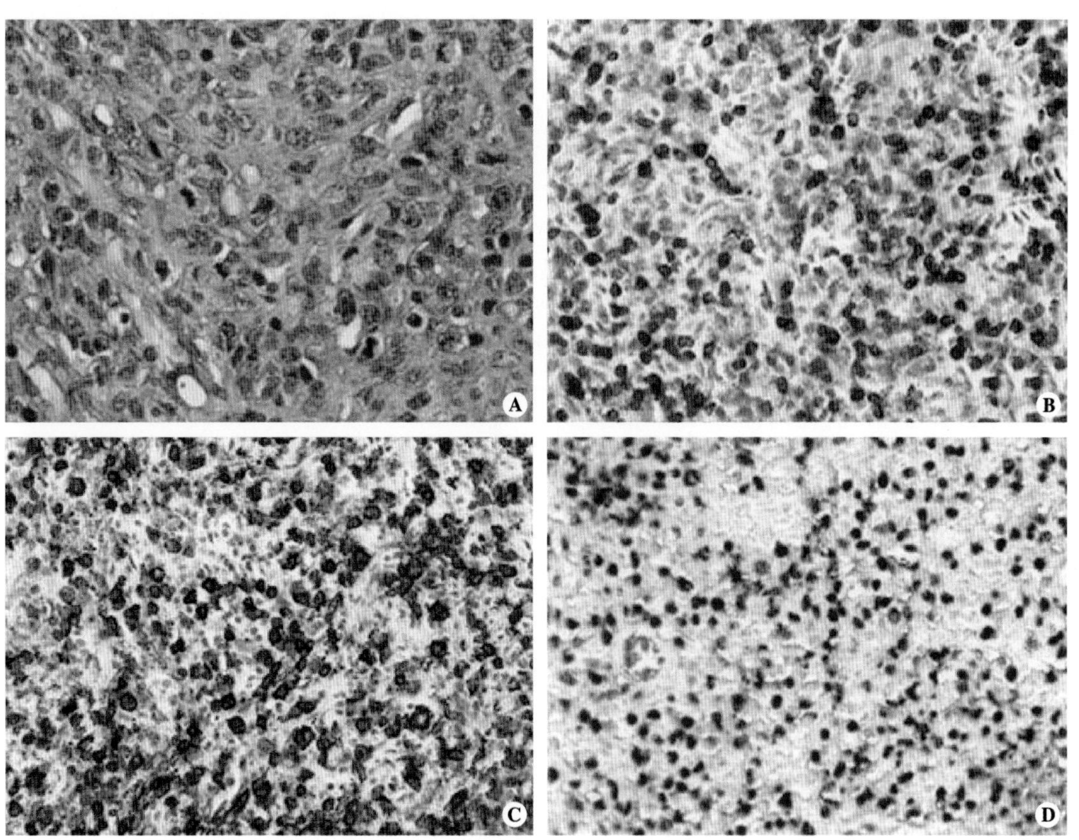

图 15-3-2　发生于心脏移植 12 年后患者的多形性 PTLD

A. 患者主要表现为发热和肺炎症状，胸透 X 线显示双肺有多个结节样肿块。肿块楔形活检显示出弥漫性大小和形状不一的多形性细胞浸润并破坏肺组织结构；B. 浸润细胞中混合有很多的 CD3 阳性 T 淋巴细胞；C. 同时也混合有大量的单个和成簇的 CD20 阳性 B 淋巴细胞；D. 多数细胞都呈 EBER 阳性染色

4. 免疫表型 组织化学可见数量不等的 B 细胞（有或无单克隆轻链限制）并伴有很多 T 细胞（图 15-3-2）。免疫母细胞和异常大细胞通常 CD20+、CD30+、CD45+，但 CD15–，而与经典霍奇金细胞的免疫表型不同。流式分析基本同上，可见数量不等的 B 细胞（有或无单克隆轻链限制）并伴有大量 T 细胞。

5. 遗传学检查 除少数病例外，多数病例无特定的染色体异常。多数细胞呈 EBER+，包括异常大细胞及旁观者小淋巴细胞。多数病例可检测到 Ig 基因克隆性重排或克隆性的 EBV。有报告显示，P-PTLD 和非生发中心（non-germinal center）亚型的单形性 PTLD 基因表达谱并无明显差别。

6. 综合诊断 通过上述组织细胞形态学、免疫表型及免疫组化和分子生物学检测，特别是 EBV 荧光原位杂交相结合的血液肿瘤国际统一标准诊断模式，可明确诊断多形性 PTLD。

7. 鉴别诊断 检测到适量的 EBV 并结合形态和免疫特征是区别 PTLD 与移植器官排斥反应变化的重点。在霍奇金淋巴瘤型 PTLD 病变中 EBER+ 只见于异常的 RS 样细胞中，而无旁观者 EBER+ 小淋巴细胞。另外，多形性 PTLD 用整个石蜡包块切片提取的 DNA 做 PCR 通常可检测到 Ig 基因重组。除非使用单个细胞显微分离法提取 DNA 有可能检测到 Ig 基因重组，而使用整个石蜡包块切片提取的 DNA 在霍奇金淋巴瘤型 PTLD 则多为阴性。

（三）单形性 PTLD

1. 概述 如前所述，除 EBV+ 的皮肤和皮下组织 MALT 淋巴瘤之外，其他惰性 B 细胞淋巴瘤则不属于 PTLD 范畴。单形性 PTLD（M-PTLD）必须符合通常的发生于免疫健全者的 B 细胞（包括浆细胞瘤）或 T/NK 细胞淋巴瘤其中之一的诊断标准。在病理诊断报告中必须首先列出 M-PTLD 的诊断，然后再按通用的国际淋巴瘤诊断标准做进一步的分型。虽然单形性这一名词反映了这一类别相对比较均一的形态和免疫表型，但与各种不同类型的 B 细胞或 T/NK 细胞淋巴瘤一样，某一特定单形性 B 或 T/NK 细胞型 PTLD 病例之间的细胞大小、形态、免疫表型等也会有一定甚至是较大的差异。另外，起源于 B 细胞的多形性和单形性 B 细胞 PTLD 之间有一定的形态过渡和重叠，有时会造成准确把握两者之间区别的困扰。因而，这些疑难病例的鉴别通常还是以细胞和组织形态基础上的主观判断为主。当然，若有癌基因或抑癌基因的异常则更有助于 M-PTLD 的诊断。

2. 单形性 B 细胞 PTLD

（1）定义：单形性 B 细胞 PTLD 是一组单克隆的 B 淋巴细胞或浆细胞增生，多数病例符合弥漫大 B 细胞淋巴瘤的诊断标准，部分病例可为 Burkitt 淋巴瘤或浆细胞肿瘤（包括浆细胞骨髓瘤或累及髓外淋巴结、胃肠道或其他结外部位的浆细胞瘤）。EBV+ 的 MALT 淋巴瘤应属 M-PTLD，而发生于胃肠或腮腺的 EBV– 的 MALT 淋巴瘤和其他常见的惰性小 B 细胞淋巴瘤则不属于 M-PTLD，应注意对前者与后几种淋巴瘤的区别。

（2）临床表现：并无特殊，基本上与其相对应的淋巴瘤或浆细胞肿瘤相似。

（3）组织形态特征：符合通常的弥漫大 B 细胞淋巴瘤、Burkitt 淋巴瘤 /Burkitt 样淋巴瘤、浆细胞瘤或骨髓瘤（图 15-3-3）的诊断标准。必须注意的是，术语单形性是相对于上述的多形性而言的，并非意味着绝对的细胞形态单一。因而，这些转化的细胞可呈现不同程度的多形性，并可呈现怪异核型、多核甚至 RS 样巨核细胞及不同分化程度的浆细胞或浆细胞样细胞。

（4）免疫表型：瘤细胞 CD19、CD20、CD79a、PAX5 均阳性，许多病例 CD30+、可伴有或不伴有间变细胞的形态。EBV+/–。参照弥漫大 B 细胞淋巴瘤的标准并根据 CD10、BCL6、IRF4/MUM1 的染色结果，可进一步分为生发中心（GC）或晚期生发中心 / 生发中心后细胞来源的亚型。EBV+ 弥漫大 B 细胞淋巴瘤多为激活的 B 细胞亚型（ABC），而约 45% 的 EBV– 弥漫大 B 细胞淋巴瘤为 GC 亚型。最近也有报道进一步将 EBV+ 的移植后弥漫大 B 细胞淋巴瘤再分为 IgM+ 和 IgM– 两个亚组，IgM+ 患者则可因治疗上能选用新的靶向药物（Bortezomib）而受益。骨髓瘤型或浆细胞瘤样病变的免疫组化与发生于免疫健全者的病变基本一致（图 15-3-3）。流式细胞分析通常可证实单克隆 B 细胞或浆细胞的存在。

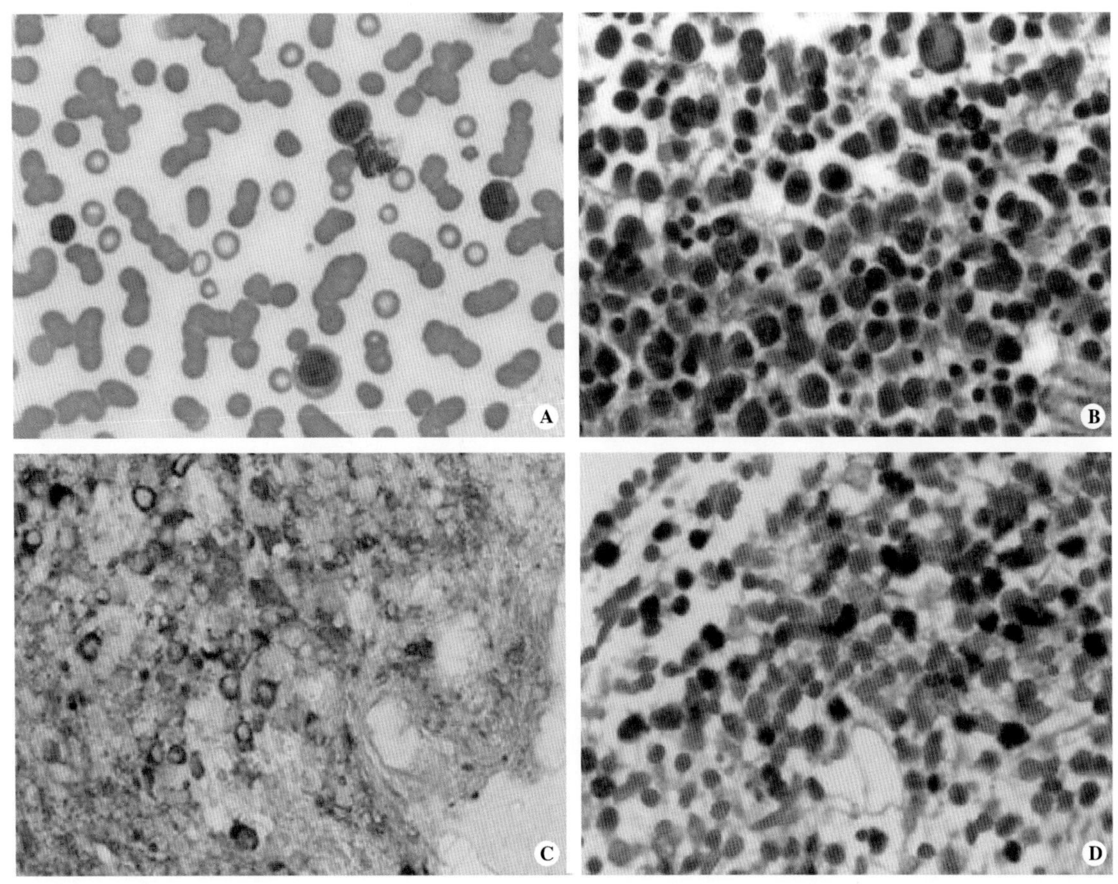

图 15-3-3 发于近 1.5 岁的心脏移植患者的单形性 B 细胞类 PTLD– 浆细胞白血病 / 骨髓瘤型 PTLD

A. 患者的外周血中呈现明显的白细胞增多（36×10⁹/L），含有大量中等大小和大的循环浆细胞样淋巴细胞和浆细胞（比成熟的小淋巴细胞大两到三、四倍）。背景中可见明显的红细胞钱串样重叠现象。B. 骨髓活检可见大量浆细胞和浆细胞样淋巴细胞浸润于骨髓造血细胞之间。C. 这些浆细胞和浆细胞淋巴细胞呈现 CD20 阴性染色，而 CD45（弱）、CD79a（本图）、CD138 及 IRF4/MUM1（图片未列）阳性染色。D. 很多瘤细胞都呈 EBER 阳性染色

（5）遗传学检查：较前述早期病变和多形性 PTLD，单形性 B 细胞 PTLD 多可检测到不同的染色体异常，但并无特异性，也非诊断所必需。瘤细胞可呈 EBER+/–。若检测到 EBV 基因，则绝大多数是同源的游离基因组 EBV。若检测到 11q 异常则有助于伴有 11q 异常的 Burkitt 样淋巴瘤型 PTLD 的诊断。几乎所有病例都可检测到 Ig 基因克隆性重排。

（6）综合诊断：按照通用的国际淋巴瘤诊断标准，在细胞和组织形态基础上结合免疫组化 / 流式分析及分子遗传学等相关结果，多数病例可以得到准确的诊断，如单形性 B 细胞 PTLD，弥漫大 B 细胞淋巴瘤型 PTLD。

（7）鉴别诊断：但对存在怪异核型、多核甚至 RS 样巨核细胞特别是 CD30+ 的病例，要注意与经典型霍奇金淋巴瘤型 PTLD 的区别。前者实为 B 细胞淋巴瘤 [CD45+、CD20+、CD30+/–、PAX5+（强），CD15–]，即所谓的“类霍奇金样”PTLD，而后者则实为霍奇金淋巴瘤 [CD45–、CD20–、CD30+、PAX5+（弱），CD15+]。

3. 单形性 T/NK 细胞型 PTLD

（1）定义：单形性 T/NK 细胞型 PTLD 必须符合任何一种 T 细胞或 NK 细胞淋巴瘤的诊断标准。其类型几乎包括 T/NK 细胞淋巴瘤的全部谱系，以非特殊类外周 T 细胞淋巴瘤型最为常见，其次为肝脾 T 细胞淋巴瘤型。其他的类型则包括 T 大颗粒细胞白血病、成人 T 细胞白血病 / 淋巴瘤、结外鼻型 NK/T 细胞淋巴瘤、蕈样霉菌病 /Sezary 综合征、原发性皮肤或其他部位的间变大细胞淋巴瘤型等，以及极少见的 T 淋巴母细胞淋巴瘤 / 白血病。其总体发病率在欧美的 PTLD 中约不到 15%。据报道，有些 T 细胞型 PTLD 病例可并发或继发于其他类型的 PTLD。

（2）临床表现：多取决于 T/NK 细胞型淋巴瘤

的具体类型。多数病例表现为结外病变，有时伴有淋巴结肿大。常见的累及部位依次为外周血或骨髓、脾、皮肤、肝、胃肠道和肺。

（3）组织形态特征：各型 T/NK 细胞型 PTLD 的形态特征与发生于免疫功能健全宿主的同类型 T/NK 细胞淋巴瘤无区别（图 15-3-4）。

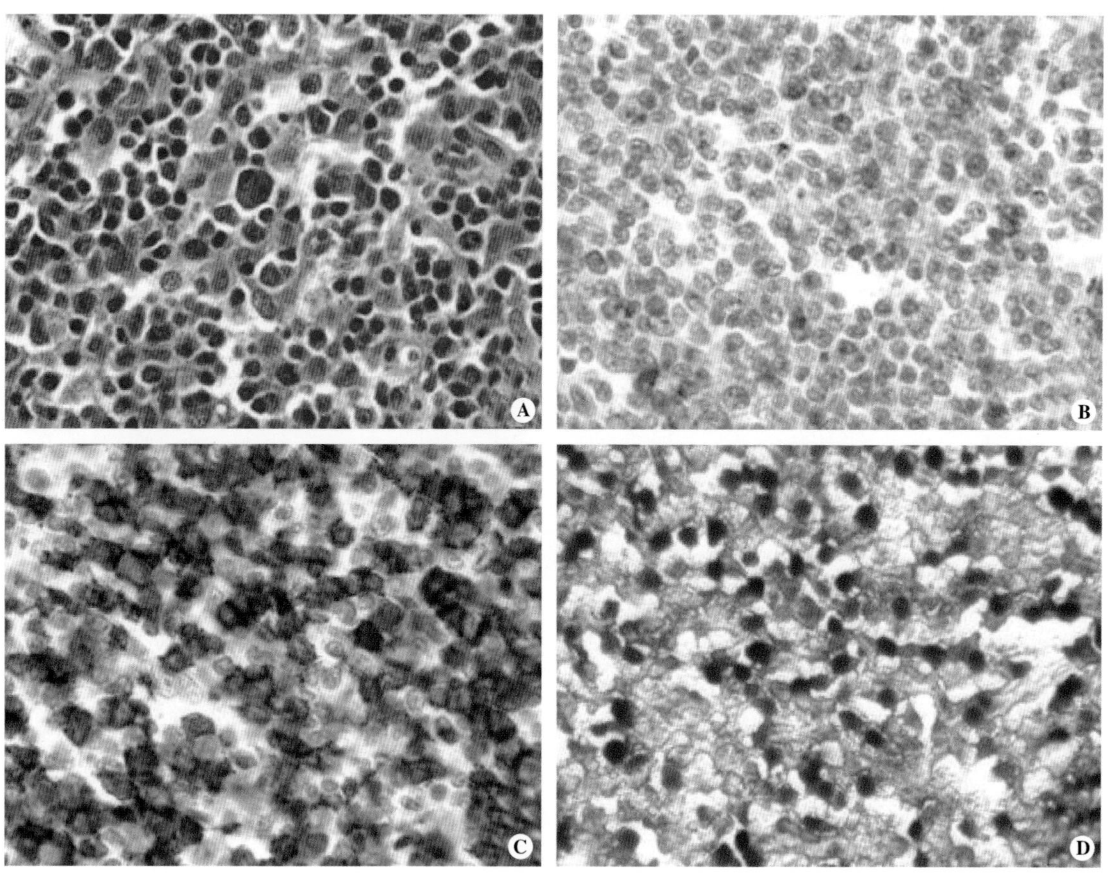

图 15-3-4 发生于接受过两次心脏移植手术的 14 岁患者的单形性 T 细胞类 PTLD – 非特异性外周 T 细胞淋巴瘤型 PTLD
A. 肿大的左颈部淋巴结切片显示大量中等大小和大的及少量异型核的淋巴细胞弥漫浸润并破坏淋巴结。这些淋巴瘤细胞为 CD4 阴性（B）但 CD8 阳性（C）的亚类 T 细胞，并显示 EBER 阳性染色（D）

（4）免疫表型：T/NK 细胞型 PTLD 多表达全 T 细胞抗原或 NK 细胞相关抗原。依其亚型不同，可为 CD4+ 或 CD8+（图 15-3-4）、CD16+、CD56+、CD30+、ALK+ 及 αβ 或 γδT 细胞受体阳性。流式细胞分析基本同上，且更易于区分 T 细胞和 NK 细胞。

（5）遗传学检查：染色体的异常较常见，且与发生于免疫功能健全宿主中的 T/NK 细胞肿瘤类似，如肝脾 T 细胞淋巴瘤中的 i（7）（q10）和 +8 等。用 EBER 法可检测到约 1/3 的 EBV+ 病例（图 15-3-4）。多数 T 细胞病例可检测到 TCR 基因的克隆性重排，而 NK 细胞病例的 TCR 或 Ig 基因则为胚系而无重排。TP53 和其他癌基因发生突变的频率在 T/NK 细胞型 PTLD 中也相对较高。

（6）综合诊断：按照通用的国际淋巴瘤诊断标准，在细胞和组织形态基础上结合免疫组化 / 流式分析及分子遗传学等相关结果，并注意 T 细胞和 NK 细胞系列的区分，多数的 T/NK 细胞型 PTLD 病例都可以得到准确诊断，如单形性 T 细胞型 PTLD，间变性大 B 细胞淋巴瘤型 PTLD。

（7）鉴别诊断：检测到 EBV 虽有助于诊断，特别是对鼻型 T/NK 细胞肿瘤的诊断。但只有约 1/3 的单形性 T/NK 细胞（特别是 T 细胞）型 PTLD 病例为 EBV 阳性。所以 EBV 的阳性与否在这类 PTLD 的诊断中是一个有帮助而非绝对必要的指标。

4. 霍奇金淋巴瘤型 PTLD

（1）定义：霍奇金淋巴瘤型 PTLD 是 PTLD 中最不常见的一类。其形态特征和免疫表型必须符合经典型霍奇金淋巴瘤的诊断标准。在 2001 年《淋巴与造血组织肿瘤 WHO 分类》中原属第四类的“类霍奇金样”（Hodgkin-like）PTLD 从 2008 版起到最新的 2017 年《淋巴与造血组织肿瘤 WHO 分类》中都将其重新归划到单形性 B 细胞类中的弥漫大 B 细胞淋巴瘤型 PTLD（表 15-3-3）。该条目重新归类的变化对其治疗方案（如 R-CHOP）的选择有重要的影响。

（2）临床表现：发生于受到免疫抑制的移植后受体。其临床表现与相对应的经典型霍奇金淋巴瘤类似，累及淋巴结和（或）结外组织并常伴有 B 症状。

（3）组织形态特征：其细胞组织形态与发生于免疫功能健全宿主的经典型霍奇金淋巴瘤无区别（图 15-3-5）。

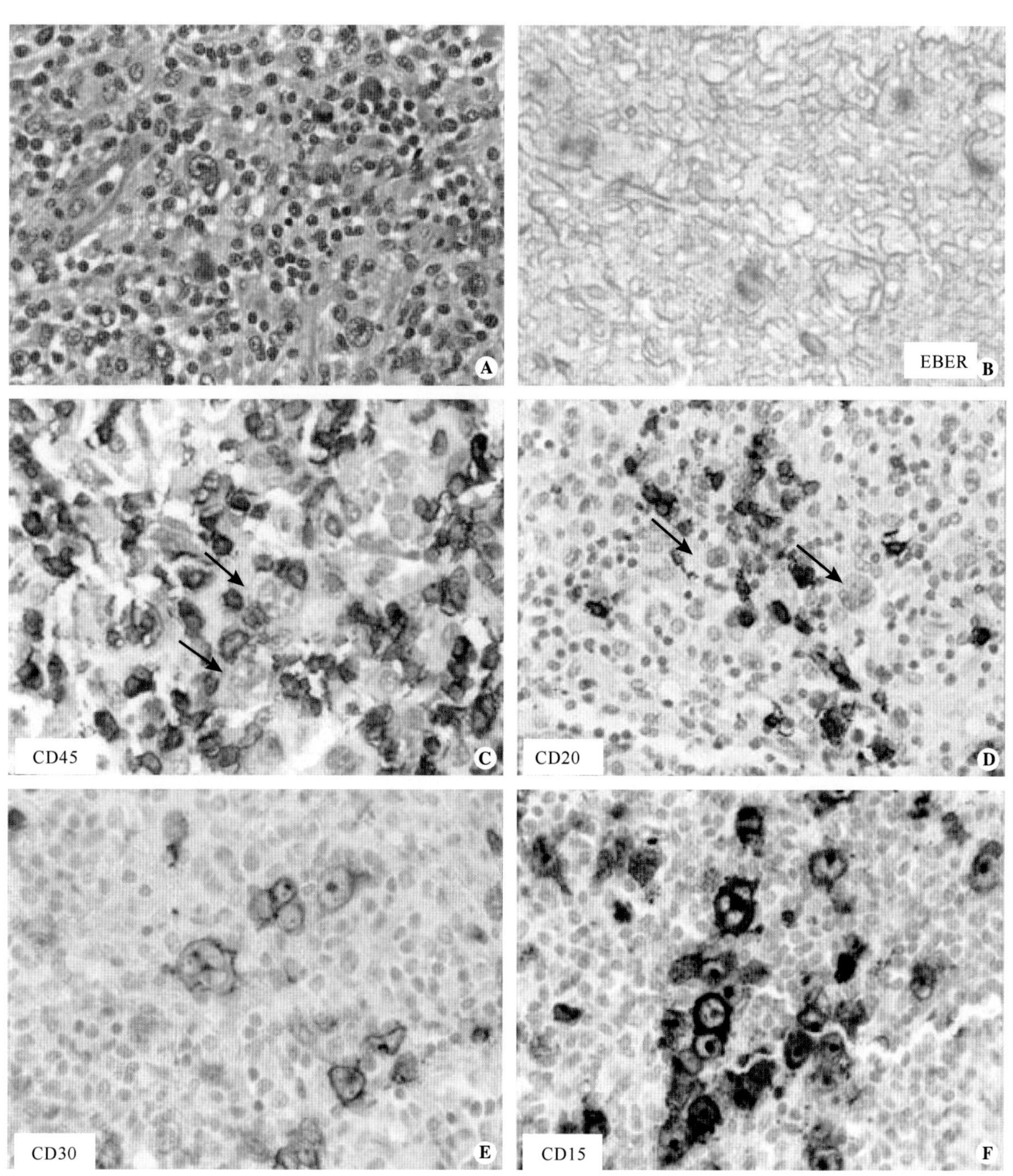

图 15-3-5　发生于 12 岁心脏移植后患者的经典型霍奇金淋巴瘤型 PTLD

经典型霍奇金淋巴瘤形态和 RS 细胞（A）；呈 EBER 阳性染色的 RS 细胞（而无任何背景小淋巴细胞呈现 EBER 阳性染色）（B）；呈 CD45 和 CD20 阴性染色的 RS 细胞（箭头所示细胞）（C，D）；呈现特征性细胞膜和高尔基体 CD30 和 CD15 阳性染色的 RS 细胞（E，F）

（4）免疫表型：异常的单核、多核或RS大细胞为CD45–、CD20–/+、CD3–、PAX5+（弱）、CD30+和CD15+（细胞膜和高尔基体染色）（图15-3-5）。而RS样细胞则为CD45+、CD20+、CD3–、PAX5+（中到强）、CD30+/–、CD15–。流式细胞分析虽然无助于经典型霍奇金淋巴瘤型PTLD的诊断，但若检测到克隆性B细胞的存在则对区别含有RS样细胞的多数单形性B细胞及少数多形性B细胞PTLD的诊断会有一定的帮助。

（5）遗传学检查：有些病例可见复杂的异常染色体核型，但该检测并非诊断所必需。用EBER法几乎在所有病例都可在RS细胞中检测到EBV。除非使用单个细胞显微分离法提取DNA，有可能检测到Ig基因克隆性重排，而使用整个石蜡包块切片提取的DNA在霍奇金淋巴瘤型PTLD则多为阴性。

表15-3-3 PTLD的分类和诊断标准总结（WHO 2017）

病理类型	组织病理学		免疫表型/原位杂交	分子/遗传	
	结构破坏	主要病理变化		IgH/TCR	其他异常
浆细胞增生性PTLD	无	可见数量不等的滤泡，其间距增大并伴有大量浆细胞及混合的小淋巴细胞和少量免疫母细胞	含大量EGFR+的多克隆浆细胞和B细胞及少量EGFR–的T细胞	IgH多克隆或少数寡克隆 TCR–	无
传染性单核细胞增多症样PTLD	无	以滤泡间增生为主，多为小淋巴细胞及数量不等的浆细胞和免疫母细胞及增生性滤泡	含多克隆B细胞、混合T细胞及少量浆细胞，并伴有大量EBER+细胞	IgH多克隆或少数寡克隆 TCR–	无
过度滤泡增生性PTLD	无	以大量反应性滤泡过度增生为主	含多克隆B细胞和混合T细胞，而EBER+细胞则多集中在一到数个反应性滤泡及其周围	IgH多克隆或少数寡克隆 TCR–	无
多形性PTLD	存在	可见到各种形态的成熟淋巴细胞，甚至RS样细胞	含多克隆或单克隆B细胞和混合的T细胞，伴有大量的EBER+细胞	IgH单克隆 TCR–	BCL6高突变
单形性PTLD	通常存在	符合任何一种非霍奇金淋巴瘤（惰性B细胞淋巴瘤除外）或浆细胞瘤的诊断标准	多与其所类似的淋巴瘤/浆细胞瘤类型的免疫表型较一致，EBER阳性检出率在B细胞PTLD约为80%，在T细胞PTLD约为30%	IgH单克隆 TCR单克隆（NK细胞除外）	通常存在
霍奇金淋巴瘤型PTLD	存在	符合经典霍奇金淋巴瘤的诊断标准	基本与经典霍奇金淋巴瘤一致，RS细胞EBV+	不易检测到IgH单克隆基因重组	不确定

注：IgH，免疫球蛋白重链基因；TCR，T细胞受体基因。

（6）综合诊断：按照通用的国际淋巴瘤诊断标准，结合细胞组织形态和免疫组化特征可明确诊断霍奇金淋巴瘤型PTLD。

（7）鉴别要点：因为在有些非破坏性、多形性或单形性PTLD病变中也可见到一些异常的RS样细胞，特别是CD30染色阳性时造成的所谓的"类霍奇金样"形态免疫特征变化，所以霍奇金淋巴瘤型PTLD的诊断必须有经典的形态和免疫表型支持。虽然两者之间的明确区别有时很困难，但按照2017年《造血与淋巴组织肿瘤WHO分类》中最新修订的PTLD分类诊断标准，在细胞和组织形态基础上结合免疫组化/流式分析及分子遗传学等相关结果，应将前者（即"类霍奇金样PTLD"）归类到单形性（多数）或多形性（少数）PTLD。因为该条目重新归类的变化对其治疗方案（如R-CHOP）的选择深具影响。

四、PTLD 预 后

在不影响移植器官排斥的前提条件下适当地减低免疫抑制，前三类非破坏性（原称"早期病变"）PTLD多可消退。而一些多形性及部分单形性

PTLD 也可能消退。但相当一部分多形性和绝大多数单形性（包括霍奇金淋巴瘤型）PTLD 则对单纯的减低免疫抑制的措施反应不佳，而需要利妥昔单抗（抗 CD20 单抗）且有时需要化疗，或化疗 + 利妥昔单抗。手术和（或）放疗多用于对局限性 PTLD 病例的治疗。若有裂解性 EBV 感染和第Ⅲ型潜伏 EBV 共存则预后较差。另外，EBV 阴性的 PTLD 和 T 细胞型 PTLD 预后也相对较差。此外，由于各实验室之间缺乏病毒载量和结果衡量的统一标准，因而仅监测血液中 EBV 水平的高低和变化并非能完全真实地预测和反映出所有 PTLD 病例的发生、进展及其对治疗反应的效果。虽然 PTLD 的总体病死率是比较高的（25% ～ 60%），而且发生于异体骨髓移植受者 PTLD 的总体病死率高于实体器官移植受者，但随着近几十年来对 PTLD 认识的不断提高和加深，加上持续监测 EBV 的血清转阳以提供其发病的早期预警，以及及时的早期诊断，并辅以适当的免疫抑制减量、抗病毒治疗、免疫治疗及有效的化放疗，各类 PTLD 的预后已有显著改善并将持续不断得到改善。

第四节　甲氨蝶呤相关性淋巴增生性疾病

甲氨蝶呤相关性淋巴增生性疾病（methotrexate-related lymphoproliferative disorders，MTX-LPD）是一组发生于主要使用甲氨蝶呤或其他免疫抑制剂如抗肿瘤坏死因子（anti-TNF）制剂治疗自身免疫性疾病或其他非异体 / 自体移植，以及免疫功能衰退患者的淋巴增生性疾病，包括淋巴瘤。其发病机制可能与免疫监视功能的减退有关，而其疾病谱系也较为广泛，包括多形性淋巴细胞增生（类似多形性 PTLD）、反应性病变如黏膜皮肤溃疡到多数的单克隆性 B 细胞淋巴瘤及一些 T/NK 细胞或少数的霍奇金淋巴瘤。2017 年《造血与淋巴组织肿瘤 WHO 分类》中重新划分了可自行消退或在撤除甲氨蝶呤后而消退的累及皮肤黏膜部位的单个病变为炎症性的“EBV 阳性黏膜皮肤溃疡（mucocutaneous ulcer）”，而非淋巴瘤。

一、EBV+ 黏膜皮肤溃疡

（一）定义

该类病变是近几年来刚刚被认识到的，常有类似霍奇金淋巴瘤特征和惰性病程的病种，并在 2017 年《造血与淋巴组织肿瘤 WHO 分类》中被列为一个单独的条目。病变常表现为一个边缘规则的环状口咽部（扁桃腺、舌头、口颊和腭黏膜）、胃肠道（食管、大肠、直肠和肛门周围）或皮肤浸润性溃疡。

（二）临床表现

EBV+ 黏膜皮肤溃疡主要发生于接受医源性免疫抑制治疗的如类风湿关节炎患者（平均年龄比后者更小）或与年龄相关的免疫功能老化者（中位年龄约 77 岁）。多呈惰性病程、有些患者不需治疗就可自行消退，大多数患者则在撤除甲氨蝶呤后消退。

（三）组织形态特征

病变的黏膜或皮肤呈溃疡状，其邻近的完整表皮有时有假瘤样表皮增生。如果取材及切除完全，溃疡病变的底部通常规则完整（图 15-4-1）。溃疡下和周边组织学变化类似多形性 PTLD 的混合细胞浸润，包括很多的淋巴细胞、一些浆细胞、组织细胞、嗜酸性粒细胞及数量不等的大转化细胞和 RS 样细胞。有些病例可能类似弥漫大 B 细胞淋巴瘤或霍奇金样形态。溃疡病变的最深切缘常见条带状成熟 T 淋巴细胞浸润，而这些细胞为 EBV 阴性。

（四）免疫表型

异常大细胞表达 B 细胞抗原如 CD20（弱阳性到强阳性）、PAX5+、OCT2+ 和程度不等的 BOB1 染色。多呈激活的 B 细胞表型（BCL6–/CD10–/MUM1+）及 CD79a+。近一半的病例可呈 CD30+ 和 CD15+。几乎所有病例都为 EBV+（图 15-4-1）。流式细胞分析在多数病例的诊断中并无必要。

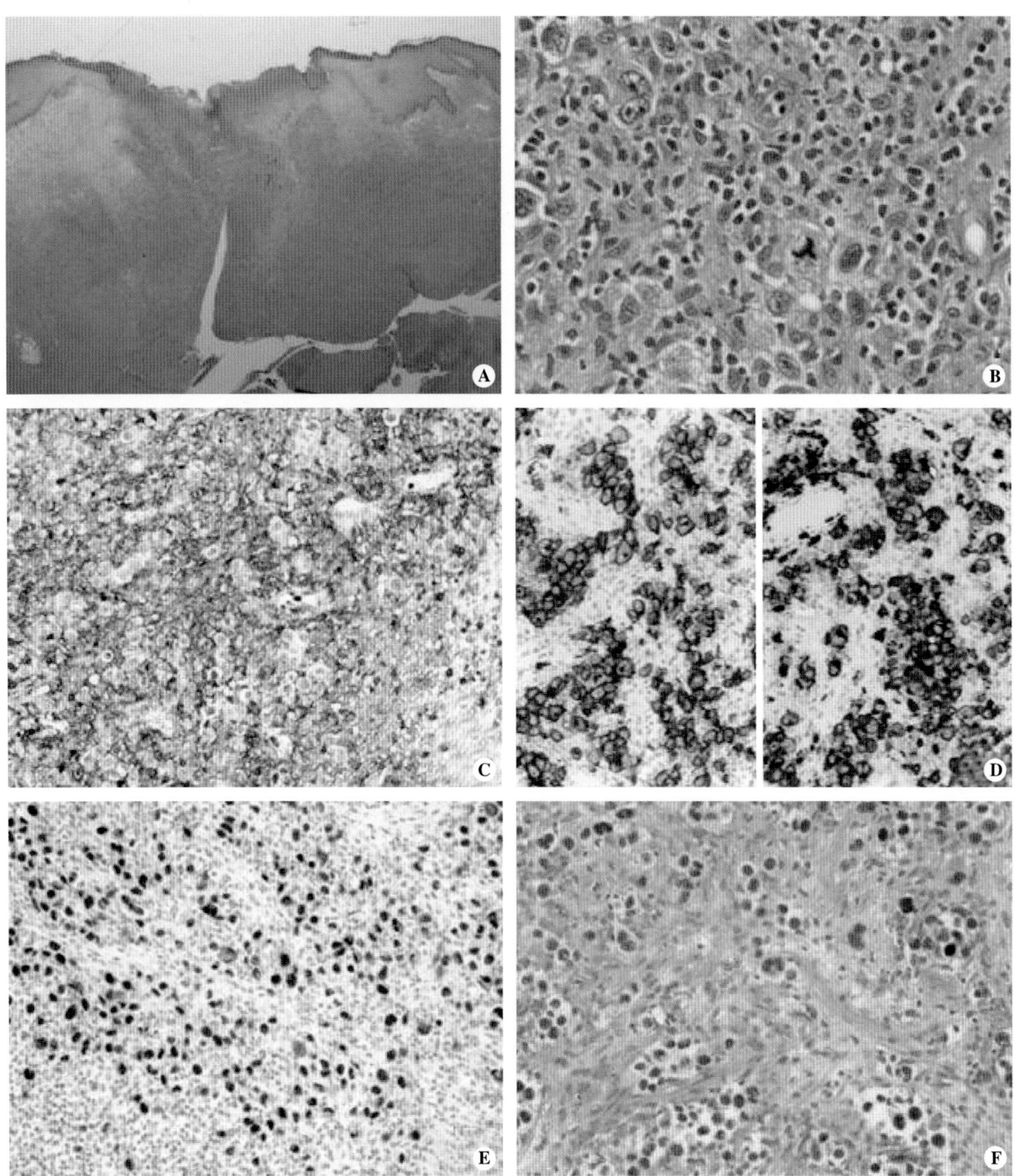

图 15-4-1 使用甲氨蝶呤治疗肌皮炎的 58 岁患者的右前臂皮肤溃疡（该皮肤溃疡在撤除甲氨蝶呤后自行痊愈，且在没有使用任何抗肿瘤化疗药物的一年后随访无复发迹象）

A. 低倍镜下可见表皮溃疡及其基底和周围皮下组织伴有重度淋巴细胞和组织细胞浸润；B. 高倍镜下可见混合的小淋巴细胞、组织细胞、少量浆细胞和嗜酸性粒细胞及一些散在的 RS 和 RS 样异形大细胞，并有异常核分裂象。免疫组化显示这些异形大细胞为 CD45（C）及 CD79a（图片未列）阴性染色，而呈现 CD30（D 左半图）、CD15（D 右半图）和 PAX5（E）阳性染色；F. 这些异形大细胞和部分散在的旁观者小淋巴细胞呈现 EBER+ 染色

（五）遗传学检查

无染色体检查的必要。通常 EBER+（包括小淋巴细胞、免疫母细胞到大的 RS 样细胞），而 PCR 可显示 30% ～ 40% 的病例有 Ig 和（或）寡克隆性 TCR 基因重排。

（六）综合诊断

结合病史及用药史，通过上述组织细胞形态学、免疫表型及免疫组化和分子生物学检测特别是 EBV 荧光原位杂交相结合的 2017 版血液肿瘤国际统一标准诊断模式，可明确诊断 EBV+ 黏膜皮肤溃疡。

（七）鉴别诊断

EBV+ 发生于接受医源性免疫抑制治疗的类风湿关节炎患者或与年龄相关的免疫功能老化者并有反复复发和消退交替出现的黏膜皮肤溃疡。而原 2008 年《造血与淋巴组织肿瘤 WHO 分类》中的大多数霍奇金淋巴瘤型 LPD 可能应该归属于此类黏膜皮肤溃疡。另外，该类溃疡病变与 PTLD 病例不同之处是，其血清中通常检测不到 EBV 的 DNA。

（八）预后

病程多呈惰性，约 45% 的病例不需治疗即可自行消退，而大多数病例则在撤除甲氨蝶呤后消退。另外，溃疡病变复发和消退的反复交替也较常见。少数病例有可能进展为广泛部位累及的病变，若有多个黏膜皮肤溃疡、淋巴结、肝、脾或骨髓等累及则应考虑 LPD。

二、其他医源性免疫缺陷相关的淋巴增生性疾病

（一）定义

其他医源性免疫缺陷相关的淋巴增生性疾病（other iatrogenic immunodeficiency-associated lymphoproliferative disorders）也是与药物所致的免疫监视功能减低有关的，并与 EBV 有一定的相关性（约 50% 的病例呈 EBV+）。其真实发病率不详，而且病变谱系范围较广，包括了除上述的 EBV+ 黏膜皮肤溃疡之外的所有其他使用甲氨蝶呤或肿瘤坏死因子拮抗剂相关的 LPD。多数为弥漫大 B 细胞淋巴瘤或其他 B 细胞淋巴瘤，如 Burkitt 淋巴瘤、滤泡性淋巴瘤、淋巴浆细胞淋巴瘤、套细胞淋巴瘤等类型，以及少量的 T/NK 细胞淋巴瘤或霍奇金淋巴瘤。而肝脾 T 细胞淋巴瘤（HSTL）则多见于接受肿瘤坏死因子拮抗剂英利西单抗联合使用硫唑嘌呤和（或）6- 巯基嘌呤的炎性肠病患者。另外，有些学者则认为应将此类疾病（包括霍奇金淋巴瘤及非霍奇金淋巴瘤）统称为医源性 B 淋巴细胞增生性疾病。

（二）临床表现

该类疾病主要发生在接受甲氨蝶呤类免疫抑制治疗的自身免疫性疾病和少数接受肿瘤坏死因子拮抗剂的克罗恩病患者。患者的年龄差异较大（中位年龄约 61 岁），且从开始用药到发病的间隔时间也从数周到几年不等。可累及淋巴结或结外组织器官（占 40% ～ 50%），如胃肠道黏膜、皮肤、肝、脾、肺、肾、肾上腺、甲状腺、骨髓、中枢神经系统、牙龈及软组织等。

（三）组织形态特征

多数病例为弥漫大 B 细胞淋巴瘤或其他 B 细胞淋巴瘤如 Burkitt 淋巴瘤、滤泡性淋巴瘤、淋巴浆细胞淋巴瘤、套细胞淋巴瘤等类型，以及少量的 T/NK 细胞淋巴瘤和霍奇金淋巴瘤。而 2008 年《造血与淋巴组织肿瘤 WHO 分类》中的大多数霍奇金淋巴瘤型 LPD 特别是累及黏膜皮肤的单发性病变可能更应该归属于前述的 EBV+ 黏膜皮肤溃疡。

（四）免疫表型

与其相对应的发生于免疫功能健全宿主的同类型 B 细胞或 T/NK 细胞淋巴瘤并无差别。另外，免疫表型特别有助于区别霍奇金淋巴瘤样 LPD 和经典型霍奇金淋巴瘤型 LPD。前者的异常大细胞为 CD20+/CD30+/CD15–，而后者则为 CD20–/CD30+/CD15+。

（五）遗传学检查

通常 EBER+，且染色体及基因型与同类型的发生于无免疫抑制患者的淋巴瘤并无区别。

（六）综合诊断

结合病史及用药史，通过上述组织细胞形态学、免疫表型及免疫组化和分子生物学检测特别是 EBV 荧光原位杂交相结合的 2016 版血液肿瘤国际统一标准诊断模式，可明确诊断甲氨蝶呤（或肿瘤坏死因子拮抗剂）相关的 LPD。

（七）鉴别诊断

要注意与前述的 EBV+ 黏膜皮肤溃疡的区别。笔者认为原 2008 年《造血与淋巴组织肿瘤 WHO

分类》中的大多数霍奇金淋巴瘤型LPD，特别是单个的皮肤或黏膜病变可能更应该归属于EBV+黏膜皮肤溃疡。若有多个黏膜皮肤溃疡、淋巴结、肝、脾或骨髓等累及则应考虑LPD及相应的淋巴瘤。

（八）预后

有相当数量的病例包括弥漫大B细胞淋巴瘤型LPD在撤除甲氨蝶呤或其他免疫调节剂后消退或至少部分消退，特别是EBV+病例。但病变的复发也较常见，因而不少病例需要化疗。确诊时血清中检测到EBV DNA、患者年龄小于70岁及非弥漫大B细胞淋巴瘤组织形态的病例预后则较好。而有单克隆性的弥漫大B细胞淋巴瘤型LPD的无瘤存活率较差。发生于使用肿瘤坏死因子拮抗剂患者的LPD在撤除药物后则很少消退。另外，多数肝脾T细胞淋巴瘤型LPD预后很差。

（Jun Wang）

参考文献

Brunnberg U，Hentrich M，Hoffmann C，et al. 2017. HIV-associated malignant lymphoma. Oncol Res Treat，40：82-87.

Gion Y，Iwaki N，Takata K，et al. 2017. Clinicopathological analysis of methotrexate-associated lymphoproliferative disorders：Comparison of diffuse large B-cell lymphoma and classical Hodgkin lymphoma types. Cancer Sci，108（6）：1271-1280.

Hauck F，Voss R，Urban C，et al. 2017. Intrinsic and extrinsic causes of malignancies in primary immunodeficiency disorders. J Allergy Clin Immunol，141（1）：59-68.

Ichikawa A，Arakawa F，Kiyasu J，et al. 2013. Methotrexate/iatrogenic lymphoproliferative disorders in rheumatoid arthritis：histology，Epstein-Barr virus，and clonality are important predictors of disease progression and regression. Eur J Haematol，91（6）：20-28.

Kim HJ，Ko YH，Kim JE，et al. 2017. Epstein-Barr virus-associated lymphoproliferative disorders：Review and update on 2016 WHO classification. J Pathol Transl Med，51（4）：352-358.

Lei L，Raghavan R，Chen MY，et al. 2016. Primary cutaneous Hodgkin lymphoma-a revisit and case report. Int Clin Pathol J，3（1）：00067.

Morscio J，Finalet Ferreiro J，Vander Borght S，et al. 2017. Identification of distinct subgroups of EBV-positive post-transplant diffuse large B-cell lymphoma. Mod Pathol，30：370-381.

Olszewski AJ，Fallah J，Castillo JJ. 2016. Human immunodeficiency virus-associated lymphomas in the antiretroviral therapy era：Analysis of the National Cancer Data Base. Cancer，122（17）：2689-2697.

Swerdlow SH，Campo E，Harris NL，et al. 2008. WHO Classification of Tumours of Haematopoietic and Lymphoid Tissues. 4th ed. Lyon：IARC Press：335-351.

Swerdlow SH，Campo E，Harris NL，et al. 2017. WHO Classification of Tumours of Haematopoietic and Lymphoid Tissues. Revised 4th ed. Lyon：IARC Press：441-464.

Swerdlow SH，Campo E，Pileri SA，et al. 2016. The 2016 revision of the World Health Organization（WHO）classification of lymphoid neoplasms. Blood，127：2375-2390.

Tran H，Nourse J，Hall S，et al. 2008. Immunodeficiency-associated lymphomas. Blood Rev，22：261-281.

Wang B，Song BB，Cyrus O，et al. 2016. Coexistence of intestinal Kaposi sarcoma and plasmablastic lymphoma in an HIV/AIDS patient：Case report and review of the literature. J Gastrointestinal Oncol，7（Suppl 1）：S88-S95.

第三篇 常见非肿瘤性血液病

第十六章

再生障碍性贫血

第一节 总 论

（一）概述

再生障碍性贫血（再障，aplastic anemia，AA）是指由化学、物理、生物因素或不明原因引起的骨髓造血功能衰竭，以骨髓造血细胞增生减低和外周血全血细胞减少为特征，临床以贫血、出血和感染为主要表现。目前认为T淋巴细胞异常活化、功能亢进造成骨髓损伤是获得性再障的主要发病机制。再障年发病率在我国为0.74/10万人口，有两个发病高峰，分别为10～15岁和60岁以上。男、女发病率无明显差异。再障分为先天性及获得性，先天性再障罕见，主要为Fanconi贫血（FA）、先天性角化不良（DKC）、Shwachmann-Diamond综合征（SDS）等。绝大多数再障属获得性。根据造血功能衰竭程度又分为重型再障和非重型再障。

（二）临床表现

再障临床表现主要为贫血、出血、感染。贫血症状为面色苍白、乏力、心悸、气短等。出血以皮肤紫癜、鼻出血、齿龈出血最为常见。育龄女性可月经过多。严重出血常发生于伴有感染、糖皮质激素治疗等情况。感染主要取决于中性粒细胞减少的程度。常见的感染部位为口腔、呼吸系统、皮肤软组织和会阴肛门周围。严重者可发生系统性真菌感染，临床治疗难度大。

再障患者体格检查主要为贫血和出血相应体征。患者通常没有肝、脾和淋巴结肿大，无胸骨压痛，除肝炎相关再障外不出现黄疸。若全血细胞减少患者表现上述这些体征，常提示为其他疾病。

1. 血象 以全血细胞减少，网织红细胞绝对值降低为主要特征。贫血多为正细胞性，少数为轻度、中度大细胞性。网织红细胞绝对值明显减少。各类白细胞都减少，中性粒细胞减少尤为明显，而淋巴细胞比例相对增多。血小板不仅数量减少，而且体积小和颗粒减少。急性再障时，网织红细胞＜1%，绝对值＜15×10^9/L；中性粒细胞绝对值＜0.5×10^9/L；血小板＜20×10^9/L；慢性再障的血红蛋白、网织红细胞、中性粒细胞和血小板减低的程度，较急性再障为高。

2. 骨髓细胞学

（1）急性再障：红髓脂肪变是再障的特征性病理改变，骨髓涂片可见脂肪滴明显增多。多部位穿刺结果均显示有核细胞增生减低。造血细胞（粒系、红系、巨核系细胞）明显减少，巨核细胞减少或缺如，无明显的病态造血。非造血细胞（包括淋巴细胞、浆细胞、肥大细胞等）相对增多，比例大于50%，淋巴细胞比例可增高达80%。如有骨髓小粒则呈空网状结构或为纵横交错的纤维网，其中造血细胞极少，大多数为非造血细胞（图16-1-1）。

（2）慢性再障：病程中骨髓呈向心性损害，骨髓可能仍有残存散在的增生灶，不同的穿刺部位，骨髓象表现可能不一致，需多部位穿刺或进行骨髓活检，才能获得较明确的诊断，多数患者骨髓增生减低，3系或2系减少，巨核细胞减少明显。非造血细胞比例增加，常大于50%。如穿刺到增生灶，可表现为增生良好，红系代偿性增生，粒系减少，主要为晚期及成熟粒细胞。骨髓小粒中非造血细胞增加，以脂肪细胞较多见。

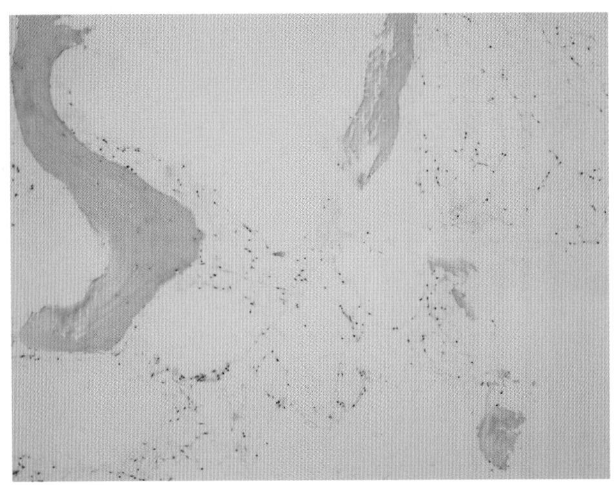

图 16-1-1 急性再障

（三）诊断

再障诊断需要详细询问病史中的职业史，化学、放射性物质接触史，发病前6个月内用药的详细记录。对于儿童和年轻患者，如果存在身材矮小、牛奶咖啡斑、骨骼发育异常提示 Fanconi 贫血的可能。黏膜白斑、趾（指）甲发育不良和皮肤色素沉着常提示先天性角化不良症。再障发生在黄疸持续 2 ～ 3 个月后则提示肝炎相关再障。

1.《再生障碍性贫血诊断与治疗中国专家共识》（2017 年版）推荐诊断再障需进行以下相关检查

（1）血常规检查：包括白细胞计数及分类、红细胞计数及形态、血红蛋白水平、网织红细胞百分比和绝对值、血小板计数（PLT）和形态。

（2）多部位骨髓穿刺：至少包括髂骨和胸骨。

（3）骨髓活检：至少取 2cm 骨髓组织（髂骨）标本用以评估骨髓增生程度、各系细胞比例、造血组织分布（有无灶性 CD34+ 细胞分布等）情况，以及是否存在骨髓浸润、骨髓纤维化等。

（4）流式细胞术检测骨髓 CD34+ 细胞数量。

（5）肝、肾、甲状腺功能，其他生化，病毒学（包括肝炎病毒、EBV、CMV 等）及免疫固定电泳检查。

（6）血清铁蛋白、叶酸和维生素 B_{12} 水平。

（7）流式细胞术检测阵发性睡眠性血红蛋白尿症（PNH）克隆（CD55、CD59、Flaer）。

（8）免疫相关指标检测：T 细胞亚群（如 CD4+、CD8+、Th1、Th2、Treg 等）及细胞因子（如 IFN-γ、IL-4、IL-10 等）、自身抗体和风湿抗体、造血干细胞及大颗粒淋巴细胞白血病相关标志检测。

（9）细胞遗传学：常规核型分析、荧光原位杂交［del（5q33）、del（20q）等］及遗传性疾病筛查（儿童或有家族史者推荐做染色体断裂试验），胎儿血红蛋白检测。

（10）其他：心电图、肺功能、腹部超声、超声心动图及其他影像学检查（如胸部 X 线或 CT 等），以评价其他原因导致的造血异常。

2. 再障的诊断标准 粒细胞减少与再生障碍性贫血国际研究组（1987 年）提出诊断再障须符合以下 3 点中至少 2 点。

（1）血红蛋白＜ 100g/L。

（2）血小板＜ 50×10^9/L。

（3）中性粒细胞＜ 1.5×10^9/L。

3. 再障的分型 目前国际上普遍沿用 Camitta 分型标准，并于 1988 年增加极重型再障诊断标准。

（1）重型再障（SAA）

1）骨髓细胞增生程度＜正常的 25%；如＜正常的 50%，则造血细胞应＜ 30%。

2）外周血符合以下 3 项中至少 2 项：①中性粒细胞＜ 0.5×10^9/L；②血小板＜ 20×10^9/L；③网织红细胞＜ 20×10^9/L。

（2）极重型再障（VSAA）：①符合 SAA 标准；②中性粒细胞＜ 0.2×10^9/L。

（3）非重型再障（NSAA）：不符合 VSAA，也不符合 SAA 的再障。

1987 年确定的我国再障诊断标准：

1）全血细胞减少，网织红细胞绝对值减少。

2）一般无脾大。

3）骨髓检查至少一个部位增生减低或重度减低。

4）能除外其他引起全血细胞减少的疾病，如阵发性睡眠性血红蛋白尿症、骨髓增生异常综合征、急性造血功能停滞、骨髓纤维化、急性白血病、恶性组织细胞病等。

5）一般抗贫血药物治疗无效。

（四）鉴别要点

再障需与以下疾病鉴别［参考《再生障碍性贫血诊断与治疗中国专家共识》（2017 年版）（表 16-1-1）］。

表 16-1-1　全血减少和骨髓低增生的其他疾病

疾病或临床表现	鉴别要点
阵发性睡眠性血红蛋白尿症（PNH）	流式细胞术检测外周血红细胞和白细胞 GPI 锚联蛋白可以鉴别
低增生 MDS/AML	与再障不同的是，低增生 MDS 可以出现粒系和巨核系的发育异常，骨髓或外周中原始细胞增多，骨髓活检见网状纤维增多及 CD34+ 细胞增多。ALIP 现象更提示 MDS 的可能。红系病态造血在再障中常见，不能凭此与 MDS 鉴别。流式细胞仪进行骨髓细胞免疫表型检测有助于鉴别
恶性淋巴瘤	可以出现全血细胞减少及局灶性骨髓增生减低，淋巴细胞浸润。通过免疫表型及基因重排检测可以帮助排除淋巴瘤。再障一般无脾大
原发性骨髓纤维化（MF）	MF 常伴有血细胞减少及脾大，骨髓活检示网状纤维 / 胶原纤维明显增生。骨髓纤维化不伴脾大时提示存在其他肿瘤
神经性厌食或长时间饥饿	可以表现为全血细胞减少，骨髓增生减低，凝胶状改变，脂肪和造血细胞减少。苏木精 - 伊红染色可见增多的淡粉色背景物质
免疫性血小板减少症（ITP）	某些再障患者早期表现为单纯血小板减少，随后发展为全血细胞减少，需要与 ITP 鉴别。骨髓检查显示再障为骨髓增生减低，巨核细胞减少，ITP 患者很少出现巨核细胞减少

（五）预后简述

再障的预后与病情和治疗方法密切相关。通常非重型再障病程进展缓慢，多数预后良好。重型再障若不经积极治疗多数患者将发生感染或出血并发症很快死亡，即使积极治疗，极重型再障早期死亡率仍可高达 15% 左右。采用 HLA 相合同胞供者造血干细胞移植治疗重型再障，5 年生存率可达 80% 以上。抗胸腺细胞球蛋白（ATG）联合环孢素（CsA）的免疫抑制治疗有效率为 60% ～ 80%，患者 5 年生存率约 80%，部分患者为部分治疗反应，生存质量不理想。治疗有效的患者 10% 左右复发，10% 左右发生晚期克隆性血液学异常。

第二节　重型和非重型再生障碍性贫血

一、重型再生障碍性贫血

（一）临床表现

重型再生障碍性贫血（重型再障，SAA）多数起病急、进展迅速、病程短，全血细胞进行性减少，且达到重度血细胞减少。出血和感染常为起病时的主要症状，出血部位广泛，除皮肤、黏膜（口腔、鼻腔、齿龈、球结膜）等体表出血外，常有深部脏器出血，如便血、尿血、阴道出血、眼底出血及颅内出血，后者常危及患者生命。半数以上病例起病时即有感染，以口咽部感染、肺炎、皮肤疖肿、肠道感染、尿路感染较常见。严重者可发生败血症。感染往往加重出血，常导致患者死亡。

（二）诊断标准

符合再障的诊断，且骨髓细胞增生＜正常的 25%；外周血符合以下 3 项中至少 2 项：中性粒细胞＜ 0.5×10^9/L，血小板＜ 20×10^9/L，网织红细胞＜ 20×10^9/L。符合重型再障标准且中性粒细胞＜ 0.2×10^9/L 为极重型再障（VSAA）。

（三）鉴别诊断

见前文。

二、非重型再生障碍性贫血

（一）临床表现

非重型再生障碍性贫血（非重型再障）病情相对较轻，血细胞减少程度不重，临床表现相对缓和，部分患者可能因查体或其他疾病检查时发现。因贫血较轻，多数患者不需要红细胞输注。出血一般较轻，多为皮肤、黏膜等体表出血，深部出血少见。病程中可有感染、发热，以呼吸道感染多见，相对较轻，容易控制；如感染重并持续高热，往往加重骨髓衰竭，从非重型进展为重型或极重型再障。

（二）诊断标准

符合再障的诊断，但血象和骨髓象指标达不到重型再障和极重型再障的标准。

（张　莉）

第三节　先天性骨髓造血衰竭综合征

先天性骨髓造血衰竭综合征（inherited bone marrow failure syndrome，IBMFS），是由于基因的点突变、微缺失、微重排、染色体脆性增加，以及染色体单亲起源等多种遗传因素异常造成的骨髓造血功能低下性疾病的总称，多以先天性躯体畸形、骨髓造血衰竭和易患肿瘤为主要特点，包括Fanconi贫血（Fanconi anemia，FA）、先天性角化不良（dyskeratosis congenita，DC）、先天性中性粒细胞减少伴胰腺功能不全综合征（Shwachman-Diamond syndrome，SDS）、Diamond-Blackfan贫血（DBA）、重症先天性粒细胞缺乏（severe congenital neutropenia，SCN）、先天性无巨核细胞性血小板减少症（CAMT）和血小板减少伴桡骨缺如（TAR）等。还有一部分患儿难以分类，暂时归为IBMFS不能分类型。

一、Fanconi贫血

（一）概述

Fanconi贫血（FA）是IBMFS中最常见的一种，全球发病率为0.3/10万，是一种以常染色体隐性遗传为主的异质性疾病，少数（如FANCB亚型）为X连锁遗传和常染色体显性遗传（如RAD51亚型），发病无明显种族或地区差异。

FA患者存在染色体不稳定性，细胞有高频的自发性染色体断裂，应用丝裂霉素C（MMC）、二环氧丁烷（DEB）处理后，FA细胞较正常细胞染色体断裂明显增加。同时FA细胞对电离辐射、氧自由基等均表现出高度敏感性。

现已认识到DNA损伤识别或修复缺陷是FA发生的关键，基因组不稳定性可能导致DNA修复异常。目前至少发现了22种不同的基因，涵盖95%的患者，如*FANCA*、*FANCB*、*FANCC*、*FANCD1*、*FANCD2*、*FANCE*、*FANCF*、*FANCG*、*FANCI*、*FANCJ*、*FANCL*、*FANCM*、*FANCN*、*FANCO*、*FANCP*、*FANCQ*、*FANCR*、*FANCS*、*FANCT*、*FANCU*、*FANCV*等。其中*FANCA*、*FANCB*、*FANCC*、*FANCE*、*FANCF*、*FANCG*、*FANCL*和*FANCM4a*可形成蛋白复合体，称为FA核心复合体，随后催化*FANCD2*的下游蛋白产物泛素化，当这些基因发生遗传学变异后，其编码的蛋白产物参与包括BRCA1、AT、NBS、Mre11等其他基因产物的DNA损伤反应，导致DNA损伤不能得到及时修复。由于人体造血系统处于相对活跃的增殖状态，这些DNA损伤后易导致造血系统受累。其中*FANCA*突变最多见，约占70%，其次为*FANCC*和*FANCG*突变。

（二）临床表现

FA患者多在10岁前发病，也有成年以后诊断者，男女患病比约为1.3 ∶ 1。主要临床特征为先天性躯体畸形、骨髓造血衰竭和肿瘤易感性。FA临床表现复杂多样，最常见的血细胞异常是全血细胞减少，最终可能会发展成再障（AA）、骨髓增生异常综合征（MDS）、白血病，白血病多为急性髓系白血病（AML）。FA患者最常见的先天畸形有身材矮小、小头畸形、皮肤色素沉着/减退（牛奶咖啡斑）、拇指缺如、多指、尺骨畸形、桡骨缺失和脊柱侧凸等，内脏畸形有马蹄肾、生殖器畸形、十二指肠闭锁等。

由于致病基因不同，FA有几种亚型，如*FANCD2*或*FANCI*突变与VACTERL或VACTERL-H综合征有关。VACTERL综合征主要表现为脊柱畸形、肛门闭锁、先天性心脏病、气管食管瘘伴食管闭锁、肾及肢体畸形。VACTERL-H综合征则是VACTERL综合征基础上伴有脑积水。另一组临床特征与VACTERL-H综合征和FA不同的疾病称为PHENOS，主要表现为色素沉着、小头畸形、小眼裂、中枢神经系统异常、耳廓异常和身材矮小。

恶性肿瘤是FA的主要风险，国际FA登记处的资料显示，截至50岁，90%的患者发生骨髓造血衰竭，40%患者发生恶性血液病，35%罹患实体瘤。

FA 患者临床表现个体差异较大，同一 FA 家族中，表现可不相同。有的无典型 FA 表现，有的仅表现为轻度贫血（表 16-3-1）。

表 16-3-1　表现为血细胞减少的 IBMFS 常见的临床特征

	大细胞性贫血					
	血小板减少			贫血	中性粒细胞减少	
临床特征	TAR	TBD	FA	DBA	SDS	SCN
头 / 颈		口腔白斑，早白发，眼科异常	小头畸形，听力减退，耳畸形，眼科异常 / 小眼裂	颅面畸形，短颈		听力减退，龋齿，牙龈炎
肺		肺纤维化，肺气肿				
心血管	室间隔缺损			先天性心脏病		
胃肠道		肝硬化，肝肺综合征，食管狭窄	气管食管瘘，食管闭锁		胰腺功能缺陷	
泌尿生殖系统 / 妇科		尿道狭窄	肾 / 泌尿生殖道畸形 不孕不育	肾 / 泌尿生殖道畸形		
肌肉骨骼系统	桡骨缺如	身材矮小，股骨头坏死，骨质疏松症	身材矮小，拇指 / 桡骨畸形	身材矮小，拇指畸形	身材矮小，干骺端成骨不全	骨矿物质含量减少
皮肤		网格状皮肤色素沉着，指甲发育不良	牛奶咖啡斑，皮肤色素沉着 / 脱失		湿疹	湿疹
血管		动脉血管畸形				
免疫		变异性免疫缺陷			反复感染	反复感染
中枢神经系统		发育落后 小脑发育不全	发育落后，学习能力低下 垂体功能减退	发育延迟	发育落后 学习能力下降	发育落后 癫痫
恶性疾病相关	MDS/AML	MDS/AML，鳞状细胞癌，皮肤基底细胞癌	MDS/AML，鳞状细胞癌，皮肤基底细胞癌	MDS/AML，骨肉瘤，胃肠道恶性疾病	MDS/AML	MDS/AML

注：TAR，血小板减少伴桡骨缺如；TBD，端粒生物学异常；FA，Fanconi 贫血；DBA，先天性纯红细胞再生障碍性贫血；SDS，Shwachman-Diamond 综合征；SCN，重症先天性粒细胞缺乏症；MDS，骨髓增生异常综合征；AML，急性髓系白血病。

（三）实验室检查

1. 血常规检查多为全血细胞减少，也可仅表现为血红蛋白减少。

2. 骨髓形态呈现增生低下，非造血细胞增多。

3. 造血祖细胞培养显示 BFU-E，CFU-E 减少。

4. 细胞遗传学检查可能出现克隆性染色体异常，如 +1q、+3q、–7q 等。

5. 胎儿血红蛋白增高。

6. 染色体脆性试验阳性，对 DNA 交联剂、MMC 敏感。

7. 基因检查可发现 FA 相关基因突变。

（四）诊断

典型的 FA，根据进行性骨髓衰竭伴先天性畸形等临床表现和血常规、骨髓形态、染色体断裂试验及基因检测等，诊断不困难。因染色体脆性试验方法简单、成本低，目前仍被作为 FA 的初筛诊断方法，随着分子诊断技术的完善，该方法正逐渐被基因诊断所取代。

新诊断的 FA 患者应该进行分型，伴有 *FANCA* 基因突变的患者临床表现较轻微，骨髓衰竭发生较晚，但 *FANCC* 和 *FANCG* 基因突变的患者临床表现较重，需要早期进行干预，*FANCD1* 基因突变患者发病较早，白血病和实体肿瘤的发生率较高，应早期进行治疗。早期诊断和确定 *FANC* 突变基因对已有FA患者父母再生育时的遗传咨询至关重要。

二、先天性角化不良

（一）概述

先天性角化不良（DC）是由某些端粒酶相关基因突变引起的，起病于儿童期的先天遗传性疾病。其特征性临床表现为皮肤色素沉着、指（趾）甲发育不良和口腔黏膜白斑“三联征”，常继发造血功能衰竭。

在 IBMFS 中，DC 的发病率仅次于 FA，约为 0.1/10 万，发病的中位年龄为 15 岁，50% 患者在 15 岁以后。DC 也是一种染色体不稳定性疾病，但 DC 患者的淋巴细胞并不对 DEB、MMC 及放射线等高敏感，不会引起染色体断裂增加，这一点可与 FA 相鉴别。

DC 患者存在 X 染色体隐性、常染色体显性和常染色体隐性等 3 种遗传方式。*DKC1* 为 X 连锁的性联遗传，*ACD*、*RTEL1*、*TERT*、*TERC*、*TINF2* 为常染色体显性遗传，*RTEL1*、*TERT*、*ACD*、*POT1*、*NHP2*、*NOP10*、*CTC1*、*PARN* 为常染色体隐性遗传。已发现的与 DC 发病相关的基因中，*TERC*、*TERT*、*DKC1*、*NOP10*、*NHP2*、*NAF1* 与端粒酶复合物相关，*TINF2*、*ACD*、*POT1* 与端粒保护复合物相关，*CTC1*、*STN1* 与端粒帽蛋白有关，而 *RTEL1*、*WRAP53*、*PARN* 与端粒的其他成分和 DNA 修复通路密切相关。

（二）临床表现

DC 多起病于 10 岁之前，男性多于女性，无种族差异。典型三大临床特征为指甲营养不良，皮肤网状色素沉着和黏膜白斑，也可以有身材矮小，牙齿异常，食管狭窄，早脱发，过早老龄化，骨质疏松症，肝硬化，泌尿系畸形，多汗症，肺纤维化，眼、骨髓发育异常等，并具有肿瘤易感性。50% 的儿童患者和 75% 的成人患者患有神经精神疾病，发生率明显高于一般人群。其精神障碍的症状包括情绪化、焦虑、精神病和适应障碍等，或者患有神经认知障碍，如多动症、智力残疾、学习障碍等。其他少见症状包括食管狭窄、尿道狭窄、股骨 / 肱骨缺血性坏死、骨质疏松、肺纤维化和非乙醇性非感染性肝病等症状。另外，DC 患者有一种严重变异型，表现为生长发育迟缓、小脑发育不全、小头畸形和免疫缺陷，严重者在皮肤、黏膜症状出现前已死亡，称为 HH 综合征（Hoyeraal-Hreidarsson syndrome）。

值得注意的是，临床三联征在早期通常是不存在的，随着年龄增长而显现，在出现皮肤、指甲和黏膜症状前诊断困难。80% 的 DC 患者在 30 岁以前发展为骨髓衰竭综合征是 DC 致死的主要原因（60% ～ 70%）。临床最重要的合并症是随着年龄增长发生的臀部、肩部的缺血性坏死、视网膜出血、高脂血症（特别是雄激素治疗者）、肝或肺的纤维化。而最易导致严重临床症状的是肺或肝纤维化，以及肺、肝或胃肠道的动静脉畸形。2016 年美国血液学会年会（ASH）会议中美国国立癌症研究所（NCI）报道 197 例 DC 患者中，50 岁时 47% 的患者发生重度骨髓衰竭，2% 发生白血病，11% 发生实体瘤。而接受造血干细胞移植患者中发生癌症的风险是非 DC 患者的 5.7 倍。DC 患者临床表现多样，同一家族中不同成员发病表现不同，DC 的表型可能受其他遗传因素或环境因素的影响。

（三）实验室检查

1. 血常规检查多为全血细胞减少。
2. 骨髓形态呈现增生低下，非造血细胞增多。
3. 造血祖细胞培养显示 BFU-E，CFU-E 减少。
4. 端粒长度检测　目前检测端粒长度的方法主要有 3 种，Southern 印迹杂交法（Southern blot）、实时聚合酶链反应（real-time PCR）和流式荧光原位杂交法（flow-FISH）。端粒缩短并不是 DC 的特有表现，非 DC 引起的骨髓衰竭综合征患者也会出现端粒缩短的现象。但 DC 患者的端粒长度是最短的。大多数 DC 患者的端粒长度均短于正常对照的第一百分位长度。检测全血淋巴细胞、CD45RA/CD20 幼稚 T 细胞和 CD20 B 细胞的端粒长度诊断 DC 的特异性和敏感性高达 90%。
5. 基因检查可发现端粒相关基因突变（表 16-3-2）。

表 16-3-2　已知 IBMFS 相关基因改变

疾病	基因异常
FA	*FANCA*，*FANCB*，*FANCC*，*FANCD1*，*FANCD2*，*FANCE*，*FANCF*，*FANCG*，*FANCI*，*FANCJ*，*FANCL*，*FANCM*，*FANCN*，*FANCO*，
	FANCP，*FANCQ*，*FANCR*，*FANCS*，*FANCT*，*FANCU*，*FANCV*
DC	*ACD*，*CTC1*，*DKC1*，*NAF1*，*NHP2*，*NOP10*，*PARN*，*POT1*，*RTEL1*，*TERC*，*TERT*，*TINF2*，*WRAP53*，*STN1*
DBA	*GATA1*，*RPL5*，*RPL11*，*RPL15*，*RPL18*，*RPL26*，*RPL27*，*RPL31*，*RPL35*，*RPL35A*，*RPS7*，*RPS10*，*RPS17*，*RPS19*，*RPS24*，*RPS26*，*RPS27*，*RPS28*，*RPS29*，*TSR2*

续表

疾病	基因异常
SDS	*DNAJC21*，*EFL1*，*SBDS*
SCN	*CSF3R*，*ELANE*，*G6PC3*，*GFI1*，*HAX1*，*JAGN1*，*VPS45*，*WAS*
TAR	*RBM8A*

6. 组织病理学检查（可疑病变组织如黏膜白斑等）　显示皮肤表皮变薄，上皮钉突消失，某些皮肤基底层内黑色素增多，真皮浅层出现噬黑色素细胞。

7. 胸部X线检查显示肺纤维化，肺功能减低等。

（四）诊断

典型DC患者，依据临床三联征结合皮肤组织活检和端粒酶相关基因检测等实验室检查即可获得早期确诊。*DKC1*、*TERC*、*TERT*、*TINF2*、*NOP10*、*NHP2*、*TCAB1*等基因突变有助于DC的诊断，对遗传咨询、产前诊断可提供帮助。

对疑诊患者进行基因检测有助于诊断及与其他先天性骨髓衰竭性疾病相鉴别。

三、Shwachman-Diamond综合征

（一）概述

Shwachman-Diamond综合征（SDS）是一种罕见的家族性造血功能衰竭性疾病，为常染色体隐性遗传，主要表现为胰腺外分泌功能异常和骨髓衰竭。

研究发现，90%～95%的SDS患者为常染色体隐性遗传，合并有SDS基因（*SBDS*）突变，SBDS位于7q11，由5个外显子组成。*SBDS*基因突变与SDS发生及临床特征之间的关联和分子机制不详。而那些无*SBDS*基因突变的患者可能至少有一种以上其他基因异常，与SDS疾病发生的相关性尚未可知。

（二）临床表现

SDS主要表现为胰腺外分泌功能异常、骨干骺端发育不良、不同程度的全血细胞减少和易向白血病转化。SDS一般发生在儿童期，很少在成年人发病，主要症状有吸收不良，脂肪泻和生长落后。常见低出生体重，身材矮小，神经认知障碍，约1/2患者发生干骺端发育不良，特别是臀部和大腿干骺端发育不良或免疫缺陷等，部分患者有学习困难。

SDS患者易发生再障和AML，年龄积累的白血病发生率为70%。中性粒细胞缺乏最常见，也可发生贫血和血小板减少。患者胰腺腺泡被脂肪组织取代，早期表现为腹泻和生长落后。血清胰蛋白酶或胰淀粉酶水平减低。随着年龄的不断增长，超过一半的患者胰腺功能可有效提高。

有中性粒细胞减少伴有腹泻病史，但不符合SDS诊断标准的，称为“Shwachman-like”疾病，与*EFL1*基因突变有关。并有报道*DNAJC21*基因与核糖体生物学特性有关，有3个家族性SDS的儿童发现为*DNAJC21*的双等位基因突变。

SDS患者进展为MDS/AML的概率小于1%/年，102例患者中30岁时MDS/白血病累计发生率为36%。

（三）实验室检查

1. 血常规检查为中性粒细胞缺乏，也可有血红蛋白和血小板减少。

2. 骨髓形态呈现增生低下，粒系、红系、巨核细胞减少或呈MDS表现。

3. 细胞遗传学检查经常出现克隆性染色体异常，特别是7号染色体异常［单体7，der（7），和i（7q）和del（20q）］。伴有i（7q）异常的患者一般不发展为AML。

4. 胰腺外分泌功能　血清胰蛋白酶原和胰淀粉酶缺乏。3岁以下患儿血清胰蛋白酶原减低，粪便中检出脂肪排泄物增加。

5. 超声/CT　胰腺肥大。

6. 基因检查可发现SDS相关基因突变（表16-3-2）。

（四）诊断

对于营养不良伴骨髓增生低下、全血细胞减少、软骨发育异常和反复感染的患儿应考虑SDS。需进行胰腺外分泌功能、腹部超声/CT、骨髓及基因检测等相关实验室检查。超声或CT等检查发现胰腺肥大是SDS的特征表现。骨髓检查发现造血功能减低，随着年龄增长，SDS患者骨髓

功能不会改善。

年龄较大的患者可能出现漏诊，故 *SBDS* 基因检测十分重要，但 *SBDS* 基因突变阴性不能排除 SDS 诊断，10% 的患者缺少 *SBDS* 基因突变。

IBMFS 患者发生克隆性异常，特别是 SDS，长期的随访很必要。

四、Diamond-Blackfan 贫血

（一）概述

Diamond-Blackfan 贫血（DBA）又称为先天性纯红细胞再生障碍性贫血（pure red cell aplasia，PRCA）是以红系造血衰竭和多系统畸形为特点的一种 IBMFS。发病率在欧美国家为（0.5 ～ 0.7）/10 万，日本为 1.2/10 万，男女发病率无差别。我国尚无流行病学资料。约 93% 的患儿 1 岁以内起病，主要遗传方式为常染色体显性遗传，也可能为 X 连锁隐性遗传，遗传方式与特异致病基因有关。

DBA 是一种核糖体形成功能缺陷性疾病。DBA 相关的常见受累基因有 *RPS19*、*RPS24*、*RPS17*、*RPS35A*、*RPL5*、*RPL1*、*PRS7*、*RPS10*、*RPS26*、*RPL26*、*RPL15*、*RPS29* 等，其中 *RPS19*、*RPS24* 和 *RPS17* 突变占全部 DBA 患者的 25% ～ 30%。有学者将疾病相关核糖体蛋白相关基因范围扩大，又发现 30 多种核糖体蛋白参与了 DBA 的发病。2012 年 Sankaran 等的研究证实，造血转录因子 GATA1 的剪接区的一种突变，是除核糖体蛋白异常之外，另一种可导致 DBA 的因素。另外 P53 通路的异常激活也参与 DBA 疾病的发生。但仍有约 35% 的患者没有上述与 DBA 发病相关的遗传学异常。

（二）临床表现

DBA 平均发病年龄为 3 个月，90% 的患儿在 1 岁以内出现明显的临床表现。多为正细胞性贫血，贫血程度多为中至重度，血小板和白细胞计数往往正常，网织红细胞减少。少部分 DBA 患者可能出现再障，或可自发缓解。DBA 患者无黄疸、出血，无肝脾、淋巴结肿大等异常体征，30% ～ 50% 的 DBA 患者可伴有先天性发育异常，如颅面发育畸形，桡骨畸形，肾、心脏畸形，泌尿道畸形等。DBA 患者的恶性肿瘤发病率高于正常人，但低于 FA 和 DC 患者。最常见的合并症是激素治疗相关合并症及输血引起的肝、心脏等的铁过载，即使应用铁螯合剂也可能发生铁过载，造成重要脏器损伤。

（三）实验室检查

1. 血常规检查多为大细胞性贫血，贫血程度多为中至重度，血小板和白细胞计数往往正常，网织红细胞减少。
2. 骨髓形态典型表现为红系明显减低伴早期阶段幼红细胞缺乏，少部分表现为再障骨髓象。
3. 造血祖细胞培养显示 BFU-E，CFU-E 减少。
4. 红细胞内腺苷脱氨酶（ADA）增高。
5. 胎儿血红蛋白增高。
6. 基因检查可发现 DBA 相关基因突变。

（四）诊断

典型 DBA 多在出生后 1 岁以内发病，血常规表现为大细胞性贫血，白细胞和血小板无明显减少，网织红细胞减少及骨髓增生活跃，幼红细胞减少（＜ 5%）或缺如。如发现典型 DBA 基因突变或有阳性家族史，红细胞内 ADA 增高，先天性躯体畸形，HbF 增高支持疾病的诊断。应注意与 FA 等 IBMFS 相鉴别。DBA 患者红细胞内 ADA 水平的升高对临床诊断该病具有较高的特异度，但灵敏度欠佳。

五、重症先天性粒细胞缺乏

（一）概述

重症先天性粒细胞缺乏（SCN）是一类以中性粒细胞减少（＜ 0.5×10^9/L）、化脓性感染、骨髓粒细胞成熟停滞为临床表现的疾病，又称 Kostmann 综合征。发病率约 2/100 万。常在婴儿期发病。该病可能为常染色体隐性遗传、常染色体显性遗传或 X 连锁隐性遗传。

SCN 患者初诊时细胞遗传学多正常，后有 80% 患者出现单体 7 异常，并易向 MDS/AML 转化。SCN 的常见致病基因有 *ELA2*、*GFI1*、*CXCR4*、*SBDS*、*HAX1*、*G6PC3* 和 *WASP* 等。60% ～ 80% 的患儿伴有 *ELA2* 突变。SCN 患者可有 G-CSF 产

生缺陷，G-CSF 受体基因突变多在病程中出现，其可能在 SCN 转化为 AML 时起重要作用。

（二）临床表现

最常见的临床表现为中性粒细胞减少引起的感染，可表现为出生时脐部感染，其次为皮肤感染、中耳炎、牙龈炎、上呼吸道感染、肺炎、肠炎、腹膜炎、肝脓肿甚至败血症等。多数患儿于 1 岁以内因严重感染死亡。部分患儿可能出现贫血、骨质疏松、脾大等，患儿转换为 MDS/AML 的危险性与 FA、DC 相似。

（三）实验室检查

1. 血常规检查多为中性粒细胞减少，也可出现血红蛋白减少。

2. 骨髓形态呈现增生减低，中性粒细胞成熟障碍，停滞于中幼粒细胞阶段。

3. 细胞遗传学检查初诊时多正常，后有 80% 患者出现单体 7 异常。

4. 基因检查可发现 SCN 相关基因突变（表 16-3-2）。

5. 腹部超声见脾大。

（四）诊断

SCN 的诊断依据是持续 1 个月以上，3 次及以上的血常规检查发现中性粒细胞减少，并排除免疫介导的脾功能亢进或周期性中性粒细胞减少等病因可诊断。骨髓提示增生减低，中性粒细胞成熟障碍，停滞于中幼粒细胞阶段。60% 的患儿可检测到 *ELA2* 突变。

综上，IBMFS 各有临床特征（表 16-3-1）及相应实验室检测（表 16-3-3）和基因检测结果（表 16-3-2），典型 SCN 诊断不难。不典型患者的诊断和鉴别流程如图 16-3-1 所示。

表 16-3-3　表现为血细胞减少的 IBMFS 实验室检测及血液学特征

	大细胞性贫血					
	血小板减少			贫血	中性粒细胞减少	
	TAR	TBD	FA	DBA	SDS	SCN
筛选试验	上臂 X 线检查	淋巴细胞端粒缩短	自发的或 DEB/MMC 诱导染色体断裂	红细胞腺苷脱氨酶升高	胰腺异淀粉酶或胰蛋白酶原降低	无
外周血	血小板大小正常	血小板大小正常，HbF 升高	血小板大小正常，HbF 升高	网织红细胞减少，HbF 升高	B/T 细胞缺乏，HbF 升高，中性粒细胞趋化障碍	–
MDS/AML 前	巨核细胞减少	增生减低	增生减低，红系发育异常	增生正常，随年龄增生减低	增生减低	早幼粒细胞
骨髓检查		1 系或 3 系发育异常	细胞遗传学：+1q，+3q	红系前体细胞减少	粒系发育异常	成熟障碍
					细胞遗传学：del（20）（q11），i（7）（q10）	
MDS/AML 亚型	–	–	RCMD，REAB，RARS，MDS-NOS	–	可变的	可变的
MDS/AML 细胞遗传学	–	–	+1q，–7/–7q，+3q	–	7 号染色体异常	可变的
MDS/AML 获得性基因异常	–	–	RUNX1	–	TP53	CSF3R，RUNX1

注：TAR，血小板减少伴桡骨缺如；TBD，端粒生物学异常；FA，Fanconi 贫血；DBA，先天性纯红细胞再生障碍性贫血；SDS，Shwachman-Diamond 综合征；SCN，重症先天性粒细胞缺乏症；MDS，骨髓增生异常综合征；AML，急性髓系白血病；DEB，环氧丁烷；MMC，丝裂霉素 C；MDS-NOS，MDS 不能分类。

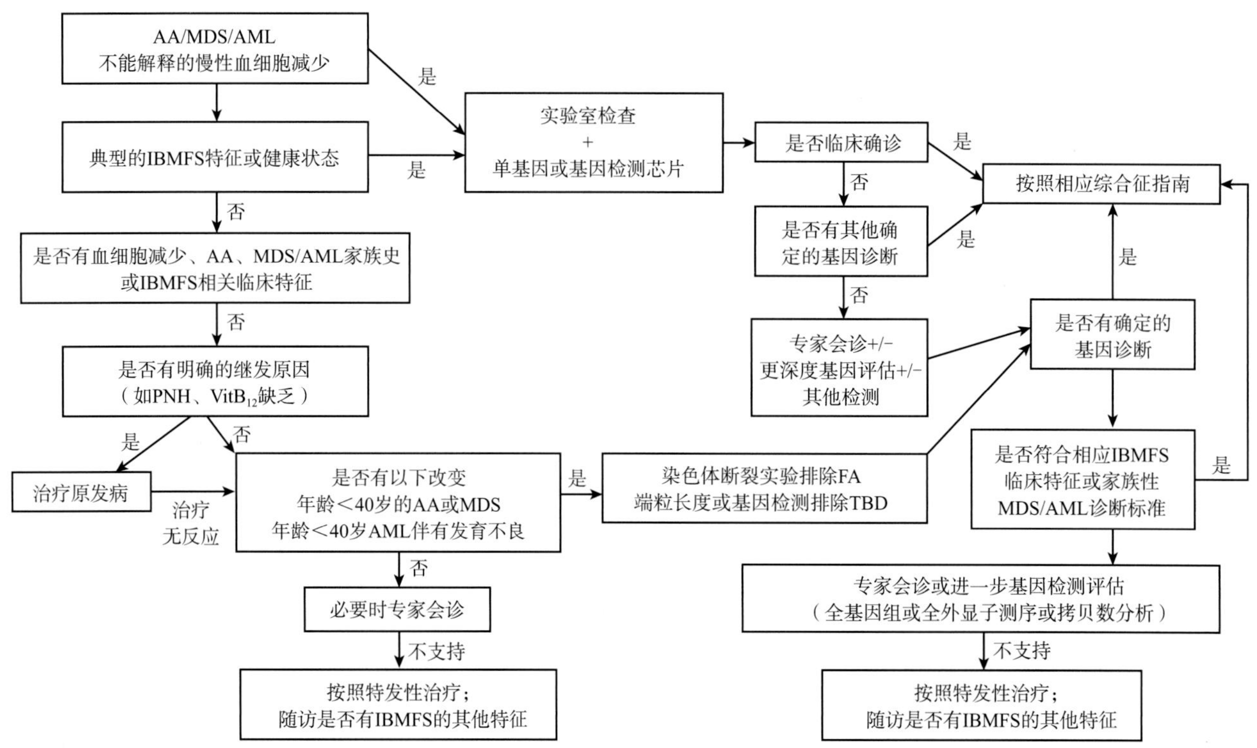

图 16-3-1　表现为 AA、MDS、AML 及不能解释的慢性血细胞减少的 IBMFS 诊断流程

需要强调的是，唯有基因检测才是确诊各型 IBMFS 的金标准。对先证者通过基因检测或其他诊断方法确认突变基因，可用于确诊及对家庭成员进行癌症等疾病的危险性预测和治疗干预，甚至可能为遗传咨询提供证据。但 IBMFS 还有很多未知的候选基因，第二代基因测序技术的飞速发展，促进了 IBMFS 诊疗新时代的到来。

（陈晓娟）

第四节　纯红细胞再生障碍性贫血

（一）概述

纯红细胞再生障碍性贫血（PRCA）是以正细胞正色素性贫血，外周血网织红细胞绝对值减少和骨髓红系前体细胞增生减低或缺如为特征的一类造血衰竭性疾病。Diamond-Blackfan 贫血（DBA）和儿童一过性幼红细胞减少症（TEC）见于先天性和获得性的婴幼儿患者。

PRCA 均为获得性，可分成原发性和继发性两类。常见的继发性因素包括大颗粒淋巴细胞白血病（LGLL）和其他淋巴增殖性疾病、胸腺瘤、某些实体肿瘤、药物和感染、自身免疫性疾病、红细胞生成素（EPO）抗体产生等。

（二）临床表现

如果没有其他基础性疾病，贫血常是本病的唯一表现和体征。由于免疫攻击仅针对骨髓较为早期的前体细胞，并不累及更成熟的红系前体细胞和循环成熟红细胞，因此患者对于贫血的耐受较好，临床多呈隐匿性病程。

（三）骨髓细胞学

外周血呈正细胞正色素性贫血，网织红细胞绝对值减少或缺如；白细胞分类计数一般正常，继发于大颗粒淋巴细胞白血病者可伴有白细胞减少或增多；血小板计数正常，也可轻度减少或增高。

（四）骨髓活检

骨髓活检和分类显示造血面积总体正常，特征性表现为红系前体细胞明显减少，甚至缺如，但粒系细胞和巨核细胞不减少，偶有嗜酸性粒细胞增多，各系细胞形态无明显异常。微小病毒 B19 感染者中有时可发现体积大、胞质有空泡的巨型原红细胞。血清铁浓度增高，常达到总铁结合力的水平，因此转铁蛋白饱和度可接近 100%。

（五）诊断

PRCA 诊断标准：①贫血相关的临床表现。②血红蛋白低于正常值（男< 120g/L，女< 110g/L），网织红细胞< 1%。白细胞和血小板计数均正常。③骨髓幼红细胞< 5%，粒系及巨核系各阶段均正常。

诊断明确后尚需搜寻 PRCA 可能的原因，仔细询问病史，尤其近期用药史和感染病史；肾功能及 EPO 水平；自身抗体检测，包括抗 EPO 抗体；染色体核型分析；T 细胞受体（TCR）基因重排；外周血流式细胞术淋巴细胞亚群分析；微小病毒 B19 DNA 及其抗体；CT 或 MRI 检查除外胸腺瘤或其他淋巴瘤，疑似先天性患者应行基因检测。

（六）鉴别诊断

1. 骨髓增生异常综合征（MDS）　在成人原发病例中，PRCA 可为 MDS 的前驱表现。但其网织红细胞通常> 1%，平均红细胞体积（MCV）增大，骨髓幼红细胞有巨幼样变特征，可有粒系和巨核细胞形态改变，原始细胞可增多，小巨核细胞增多。

2. Diamond-Blackfan 贫血（DBA）　为先天性遗传性疾病，绝大多数在出生后 1 年内起病，除贫血、网织红细胞减少、骨髓红系增生减低外，可有阳性家族史、身体畸形、染色体或基因异常以资鉴别。

3. 儿童一过性幼红细胞减少症（TEC）　多见于 1 ～ 3 岁的健康儿童，病因不明，发病前半数有前驱病毒性感染，但非微小病毒 B19 感染，除贫血、网织红细胞减少、骨髓红系增生减低外，极少数出现癫痫、神经系统异常等并发症，病情于数周内可自发恢复。

4. 一过性再障危象（TAC）　常为慢性溶血性贫血基础上发生微小病毒 B19 感染所致。患者可有血胆红素升高，骨髓涂片可见较为特异的巨大原红细胞，病程仅持续几周，呈自限性。

5. 其他继发性纯红再生障碍性贫血　纯红再生障碍性贫血可继发于胸腺瘤、大颗粒淋巴细胞白血病、慢性淋巴细胞白血病、自身免疫性疾病、药物、ABO 不合骨髓移植、应用重组红细胞生成素（rEPO）产生抗体、妊娠等，仔细的病史询问，体格检查和针对性实验室检查有助鉴别。

（周　康）

第五节　先天性无巨核细胞性血小板减少症

（一）概述

先天性无巨核细胞性血小板减少症（congenital amegakaryocytic thrombocytopenia，CAMT）是一种罕见的遗传性骨髓衰竭综合征，婴幼儿出生即有严重血小板减少、骨髓巨核细胞减少或缺如，一般不伴有先天性躯体畸形。此类疾病如果不积极干预治疗，可进展为全血细胞减少骨髓衰竭性疾病。分子生物学研究证实，在大多数 CAMT 病例中可检测出促血小板生成素受体（c-Mpl）纯合或复杂杂合突变，为本病诊断及鉴别诊断提供了依据。在早期报道中，由于无法及时进行血小板输注及造血干细胞移植（HSCT）等相应治疗，多数患儿因骨髓衰竭而死亡。近年来随着对该病发病机制的深入研究及 HSCT 的广泛开展，许多患儿获得良好的疗效。

（二）临床表现

CAMT 多于新生儿期发病，是一种常染色体隐性遗传性疾病，男女发病率无明显差别。主要临床特征最初为皮肤黏膜出血，严重者可有内脏甚至颅内出血，危及生命；疾病后期由于骨髓造血功能障碍进而出现全血细胞减少，骨髓衰竭，表现为贫血、出血及粒细胞缺乏引起的感染。CAMT 一般分为两型，Ⅰ型 CAMT 的血小板始终保持较低水平；Ⅱ型 CAMT 在 1 岁内血小板减少程度可有明显改善并维持数月，但是随着后期造血祖细胞的缺乏继而出现全血细胞减少和骨髓衰竭，血小板会再次降低。因此，研究认为，血小板计数> 100×10^9/L 或在 1 岁内升高不能作为 CAMT 的排除标准。

（三）血常规

CAMT 患儿最初发病时中位血小板计数约

为 20×10^9/L，其他血细胞计数均正常，血涂片中血小板形态正常。CAMT 患者发生全血细胞减少的年龄和血小板减少程度存在一定的相关性。CAMT Ⅰ型即血小板始终低于 50×10^9/L 者进展为全血细胞减少的年龄（平均为 22 月龄）比 CAMT Ⅱ型即 1 岁以内血小板大于 50×10^9/L 的患儿（平均为 48 月龄）明显小，有报道 CAMT 患儿进展为全血细胞减少的最小年龄为 1 个月。

（四）骨髓细胞学

CAMT 骨髓形态学初期通常表现为巨核细胞缺如或严重减少，胞体减小且伴有成熟障碍。有些 CAMT 在初始骨髓巨核细胞形态及数量无明显改变或仅有轻微减少。进展为骨髓衰竭性疾病时，骨髓表现为粒系、红系及巨核细胞系的缺乏。

（五）其他检查

与其他先天性骨髓衰竭性疾病不同，CAMT 患者一般不伴有躯体畸形。有少数患者会出现畸形，如心房或心室间隔缺损、斜视、生长迟缓、泌尿系统发育异常或特殊面容等，但目前认为此类畸形与 CAMT 无明显相关性。部分患者可有小脑延髓池和蚓部发育不良、胼胝体和脑干发育不全、多小脑回畸形、脑软化及脑萎缩等。目前有关 TPO 和 c-MPL 在大脑中的作用尚存在争议。c-MPL 缺陷引起 CAMT 和脑畸形之间尚不能充分证明有直接的因果关系。

（六）诊断

1. 外周血细胞检查。

2. 骨髓形态学。

3. CAMT 特殊基因检测　c-MPL 基因纯合突变或杂合突变是 CAMT 特异性突变基因，具有重要的诊断意义。如果临床表现和实验室参数支持 CAMT 的诊断，则应行 c-MPL 基因的分子学分析。若 c-MPL 基因突变阳性，即可明确诊断为 CAMT。

但是 c-MPL 突变并不是 CAMT 诊断的必要条件，除了 c-MPL 基因突变外，其他分子也可引起 CAMT，如编码 c-MPL 基因上游或下游分子的基因突变，引起对 TPO 反应的缺陷，最近还有研究报道发生于 21q22.11 区的突变也可以引起 CAMT。所以诊断 CAMT 需要结合患者的具体临床表现和实验室检查结果综合评估。

4. 血浆 TPO 水平　是诊断 CAMT 的重要指标，但目前尚未在临床广泛应用。TPO 由肝以恒定的速率产生，然后通过受体从循环中去除。TPO 受体 c-MPL 绝大多数表达于巨核细胞和血小板，而 CAMT 患儿的巨核细胞和血小板基本不表达功能性的 c-MPL，因此，血浆 TPO 水平很高，通常比正常值高 10 倍或者更多。当血小板减少是由于血小板破坏增加所致免疫性血小板减少时，TPO 的水平正常或仅略有升高，通过 TPO 水平的检查可与 CAMT 进行鉴别诊断。

（七）鉴别诊断

1. 新生儿同种免疫性血小板减少症（NAIT） 是由于母亲体内产生抗胎儿血小板抗体，当母亲血液有少量进入新生儿体内后，母源性血小板抗体导致新生儿血小板破坏增多，血小板减少。出生后母源性血小板抗体逐渐减少，1 个月后，患儿血小板逐渐升高。NAIT 患儿骨髓涂片常见巨核细胞正常或增多。可通过检测母亲和患儿的血小板抗体明确诊断。

2. 血小板减少伴桡骨缺如（TAR）　好发于婴幼儿，患儿血小板减少伴骨骼畸形，以桡骨缺失最为常见，亦可有其他躯体异常，如短肢畸形、上下肢缺如、尺骨缺如及心脏、肾脏缺陷等。一般不发生全血细胞减少和骨髓衰竭。

3. Wiskott-Aldrich 综合征（WAS）　又称湿疹血小板减少伴免疫缺陷综合征，是一种 X 连锁原发性免疫缺陷病。该病多发生于男性婴幼儿，多出生后即发病，主要临床表现为血小板减少，湿疹伴免疫缺陷三联征。实验室检查：血小板减少，涂片可见血小板体积减小。免疫球蛋白定量检查可有血清 IgM 水平下降，IgG 下降或正常，IgA 和 IgE 升高，淋巴细胞功能异常。可通过 WAS 突变基因检测明确诊断。

4. Fanconi 贫血（FA）和先天性角化不良（DC） 均属于先天性骨髓衰竭疾病。FA 是一种常染色体隐性遗传性疾病，以造血衰竭为主要临床表现，常并发多种躯体畸形及恶性克隆性疾病演变，常见躯体畸形，如身材矮小、骨骼畸形、性发育不全、皮肤牛奶咖啡斑等。实验室检查对 DNA 交联试剂的敏感性增高是 FA 细胞的特征，用 DEB 试验或丝裂霉素染色体断裂试验及 FA 突变基因测序分析可明确诊断。Western 检测 FANCD2 蛋白的泛素化与基因测序相结合可以对 FA 做出较全面的诊断，但由于费用较高目前仅用于实验研究，尚未在临床广泛开展。

DC 是由端粒酶相关基因突变所致的先天性遗传性疾病，有 X 连锁隐性遗传、常染色体显性遗传和常染色体隐性遗传 3 种遗传方式，特征性表现为皮肤色素沉着、黏膜白斑、指（趾）甲发育不良三联征，常伴发各种畸形及造血功能衰竭。DC 患儿的发病年龄较早，多数临床表现随年龄增加而逐渐出现。诊断主要依靠临床三联征，询问家族史，皮肤活检观察是否有皮肤角化过度或角化不良。端粒酶及相关基因检测包括 *DKCI*、*TERC*、*TERT*、*NOPIO*、*NHP2*、*TINF2*、*TCABI* 等基因突变，以及端粒长度的测定对于 DC 的诊断具有重要价值。

5. 继发性再生障碍性贫血（SAA）　发病原因较复杂，包括自身免疫因素、药物、理化因素、病毒等。其发病机制主要由于 T 细胞免疫异常导致造血干和（或）祖细胞受损，至过度凋亡。主要根据病史、临床表现、实验室检查及细胞遗传学、分子学检查综合诊断。排查原发性及先天性骨髓衰竭等疾病，并努力寻求病因。

（八）预后

目前，用 HLA 配型相合同胞供者进行 HSCT 是治疗 CAMT 的最佳选择。

（杨文钰）

参考文献

常丽贤，任媛媛，杨文钰 . 2016. 范可尼贫血患者临床转归与基因突变关系分析 . 中国当代儿科杂志，（8）：742-745.

付蓉，刘春燕 . 2017. 再生障碍性贫血诊断与治疗中国专家共识（2017 版）解读 . 临床血液学杂志 . 30（06）：821-825.

Adair JE，Becker PS，Chandrasekaran D，et al. 2016. Gene therapy for Fanconi anemia in Seattle：Clinical experience and next steps. Blood，128（22）：3510.

Alessandro P，Iman R，Valeria B，et al. 2018. Thrombopoietin mutation in congenital amegakaryocytic thrombocytopenia treatable with romiplostim. EMBO Molecular Medicine，10（1）：63-75.

Alter BP. 2003. Cancer in Fanconi anemia，1927-2001. Cancer，97（2）：425-440.

Ballmaier M，Germeshausen M. 2009. Advances in the under- standing of congenital amegakaryocytic thrombocytopenia. Br J Haematol，146(1)：3-16.

Calado RT，Cle DV. 2017. Treatment of inherited bone marrow failure syndromes beyond transplant. Hematology Am Soc Hematol Educ Program，96-101.

Cioc AM，Wagner JE，MacMillan ML，et al. 2010. Diagnosis of myelodysplastic syndrome among a cohort of 119 patients with fanconi anemia：morphologic and cytogenetic characteristics. Am J Clin Pathol，133（1）：92-100.

Degan P，Ravera S，Cappelli E. 2016. Why is an energy metabolic defect the common outcome in BMFS? Cell Cycle，15（19）：2571-2575.

Dhanraj S，Matveev A，Li H，et al. 2017. Biallelic mutations in DNAJC21 cause Shwachman-Diamond syndrome. Blood，129（11）：1557-1562.

Ghauri RI，Naveed M，Mannan J. 2014. Congenital amegakaryocytic thrombocytopenic purpura（CAMT）. J Coll Physicians Surg Pak，24（4）：285–287.

Jean H，Régis PL. 2016. Allogeneic hematopoietic stem cell transplantation for inherited bone marrow failure syndromes. Int J Hematol，103：373-379.

McReynolds LJ，Savage SA. 2017. Pediatric leukemia susceptibility disorders：manifestations and management. Hematology Am Soc Hematol Educ Program，8（1）：242-250.

Mohammad TA. 2016. Inherited thrombocytopenia with a different type of gene mutation：A brief literature review and two case studies. Iran J Pediatr，26（5）：e4105-4110.

Muramatsu H，Okuno Y，Yoshida K，et al. 2017. Clinical utility of next-generation sequencing for inherited bone marrow failure syndromes. Genet Med，19（7）：796-802.

Peffault de Latour R，Soulier J. 2016. How I treat MDS and AML in Fanconi anemia. Blood，127（24）：2971-2979.

Touw IP. 2015. Game of clones：the genomic evolution of severe congenital neutropenia. Hematology Am Soc Hematol Educ Program，2015：1-7.

Townsley DM，Scheinberg P，Winkler T，et al. 2017. Eltrombopag added to standard immunosuppression for aplastic anemia. N Engl J Med，376（16）：1540-1550.

West AH，Churpek JE. 2017. Old and new tools in the clinical diagnosis of inherited bone marrow failure syndromes. Hematology Am Soc Hematol Educ Program，2017（1）：79-87.

Zhang H，Kozono DE，O' Connor KW，et al. 2016. TGF-β Inhibition Rescues hematopoietic stem cell defects and bone marrow failure in Fanconi anemia. Cell Stem Cell，18（5）：668-681.

Zhu X. 2015. Current insights into the diagnosis and treatment of inherited bone marrow failure syndromes in China. Stem Cell Investig，6（2）：15.

第十七章

营养性贫血

第一节 缺铁性贫血

（一）概述

机体铁缺乏分为三个阶段：从储存铁缺失（iron depletion，ID）到缺铁性红细胞生成（iron deficiency erythropoiesis，IDE）再到缺铁性贫血（iron deficiency anemia，IDA）。在体内的铁储存已耗尽而红细胞的产生尚未受到限制之前，称为 ID。IDA 则是指体内储存铁已消耗殆尽、不能满足正常红细胞生成的需要时发生贫血。此时的特点是骨髓及其他组织中缺乏可染铁，血清铁蛋白及转铁蛋白饱和度降低，红细胞呈现小细胞低色素的特征。

（二）临床表现

缺铁性贫血的临床表现包括贫血、组织缺铁的特殊表现及造成缺铁的基础疾病三个方面。贫血起病隐匿，进展缓慢，患者适应性良好，能继续从事工作。贫血的常见症状是头晕、乏力、心悸、活动后气短、眼花、耳鸣等。缺铁的特殊表现：口角炎、舌乳头萎缩、舌炎，食欲减退，指甲变黄、变脆，严重时可呈匙状甲（反甲），恶心及便秘。欧洲患者常有吞咽困难、口角炎和舌感异常，称为 Plummer-Vinson 或 Paterson-Kelly 综合征。吞咽困难是由于下咽部和食管交界处有黏膜网形成袖口样结构，束缚食管入口，常需手术解决。儿童生长发育迟缓或行为异常，表现为烦躁、易怒、学习成绩下降。异食癖是缺铁的特殊表现，发生的机制不明。患者常控制不住地进食某种特殊“食物”，如纸屑、黄土、煤渣、生米等。铁剂治疗后症状消失。体征可有皮肤黏膜苍白、毛发干枯易断、口唇角化、指甲平薄、易碎、反甲等，约 10% 缺铁性贫血患者脾轻度肿大，缺铁纠正后可消失。

（三）血常规及其他检查

红细胞呈现典型的小细胞低色素性（MCV < 80fl、MCH < 27pg、MCHC < 30%），红细胞计数可正常而血红蛋白减低。血片中成熟红细胞中心淡染区扩大，细胞体积大小不均。网织红细胞大多正常或轻度增多。白细胞计数正常或轻度减少，分类正常。血小板计数正常或偏高。

1. 血清铁测定 血清铁降低 [< 8.95μmol/L（50μg/dl）]，总铁结合力增高 [> 64.44μmol/L（360μg/dl）]，而转铁蛋白饱和度降低。由于血清铁的影响因素较多，在判断结果时，应结合临床考虑。

2. 血清铁蛋白测定 血清铁蛋白低于 14μg/L。血清铁蛋白是急性期蛋白，在伴有炎症、肿瘤及感染时可以增高，应结合临床或骨髓铁染色判断其意义。缺铁性贫血患者骨髓红系细胞内及细胞外铁染色均略减少或缺如。

（四）诊断

病史和体格检查可以得到诊断缺铁性贫血的线索，确定诊断还须有实验室证实。临床上缺铁分为三个阶段：储存铁缺失、缺铁性红细胞生成及缺铁性贫血。其诊断标准如下。

1. 储存铁缺乏 仅有体内储存铁的消耗。符合下述 3 条中任何一条即可诊断。

（1）有明确的缺铁病因和临床表现。

（2）血清铁蛋白＜ 14μg/L。

（3）骨髓铁染色显示铁粒幼细胞＜ 10% 或消失，细胞外铁缺如。

2. 缺铁性红细胞生成　符合上述缺铁的诊断标准，同时有以下任何一条者即可诊断。

（1）转铁蛋白饱和度＜ 15%。

（2）红细胞游离原卟啉＞ 0.9μmol/L 或＞ 4.5g/Hb。

3. 缺铁性贫血　外周 Hb ＜ 110g/L，红细胞内血红蛋白减少明显。诊断依据如下。

（1）符合上述缺铁及缺铁性红细胞生成的诊断。

（2）小细胞低色素性贫血。

（3）铁剂治疗有效。

（五）鉴别诊断

主要与其他小细胞低色素性贫血相鉴别。

1. β 珠蛋白生成障碍性贫血　常有家族史，血片中可见多数靶形红细胞，血红蛋白电泳中可见胎儿血红蛋白 F（HbF）或血红蛋白 A_2（HbA_2）增加。患者的血清铁及转铁蛋白饱和度、骨髓可染铁均增多。β 珠蛋白生成障碍性贫血基因检测是诊断本病的力证。

2. 慢性病性贫血　血清铁降低，但总铁结合力不增加甚至降低，转铁蛋白饱和度正常或稍增加。血清铁蛋白常增高。骨髓中细胞内铁减少，细胞外铁明显增多。如果本病合并缺铁性贫血，铁代谢指标即有缺铁的表现，又存在慢性病性贫血的表现，需结合临床谨慎判断。

3. 铁粒幼细胞性贫血　主要病因为红细胞铁利用障碍，可表现为小细胞低色素性贫血。血清铁增高而总铁结合力正常，故转铁蛋白饱和度增高。骨髓中铁颗粒及铁粒幼细胞明显增多，可见到多数环状铁粒幼细胞。血清铁蛋白的水平也增高。

（六）预后

本病预后良好，应注意三个方面：①加强预防宣传教育；②治疗必须坚持至体内储铁补充；③治疗和去除病因。

第二节　巨幼细胞贫血

（一）概述

巨幼细胞贫血（megaloblastic anemia，MA）是由于叶酸和（或）维生素 B_{12} 缺乏导致细胞 DNA 合成障碍，引起骨髓和外周血细胞异常的贫血。其特点为更新代谢较快的细胞核发育受阻，细胞分裂减慢，与胞质的发育不同步，细胞体积增大，呈现形态与功能均不正常的巨幼改变。这种改变可涉及造血细胞及其他更新较快的细胞，如胃肠道上皮细胞，神经系统的细胞和髓质也可发生改变，可出现神经系统症状。

（二）临床表现

由于体内叶酸储存量少，一旦摄入不足则可较快发生贫血；而维生素 B_{12} 体内储量较充裕，量摄入不足而贫血发生常隐袭而缓慢。贫血为中度至重度。除一般贫血的症状外，严重贫血者可有轻度黄疸，也可同时有白细胞和血小板减少。表现为反复发作的舌炎、乳头消失、舌面光滑、食欲缺乏、腹胀、腹泻等。发生维生素 B_{12} 缺乏特别是恶性贫血的患者，主要是由于脊髓后、侧索和周围神经变性所致，表现为手足对称性麻木、感觉障碍、步态不稳、行走困难。小儿及老年人可表现为脑受损的精神异常，如无欲、抑郁、嗜睡或精神错乱。叶酸缺乏时可表现出精神症状，其机制还不清楚。

（三）特殊类型

1. 麦胶肠病及乳糜泻（非热带性口炎性腹泻或特发性脂肪下痢）　麦胶肠病在儿童患者中称为乳糜泻，常见于温带地区。特点为小肠黏膜绒毛萎缩，上皮细胞由柱状变成骰状，发病与进食含麦胶的谷物有关。患者同时对多种营养物质吸收均有障碍。临床表现为间断腹泻、体重减轻、消化不良、腹胀、舌炎和贫血。血象及骨髓象为典型的巨幼细胞贫血。血清和红细胞叶酸水平降低。

2. 热带口炎性腹泻（热带营养性巨幼细胞贫血）　病因不清楚，多见于印度、东南亚、中美洲及中东等热带地区的居民。临床症状与麦胶肠病相似，血清叶酸及红细胞叶酸水平降低、巨幼细胞贫血。

3. 乳清酸尿症 是一种遗传性疾病，系嘧啶代谢异常，除有巨幼细胞贫血外，尚有精神发育迟缓，尿中有乳清酸结晶出现，患者的血清叶酸或维生素 B_{12} 的浓度不低，相应治疗亦无效，仅尿嘧啶治疗有效。

4. 恶性贫血 因胃黏膜萎缩、胃液中缺乏能结合维生素 B_{12} 的内因子，导致 B_{12} 不能被吸收而发生的巨幼细胞贫血。发病机制不清楚，与种族和遗传有关。多数患者的血清、胃液和唾液中可检查出抗自身胃壁细胞的抗体，血清中还可检查出两种（阻断及结合）抗体，故认为恶性贫血是一种自身免疫性疾病。

5. 幼年恶性贫血 指婴儿先天性缺少内因子的纯合子状态，不能吸收维生素 B_{12} 而发生的恶性贫血。患儿胃黏膜的组织学发现和胃酸的分泌均正常，血清中也不存在抗壁细胞和抗内因子的抗体。

（四）血常规及其他检查

红细胞为大细胞正色素性（MCV > 100fl），也可呈现为全血细胞减少。血涂片中可见多数大卵圆形的红细胞和中性粒细胞分叶过多（5 叶或 6 叶以上）。偶可见巨大血小板。

1. 血清叶酸和维生素 B_{12} 水平测定 目前二者均可用放射免疫法测定。血清叶酸的正常范围为 2.5 ～ 20ng/ml，血清维生素 B_{12} 的正常范围为 200 ～ 900pg/ml，此项测定可作为初筛试验。

2. 红细胞叶酸测定 可用微生物法或放射免疫法测定。正常范围是 140 ～ 250ng/ml。红细胞叶酸不受短期内叶酸摄入的影响，能较准确地反映体内叶酸的储备量。

3. 血清高半胱氨酸和甲基丙二酸水平测定 用于鉴别叶酸缺乏或维生素 B_{12} 缺乏。血清高半胱氨酸（正常值为 5 ～ 16μmol/L）水平在叶酸缺乏及维生素 B_{12} 缺乏时均升高，可达 50 ～ 70μmol/L。而血清甲基丙二酸水平升高（正常值为 70 ～ 270μmol/L）仅见于维生素 B_{12} 缺乏时。

4. 内因子抗体测定 恶性贫血患者的血清中内因子阻断抗体（Ⅰ型抗体）的检出率在 50% 以上，为恶性贫血的筛选方法之一。

5. 维生素 B_{12} 吸收试验（Schilling test） 主要用来判断维生素 B_{12} 缺乏的病因。

6. 其他 血清间接胆红素轻度增多，血清铁及转铁蛋白饱和度增高，恶性贫血患者胃液中抗组胺性游离胃酸缺失。

（五）诊断

根据病史及临床表现，可提示巨幼细胞贫血的可能，骨髓细胞出现典型的巨幼改变就可肯定诊断。为进一步明确是叶酸缺乏还是维生素 B_{12} 缺乏，尚需进一步做下列各项检查。

1. 如怀疑是叶酸缺乏，应测定血清及红细胞叶酸水平，血清叶酸< 3ng/ml，红细胞叶酸< 100ng/ml 可肯定诊断。

2. 如怀疑是维生素 B_{12} 缺乏，应测定血清维生素 B_{12} 水平，如< 100pg/ml 表示有缺乏。为明确病因，有条件时可测定内因子阻断抗体及进行维生素 B_{12} 吸收试验。

3. 在无条件进行上述各项试验时，可用试验性治疗以反证诊断。方法是给患者服用生理剂量的叶酸（0.2mg/d）或肌内注射维生素 B_{12}（1μg/d）10 天。患者的临床症状、血象和骨髓象会有改善和恢复。生理剂量的叶酸（或维生素 B_{12}）只对叶酸（或维生素 B_{12}）缺乏的患者有疗效，对维生素 B_{12}（或叶酸）缺乏者无效。用这种方法可以进行二者的鉴别诊断。

（六）预后简述

巨幼细胞贫血的预后与原发疾病有关。一般患者在进行适当的治疗后可很快产生反应。临床症状迅速改善，神经系统症状恢复较慢或不恢复。如果血液学不能完全被纠正，应寻找是否同时存在缺铁或其他基础疾病。

（井丽萍　张凤奎）

参考文献

张之南，郝玉书，赵永强，等 . 2011. 血液病学 . 第 2 版 . 北京：人民卫生出版社：284-291.

张之南，李蓉生 . 2000. 红细胞疾病基础与临床 . 北京：科学出版社：92-102.

张之南 . 1998. 血液病诊断及疗效标准 . 第 2 版 . 北京：科学出版社：10-16.

Beutle E，Lichtman AM，Coller BS，et al. 2001. Williams Hematology. 6th ed. New York：McGrew-Hill，Medical Publishing Company：295-304，447-470.

Kaushansky K，Lichtman MA，Prchal JT，et al. 2011. 威廉姆斯血液学 . 陈竺，陈赛娟主译 . 北京：人民卫生出版社：524-562.

Lee GR，Foerster J，Lukens J，et al. 2004. Wintrobe's Clinical Hematology. 11th eds. Philadelphia：Lippincott Williams & Wilkins：979-1010.

第十八章

溶血性贫血

第一节　自身免疫性溶血性贫血

自身免疫性溶血性贫血（autoimmune hemolytic anemia，AIHA）系体内 B 淋巴细胞免疫调节紊乱、功能异常亢进，产生抗自身红细胞抗体和（或）补体，并结合于红细胞细胞膜上，使红细胞破坏增加而引起的溶血性贫血。AIHA 根据自身抗体作用于红细胞所需要的温度可分为温抗体型和冷抗体型两大类。冷抗体型表现为冷凝集素综合征（CAS）及阵发性冷性血红蛋白尿症（PCH）。当机体既产生抗自身红细胞抗体，又产生抗自身血小板抗体（甚至白细胞抗体），而同时出现贫血和血小板减少（或全细胞减少）时，称为 Evans 综合征。

一、温抗体型自身免疫性溶血性贫血

（一）概述

与红细胞最适反应温度为 35 ～ 40℃的自身抗体称为温抗体。由温抗体引起的溶血性贫血称为温抗体型 AIHA。

（二）临床表现

温抗体型 AIHA 起病可急可缓。临床上以慢性型为多见。慢性起病者常见贫血、黄疸及肝脾大。急性起病且病情凶险甚至危及生命者，多见于严重的病毒感染之后或小儿原发性 AIHA。急性起病时常见重度贫血，可有寒战、高热、腰背痛、呕吐和腹泻；部分患者可出现休克及神经系统紊乱症状，如头痛、烦躁甚至昏迷。慢性隐匿起病且病情逐渐进展者，往往继发于胶原系统或某些恶性病。少数急性感染之后的温抗体型 AIHA 可以是一过性的；多数原发性温抗体型 AIHA 仍然是慢性的，难以根治，病程很长，病死率约 50%。某些继发性温抗体型 AIHA 可随着原发病被控制而控制。

温抗体型 AIHA 的主要临床表现（表 18-1-1）有两类：即贫血和溶血产物使机体所发生的变化，如乏力、头晕、活动后气促及心功能不全的表现均与贫血有关；发热、黄疸、尿色深、腹痛及血栓性静脉炎等往往与溶血及其产物有关。有时严重的急性溶血可使患者出现休克样症状和半昏迷 / 昏迷状态。肝脾大较常见，继发性 AIHA 则有原发病本身的表现。患者有出血表现时，应注意 Evans 综合征的可能。

表 18-1-1　温抗体型 AIHA 患者的主要临床表现

症状发生率	%	体征发生率	%	症状发生率	%	体征发生率	%
衰弱	88	脾大	82	胃肠功能紊乱	5	甲状腺肿大	10
头晕	50	肝大	45	厌食	4	水肿	6
发热	37	淋巴结大	34	深色尿	3	体重减轻	5
气促	9	黄疸	21	腹绞痛	2	心力衰竭体征	5
咳嗽	9	出血	10	精神错乱	2	苍白	4

（三）诊断

诊断温抗体型 AIHA 的主要依据：①血管外溶血的证据；② Coombs 试验阳性；③除外其他溶血性疾病的证据；④肾上腺皮质激素类免疫抑制剂治疗有效。若①②两条阳性则温抗体型 AIHA

可确诊。若②阴性而且③阴性而①④阳性则可确诊 Coombs 试验阴性的温抗体型 AIHA。若改用放射免疫或免疫酶标等较灵敏的方法，则还会有一半左右的 Coombs 试验阴性患者被测到有温抗体。

（四）鉴别诊断

当温抗体型 AIHA 确诊后，需除外继发性 AIHA，应进一步寻找可能的继发病因，特别是淋巴细胞系统疾病、单核 / 巨噬细胞系统疾病及胶原系统疾病和感染性疾病等。另外，温抗体型 AIHA 由于抗体附着在红细胞表面，可使红细胞呈球形变，应与遗传性球形红细胞增多症（HS）相鉴别；HS 可有阳性家族史，而无自身红细胞温抗体。

（五）预后

原发初治患者多数用药后反应良好，月余至数月血象可恢复正常，但需维持治疗。反复发作者疗效差，病程数月至数年不等，病死率约 50%。继发者预后随原发病而异，继发于感染者控制感染后即愈；继发于胶原系统疾病或肿瘤者预后较差，Evans 综合征也难以治愈，可死于出血。

二、冷抗体型自身免疫性溶血性贫血

（一）定义

最适反应温度在 30℃以下的自身红细胞抗体为冷抗体。由冷抗体引起的溶血性贫血为冷抗体型 AIHA。有冷凝集素综合征（CAS）和阵发性冷性血红蛋白尿（PCH）两种表现。

（二）临床表现

慢性原发性 CAS 主要发生在中、老年人。病毒感染继发的 CAS 则多发于青少年；继发于肿瘤性疾病的 CAS 年龄分布与肿瘤相同。

CAS 有三大临床表现：①发绀，在寒冷环境中，耳廓、鼻尖、手指及足趾发绀，加温后消失的雷诺现象。严重者甚至发生局部坏死。②溶血综合征，急性型 CAS 可有发热、寒战、血红蛋白尿、急性肾功能不全等，慢性型可有贫血、黄疸、肝脾大等。③继发性 CAS 可有原发病的表现。呼吸道感染诱发的 CAS 往往起病急、溶血重，但呈自限性，一般 3 ～ 4 周冷抗体滴度即可恢复正常；AIDS 继发的 CAS 往往呈持续性；肿瘤继发的 CAS 呈慢性，且在临床上可能被肿瘤的症状所掩盖。原发性 CAS 一般病程较长，病情进展缓慢，多数患者可耐受轻度贫血；少数病情严重者可死于贫血、输血反应，甚或高黏滞综合征引起的四肢末端坏死继发的感染。

阵发性冷性血红蛋白尿症（PCH）可发生于任何年龄，但以儿童患者常见，约占 5 岁以下 AIHA 患者的 40%。该病最常继发于梅毒感染，其次是水痘、麻疹、腮腺炎等，少数为原发性。PCH 的最显著表现是在局部或全身受冷后尿呈深棕色或黑色。急性发作可表现为寒战、高热（可高达 40℃）、腰背及下肢疼痛，随之出现血红蛋白尿，上述表现可持续数小时至数天。受冷的程度和时间因人而异：有人轻微着凉即可发病，有人则需长时间受寒后方出现症状，发病规律一般是受冷后几分钟到几小时不等。急性发作后，逐渐出现轻度黄疸和肝脾大，受冷部位皮肤出现荨麻疹样丘疹和风团块。有时症状较轻，仅有血清游离血红蛋白增高、低热和丘疹，无血红蛋白尿，且很快恢复。多数 PCH 患者起病数天或数周后病情可自发缓解，2 ～ 3 个月后 D-L 抗体可消失，预后良好。

（三）诊断

冷抗体型 AIHA 的诊断依据：①患者受冷后发生血管内溶血；②自身红细胞冷抗体检测阳性（CAS 需冷凝集素试验阳性，PCH 需 D-L 抗体试验阳性）且效价高或活性强；③直接 Coombs 试验可阳性，呈 C3 型。另外，若能找到明确的继发病因，应诊断继发性冷抗体型 AIHA。

（四）鉴别诊断

与冷抗体型 AIHA 极易混淆的是阵发性睡眠性血红蛋白尿症（PNH），特别是 CAS，因其溶血乃 IgG 结合补体所致，故可出现酸溶血试验和糖水溶血试验阳性，很像 PNH。但 PNH 患者没有冷抗体，冷抗体患者没有 PNH 细胞。借此可鉴别。

（五）预后

CAS 病程较长，且可反复发作，不易根治。

PCH 部分患者在发病 2 ～ 3 个月后，抗体可消失，也有少数患者迁延不愈。

（邵英起　郑以州）

第二节　阵发性睡眠性血红蛋白尿症

（一）概述

阵发性睡眠性血红蛋白尿症（paroxysmal nocturnal hemoglobinuria，PNH）是一种少见的后天获得性造血干细胞克隆性疾病。该病源于体细胞 X 染色体 *PIGA* 基因突变，造成血细胞膜糖化磷脂酰肌醇（glycosylphosphatidylinositol，GPI）锚合成障碍，引起 GPI 锚连的膜蛋白缺失。临床上主要表现为溶血性贫血、骨髓衰竭和血栓形成倾向三大特征。

（二）临床表现

PNH 主要临床表现为溶血、血栓形成和骨髓衰竭。各年龄段均可发病，以青壮年患者居多，我国男性患者多于女性，男女之比为 2.4 ∶ 1。

1. 贫血　绝大多数患者有不同程度的贫血，血管内溶血及骨髓衰竭是造成贫血的两个主要原因。病程中，大部分患者，白细胞及血小板也减少。经典型 PNH 患者以血管内溶血为主，贫血为中至重度，网织红细胞增高，乳酸脱氢酶（lactate dehydrogenase，LDH）明显升高甚至可高于正常上限的 10 倍。PNH 伴有其他骨髓衰竭性疾病时，骨髓增生减低，血小板数减少程度更重，网织红细胞水平较低，LDH 水平轻度升高或正常。

2. 血红蛋白尿　绝大多数患者在病程中发生血红蛋白尿，呈酱油色或葡萄酒色，轻型仅为尿隐血阳性。部分患者以肉眼血红蛋白尿为首发症状，有些患者血红蛋白尿频繁发作，也有些偶然发作或数月发作 1 次。诱发因素有感染、输血、劳累、情绪波动及服用药物，如铁剂等。

3. 血栓形成　PNH 患者有血栓形成倾向，静脉血栓更易发生，血栓栓塞是 PNH 致死的主要原因。静脉血栓常累及少见部位，肝静脉血栓导致的 Budd-Chiari 综合征是最常见的血栓并发症，也是死亡的主要原因，其次为脑静脉及静脉窦血栓，肺栓塞、肠系膜静脉血栓、深静脉血栓、皮肤静脉血栓等也较为常见。血栓发生率可达 16%。中国人血栓发生率低于西方人，且主要以肢体浅静脉为主，单一部位多见。其次为肢体深静脉和脑静脉，而内脏深静脉栓塞很少见。

4. 平滑肌舒张功能障碍　可出现腹痛、食管痉挛、吞咽困难、勃起障碍等，这些症状与血浆游离血红蛋白增多，一氧化氮被清除有关。

5. 黄疸与肝脾大　不到一半 PNH 患者有轻度黄疸，多数患者没有肝脾大。

6. 合并症　PNH 合并感染最为常见，感染可诱发血红蛋白尿发作。此外，PNH 合并慢性肾脏病、肺动脉高压、胆石症、贫血性心脏病等亦有报道。

此外，部分 PNH 患者与再生障碍性贫血（AA）相互转化，某些患者同时具有 PNH 和 AA 两者的特点。个别 PNH 患者可发展为骨髓增生异常综合征（MDS）、骨髓纤维化、急性白血病等。

（三）综合诊断

我国制定的诊断标准如下。

1. PNH 的诊断

（1）临床表现符合 PNH。

（2）实验室检查

1）酸溶血试验（又称 Ham 试验）、糖水试验、尿潜血（或尿含铁血黄素）等试验中符合下述任何一种情况，即可诊断。

A. 2 项以上阳性。

B. 1 项阳性，但须具备下列条件：① 2 次以上阳性，或 1 次阳性，但操作正规、有阴性对照。②有溶血的其他证据，或有肯定的血红蛋白尿。③能除外其他溶血，特别是遗传性球形红细胞增多症、自身免疫性溶血性贫血、葡萄糖 -6- 磷酸脱氢酶缺乏症所致的溶血和阵发性冷性血红蛋白尿症等。

2）流式细胞仪分析外周血红细胞和中性粒细胞 PNH 克隆是诊断的金标准。目前通过 Flaer 方法分析外周血粒细胞和单核细胞，以及 CD59/CD55 分析成熟红细胞，鉴定 PNH 克隆的敏感性可以达到 0.1%。

临床表现符合，实验室检查具备 1）项或 2）项者皆可诊断，1）、2）两项可以相互佐证。

2. AA-PNH 综合征的诊断　凡 AA 转化为 PNH，或 PNH 转化为 AA，或同时兼有两种疾病特征而以某病为主，可将本综合征再分为四种情况。

（1）AA→PNH：指原有肯定的AA（或未能诊断的PNH早期表现），转化为确定的PNH，AA的表现已不明显。

（2）PNH→AA：指原有肯定的PNH（而非下述的第4类），转为明确的AA，PNH的表现已不明显。

（3）PNH伴有AA特征：指临床及实验室检查所见均说明病情仍以PNH为主，但伴有1个或1个以上部位骨髓增生低下、有核细胞减少、网织红细胞不增高等AA表现者。

（4）AA伴有PNH特征：指临床及实验室检查所见均说明病情仍以AA为主，但伴有PNH的溶血相关实验室检查结果阳性者。

此外，国际工作组将PNH患者分为如下几类：①经典型PNH，该类患者有典型的溶血和血栓形成；②合并其他骨髓衰竭性疾病，如AA或MDS；③亚临床型PNH，患者有微量PNH克隆，但没有溶血和血栓的证据。

（四）鉴别诊断

1. AA 一部分PNH患者也伴有全血细胞减少，容易与AA相混淆。AA患者骨髓增生减低，而经典型PNH骨髓增生活跃尤其是红系。若既有骨髓增生减低，同时又存在PNH克隆细胞、临床表现或溶血相关实验室检查阳性，应考虑是否为两种疾病的相互转化或兼有两病。AA患者应常规行PNH克隆筛查。

2. MDS 部分PNH患者骨髓象可见病态造血现象，甚至原粒细胞轻度增高或外周血可见原粒细胞，但上述现象多为一过性，极个别患者可转变为MDS。此外，某些MDS患者中也可检测到PNH细胞。但相关研究表明，PNH细胞只与低危MDS变异体相关。

3. 营养性贫血 PNH因长期血管内溶血、血红蛋白尿可导致缺铁；因溶血使骨髓过度增生，叶酸或维生素B_{12}相对不足，可导致巨幼细胞性贫血。但补充相应造血原料后不能使贫血彻底纠正。

（五）预后

PNH临床病程多变，除少数患者会在出现症状后几个月内死亡，大多数患者呈长期中、重度贫血，因贫血大多是缓慢发生，患者常有较好适应能力，可从事日常活动甚至适度工作。部分患者症状可自发缓解但仍伴少量PNH克隆，少数情况下PNH克隆会完全消失。PNH疾病本身极少致命，主要死于并发症。

（施　均　郑以州）

第三节　Evans综合征

当机体既产生抗自身红细胞抗体，又产生抗自身血小板抗体（甚至白细胞抗体），而同时出现贫血和血小板减少（或全细胞减少）时，称为Evans综合征。Evans综合征为同时或相继发生AIHA和免疫性血小板减少症（ITP）的综合征。

Evans综合征占同期全部AIHA患者的10%～20%；女性多于男性；成人多于儿童；温抗体型多见，个别为Coombs试验阴性的Evans综合征。儿童患者多与病毒感染有关，呈急性过程，一般在感染（可有发热）中或之后出现溶血、贫血及出血；出血多见于浅表部位；处理得当，预后一般较成人好。成人患者多继发于或并发自身免疫性疾病，临床呈慢性过程，但颅内出血多见，病死率高。

（邵英起　郑以州）

第四节　遗传性球形红细胞增多症

（一）概述

遗传性球形红细胞增多症（hereditary spherocytosis，HS）是最常见的先天性红细胞膜异常所致溶血性疾病，其机制是编码红细胞膜骨架蛋白基因异常导致相应膜骨架蛋白合成减少或功能缺陷，红细胞膜部分丢失，红细胞丧失正常的双凹圆盘状形态而发生球形变，被脾阻留并吞噬清除，引起慢性血管外溶血。其临床特点为贫血、黄疸、脾大，脾切除能显著改善症状。血液学特征为外周血中可见许多小球形红细胞和红细胞渗透脆性显著增高。2/3～3/4的HS患者为常染色体显性遗传，其余患者为常染色体隐性遗传或新发的基因突变。

（二）临床表现

贫血、黄疸和脾大是HS患者最常见的临床表现，三者可同时存在，也可单一发生。HS在任何年龄均可发病，临床表现轻重不一，从无症状至危及生命的贫血。25%的HS症状轻微，由于骨髓红系代偿性增生，一般无贫血，这类患者仅在进行家族调查或由于某种诱因加重红细胞破坏时才被发现。最常见的诱因为感染，持久的重体力活动增加脾血流量也可加重溶血。大约2/3的HS具有轻或中度贫血、中度脾大和间歇性黄疸。极少数的HS患者可发生危及生命的溶血，需要定期输血，生长发育也可受影响。

若贫血轻微，一般不引起症状，但在疾病的任何阶段均可发生各种造血危象，如再障危象等。

黄疸在新生儿期是最常见的临床表现（发生率约为50%），成人HS中30%～50%可追溯出生后第1周内曾有黄疸病史。新生儿期以后，黄疸大多很轻，呈间歇性发作，劳累、感染、妊娠等可加重或诱发黄疸。

脾一般中度肿大。75%～92%的HS患者可触及脾。脾大的程度与疾病的严重性不一定平行。

根据HS患者不同的临床表现，可分为四型：无症状携带者、轻型HS、中间型HS和重型HS（表18-4-1）。

表18-4-1 HS的临床分型

分类	无症状携带者	轻型	中间型	重型
Hb（g/L）	正常	110～150	80～120	60～80
网织红细胞（%）	正常	3～6	＞6	＞10
总胆红素（μmol/L）	＜17	17～34	＞34	＞51
单个红细胞含有的收缩蛋白数（%）	100	80～100	50～80	40～60
脾切除	不需要	在青少年期通常不需要	必需，择期进行	必需，尽量在6岁以后进行

（三）诊断

HS无特有的临床表现或实验室所见，诊断要结合病史、临床表现和实验室检查，进行综合分析（表18-4-2）。大多数HS据此可做出明确诊断。少数HS需要详细的家族调查或切脾后有效才能确定诊断。极少数HS的诊断需依靠对红细胞膜蛋白的分析或测定。青少年原因不明的脾大和胆石症，在感染传染性单核细胞增多症及妊娠过程中出现不明原因的溶血性贫血时，应怀疑有HS存在，应做进一步检查。

表18-4-2 诊断遗传性球形红细胞增多症的相关依据

参数	临床特征
临床表现	脾大
血常规	Hb↓，MCV↓，MCHC↑，RDW↑，网织红细胞增多
血片	红细胞形态异常，主要见球形红细胞增多，皱缩红细胞可增多
Coombs试验	阴性
血胆红素	总胆红素增高，以间接胆红素增高为主

（四）鉴别诊断

外周血出现小球形红细胞和红细胞渗透脆性增高是HS的两大特征，但也可见于其他疾病，如温抗体型自身免疫性溶血性贫血，新生儿ABO血型不相容性贫血，G6PD缺乏症，镰形细胞病，不稳定血红蛋白病，红细胞的各种生物、化学损伤等。一般而言，HS外周血仅有小球形红细胞，其他形态异常的细胞少见，且球形细胞形态大小比较均匀一致，而其他溶血性疾病外周血除见到少量球形细胞之外，常能见到其他形态异常的细胞，且球形细胞大小不一。HS与自身免疫性溶血性贫血（尤其Coombs试验阴性者）的鉴别常有困难。反复的Coombs试验、MCHC测定和红细胞自溶试验及纠正试验有助于两者的鉴别，必要时可做红细胞膜蛋白的分析或测定。EMA流式检测试验是目前最便于操作的、敏感性和特异性最高的HS诊断方法，可有效鉴别HS与其他溶血性疾病。

（五）预后

HS预后一般良好，极少数病例可死于再障危象或脾切除后并发症。

（彭广新）

第五节　遗传性椭圆形红细胞增多症

（一）概述

遗传性椭圆形红细胞增多症（hereditary elliptocytosis，HE）是一组异质性家族遗传性溶血病，特点是外周血中有大量的椭圆形成熟红细胞。目前认为 HE 是由于红细胞膜蛋白分子异常而引起的。异常的膜蛋白分子包括膜收缩蛋白、区带 4.1 蛋白、血型糖蛋白 C、区带 3 蛋白等。根据不同的临床表现和分子病变，可将 HE 分为 4 类：①普通型 HE；②遗传性热变性异形红细胞增多症（hereditary pyropoikilocytosis，HPP）；③球形细胞性 HE；④口形细胞性 HE（又称东南亚或美兰尼西亚卵圆形红细胞增多症）。

HE 在世界各地均有报道，欧美发病率较高，约为 0.04%，在非洲部分地区，发病率高达 0.67%。国内无流行病学调查资料，仅见散在报道。HE 大多为常染色体显性遗传，极少数为常染色体隐性遗传。两性均可发病，多数为杂合子，仅少数为纯合子。自发性突变罕见。仅 10% ～ 15% 有显著溶血表现。

（二）临床表现

HE 最主要的特点是外周血中椭圆形红细胞大于 25%，但其临床症状及血液学改变在不同类型的 HE 中差异很大（表 18-5-1）。

表 18-5-1　HE 的临床表现和实验室检查特点

临床表现	实验室检查特点
1. 普通型 HE 无症状 显性遗传 无脾大 变异型：①部分新生儿可有中重度溶血性贫血，外周血中出现异型红细胞，1 ～ 2 岁后转变为典型的普通型 HE；②部分患者可有轻度溶血性贫血	血片：有椭圆形红细胞，无或有少量异型红细胞 无或有轻度溶血（网织红细胞 1% ～ 3%） 红细胞渗透脆性正常 分子病变：①膜收缩蛋白 α 链缺陷；② 4.1 蛋白缺陷
2. HPP 及纯合子普通型 HE 中重度贫血 脾大 间歇性黄疸 隐性遗传 可发生再障危象 脾切除疗效较好	血片：有红细胞碎片，异型，球形、椭圆形红细胞 网织红细胞增多 MCV 减小 红细胞渗透脆性增加 分子病变：膜收缩蛋白自我连接缺陷 红细胞对热敏感
3. 球形红细胞性 HE 中重度贫血 脾大 间歇性黄疸 显性遗传 脾切除疗效极好	血片：有较圆的椭圆形红细胞，有或无球形红细胞 网织红细胞增多 红细胞渗透脆性增加 分子病变：部分为膜收缩蛋白 β 链缺陷
4. 口形红细胞性 HE 常无症状 轻度贫血或溶血 显性遗传 见于东南亚	血片：较圆的椭圆形红细胞，中央有一横棒将中心透亮区分为两半 分子病变：区带 3 蛋白异常→膜僵硬，对疟原虫有抵抗性

（三）诊断

依据红细胞形态、临床表现和家族史调查，绝大多数 HE 可得到明确诊断。外周血椭圆形红细胞绝大多数大于 25%，可达 60% ～ 90%，棒状红细胞可超过 10%。

（四）鉴别诊断

椭圆形红细胞也可见于其他血液系统疾病，如铁缺乏、骨髓纤维化、骨髓病性贫血、骨髓增生异常综合征、巨幼细胞贫血、珠蛋白生成障碍性贫血、丙酮酸激酶缺乏症等，但上述疾病多有其他特殊的异形红细胞和临床征象。最可靠的依据是家族史调查。

（五）预后

无症状或轻度贫血不影响健康的 HE 患者，不需要治疗，明显溶血性贫血者需做脾切除。切脾后，血红蛋白和网织红细胞均可恢复正常，但椭圆形细胞仍然存在，且异形细胞的数量和类型可增多。在 HPP，切脾后仅能部分减轻溶血。由于婴幼儿

HE中一部分可自行缓解，脾切除术应在3岁以后，最好在5岁以后进行。

（叶　蕾）

参考文献

李艳，秦铁军，徐泽锋，等. 2016. 伴PNH克隆的骨髓增生异常综合征患者临床和实验室特征分析. 中华血液学杂志，37（4）：313-317.

张静，李星鑫，施均，等. 2016. 伴PNH克隆的获得性再生障碍性贫血临床特征及PNH克隆演变分析. 中华血液学杂志，37（2）：124-129.

张之南，沈悌. 2007. 血液病诊断及疗效标准. 第3版. 北京：科学出版社：51-55.

中华医学会血液学分会红细胞疾病（贫血）学组. 2017. 自身免疫性溶血性贫血诊断与治疗中国专家共识（2017年版）. 中华血液学杂志，38（4）：265-267.

中华医学会血液学分会红细胞疾病学组. 2013. 阵发性睡眠性血红蛋白尿症诊断与治疗中国专家共识. 中华血液学杂志，34（3）：276-279.

Brodsky RA. 2014. Paroxysmal nocturnal hemoglobinuria. Blood，124（18）：2804-2811.

Correia RP，Bento LC，Bortolucci AC，et al. 2016. Technical advances in flow cytometry-based diagnosis and monitoring of paroxysmal nocturnal hemoglobinuria. Einstein（Sao Paulo），14（3）：366-373.

Day ISCfWT. 2014. Thrombosis：A major contributor to the global disease burden. J Thromb Haemost，12（10）：1580-1590.

Du Y，Long Z，Xie H，et al. 2016. The preliminary research in paroxysmal nocturnal hemoglobinuria with thrombosis. Zhonghua Xue Ye Xue Za Zhi，37（4）：318-323.

Ge ML，Li XX，Shao YQ，et al. 2015. Clinical analysis of 70 adult patients with paroxysmal nocturnal hemoglobinuria. Zhongguo Shi Yan Xue Ye Xue Za Zhi，23（3）：774-778.

Jaffe E S，Lee N，Vardiman J W. 2013. 血液病理学. 陈刚，李小秋主译. 北京：北京科学技术出版社：211-212.

King MJ，Garcon L，Hoyer JD，et al. 2015. ICSH guidelines for the laboratory diagnosis of nonimmune hereditary red cell membrane disorders. International Journal of Laboratory Hematology，37：304-329.

Mohammed AA，El-Tanni H，Atiah TA，et al. 2016. Paroxysmal nocturnal hemoglobinuria：From bench to bed. Indian J Hematol Blood Transfus，32（4）：383-391.

Sahin F，Akay OM，Ayer M，et al. 2016. Pesg PNH diagnosis，follow-up and treatment guidelines. Am J Blood Res，6（2）：19-27.

Schrezenmeier H，Muus P，Socie G，et al. 2014. Baseline characteristics and disease burden in patients in the International Paroxysmal Nocturnal Hemoglobinuria Registry. Haematologica，99（5）：922-929.

第十九章

免疫性血小板减少症

第一节 成人免疫性血小板减少症

（一）概述

免疫性血小板减少症（immune thrombocytopenia，ITP）既往称为特发性血小板减少性紫癜，是一种获得性T细胞介导的血小板自身抗体破坏血小板的自身免疫性疾病。国际ITP工作组（IWG）将原来的ITP更名为免疫性血小板减少症，能更好地反映其发病机制。ITP约占出血性疾病总数的1/3，成人的年发病率为（5～10）/10万。

（二）临床表现

各年龄均可发病，60岁以上是高发群体。育龄期女性发病率高于同年龄组男性。临床表现多以皮肤黏膜出血为主，如皮肤出血点、瘀点、瘀斑、鼻出血、牙龈出血，严重者可发生泌尿生殖道及消化道等内脏出血，甚至颅内出血。脾不大或轻度肿大。

（三）血常规及其他检查

血常规提示血小板计数明显减少，平均血小板体积增大，血小板分布宽度增大，可以见到巨大血小板。红细胞计数大多正常，部分患者可因失血而合并缺铁性贫血。白细胞计数和分类一般正常。通过改良的单克隆抗体特异性俘获血小板抗原实验（MAIPA）能够检测到ITP患者血浆中抗血小板膜糖蛋白（GP）Ⅱb/Ⅲa和Ⅰb/Ⅸ的特异性抗体。主要用于鉴别免疫性和非免疫性血小板减少。乙肝表面抗原、丙肝抗体、HIV抗体等阴性。出血时间延长，束臂试验阳性，血块退缩不良。

（四）骨髓细胞学

巨核细胞数量增多或正常，产生血小板的巨核细胞明显减少或缺如。骨髓穿刺主要是为除外其他血液病，如再生障碍性贫血、骨髓增生异常综合征、淋巴增殖性疾病等。

（五）骨髓活检

骨髓病理的价值和意义与骨髓穿刺相同。

（六）诊断

ITP的诊断是临床排除性诊断，中华医学会血液学分会止血与血栓学组2016年专家共识诊断要点如下。

1. 至少2次血常规检查示血小板计数减少，血细胞形态无异常。
2. 脾一般不增大。
3. 骨髓检查　巨核细胞数增多或正常、有成熟障碍。
4. 须排除其他继发性血小板减少症　如自身免疫性疾病、甲状腺疾病、淋巴系统增殖性疾病、骨髓增生异常（再生障碍性贫血和骨髓增生异常综合征）、恶性血液病、慢性肝病脾功能亢进、常见变异性免疫缺陷病（CVID）及感染等所致的继发性血小板减少、血小板消耗性减少、药物诱导的血小板减少、同种免疫性血小板减少、妊娠血小板减少、假性血小板减少及先天性血小板减少等。

（七）鉴别诊断

骨髓病理没有特异性，不能单独诊断本病，

其主要起到排除一些可致血小板减少的疾病的作用，需要依靠临床表现和相关实验室检查明确诊断。

（八）预后

成人ITP自发缓解者少，约1/3的患者为难治性ITP，迁延不愈。1.5%～1.8%患者可死于颅内出血。

第二节　儿童免疫性血小板减少症

（一）概述

免疫性血小板减少症（ITP）是儿童最常见的出血性疾病，发病率为（4～5）/10万。大多数呈良性自限性，常于感染或疫苗接种后发病，好发于冬春两季，男童发病率略高于女童。发病率随年龄增长而逐渐下降。临床起病急，发病前常有病毒感染史。主要症状为皮肤黏膜出血，严重者可发生泌尿生殖道及消化道等内脏出血。脾不大或轻度肿大。

（二）诊断

2013年中华医学会儿科学分会血液学组诊疗建议的诊断标准。

1. 至少两次血常规检测PLT＜100×10^9/L，血细胞形态无异常。

2. 皮肤出血点、瘀斑和（或）黏膜、脏器出血等临床表现。

3. 一般无脾大。

4. 须排除其他继发性血小板减少症，如低增生性白血病、以血小板减少为首发血液学异常的再生障碍性贫血、遗传性血小板减少症、继发于其他免疫性疾病，以及感染和药物因素等。

（三）预后

儿童ITP预后良好，80%～90%的患者在12个月内可以自愈。10%～20%患者转化为慢性ITP。发生严重出血的比例很低，颅内出血的发病率比成人低，仅0.1%～0.5%。

（郭振兴）

参考文献

陈辉树．2010. 骨髓病理学．北京：人民军医出版社：217-218.

张之南，杨天楹，郝玉书．2003. 血液病学．北京：人民卫生出版社：1636-1642.

中华医学会血液学分会止血与血栓学组．2013. 儿童原发性免疫性血小板减少症诊疗建议．中华儿科杂志，51（5）：382-384.

中华医学会血液学分会止血与血栓学组．2016. 成人原发免疫性血小板减少症诊断与治疗中国专家共识（2016年版）．中华血液学杂志，37（2）：89-93.

Kühne T，Buchanan GR，Zimmerman S，et al. 2003. Intercontinental Childhood ITP Study Group；Intercontinental Childhood ITP Study Group. A prospective comparative study of 2540 infants and children with newly diagnosed idiopathic thrombocytopenic purpura（ITP）from the Intercontinental Childhood ITP Study Group. J Pediatr，143（5）：605-608.

Lambert MP，Gernsheimer TB. 2017. Clinical updates in adult immune thrombocytopenia. Blood，129（21）：2829-2835.

Neunert C，Lim W，Crowther M，et al. 2011. The American Society of Hematology 2011 evidence-based practice guideline for immune thrombocytopenia. Blood，117（16）：4190-4207.

Neunert C，Noroozi N，Norman G，et al. 2015. Severe bleeding events in adults and children with primary immune thrombocytopenia：A systematic review. J Thromb Haemost，13（3）：457-464.

Provan D，Stasi R，Newland AC，et al. 2010. International consensus report on the investigation and management of primary immune thrombocytopenia. Blood，115（2）：168-186.

Rodeghiero F，Stasi R，Gernsheimer T，et al. 2009. Standardization of terminology，definitions and outcome criteria in immune thrombocytopenic purpura of adults and children：Report from an International Working Group. Blood，113：2386-2393.

第二十章

噬血细胞综合征

（一）概述

噬血细胞性淋巴组织细胞增生症（hemophagocytic lymphohisti ocytosis，HLH），简称噬血细胞综合征（hemophagocytic syndromes，HPS），是一种遗传性或获得性免疫调节异常导致的过度炎症反应综合征。主要由于淋巴细胞、单核细胞和吞噬细胞系统异常激活、增殖，分泌大量炎性细胞因子而引起一系列炎症反应。临床以持续性发热、肝脾大、全血细胞减少及骨髓、肝、脾、淋巴结发现噬血现象为主要特征。HLH 通常分为原发性 / 遗传性和继发性 / 获得性两大类。原发性 HLH 具有明确的家族遗传史和（或）基因缺陷，年患病率为（1 ～ 10）/100 万，90% 在 2 岁以内发病。继发性 HLH 由多种原因造成过度的免疫活化，主要诱因包括自身免疫性疾病，持续性感染，恶性肿瘤。其他少见类型，如获得性免疫缺陷，或由药物引起，或在器官和造血干细胞移植后的患者也存在发生 HLH 的风险。继发性 HLH 由于致病原因多种多样，因此发病率更高，可占所有 HLH 的 70% ～ 80%。

（二）临床表现

HLH 是一种临床综合征，具有典型但缺乏特异性的临床表现。最常见的是发热、脾大和因进行性的血细胞减少引起的一系列相应临床症状体征。肝功能损伤、凝血功能障碍和多变的神经系统症状也是 HLH 的主要临床表现。在继发性 HLH 还有原发病相关的临床表现。

1. 发热　几乎所有的 HLH 患者均会出现发热，通常体温≥ 38.5℃，持续发热超过 1 周，且抗感染治疗无效。

2. 淋巴造血器官增大　脾大可见于大多数的 HLH 患者，这可能与淋巴细胞及组织细胞浸润有关。部分患者伴有全身淋巴结肿大。

3. 肝炎和凝血功能障碍　大多数 HLH 患者均有肝炎表现，可从非常轻度的转氨酶升高到暴发性肝衰竭。一部分患者可有弥散性血管内凝血（DIC），且急性出血的风险很高。

4. 中枢神经系统症状　超过 1/4 的患者会出现神经系统症状，如昏迷、癫痫、脑膜炎、脑脊髓炎、海绵窦综合征和脑出血。一些患者可能表现出精神改变，包括情绪障碍、谵妄等。其他神经系统表现，如吉兰 - 巴雷综合征、马尾综合征等也有报道。

5. 皮肤改变　患者可有非特异性的皮肤表现，包括全身各类皮疹、红斑、全身性红皮病、脂膜炎等。皮肤活检常提示皮疹与淋巴细胞浸润相关，也可发现噬血现象。

6. 肺部损伤　表现为咳嗽、呼吸困难，部分患者可出现肺功能损伤，表现为急性呼吸衰竭伴肺泡或间质浸润。肺功能的恶化是一个不良预兆，死亡率极高。

（三）骨髓细胞学

HLH 骨髓象表现不一。早期可表现为正常增生骨髓象，后期可出现单核 / 巨噬细胞增多，尤其是典型的巨噬细胞吞噬红细胞、血小板等噬血现象。脾、淋巴结或皮肤也可出现噬血细胞。然而，噬血现象并不是唯一的诊断标准，如果无任何可疑 HLH 的临床或生物学现象，发现噬血现象不能过高评价其诊断 HLH 的意义。

（四）骨髓活检

骨髓增生程度多在正常范围，也可表现为增生低下或增生旺盛。骨髓活组织检查发现噬血现象的有效率比骨髓穿刺涂片低。

（五）骨髓活检免疫组化

在穿刺标本中加做CD163免疫组化有助于诊断。

（六）流式细胞术

流式细胞术检测外周血中NK细胞的活性是诊断HLH的重要手段之一。NK细胞活性降低是指NK细胞杀伤靶细胞的能力降低，不能以NK细胞的数量或比例来替代。使用荧光细胞构建与流式细胞技术相结合的手段，可以准确直观地反映NK细胞杀伤靶细胞的功能。同时，检测NK细胞和CTL细胞的脱颗粒功能（△CD107a）也是诊断和鉴别诊断HLH的重要手段之一。检测穿孔素、粒酶B、SAP、XIAP等与HLH缺陷基因相对应的蛋白表达量可以快速可靠地鉴别原发性HLH。

（七）分子学检查

HLH多种细胞因子水平增高，如IFN-γ、TNF-α、IL-6、IL-8、IL-10、IL-12、IL-18等。因此高通量检测HLH相关细胞因子谱，可以提高诊断的敏感性和特异性。

（八）基因测序

原发性HLH是一种常染色体和（或）性染色体隐性遗传病，目前已知与原发性HLH相关的基因至少有12种，包括*PRF1*、*UNC13D*、*STX11*、*STXBP2*、*SH2D1A*、*BIRC4*、*RAB27A*、*LYST*、*ADTB3A*、*ITK*、*CD27*和*XMEN*。对于疑似HLH的患者应通过基因测序明确已知的HLH缺陷基因。检测方法包括第一代DNA测序技术（又称Sanger测序）和NGS及全外显子测序（WES）。

（九）综合诊断

由国际组织细胞协会于2004年修订的HLH-2004诊断标准是目前公认的HLH诊断标准，符合以下1、2两条标准中任何一条时可以诊断HLH。

1. 分子诊断符合HLH 在目前已知的前述HLH相关致病基因中发现病理性突变。

2. 符合以下8项中的5项

（1）发热：体温＞38.5℃，持续＞7天。

（2）脾大。

（3）血细胞减少（2系或3系）：血红蛋白＜90g/L，血小板＜100×10^9/L，中性粒细胞＜1.0×10^9/L且排除其他骨髓造血功能减低的原因所致。

（4）高三酰甘油血症和（或）低纤维蛋白原血症：三酰甘油＞3mmol/L或高于同年龄的3个标准差（均数＋标准差×3），纤维蛋白原＜1.5g/L或低于同年龄的3个标准差（均数－标准差×3）。

（5）骨髓、脾、肝或淋巴结中找到噬血细胞。

（6）血清铁蛋白升高：≥500μg/L。

（7）NK细胞活性降低或缺如。

（8）sCD25（可溶性IL-2受体）升高。

（十）鉴别诊断

1. 原发性HLH 年龄一直被认为是大致区别原发性和继发性HLH的标志。然而，在青少年和成人中发现了越来越多的遗传性病例，证实原发性HLH也可迟至青少年期或成人期发病。通过基因测序能够明确诊断。

2. 感染相关HLH 是继发性HLH最常见的形式，包括病毒、细菌、真菌及原虫感染等，可以是感染触发和（或）宿主免疫损害时的机会致病。无论是在健康人群还是在免疫抑制患者的再激活，病毒感染是最常见的诱因。疱疹病毒，尤其是EB病毒感染是最主要的诱因。

3. 肿瘤相关HLH 恶性肿瘤患者容易罹患HLH，主要是血液系统肿瘤，可见于淋巴瘤、急性白血病、多发性骨髓瘤、骨髓增生异常综合征等。HLH也在少数实体肿瘤患者中发生。根据典型病史，结合PET-CT、免疫分型、染色体、病理活检等可以鉴别。

4. 巨噬细胞活化综合征（macrophage activation syndrome，MAS） 是HLH的另一种表现形式，目前认为超过30种系统性或器官特异性自身免疫性疾病与HLH相关。此类患者在疾病早期多表现为非感染因素的白细胞、血小板升高，C反应蛋白升高，红细胞沉降率增快，纤维蛋白原升高。但是随着疾病的进展，外周血细胞的进行性下降和炎症指标异常是协助诊断的重要指标。

5. 其他类型的噬血细胞综合征　妊娠、药物、器官和造血干细胞移植也可诱发 HLH。罕见的 HLH 诱因还包括代谢性疾病，如赖氨酸尿性蛋白耐受不良、多种硫酸酯酶缺乏和脂质贮积病等。

（十一）预后

导致 HLH 的原发病，以及患者对首次诱导治疗的应答情况对预后生存具有显著的影响。HLH 的未缓解或者缓解后的原发病进展（如恶性肿瘤）或者 HLH 的再活化是导致患者死亡的重要原因。因此，无论是原发性 HLH 还是继发性 HLH，患者初诊时均以过度炎症反应为突出表现，其短期治疗策略是一致的，以控制过度炎症状态为主，初始诱导治疗的应答率影响患者的近期生存；而远期治疗策略以纠正潜在的免疫缺陷和免疫刺激，防治疾病本身进展和再活化，原发病的控制状况影响患者的长期存活。

（王　昭）

第二十一章

脂质代谢异常

脂质沉积症系一组遗传性疾患，大多是由于类脂质代谢过程中某些酶的遗传性缺乏，使某些类脂质沉积在单核 - 吞噬细胞系统及其他组织内，呈现充脂性组织细胞增殖。本类疾病包括戈谢病、尼曼 - 匹克病、全身性神经节苷脂沉积症、Tay-Sachs 病、Fabry 病、Wolman 病、Tangier 病、原发性高脂质血症及海蓝组织细胞增生症。

第一节　戈　谢　病

（一）概述

戈谢病（Gaucher disease，GD），即葡糖脑苷脂病，是一种家族式常染色体隐性遗传病。由于葡糖脑苷脂酶（glucocerebrosidase，GBA，又称酸性 β 葡萄糖苷酶，acid β-glucosidase）缺乏或活性丧失而导致葡糖脑苷脂（glucocerebroside）代谢异常，造成单核 / 巨噬细胞内葡糖脑苷脂水解障碍，使葡糖脑苷脂和其他糖脂类贮积于肝、脾、骨髓、骨、肺和脑组织的单核 / 巨噬细胞溶酶体中，形成典型的贮积细胞即戈谢细胞。

（二）临床表现

任何年龄均可发病，但以少年儿童多见，尤其是 7 岁以下幼儿。临床常见症状为脾大、肝大、贫血、血小板减少、骨痛、神经系统病变等，但非戈谢病所独有。疾病严重程度差异很大。根据发病急缓、内脏受累程度及有无中枢神经系统症状，戈谢病可分为三种临床类型，即 Ⅰ 型（慢性非神经病变型）、Ⅱ 型（急性神经病变型）、Ⅲ 型（慢性或亚急性神经病变型）（表 21-1-1）。戈谢病的临床分型较为复杂，在未出现神经系统症状之前，有些Ⅲ型患者的表现和Ⅰ型很难区分。其他少见亚型（围生期致死型、心血管型等）也有报道。

表 21-1-1　戈谢病的临床分型及其临床特征

分型	临床特征
Ⅰ（慢性非神经病变型）	最常见。约 2/3 患者在儿童期发病。起病隐匿，病程缓慢。无神经系统受累症状。以贫血和脾大为早期症状，随着病情进展，可有肝大，肝功能不正常。成人患者在皮肤暴露部位可呈现棕黄色斑，并可有骨与关节疼痛。有时眼球结膜可出现对称性棕黄色楔形斑块。合并脾功能亢进时可有出血倾向。有的患儿可活至成人
Ⅱ（急性神经病变型）	多于 1 岁以内起病，病情进展迅速，病死率高。除贫血和肝脾大以外，主要为急性神经受损表现，如眼球运动障碍、双侧固定性斜视、语言障碍、四肢肌张力增强、颈强直和角弓反张，进而出现牙关紧闭、吞咽困难等，最终发生延髓性麻痹。精神运动发育落后，2～4 岁前死亡
Ⅲ（慢性或亚急性神经病变型）	病情介于Ⅰ型和Ⅱ型之间，常发病于儿童期，病情进展缓慢，寿命可较长。有脏器肿大，逐渐出现神经系统受累表现，与Ⅱ型相似，但发病晚，病情较轻。Ⅲ型可分为 3 种亚型，Ⅲ a 型，表现为较快进展的神经系统症状（眼球运动障碍、小脑共济失调、痉挛、肌阵挛及痴呆）及肝脾大；Ⅲ b 型，广泛累及内脏和骨，而中枢神经系统症状较少；Ⅲ c 型，罕见，以心脏瓣膜钙化及角膜混浊为特殊表现，主要出现在德鲁兹人

（三）血常规及其他检查

1. 血象　白细胞减少常见。可有不同程度贫血，为轻、中度正细胞正色素性。血小板减少，以上改变与脾功能亢进有关。

2. 骨髓涂片　可见持续性的戈谢细胞，胞体直径 20～80μm。胞核一个或几个，常偏位，染色质粗，可有 1 ～ 3 个核仁。胞质丰富，无空泡，淡蓝色，呈皱纹纸或洋葱皮样外观（图 21-1-1）。

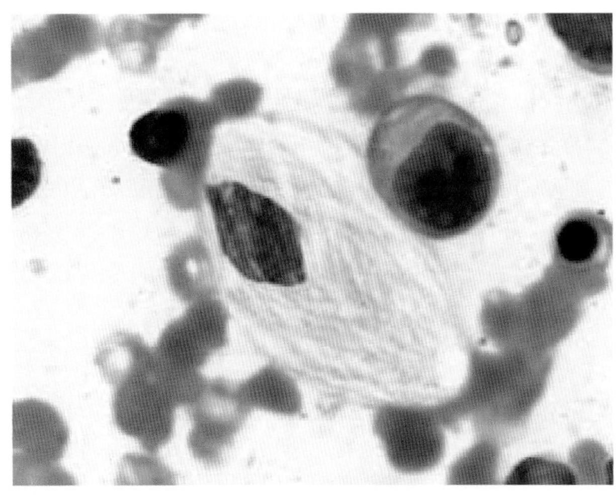

图 21-1-1　戈谢病

戈谢细胞胞质丰富，无空泡，淡蓝色，充满皱纹纸或洋葱皮样物（骨髓涂片，瑞氏染色）

3. 血生化检查　血清酸性磷酸酶增高，尤其是抗酒石酸同工酶，肝酶可能轻度升高。

4. X 线检查　长骨髓腔增宽，骨质疏松，股骨远端膨大如烧瓶样，并可见股骨颈骨折及脊柱压缩性骨折；肺部可见浸润性病变。

5. 脑电图检查　在神经系统症状出现前即有广泛异常波形，可预估患者将来是否有可能出现神经系统症状。

6. 葡糖脑苷脂酶活性检测　是戈谢病诊断最有效、最可靠的方法。通常采用外周血白细胞或培养皮肤成纤维细胞进行。葡萄糖脑苷脂酶活性明显降低至正常值的 30% 以下时，可确诊戈谢病。Ⅰ型患儿酶活性相当于正常人的 12% ～ 45%；Ⅱ型患儿酶活性极低，几乎测不出；Ⅲ型患儿酶活性相当于正常人的 13% ～ 20%。同时检测患儿双亲酶活性对诊断更有帮助。

7. 壳三糖酶活性检测　壳三糖酶是由活化的巨噬细胞在特殊环境下产生的。戈谢病患者血浆壳三糖酶活性显著升高，未经治疗者比正常人水平增加数百至上千倍，是目前戈谢病众多生物标志物中升高最显著的一种。治疗后，酶活性会下降并保持稳定，是能够辅助诊断及监测治疗效果的生物学标志物。若戈谢病患者携带壳三糖酶基因突变，其血浆酶活性就不能反映患者体内脂质贮积的状态。

（四）骨髓病变特点

患儿全身网状内皮系统中均有戈谢细胞浸润，以脾髓质为主，其他如肝窦状隙、肾小球、肺泡毛细血管、淋巴结、骨髓及脑神经组织等均可被侵犯，亦偶见于胰腺等内分泌腺体。骨髓涂片、骨髓活检或肝脾、淋巴结活检中可找到戈谢细胞（图 21-1-2）。戈谢细胞糖原和酸性磷酸酶染色呈强阳性，苏丹黑染色阳性（图 21-1-3，图 21-1-4）。电镜可见胞质中有特异性的管状脑苷脂包涵体。

此外，患儿各器官尚可发生其他病理改变，如脾正常结构遭破坏和纤维化；肝有不同程度的纤维化；脊椎骨、股骨呈骨质囊性侵蚀和病理性骨折；脑内的脑神经核、基底核、丘脑、小脑和锥体束等处的神经元退行性变等。

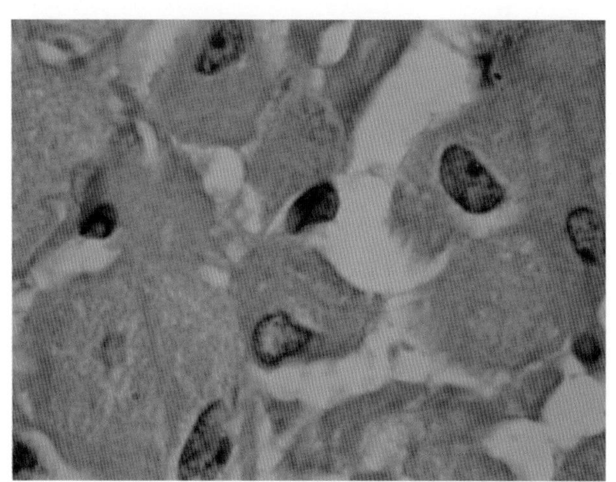

图 21-1-2　戈谢病

戈谢细胞胞质皱纹纸样（石蜡包埋切片，HE 染色）

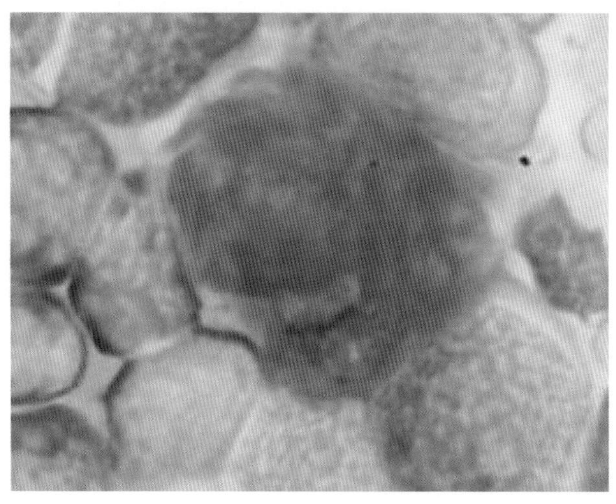

图 21-1-3　戈谢病

PAS+ 细胞（骨髓涂片，糖原染色）

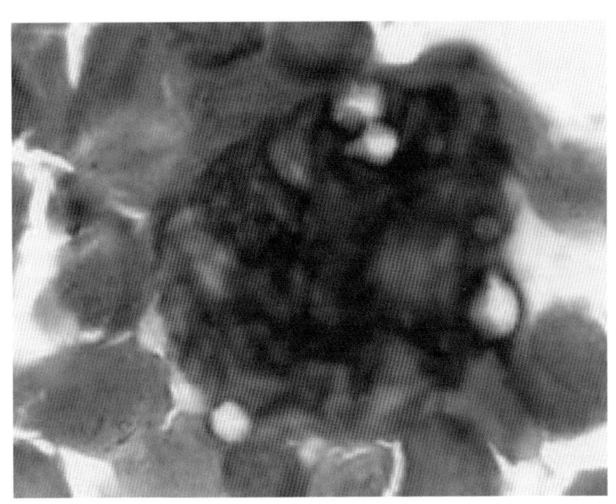

图 21-1-4 戈谢病
ACP+ 细胞（骨髓涂片，酸性磷酸酶染色）

（五）基因检测

戈谢病是一种常染色体隐性遗传病，是由位于染色体 1q21 区的 *GBA* 基因突变所致。已报道的 *GBA* 突变有近 400 种，基因突变主要导致葡糖脑苷脂酶水解功能或稳定性下降，相似的表型可有多种不同基因型，而相同基因型的患者临床表现、病程及治疗效果也不同。突变类型中错义突变占 80% 以上。*N370S*、*L444P*、*84GG* 及 *IVS2+1* 是该基因常见的 4 种突变类型。戈谢病类型与基因突变类型有关，*N370S* 纯合子或杂合子个体易患Ⅰ型戈谢病，*L444P* 纯合子个体易患Ⅲ型戈谢病，而基因型为 *L444P*/ 重组等位基因的个体易患Ⅱ型戈谢病，重组等位基因纯合子则与围生期致死型戈谢病有关，*D409H* 等位基因纯合子可能与心血管型戈谢病有关。到目前为止，已发现中国人戈谢病基因突变类型约 40 种，以 *L444P* 为最常见的突变类型，可出现在有神经系统症状及无神经系统症状的戈谢病各型患者中，其次为 *F213I*、*N188S*、*V375L* 和 *M416V* 突变类型。但戈谢病发病与基因突变并无必然联系，其还与环境、修饰基因等其他因素有关。此外，基因检测有可能受高度同源的假基因影响，从而造成假阳性。

（六）诊断

根据肝大、脾大或有中枢神经系统症状，骨髓检查见有典型戈谢细胞、血清酸性磷酸酶增高可做出初步诊断，进一步确诊应做白细胞或皮肤成纤维细胞葡糖脑苷脂酶活性测定。值得注意的是，有时在骨髓中可见到一种与戈谢细胞很相似的假戈谢细胞（pseudo Gaucher cell），它可出现在 CML、珠蛋白生成障碍性贫血、多发性骨髓瘤、霍奇金淋巴瘤、浆细胞样淋巴瘤等患者的骨髓中。鉴别诊断时可做葡糖脑苷脂酶活性测定。基因突变分析可作为额外的证据辅助诊断，并且能够帮助预测临床表现，识别没有明确诊断的受累家庭成员和杂合子携带者。

《中国戈谢病诊治专家共识（2015）》编制了诊断流程（图 21-1-5），从脾大开始，因为脾大是戈谢病最主要的特征。但并非所有的戈谢病患者都伴随脾大，因此需进行综合考虑。骨髓涂片检出或未检出戈谢细胞都需要通过酶活性测定以确诊。

（七）鉴别诊断

戈谢病合并脾改变主要与以下疾病相鉴别。

1. 尼曼 - 匹克病（鞘磷脂贮积症） 见于婴儿，且有肝脾大，但此病肝大比脾大明显；中枢神经系统症状不如戈谢病显著。主要鉴别点为此病黄斑部有樱桃红色斑点，骨髓中找到尼曼 - 匹克细胞可基本确诊，且酸性磷酸酶反应为阴性，结合其他细胞化学染色可资鉴别。进一步检查可测定神经鞘磷脂酶活性。

2. 某些代谢性疾病 如脂质贮积病中的 GM1 神经节苷脂贮积症、岩藻糖苷贮积症及黏多糖贮积症 IH 型（Hurler 综合征），均有肝脾大及神经系统表现，但 GM1 神经节苷脂贮积症 50% 有黄斑部樱桃红色斑，骨髓中有泡沫细胞，三者均有丑陋面容、舌大、心脏肥大，X 线片均有多发性骨发育不良改变。岩藻糖苷贮积症尚有皮肤增厚及呼吸困难等。

3. 具有肝脾大的血液系统疾病 如白血病、淋巴瘤、汉 - 许 - 克病、重型珠蛋白生成障碍性贫血等，鉴别一般不困难。

（八）遗传咨询和产前诊断

1. 产前诊断 患者的母亲再次妊娠时，可取绒膜绒毛或羊膜穿刺术获得的胎儿细胞进行酶活

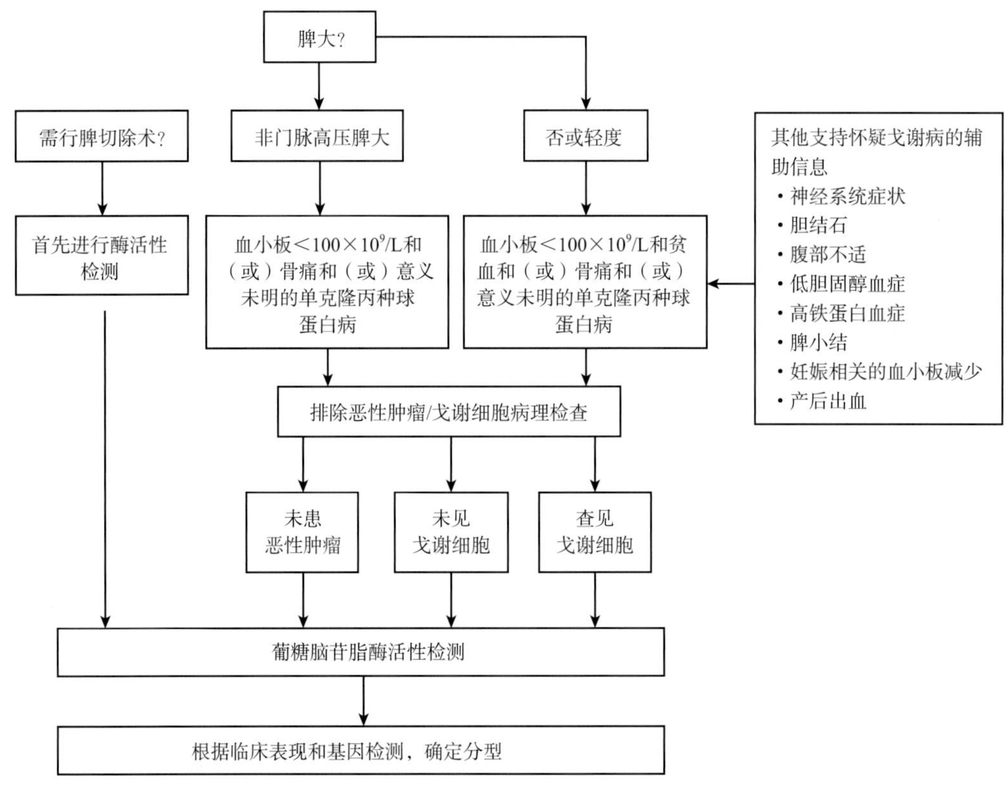

图 21-1-5　戈谢病诊断流程图

性测定，进行产前诊断。如果已经知道先证者或杂合子双亲的 DNA 突变信息，可利用 DNA 突变分析结合酶分析做产前诊断。

2. 遗传咨询　对于已经有一个戈谢病孩子的夫妇，如果双方均为杂合子，下一个孩子患病风险为 1/4；如果一方患病而另一方为杂合子携带者，下一个孩子患病风险为 1/2。由于广泛的表型变异性，根据基因型预测疾病的严重程度不完全准确，疾病的严重程度和基因型之间有一定的关联性，但并不总是如此。因此，在遗传咨询中应谨慎使用基因型 - 表型关联。

第二节　尼曼 - 匹克病

（一）概述

尼曼 - 匹克病（Niemann-Pick disease，NPD）又称神经鞘磷脂 - 胆固醇脂沉积症，是鞘磷脂及胆固醇沉积于身体各器官的先天性糖脂代谢性疾病，其特点是全身单核 - 吞噬细胞系统和神经系统有大量的含有神经鞘磷脂的泡沫细胞。表现为脾大、各种神经功能障碍及鞘磷脂贮积。

（二）临床表现

NPD是一组罕见的常染色体隐性遗传性疾病。NPD 可分为 A、B 及 C 三型，其中 A 型和 B 型为酸性鞘磷脂酶（acid sphingomyelinase，ASM）缺乏所致，C 型则为细胞内低密度脂蛋白（LDL）胆固醇的转运缺陷。因此，NPD 包含两种病因完全不同的疾病。

临床特征及分型：

1. A 型　或称婴儿型，是一种急性神经元病变型疾病。德系犹太人中 NPD-A 的发病率最高。出生时表现正常。多数在出生后几个月内，症状出现并逐渐加重，表现为喂养困难、反复呕吐及便秘、营养不良、皮肤干燥呈蜡黄色、腹部膨隆、肝脾和淋巴结肿大。早期神经系统表现为肌张力低及肌无力，6 个月以后出现进行性智力减退、运动能力下降和视力减退。晚期出现痉挛性瘫痪和腱反射消失。对环境反应完全丧失。有些患者面部及上肢皮肤可见黄色瘤。1 ～ 2 岁时眼底检查 50% 患者在黄斑区可见樱桃红斑，最终所有患者都会出现显著的樱桃红斑。鞘磷脂在肺巨噬细胞内贮积可导致间质性肺疾病。患儿常死于 2 ～ 3

岁。此型神经鞘磷脂累积量为正常的 20 ～ 60 倍，ASM 活性低于正常值的 5%。

2. B 型 最常见。病情较 A 型轻。见于多个民族，通常较晚发病，预后较好，能够存活至成人期。特点为婴儿或儿童期肝脾大。随着身高增长，大部分患者腹部膨隆变得不明显。在轻症患者，脾大直到成年后才被发现。受累最严重的患者继发脾功能亢进。肝受累严重者，伴有泡沫组织细胞浸润、肝细胞肿胀及纤维化，导致肝硬化、门静脉高压。肺部浸润者，胸部 X 线片有弥散的网状的细结节阴影，随年龄增长而加重，重症患者在 15 ～ 20 岁肺受累已很明显，可发生致死性支气管肺炎及肺心病。其他全身表现包括身材矮小及骨骼成熟延迟、高脂血症等。大多数 NPD-B 患者并无神经功能异常。然而，存活至儿童早期的患者可能出现神经传导速度减慢和不同程度的中枢神经系统受累，包括小脑体征、眼球震颤、锥体外系受累、精神发育迟滞、精神障碍及周围神经病变。这些病例的临床表型介于 A 型和 B 型之间。NPD-B 的神经鞘磷脂累积量为正常的 3 ～ 20 倍，ASM 活性为正常值的 5% ～ 10%。

3. C 型 可以出现在任何年龄，但典型神经系统症状多在 4 ～ 10 岁出现，呈进行性发展。患者可以主要表现为肝损害、进行性神经功能障碍或精神症状等三大症状群。新生儿期起病一般不出现神经系统症状。相对特征性的临床症状或体征：①垂直性核上性眼肌麻痹，被认为是 NPD-C 的特征，它几乎出现于所有青少年及大部分成年患者，反映了脑干的垂直性眼球活动神经元的选择性受累。②猝倒发作，在疾病的稍晚期出现，可能是一个比较恒定的特征。大多数 NPD-C 患者在童年中后期发病，表现为进行性运动笨拙、步态异常，最终发展为共济失调及全面精神衰退。在疾病晚期水平性眼急动也会受损。认知功能受损为进行性，最终导致全面精神恶化。肌张力障碍为常见表现，起初一个肢体受累，逐渐累及所有肢体和躯干肌。语言逐渐退化，最后表现为混合性构音困难。吞咽困难的进展和构音障碍的发展往往不平行。约 1/3 的患者会发生部分性和（或）全面性癫痫发作。约 20% 患者可以出现猝倒，往往由于强烈的情绪刺激引起失肌张力发作。患者通常在 30 岁左右因器官功能全面衰退死亡。

（三）血常规及其他检查

1. 血象 贫血多为正细胞正色素性。脾功能亢进明显时可有白细胞和血小板减少。单核细胞和淋巴细胞胞质中可有特征性空泡，具有诊断价值。

2. 生化检查 血浆高密度脂蛋白胆固醇降低、高三酰甘油血症及低密度脂蛋白胆固醇升高。谷丙转氨酶轻度升高。尿排泄神经鞘磷脂明显增加。测白细胞及成纤维细胞中 ASM 活性可提供准确的诊断。慢性型患者的残留酶活性比急性型高。ASM 活性在 A 型患者小于 5% 正常值，B 型患者小于 10% 正常值。C 型患者白细胞中 ASM 活性正常，在经培养的皮肤成纤维细胞中 ASM 活性部分减低。

（四）骨髓细胞学

肝、脾、淋巴结活检或骨髓涂片中可见典型的尼曼 - 匹克细胞，常称泡沫细胞，是 NPD 的组织学标志。泡沫细胞对诊断 NPD 不具有特异性。

NPD 的泡沫细胞直径为 20 ～ 100μm；核较小，圆形或卵圆形，一般为单个，也可有双核；胞质丰富，充满圆滴状透明小泡，类似桑椹状或泡沫状。电镜下显示小泡周围有部分膜层结构环绕。在偏光下观察，小泡呈双折射性；在紫外线下荧光呈绿黄色。细胞化学染色 PAS 反应弱阳性，胞质内的小泡壁呈阳性，小泡中心呈阴性；酸性磷酸酶、碱性磷酸酶、过氧化物酶、苏丹黑染色均呈阴性反应。

（五）基因检测

NPD-A 是编码 ASM 的基因发生突变引起的，该基因又称为 *SMPD1* 基因，位于染色体 11p15，会导致 ASM 的残留活性完全丧失，随后引起鞘磷脂溶酶体蓄积。NPD-B 也是由 *SMPD1* 基因突变引起，该突变会导致 ASM 缺乏，但仍具有一定的残余活性。

NPD-C 由 *NPC1* 和 *NPC2* 基因突变引起，*NPC1* 基因位于染色体 18q11—q12，编码一种主要位于晚期内体的大分子膜糖蛋白；*NPC2* 基因位于染色体 14q24.3 上，编码一种可溶的小溶酶体蛋白。大约 95% 的患者存在 *NPC1* 基因突变，其余的 5% 患者存在 *NPC2* 基因突变。所谓的 NPD-D 是 NPD-C 的一种等位基因变异型，由 *NPC1* 点突变引起，为加拿大 Nova Scotia 变异型。因此，D 型已归入到 C 型。*NPC1* 和 *NPC2* 基因突变都会导致未酯化胆固醇和糖脂类在溶酶体 / 晚期内体系统中蓄积。

（六）诊断

1. 肝脾大。

2. 有或无神经系统损害或眼底樱桃红斑。

3. 外周血淋巴细胞和单核细胞胞质有空泡。

4. 骨髓可找到泡沫细胞。

5. X 线肺部呈粟粒样或网状浸润。

6. 有条件可作神经鞘磷脂酶活性测定，尿神经鞘磷脂排泄量及肝、脾或淋巴结活检证实，基因检测有助于分型。

确诊 NPD-A 和 NPD-B 需要证实 ASM 缺乏，以及残余 ASM 活性不到对照者的 10%。确诊 NPD-C 需要证实细胞内胆固醇转运异常，通过体外培养的成纤维细胞对 LDL 胆固醇负荷的反应减弱证实，表现为胆固醇酯化降低及胆固醇过度蓄积（通过 filipin 染色阳性观察到）。

（七）鉴别诊断

1. 戈谢病婴儿型 以肝大为主，肌张力亢进、痉挛，无眼底樱桃红斑，淋巴细胞胞质无空泡，血清酸性磷酸酶升高，骨髓中找到戈谢细胞。测白细胞或经培养的皮肤成纤维细胞中的葡糖脑苷脂酶活性缺失。

2. Wolman 病 患儿于生后数周表现为呕吐、腹泻、脂肪痢、腹胀、肝脾大及肾上腺钙化。无眼底樱桃红斑，X 线腹部平片可见双肾上腺肿大，外形不变，有弥漫性点状钙化阴影。骨髓检查可见泡沫细胞及海蓝组织细胞。淋巴细胞胞质有空泡。

3. GM 神经节苷酶脂病 Ⅰ 型 出生即有容貌特征，前额高、鼻梁低、皮肤粗，50% 病例有眼底樱桃红斑和淋巴细胞胞质有空泡。X 线可见多发性骨发育不全，特别是椎骨。白细胞或成纤维细胞中 β- 半乳糖苷酶活性降低。

4. Hurler 病（黏多糖 Ⅰ 型） 肝脾大，智力差，淋巴细胞胞质有空泡，骨髓有泡沫细胞等似 NPD。心脏缺损，多发性骨发育不全，无肺浸润。尿黏多糖排出增多，中性粒细胞有特殊颗粒。6 个月后外形、骨骼变化明显，视力减退，角膜混浊。

（八）遗传咨询和产前诊断

1. 遗传咨询 所有类型 NPD 均为常染色体隐性遗传。患者同胞有 25% 的概率患病、50% 的概率为健康携带者，以及 25% 概率不携带致病基因。

2. 产前诊断 对于 NPD-A 或 NPD-B 风险为 25% 的妊娠，可通过测定羊膜成纤维细胞中的鞘磷脂酶活性完成产前诊断，如果先证者中发现了致病的 *SMPD1* 等位基因，也可通过分子基因检测完成产前检查。

对于 NPD-C 风险为 25% 的妊娠，可在 10 ～ 12 周通过绒毛膜绒毛取样或在 15 ～ 18 周通过羊膜穿刺术获取胎儿细胞完成产前检查。仅当先证者具有典型生化表型时才进行生化检测。如果在先证者中发现有致病 *NPC1*（或 *NPC2*）基因突变，可进行分子基因检测。如果在先证者中发现了 *NPC1* 或 *NPC2* 基因，也可通过分子检测方法对携带者进行检测。

第三节 蜡样组织细胞增生症 / 海蓝组织细胞增生症

（一）概述

原发性蜡样组织细胞增生症 / 海蓝组织细胞增生症（sea-blue histiocytosis，SBH）患者是一种罕见的常染色体隐性遗传性疾病。由于神经鞘磷脂酶活性降低，导致神经鞘磷脂和神经糖脂在受累组织中积聚，细胞化学染色胞质内充满大小不等的海蓝色颗粒。该病可能是尼曼 - 匹克病的一种变异型。

（二）临床表现

本病有原发性和继发性。原发性 SBH 起病年龄跨度大，多在＜ 40 岁出现，病程长，临床表现各异。肝脾大伴血小板减少是最常见的临床表现，可逐渐进展出现肝硬化和肝衰竭。还可能合并肺部浸润，个别胃肠道受累者表现为不明原因的间断腹泻。少数有皮疹及色素沉着，婴儿多伴黄疸。

继发性 SBH 常继发于 Wolman 病、髓系白血病、尼曼 - 匹克病、霍奇金淋巴瘤、高脂蛋白血症等。

（三）血常规及其他检查

血红蛋白、白细胞计数正常，血小板减少。合并肺部损害者，X 线胸片或是 CT 检查可呈现类似结节病或结核性肉芽肿，以及广泛粟粒样肺浸润样表现。

（四）骨髓细胞学

骨髓、肝、脾、肺等可发现海蓝组织细胞，形态有 2 种。Ⅰ型：海蓝组织细胞，直径 20 ～ 60μm，有一偏位圆形核，染色质凝聚，可见核仁，胞质中充满大小不等的深蓝色或蓝绿色颗粒。Ⅱ型：泡沫细胞，胞质呈泡沫样，无色或部分区域稍淡红色，极似尼曼 - 匹克细胞，但空泡较少，泡壁较厚，泡内往往含有淡粉色甚至淡紫色物质，似戈谢细胞胞质的颜色，但无纤维条索感。细胞化学染色：苏丹黑及糖原染色阳性，质内含有脑苷脂和糖类物质。电镜下显示类脂分子呈圆周状板层结构。

（五）诊断

本病诊断的主要依据是骨髓、脾、肝、肺等组织病理检查发现海蓝组织细胞。原发性 SBH 应与继发性 SBH 鉴别，如 Wolman 病、CML、尼曼 - 匹克病、霍奇金淋巴瘤、珠蛋白生成障碍性贫血、高脂蛋白血症等患者的骨髓涂片中亦可发现数量不等的海蓝组织细胞，但有原发病的特征。

（陈玉梅）

参考文献

胡亚美，江载芳 . 2002. 诸福棠实用儿科学 . 第 7 版 . 北京：人民卫生出版社：2151-2154.

占克斌，王雪贞，卜碧涛 . 2007. C 型 Niemann-Pick 病的临床特征及诊断 . 神经损伤与功能重建，2（4）：240-242.

张之南，郝玉书，赵永强，等 . 2011. 血液病学 . 第 2 版 . 北京：人民卫生出版社：670-675.

中华医学会儿科学分会遗传代谢内分泌学组，中华医学会儿科学分会血液学组，中华医学会血液学分会红细胞疾病（贫血）学组 . 2015. 中国戈谢病诊治专家共识（2015）. 中华儿科杂志，53（4）：256-261.

第二十二章

骨髓转移性肿瘤

第一节 概 述

骨髓转移性肿瘤（bone marrow metastatic tumor，BMMT）是指发生在髓外的恶性肿瘤从原发部位经过血道或淋巴道在远离原发部位的骨髓形成与原发瘤形态和生物学特性相同的实体性肿瘤。转移瘤的特征在原发部位较容易识别，但是有时原发部位不清，当其累及骨髓，表现为以血液学指标异常为首发表现时，如不做骨髓活检，误诊率会很高。骨髓转移瘤可以表现为1系、2系甚至3系的减少；也可以表现为骨痛及溶骨性改变。虽然骨穿可以提示骨髓转移瘤但不能明确细胞来源类型，文献报告骨髓转移瘤骨穿检出率为28%～72%，骨髓活检检出率为35%～97%，而且双侧髂骨活检阳性率更高。由于转移瘤的灶性甚至点状的特点，当怀疑有骨髓转移瘤的可能时，应该多部位取材。

骨髓形态学除了能确定骨髓转移瘤外，通过结合免疫组化、特殊染色及相关分子生物学检查可以判断肿瘤细胞的来源及治疗的评估。常见转移瘤免疫组化抗体筛查见表22-1-1。因为骨髓活检标本中含有骨质，标本需要经过脱钙处理，但是酸性脱钙液对抗原破坏较严重，所以使用脱钙液中酸的浓度与脱钙时间都必须尽量在最低的限度。所有免疫组化均应设立阳性对照，且对照标本也应在相同的固定及脱钙条件下设置。

几乎所有的癌细胞都含有角蛋白，广谱角蛋白抗体CK为阳性，可以将其作为转移癌的初步筛查。角蛋白分为8种碱性角蛋白（CK1～CK8）和12种酸性角蛋白（CK9～CK20）。不同类型的癌会表达不同的角蛋白，通过相应角蛋白的组合能对转移癌的识别及来源起到关键性的作用。

转移性腺癌一般需进行网状纤维染色。网状纤维示基底膜环绕癌巢，癌细胞间无网状纤维，对转移癌的微小浸润能起到很好的提示作用（图22-1-1）。转移性癌组织周围可有不同程度的网状纤维及胶原纤维增生，同时可见虫蚀样骨小梁破坏及新生骨样组织（图22-1-2）。故当镜下见到不明原因的纤维组织增生及骨质破坏时，需仔细查找有无转移瘤细胞，以防漏诊。

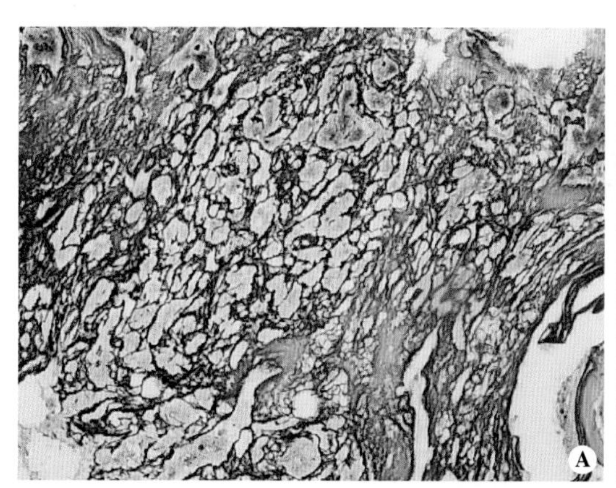

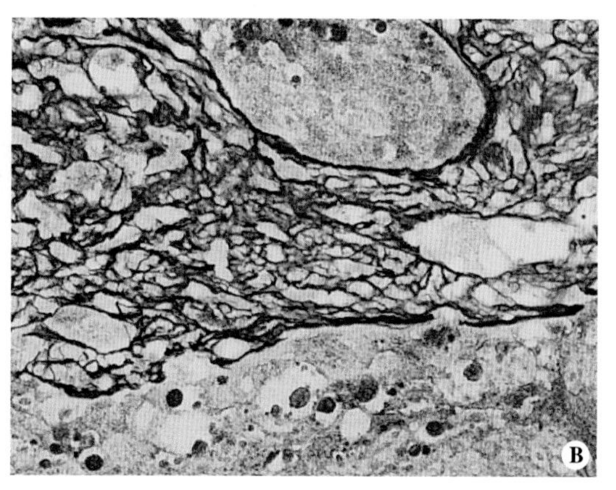

图22-1-1 网状纤维染色

A. 基底膜环绕癌巢；B. 基底膜环绕癌巢，癌细胞间无网状纤维

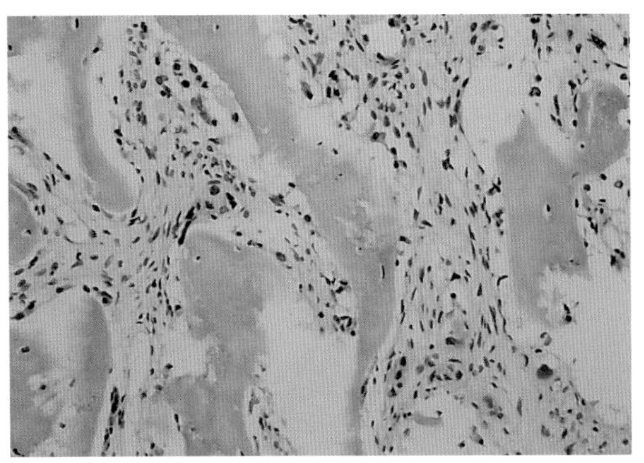

图 22-1-2 虫蚀样骨小梁破坏

成年男性最常见的骨髓转移瘤为前列腺癌、肺癌及胃肠道癌，成年女性是乳腺癌及胃肠道癌等。儿童的转移性肿瘤有神经母细胞瘤、横纹肌肉瘤、Ewing 肉瘤、肾母细胞瘤、视网膜母细胞瘤及髓母细胞瘤等。间叶来源及神经外胚层来源的转移性肿瘤在成年人较少见，文献报道有血管肉瘤、恶性黑色素瘤、横纹肌肉瘤及胶质瘤、恶性纤维组织细胞瘤等。

表 22-1-1 常见骨髓转移瘤免疫组化筛查

原发肿瘤	常用抗体
前列腺癌	CK、PSA、P504s、PSAP、AR
乳腺癌	CK、GATA-3、ER、PR、Her-2、GCDFP-15、Mammaglobin、P120
肺腺癌	CK、CK7、TTF-1、Napsin-A、CEA
胃癌	CK、CK7、CK8/18、Her-2、CEA
结直肠癌	CK、CK8/18、CK20、Villin、CDX-2、CEA、CA19-9
卵巢癌	CK、CK7、WT-1、CA125、PAX8
甲状腺癌	CK TTF-1、Tg、Galectin-3 、HMBE-1
小细胞癌	CK、CgA、Syn、CD56、NSE、Ki67
鳞状细胞癌	CK、CK5/6、P40、P63
恶性黑色素瘤	Vimentin、HMB45、S-100、Melan-A、CD117
血管肉瘤	Vimentin、CD31、CD34、Ⅷ因子、FLi-1
胃肠间质瘤	Vimentin、CD117、CD34、Dog-1、Nestin
神经母细胞瘤	CD56、NSE、PGP9.5、Syn
横纹肌肉瘤	Vimentin、Desmin、Myogenin、MyoD1
Ewing 肉瘤	Vimentin、CD99、FLi-1、PGP9.5、CD56、NSE、Syn、S-100

骨髓转移瘤具有原发瘤的主要表现，除了血液学指标异常外，可以伴有血清学检查的异常，如血钙升高、肝功能及肾功能检查异常等。骨髓转移瘤细胞可导致造血细胞发育不良，引起继发性骨髓纤维化，外周血出现不同程度的 1 系、2 系或全血细胞减少。天津金域医学检验实验室在 54 425 例骨髓活检中检出骨髓转移瘤 373 例（0.69%），其均表现为血液学指标异常。中国医学科学院血液学研究所血液病医院在 12 329 例骨髓活检中检出骨髓转移瘤 66 例（0.5%），其中贫血 95.1%，血小板减少 59.5%，白细胞减少仅 1 例。外周血可见幼稚粒、红系细胞，泪滴样红细胞（与继发性骨髓纤维化有关），一般不见瘤细胞。骨穿片尾可见瘤细胞团，发现“分类不明细胞”14.3%，骨穿干抽 21.4%（与继发性骨髓纤维化有关）。临床表现：骨痛 57.4%（与骨质破坏有关），发热 33.3%，出血 29.6%，肝大 13.6%，脾大 11.4%，淋巴结大 13.6%，影像学示骨质破坏 15%，骨折 3%。

第二节 各种骨髓转移瘤的临床病理特点

一、上皮来源的骨髓转移癌

骨髓转移瘤大部分为转移性癌，主要为腺癌，其次为小细胞癌及鳞癌。成人最常见的骨髓转移癌为前列腺癌、乳腺癌、肺癌及胃肠道癌等，其他部位的癌也可累及骨髓，如涎腺来源的腺样囊性癌、卵巢癌、肾细胞癌、尿路上皮癌等。

（一）骨髓转移性前列腺癌

前列腺癌是男性最常见的恶性肿瘤，也是成年男性最常见的骨髓转移瘤。前列腺癌的组织学特点包括腺泡状、融合性腺泡状、筛状、乳头状、小梁状及实性。前列腺癌常侵犯骨髓，文献报道提示前列腺上皮细胞及前列腺癌细胞与骨髓内皮细胞均有较高的亲和力，但前列腺癌细胞的侵袭性更高。高分化的前列腺癌常表现为单层的无基底层细胞的小型腺体增生，表现为完整的腺泡结构，腺泡以背靠背方式排列，细胞核增大淡染，可见核仁，部分腔内可见类晶体、蓝色黏液及肾小球样结构等。但是转移性前列腺癌常分化较差，表现为腺体的融合，筛状、乳头状甚至无明显腺体形成，细胞核可大小不一，但变化不大，核染色质均匀散在（图 22-2-1）。免疫组化：CK+、PSA+、PSAP+、P504s+、AR+，　而 CK7、CK20 通常阴性。

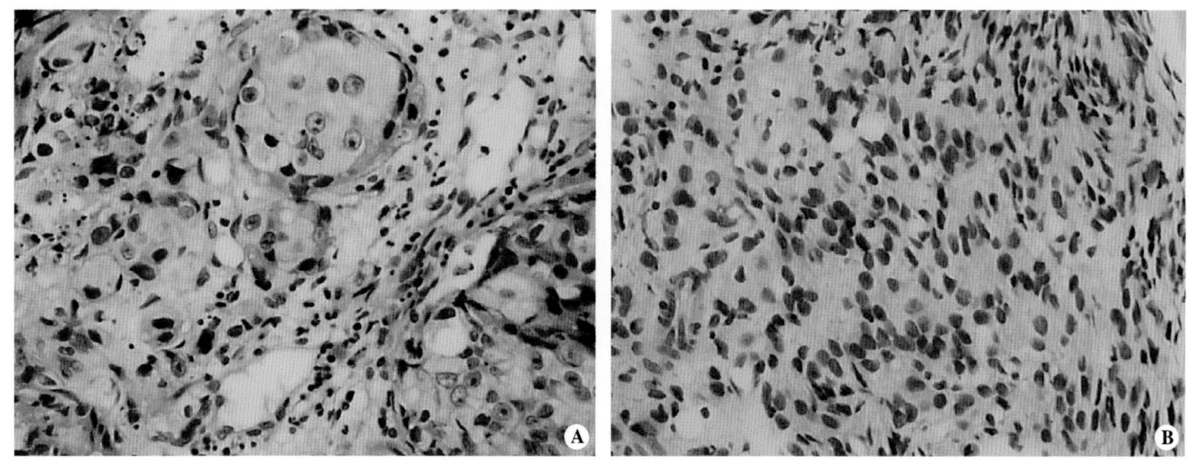

图 22-2-1　骨髓转移性前列腺癌

A. 前列腺癌腺体融合；B. 前列腺癌无明显腺体形成，呈片状分布

（二）骨髓转移性乳腺癌

骨髓转移性乳腺癌是成年女性最常见的骨髓转移瘤。乳腺癌常见转移部位依次为骨盆、腰椎、肋骨、颅骨、头骨和颈椎。浸润型导管癌和小叶癌常伴有骨转移。转移性乳腺癌细胞可呈片状、巢状、条索状、列兵样或单个细胞生长，部分可见腺样分化。转移癌细胞常较一致，胞体偏大，核呈圆形或类圆形，部分可见明显核仁，核分裂象较少见，常伴有纤维化（图 22-2-2）。免疫组化通常 CK、CK7、CK19、ER、PR、Her-2、GCDFP-15、Mammaglobin、P120、GATA-3 可阳性，CK20 通常阴性。

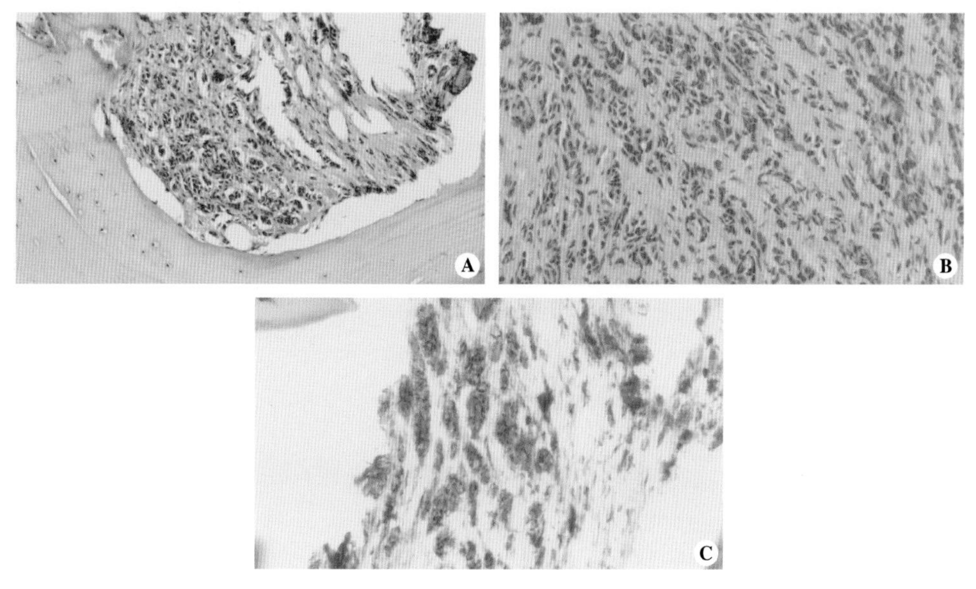

图 22-2-2　骨髓转移性乳腺癌

A. 癌细胞呈巢状分布，可见腺样分化；B. 癌细胞呈列兵样分布；C. 免疫组化染色 P120

（三）骨髓转移性肺腺癌

肺癌发病率越来越高，肺腺癌大约占肺癌的一半。组织学可表现为腺泡状、乳头状、实性、黏液样。癌细胞异型性大，部分可见核仁。免疫组化示 CK+、EMA+、CK7+、CEA+、TTF-1+、Napsin-A+（图 22-2-3）。

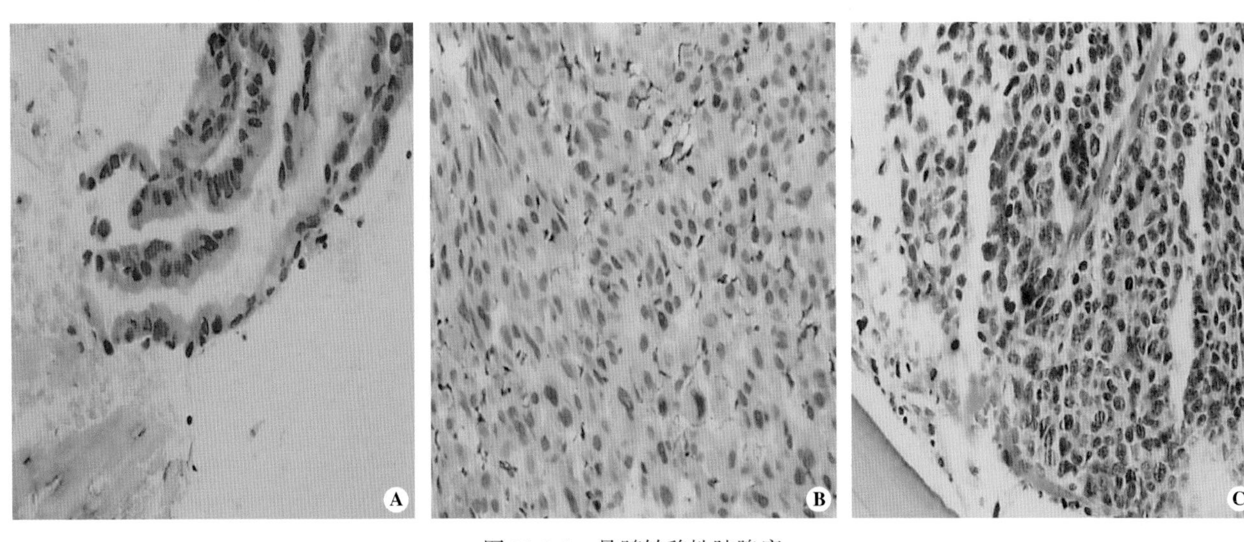

图 22-2-3 骨髓转移性肺腺癌

A. 癌细胞胞质丰富，表面可见纤毛；B. 癌细胞呈片状分布；C. 癌细胞呈实性分布，核呈圆形、卵圆形，核质比高，染色质均质状

（四）骨髓转移性胃肠道腺癌

大部分转移性胃肠道腺癌常伴有黏液分化。印戒细胞胞质充满黏液，核偏一侧，呈月牙形，有的胞质呈泡沫样，胞核异形不明显。胞质黏液染色阳性，可呈小簇或散在分布（图 22-2-4，图 22-2-5）。有的黏液性癌细胞呈小条索状或簇状分布于黏液湖中，阿辛蓝黏液染色阳性，易发生骨髓坏死及纤维化（图 22-2-6）。文献报告此黏液如果进入血液可引起溶血。免疫组化示 CK+、CK8/18+、CK20+、Villin+、CDX-2+、CEA+，CK7 常阴性。

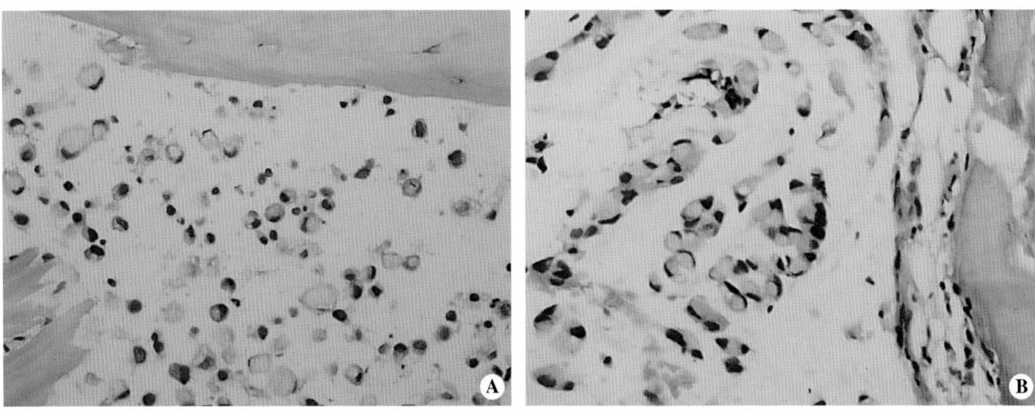

图 22-2-4 骨髓转移性胃印戒细胞癌

A. 散在的印戒样癌细胞；B. 癌细胞聚集成团

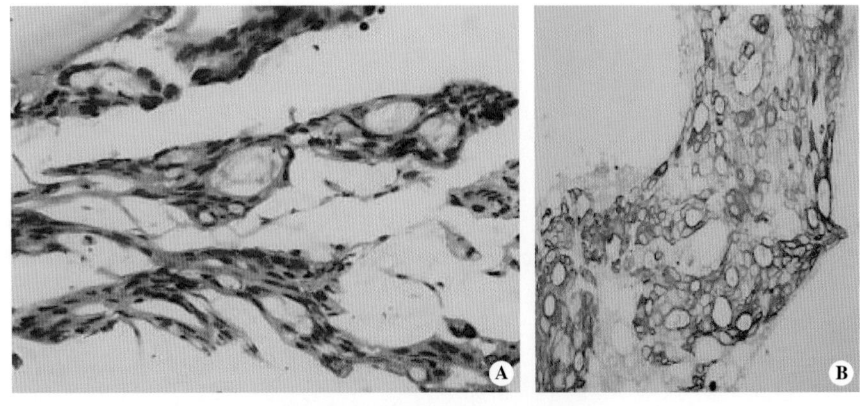

图 22-2-5 骨髓转移性结肠腺癌

A. 腺腔内可见黏液；B. 免疫组化染色 CK20+

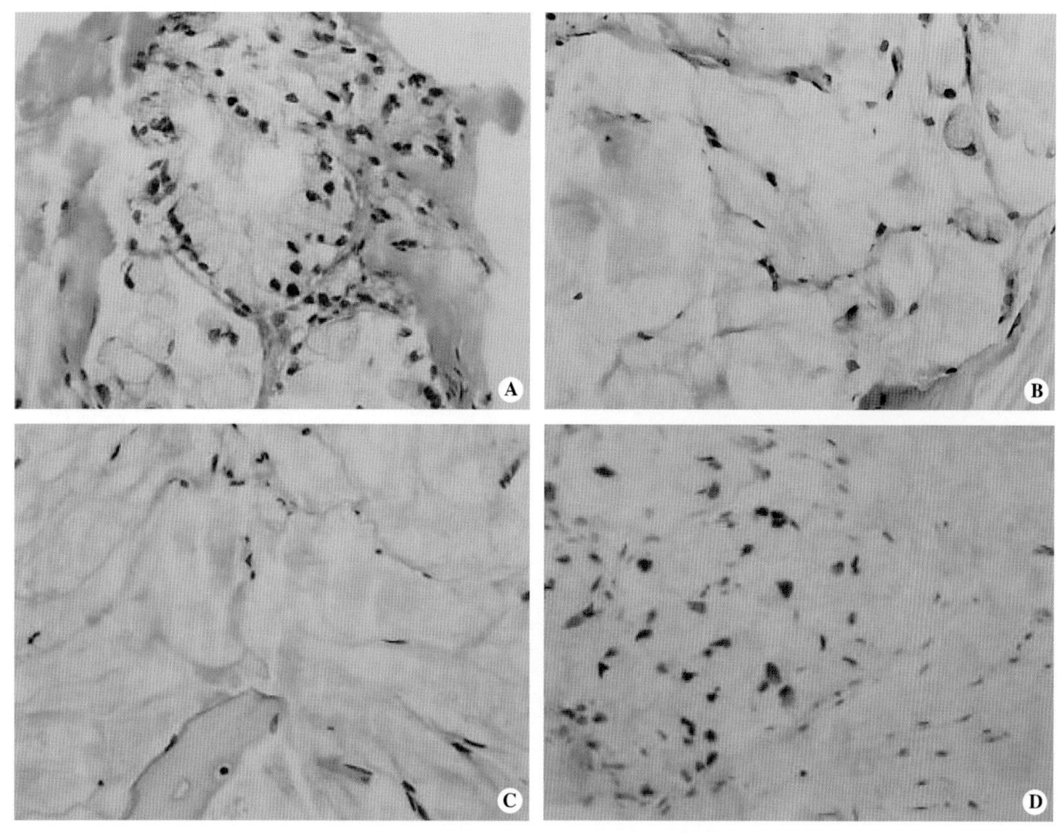

图 22-2-6　骨髓转移性结肠黏液腺癌

A. 可见腺体形成，癌细胞质中充满黏液；B. 散在的黏液腺癌细胞及黏液湖；C. 黏液湖；D. 免疫组化染色 CDX-2+

（五）骨髓转移性小细胞癌（高级别神经内分泌性肿瘤）

癌细胞胞体中等，胞质少，核呈圆形或卵圆形，染色质颗粒状深染，核仁不明显，分裂象常见，呈黏附性生长，常呈大片状或小巢状分布，癌巢周围有网状纤维包绕，Ki67 阳性指数较高（图 22-2-7）。免疫组化示 CK+、CgA+、Syn+、CD56+、NSE+、CD117+。肺小细胞癌转移也可表达 TTF-1、Napsin-A、BCL2。

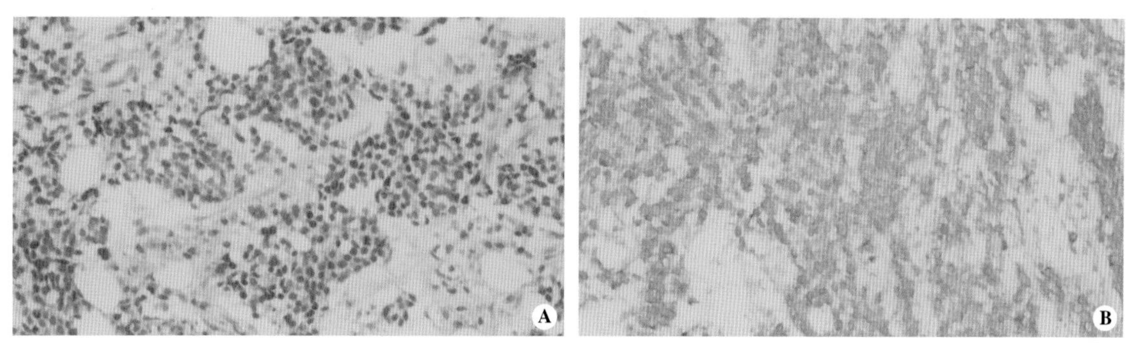

图 22-2-7　骨髓转移性肺小细胞癌

A. 癌细胞黏附性生长，呈实性片状分布，核呈圆形或卵圆形，染色质颗粒状深染，核仁不明显；B. 免疫组化染色 CD56+

（六）骨髓转移性鳞状细胞癌

癌细胞胞质丰富，嗜双色，胞界清楚。核膜清楚、核仁明显。癌细胞呈巢状或镶嵌样大片状排列，高分化时才可见到细胞间桥。癌巢周围伴有纤维增生。伴骨小梁破坏和新骨质增生。癌细胞免疫组化 CK、CK5/6、P40、P63 可阳性，CK7、CK8/18 常阴性（图 22-2-8）。

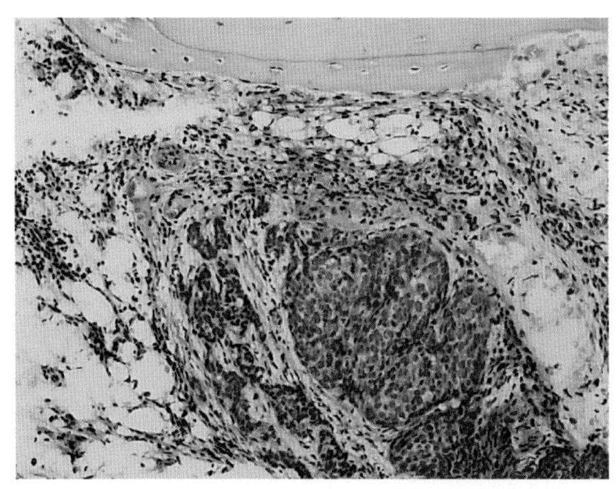

图 22-2-8 骨髓转移性鳞状细胞癌。癌细胞呈实性巢状分布

二、间叶来源的转移性肉瘤

（一）骨髓转移性血管肉瘤

骨髓转移性血管肉瘤即恶性血管内皮瘤，常表现为相互吻合的血管通路，网状纤维染色显示基底膜后形态更加典型，部分可见围血管现象。肿瘤细胞可表现为胖梭形、上皮样及细长梭形，胞核偏大，未见明显核仁，肿瘤周围常伴纤维组织增生。免疫组化示 Vimentin+、CD31+、CD34+、Ⅷ 因 子 + 及 FLi-1+，SMA–、S-100–、Desmin–（图 22-2-9）。

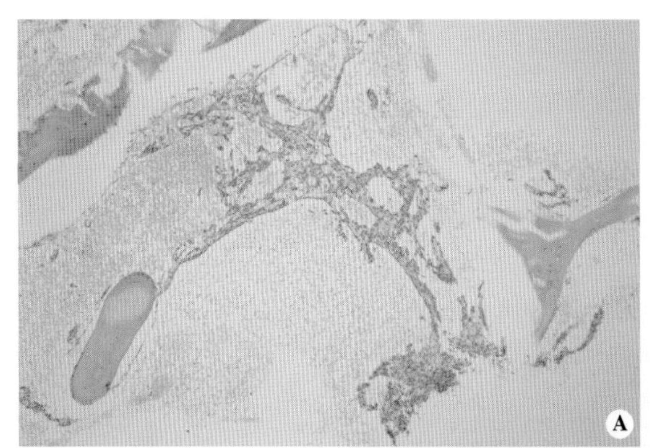

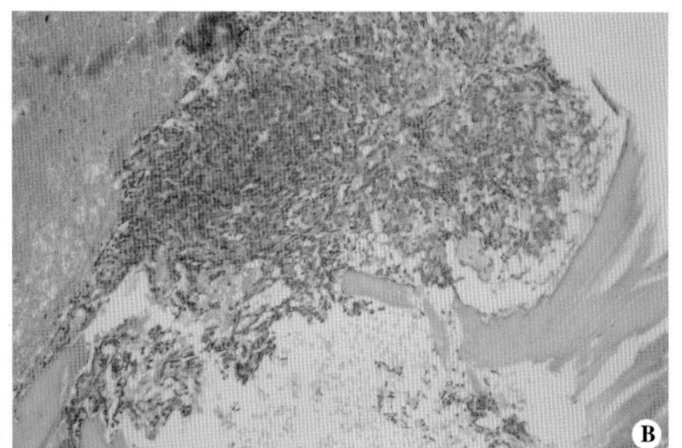

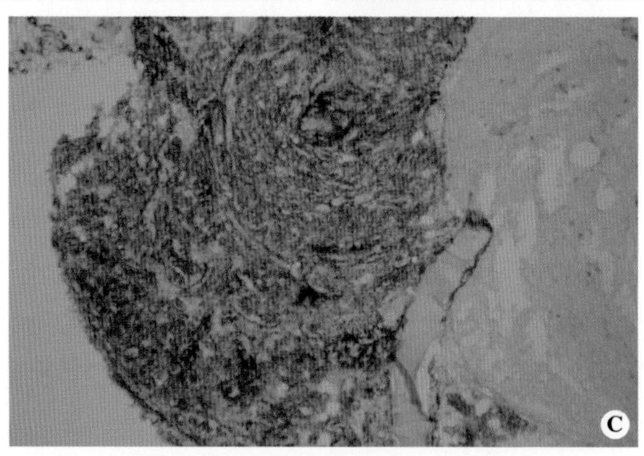

图 22-2-9 骨髓转移性血管肉瘤

A. 肿瘤细胞表现为相互吻合的血管通路；B. 肿瘤细胞排列密集，可见单细胞样血管腔；C. 免疫组化染色 CD31+

（二）骨髓转移性恶性黑色素瘤

肿瘤常呈巢状、片状及小梁状分布，典型的恶性黑色素瘤细胞可见黑色素，有明显的异型性，有核沟、假包涵体及明显的嗜酸性核仁，核分裂象易见。但是恶性黑色素瘤镜下千变万化，胞质可以嗜碱、嗜酸及透明等，也可无黑色素，细胞可以呈上皮样、梭形及间变样等（图 22-2-10）。故需要做免疫组化鉴别。免疫组化 Vimentin+、Nestin+、HMB-45+、S-100+、Melan-A+、CD117+，SMA–、Desmin–。

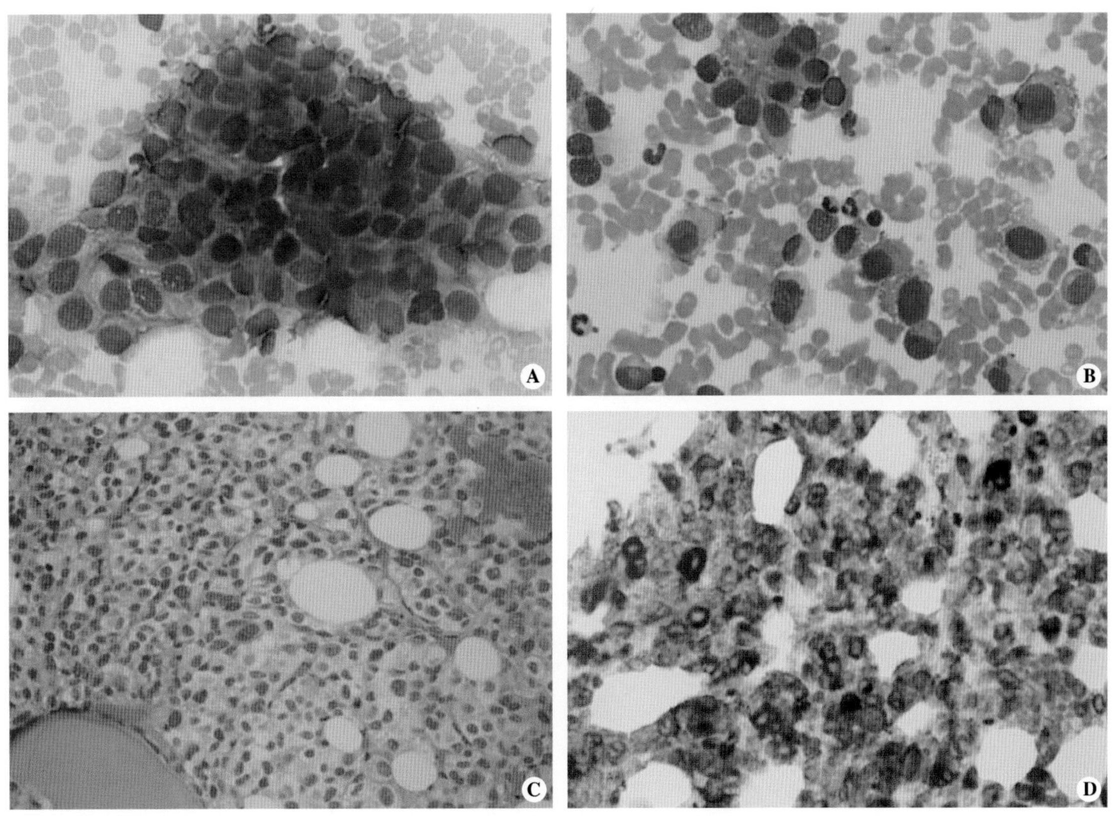

图 22-2-10　无色素性恶性黑色素瘤骨髓转移

A. 骨髓涂片；B. 骨髓涂片；C. 骨髓活检；D. 免疫组化染色 Melan-A+

（三）骨髓转移性卡波西肉瘤

其特征是伴有不同肌成纤维细胞分化的间质细胞和血管的增殖，组织学表现为梭形血管内皮细胞成纤维细胞相互交织，梭形细胞间可见裂隙，可见外渗的红细胞及细胞外玻璃样小体。瘤细胞表达 CD34、CD31、Vimentin、HHV-8 等。

（四）骨髓转移性胃肠间质瘤

骨髓转移性胃肠间质瘤（GISTs）非常少见，GISTs 主要由梭形细胞和上皮样细胞构成，两种细胞可同时出现，依据两种细胞的多少可分为梭形细胞型，上皮样细胞型及梭形和上皮样细胞混合型，肿瘤细胞的排列也呈多样化，以束状和片状排列居多，可出现核端空泡细胞和印戒样细胞。免疫组化示 Vimentin、CD117、CD34、Dog-1、Nestin 可阳性，SMA、Desmin 及 S-100 通常阴性（图 22-2-11）。

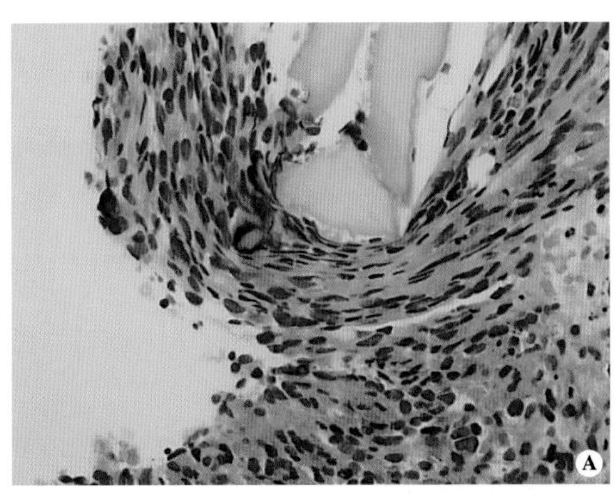

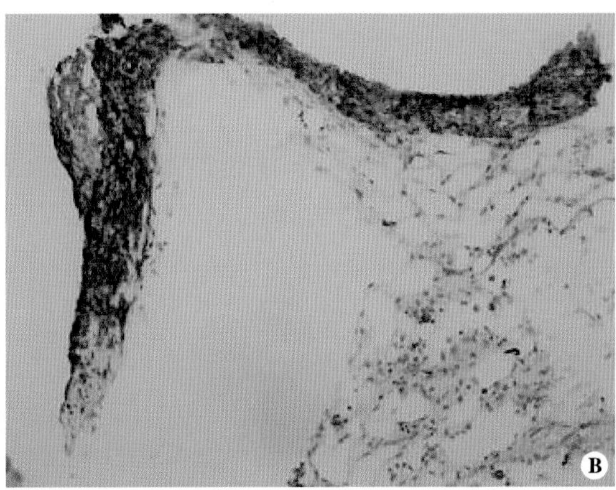

图 22-2-11　骨髓转移性胃肠间质瘤

A. 梭形细胞和上皮样细胞交替排列；B. 免疫组化染色 CD117+

（五）骨髓转移性胶质瘤

胶质瘤累及骨髓者非常罕见，肿瘤细胞核呈梭形或椭圆形，淡染，无明显核仁，细胞富含胶质纤维。免疫组化 Vimentin、Nestin、GFAP、S-100、AE1/AE3 可阳性（图 22-2-12）。

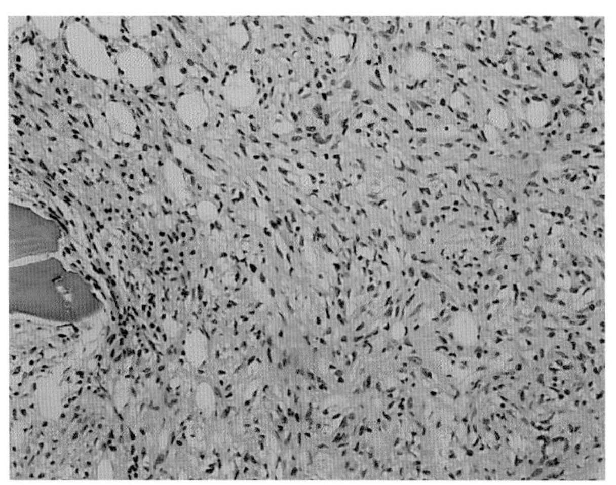

图 22-2-12　骨髓转移性胶质瘤。瘤细胞核呈梭形或椭圆形，淡染，无明显核仁，细胞富含胶质纤维

（六）骨髓转移性恶性纤维组织细胞瘤 / 未分化、未能分类肉瘤

肿瘤细胞可表现为席文状特点，瘤细胞呈多形性，主要有梭形的成纤维细胞样细胞和大量的组织细胞样细胞不同比例混合组成，可呈轮辐样排列，亦可杂乱分布，无一定的排列方式。免疫组化 Vimentin、Lysozyme、CD68、CD163 可阳性。

三、儿童及青少年常见的骨髓转移瘤

（一）骨髓转移性神经母细胞瘤

骨髓转移性神经母细胞瘤是儿童常见的恶性肿瘤，占所有儿童肿瘤的 8% ～ 10%。发病年龄大多小于 4 岁，峰值 2 ～ 3 岁。其主要的转移部位包括骨、淋巴结、肝、骨髓、眼眶和皮肤等，其中约有 40% 的患儿有骨髓转移。神经母细胞瘤骨髓广泛转移时，可导致面色苍白、皮肤出血点。外周血表现为贫血、白细胞减少，以及出现异型淋巴细胞，部分外周血可见幼红、幼粒细胞。骨髓涂片示神经母细胞瘤的瘤细胞呈圆形、梭形，胞体比小淋巴细胞大，核质比高，胞核呈圆形、椭圆形或不规则形，染色质深，粗颗粒状或细索条状，核仁少、小或无。裸核变性细胞多见。除了散在的瘤细胞外，还可见成团成堆的瘤细胞，片尾或边缘多见，聚集成团，胞质量少，彼此融合，界线不清，呈“假菊花团状”和砌墙样排列。中心常出现红色丝状纤维丝，是神经母细胞瘤的细胞特征。细胞化学示神经母细胞瘤细胞过氧化物酶阴性，部分可有糖原阳性。骨髓活检示神经母细胞瘤的骨髓浸润多呈灶性分布，多为小圆细胞型。胞质少或胞界不清，部分呈裸核样，核圆形、梭形或不规则。核膜厚，染色质细致、深染，有核仁或核仁不明显。肿瘤细胞由纤细的纤维血管间质分隔成小巢状、结节样或团片样，有的集聚分布或呈菊花团状分布，胞质界线不清。在成团的瘤细胞间无或有少到中量红染的纤维细丝（神经原纤维）背景是其特征。瘤细胞也可散在分布，细胞疏密不均，但与周围的造血组织分界一般较清楚。随着浸润程度的增加，骨髓组织结构破坏加重。晚期弥漫性浸润时，骨髓组织大部分由肿瘤组织取代，造血细胞可缺乏。

诊断骨髓转移性神经母细胞瘤主要根据病理组织学和免疫组化证据。骨髓中发现神经源性或有神经节特征的细胞或者肿瘤细胞团块，加上尿液中一种或多种儿茶酚胺类物质，如 VMA、HVA、多巴胺水平增高可以确诊。免疫组化 CD56+、NSE+、PGP9.5+、Syn+（图 22-2-13）。

（二）骨髓转移性横纹肌肉瘤

横纹肌肉瘤主要包含以下四种类型：葡萄状横纹肌肉瘤、胚胎性横纹肌肉瘤、腺泡状横纹肌肉瘤、多形性横纹肌肉瘤。骨髓转移性横纹肌肉瘤主要为腺泡状横纹肌肉瘤。组织学特点：肿瘤细胞呈簇状或单个细胞散在分布，呈圆形、卵圆形，核染色质细致深染，核质比高。免疫组化 Vimentin+、Desmin+、Myogenin+、MyoD1+（图 22-2-14）。

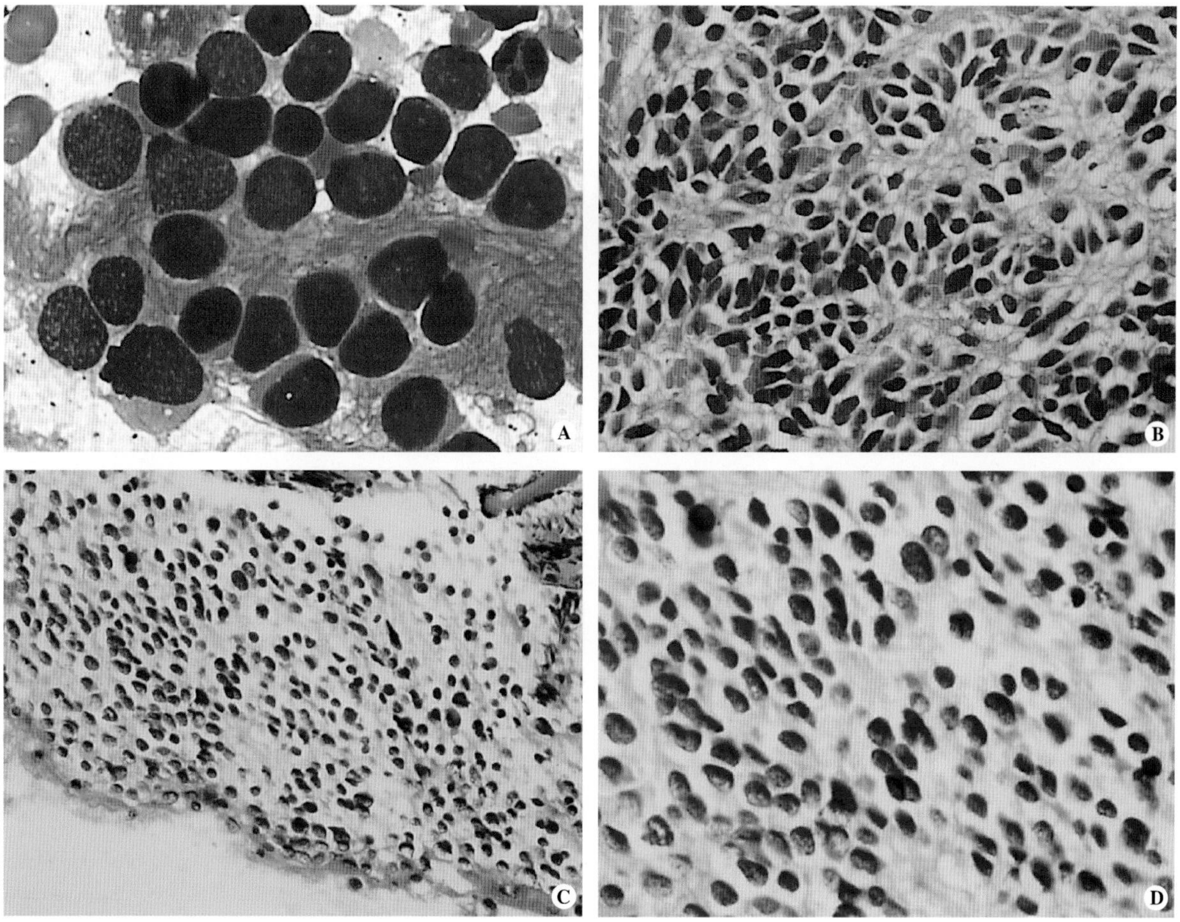

图 22-2-13　骨髓转移性神经母细胞瘤

A. 骨髓涂片神经母细胞产生丝网状纤维；B. 骨髓活检（塑料包埋）瘤细胞呈菊形团样分布；C. 瘤细胞呈结节样分布；D. C 图高倍，瘤细胞染色质细致、深染，核仁不明显

（三）Ewing 肉瘤 /PNET

Ewing 肉瘤 /PNET 为一种原发性骨肿瘤，好发于儿童及青少年，中位发病年龄为 13 岁。形态表现为肿瘤细胞呈片状或呈巢状分布，胞体中等大小，核染色质细致深染，核质比高，核分裂象较少见，肿瘤细胞可围绕中心形成假菊形团或围绕血管呈袖套样改变。肿瘤细胞富含糖原，PAS 染色阳性。Ewing 肉瘤常伴有白细胞增高、贫血、红细胞沉降率增快、血清 LDH 升高、ALP 升高及 C 反应蛋白升高等。文献报道，调节性 T 细胞（CD4+CD25+FOXP3+）增高对 Ewing 肉瘤转移有很好的提示作用。Ewing 肉瘤具有特征性的细胞遗传学异常 t（11；22）（q24；q12），累及 *EWS* 基因和 *FLi-1* 或 *ERG* 基因。免疫组化 Vimentin+、CD99+、FLi-1+、PGP9.5+、CD56+、NSE+、Syn+、S-100+（图 22-2-15）。

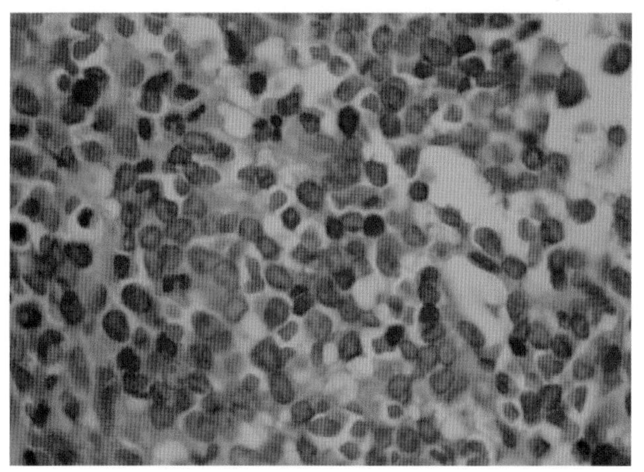

图 22-2-14　骨髓转移性横纹肌肉瘤。肿瘤细胞呈圆形、椭圆形，染色质细致疏松，部分可见核仁

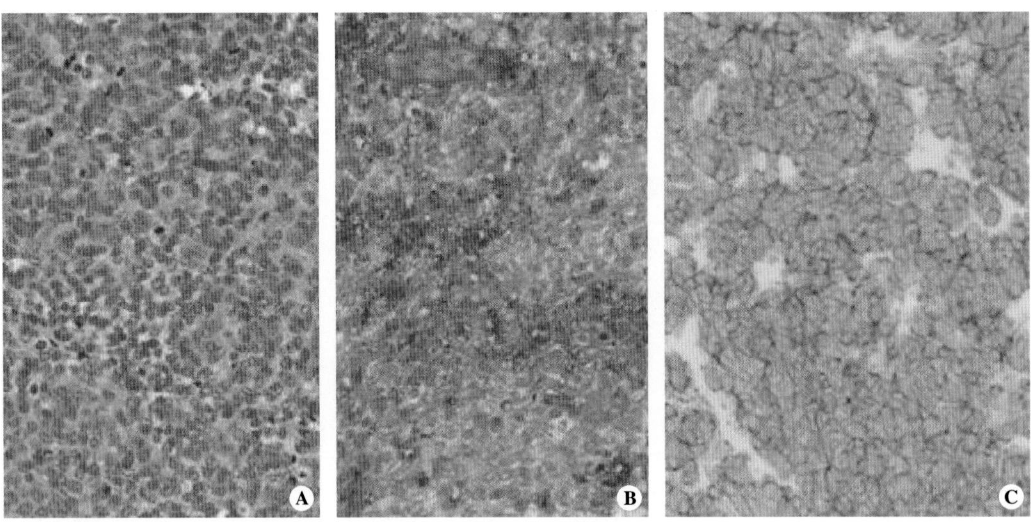

图 22-2-15　Ewing 肉瘤

A. 肿瘤细胞成片状分布，核染色质细致，核质比高，可见核仁；B. 肿瘤细胞富含糖原，PAS 染色阳性；C. 免疫组化染色 CD99+

（陈辉树　殷仁斌）

参考文献

陈辉树，刘恩彬，方立环，等. 2000. 骨髓转移瘤的病理组织与临床特点. 临床血液学杂志，13（4）：159-161.

刘恩彬，陈辉树，邱振宇，等. 2002. 网状纤维染色在骨髓活检病理诊断中的意义. 诊断病理学杂志，9（6）：334-336.

殷仁斌，陈辉树，常娟，等. 2018. 骨髓转移瘤 373 例组织形态学特点. 诊断病理学杂志，4：270-274.

Aida Y，Ueki T，Kirihara T，et al. 2015. Bone marrow metastasis of rhabdomyosarcoma mimicking acute leukemia：A case report and review of the literature. Intern Med，54（6）：643-650.

Bien E，Maciejka-Kapuscinska L，Niedzwiecki M，et al. 2010. Childhood rhabdomyosarcoma metastatic to bone marrow presenting with disseminated intravascular coagulation and acute tumour lysis syndrome：Review of the literature apropos of two cases. Clin Exp Metastasis，27（6）：399-407.

Ekinci AŞ，Bal Ö，Özatlı T，et al. 2014. Gastric carcinoma with bone marrow metastasis：A case series. J Gastric Cancer，14（1）：54-57.

Hart CA，Brown M，Bagley S，et al. 2005. Invasive characteristics of human prostatic epithelial cells：Understanding the metastatic process. Br J Cancer，92（3）：503-512.

Kassam S，Shah C. 2016. Amelanotic melanoma in the bone marrow. Blood，128（2）：313.

Kucukzeybek BB，Calli AO，Kucukzeybek Y，et al. 2014. The prognostic significance of bone marrow metastases：Evaluation of 58 cases. Indian J Pathol Microbiol，57：396-399

Li L，Cong Y，Cai L，et al. 2014. Clinical and cytomorphological features of bone marrow metastasis of non-hematological malignant carcinoma. Nan Fang Yi Ke Da Xue Xue Bao，34（10）：1541-1545.

Mehdi SR，Bhatt ML. 2011. Metastasis of solid tumors in bone marrow：a study from northern India. Indian J Hematol Blood Transfus，27：93-95.

Mishra P，Das S，Kar R，et al. 2014. Non-haematopoietic malignancies metastasing to the bone marrow：A 5 year record-based descriptive study from a tertiary care centre in South India. Indian J Cancer，51（1）：30-34.

Ozaki T. 2015. Diagnosis and treatment of Ewing sarcoma of the bone：A review article. J Orthop Sci，20（2）：250-263.

Rastogi P，Naseem S，Varma N，et al. 2015. Bone marrow involvement in neuroblastoma：A study of hemato-morphological features. Indian J Hematol Blood Transfus，31（1）：57-60.

Tailor IK，Motabi I，Alshehry N，et al. 2015. Alveolar rhabdomyosarcoma masquerading as Burkitt's lymphoma in bone marrow. Hematol Oncol Stem Cell Ther，8（1）：38-39.

Wu Y，Yao LQ，Cheng J，et al. 2010. Diagnostic value of bone marrow biopsy for bone marrow metastatic tumor with unknown primary tumor site. Nan Fang Yi Ke Da Xue Xue Bao，30（5）：1069-1071.

第四篇 常见非肿瘤性淋巴细胞增生疾病

第二十三章

正常淋巴组织/器官的组织形态、功能与免疫组化特点

第一节　淋巴结组织结构、功能与免疫组化特点

淋巴结是人类及哺乳类动物特有的外周免疫器官。此器官由纤维组织及网状纤维构成被膜及内部小梁状网架结构，网架内不同分区“定居”相应功能的淋巴细胞及相关辅助细胞。通常呈圆形或豆形，直径多在 0.5cm 以内，表面光滑、柔软，与周围组织无粘连，亦无压痛。

淋巴结广泛存在于淋巴回流到大静脉途中，承担淋巴液的汇流，分为深层淋巴结和浅层淋巴结两类。浅层淋巴结主要集中在颈部、腋窝、腹股沟等处，构成相应的淋巴结群。深层淋巴结主要位于胸腹腔、纵隔及脊柱与胸腹主动脉等大血管旁。婴幼儿时期淋巴结未发育成熟，结缔组织较少，淋巴小叶分隔不清，淋巴滤泡未完全形成，被膜较薄；7～8 岁时淋巴结分成多个小叶；12～13 岁时淋巴结发育更完善，淋巴窦结构可见，皮质与髓质结构清晰；性成熟期时淋巴结不再生长，而且部分有退化现象。当有机体遇到生物及非生物因素刺激时，淋巴结可以发生反应性改变：体积相应增大，皮质区、副皮质区及髓质与被膜各自或联合发生反应性病理改变。

淋巴结由被膜、皮质及髓质区构成。被膜包绕在淋巴结皮质的表面，由致密的结缔组织构成，在淋巴结的凸侧面有数条淋巴管穿入被膜，与被膜下淋巴窦相通。在淋巴结门有淋巴管、血管和神经出入。被膜中结缔组织厚薄不一，纤维束排列不规则，部分胶原纤维、弹力纤维及疏散网状纤维束伸入淋巴结皮质与皮质中的纤维共同构成淋巴结皮质的小梁，形成淋巴结的网状支架，成为相应淋巴细胞定位分布的组织基础。

淋巴结皮质区位于被膜下方，由浅层皮质、副皮质区及皮质淋巴窦构成。浅层皮质为皮质的 B 细胞区，由薄层的弥散淋巴组织及淋巴小结组成。淋巴小结即在此薄层淋巴组织中发育而成，增大后嵌入深部的副皮质区。当淋巴小结密集时，仅在淋巴小结之间近被膜下淋巴窦处仍有薄层的弥散淋巴组织，也为 B 细胞区。发育良好的次级淋巴小结的正中切面，可见明显的生发中心，它可分为暗区和明区两部分。生发中心的顶部及周围有一层密集的小淋巴细胞，以顶部最厚，称为小结帽。淋巴小结内 95% 的细胞为 B 细胞，其余为巨噬细胞、滤泡树突状细胞和 Th 细胞等。生发中心的暗区较小，位于生发中心的基部，主要由许多转化的大 B 细胞组成，细胞的胞质较丰富，嗜碱性强而着色较深。它们经过数次分裂，形成许多具有相应不同抗原簇的中等大小的B细胞群。这些 B 细胞接受滤泡树突状细胞表面所聚集的抗原的选择作用，只有其膜抗体与表面抗原有高度亲和性的细胞才能保留继续分裂和分化，其余的则均被淘汰，最终被明区内的易染体巨噬细胞吞噬清除。继续分裂分化的 B 细胞在明区近帽处形成两类小淋巴细胞：①浆细胞前身，它们随即迁移到髓质，或在其他淋巴器官、淋巴组织或慢性炎症灶处，转变为浆细胞；② B 记忆细胞，它们也可迁出淋巴结，并参与淋巴细胞再循环。帽部主要为处女型 B 细胞，其功能意义未明。

淋巴结副皮质区位于皮质的深层，为较大片的弥散淋巴组织，又称深层皮质单位，主要由 T 细胞聚集而成。每个单位与一条输入淋巴管相对应，位于十数个淋巴小结的深部。整个单位呈半

球形，其球面朝向髓质，较平的一面朝向多个淋巴小结。深层皮质单位可分为中央区和周围区。中央区含大量T细胞和一些交指状树突状细胞等，细胞较密集，为胸腺信赖区，新生动物切除胸腺后，此区即呈空虚状。细胞免疫应答时，此区细胞的分裂象增多，并迅速扩大。周围区为包围中央区的一层较稀疏的弥散淋巴组织，含T细胞及B细胞，还有许多高内皮的毛细血管后微静脉，它是血液内淋巴细胞进入淋巴组织的重要通道。血液流经此段时，约有10%的淋巴细胞穿越内皮细胞进入深层皮质单位周围区，再迁移到其他部位。在周围区与髓质邻接处，含有一些细小淋巴窦构成的盲端，它们是髓窦的起始部，也是副皮质区淋巴窦的重要通道。

髓质位于淋巴结的中央部，主要由髓索和髓质淋巴窦构成。髓索是由淋巴组织构成的索条状结构，相互连接成网。形状不规则，是以网状纤维作为支架，网间浆细胞和巨噬细胞占明显的优势。淋巴细胞和成纤维细胞较少，髓质区的浆细胞形状变化多端，糙面内质网丰富，带有粗糙的颗粒，呈环状，有些部位明显扩大成囊状膨大。细胞核附近有明显的高尔基体。髓索间的髓窦结构与皮质窦相似，并由皮质窦处延续而来，腔隙比皮质窦宽阔，形状不规则。由皮质窦流入髓窦的淋巴，最终汇入输出淋巴管，从淋巴结门穿出。髓质中有成团的巨噬细胞及浆细胞，可称为巨噬－浆细胞岛，其胞突相互交搭重叠、密切接触，也可与其他淋巴组织细胞相联系，还可与红细胞相接触。不同类型的细胞质突起之间的接触联系，增强了细胞的吞噬免疫功能，尤其淋巴细胞、巨噬细胞可通过淋巴内皮细胞间隙迁移，有利于淋巴结的防御、免疫功能（图23-1-1）。

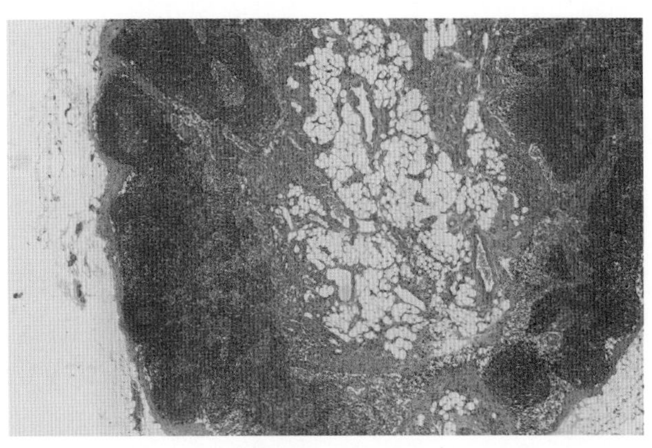

图23-1-1 淋巴结

显示淋巴结完整被膜及淋巴结皮质区、中心髓质区及明显的淋巴窦结构（HE染色）

从组织学角度来说，每一个淋巴结都有着完整而精密的微细结构。不同类型的淋巴细胞及不同阶段的淋巴细胞都有着固定的分布空间，分别肩负着不同的作用。但事实上，不同部位的淋巴结，其组织结构有着或多或少的不同，详见表23-1-1。

表23-1-1 不同部位淋巴结的组织结构特点及常见疾病

淋巴结解剖部位	组织结构特点	常见疾病
颈部淋巴结	淋巴结组织结构相对最为典型，皮质、副皮质区清晰，髓质丰富，淋巴窦易辨识	淋巴系统良、恶性疾病，淋巴结活检首选部位
纵隔淋巴结	与颈部淋巴结基本相似，由于负责肺部淋巴引流，窦区更明显，可见大量碳末沉积	淋巴系统疾病为主，恶性居多
腋窝淋巴结	淋巴窦及髓质区较发达，皮质区及副皮质区相对薄，由于负责上肢淋巴引流，淋巴窦中组织细胞及抗原提呈细胞丰富，常可见色素沉积细胞	淋巴结反应性疾病居多
腹股沟淋巴结	与腋窝淋巴结基本相同	同腋窝淋巴结
腹腔淋巴结	淋巴窦特别突出，髓质相对清晰，皮质及副皮质区薄弱，淋巴窦中可见乳糜液成分	肠道相关疾病反应性改变，恶性少
涎腺旁淋巴结	淋巴结结构有时欠完整，皮质区及副皮质区发达，常见淋巴结内包涵体	反应性、自身免疫相关性及淋巴上皮性病变

我们不禁要问，拥有如此精细结构的淋巴结，它的具体作用是什么呢？概括起来包括以下两方面：①滤过淋巴液。淋巴结位于淋巴回流的通路上，串并联排列，回收路径中软组织中渗出的组织液、蛋白质、部分营养物质及离子等。同时，当病原体、异物等有害成分侵入机体内部浅层结缔组织时，这些有害成分很容易随组织液进入遍布全身的毛细淋巴管，随淋巴回流到达淋巴结。另外，淋巴窦中容积极大增加，淋巴的流速变慢，使得淋巴中的有害成分与窦内的巨噬细胞接触的机会增多，时间延长，利于发生相应的反应性改变。②参与免疫反应。在机体体液免疫和细胞免疫等特异免疫反应中，淋巴结起着重要作用。淋巴回流使淋巴结能很快地接受侵入机体的抗原刺激，经过一系列复杂的细胞和体液因子的作用，发动对此抗原特异性的免疫反应。通过免疫反应消除进入淋巴结内的抗原成分，并且输出效应淋巴细胞或免

疫活性成分，调动机体其他部位的免疫反应及应答能力，同时限制侵入区域抗原的持续攻击，促进有害物质的清除及发动机体的修复及防御。重要的是，免疫反应之后，淋巴结产生的抗原特异性记忆细胞又可以通过淋巴细胞的再循环随时对这些有害成分的再次入侵进行监视。

第二节 脾脏组织结构、功能与免疫组化特点

脾脏是有机体最大的非成对外周免疫器官，占全身淋巴组织总量的 25%，含有大量的特异性与非特异性淋巴细胞和巨噬细胞等淋巴造血细胞，是机体细胞免疫和体液免疫的中心。脾脏位于左季肋区后外方肋弓深处，与第 9 ～ 11 肋相对，长轴与第 10 肋一致。膈面与膈肌和左肋膈窦相邻，前方有胃，后方与左肾、左肾上腺毗邻，下端与结肠脾沟相邻。活体时上缘较锐，有 2 ～ 3 个切痕，而下缘则相对钝厚。脾质脆而软，受暴击后易破碎。成人的脾长 10 ～ 12cm，宽 6 ～ 8cm，厚 3 ～ 4cm，重 110 ～ 200g，与一个手掌大小相当，由几条韧带将其“悬挂”在上腹部。在正常状态下一般摸不到脾脏，如果仰卧或右侧卧位能触摸到脾脏边缘，表明脾脏存在病理性增大。脾脏常常被认为相当于一个增大的“巨大淋巴结”，但事实上，它们既有相同之处，也有着明显的不同。作为一个独立器官来说，二者均具有被膜、网状纤维系统形成的器官内的分隔系统，每个分隔区具有不同的淋巴细胞定位分布。不同的是，脾脏无淋巴窦、无皮质与髓质之分、无输入淋巴管，同时脾脏中不存在淋巴结中的高内皮静脉结构。

1. 脾脏的组织结构 从组织结构来说，脾由被膜、小梁、白髓、红髓、边缘区几部分组成。脾脏的被膜较厚，被膜表面大部分还覆有浆膜。被膜和脾门的结缔组织伸入脾的实质，形成许多分支的小梁结构。小梁彼此互相连接，形成了复杂的大体支架。小梁间的网状组织结构则形成了脾淋巴组织的精微支架。同时，被膜和小梁内的平滑肌细胞可以通过舒张或收缩调节脾的含血量。

脾脏内的白髓位于脾内小动脉的周围，由靠外的含有 B 细胞和 $CD4^+$ T 细胞的边缘带和内部围绕血管形成的淋巴鞘两部分构成。肉眼观察脾的新鲜切片，可见散布的灰白色小点，故名“白髓”。另外，正常人体未受抗原刺激时含量很少、主要由 B 细胞构成的脾小结也是白髓的一部分。动脉周围淋巴鞘是围绕在中央动脉周围较厚的弥散淋巴组织，由大量 T 细胞和少量巨噬细胞与交指状树突状细胞等构成。此区相当于淋巴结内的副皮质区，是胸腺依赖区，但无高内皮毛细管后微静脉。中央动脉旁有一条伴行的小淋巴管，它是鞘内 T 细胞经淋巴迁出脾的重要通道。脾内淋巴小结，又称脾小体，其结构与淋巴结的相同，主要由大量 B 细胞构成，发育较大的淋巴小结也呈现生发中心的明区与暗区，帽部朝向红髓。健康人脾内淋巴小结很少。当抗原侵入脾内引起体液免疫应答时，淋巴小结大量增多，它出现于边缘区和动脉周围淋巴鞘之间，使中央动脉常偏向鞘的一侧。当发生细胞免疫应答时，动脉周围淋巴鞘内的 T 细胞分裂增殖，鞘也随之增厚。

边缘区位于白髓和红髓交界处，宽约 100μm。该区的淋巴细胞较白髓稀疏，但较脾索密集，并混有少量红细胞。此区含有 T 细胞及 B 细胞，并含有较多的巨噬细胞。从肌髓或胸腺迁入脾的处女型淋巴细胞常先聚集于此区继续成熟。中央动脉侧支分支而成的一些毛细血管，其末端在白髓和边缘区之间膨大形成的小血窦，称为边缘窦，它是血液及淋巴细胞进入淋巴组织的重要通道，淋巴细胞也可经此区再迁入动脉周围淋巴鞘、淋巴小结或脾索内。边缘区也是脾内捕获抗原、识别抗原和诱发免疫应答的重要部位，它相当于淋巴结浅层皮质与副皮质的交界处。该区域有大量的巨噬细胞，可对抗原进行预处理及加工，然后将预处理的抗原提呈给 B 细胞，使 B 细胞开始活化。

红髓占脾实质的 2/3，因为红髓含有大量不同生命阶段的红细胞，以衰老红细胞为主，所以活体时显红色。红髓由脾索和脾窦两部分组成。其中，脾索由富含血细胞的索状淋巴组织构成，脾索在血窦之间相互连接成网，索内含有 T 细胞、B 细胞和浆细胞，以及许多其他类型的血细胞和巨噬细胞，是脾进行滤血的主要场所。脾索内各类细胞的分布并不均匀一致。当中央动脉末端分支进

入脾索成为髓微动脉时，其周围有薄层密集的淋巴细胞，在动脉鞘毛细血管周围则有密集的巨噬细胞，至毛细血管末端开放于脾索时，含血细胞和巨噬细胞较多，而不含血管的脾索部分则散在的淋巴细胞和浆细胞相对较多（图 23-2-1）。

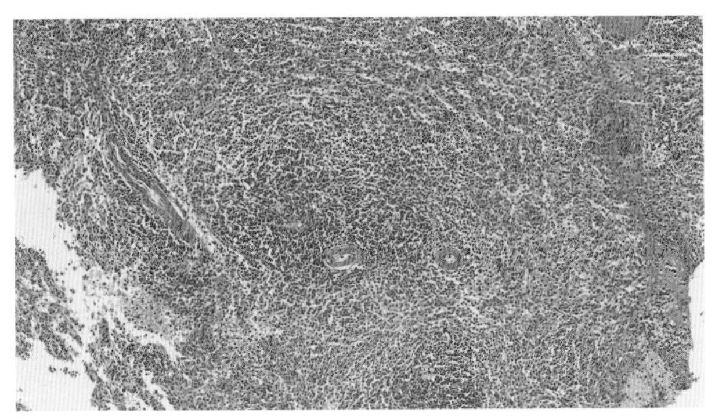

图 23-2-1 脾脏

显示正常的脾脏红髓与白髓区域，脾内小动脉清晰，偏位排列，红髓中髓索及髓窦可见

脾窦是一种静脉性血窦，宽 12 ～ 40μm，形态不规则，相互连接成网。窦壁由一层长杆状的内皮细胞平行排列而构成。内皮细胞之间常见许多 0.2 ～ 0.5μm 宽的间隙，脾索内的血细胞可经此穿越进入血窦。内皮外有不完整的基膜及环行网状纤维围绕，故血窦壁如同一种多孔隙的栏栅状结构。在血窦的横切面上，可见杆状内皮细胞沿血窦壁呈点状排列，较粗大的内皮细胞断面中可见细胞核，并突入管腔，同时这些血窦内皮细胞具有多种免疫表型。血窦外侧有较多的巨噬细胞，其突起可通过内皮间隙伸向窦腔，可通过细胞胞吐作用吞噬衰老细胞、细胞碎片及异物等。

2. 脾的血液通路 脾动脉从脾门入脾后分支进入小梁，称为小梁动脉。小梁动脉分支离开小梁进入动脉周围淋巴鞘内，称为中央动脉。中央动脉沿途发出一些小分支形成毛细血管供应白髓，其末端膨大形成边缘窦。中央动脉主干在穿出白髓进入脾索时分支形成一些直行的微动脉，形似笔毛，故称笔毛微动脉。笔毛微动脉在脾索内可分为三段：①髓微动脉，内皮外有 1 ～ 2 层平滑肌；②鞘毛细毛管，内皮外有一厚的巨噬细胞鞘，但在人不发达；③动脉毛细血管，毛细血管末端的大部扩大呈喇叭口状开放于脾索，少数则直接连通于血窦。血窦汇入由扁平内皮细胞构成的髓微静脉，髓微静脉汇入小梁内的小梁静脉，最后在门部汇成脾静脉出脾。中央动脉旁的淋巴管沿动脉进入小梁，继而在门部汇集成较大的淋巴管出脾，淋巴内含有许多 T 细胞。脾内大部分血液流经脾的速度较快，需时约 30s，少量血液的流速较慢，需数分钟至 1h，依据脾功能状态的不同而有变化。

3. 脾的神经分布 近年来，研究发现淋巴组织内有许多神经末梢，淋巴细胞和巨噬细胞表面有多种神经递质受体，从而改变了过去认为神经不直接调节游离细胞的概念。脾神经入脾门后，其分支除分布于血管及小梁平滑肌以外，还有许多神经末梢进入脾实质分布于动脉周围淋巴鞘和边缘区，红髓的脾索内较少见，淋巴小结内则无。电镜下可见，有的神经末鞘与淋巴细胞之间的间隙仅 6nm 宽，两者有密切关系，但未见有明显的突触形成。说明神经对免疫系统的功能活动有直接的调节作用。

总之，脾脏是一个具有精美结构的免疫器官，在发育早期阶段，具有一定的造血功能，但在人体发育成熟后，其造血功能关闭，在某些特殊情况下，如重度贫血、肿瘤等严重病理情况下，可一定程度发生髓外造血。成人脾脏主要具有过滤血液、免疫应答、储血功能。尤其是免疫应答功能，由于有淋巴结等其他重要的免疫器官，脾脏的重要性有所减低，但如果遇到严重外伤、肿瘤、自身免疫性疾病及严重血液病时，必要时可以予以切除。但儿童如切除脾脏，易引起重度感染性疾病，降低抵抗力。

第三节 胸腺组织结构、功能与免疫组化特点

胸腺是有机体重要的非成对中枢淋巴器官。胸腺常分为不对称的左、右两叶，呈上尖下宽的锥体形或窄长形，前面略凸，后面微凹，前后稍扁，年轻人胸腺表面常呈小结节状。两叶的表面被覆一层胶原膜，两者在中线借疏松结缔组织相连或部分融合，每叶多呈扁条状，质软，两叶进一步分为多个小叶。由于胸腺的间隔从胶原膜出发，仅达到皮质与髓质的交界，因此整个胸腺髓质融

合在一起。婴幼儿的胸腺含有少许脂肪，外观以浅白色为主，局灶粉红色，分叶结构较成人更为明显，并向颈部突出。

胸腺一般源于胚胎早期（6～8周）第3、4对咽囊，主要由咽囊内胚层发育而来。另外，目前普遍认为，第2、3、4鳃裂的外胚层对胸腺原基外侧部的形成有重要作用。新生儿的胸腺约13g，胸腺在生后2年内快速生长，2岁时相对体积最大，重量可达10～15g。新生儿至青春期是胸腺生长发育最旺盛的时期，10～14岁时胸腺重量已达30g，至青春期胸腺发展至顶点，此时重量为25～40g。青春期以后胸腺实质逐渐萎缩，15岁时开始缩小，50岁以后逐渐萎缩。60岁以后胸腺残余中的淋巴成分很少。成人胸腺虽然保持原来形状，但其中的胸腺细胞已大多为脂肪组织及纤维结缔组织所取代。胸腺是T细胞分化、发育、成熟的场所。同时，它还可以分泌胸腺激素及激素类物质，具有内分泌功能，对维持机体免疫功能有重要作用。

一、胸腺组织结构

作为一个独立的中枢性免疫器官，胸腺与外周的淋巴结具有部分相似性。二者表面均有纤维结缔组织构成的被膜，同时部分结缔组织向内延伸，与不同类型网状纤维构成精密的网架结构，通过网架结构形成不同的分区，将不同类型及不同成熟度的淋巴细胞定位于相应的部位，不同的是胸腺没有类似淋巴窦样结构。胸腺被膜的结缔组织深入实质形成无数分隔样结构，将胸腺分隔成若干小叶，小叶直径0.5～2mm，此为胸腺的基本结构。胸腺小叶外层为被膜下区，以下为皮质区，小叶内部为髓质。由于皮质不能完全包裹髓质，故相邻小叶的髓质彼此相通，皮质与髓质的交界处有大量血管。皮质和髓质均由上皮性网状细胞作支架，其中充满淋巴细胞即胸腺细胞，胸腺细胞为T细胞的前身。在胸腺中不同区域的淋巴细胞具有不同的细胞学特征，不同区域的细胞构成也不同。被膜下区和皮质区，淋巴细胞较密集。被膜下区主要为体积较大的淋巴母细胞，皮质区通常密布小型淋巴细胞，占胸腺皮质细胞总数的85%～90%。髓质区的细胞不如皮质区密集，其中的淋巴细胞体积中等，形态类似于外周淋巴器官中的T细胞。因此，皮髓质细胞的分布有一定规律：从皮质到髓质淋巴细胞数量减少，胞体渐小，相反，上皮性细胞逐渐增多且明显可见；从浅层到深层，是造血干细胞增殖分化为T淋巴细胞的过程。胸腺内还存在不同数量的上皮细胞、树突状细胞、巨噬细胞、交错突细胞、类肌细胞等，共同构成胸腺的微环境，为T淋巴细胞的分化成熟提供必要的条件。正常胸腺除了含大量T细胞外，还有少量B细胞。其中，以髓质中最多，皮质内次之，小隔内最少。B细胞又以含IgG的最多，含IgA的次之，含IgM的最少。胸腺内的B细胞具有增殖功能，在某些抗原刺激下，可见淋巴小结形式，甚至有时可以见到淋巴滤泡及生发中心结构，尤以成人多见。

胸腺上皮细胞按部位分为被膜下上皮细胞、皮质上皮细胞、髓质上皮细胞和胸腺小体上皮细胞。被膜下上皮细胞也称为哺育细胞，附着于基膜上，其内侧面有较多凸起的扁平细胞。皮质上皮细胞也称为上皮性网状细胞，胞膜星状突起丰富，并且突起长而复杂，相互形成复杂的网架结构，网架内为不同分化阶段的胸腺细胞。尽管不分泌激素，但其质膜紧贴胸腺细胞，有诱导胸腺细胞发育分化的作用。胸腺细胞一般可分为早期胸腺细胞、普通胸腺细胞、成熟胸腺细胞三个时期。早期胸腺细胞尚未出现T细胞抗原受体（TCR）、CD4（MHC Ⅱ类抗原受体）和CD8（MHC Ⅰ类抗原受体）三种重要标志，又称三阴性细胞，它们多位于被膜下区，是快速分裂和分化的细胞，细胞经数次分裂后移向皮质深层，即转变为普通胸腺细胞。普通胸腺细胞出现CD3和TCR表达，随后CD4与CD8也迅即表达，成为CD4、CD8双阳性胸腺细胞，约占胸腺细胞总数的79%～80%，是反复分裂后的细胞，正处在逐渐分化和被选择的阶段。普通胸腺细胞渐从皮质迁入髓质，进一步分化为单独表达CD4或CD8的成熟胸腺细胞，CD4+T细胞为辅助性T细胞（Th细胞），占成熟胸腺细胞的2/3；CD8+T细胞为细胞毒性或抑制性T细胞，占1/3。成熟胸腺细胞从皮质与髓质交界处的高内皮静脉迁出胸腺后即成为处女型T细胞。它们先迁至脾的边缘区，在那里经过一个时期（3～5天）的成熟后，便具有免疫活性，即成为能识别抗原和具转化能力的成熟T细胞。

髓质内上皮细胞分为髓质上皮细胞与胸腺小体上皮细胞两种。髓质上皮细胞是分泌胸腺激素的主要细胞。髓质区散在分布有大小不等的圆形洋葱头样小体即胸腺小体，直径30～150μm，由上皮细胞、巨噬细胞和细胞碎片呈同心圆状环抱而成，近中央处上皮细胞经常发生角化，核固缩，胞质呈嗜酸性，部分崩解为碎块，甚至可发生囊性变，囊腔中有时可见巨噬细胞、嗜酸性粒细胞及淋巴细胞，是胸腺正常发育的标志，为胸腺结构的重要特征。胸腺小体上皮细胞不分泌激素，其具体功能目前不太清楚，但缺乏胸腺小体的胸腺不能培育出T细胞。Th细胞常群集于交错突细胞附近。

胸腺上皮细胞的类型及所表达的主要抗原决定簇见表23-3-1。

表23-3-1　胸腺上皮细胞的类型及所表达的主要抗原决定簇

细胞类型	形态	主要抗原决定簇			
		角蛋白	胸腺素	胸腺生成素	HLA/Ia
被膜下上皮细胞	皮质浅层被膜下，附着于基底膜，扁平形，内侧有突起	+	+	+	+
皮质上皮细胞	多呈星形，突起多且长，互相连接呈网状，网孔内见较多胸腺细胞	+	–	–	+
髓质上皮细胞	球形，突起少且短	+	+	–	–
胸腺小体上皮细胞	扁平呈同心圆样排列	++	–	–	–

除此之外，胸腺基质中除血管及神经外还有诸如巨噬细胞、交错突细胞、肥大细胞、浆细胞、嗜酸性粒细胞、神经内分泌细胞、肌样细胞等基质细胞，同纤维结缔组织共同构成其特殊的微环境。巨噬细胞散在分布于皮质及髓质内，以皮质近髓质处为多，也参与胸腺内微环境的形成，其分泌物能促进胸腺细胞的分化。另外，巨噬细胞可以作为一种抗原提呈细胞，对免疫应答具有重要作用。交错突细胞主要定位于髓质内，由骨髓迁移而来，归属于树突状细胞家族。细胞表面有复杂的突起，核型不规则，胞质内可以见到管泡状结构，但Birbeck颗粒，其吞噬能力弱，主要负责抗原呈递作用与胸腺细胞的分化。细胞表面表达S-100与HLA-DR。人类胸腺髓质中还含有少量类肌细胞，婴幼儿时期较多见，其细胞形态、超微结构及免疫组织表达更接近横纹肌细胞，电镜下可见到不典型肌节的明暗带、肌质网及三联体等结构，但其具体作用目前不是很明确。其他如肥大细胞、浆细胞、嗜酸性粒细胞、神经内分泌细胞等与机体其他部位的同类型细胞形态相同，在胸腺中的具体功能目前并不明确，可能与胸腺细胞的分化、功能的维持、组织的修复及疾病的发生相关。

二、胸腺血管

胸腺动脉来自于甲状腺下动脉和胸廓内动脉的纵隔支和心包膜支，它们从多处穿过胸腺进入胸腺小隔并分成小支，穿入实质后的皮髓质交界处的微动脉发出许多呈平行或放射状的毛细血管，走向皮质浅层。有的穿入被膜与被膜内的微静脉相连；有的则在毛细血管间形成许多弓状连接。因此，皮质内都是毛细血管，它们大部分在皮质与髓质交界处汇集成毛细血管后微静脉，为胸腺细胞输出和淋巴干细胞迁入的主要通道。胸腺静脉变异较大，不同人胸腺静脉数目不同，单支最多见，两支次之，三支最少。胸腺静脉的汇入部位变异也较大，可汇入左、右头臂静脉、甲状腺下静脉甚至直接汇入上腔静脉。Reveloa和Kanovsky于1972年首先提出血－胸腺屏障。血－胸腺屏障由以下五种结构构成：①连续性毛细血管，其内皮细胞有完整的紧密连接；②内皮基膜；③血管周隙，其中含有巨噬细胞；④上皮基膜；⑤一层连续的上皮细胞。血管周隙是指血管和淋巴管与胸腺实质上皮部分之间的组织，即胸腺实质内的疏松结缔组织或网状组织，它位于胸腺上皮之外。周隙内有胶原纤维束及多种细胞。从血管和淋巴管迁入周隙的细胞，可长期存留于周隙内。血管周隙内有时还出现淋巴小结，胸腺的淋巴也源于此处。血管周隙与实质相反，它随年龄的增长而增多，其中的脂肪细胞和成纤维细胞也明显增多。

三、胸腺神经

直至近几十年，人们才对胸腺的神经支配有了较多的认识。胸腺同时受交感神经和副交感神经纤维支配，交感神经来源于胸交感神经链的星状神经节和其他小神经节。肾上腺素能神经纤维随血管穿过被膜或小叶间隔进入胸腺实质，从皮质与髓质交界处伸向皮质，主要分布于胸腺皮质内，皮质内可见许多串珠状神经纤维。胆碱能神经末梢主要分布于髓质及皮髓质交界处的实质细胞之间。胸腺皮质与髓质内神经分布的不同，可能与它们的功能有关。一般认为，肾上腺素能神经对胸腺细胞的活动有抑制作用，而胆碱能神经则有兴奋作用，胸腺细胞表面有这些神经递质的受体。另外，神经的支配同胸腺的发育阶段有密切的关系，随着胸腺的萎缩，神经纤维的数量相应地明显减少。

第四节 扁桃体与鼻咽黏膜组织结构、功能与免疫组化特点

人体上呼吸道、上消化道起始处及口咽部由于行使正常的呼吸与吞咽功能，黏膜经常接触到一些抗原性物质，为了维护机体的正常功能，黏膜下有大量的淋巴细胞、淋巴小结分布，有时可以看到淋巴滤泡。尤其在儿童时期，淋巴组织异常丰富，可以见到大量淋巴小结及淋巴滤泡，对于维持机体的特异性与非特异性免疫反应起着重要的作用。在某些重要部位，淋巴组织富集形成团块状结构，同时富含纤维结缔组织形成的网架结构与表面的鳞状上皮或假复层纤毛柱状上皮组织共同构成完整的器官，称为扁桃体。广义上扁桃体按部位分为腭扁桃体、咽扁桃体、咽鼓管扁桃体、舌扁桃体。它们的组织结构大同小异，表面为上皮组织，具体不同部位上皮类型可能不同，另外上皮经常不同程度地形成深浅不一的隐窝结构。由于有大量的不规则隐窝的存在，其表面积明显增大。上皮与间质间有完整的基底膜结构。基底膜下为有重要功能的固有层，固有层中不同类型的淋巴细胞、浆细胞等相对定位分布，同时可见较多发育良好的淋巴小体，部分可见到生发中心形成，表面看起来有些像特殊的“淋巴结”，只是不存在淋巴窦结构及皮质与髓质结构。

腭扁桃体的组织结构最为典型，体积最大，为一对扁卵圆形的淋巴器官，位于扁桃体窝内。大体上扁桃体窝是口咽外侧壁在腭咽弓和腭舌弓之间的三角形解剖凹陷。黏膜上皮向实质内下陷形成陷窝，称扁桃体小窝。扁桃体前下部分被腭舌弓遮盖，其上端未被覆盖的部分由结缔组织构成的扁桃体体囊包绕，此囊仅借疏松结缔组织与咽肌相连。扁桃体的被膜是一层致密的结缔组织，它把腭扁桃体与邻近器官隔开，有阻止腭扁桃体感染扩散的屏障作用。

表面鳞状上皮向扁桃体内部陷入形成 10 ～ 30 个隐窝，使其表面积明显增大，隐窝中含有衰老脱落的上皮细胞、淋巴细胞及细菌等。与机体其他部位的被覆鳞状上皮不同，此处鳞状上皮相对与胸腺的基质网状上皮细胞类似，具有重要的免疫功能，上皮内存在的淋巴细胞、微褶细胞、浆细胞、巨噬细胞、朗格汉斯细胞以及薄壁血管共同构成所谓的淋巴 - 上皮共同体，对病原微生物的入侵构成重要的屏障。另外，在隐窝上皮细胞之间充满淋巴细胞的细胞间通道，这些通道互相连通并开口于微隐窝的由深至浅的不同部位。在隐窝的深部存在一种特化的上皮细胞，与回肠的 M 细胞形态及功能类似，新生儿时期较多见，10 岁后随着免疫功能的减退，逐渐减少并消失。扁桃体上皮细胞间通道内的淋巴细胞 70% 为 T 细胞，其中又以 Th 细胞为主，它们成群分布于交错突细胞周围，而浆细胞主要位于毛细血管旁，以分泌 IgG 和 IgA 为主。上皮下方及隐窝周围密集分布着淋巴小结及弥散淋巴组织，淋巴细胞可穿过上皮而沉积于口咽部。隐窝深部的复层扁平上皮内含有许多 T 细胞、B 细胞、浆细胞和少量巨噬细胞与朗格汉斯细胞，称为上皮浸润部。上皮下方在特殊染色下可见到纤细而完整的基底膜。紧邻基底膜下孔型毛细血管丰富，其基膜外经常见到浆细胞的存在，有利于分泌的抗体进入血流。上皮内还有一些毛细血管后高内皮微静脉，这些高内皮微静脉表面表达特异性淋巴细胞的相应配体，是特异性淋巴细胞进出上皮发生迁移与回流的

主要通道，对于维持正常的免疫功能有重要作用（图 23-4-1）。

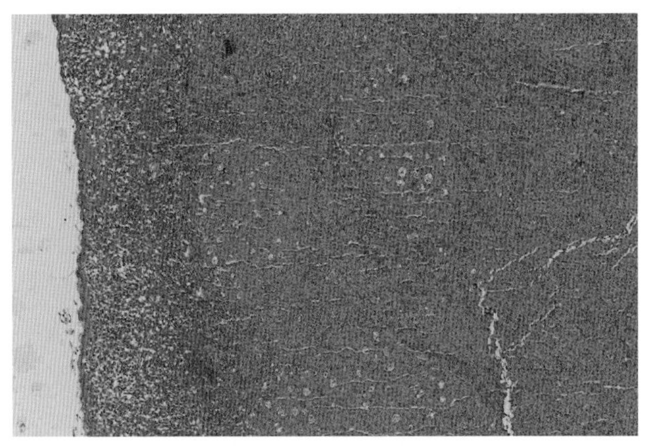

图 23-4-1 扁桃体
左侧为被覆鳞状上皮，右侧为次级淋巴滤泡，星空现象明显（HE 染色）

另外，隐窝上皮来源于第二咽囊上皮，在隐窝上皮分叉处有时可以见到扁桃体小体，其主要由退变的上皮细胞同心圆样排列而成，与胸腺中胸腺小体类似，在有抗原刺激的情况下，数量可明显增多，推测与免疫功能相关。

扁桃体隐窝上皮基底膜下可见明显的固有层，小儿的腭扁桃体更明显，其固有层内含有大量弥散淋巴组织及淋巴小结，它们的数量及发育程度与抗原刺激密切相关。扁桃体淋巴组织中的 B 细胞占淋巴细胞总数的 60%，T 细胞占 38.5%，还有少量 K 细胞和 NK 细胞。受抗原刺激 4 ～ 7 天后，较多的 B 淋巴细胞迁入淋巴小结并逐步增生、活化，逐渐形成生发中心，在生发中心一个 B 细胞 5 天左右可形成 5000 个活化 B 淋巴细胞，诱发并增强体液免疫反应。儿童时期，淋巴小结丰富，在抗原刺激下可形成更多的生发中心，同时产生丰富的浆细胞前体及记忆 B 细胞，成熟浆细胞分泌更多的 IgG 和 IgA。弥散淋巴组织中则 T 细胞相对较多，也有散在的浆细胞、B 细胞。淋巴小结的多少及生发中心的形成与机体的体液免疫功能关系较密切。

咽扁桃体又称腺样体，位于咽的后壁，表面被覆假复层纤毛柱状上皮，无隐窝。黏膜形成一些纵行皱襞，固有层内有许多淋巴组织，上皮内也常见淋巴细胞浸润，浸润部上皮常变为复层扁平上皮。

舌扁桃体位于舌根和咽前壁，表面被覆复层扁平上皮，有一些较浅的隐窝。上皮内有淋巴细胞浸润部，固有层内含有一些淋巴小结和弥散的淋巴组织，常使舌黏膜向表面隆起呈结节状。

第五节 黏膜相关淋巴组织结构与功能

机体内淋巴组织除了能形成诸如胸腺、脾脏、扁桃体、淋巴结等淋巴器官外，在各系统软组织中及各脏器间质内都可以见到或多或少弥漫分布的固有淋巴组织。同时，在颅内、内分泌腺等正常很少有淋巴组织的部位，当受到炎症、自身免疫病及肿瘤等疾病的影响时，可以产生大量弥漫分布的诱导淋巴组织。近年来，我们将这部分弥漫分布的淋巴组织及其相对应的黏膜上皮系统所组成的系统统称为黏膜相关淋巴组织。黏膜相关淋巴组织是外周淋巴器官的重要组织成员，承担着所有黏膜系统的免疫功能。正是这些淋巴组织的存在，为黏膜相关淋巴瘤的发生提供了组织学证据。

黏膜相关淋巴组织，尤其是位于胃肠道、呼吸系统、泌尿道等部位的黏膜相关淋巴组织相对发达，形态较典型。其共同特点是：①黏膜上皮内含有一种 M 细胞，它能输送抗原性物质透过黏膜，并启动免疫反应；②多数具有特殊的集合淋巴小结或形成淋巴小结的潜在能力；③归巢淋巴细胞具有黏膜归巢现象，即外周成熟小淋巴细胞借助归巢受体，促使毛细血管后微静脉内皮细胞由单层扁平变为单层立方或矮柱状，血管通透性增大，重新回到黏膜组织内发挥效应；④参与黏膜表面免疫球蛋白 S-IgA 的形成。除此之外，其他部位的黏膜相关淋巴组织形态多变，往往是不同亚型的淋巴细胞松散地分布于网状细胞和网状纤维形成的支架网孔中，与周围的结缔组织无明显分界，其中除含有 T、B 淋巴细胞外，还有浆细胞和巨噬细胞、肥大细胞等，各种细胞比例不定；一般 T 细胞多于 B 细胞，且以小 T 细胞为主，浆细胞及肥大细胞稀少，多分布于小血管旁，而少量巨噬细胞多散落于软组织中。

从另一角度来说，根据黏膜相关淋巴组织的

存在是否依赖于外界刺激如炎症，可将其分为两大类：固有黏膜相关淋巴组织和诱导黏膜相关淋巴组织。固有弥漫淋巴组织主要分布于胃肠道、呼吸道、泌尿系统等与外界相交通的脏器，尤其在消化道小肠、大肠及呼吸系统鼻咽部位黏膜中，而颅内及内分泌腺等不与外界相通的器官内环境相对稳定，正常情况下只有极少量淋巴细胞分布，但是当其内环境由于某些因素打破时，可产生大量诱导黏膜相关淋巴组织。当黏膜相关淋巴组织受抗原刺激时，淋巴细胞数量及种类明显增生，形成界限清晰的结节样结构，但是无淋巴窦及被膜形成，称之为淋巴小结，有时，由于刺激因素较强且持续时间长，甚至可以出现生发中心；反之，当诱导因素去除后，淋巴小结中淋巴细胞数量及种类减少，分布相对弥散，界限不清。所以，在一定程度上，淋巴小结与淋巴组织是可以相互转化的。

再者，不同部位的黏膜相关淋巴组织，其基本组织结构并不完全相同。例如，胃肠道及呼吸道等空腔脏器，其黏膜相关淋巴组织的分布是具有极性的，多分布于黏膜面，上皮内正常情况下有很少量的M细胞。M细胞多分布于上皮基底部，极少量位于细胞核层或上皮细胞顶部，负责捕获及呈递刺激性抗原，发动机体细胞的活化与增殖，产生免疫应答，增强免疫反应。间质中淋巴细胞的分布是有一定规律的：①淋巴组织多集中于黏膜固有层中；②淋巴组织从腔面往下分布相对减少，因为刺激性因素多位于腔内，接近黏膜层；③成熟浆细胞等效应细胞多位于黏膜浅层或小血管旁。而一些实体内分泌器官中，正常情况下弥漫淋巴组织稀少且分布弥散，多以诱导弥漫淋巴组织为主，细胞分布特征相对不明显。

黏膜相关淋巴组织的生理功能，主要体现在充满于淋巴组织中的淋巴细胞，尽管光镜下各亚群形态相似，但其超微结构及免疫功能不尽相同。位于黏膜相关淋巴组织中的不同亚群淋巴细胞具有的共同特性：①特异性：淋巴细胞表面有抗原受体，用以识别抗原；不同淋巴细胞的抗原受体是不同的，每一受体只能与相应的抗原相结合。②转化性：正常体内大多数淋巴细胞均处于静止状态；只有当某种淋巴细胞受到相应抗原刺激时才被激活，这个过程称为转化，一般需经过40h，淋巴细胞形态上发生明显变化，由一个直径5～7μm的小淋巴细胞转变为一个20～30μm的大淋巴细胞。细胞的代谢增强，形态变化明显，核增大，染色质变细，核仁明显，胞体内核糖体增多，胞质染色呈较强的嗜碱性；淋巴细胞转化后，进行分裂增生，其中大部分可形成参与免疫应答的效应细胞，如能破坏靶细胞的效应T细胞，或能分泌抗体的浆细胞（效应B细胞），这是免疫应答功能所必需的。这些活化淋巴细胞代谢活跃，能产生免疫效应，但寿命较短（约数天或数周）。③记忆性：淋巴细胞经抗原激活转化后分裂增殖形成的细胞中，有一部分再度转化为静息状态的淋巴细胞，称为记忆性（T或B）淋巴细胞，其寿命长，可达数年或终身存在，它们再次遇到相应抗原刺激后，能迅速转化为效应细胞，及时清除抗原，使机体免于发病。

总之，黏膜相关淋巴组织是淋巴系统重要的组织部分，尽管分布相对分散，但组织总量相对巨大，对各个系统的免疫应答、免疫监视、免疫自稳发挥着重要的作用，维持各组织器官内环境的稳定。同时，也正是黏膜相关淋巴组织的存在，为机体各系统发生黏膜相关淋巴瘤及相关淋巴系统疾病提供了明确的组织学基础，促进我们更深入地认识淋巴细胞相关疾病的发生、发展及变化，提高相应的诊断及治疗水平。

（郑宏刚）

参考文献

成令忠，钟翠平，蔡文琴，等. 2003. 现代组织学. 上海：上海科学技术文献出版社. 616，642.

刘斌，高茂英. 1996. 人体胚胎学. 北京：人民卫生出版社. 544.

Clothier R，Mann C，Hunter I，et al. 1993. A study of innervation of the speen of *Xenopus Laevis*，the South African clawed toad，during metamorphosis. J Anat，182：143.

Varga I，Pospisilova V，Jablonska-Mestanova V，et al. 2011. The thymus：Picture review of human thymus prenatal development. Bratislavske lekarske listy，112（7）：368-376.

第二十四章

易误诊的淋巴组织增生性病变

第一节　组织细胞坏死性淋巴结炎（Kikuchi 病）

一、概　　述

组织细胞坏死性淋巴结炎，又称 Kikuchi 淋巴结炎或 Kikuchi-Fujimoto 淋巴结炎，于 1972 年由日本学者 Kikuchi 和 Fujimoto 首次报道，最初在日本及其他亚洲国家被报道，现在发现呈全球分布。有学者认为坏死是由细胞毒性 T 细胞介导的凋亡所致，但具体病因尚未明确。

二、临床特征

该疾病年龄范围在 9 ～ 75 岁，主要发生于年轻人，平均年龄 25.5 岁，大部分患者＜ 40 岁。女性多发。疾病与种族人群无关，但亚洲人群更为常见。临床过程呈良性，多表现为颈部淋巴结肿大、发热及白细胞减少，抗生素治疗无效。肿大淋巴结无痛或伴有触痛，多为单发，也可多发；除颈部外，腋下、锁骨上、纵隔、腹股沟、腮腺内、髂内、腹腔内、胰腺周等淋巴结均可发生，淋巴结外组织（皮肤、骨髓、涎腺）也可发生，但非常少见。全身淋巴结肿大罕见发生。除发热和触痛外，其他少见症状包括腹泻、寒战、发汗、反胃、呕吐、胸痛、腹痛及皮疹等，少部分患者呈感冒样症状起病，或有不明原因的发热，当病变累及肠系膜淋巴结时，可呈急性阑尾炎症状。淋巴结直径通常小于 2cm（如大于 2cm，需怀疑淋巴瘤的可能）。实验室检查可发现中性粒细胞减少、血沉升高、非典型淋巴细胞增多。在儿童患者常与自身免疫性疾病相关。偶有发生于 AIDS、Castleman 病患者淋巴结。

三、组织形态特点

单灶或多灶，为大小不等、边界清楚的圆形或不规则形斑片状浅染区病灶。病灶常位于副皮质区，部分病灶可融合（图 24-1-1）。较大的病灶可见分层现象，中央层由组织细胞及核碎片构成，组织细胞、嗜酸性颗粒状碎片及嗜碱性核碎裂混杂，伴有纤维素样沉积；中间层混杂各种类型细胞，但是很少有核碎片；最外层是淋巴细胞及免疫母细胞（含有明显的核仁及嗜碱性胞质），小淋巴细胞背景内散在分布免疫母细胞及组织细胞，呈“星空现象”（图 24-1-2）。可见具有特征性的“新月体”样组织细胞（核偏位、扭曲，呈“新月体形”，胞质丰富，胞质内可见吞噬的细胞核及细胞质碎片），形态与易染小体巨噬细胞（核居中、卵圆形）不一样（图 24-1-3）。其他组织细胞核居中，核拉长、扭曲，伴或不伴吞噬现象。泡沫样组织细胞常见，可呈印戒样，当泡沫样组织细胞数量较多时，有学者称其为“黄色瘤样”型或“泡沫细胞”型 Kikuchi 淋巴结病，提示疾病处于转归期。可见散在或簇状浆样单核细胞（为小淋巴细胞的 2 ～ 3 倍大小，呈圆形至卵圆形，胞质多少不等，核圆或不规则，染色质透亮，可见小核仁，CD4+），病变早期更多见。生发中心通常不明显，无滤泡增生，无异型。10% 的病例可见“楔形”或不规则形的由纤维肉芽组织形成的少细胞区，示病变处于修复阶段。无或很少有浆细胞、中性粒细胞。

凝固性坏死可见，尤其是在大的病灶内，但是此非诊断的必需条件。淋巴结周围炎常见，但是核碎裂很少出现在结节包膜外。

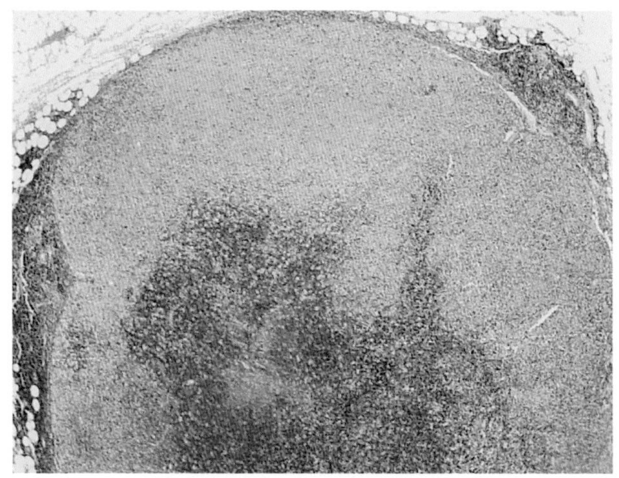

图 24-1-1　病灶边界清，呈圆形或不规则形，病灶融合（HE 染色）

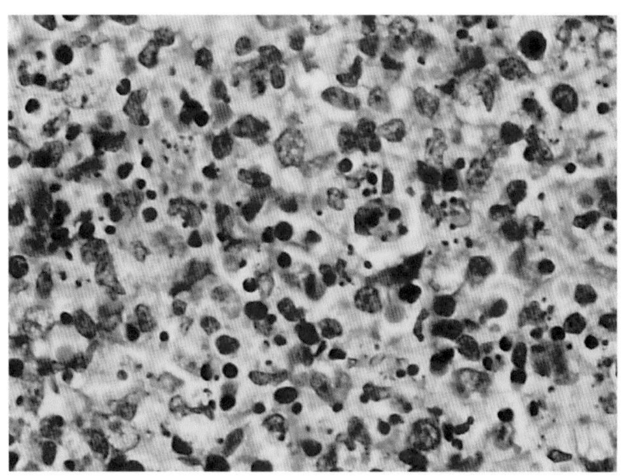

图 24-1-2　大量坏死碎片及组织细胞，未见中性粒细胞（HE 染色）

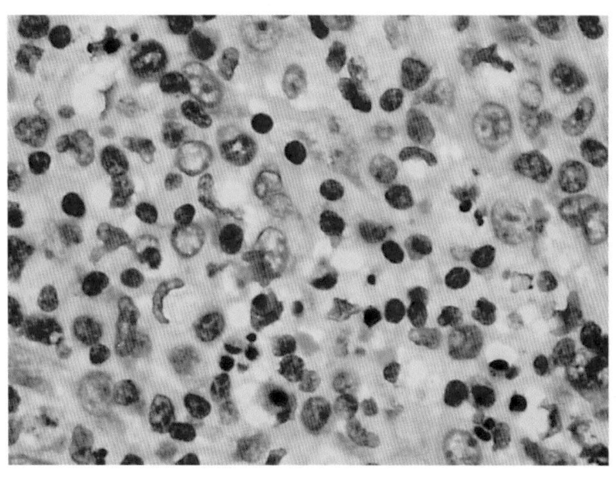

图 24-1-3　新月体样组织细胞及浆样树突状细胞（HE 染色）

四、免疫表型

背景小淋巴细胞主要为 T 细胞，CD3 阳性，CD8 阳性细胞远多于 CD4 阳性细胞，少量细胞 CD56 阳性（图 24-1-4）。大量组织细胞表达 CD68、CD163（图 24-1-5），也可表达 MPO（Kikuchi 淋巴结炎中组织细胞具有特征性的表达）。浆样树突状细胞表达 CD68、CD43、CD4、CD123。少量 B 细胞示 CD20 阳性，可见 CD30 阳性的活化淋巴细胞。Ki67 散在阳性。

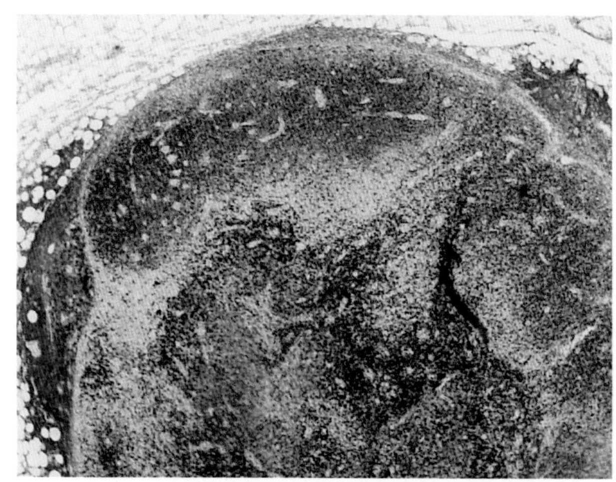

图 24-1-4　CD3 示背景大量 T 淋巴细胞（IHC 染色）

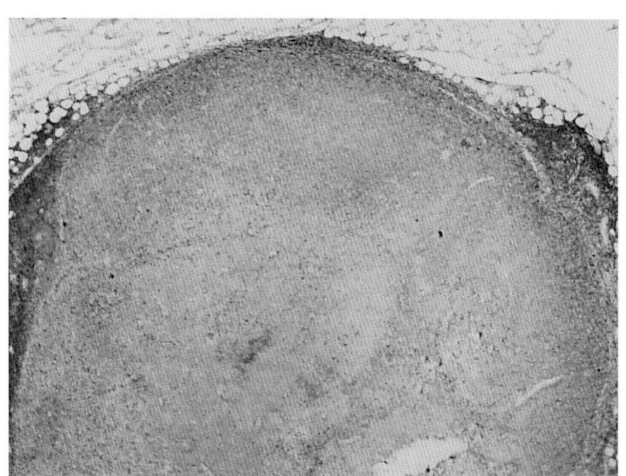

图 24-1-5　CD68 示 T 细胞区混杂大量组织细胞（IHC 染色）

五、遗传学检查

IgH 与 TCR 基因重排阴性。偶有 TCRγ 单克隆，但不能单独以此作为恶性诊断依据。

六、综合诊断

临床情况：临床过程多呈良性。

镜下形态：淋巴结呈斑片状结构，呈散在多病灶分布模式，没有膨胀性生长，大量核碎片，大量浆细胞样单核细胞和细胞核扭曲或呈新月体形的组织细胞，细胞成分复杂，无异型性。

免疫组化：CD68、CD163 阳性的组织细胞多见，背景以 CD3 阳性的 T 细胞为主。IgH 与 TCR 基因重排阴性。

七、鉴别要点

Kikuchi 淋巴结炎呈现无中性粒细胞渗出的灶性、明显碎屑性坏死，但出现灶性、明显碎屑性坏死的病变并非 Kikuchi 淋巴结炎特有的病变，需与以下几种疾病进行鉴别。

（一）狼疮性淋巴结炎

形态学上二者难以鉴别，因此所有的 Kikuchi 淋巴结炎诊断之前应进行血清学检查以排除系统性红斑狼疮（SLE）的可能。Kikuchi 淋巴结炎很少与 SLE 或其他结缔组织病同时发生，一旦血清学检查获得 SLE 阳性结果，需诊断为狼疮性淋巴结炎。形态上呈片状凝固性坏死，浆细胞、苏木素小体及散在分布的白细胞碎片提示狼疮性淋巴结炎的可能性更大，但不能仅凭苏木素小体的出现而诊断狼疮性淋巴结炎。

（二）皮肤黏膜淋巴结综合征（Kawasaki 病）

Kawasaki 病是一种发生于儿童的原因未明的急性出疹性疾病。与 Kikuchi 淋巴结炎相比，Kawasaki 病呈现出更为广泛的地图样坏死，坏死灶外血管出现明显的纤维素样血栓，中性粒细胞易见。

（三）猫抓病

患者有宠物暴露史，皮肤可见小丘疹，镜下滤泡增生，大量中性粒细胞浸润，脓肿形成伴肉芽肿性改变。Warthin-Starry 银染色阳性，可显示出病原性杆菌（多形性短杆菌、汉赛巴尔通体）存在。

（四）外周非特殊性 T 细胞淋巴瘤（PTCL-NOS）

Kikuchi 淋巴结炎出现多病灶融合时，病灶面积大，T 细胞标记大量阳性，尤其在病变增生早期坏死不明显的情况下，容易诊断为 T 细胞淋巴瘤。PTCL-NOS 淋巴结常膨胀性生长，结构破坏，大量多形性异型 T 淋巴细胞弥漫浸润性生长，免疫组化 T 细胞标记物呈弥漫阳性，CD68 阳性的组织细胞少，TCR 基因重排呈单克隆。但即使 TCR 基因呈单克隆性重排，对于年轻、起病较急、CD68 大量细胞阳性患者，诊断 T 细胞淋巴瘤仍需谨慎，需要考虑到 Kikuchi 淋巴结炎的可能。

（五）伴有核碎片（或凋亡小体）的非霍奇金淋巴瘤（NHL）

少数 NHL 伴有较多的核碎片（或凋亡小体）时需要与 Kikuchi 淋巴结炎鉴别。NHL 病变弥漫，累及整个淋巴结，淋巴结正常结构破坏，细胞有不典型性，呈单克隆性，无浆样单核细胞，免疫组化 T 细胞或 B 细胞标记物呈弥漫阳性，CD68 阳性的组织细胞少，IgH 或 TCR 基因重排呈单克隆。

（六）富于淋巴细胞的经典型霍奇金淋巴瘤（LRCHL）

Kikuchi 淋巴结炎病灶周可见大量免疫母细胞增生，活化的淋巴细胞 CD30 阳性，但 Kikuchi 淋巴结炎中增生的 B 免疫母细胞体积小于 RS 细胞，核无异型且 CD30 阴性，而 CD30 阳性的细胞为体积小的活化淋巴细胞。LRCHL 正常结构破坏，一般无坏死病灶。

八、预　　后

疾病通常呈自限性改变，病程 1 ～ 24 个月，多数 2 ～ 4 个月内痊愈，少数患者可以复发（复发率＜ 4%），致死病例罕见。

第二节　血管淋巴组织增生性疾病（Castleman 病）

一、概　述

Castleman 病（Castleman disease，CD）是原因不明的以淋巴结血管滤泡特殊性增生为特点的非肿瘤性淋巴结病。最早于 1956 年由 Benjamin Castleman 首次作为无症状纵隔淋巴结的良性肿物描述，曾被称为巨淋巴结增生、胸腺错构瘤、血管滤泡增生性淋巴结等。通常发生于成人，也可以发生在儿童。Castleman 病的病因及发病机制尚不明确，近年来研究多倾向于其发病源于免疫调节缺陷所导致的 B 淋巴细胞及浆细胞的过度增生。免疫学研究证实 CD 发病可能与人类 8 型疱疹病毒（HHV-8）感染、EB 病毒感染、血管内皮生长因子及细胞因子调节异常有关。根据临床特征 Castleman 病可分为单中心型（局限型）和多中心型（系统型）两种类型。单中心型 CD 通常为透明血管型（hyaline vascular variant Castleman disease，HVCD），浆细胞型 CD（plasmacytic Castleman disease，PCD）也可呈单中心型，而多中心型 CD 几乎都是浆细胞型。单中心型 CD 通常预后较好，可以通过手术切除治愈，术后各种相关病变迅速消退；多中心型 CD 长期预后较差。此病常持续数月或数年，尤其是 HHV-8 阳性的多中心型 CD 具有高度侵袭性，需要进行系统性的化疗。目前，也有学者认为因单中心型（局限型）CD 和多中心型（系统型）CD 有不同等的临床预后，二者为两个独立的临床疾病。

二、临床表现

（一）单中心型（局限型）Castleman 病

可发生于任何年龄，年轻人多见（＜ 30 岁）。无明显性别差异。好发于纵隔淋巴结，腹腔、颈部、腋下淋巴结及肺实质、骨骼肌均可发生，肿块圆形或卵圆形，边界清楚，直径可达 15cm。大多数为透明血管型 CD（达 90%），无特殊症状（图 24-2-1）；浆细胞型 CD 可有发热、贫血、夜间盗汗、体重减轻、高丙种球蛋白血症及 ESR 升高，这些症状可能与患者血清白介素 6（IL-6）升高有关。

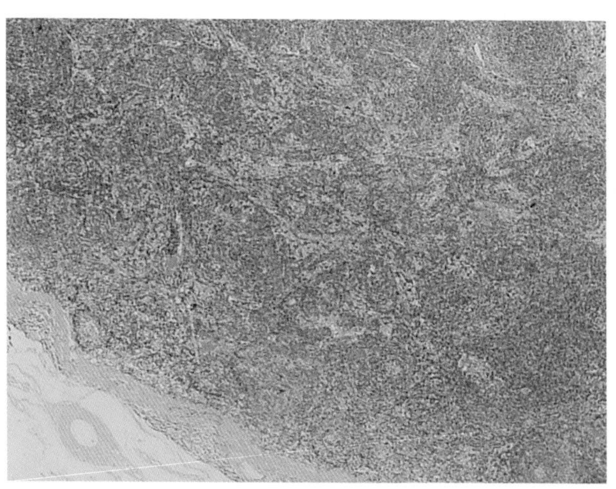

图 24-2-1　透明血管型 CD，滤泡呈多结节生长方式，套区扩张，生发中心萎缩（HE 染色）

（二）多中心型（系统型）Castleman 病

十分少见，50 ～ 60 岁人群中多见，无性别差异，但若在儿童期发病，则女孩多见（约 75%）。全身性淋巴结肿大，可累及脾脏。往往伴发热、乏力、体重减轻，血沉加快、多克隆性高球蛋白血症和低白蛋白血症等全身症状和血清学检查异常，与血管免疫母细胞淋巴结病相似。可伴 POMES 综合征（多发性周围神经病变、器官肿大、内分泌病变、M 蛋白血症及皮肤改变）。病因未明，主要有两种观点，即异常免疫反应和病毒感染，HIV 阳性及其他免疫抑制的人群发生的多中心型 CD 与 HHV-8 感染高度相关。

三、组织形态特点

（一）透明血管型

淋巴滤泡散布于淋巴结，淋巴窦减少或不见，滤泡呈“靶环”样结构，滤泡内外见伴有玻璃样变的厚壁血管增生，毛细血管常插入滤泡，生发中心玻璃样变性，似胸腺小体或脾白体，本质上是一种退行性改变（图 24-2-2 ～图 24-2-4）。玻璃样变的中心见核仁明显，核呈空泡状的大细胞为滤泡树突状细胞（CD21 及 CD35 呈阳性）。外周小淋巴细胞围绕生发中心成同心圆状排列，似“洋葱皮”样，滤泡间区可见增生的毛细血管后小静脉，浆细胞、嗜酸细胞、免疫母细胞及浆细胞样树突状细胞混杂性生长，血管显著增生可能与血管内皮生长因子有关。套区增宽，生发中心萎缩，一个套区可以包绕多个生发中心，可类似套区增生或套细胞淋巴瘤（图 24-2-1）。

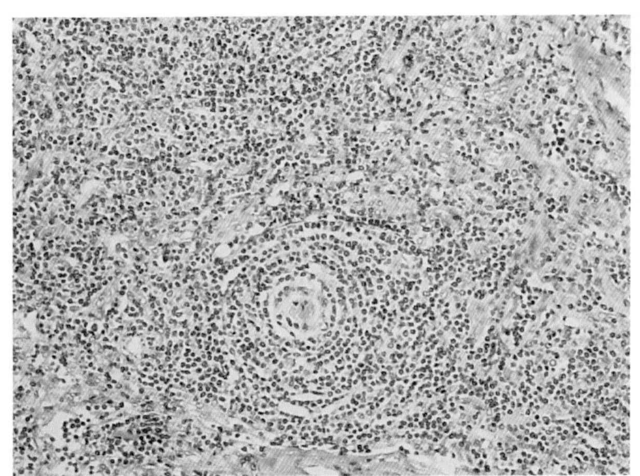

图 24-2-2 透明血管型 CD，套细胞围绕生发中心呈“靶环”样排列，滤泡间见较多增生的小血管（HE 染色）

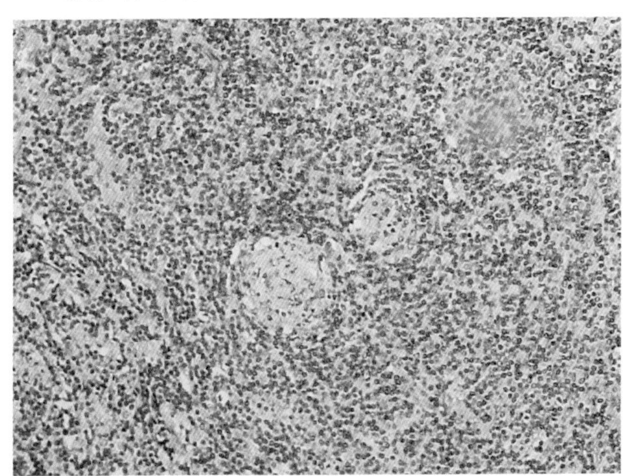

图 24-2-3 透明血管型CD，一个套区可以包绕多个生发中心，生发中心玻璃样变，似“胸腺小体”（HE 染色）

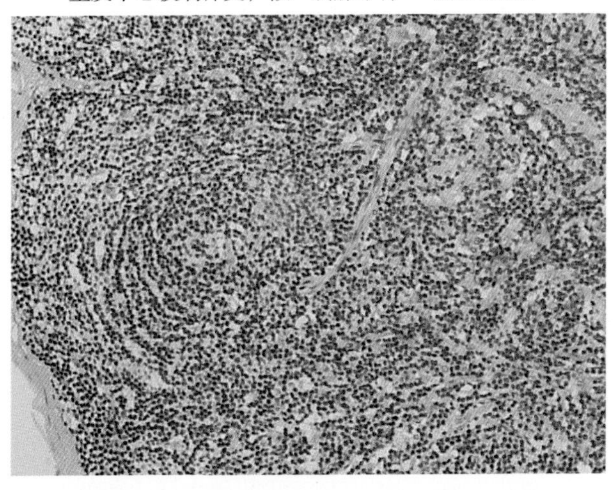

图 24-2-4 透明血管型 CD，毛细血管插入滤泡（HE 染色）

（二）浆细胞型

淋巴结结构保存，窦结构保存，滤泡增生伴生发中心正常或扩大，滤泡间见浆细胞弥漫分布，可见 Russell 小体（图 24-2-5 ～图 24-2-7）。可无明显血管透明变性改变，滤泡中心有无定性嗜酸性物质（纤维蛋白、免疫复合物等）。

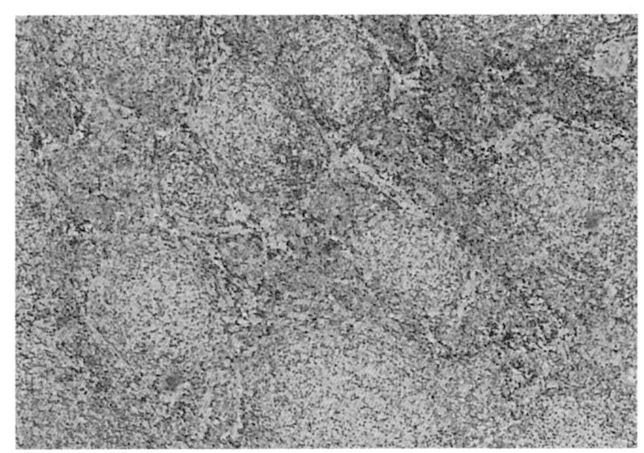

图 24-2-5 浆细胞型 CD，滤泡增生呈结节状分布，生发中心正常或扩大（HE 染色）

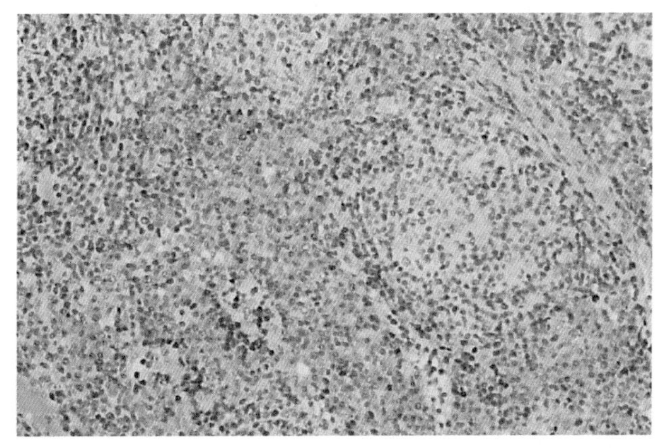

图 24-2-6 浆细胞型 CD，增生的滤泡及滤泡间的浆细胞（HE 染色）

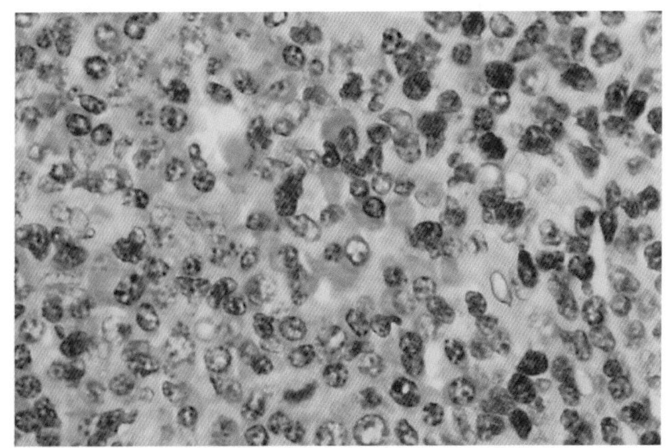

图 24-2-7 浆细胞型 CD，滤泡间的浆细胞（HE 染色）

（三）多中心型 Castleman 病

形态与单中心浆细胞型类似，滤泡间见浆细胞弥漫分布，可见 Russell 小体，滤泡中心有无定型嗜酸性物质（纤维蛋白、免疫复合物等）。可出现滤泡溶解现象，结构模糊不清，套区与滤泡内可见非典型浆细胞及浆母细胞增生。HHV-8 阳性的多中心 Castleman 病表现为生发中心不同程度的萎缩和玻璃样变，套区明显。套区细胞可侵入生发中心并完全破坏生发中心（套区 HHV-8 阳性的淋巴细胞聚集导致生发中心溶解）。套区内易见数量不等的大浆母细胞（又称浆母细胞型），含致密的嗜双色性的泡状胞质，胞质偏位，有 1～2 个明显核仁。类似细胞还可散在分布于滤泡间区。抗病毒潜在核抗原（LAN-1）抗体免疫组化染色可显示浆母细胞核呈阳性反应，伴大量成熟浆细胞浸润。疾病进展时，生发中心内和生发中心外的浆母细胞融合成小簇状或片状分布。

四、免疫表型

T/B 细胞标记与反应性淋巴结免疫功能区分布：CD21、CD35 标记显示滤泡树突状细胞（FDC）扩张，通常无浆细胞轻链限制性表达，PCD 中增生的浆细胞在半数患者中有 IgL 单克隆表达，CD138、CD38、CD79 阳性，CD20 阳性或阴性（图 24-2-8～图 24-2-10）。

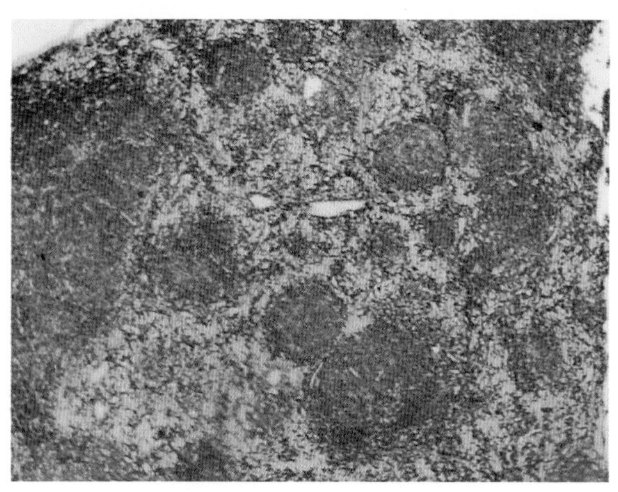

图 24-2-8　浆细胞型 PCD，CD20 示滤泡结节状分布（IHC 染色）

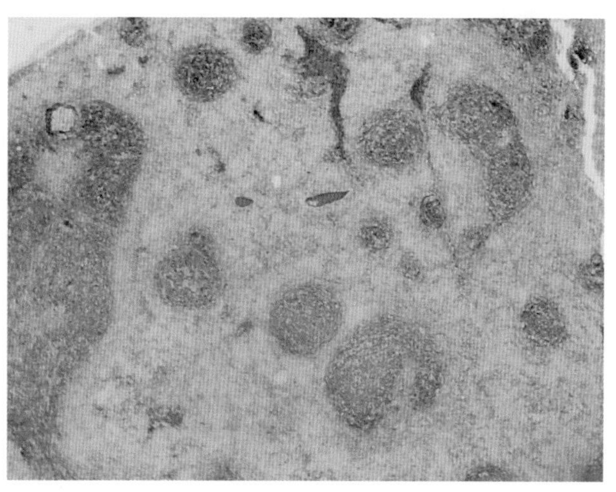

图 24-2-9　浆细胞型 PCD，CD21 示滤泡树突网结构完整（IHC 染色）

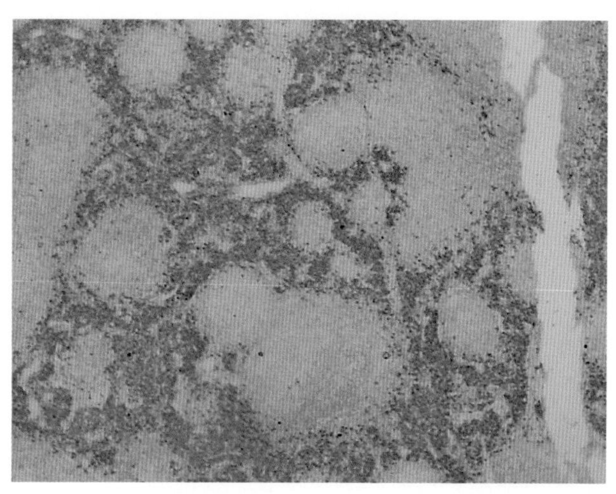

图 24-2-10　浆细胞型 PCD，CD38 示滤泡间浆细胞阳性（IHC 染色）

五、遗传学检查

IgH 基因重排呈多克隆。

六、综合诊断

根据临床表现、形态学特点及实验室检查，可以诊断 Castleman 病。

七、鉴别要点

（一）滤泡性淋巴瘤

淋巴细胞呈结节样生长，但生发中心扩大，

由异型中心细胞及中心母细胞组成，套区消失，套区间见中心细胞，中心细胞可侵犯血管，无血管插入生发中心的现象，也无胸腺小体样结构。免疫组化 CD10、BCL2、BCL6 均阳性。Ig 轻链限制性表达。

（二）套细胞淋巴瘤

套区增宽，生发中心萎缩，与 HVCD 相似，但套细胞淋巴瘤肿瘤细胞单一，小到中等大小，核有异型性，核型多不规则，CD5、CyclinD1、CD43 阳性，轻链限制性表达，几乎所有病例均存在 t（11；14）易位，导致 CyclinD1 表达。

（三）淋巴结边缘区淋巴瘤伴浆样分化

肿瘤细胞在边缘区形成浸润，显示不同程度的浆细胞分化，浆细胞在单核样 B 细胞之间有滤泡侵蚀现象，残留的滤泡可扩张或萎缩，PCD 无淋巴结结构破坏，浆细胞主要在滤泡间，可伴特殊临床症状。

（四）类风湿关节炎性淋巴结病

二者组织学形态相似，不易鉴别，需结合临床，血清类风湿因子阳性，而无多克隆性γ球蛋白增高，IL-6 不增高。

（五）骨外浆细胞瘤

形态欠成熟的浆细胞弥漫增生性浸润，淋巴结结构破坏，浆细胞为克隆性，免疫组化染色κ和λ轻链显示轻链限制性。

八、预　　后

单中心型 CD 切除后可以治愈，对于浆细胞型 CD 患者切除后仍可有全身症状残存。多中心型 CD 预后较差，部分患者发病数月或数年后可出现严重的肾或肺的合并症，部分患者继发 Kaposi 肉瘤或发展为 B 细胞淋巴瘤；在儿童临床过程较好，类固醇治疗有效，死亡率低。

第三节　淋巴结滤泡增生及滤泡间区细胞增生

一、淋巴结滤泡旺炙型反应性增生

（一）概述

淋巴结滤泡旺炙型反应性增生（florid reactive follicular hyperplasia，FRFH）以滤泡高度增生为特征，大量大小及形态不一的淋巴滤泡遍布皮质及髓质，似滤泡性淋巴瘤。常见于良性病变，可能与细菌、病毒（HIV、EBV 等）、自身免疫性疾病、风湿性关节炎、狼疮等相关。

（二）临床表现

儿童及年轻人多，在老年人（＞60%）出现这种改变时提示可能存在免疫系统失衡。无明显性别差异。一般为局部淋巴结肿大，无特殊生长或多发部位。无其他特殊临床症状。肿大淋巴结直径多小于 2cm。

（三）组织形态特点

淋巴结结构保存，淋巴窦闭合或少见。通常无包膜和结外脂肪组织浸润。淋巴结滤泡数量增多，大小不一，形态多样，滤泡形态不规则，滤泡边缘清，排列密集，个别滤泡可以接近，分界不清。生发中心扩大，存在极性，分为明区（以中心细胞为主）和暗区（以中心母细胞为主），生发中心核分裂较多，组织细胞吞噬核碎片现象明显（图 24-3-1）。滤泡由 IgD 阳性的小淋巴细

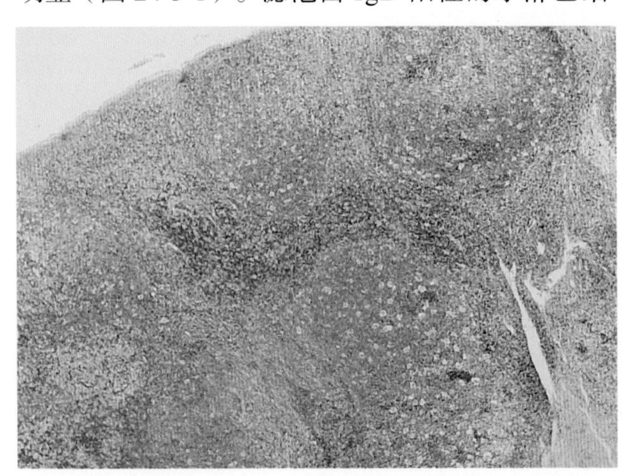

图 24-3-1　滤泡增生，大小不一，形态不规则，排列拥挤（HE 染色）

胞组成的套层包绕，边界清楚，呈洋葱皮样的外观，有时套区主要位于滤泡的一端。某些情况下套区可以变薄或模糊不清，甚至缺失，如儿童或 HIV 阳性患者。滤泡可出现“溶解”现象（follicle lysis），小淋巴细胞内陷至生发中心。滤泡间的淋巴细胞不同于滤泡淋巴细胞，T 区减少、缩小。滤泡树突网结构完整，可用CD21或CD35勾勒出完整滤泡轮廓。

（四）免疫表型

滤泡 CD20、CD79a 阳性（图 24-3-2），BCL2 生发中心阴性（图 24-3-3），CD10、BCL6 生发中心阳性（图 24-3-4），二者阳性的细胞不侵入滤泡间或血管壁。套区 CyclinD1 阴性。CD21 或 CD35 示滤泡结构完整。Ki67 生发中心（60% ～ 90%）阳性（图 24-3-5）。生发中心 κ 与 λ 双阳性。

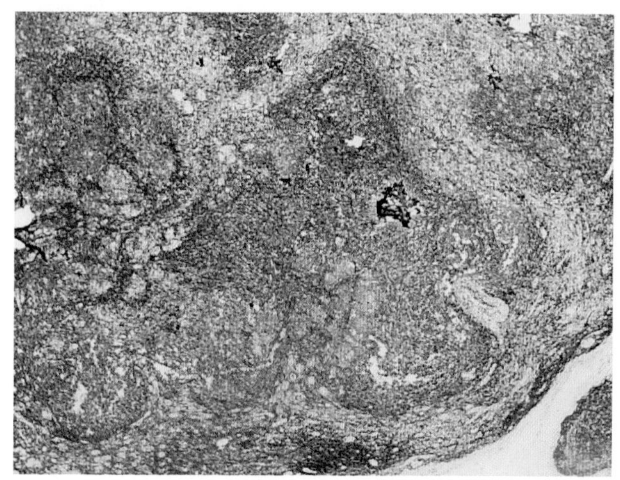

图 24-3-2　CD20 示滤泡排列拥挤，形状不规则，似“边界不清，滤泡有融合”（IHC 染色）

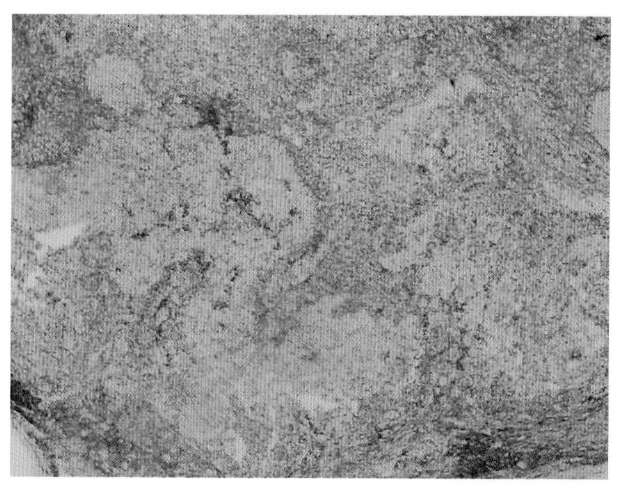

图 24-3-3　BCL2 示滤泡间细胞阳性，不规则滤泡边界清（IHC 染色）

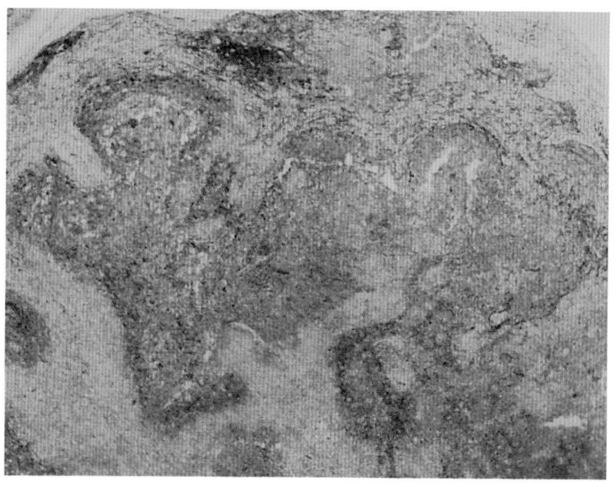

图 24-3-4　CD10 示生发中心不规则，排列拥挤（IHC 染色）

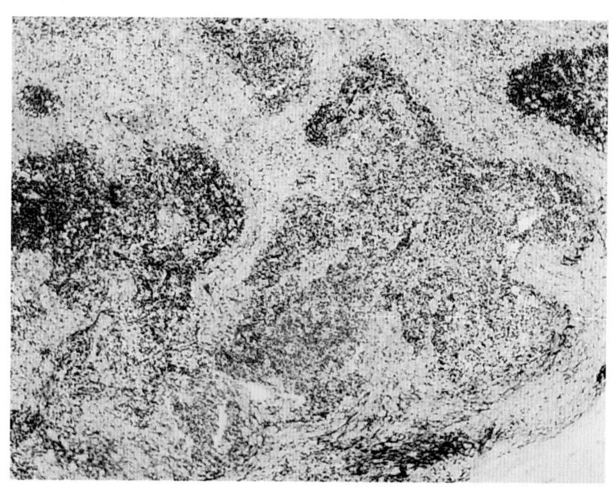

图 24-3-5　Ki67 示生发中心呈高表达（> 60% 阳性）（IHC 染色）

（五）遗传学检查

IgH 基因重排呈阴性。

（六）综合诊断

结合临床、形态学及免疫组化结果可以做出诊断。

（七）鉴别要点

少数淋巴结滤泡旺炙型反应性增生患者可以合并淋巴瘤或者继发成淋巴瘤，尤其是多个淋巴结肿大时。因此，对于淋巴结滤泡旺炙型反应性增生的诊断，特别是老年患者需仔细排查淋巴瘤的可能。

1. 滤泡性淋巴瘤（follicular lymphoma，FL）FL 呈结节性生长模式，FL 的滤泡大小形态不一，排列密集，呈“背靠背”状，套区消失或相互融合，瘤结节与周围淋巴组织分界不清，瘤结节形态单一，无明暗极之分，肿瘤细胞生发中心的中心细胞或中心母细胞十分类似。免疫组化 CD10、BCL2、BCL6 阳性，Ki67 ＜ 30%。IgH 单克隆性基因重排，t（14；18）（q32；q21）染色体易位。与 FL 相比，FRFH 在年轻人中多见，形态上淋巴结正常结构保存，可见套区，滤泡内各种细胞混杂，吞噬现象多见，可见生发中心明、暗极。免疫组化滤泡内 BCL2 阴性，Ki67 高表达（60% ～ 90%）。IgH 基因重排阴性。结合形态、免疫组化及分子检测可予以鉴别。

2. 儿童型滤泡性淋巴瘤（pediatric type follicular lymphoma，P-FL） P-FL 常累及颈部淋巴结、其他外周淋巴结和 Waldeyer 环，其他结外部位也可发生；组织学特点与成人型 FL 难以区分，但一般为早期，局限，缺乏 BCL2 表达，无 t（14；18）（q32；q21）染色体易位。该病变易见大而膨胀的滤泡，类似滤泡旺炙型反应性增生，尤其在年轻男性患者中。流式细胞术和分子生物学分析可检测出 CD10 阳性克隆性细胞群存在，易将 FRFH 误诊为 P-FL。诊断 P-FL 应结合形态学特征，如结节外无套区、滤泡融合、CD10 及 BCL6 侵入结外，生发中心 Ki67 ＜ 30% 等，加上 CD10、κ、λ 流式细胞术检测克隆性及 IgH 克隆性基因重排等辅助检测手段进行综合分析。

二、滤泡间区细胞增生

（一）概述

滤泡间区即 T 区，T 区细胞增生可呈结节状或弥漫性增生，组成细胞成分多样，以小淋巴细胞为主，混杂散在滤泡中心细胞、中心母细胞、免疫母细胞、浆母细胞、浆细胞及组织细胞，构成 B 淋巴细胞及 T 淋巴细胞衍化系列现象及星空现象。T 区细胞增生可无明确特殊的病因，通常病毒感染性淋巴结炎、药物反应、皮肤病性淋巴结炎、自身免疫性疾病或是对邻近恶性病变的结节性反应等原因均可引起 T 区细胞增生。

（二）临床表现

本病可发生于各年龄人群，但常见于年轻人。病程可为急性或慢性。急性起病患者通常为病毒感染或药物超敏反应所致，伴随高热、淋巴结肿大等急剧的临床症状，病史都很短，10 天至半个月不等，一般不超过 1 个月，热退后淋巴结可缩小。慢性患者可为慢性病毒感染、自身免疫性疾病、慢性非特异性炎症所导致，并伴有相关疾病症状。可有接种史或使用抗精神药物等相关病史。白细胞在正常低限或低于正常。抗生素治疗无效。

（三）组织形态特点

T 区扩大，滤泡减少或没有滤泡，滤泡不大、不活跃。淋巴结结构完整，由于滤泡减少或萎缩，容易误判断为结构破坏，但与肿瘤性病变不同，T 区反应性增生性病变窦结构往往保存。T 区大量细胞增生，可呈结节状或斑片状，无淋巴滤泡生发中心及套区侵犯（图 24-3-6）。增生的细胞由小淋巴细胞和活化的大淋巴细胞两类细胞组成，小淋巴细胞背景内见活化的淋巴样母细胞、免疫母细胞增生，浆母细胞和浆样细胞增多，形成连续的分化谱系，细胞数量多少不一，无异型性（如明显的核型不规则，粗糙的颗粒状染色质，细胞核大于小淋巴细胞核的 3 倍等）（图 24-3-7）。但当大细胞数量增多，呈片状排列时，形态上与淋巴瘤难以区分。还可见较多大量的浆细胞、嗜酸细胞及组

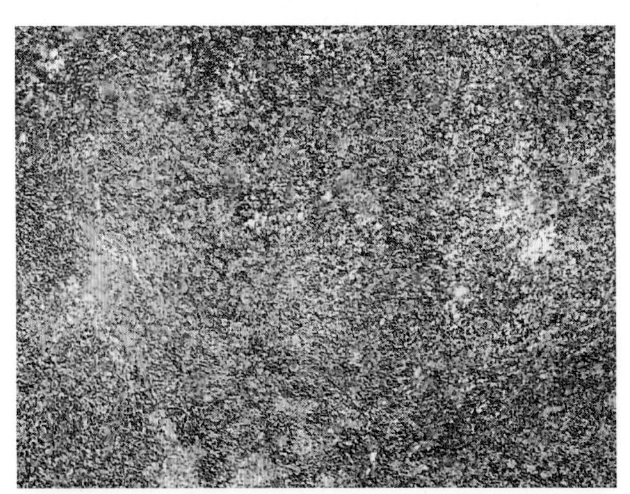

图 24-3-6 低倍镜观察滤泡结构不明显，滤泡间区成斑片状，细胞增多（HE 染色）

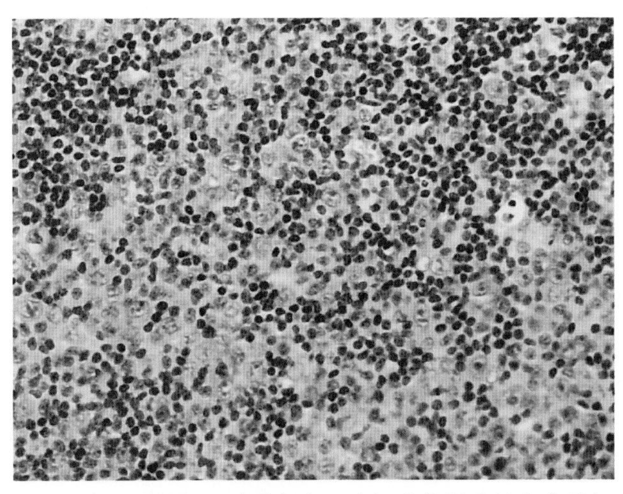

图 24-3-7　滤泡间区成分复杂，小细胞背景内见免疫母细胞、浆细胞、组织细胞、树突状细胞混杂（HE 染色）

织细胞。T 区内间质成分少，小血管增多，分枝状血管少见，内皮细胞体积增大并突向血管腔内。血管腔内可见活化的淋巴样母细胞。核分裂可见。

（四）免疫表型

免疫组化标记示 T 淋巴细胞、B 淋巴细胞及组织细胞混合，小细胞几乎都是 T 细胞。大细胞 CD20、CD30 呈强、中、弱及阴性表达，构成分化不同的谱系改变（图 24-3-8、图 24-3-9）。CD15 大细胞阴性。CD21 示滤泡树突网完整或不规则（图 24-3-10）。初级滤泡被挤压变小，CD21 仅见散在稀疏的滤泡树突网，容易误判为淋巴结结构破坏。Ki67 生发中心外表达 10% ～ 50% 阳性。λ/κ 呈多克隆表型。EBV 感染者 EBER 原位杂交呈阳性。

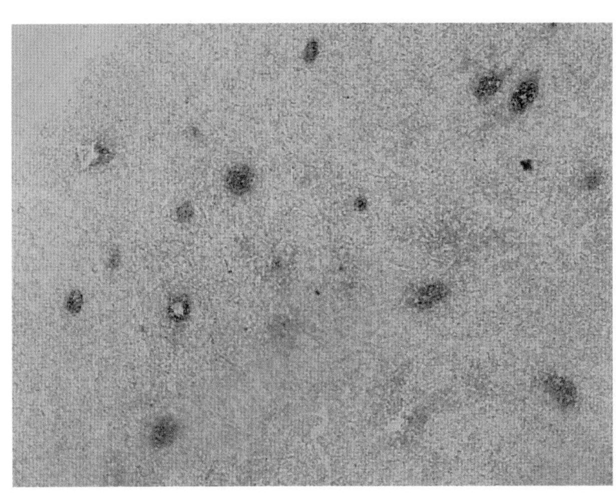

图 24-3-8　CD20 示大细胞阴性或强弱不等的阳性（IHC 染色）

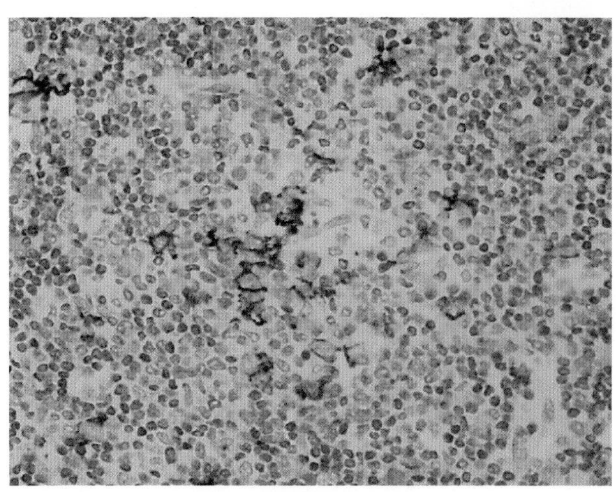

图 24-3-9　CD30 示大细胞强弱不等的阳性（IHC 染色）

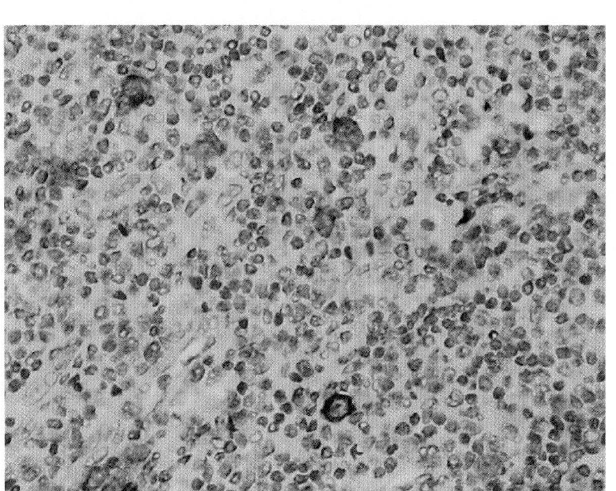

图 24-3-10　CD21 示滤泡生发中心减少，体积变小（IHC 染色）

（五）遗传学检查

IgH 与 TCR 基因重排呈阴性（多克隆）。

（六）综合诊断

根据病史、形态学、分子检测及免疫组化结果做出诊断。

（七）鉴别要点

T 区细胞增生时，常出现滤泡间区和副皮质区扩大增宽，固有滤泡被推挤变形、缩小、失去活跃的生发中心，甚至见不到淋巴滤泡，容易误认为结构破坏；同时，在滤泡间区可见较多大细胞，形态像中心母细胞或免疫母细胞，有时甚至会出现霍奇金样大细胞，核分裂象多见，尤其是大细胞增多时。由于这些特征的出现常容易将T区细胞增生性病变误诊为淋巴瘤。

1. 非特殊性外周T细胞淋巴瘤 淋巴结结构明显破坏及皮质区消失，侵蚀淋巴滤泡，异型T细胞淋巴细胞谱系，免疫组化示皮质区或被膜下B细胞消失，T细胞抗原丢失或异常表达，这些特点均提示外周T细胞淋巴瘤的可能。然而某些T区不典型增生在形态上与外周T细胞淋巴瘤仍无法鉴别，需要做TCR基因重排进一步确诊。

2. 间变性大细胞淋巴瘤 多见于儿童及年轻人，可呈急性发病，伴高热及淋巴结肿大等症状。镜下形态见淋巴结结构破坏，T区增宽，多形性异型肿瘤细胞散在、片状或弥漫分布，肿瘤细胞可出现围绕血管的现象，早期可见窦性浸润。免疫组化CD30示肿瘤细胞呈片状强阳性，可分布于窦内及血管周，表达间变性淋巴瘤激酶（ALK）、上皮膜抗原（EMA）、T细胞及细胞毒性抗原，不表达CD20。T区增生病变中的大细胞CD30散在阳性多，CD20及CD30呈强、中、弱及阴性的表达谱系。

3. 霍奇金淋巴瘤（HL） 在经典型霍奇金淋巴瘤中，诊断性RS细胞和（或）其变异型细胞散在分布于反应性炎细胞背景中，大细胞CD30阳性，背景小淋巴细胞CD3阳性。T区增生往往起病较急，高热、淋巴结肿大、压痛，或伴有相关的用药史或疾病。大细胞CD20及CD30呈强、中、弱及阴性的表达谱系，不表达CD15，如果EBER阳性，除大细胞外还有较多小细胞阳性。

4. 富于T淋巴细胞的大B细胞淋巴瘤（THRLBCL） 淋巴结正常结构完全破坏，肿瘤细胞单个散在于背景细胞中，瘤细胞可呈异型的中心母细胞、免疫母细胞、L&H及RS细胞样细胞。背景T淋巴细胞可轻度异型，稍大于成熟小淋巴细胞，也可有不定量的组织细胞、浆细胞及嗜酸性粒细胞，可见细的纤维细胞增生。瘤细胞为全B淋巴细胞标记，背景细胞T细胞标记阳性。形态及免疫组化与T区增生的反应性淋巴结存在重叠，常难以鉴别，但THRLBCL常发生于老年人，肿瘤细胞有异型，而T区增生的年轻人多，淋巴样大细胞通常成片聚集，向浆母细胞和浆细胞转化过渡，由于B细胞处于不同分化阶段，大细胞CD20及CD30阳性可强弱不一，Ig轻链染色示多克隆性。

（八）预后

病毒感染所引起的病变通常为自限性疾病，一般2周至1个月自愈，少数可延迟。如伴有自身免疫性疾病，则预后较差。通常药物导致的病变在终止药物后临床症状会有所缓解。

（刘　栋）

第四节　病毒相关淋巴结肿大

一、传染性单核细胞增多症

（一）概述

传染性单核细胞增多症（infectious mononucleosis，IMS）是一种由EB病毒（EBV）感染所引起的淋巴结或扁桃体与肝脾肿大、发热、咽痛和出现血清学改变的儿童、青少年急性或亚急性自限性疾病。

（二）临床表型

IMS常以急性发热起病，病程较短，10～30天不等，一般不超过1个月，多见于青少年，30岁以后少见，40岁以后罕见，无性别差异，男女均可发病。临床主要表现为咽痛及淋巴结肿大，其中以颈部淋巴结多见，也可发生全身多发淋巴结肿大，肝脾增大，可有扁桃体肿大及皮疹等。肿大的淋巴结多为0.5～1.2cm左右，一般＜2cm。血常规显示单核细胞比例或绝对值增高，血生化示肝功能异常，外周血出现异型淋巴细胞，血清嗜异凝集反应经豚鼠肾吸附后仍阳性，血清学EBV抗体阳性。一般情况下淋巴结活检的机会不多，临床给予对症支持治疗，未给予特殊治疗而好转，随访无复发。

（三）组织形态特点

淋巴结组织学表现为包膜不增厚，受累淋巴结结构部分破坏（图24-4-1），副皮质区、滤泡和窦呈不同程度的增生，一般副皮质区增生明显（弥漫增生），呈“斑驳”状，散在分布大的免疫母细胞或淋巴样母细胞，未见明显坏死（图24-4-2）。高内皮毛细血管常增生，可见个别细胞凋亡或局灶坏死。免疫母细胞体积大，具有丰富的嗜碱性胞质和显著核仁，既有单核形也偶有双核形。缺少显著异型性，同时伴有多量核分裂活跃的中心母细胞，且在大细胞周围可看到浆母细胞、浆细胞等 B 细胞分化谱系存在。这些增生可累及被膜和结外脂肪组织。

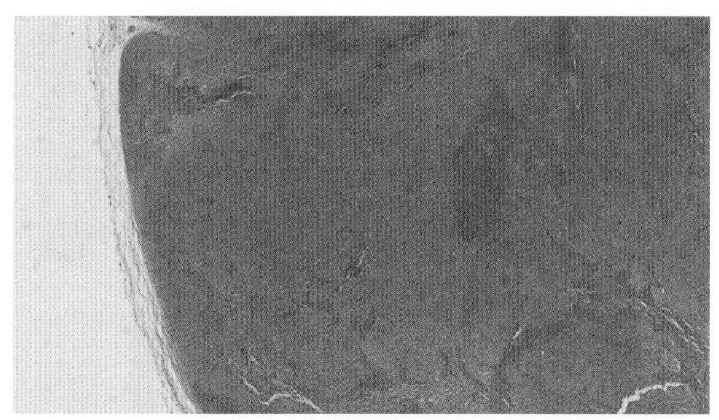

图 24-4-1　包膜不增厚，受累淋巴结结构部分破坏（HE 染色）

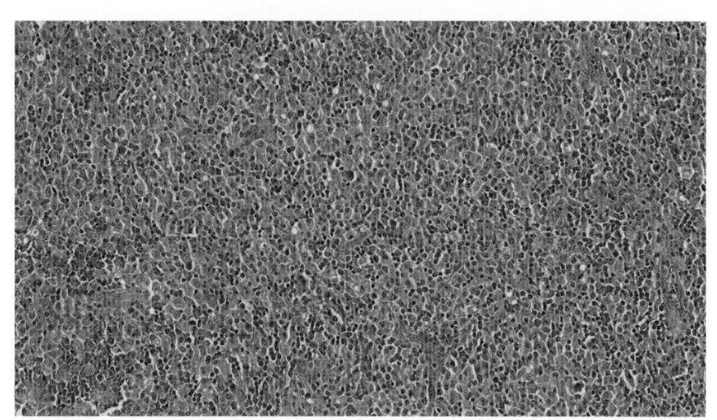

图 24-4-2　副皮质区增生明显，散在分布大的免疫母细胞或淋巴样母细胞（HE 染色）

（四）免疫表型

大细胞 CD15、EMA、ALK 均阴性，CD20 和 CD30 有强、中、弱不等的阳性和阴性。提示这些大细胞存在正常 B 细胞分化，为多克隆细胞。T 区表现为反应性 T、B 细胞混合增生，细胞没有显著的异型性，免疫表型无 T 系抗原的丢失。CD8 阳性细胞显著多于 CD4 阳性细胞，CD4 / CD8 为（0.2 ～ 0.6）：1，比值降低。核分裂象增多，Ki67 增殖指数 50% ～ 80%。

采用 EBER 方法检测淋巴结 EBV 感染结果可靠，但是 EBV 阳性同样可以存在于淋巴瘤中，此时需结合临床特点、免疫组化等实验方法进行综合判断。

（五）分子生物学

IgH 与 TCR 基因重排呈阴性。

（六）鉴别诊断

本症如果出现双核与单核的免疫母细胞，有可能被误诊为霍奇金淋巴瘤。但本症存在淋巴结正常结构，淋巴滤泡增生，缺乏系列性 RS 细胞。血嗜异性冷凝集试验和免疫组化可辅助确诊。

（杨红梅）

二、慢性 EBV 感染的 T 细胞或 NK 细胞增殖性疾病

（一）概述

Epstein-Barr 病毒（EBV）属于疱疹病毒 γ 亚科，1964 年由 Epstein 和 Barr 首次在 Burkitt 淋巴瘤细胞株中发现。EBV 通过唾液传播，正常人群中感染率在 90% 以上，感染后终身携带 EBV。EBV 与多种疾病有关，有的仅有轻微症状，如同普通感冒；有的出现明显的全身性症状并呈自限性临床过程，如传染性单核细胞增多症（IM）；有的表现为长期反复发作的临床过程，并可进展为淋巴瘤。Straus 等和 Rickinson 等最先确定慢性活动性 EBV 感染（CAEBV）作为一种疾病实体，以高致残和致死为特征，在数月至数年内可导致淋巴瘤、骨髓增生异常综合征（MDS）、病毒相关的噬血细胞综合征（HLH）、间质性肺炎、Kawasaki 病样冠状动脉瘤、中枢神经系统累及或多器官衰竭。

慢性 EBV 感染的 T 细胞或 NK 细胞增殖性疾病是一个临床概念，是一种全身性 EBV 阳性多克隆、低克隆或（常为）单克隆淋巴增生性疾病，其特征为发热、持续性肝炎、肝脾肿大和淋巴结病变，其临床表现的严重程度取决于宿主免疫反应和 EBV 病毒量。

此类疾病可被认为是 T 细胞和 NK 细胞的一种特殊的惰性形式恶性病变，并可演变为更具侵略性的肿瘤或为良性或潜在恶性疾病，有高风险进展为细胞毒性 T 细胞或 NK 细胞淋巴瘤。

（二）临床表现

此类疾病是一种系统性疾病。男女均可发病，男性明显多于女性。多发生于儿童，也有少量成人患病的报道。表现为无明确免疫异常的个体，EBV感染后可出现慢性或复发性IM样症状（发热、肝脾肿大和淋巴结肿大），伴有EBV抗体的异常改变；少见症状有胸部不适、皮疹、蚊叮超敏反应、腹痛和腹泻。

实验室检查：总蛋白降低，肝功能异常，增生性骨髓象，多数全血细胞减少、血沉加快，凝血功能异常，乳酸脱氢酶（LDH）、TNF-α、IL-6升高。

最常见的病变部位是肝脏、脾脏、淋巴结、骨髓和皮肤。肺部、肾脏、心脏、中枢神经系统和胃肠道也可受累。

约50%的患者有传染性单核细胞增多症样疾病，包括发热（多中度发热）、肝脾肿大和淋巴结肿大。伴随症状包括皮疹（26%）、严重蚊虫叮咬过敏（33%）、种痘样水疱病（10%）、腹泻（6%）和葡萄膜炎（5%）。在大多数患者中，EBV血清学显示抗EBV病毒衣壳抗原和早期抗原的IgG抗体滴度升高。所有患者外周血中EBV DNA水平均有升高（＞$10^{2.5}$拷贝/毫克）。危及生命的并发症包括噬血细胞综合征（24%）、冠状动脉瘤（9%）、肝功能衰竭（5%）、间质性肺炎（7%）、中枢神经系统受累（11%）、胃肠穿孔（11%）和心肌炎（4%）。由于临床表现的多样性，诊断经常被延迟。进展为NK/T细胞淋巴瘤或侵袭性NK细胞白血病的患者占16%。

（三）组织形态特点

肝脏和脾脏内显示轻度至显著的窦内浸润，后者往往伴有显著的HLH。脾脏的白髓减少。肝脏病变主要是汇管区及肝窦内T淋巴细胞浸润、胆汁淤积、肝细胞脂肪变性和坏死。淋巴结病变通常显示淋巴结结构尚存，伴有开放的淋巴窦，淋巴结T区明显扩大，浸润的T细胞通常为小细胞，并且缺乏明显的细胞异型性。不同程度的窦组织细胞增生可伴有吞噬血现象（初诊淋巴结、肝脏和皮肤活检常呈反应性增生）。

骨髓形态主要表现为异常淋巴细胞（大颗粒淋巴细胞）增多（占有核细胞的5.5%～8.5%），组织细胞增多伴噬血现象，异常淋巴细胞增多。异常淋巴细胞形态表现为核染色质粗、核形多不规则或有瘤状突起，核仁大而明显，胞质深蓝可见空泡，有吞噬现象。

（四）免疫表型

流式细胞术：外周血淋巴细胞亚群分析CD3+、CD8+细胞毒性T细胞较多见；CD16+、CD56+ NK细胞型和CD3+、CD4+ T细胞比例相当。骨髓流式免疫表型与外周血一致，但抗原表达缺失常见，如CD5或CD7缺失等。

免疫组化：异常细胞分别为CD3+、CD56+ NK细胞；CD3+、CD8+ T细胞，CD3+、CD4+ T细胞。少数病例显示同时有CD4和CD8阳性的EBV感染的T细胞。EBV编码的RNA（EBER）阳性。

（五）遗传学检查

在少数病例中可检测到染色体畸变。

在目前的研究中，基于病理学的评估和分子资料提议EBV-T/NK LPD的临床病理学分类如下：①A1型，多形性LPD，EBV感染细胞为多克隆；②A2型，多形性LPD，为单克隆；③A3型，单形性LPD（T细胞或NK细胞淋巴瘤/白血病），为单克隆；④B型，单形性LPD（T细胞淋巴瘤），为单克隆伴侵袭性过程。A1、A2和A3型可能构成一个连续的频谱，它们合起来都归为CAEBV。B型确切地相当于婴儿暴发性EBV相关的T-LPD。预期该分类系统将对于更好地理解该病提供指导。

（六）综合诊断

基于国内外历史数据及正在进行的研究，提出此病的诊断标准：

1. 持续性或复发性传染性单核细胞增多症（IM）样症状＞3个月。

2. 具有高抗－病毒衣壳抗原（抗-VCA）和抗－早期抗原（抗-EA）的抗-EBV抗体的异常模式，和（或）检测受感染组织包括外周血中高EBV基因组水平。

3. 不能用其他已知疾病的诊断来解释，也没有潜在的免疫异常的慢性病（表24-4-1）。

表 24-4-1　**CAEBV 诊断标准**（A1 ～ A3 型）

1. 临床症状持续 3 个月以上 *
2. EBV 基因组水平升高或 EBV 抗体水平升高 **
3. 无明确的潜在免疫异常
4. 在病程中经常发生，主要来源于 T 细胞或 NK 细胞的 EB 病毒相关的淋巴增殖障碍 / 淋巴瘤

*与 EBV 相关的症状包括发热、持续性肝炎、淋巴结病、肝脾肿大、全血细胞减少、葡萄膜炎、间质性肺炎、水痘及对蚊虫叮咬过敏。

**Southern 印迹杂交法检测组织或外周血标本中 $EBER1^+$ 细胞；外周血单个核细胞中 $EBER1^+$ 细胞＞ $10^{2.5}$ 拷贝 /mg EBV-DNA。EBV 抗体：VCA-IgG ＞ 1 ∶ 640，EA-IgG ＞ 1 ∶ 160。

本病应以病理组织形态及免疫表型为主并结合临床特征、血清 EBV-DNA 和 EBER 原位杂交、EBV 克隆性扩增、细胞因子及分子学检查进行综合诊断。

（七）鉴别要点

1. 非特指型外周 T 细胞淋巴瘤　特点是很少出现中度以上发热。多数病例的淋巴细胞有明显异型性，常有透明细胞。所有病例呈 CD4 阳性、CD8 阴性，很少表达细胞毒性分子（颗粒酶 B、TIA1）。很少能检测到 EBER 阳性的大、中、小淋巴细胞。

2. 结外鼻型 NK/T 细胞淋巴瘤　NK/T 细胞淋巴瘤临床上侵袭性强，进展迅速，鼻咽部常受累及，如不治疗预后差。

3. 侵袭性 NK 细胞白血病（ANKL）　可以在外周血和骨髓涂片中观察到大颗粒淋巴细胞，且肿瘤细胞 CD56 染色阳性。

4. 经典霍奇金淋巴瘤（CHL）　当炎症细胞背景中出现霍奇金样细胞时，可能误诊为 CHL。CHL 常仅表现为颈部无痛性包块，很少出现发热或仅有低热。霍奇金细胞可同时表达 CD30 和 CD15，CD30 常呈强阳性；EBER 阳性细胞主要为霍奇金细胞。

（八）预后

本病的预后多变，一些病例继发于无痛的临床病程，另一些病例则转变为迅速进展的疾病。年龄＞ 8 岁的患者发病年龄和肝功能异常是死亡的危险因素。成人患者 $CD4^+$ T 细胞感染可能有更多的侵袭性疾病，包括恶性淋巴瘤 /T 细胞性或 NK 细胞性白血病、噬血细胞综合征和炎症细胞因子浓度显著升高及血清高 β_2-MG 水平导致的多器官衰竭。EBV 感染 T 细胞患者的生存时间明显短于 EBV 感染 NK 细胞患者的生存时间（5 年生存率 59% 比 87%；$P < 0.009$）。增殖细胞的单克隆性与死亡率的增加无关。骨髓移植患者预后较好。

（杨小雨）

第五节　其他单核 / 组织细胞增生性淋巴结肿大

一、淋巴结非特异性窦性组织细胞再生

（一）概述

非特异性窦性组织细胞再生是由不清楚的非特异性病因导致的淋巴窦性组织细胞增生性淋巴结病，病因消除可以消退复原。

（二）临床表现

本病一般位于炎性病灶或恶性肿瘤引流区淋巴结。

（三）组织形态特点

淋巴结结构正常，淋巴窦高度扩张，充满成熟组织细胞。淋巴结实质可有不同程度的反应性增生。滤泡增生不明显，髓索变窄（图 24-5-1）。

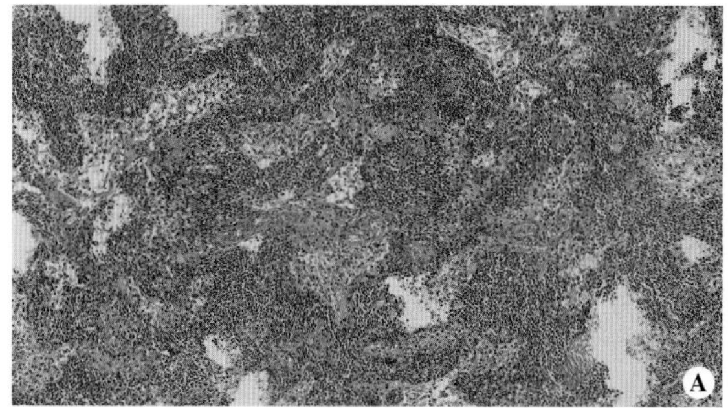

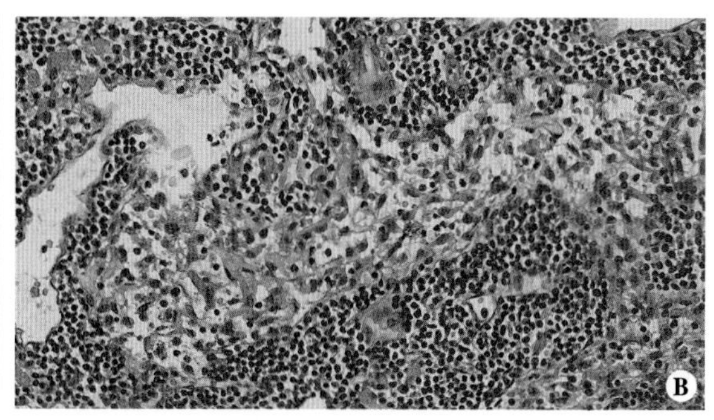

图 24-5-1　淋巴窦高度扩张，充满成熟组织细胞，滤泡增生不明显，髓索变窄（HE 染色）（A）；淋巴窦高度扩张，充满成熟组织细胞（HE 染色）（B）

（四）免疫组化

窦内组织细胞 CD68、Mac387、CD163 均阳性。

（五）鉴别要点

窦性增生性组织细胞分化正常，无异型，一般不易与窦性浸润淋巴瘤相误诊。

二、淋巴结窦性噬脂性组织细胞增生

（一）概述

窦性噬脂性组织细胞增生可见于淋巴管造影后，因淋巴管注入油性造影剂进入淋巴窦，组织细胞吞噬脂性物，胞质透明状，数周后可消退。还可发生于女性丰乳脂性填充物被组织细胞吞噬引流于腋下淋巴结，淋巴窦充满噬脂性泡沫细胞，重者可侵入淋巴结实质内。

（二）组织形态特点

淋巴窦明显扩张，充满泡沫细胞。实质内组织细胞、上皮样细胞和多核巨细胞浸润，形成类肉芽肿。此外，还伴有浆细胞和嗜酸性粒细胞浸润。增生噬脂性泡沫细胞核无异型，脂肪染色阳性。

（三）免疫组化

CD68 阳性（窦性组织细胞），苏丹Ⅲ脂质阳性。

（四）鉴别要点

1. 转移性印戒细胞癌或肾透明细胞癌　二者 CK 阳性，CD68 阴性，可有原发癌灶。

2. Whipple 病 此病是由 Tropheryma Whipplei 病原体引起的肠系膜淋巴结肿大，形成窦性组织细胞噬脂性肉芽肿，患者可出现体重减轻、软弱、多动脉炎、脂肪痢等症状。可用 PAS- 抗淀粉酶或 PCR 检测病原体鉴别。

三、淋巴结窦组织细胞增生伴巨淋巴结病（Rosai-Dorfman 病）

（一）概述

淋巴窦组织细胞增生伴巨淋巴结病（Rosai-Dorfman disease）是一种原因不明的局部或系统性淋巴结病或结外病变，以淋巴结窦性组织细胞胞质内含多数淋巴细胞为特征，多数有自愈性，40% 的病例发生在淋巴结外。Rosai 与 Dorfman 于 1969 年首先报道 4 例，1972 年又报道 30 例，以后不断有人报道。故目前常用名为 Rosai-Dorfman 病（RDD）。

（二）临床表现

本病在年轻人中比较多见，平均发病年龄 20.6 岁，发病率男性多于女性。患者有发热（38 ～ 39℃）、中性粒细胞增高、血沉加快、高球蛋白血症等临床表现，主要侵犯双侧颈部淋巴结，外周与近心部位淋巴结及结外（皮肤、软组织、骨、上呼吸道、眼眶、睾丸、乳腺、涎腺及中枢神经系统）均可发生。约 43% 的病例存在结内外同时受累，约 10% 只有结外部位受犯，易复发。多数可在数月至数年内自行消退。但少数病例因多器官侵犯而导致死亡。

（三）组织形态特点

1. 大体形态　可为单个淋巴结或多结节性包块，大者长径可达 5 ～ 6cm，甚至更大。质较硬。切面较均匀，可见许多黄色斑点区。

2. 光镜病变　淋巴结被膜增厚，有少许淋巴细胞、浆细胞浸润。早期病变显示淋巴窦高度扩张，其内充满大量单核或多核的巨噬细胞，同时伴有淋巴细胞、浆细胞及中性粒细胞等（图 24-5-2）。巨噬细胞有的体积较大，胞质丰富，嗜伊红。多数在胞质中可见到数量不等的淋巴细胞，不规则分布，数量多时自身细胞核被遮盖难辨（图 24-5-3）。有时胞质内淋巴细胞围绕细胞核分层排列，如“皇冠状”，近年认为这种现象未必是“吞噬”，而是淋巴细胞主动穿入组织细胞，即所谓“细胞穿入”（emperlipolesis）（有人翻译为“共生现象”），也可在胞质内发现浆细胞、中性粒细胞等（图 24-5-4）。巨噬细胞核可有轻度不典型性改变。淋巴结实质受压而趋萎缩，其内有淋巴细胞和浆细胞浸润。到后期，病变淋巴结纤维化而愈合。

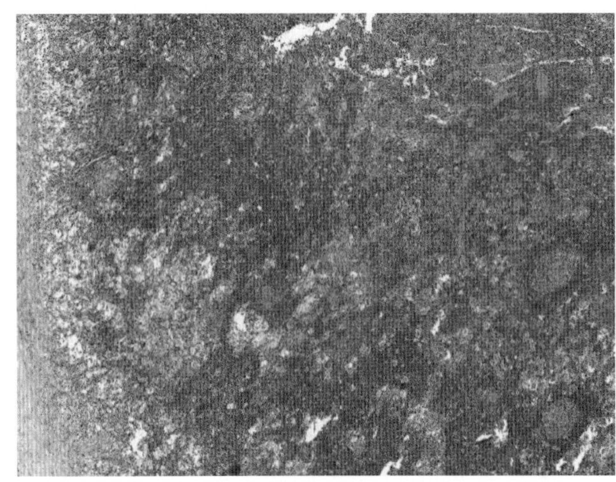

图 24-5-2　早期病变显示淋巴窦高度扩张，其内充满大量单核或多核的巨噬细胞（HE 染色）

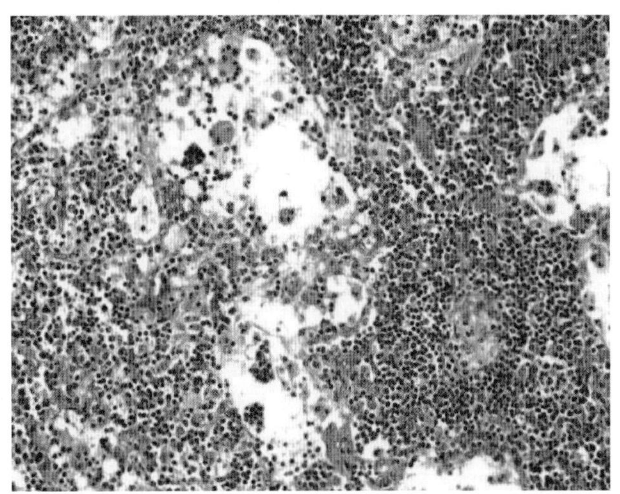

图 24-5-3　巨噬细胞胞质中可见数量不等的淋巴细胞，不规则分布（HE 染色）

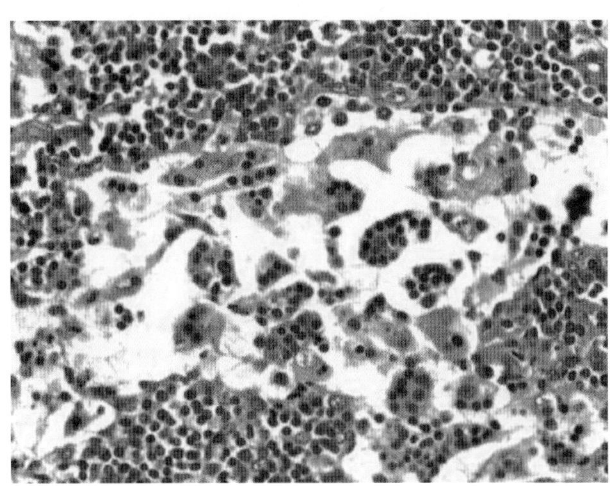

图 24-5-4　淋巴细胞主动穿入组织细胞，也可在胞质内发现浆细胞、中性粒细胞等（HE 染色）

淋巴结外病变是由原发灶扩散还是多中心发生，尚无定论。其病理改变与淋巴结改变相一致。巨噬细胞内可见多数淋巴细胞仍为其特征，其散布于多种炎细胞背景中且被纤维分割。

3. 电镜　组织细胞表面有许多个伪足突起，胞质内除淋巴细胞外有脂质，而无 Birbeck 颗粒。

（四）免疫组化

本病的组织细胞除 S-100 阳性（图 24-5-5）外，一些单核巨噬细胞标记如 CD11、CD14、CD33、CD68、CD163 也呈阳性（图 24-5-6），另一些如溶菌酶、α-ATT、α-ACT 和 Mac387 等则结果不恒定。在电镜下看不到 Birbeck 颗粒，而且 CD1a 阴性，所以不是朗格汉斯细胞。

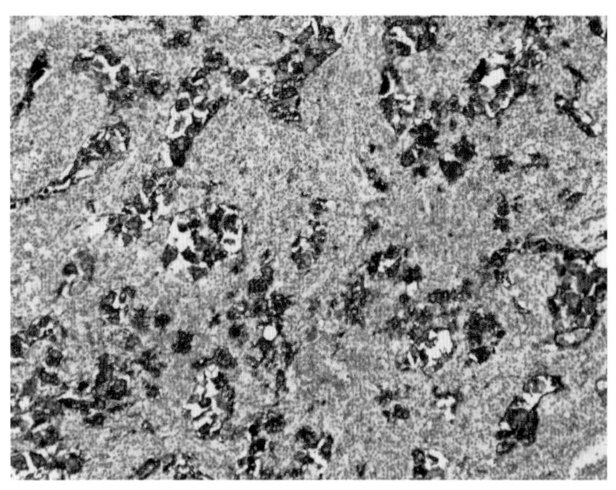

图 24-5-5　组织细胞 S-100 阳性（IHC 染色）

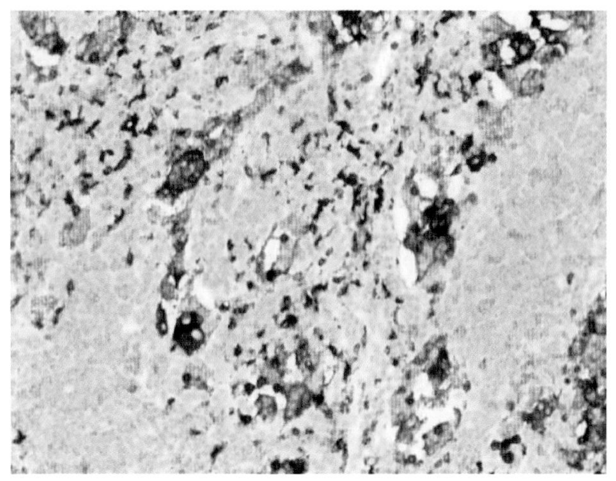

图 24-5-6　单核巨噬细胞标记 CD163 阳性（IHC 染色）

（五）鉴别诊断

1. 淋巴结朗格汉斯细胞组织细胞增生症 免疫组化除 S-100 阳性外，CD1α 也呈阳性，无噬淋巴细胞现象，而伴嗜酸性粒细胞浸润。电镜观察有 Birbeck 颗粒。

2. 反应性噬血细胞增生症 此病增生组织细胞吞噬红细胞，但很少或基本不吞噬淋巴细胞；免疫组化 S-100 阴性。

（六）治疗与预后

大多数病例经过一定时间可自发消退，经多年后可能局部或远处复发，少数因病变巨大并累及重要脏器，或因伴随免疫病和感染而死亡。除需手术切除者外无特殊治疗。激素、化疗、放疗等均效果不佳。

四、嗜酸性淋巴肉芽肿（Kimura 病）

（一）概述

嗜酸性淋巴肉芽肿即木村病，是一种少见的原因不明的多累及头颈部浅表淋巴结及软组织的慢性肉芽肿病变。木村病（Kimura's disease，又称嗜酸性淋巴肉芽肿）是 1937 年由我国学者金显宅以嗜酸细胞增多淋巴肉芽肿首次报道。1948 年日本学者木村（Kimura）对本病进行了系统描述，之后在国际上即称之为木村病（Kimura 病），这是一种罕见的慢性进行性免疫炎性疾病，临床极易误诊。

（二）临床表现

木村病多见于亚洲中青年男性，有明显的地域性，在中国、日本及亚洲中部国家多见，该病几乎都发生于青壮年，发病率男女比例为（4～7）：1，男性明显多于女性。主要表现为头颈部肿物，部分病例伴有嗜酸性粒细胞血症，嗜酸性粒细胞浸润骨骼肌、前列腺和肾等引起相应症状。

（三）组织形态特点

1. 大体形态 肿块呈单个或多个扁平、稍隆起的斑块或结节状，大小不等，直径 1.5～11cm，质韧，有弹性。切面灰白色，有不同程度的纤维化，有时围绕较粗的末梢神经或血管等。切面的纤维化中心可见斑状黄色肉芽肿。

2. 光镜病变 主要为淋巴滤泡的形成及增生，肿大淋巴结的边缘窦仍存在，病变组织有纤维化倾向。增生的淋巴滤泡伴有不同程度嗜酸性粒细胞浸润的炎性肉芽肿，常混有肥大细胞及浆细胞（图 24-5-7）。有时可见中心部的嗜酸性脓肿，亦可见血管增生。随着病情的发展，嗜酸性粒细胞及淋巴细胞浸润增多，血管壁可增厚。

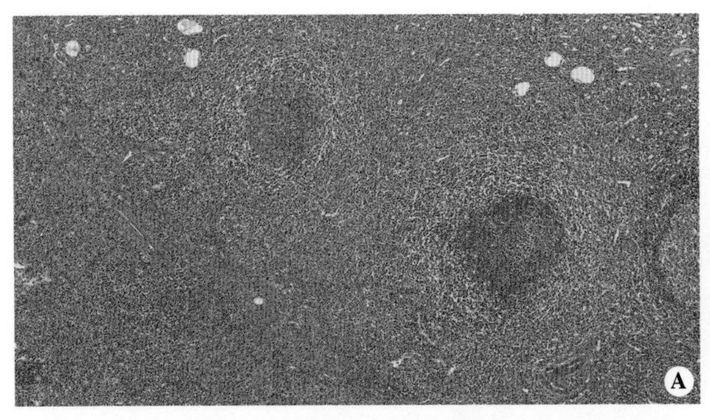

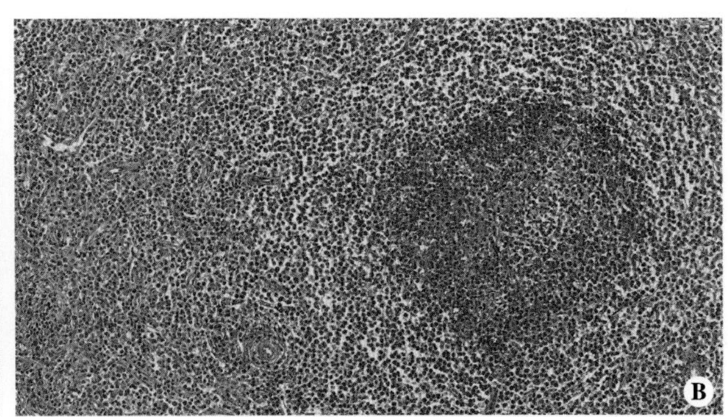

图 24-5-7 淋巴滤泡形成及增生，肿大淋巴结的边缘窦仍存在（HE 染色）（A）；增生的淋巴滤泡伴有不同程度嗜酸性粒细胞浸润的炎性肉芽肿，混有肥大细胞及浆细胞（HE 染色）（B）

3. 电镜观察 在增生的淋巴滤泡和肿大的淋巴结中心部均有嗜酸性的网状沉积物，可见胞体发达的树突状细胞增多。同时，在此区域免疫染色，可见 IgE 呈网状沉着。

4. 特殊染色 在肉芽组织部分，可见肥大细胞增多。甲苯胺蓝染色，胞体内有异染颗粒。

（四）免疫组化

无特殊有意义的免疫标记，CD21 阳性，CD35 标记 FDC 阳性，IgE 嗜酸性物阳性。

（五）鉴别诊断

1. 皮肤血管淋巴样增生伴嗜酸性粒细胞浸润 此病增生小血管有上皮样（或组织细胞样）内皮细胞为其特征。

2. 淋巴结朗格汉斯细胞组织细胞增生症 此病增生的朗格汉斯组织细胞 S-100 和 CD1α 阳性。

（六）治疗与预后

本病为良性病变，预后良好，但较易复发。常用的治疗方法：①小剂量放射线治疗：总剂量控制在 26 ～ 30Gy，疗程 2 ～ 3 周。放射治疗后血管形态及内皮细胞都恢复正常，嗜酸性粒细胞消失，淋巴细胞及淋巴滤泡减少，纤维成分增多。②手术切除：累及淋巴结可手术切除，如发生在皮下，因病变边界不清，切除往往不彻底。③肾上腺皮质激素治疗：激素治疗效果好。但激素减量的过程中注意病情的反复。④其他：可用免疫抑制剂如环孢素治疗。

五、淋巴网状组织不典型增生

（一）概述

淋巴网状组织不典型增生（atypical hyperplasia of lymphoreticular tissues）其名称不像上皮性肿瘤已正式确定，而只是在文献中有此名称的提法（Schroer，1979）。在实际工作中常常遇到一些具体病例，淋巴网状组织细胞显示高度增生活跃，既不能肯定其为恶性淋巴瘤，又不能完全排除恶性的可能性，因此被列入“不典型性增生”的范畴：此类病变经过随访观察，重复多次活检，部分病例确诊为恶性淋巴瘤。因这类病变值得重视，故在此特加以叙述，并有待于今后不断完善其组织学标准等。

（二）组织形态特点

Schroer 将此类病变分为 3 组：

1. 淋巴结内结节性增生 这种增生性结节可能为淋巴滤泡或假滤泡性，为滤泡性淋巴瘤，或早期霍奇金淋巴瘤结节型，并有可能是淋巴瘤的转移病灶。

2. 淋巴结淋巴细胞弥漫性增生 这一组亦包括滤泡外 T 区细胞增生，背景中有明显的转化淋巴细胞活跃增生，使正常结构有明显改变。

3. 窦性组织细胞增生 组织细胞的增生异常活跃，其核有一定异型性。

Kregberg（1959）对此类病例进行了随访观察，总结出良性的特征是：①缺乏包膜或包膜外侵犯；②一般保存正常结构；③组成细胞以小淋巴细胞占优势。而恶性的征象是：①组成细胞以大的转化淋巴细胞占优势；②一般正常结构消失；③边缘淋巴窦闭合消失，或有包膜浸润。

Rappapon（1965）提出，凡淋巴滤泡增生同时出现大量核分裂象即是良性表现。当遇到这类病变时，首先应排除制片技术不良的因素，不要过早勉强下恶性或可能恶性的诊断，而应严密随访观察，间断地多次做活检，有条件的单位需结合免疫组化标记及基因重排检测方法来获得有充分依据的良恶性诊断。

第六节　淋巴结原发性朗格汉斯细胞组织细胞增生症

（一）概述

朗格汉斯细胞组织细胞增生症（Langerhans cell histiocytosis，LCH）是一类单核吞噬系统细胞单克隆增生导致器官功能障碍为特征的肿瘤，介于良恶性肿瘤之间，国际组织细胞协会将其归类于组织细胞 / 网状细胞增殖性疾病。其病因未明、发病率低，该病倾向于累及骨、肺、肝、脾、淋巴结、皮肤、胸腺、垂体、脑膜、小肠等富有组织细胞的器官，但内分泌系统、神经系统等其他系统组织同样可被累及。最新的 LCH 分型主要是根据受累的器官和部位的数量来划分，即单系统性 LCH（single system Langerhans cell histiocytosis，SSLCH）和多系统性 LCH（multi system Langerhans cell histiocytosis，MSLCH）。多数为成年人或老年人发生。

（二）临床表现

淋巴结 LCH 为单系统性 LCH，除颈部等孤立性淋巴结肿大外，大部分患者不发热，少许患者血沉与血清免疫球蛋白升高，周围血中嗜酸性粒细胞一般都增高；预后良好，少数可复发。

（三）组织形态特点

1. 光镜病变

（1）病变开始于淋巴窦，后波及实质，甚至达整个淋巴结及周围组织。朗格汉斯细胞在副皮质区和窦内增生与浸润，淋巴结结构尚存（图 24-6-1）。

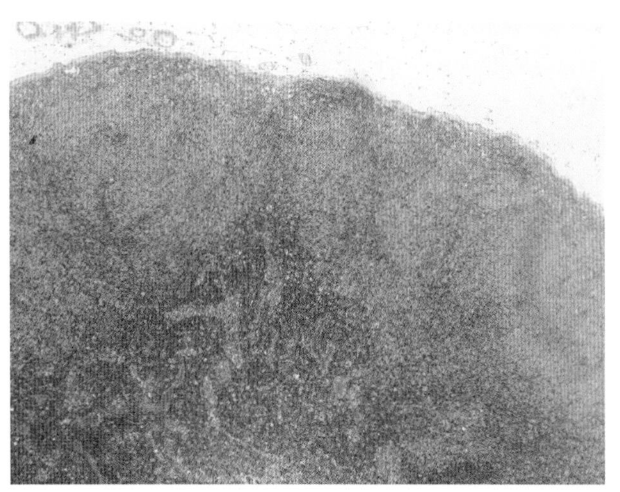

图 24-6-1　病变处淋巴结结构（HE 染色）
（图片由广州医科大学附属第二医院病理科梅开勇教授提供）

（2）朗格汉斯细胞的大小是 10 ～ 15μm，细胞核呈卵圆形，核表面有核沟，呈皱褶或分叶状，染色质细腻，核仁和核膜均不明显，貌似咖啡豆，少数可多核，胞质中等，略嗜酸性，增生的朗格汉斯细胞异型性不明显，核分裂象多少不一（图 24-6-2）。

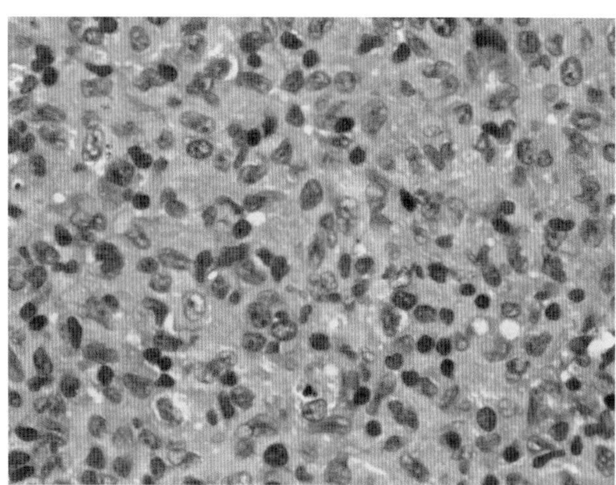

图 24-6-2　病变处朗格汉斯细胞（HE 染色）
（图片由广州医科大学附属第二医院病理科梅开勇教授提供）

（3）背景成分：主要有嗜酸性粒细胞、破骨巨细胞样组织细胞、嗜中性粒细胞和小淋巴细胞等，偶见嗜酸性肉芽肿（图 24-6-3）。

早期病灶内有大量朗格汉斯细胞、嗜酸性粒细胞和嗜中性粒细胞，后期常呈明显纤维化，并常见泡沫细胞存在。

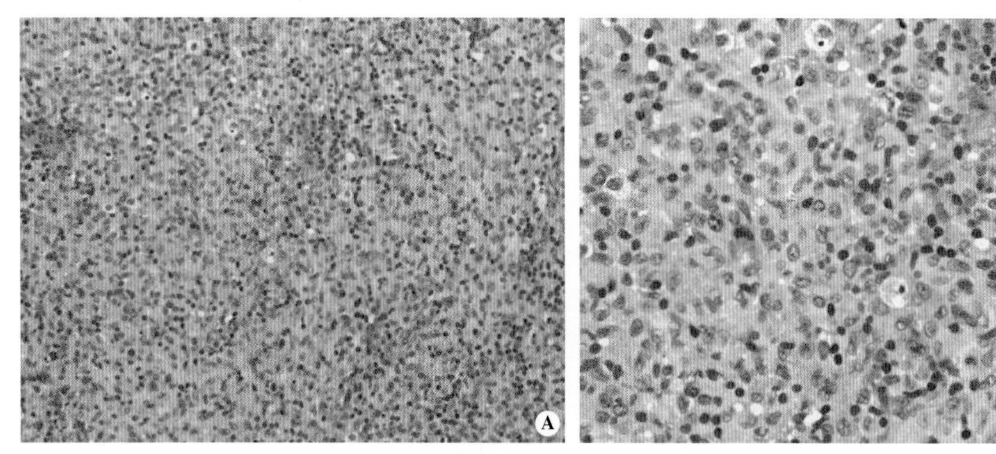

图 24-6-3　A. 背景细胞（HE 染色）；B. 背景成分（HE 染色）
（图片由广州医科大学附属第二医院病理科梅开勇教授提供）

2. 电镜观察　胞质内有棒状或网球拍样的 Birbeck 颗粒，具有特征性意义，其长 200 ～ 400nm，宽 33nm，本质上为质膜的内陷。颗粒的功能尚不清楚，但它们的出现可能提示朗格汉斯细胞是 LCH 细胞的前体。

（四）免疫表型

1. 石蜡切片　朗格汉斯细胞中 S-100 蛋白（图 24-6-4）、Langerin、CD1α（图 24-6-5）为阳性。组织细胞相关抗原 CD68、CathepsinD、CathepsinE 也可阳性，其中 CD1α 为其特异性标记。其他 Vimentin、Facin、CD74 和 HLA-DR 大部分阳性，B 淋巴细胞标记阴性。

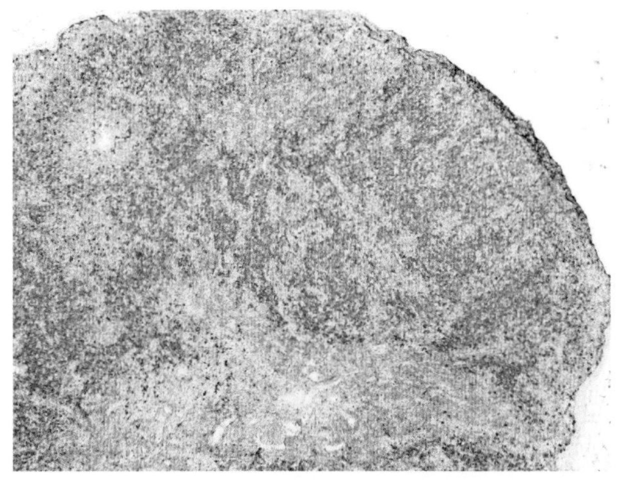

图 24-6-4　朗格汉斯细胞 S-100 蛋白阳性（IHC 染色）

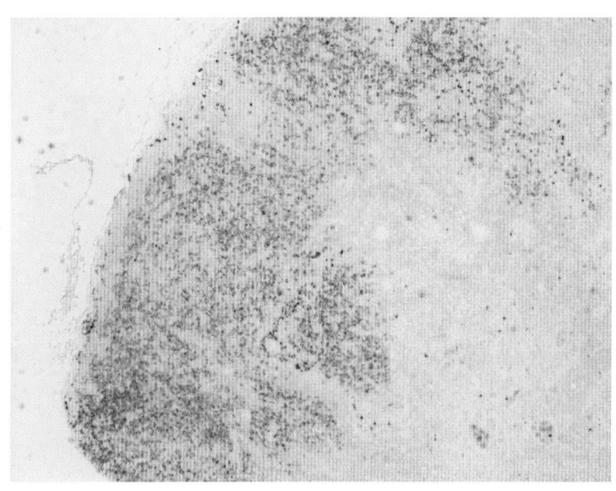

图 24-6-5　朗格汉斯细胞 CD1α 阳性（IHC 染色）
（图片由广州医科大学附属第二医院病理科梅开勇提供）

2. 冰冻切片　LCA、CD1、CD4、CD11B、CD11C、CD14、CD16、CD25 可阳性。

（五）分子生物学

IgH 与 TCR 基因重排呈阴性。

（六）综合诊断

根据形态学及免疫组化结果可以明确诊断。

（七）鉴别诊断

1. 淋巴结 Kimura 病　只有局灶性 LC 增生，S-100 阳性，而 CD1α 阴性。

反应性窦组织细胞增生：增生的窦组织细胞不具备朗格汉斯细胞的形态学特征，且背景中不见明显的嗜酸性细胞浸润；免疫组化显示 CD68 阳性，而 S-100 阴性。

2. 朗格汉斯细胞肉瘤　增生的肿瘤细胞异型性明显，核分裂象＞ 50 个 /10HPF。

（八）预后

LCH 的治疗遵循个体化原则，取决于病变范围及受累的部位。目前国际上对该病尚无统一的治疗方案，治疗该病的主要方法包括手术、放化疗、伽马刀、分子靶向药物治疗等，免疫抑制治疗及造血干细胞移植等新疗法的效果有待进一步研究。对于单发病变的 LCH 患者的治疗包括临床观察、全部或部分切除、化疗等，但应密切监测疾病进展情况，而对于多病变部位受累及的 LCH 患者需及时治疗，避免疾病继续进展，其主要治疗方案则以系统化疗或联合治疗为主。LCH 的发病年龄、病变侵及范围和受累器官功能受损的严重程度是影响预后的三大重要危险因素。

（杨红梅）

第七节　假性淋巴瘤

一、宫颈假性淋巴瘤

（一）定义

宫颈假性淋巴瘤，又名宫颈淋巴瘤样病变，由 Young 等首先描述，是发生在宫颈的、反应性淋巴组织旺炙增生，伴或不伴有淋巴滤泡形成，极易与淋巴瘤混淆。目前国内外报道不足 30 例。本病罕见，目前认为其发生与慢性刺激、EB 病毒感染及其他微生物感染有关。

（二）临床表现

本病好发于育龄期妇女。Young 报道其发病年龄在 19 ～ 65 岁，平均年龄 35 岁。大部分报道平均年龄在 40 ～ 45 岁。临床表现为阴道不规则出血、排液，接触性出血，白带增多，也可无任何症状，体检时发现。阴道镜检查显示不同程度的宫颈糜烂、肥大、息肉均有报道，无明显宫颈肿块及宫旁浸润。

（三）组织形态特点

部分病例可见息肉样改变，组织表面被覆上皮增生、鳞化、糜烂，上皮下大量淋巴细胞、中性粒细胞、嗜酸性细胞浸润，可见小脓肿。间质内灶状或相对弥漫分布大、中淋巴细胞，胞质较丰富，略嗜碱性，空泡状核，可见 1 个或 2 ～ 3 个嗜碱性大核仁，呈免疫母细胞或浆母细胞特点。核分裂象多见，偶见病理性核分裂。大细胞浸润区可见星空现象。背景细胞以小淋巴细胞为主，混杂数量不等的浆细胞及中性粒细胞。浆细胞多聚集于免疫母细胞、浆母细胞浸润区周围或混杂其中，呈现“免疫母细胞—浆母细胞—浆细胞”淋巴细胞转化、成熟现象（图 24-7-1）。增生的淋巴组织推挤宫颈腺体（但不破坏腺体结构），间质内可见较多毛细血管，血管内皮肿胀，部分伴有毛细血管周围炎。宫颈大体或锥切标本显示病变表浅，呈带状分布。

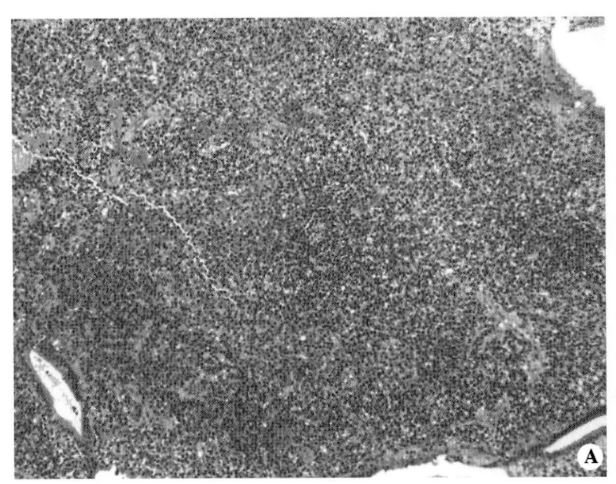

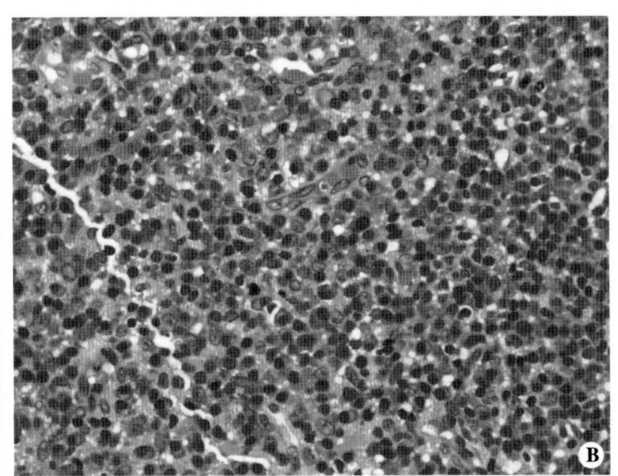

图 24-7-1 宫颈黏膜间质内见大量淋巴细胞浸润（HE 染色）（A）；宫颈黏膜间质内见大量淋巴细胞、多量浆细胞浸润，细胞无异型性（HE 染色）（B）（图片由梅开勇提供）

（四）免疫表型

大淋巴细胞不同程度表达 CD20、CD79a，CD30 也有不同程度表达（表明大细胞是反应性免疫母细胞），背景小淋巴细胞表达 CD3、CD45RO，Ki67 指数可以很高。

（五）遗传学检查

免疫球蛋白轻链 κ、λ 呈多克隆表达，IgH 基因重排大部分呈阴性（目前已有 IgH 基因重排阳性的报道）。

（六）综合诊断

根据临床表现、形态学、免疫组化及分子检测可明确诊断。

（七）鉴别诊断

本病最重要的是与宫颈淋巴瘤鉴别。宫颈淋巴瘤少见，多数是系统性淋巴瘤累及宫颈，原发者少见。患者主要表现为阴道不规则流血、排液，阴道镜检查多有宫颈占位或宫颈肥大。目前以弥漫大 B 细胞淋巴瘤、滤泡淋巴瘤、黏膜相关淋巴瘤多见，偶有 ALK 阴性的间变性大细胞淋巴瘤。

1. 弥漫大 B 细胞淋巴瘤 瘤细胞弥漫浸润宫颈深部甚至全层，细胞形态单一，空泡状细胞核伴有一个或数个居中或贴近核膜的核仁，异型性明显。细胞大小一致，没有大、中、小淋巴细胞转化成熟现象，浆细胞罕见。没有明显的中性粒细胞及嗜酸性粒细胞浸润。而在宫颈全切或锥切标本中宫颈淋巴瘤样病变仅限于上皮下表浅区域，呈带状分布，厚度不超过宫颈腺体水平，可伴有淋巴滤泡。免疫组化显示弥漫大B细胞淋巴瘤瘤细胞弥漫，一致表达CD20、CD79a，反应性小细胞表达CD3、CD45RO，散在分布。IgH基因重排阳性。

2. 滤泡性淋巴瘤 瘤细胞呈密集的淋巴滤泡样结构，浸润宫颈较深的间质，滤泡样结构排列拥挤，大小、形态较一致，缺乏明显的套区，生发中心由相对单一的中心细胞或中心母细胞构成，没有星空现象。免疫组化显示瘤细胞弥漫，一致表达CD20、CD79a，CD21显示滤泡树突网破坏，生发中心Ki67相对增殖指数低，BCL2显示滤泡样结构异常表达。IgH基因重排阳性。

3. 黏膜相关淋巴瘤 宫颈黏膜大量小淋巴细胞样瘤细胞弥漫分布，浸润宫颈深层间质，瘤细胞侵犯黏膜上皮及腺体并破坏腺体，形成淋巴上皮病变，可见残留淋巴滤泡，套区破坏伴滤泡植入现象，瘤细胞形态单一，散在少量小淋巴细胞、浆细胞及嗜酸性粒细胞。免疫组化显示CD20、CD79a弥漫阳性，CD43异常表达，CD21标记显示FDC网破坏，κ、λ呈轻链限制性表达。

4. 间变大细胞淋巴瘤 瘤细胞胞质丰富，呈单核、多核，核形态多样，如花环状、RS细胞样、胚胎样，核仁明显，嗜酸性或嗜碱性，瘤细胞间散在或成团分布不定量的小淋巴细胞、组织细胞。免疫组化瘤细胞CD30弥漫阳性（膜点阳性），EMA约50%阳性，CD2、CD5、CD4多数阳性，CD3可以丢失，细胞毒标记（TIA1、GrB、Perforin）多数阳性，TCR克隆性基因重排阳性。

（八）预后

本病是较少见的良性淋巴组织增生性疾病。临床给予抗炎或针对宫颈糜烂治疗，效果很好。由于宫颈活检多取材表浅，对于一些难以决断的病例可以宫颈锥切明确诊断或随访，避免过诊断、过治疗给患者带来的巨大伤害。

二、宫颈假性浆细胞瘤

（一）定义

宫颈假性浆细胞瘤，又名慢性浆细胞性宫颈炎，1974年由Obstet Gynecol报道，是以大量成熟浆细胞浸润为主的慢性炎症。现归入慢性宫颈炎诊断范畴。

（二）临床表现

育龄期女性多见，表现为接触性出血、白带增多。阴道镜检查可见宫颈糜烂、肥大伴息肉、结节样凸起。实验室检查缺乏特异性改变。

（三）组织形态特点

组织表面上皮增生、鳞化，可有糜烂，上皮下间质内分化成熟的浆细胞弥漫或片状浸润，胞质丰富，略嗜碱性，核偏位呈圆形或椭圆形，染色质呈车辐状分布，核周有透亮区或晕区，罕见核分裂（图24-7-2）。小淋巴细胞、组织细胞、中性粒细胞及嗜酸性粒细胞混杂于浆细胞间，可伴有淋巴滤泡。细胞排列松散。

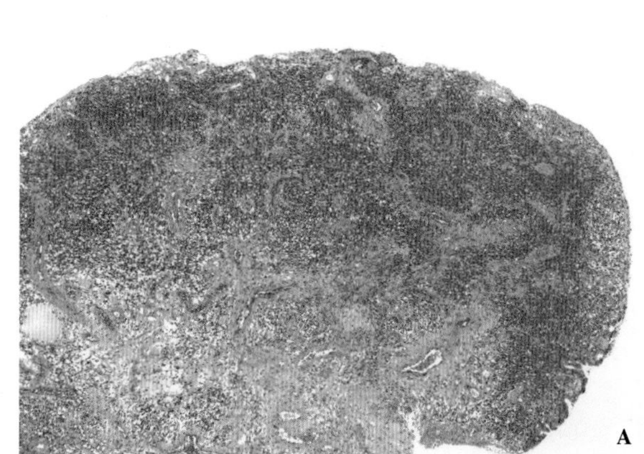

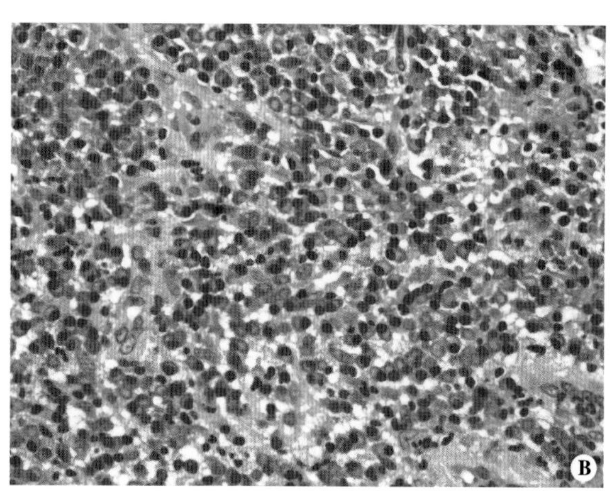

图24-7-2 宫颈黏膜间质内见大量浆细胞浸润，呈息肉状（HE染色）（A）；宫颈黏膜间质内见大量成熟浆细胞浸润（HE染色）（B）（图片由梅开勇提供）

间质内小血管增生，血管内皮肿胀。病变一般表浅，不浸润宫颈深层间质。

（四）免疫表型

浆细胞 CD38、CD138、CD79a 均阳性，CD20、CD3、CD68 散在阳性，偶有 CD30 阳性，κ、λ 无限制性表达。IgH 基因重排阴性。

（五）遗传学检查

无单克隆性基因重排。

（六）综合诊断

根据形态学及免疫组化检测可明确诊断。

（七）鉴别诊断

1. 宫颈髓外浆细胞瘤 原发于宫颈的浆细胞瘤罕见，表现为宫颈肿块或复发性息肉样改变。瘤细胞由不同分化程度的肿瘤性浆细胞构成，弥漫或片状分布，破坏正常结构，并向深部组织浸润。瘤细胞可呈分化较成熟的浆细胞，或分化差、间变的细胞形态，细胞体积较大，胞质中等量，有圆形或椭圆形空泡状核，明显的嗜碱性核仁，核分裂易见，可见双核或多核瘤巨细胞。免疫组化 CD38、CD79a 弥漫阳性，κ、λ 单克隆表达。IgH 基因重排阳性。

2. 宫颈梅毒 表现为大量成熟浆细胞、淋巴细胞浸润，围血管浸润现象明显，混杂多量中性粒细胞，可见血管炎，血管内皮增生、血管堵塞，腺体增生。炎细胞浸润多较表浅，不破坏正常结构。血清梅毒螺旋体抗体阳性。

（八）预后

抗炎治疗、微波疗法结合干扰素、宫颈高频电波刀（Leep）等，预后佳。

三、皮肤假性淋巴瘤

（一）定义

皮肤假性淋巴瘤（cutaneous pseudolymphoma，CPL）是指一组发生于皮肤的异质性淋巴组织增生性病变。自 1891 年 Kaposi 首先以“皮肤肉瘤病”描述假性淋巴瘤后，相继出现皮肤淋巴细胞瘤、皮肤良性淋巴腺瘤、Spiegler-Fendt 假性淋巴瘤、皮肤淋巴组织增生等名称，从侧面反映了 CPL 的临床病理、生物学行为表现复杂多样。CPL 的临床表现及组织病理与皮肤淋巴瘤具有相似性，但大部分呈良性的生物学行为，具有可自愈性，但部分病例具有复发甚至转变为低度恶性淋巴瘤的潜能。皮肤假性淋巴瘤根据浸润的主要淋巴细胞类型分为 T 细胞型假性淋巴瘤（cutaneous T-cell pseudolymphoma，CTPL）和 B 细胞型假性淋巴瘤（cutaneous B-cell pseudolymphoma，CBPL），其中以 T 细胞假性淋巴瘤多见。

（二）临床表现

多发于青年，平均年龄 34 岁，约有 2/3 的患者确诊时年龄＜40 岁，女性患病率略高于男性。无家族性患病的报道。CPL 常发生于暴露部位，头颈部、上肢、胸部多见，也可见于臀部，其他部位少见。临床分为局限型和播散型。70% 的局限型病变发生在脸部，表现为无疼痛、孤立、质软的肤色、红褐色或紫色结节、斑块，偶呈息肉状，表面光滑，可有鳞屑、水疱；播散型病变常表现为缓慢增多的斑块、粟粒状丘疹，病损可以融合、增大，多发于中年以上患者的上腹部及四肢。患者一般情况良好，病程长短不一，几天至数年均有报道，局部淋巴结罕见或仅轻微肿大。无 B 症状。

（三）组织形态特点

CPL 组织形态学淋巴细胞浸润可分为条带型、结节型、弥漫型、滤泡型。病变常为表浅、局限，在真皮层呈楔形分布，浸润细胞上多下少。表皮与淋巴细胞间可见薄层无浸润带。病变主要在真皮中层呈带状、团块状浸润，以淋巴细胞为主，伴或不伴嗜酸性粒细胞、浆细胞、组织细胞（单核或多核）及树状突细胞，可累及真皮下层，多围绕皮肤附属器及血管浸润，罕见侵入胶原纤维（图 24-7-3 A、图 24-7-3 B）。早期以小淋巴细胞为主，随病程进展可见分化良好的大淋巴细胞散在或小片状分布。以 T 淋巴细胞为主的 CPL，少或不见生发中心；以 B 淋巴细胞为主的 CPL，可见多少不等、伴或不伴生发中心的淋巴滤泡。表皮大致正常、轻度萎缩或伴有反应性变化（角化过度、棘层增厚、毛囊角栓等），真皮内间质纤维化、血管增生扩张。

（四）免疫表型

应用B、T细胞标记，可显示组成的淋巴细胞多克隆，T、B淋巴细胞混杂分布，或B淋巴细胞分布于滤泡及生发中心，T细胞分布在滤泡间或滤泡周围（图24-7-3 C、D），CD4阳性、CD8阳性的细胞均可见，以CD4为主。以B细胞为主的CPL或B细胞浸润区域κ、λ多克隆表达。

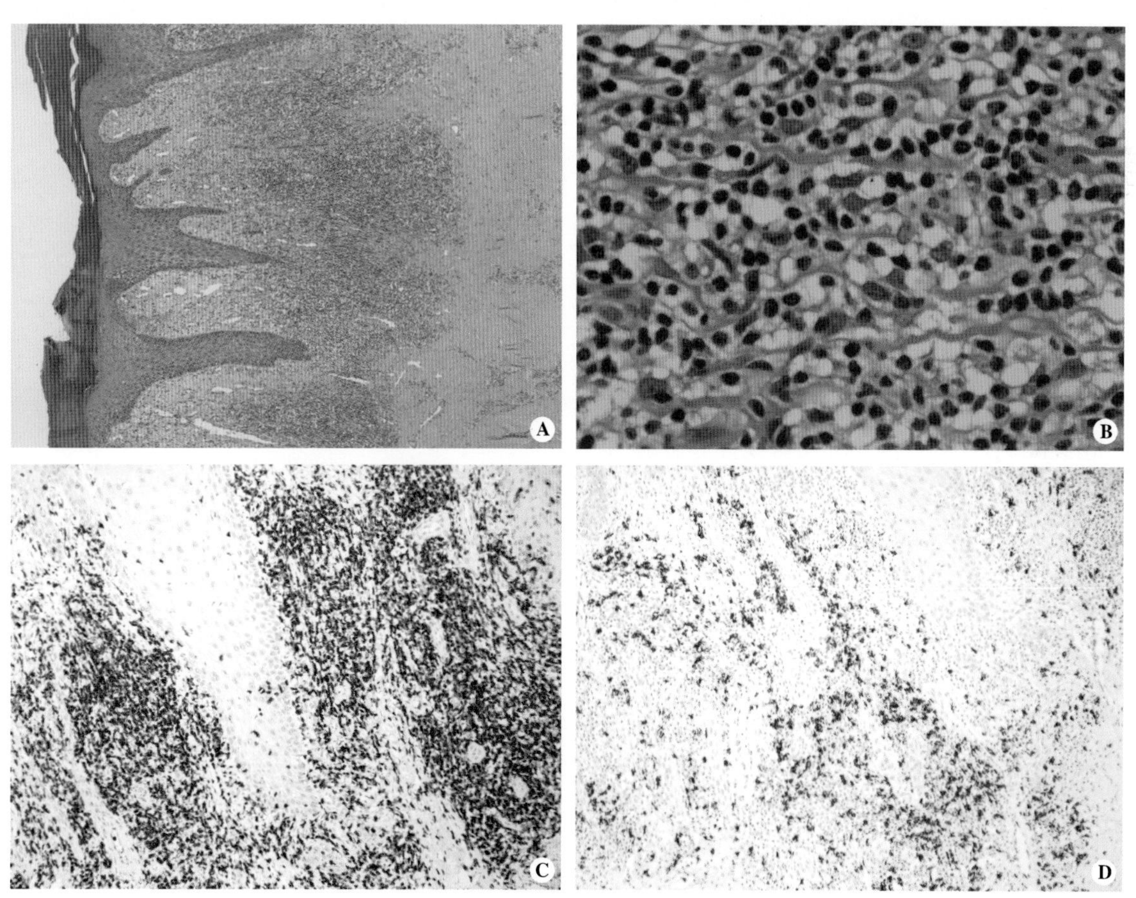

图24-7-3　皮肤真皮层见致密淋巴细胞浸润（HE染色）（A）；皮肤真皮层淋巴细胞无异型性（HE染色）（B）CD3示大多数为T细胞增生（IHC染色）（C）；CD20示少数为B细胞增生（IHC染色）（D）
（图片由梅开勇提供）

（五）遗传学检查

大部分CPL病例IgH或TCR基因重排阴性，但目前国内外均有T细胞、B细胞均可出现克隆性增生（分别为23%和13%）的报道。

（六）综合诊断

根据临床表现、形态学特点、免疫组化及分子检测可明确诊断。

（七）鉴别诊断

本病主要是与皮肤淋巴瘤鉴别。皮肤淋巴瘤为单克隆性增生，分子检测表现为单克隆性基因重排。

（八）预后

治疗方案多样。病因明确的CPL针对病因治疗，清除诱因，抗病毒、抗感染。局限病变可局部切除，局部或皮损内使用糖皮质激素、干扰素，以及冷冻、光化学治疗、局部放疗等。本病具有自限性，部分患者诱因清除后即可痊愈。但也有部分病例可反复迁延、复发，皮损逐渐扩大、融合，甚至恶变成淋巴瘤，因此患者应规律随访。

四、惰性胃肠道淋巴组织增生

过去胃肠道假性淋巴瘤主要是指黏膜相关淋巴组织增生，表现为小B淋巴细胞增生为主，T淋巴细胞、浆细胞、中性粒细胞混合浸润。现已证实其中一部分为黏膜相关组织淋巴瘤，胃是结外最常见的发病部位；另一部分为反应性淋巴组织活跃增生。本节主要讨论胃肠道良性淋巴组织增生疾病。目前此类疾病主要分为黏膜相关淋巴组织结节样增生和NK细胞淋巴瘤样胃肠病，前者于胃肠道均可发生，在肠道又称为淋巴样息肉病，后者目前报道主要发生在胃。两者的临床及病理学特点不同，以下分别进行阐述。

（一）黏膜相关淋巴组织结节样增生

1. 定义 胃、大肠和直肠均可发生，小肠最常见，尤其回肠末端最多见。黏膜固有层和（或）浅表黏膜下层淋巴细胞结节性增生，界限清楚，可见活跃的生发中心及清晰完整的套区。

2. 临床表现 大部分患者无症状，部分患者表现为腹痛、慢性腹泻，罕见肠套叠、胃肠梗阻及顽固性肠粘连。病变内镜下多表现为大小不等的结节，肠道常多发息肉或丘疹样改变，结节直径2～10mm，通常不超过5mm，无蒂，基底宽，可单个至数百枚。

3. 组织形态特点 组织学表现为密集的小淋巴细胞弥漫或结节样增生，浸润黏膜层及黏膜下层，可见界限清楚的初级或次级淋巴滤泡，滤泡周围可见完整界清的套区及边缘区（图24-7-4 A、B）。滤泡间散在部分浆细胞、中性粒细胞及嗜酸性粒细胞。可有少量淋巴细胞散在侵及黏膜上皮。表面黏膜可完整或有溃疡，伴有纤维组织增生（图24-7-4 C、D）。

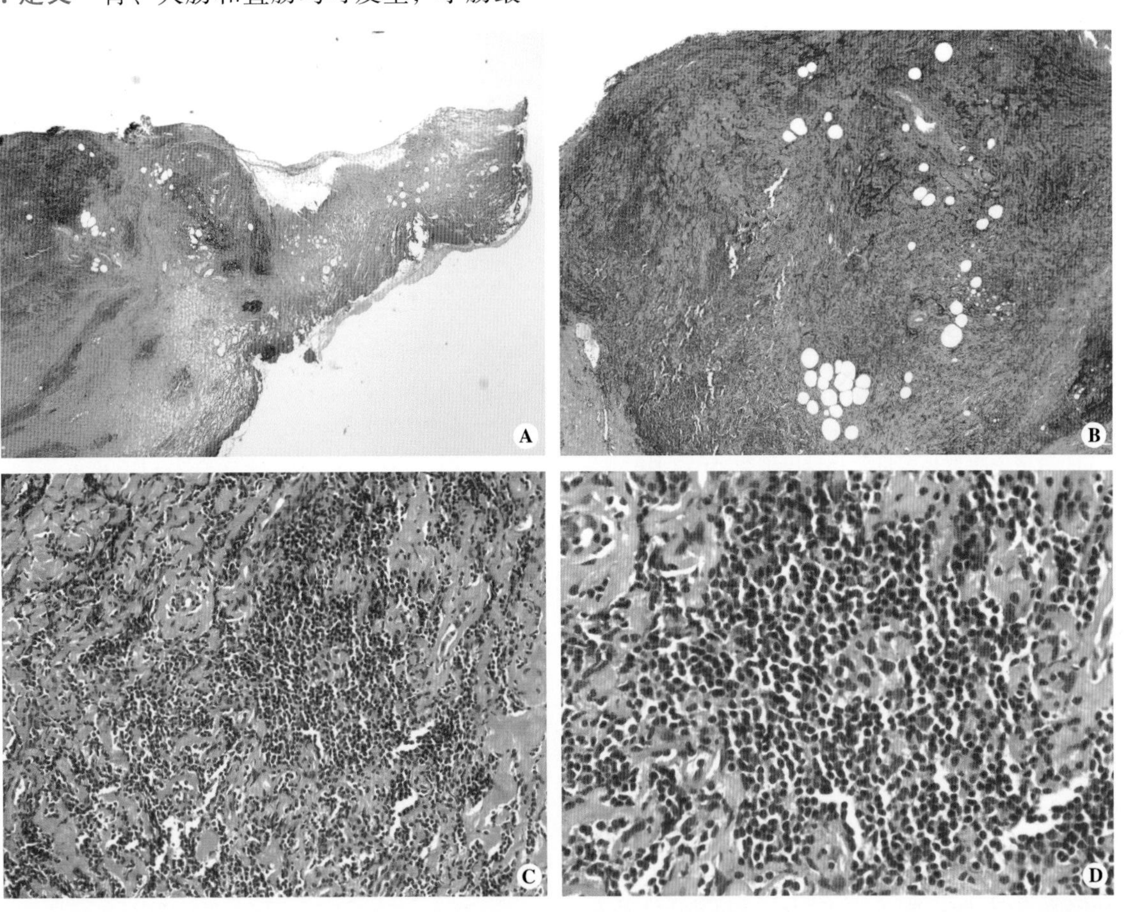

图24-7-4 胃黏膜部分区域上皮坏死，固有层见淋巴细胞结节状增生（HE染色）（A）；固有层见淋巴细胞增生明显（HE染色）（B）；固有层见淋巴细胞增生明显，伴胶原纤维增生（HE染色）（C）；固有层见淋巴细胞增生明显，细胞无异型性（HE染色）（D）（图片由梅开勇提供）

4. 免疫表型 B、T细胞标记功能区表达，淋巴滤泡CD20、PAX5、CD79a均阳性表达，CD3、CD5、CD7滤泡间散在表达，Ki67生发中心高表达，κ、λ染色呈多克隆表达模式。

5. 遗传学检查　IgH 基因重排阴性。

6. 综合诊断　根据临床表现、形态学、免疫组化及分子检测即可确诊。

7. 鉴别诊断　主要是与黏膜相关淋巴组织结外 B 细胞淋巴瘤鉴别。淋巴瘤表现为小淋巴细胞弥漫增生，与胃 B 淋巴细胞增生有时难以鉴别，尤其是小活检标本。主要鉴别点：浸润的淋巴细胞呈密集单一、单核样小细胞；可见淋巴上皮病变，多个小淋巴细胞巢状浸润上皮、破坏腺体结构；瘤细胞浸润生发中心，可见滤泡植入现象；CD20 和 CD79a 免疫组化染色显示弥漫、片状 B 细胞浸润伴 CD43 异常表达；κ、λ 轻链原位杂交证明 B 细胞单克隆；FISH 检测 t（11;18）/API2/MALT1 基因易位有助于诊断和预后判断。

8. 预后　根据不同病因选择治疗方案。抗感染治疗，尤其胃十二指肠病变，根治幽门螺杆菌（三联疗法）有很好效果。幽门螺杆菌感染所致淋巴细胞旺炙增生有发生胃肠道或胃肠道外恶性淋巴瘤的可能。有报道幽门螺杆菌感染致胃黏膜淋巴组织增生，在早期已存在单克隆 B 细胞增生。随访观察淋巴细胞增殖情况的变化对疾病的治疗和预后尤其重要，特别是对于发生在胃的病变，要随访幽门螺杆菌根治情况。肠道病变要根据具体病因采取相应的治疗方案。

（二）NK 细胞淋巴瘤样胃肠病

1. 定义　NK 细胞淋巴瘤样胃肠病为 2010 年首次以淋巴瘤样胃病报道的罕见的 NK 细胞增生性疾病，病因未明，具有自愈性，据目前报道共 19 例都是发生在胃，没有累及肠道。胃炎性疾病很少见到 NK 细胞，该病组织形态学极易误诊为 NK/T 细胞淋巴瘤。

2. 临床表现　患者无任何症状，在大部分患者胃黏膜检测到幽门螺杆菌，部分患者有胃癌、食管癌病史。男女发病率无差异。内镜检查表现为略突出的黏膜呈平坦状，伴或不伴有浅溃疡的病损、浅表糜烂、红斑样黏膜病变，直径 1cm。

3. 组织形态特点　组织学表现为不典型淋巴细胞弥漫浸润黏膜固有层，偶尔浸润腺体上皮，类似淋巴上皮病变，不典型细胞为中等到大细胞，胞质丰富透亮或轻度嗜酸性，核圆形、椭圆形或不规则形，部分核膜呈锯齿状，染色质细腻，核仁不明显，类似组织细胞样。20% ～ 90% 的淋巴细胞胞质内见嗜酸性颗粒，部分病例细胞可伴有明显核仁，伴有反应性小淋巴细胞及中性粒细胞。坏死少见。不存在血管炎及破坏血管壁现象，核分裂少见。

4. 免疫表型　浸润淋巴细胞 CD3 阳性（胞质），CD56 阳性，细胞毒性分子阳性（TIA1、颗粒酶 B、Perforin），CD4、CD5、CD8 阴性，Ki67 表达很低。最新报道了两例 CD3 阳性（胞质），CD4、CD5 阴性，CD8、CD56 阳性的特殊病例。淋巴瘤样胃病是一种模拟淋巴瘤的良性病变，不经治疗可以自愈，因此对于淋巴瘤样胃病的诊断，仔细的临床与内镜随访是必需的，同时要避免过诊断、过治疗。

5. 遗传学检查　EBER 原位杂交阴性，无克隆性基因重排。

6. 综合诊断　结合临床、内镜表现、形态学、免疫组化及分子检测可明确诊断。

7. 鉴别诊断　主要与鼻型 NK/T 细胞淋巴瘤、非特指型外周 T 细胞淋巴瘤、黏膜相关淋巴瘤相鉴别。鼻型 NK/T 细胞淋巴瘤通常可见大小不等异型肿瘤围血管浸润并破坏血管壁，导致明显坏死；肿瘤细胞胞质内无嗜酸性颗粒；免疫表型与淋巴瘤样胃病重叠，但 NK/T 细胞淋巴瘤的瘤细胞 EBER 几乎均阳性，Ki67 高表达。免疫表型不能鉴别非特指型外周 T 细胞淋巴瘤和淋巴瘤样胃病，但 T 细胞受体克隆性重排可以鉴别两者。借助免疫表型很容易与黏膜相关淋巴瘤鉴别。

8. 预后　临床主要是对症治疗，无须化疗，预后好。

五、肺假性淋巴瘤

（一）定义

肺假性淋巴瘤（pulmonary pseudolymphoma）属于肺非肿瘤性淋巴组织增生性疾病中的一种类型，又称为肺结节样淋巴组织增生（nodular lymphoid hyperplasia），病理特点是肺组织内淋巴细胞大量增生、浸润，伴有淋巴滤泡形成，病变界限与周围肺组织较清，是非常罕见的肺淋巴组织良性增生性病变。1963 年首先由 Saltzstein 提出，此后由于肺黏膜相关淋巴瘤的发现，病理学界对此种疾病是否存在持怀疑态度。2000 年 Abbondanzo 等报道了对 14 例肺假性淋巴瘤患者的研究，使该疾病的存在得到证实。

（二）临床表现

1. 临床症状 发病年龄分布较广，19 ～ 80 岁均可发生，中位年龄 65 岁，40 岁以上患者占 71%，无明显性别差异。多数患者无明显症状，体检时常于胸部 X 线检查时发现；部分患者可表现为气促、咳嗽、咳痰、痰中带血、胸痛等。

2. 影像学检查 病例罕见，影像学特点主要来自对个案报道和小样本研究结果的总结。胸部 X 线多表现为肺部团块状、片状含支气管充气征的实变影，孤立性病变多见，可有 2 ～ 3 个病变，多个病变者少见，部分病变呈现出段或叶界面清楚的边缘，偶有空洞形成。肺部病灶通常缓慢增大而不扩散。可伴有肺门、纵隔、食管周区域淋巴结肿大。罕见胸腔积液。

3. 实验室检查 偶有血 IgE 升高，其余无异常。

（三）组织形态特点

1. 大体形态 病变通常位于胸膜下，为界限清楚的灰白色、灰粉色或褐色结节，实性，质地韧或硬，直径 0.6 ～ 6cm，平均直径 2.1cm。

2. 光镜形态 主要由反应性淋巴组织增生形成界限清楚的结节，与周围肺组织分界清楚。可见数个淋巴滤泡和生发中心，完整清晰的套区围绕在淋巴滤泡周围（图 24-7-5A），大量成熟 T、B 淋巴细胞、浆细胞分布于滤泡间（图 24-7-5B），浆细胞胞质内可见 Russell 小体，但缺乏 Dutcher 小体。滤泡间出现纤维化或纤维变性，呈瘢痕样致密的胶原。部分小淋巴细胞围绕血管，但不浸润血管肌层。偶可见巨细胞。增大的淋巴结都表现为淋巴结反应性增生改变。

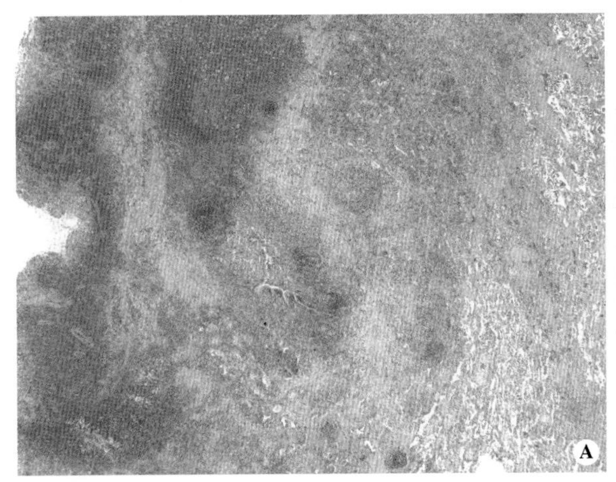

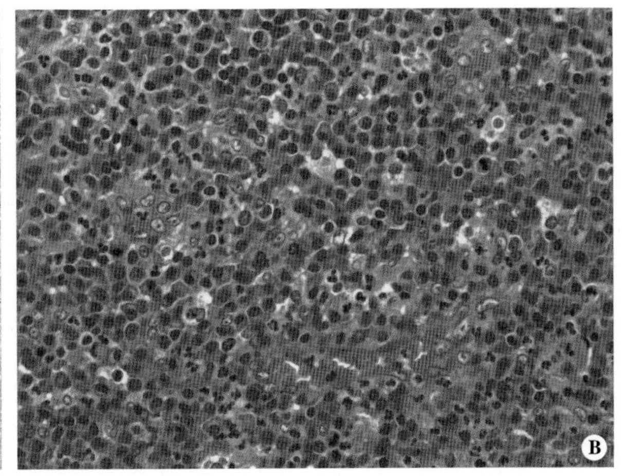

图 24-7-5 支气管淋巴细胞增生明显，呈结节状（HE 染色）（A）；淋巴细胞、浆细胞增生明显，细胞无异型性（HE 染色）（B）（图片由梅开勇提供）

（四）免疫表型

成熟淋巴细胞表达 B 淋巴细胞、T 淋巴细胞标记，CD20 淋巴滤泡阳性及滤泡间散在阳性，套区清晰、完整，CD3 淋巴滤泡间散在阳性，CD138 滤泡间散在阳性，免疫球蛋白轻链 κ、λ 呈多克隆表达模式。

（五）遗传学检查

IgH 基因重排、免疫球蛋白重链重排均阴性。

（六）综合诊断

根据临床表现、形态学、免疫组化及分子检测结果可明确诊断。

（七）鉴别诊断

1. 肺黏膜相关淋巴瘤 两者比较，肺黏膜相关淋巴瘤相对常见。两者的治疗方案及预后有很大差别，鉴别诊断很重要。肺黏膜相关淋巴瘤影像学更倾向累及双肺的多发阴影，呈边缘模糊的结节、沿肺段或叶分布的模糊片块、弥散的网状小结节或磨玻璃影、多发粟粒样小结节。组织学黏膜相关淋巴瘤多为弥漫浸润性病变，可累及胸膜和支气管软骨，瘤细胞呈单核样、中心细胞样裂核，B 细胞弥漫分布或植入、破坏淋巴滤泡生发中心，可见淋巴上皮病变、淀粉样小体、Dutcher 小体，残留滤泡间瘤细胞形态单一伴或不伴浆细胞分化，这些组织学特点不出现在肺假性淋巴瘤。免疫组化黏膜相关淋巴瘤呈单克隆 B 细胞表达模式，免疫球蛋白轻链 λ/κ 值大于 40% 为单克隆表达，常有重链基因重排现象。

2. 滤泡性细支气管炎及淋巴细胞性间质性肺炎　有报道认为两者是同一种疾病的不同阶段，属于肺良性淋巴组织增生性疾病。临床表现为进展性呼吸困难、咳嗽、发热，复发性支气管炎。滤泡性细支气管炎为细支气管黏膜内或周围黏膜相关淋巴组织增生，炎细胞可浸润肺间质，但罕见明显累及肺泡间隔。淋巴细胞性间质性肺炎是淋巴细胞、浆细胞进一步扩散浸润至肺泡间隔。免疫组化显示浸润 T、B 淋巴细胞及浆细胞呈多克隆表型。

（八）预后

治疗方案均来自小样本研究，主要包括外科切除及内科保守治疗，至今无外科切除后复发的报道。外科切除主要包括肺叶切除或病变的楔形切除结合局部淋巴结清扫。有肺内部分病变切除后其余肺内病变自愈的报道。

六、眼眶假性淋巴瘤

（一）定义

眼眶假性淋巴瘤是眼附属器黏膜淋巴细胞反应性增生，属于淋巴组织增生性疾病中的良性反应性病变。眼眶淋巴组织增生性疾病是成人常见的占位性病变，为良性到恶性的一组病变，包括反应性淋巴组织增生、不典型淋巴组织增生和淋巴瘤。此组病变中，眼眶淋巴瘤的发病率高于前两者。本节重点介绍眼眶反应性淋巴组织增生，即眼眶假性淋巴瘤。该病病因不明确。有人认为是以病毒（EB 病毒、丙型肝炎病毒、人类免疫缺陷病毒）、衣原体（鹦鹉热衣原体）、细菌（梅毒螺旋杆菌）、寄生虫（弓形虫）等感染为基础的多种因素参与的复杂过程。也有人认为是特发性自身免疫性疾病。青年女性好发，泪腺累及最多见，眼外肌累及少见。双侧累及发生率相对较多（相比于淋巴瘤）。偶可累及双侧巩膜。影像学检查显示均质、实性、界限清楚的肿大，无骨质破坏，但此种改变不具有特异性。

（二）组织形态特点

黏膜密集的小淋巴细胞增生，可见数量不等、大小不一的淋巴滤泡，伴或不伴有生发中心（图 24-7-6A、B、C），生发中心周围可见完整清晰的套区，其间分布浆细胞、中性粒细胞、嗜酸性粒细胞及组织细胞，可见免疫母细胞－浆母细胞－浆细胞成熟谱系。推挤但不破坏正常的腺体及表皮。

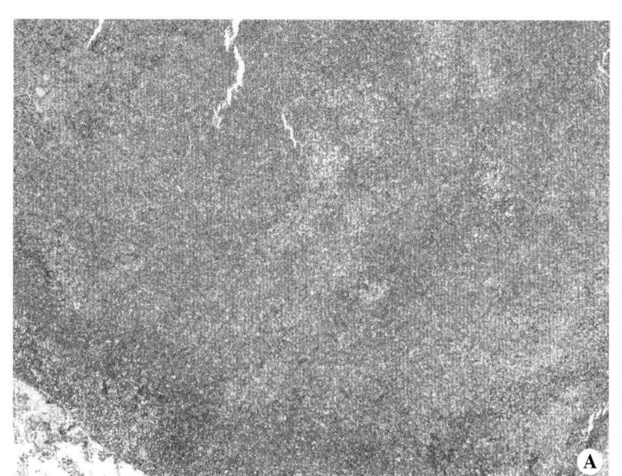

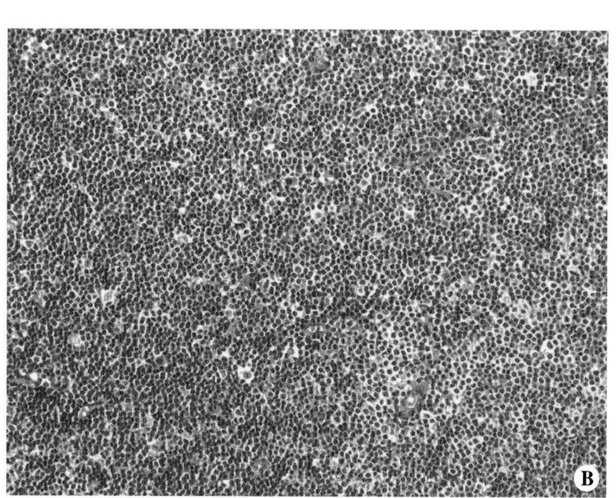

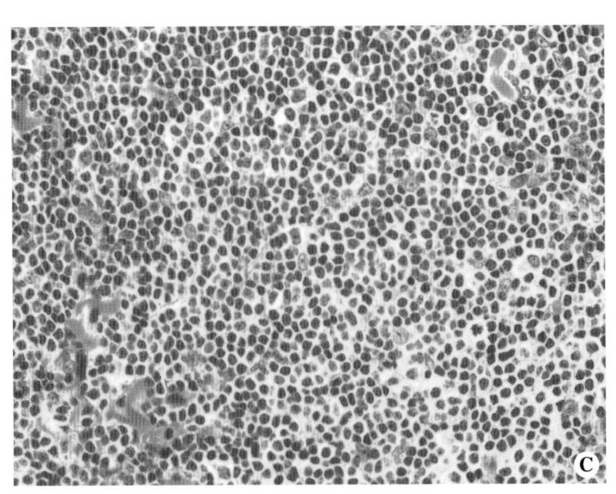

图 24-7-6 眼眶淋巴细胞弥漫性增生（HE 染色）（A）；眼眶淋巴细胞弥漫性增生，散在可见巨噬细胞（HE 染色）（B）；眼眶淋巴细胞弥漫性增生，细胞无异型性（HE 染色）（C）（图片由梅开勇提供）

（三）免疫表型

CD20、CD79a 滤泡内及少量滤泡间细胞不同程度阳性，CD21、CD23 标记显示 FDC 网完整、边缘清晰，CD3、CD5 滤泡间散在阳性，κ、λ 呈多克隆表达。

（四）遗传学检查

IgH 基因重排阴性。

（五）综合诊断

根据临床表现、形态学、免疫组化及分子检测可明确诊断。

（六）鉴别诊断

1. 淋巴瘤 黏膜相关组织淋巴瘤是眼眶最常见的淋巴瘤，其次套细胞淋巴瘤、滤泡性淋巴瘤、弥漫大 B 细胞淋巴瘤等均可见到。组织学表现为正常结构破坏，瘤细胞形态较单一，细胞具有一定异型。通过免疫组化对各类肿瘤进行鉴别。

2. Sjögren 综合征 是一种自身免疫性疾病，累及包括眼附属器在内的多个器官。眼眶假性淋巴瘤有以下特点：①双侧泪腺弥漫、均匀、持续肿大，可伴有大涎腺肿大，病变局限于腺体，无眼外肌肥大；②不伴有眼干及其他全身结缔组织病；③病理检查腺体均有典型的淋巴细胞呈多克隆增生浸润，伴有数目不等的浆细胞、嗜酸性粒细胞等浸润，细胞呈明显多样性，病理检查排除淋巴组织增生性疾病郝－伯病等；④对糖皮质激素治疗敏感。Sjögren 综合征除引起眼附属器淋巴组织浸润的病理改变外，尚有泪液分泌减少的症状，如眼干涩、异物感、烧灼感、眼痒、眼红、畏光、视物模糊、晨起睁眼困难等，且自身抗体（抗 -SSA、抗 -SSB）检查阳性。

（七）预后

据报道大部分病例糖皮质激素治疗敏感，病情稳定后逐渐减量，疗程持续半年以上，否则容易复发。对于糖皮质激素不耐受的患者可选择局部放射治疗。对于糖皮质激素治疗不敏感的患者，要考虑诊断是否明确，必要时重新做病理切片检查，排除恶性淋巴瘤的可能。有假性淋巴瘤发展成淋巴瘤的报道，因此对患者进行长期随访是必不可少的。

（胡晓杰）

参考文献

李荣岗，陈兰花，刘琼茹，等 . 2014. 子宫颈髓外浆细胞瘤二例 . 中华血液学杂志，35（8）：742.

沈小英，元岽东，武鑫瑞，等 . 2016. 宫颈髓外浆细胞瘤临床病理分析并文献复习 . 解放军医药杂志，28（9）：65-68.

熊喜喜，鲁严 . 2016. 皮肤假性淋巴瘤的研究进展 . 国际皮肤性病学杂志，42（6）：457-459.

张倩，张红宇，张文丽，等 . 2013. 成人 EB 病毒相关 T/NK 细胞淋巴组织增殖性疾病临床及实验特征 . 中国实验血液学杂志，21（4）：953-957.

Albuquerque A. 2014. Nodular lymphoid hyperplasia in the gastrointestinal tract in adult patients：A review. World J Gastrointest Endosc，6（11）：534-540.

Cumba RJ，Vazquez-Botet R. 2015. Benign lymphoid hyperplasia presenting as bilateral scleral nodules. Case Rep Ophthalmol Med，2015：179609.

Hare SS，Souza CA，Bain G，et al. 2012. The radiological spectrum of pulmonary lymphoproliferative disease. Br J Radiol，85（1015）：848-864.

Hutchinson CB，Wang E. 2010. Kikuchi–Fujimoto disease. Arch Pathol Lab Med，134：289-293.

Matnani R，Ganapathi KA，Lewis SK，et al. 2017. Indolent T- and NK-cell lymphoproliferative disorders of the gastrointestinal tract：a review and update. Hematol Oncol，35（1）：3-16.

Oksenhendler E，Boutboul D，Fajgenbaum D，et al. 2018. The full spectrum of Castleman disease：273 patients studied over 20 years. Br J Haematol，180（2）：206-216.

Qu XL，Hei Y，Kang L，et al. 2017. Establishment of a combination scoring method for diagnosis of ocular adnexal lymphoproliferative disease. PLoS One，12（5）：e0160175-178.

Szalat R，Munshi NC. 2018. Diagnosis of Castleman disease. Hematol Oncol Clin North Am，32（1）：53-64.

Takata K，Noujima-Harada M，Miyata-Takata T，et al. 2015. Clinicopathologic analysis of 6 lymphomatoid gastropathy cases：expanding the disease spectrum to $CD4^-CD8^+$ cases. Am J Surg Pathol，39（9）：1259-1266.

Wong RSM. 2018. Unicentric Castleman disease. Hematol Oncol Clin North Am，32（1）：65-73.

Wu D，Lim MS，Jaffe ES. 2018. Pathology of Castleman disease. Hematol Oncol Clin North Am，32（1）：37-52.

第二十五章

伴有免疫功能异常的淋巴结肿大疾病

第一节　免疫性疾病伴淋巴结肿大

一、系统性红斑狼疮性淋巴结病

（一）定义

系统性红斑狼疮（systemic lupus erythematosus，SLE）是一种自身免疫性疾病，其特征为自体免疫性 CD4+T 细胞数量增多，适应性免疫系统功能失调，导致自身抗体和免疫复合物对多个器官造成损伤。系统性红斑狼疮性淋巴结病是与 SLE 相关的淋巴结肿大。

（二）临床表现

SLE 常见于女性，青春期前男女比例 1 ： 3，而在生育期则高达 1 ： 9。发病年龄为 10 ～ 30 岁。

自 20 世纪 50 年代起，人们对 SLE 的诊断已经给予相当的重视。1958 年，美国风湿病协会（ACR）首次提出 SLE 的分类标准，经过多年的反复临床实践，该协会于 1982 年对 SLE 的分类标准进行了修改，之后于 1997 年修订的 SLE 分类标准成为国际通用的诊断 SLE 的标准。这一诊断标准共有 11 条，简述为：①颊部红斑；②盘状红斑；③光敏感；④口腔溃疡；⑤关节炎；⑥浆膜炎；⑦肾脏病变；⑧神经系统异常；⑨血液学异常；⑩免疫学异常，⑪ 抗核抗体。这一分类标准的敏感性及特异性均为 96%。不过，此标准是根据已经确诊的 SLE 患者的各种临床资料经过计算机分析处理而得出的，它对于早期或有特殊表现的 SLE 的诊断尚有一定的困难。

SLE 分类标准的 11 项中，符合 4 项或 4 项以上者，在除外感染、肿瘤和其他结缔组织病后，可诊断 SLE。需强调指出的是，患者病情的初始或许不具备分类标准中的 4 条。但可随着病情的进展而有 4 条以上或更多的项目。11 条分类标准中，免疫学异常和高滴度抗核抗体更具有诊断意义。一旦患者免疫学异常，即便临床诊断不够条件，也应密切随访，以便尽早做出诊断和及早治疗。

2009 年 ACR 会议上系统性红斑狼疮国际临床协助组（SLICC）对于 ACR-SLE 分类标准提出修订。临床分类标准为：①急性或亚急性皮肤狼疮表现；②慢性皮肤狼疮表现；③口腔或鼻咽部溃疡；④非瘢痕性秃发；⑤炎症性滑膜炎，并可观察到 2 个或更多的外周关节有肿胀或压痛，伴有晨僵；⑥浆膜炎；⑦肾脏病变：24h 尿蛋白＞ 0.5g 或出现红细胞管型；⑧神经病变：癫痫或精神病，多发性单神经炎，脊髓炎，外周或脑神经病变，脑炎；⑨溶血性贫血；⑩白细胞减少（至少 1 次细胞计数＜ 4×10^9/L）或淋巴细胞减少（至少 1 次细胞计数＜ 1×10^9/L）；⑪血小板减少症（至少 1 次细胞计数＜ 100×10^9/L）。

免疫学标准：①抗核抗体（ANA）滴度高于实验室参照标准（LRR）；②抗 -dsDNA 抗体滴度高于 LRR（除外 ELISA 方法检测：需 2 次高于 LRR）；③抗 -Sm 抗体阳性；④抗磷脂抗体：狼疮抗凝物阳性 / 梅毒血清试验假阳性 / 抗心磷脂抗体是正常水平的 2 倍以上或抗 β_2- 糖蛋白 1 中度以上滴度升高；⑤补体减低：C3/C4/CH50；⑥有溶血性贫血，但 Coombs 试验阴性。

确诊条件：①肾脏病理证实为狼疮肾炎并伴有 ANA 或抗 -dsDNA 抗体阳性；②以上临床及免疫指标中有 4 条以上标准符合（其中至少包含 1

个临床指标和 1 个免疫学指标）。该标准敏感性为 94%，特异性为 92%。

（三）组织形态特点

SLE 是自身免疫性疾病，患者细胞免疫及体液免疫均出现异常改变。SLE 患者淋巴结肿大的发生与异常的免疫应答反应相关。病情活动时，SLE 的淋巴结特征是副皮质区增生，副皮质区中心常有不同程度的坏死。病变早期，坏死边缘可见组织细胞、免疫母细胞、浆细胞及浆细胞样树突状细胞，有时可见 Russell 小体。坏死区域最终由肉芽组织和组织细胞包绕。淋巴结内的坏死区域可见不同程度机化，并见苏木素小体。苏木素小体由嗜碱性无定形坏死细胞核碎片聚集而成，PAS 染色阳性。苏木素小体对 SLE 有特异性，但仅见于部分病例。SLE 淋巴结中，坏死区域内或其附近的纤维素样血管炎，伴纤维素样物质沉积（Azzopardi 型改变）和核碎屑。其他改变还包括淋巴滤泡增生和所谓“洋葱皮样”袖套，后者表现为中等大血管周围有胶原和免疫复合物围绕（图 25-1-1、图 25-1-2）。

（四）免疫表型

淋巴细胞主要表达 T 细胞为主的抗原 CD3、CD8、CD4（CD4 ＞ CD8）等，淋巴滤泡及滤泡外散在表达 B 细胞抗原 CD20 等，浆细胞表达 CD38、CD138，组织细胞表达 CD68、CD163 等。浆细胞样树突状细胞表达 CD123（图 25-1-3 ～图 25-1-6）。

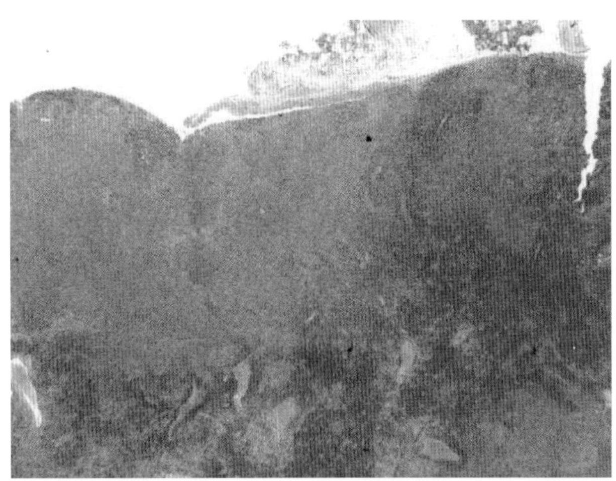

图 25-1-1　淋巴结结构部分保存、部分破坏，可见凝固性坏死（HE 染色）

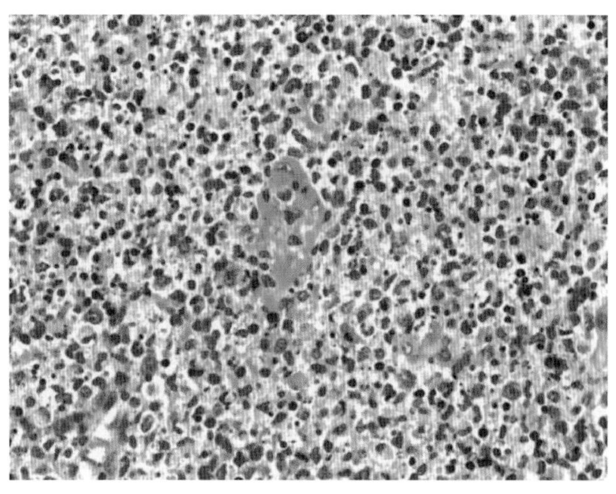

图 25-1-2　坏死中央可见细胞核碎屑及凋亡小体（HE 染色）

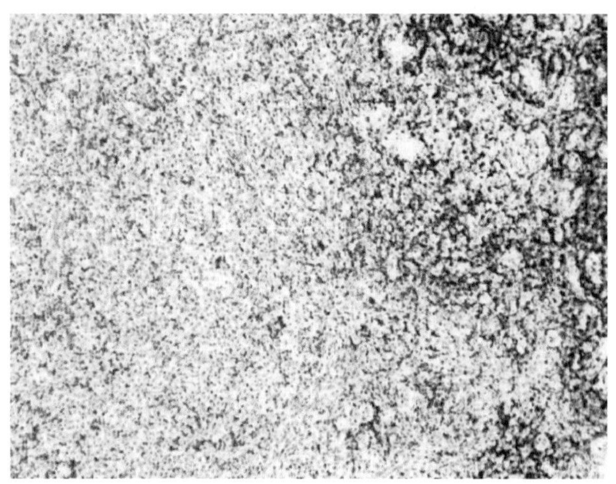

图 25-1-3　CD3 显示散在分布阳性细胞（IHC 染色）

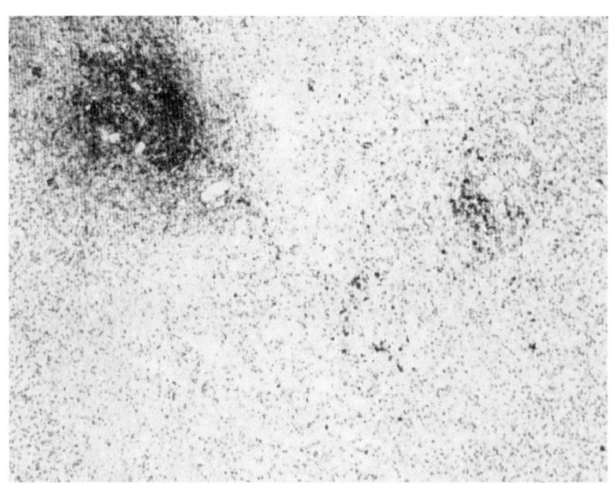

图 25-1-4　CD20 显示团片状阳性细胞（IHC 染色）

图 25-1-5　CD163 显示坏死周围组织细胞增生（IHC 染色）

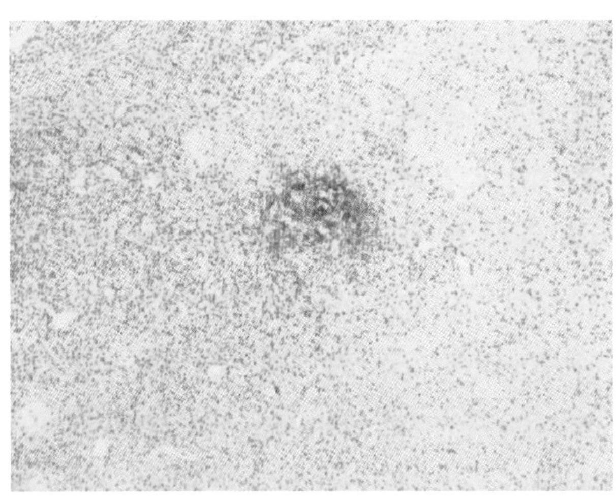

图 25-1-6　CD123 显示灶性浆细胞样树突状细胞增生（IHC 染色）

（五）遗传学检查

增生的淋巴细胞为多克隆性。

（六）综合诊断

诊断红斑狼疮性淋巴结病首先是对系统性红斑狼疮的诊断，根据临床表现、实验室检查结果等诊断标准做出正确诊断。当淋巴结肿大出现如上淋巴结病理形态学改变时可做出红斑狼疮性淋巴结病的病理诊断。

（七）鉴别要点

需要与以下疾病进行鉴别，包括组织细胞坏死性淋巴结炎、淋巴结梗死、传染性单核细胞增多症、猫抓病性淋巴结炎和分枝杆菌性淋巴结炎等。其中，病理形态上最重要的是与组织细胞坏死性淋巴结炎鉴别。组织细胞坏死性淋巴结炎临床上一般无 SLE 典型的面颊部红斑、盘状红斑、光敏感、口腔溃疡、关节炎、浆膜炎、肾功能不全、神经系统病变、血液学异常（血细胞减少）、免疫学异常（抗双链 DNA、抗 Sm 和抗磷脂的自身抗体等）、抗核抗体。组织学上与红斑狼疮性淋巴结病有诸多相似之处，但不存在苏木素小体和纤维素样血管炎。临床上呈自限性经过。

二、成人 Still 病淋巴结肿大

（一）定义

成人 Still 病（adult onset Still’s disease，AOSD）是一种病因未明、发病率低，以长期发热、一过性皮疹、关节炎或关节痛、咽痛、淋巴结肿大、外周血白细胞总数及中性粒细胞升高、肝功能受损等为临床特征的全身炎症性疾病。

（二）临床表现

AOSD 临床表现主要是由不明原因的发热、关节炎及皮疹三部分组成：①发热：通常每日均发生且超过 39℃，每日可有两次体温高峰，一般在数小时内缓解。临床表现及体征通常是在排除不明发热原因时意识到的。②关节炎：尽管关节炎是骨骼肌肉系统的主要临床表现，但关节及肌肉疼痛也可在一些患者中出现。开始时关节炎一般较轻且涉及单个关节，随着病情的进一步发展，症状逐渐加重，可同时累及多个关节。一般小关节如腕关节最常受累，随着病情的进一步发展，较大的关节也会受到影响。③皮疹：较常见的为斑疹及斑丘疹，呈橙红色。皮疹的发生一般随着发热的加重而更加明显，主要集中于躯干和四肢，偶尔会出现在手掌及足底，部分患者的皮疹可被误诊为药疹。另外，还可见轻微的转氨酶升高，肝大在 50% ～ 70% 的患者中出现，部分发展为急性肝功能衰竭；脾大可在 30% ～ 65% 的患者中出现；轻微的淋巴结肿大及咽炎也较常见；心脏及肺部可出现心包炎、胸膜炎、胸腔积液及肺部肺浸润性改变，偶有发生胸部疼痛及呼吸困难的患者。严重并发症如巨噬细胞活化综合征（MAS）

病死率达 10% ～ 22%，也有少部分患者发生弥散性血管内凝血（DIC）。若实验室检查显示异常高的血浆铁蛋白水平、凝血功能障碍、血小板减少及肝功能严重受损，应做出 MAS 的诊断，积极进行治疗。一般患者不合并严重并发症的情况下，大多预后良好。Kim 等指出，当白细胞升高明显及血沉和 C 反应蛋白居高不下时，患者更易复发且预后不良。

诊断标准：目前有较多的标准用于该病的诊断，敏感性最好且最常用的为 Yamaguchi 标准。此标准较 Cush 标准和 Fautrel 标准敏感度及特异度更好，可达 90% 以上。三种诊断标准的比较见表 25-1-1。

表 25-1-1　三种成人 Still 病诊断标准的比较

Cush 标准	Fautrel 标准	Yamaguchi 标准
以下每项为 2 分	主要标准	主要标准
1. 每日发热≥ 39℃	1. 体温高峰≥ 39℃	1. 关节痛＞ 2 周
2. 一过性皮疹	2. 关节痛	2. 发热＞ 39℃，间歇≥ 1 周
3. 白细胞＞ 12×10^9/L 及血沉＞ 40mm/h	3. 一过性红斑	3. 典型皮疹
4.ANA 和 RF 阴性	4. 咽炎	4. 白细胞 10×10^9/L（中性粒细胞百分比＞ 80%）
5. 腕关节僵硬	5. 多形核白细胞≥ 80%	
	6. 糖化铁蛋白≤ 20%	
以下每项 1 分	次要标准	次要标准
1. 发病年龄＞ 35 岁	1. 斑丘疹	1. 咽痛
2. 关节炎	2. 白细胞≥ 10×10^9/L	2. 淋巴结和（或）脾肿大
3. 咽痛		3. 肝功能异常
4.RES 或转氨酶异常		4.ANA 和 RF 阴性
5. 颈部强直或跗骨强直		
诊断	诊断	诊断
可能 AOSD：连续观察 12 周满足 10 分	4 条主要标准或 3 条主要标准 +2 条次要标准	5 条标准（至少 2 条主要标准），排除感染、肿瘤及其他风湿免疫性疾病
确定 AOSD：连续观察 6 个月满足 10 分		

注：AOSD 为成人 Still 病；ANA 为抗核抗体；RF 为类风湿因子；RES 为网状内皮系统功能紊乱，如肝脾肿大及淋巴结肿大。

（三）组织形态特点

淋巴结正常结构部分保存，淋巴滤泡残存，副皮质区明显增宽，淋巴细胞增生活跃，核分裂象易见（图 25-1-7）。增生的淋巴细胞中可见免疫母细胞、活化的淋巴细胞和朗格汉斯（Langerhans）细胞等，并见嗜酸性粒细胞、组织细胞等散在分布。高倍镜下观察，Langerhans 细胞体积较大，肾形或椭圆形，胞质丰富、轻度嗜酸性，核呈椭圆形、肾形，部分可见典型的纵行核沟及咖啡豆样核；免疫母细胞体积大，出现大的空泡状核，伴有明显的中央核仁（图 25-1-8）。Jeon 研究发现 AOSD 淋巴结病理改变表现为四种模式：①大部分病例淋巴结副皮质区增生，其中血管显著增生，伴有体积大的 T 或 B 免疫母细胞的增生和反应性小淋巴细胞、炎细胞浸润；②部分显示副皮质区增生伴窦组织细胞的弥漫增生和 S-100 阳性细胞的浸润；③部分显示免疫母细胞的高度反应性增生，可见体积大的 T 免疫母细胞弥漫增生，核分裂象多见；④部分呈现淋巴滤泡显著增生。

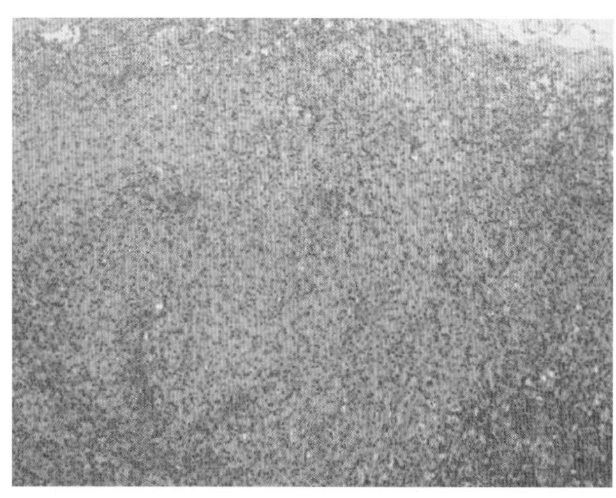

图 25-1-7　淋巴结结构基本保存，副皮质区增生明显（HE 染色）

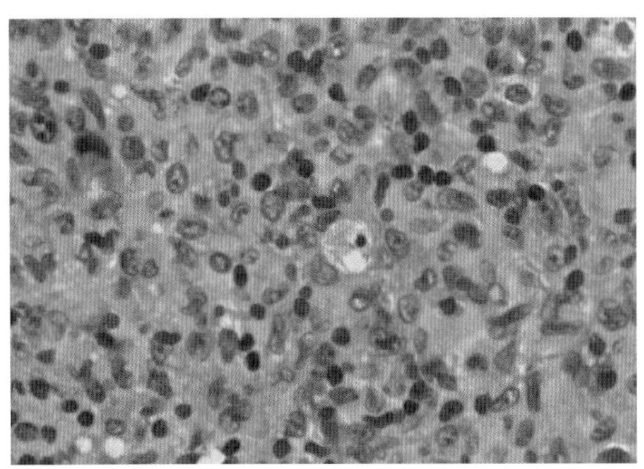

图 25-1-8 组织细胞及 Langerhans 细胞增生（HE 染色）

（四）免疫表型

淋巴细胞主要表达 T 细胞为主的抗原 CD3 等，淋巴滤泡及滤泡外散在表达 B 细胞抗原 CD20 等，Langerhans 细胞表达 CD1a、S-100、Langerin，组织细胞表达 CD68、CD163 等（图 25-1-9、图 25-1-10）。

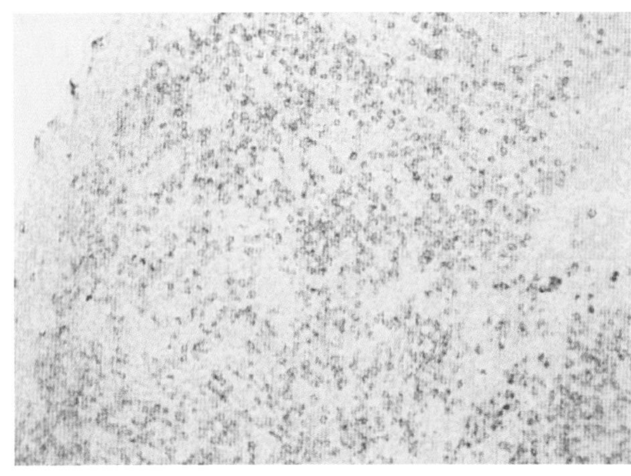

图 25-1-9 CD1a 显示皮质区及副皮质区 Langerhans 细胞增生（IHC 染色）

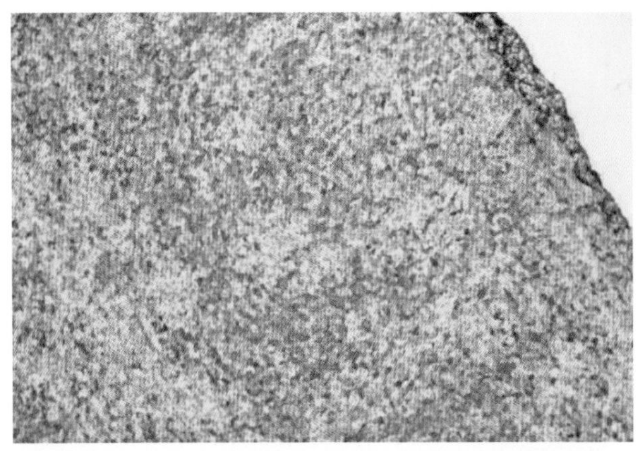

图 25-1-10 S-100 显示 Langerhans 细胞及组织细胞增生（IHC 染色）

（五）遗传学检查

增生的淋巴细胞为多克隆性。

（六）综合诊断

AOSD 的诊断主要参考以上三种诊断标准，淋巴结病理学改变无特异性诊断价值。

（七）鉴别要点

根据淋巴结病理形态改变，需要与以下疾病鉴别：

1. 传染性单核细胞增多症 是一种以发热、咽喉部疼痛、全身浅表淋巴结肿大为临床特征的全身性疾病。淋巴结活检可见淋巴结结构部分破坏、血管增生，淋巴窦内免疫母细胞、不成熟和成熟浆细胞显著增生，增生细胞有明显的核分裂活性，偶见 R-S 样细胞，形态学易与 AOSD 混淆。但前者血清学检查可发现嗜异性抗体和EB病毒抗体。

2. 组织细胞坏死性淋巴结炎 其增生期与 AOSD 鉴别较困难，一般组织细胞坏死性淋巴结炎无明显的 Langerhans 细胞增生，但 Still 病可以免疫母细胞增生为主，偶尔可见吞噬细胞内的核碎片和小灶坏死，从组织学形态上无法将这两种病鉴别。而 AOSD 根据临床病史及相关检查结果、参考其诊断标准可做出正确诊断。

3. 朗格汉斯细胞组织细胞增生症 多发生于婴幼儿和青少年，以 Langerhans 细胞增生为主，常混有较多嗜酸性粒细胞及多少不等的多核巨细胞浸润。淋巴结结构可完全破坏，仅见残存的生发中心。AOSD 可出现局灶性 Langerhans 细胞的增生，但常伴免疫母细胞的混合性增生，且无大量的嗜酸性粒细胞浸润。

4. 淋巴瘤 淋巴结结构完全破坏，相对单一性异型淋巴细胞弥漫性增生，易与 AOSD 淋巴结病理形态学改变相鉴别。

三、类风湿关节炎性淋巴结肿大

（一）定义

类风湿关节炎（rheumatoid arthritis，RA）是一种不明原因的慢性系统性自身免疫反应性炎症性疾病，免疫反应多发生于关节滑膜，为最常见的结缔组织病。发病多在 20 ～ 45 岁，男女之比为 1 ： 3，最典型的临床表现为对称性小关节病变，也可累及心、肺、血管、肾脏等器官和组织。早期红、肿、热、痛，晚期关节强直、畸形。

（二）临床表现

RA 通常发病隐匿，罕见病例可急性起病。RA 发病时无特异性症状，之后出现全身性关节痛。多达 75% 的患者会在疾病的某一时间点发生淋巴结病，可表现为局限性或全身性淋巴结肿大。任何部位淋巴结均可受累，最常见于颈部、锁骨上和腋窝。

关节外表现：全身表现最初只有低热、乏力、食欲缺乏、体重减轻及手足麻木、指端动脉痉挛。

皮肤表现：约 1/4 的患者出现皮下结节，常见于肘的伸肌腱，手和足的伸、屈肌腱及跟腱。皮下结节与关节病变的严重程度及类风湿因子阳性有关。

关节表现：开始只有关节僵硬，以早晨起床后最明显，称为晨僵，活动后减轻，以后逐渐出现对称性手的小关节及腕、足等关节炎，关节周围的结构也常受累，受累的关节异常肿胀，伴疼痛、潮红、压痛及僵硬，特别是近端指间关节呈对称性梭状肿胀，晨起重，活动后减轻。到后期，关节肿胀减轻，发展为不规则型，显著贫血。

病变关节因关节软骨及软骨下受侵蚀，关节腔破坏，上下关节面融合，发生纤维性强直，甚至骨化，最后变成强硬和畸形。手指、腕关节固定于屈位，手指及掌关节形成特征性的尺侧偏向畸形，关节周围肌肉萎缩。仅有 10% ～ 30% 的患者出现皮下结节，此结节多出现在关节的隆突部位，直径数毫米，质硬，略压痛，圆形或椭圆形结节的出现往往提示病情发展到较重的时期。多数患者还可出现淋巴结肿大、心瓣膜病变、肺间质性纤维化、胸膜炎等关节外表现。

RA 诊断标准：

1. 晨僵至少 1 小时（≥ 6 周）。
2. 3 个或 3 个以上关节肿胀（≥ 6 周）。
3. 腕、掌、指或近端指间关节肿胀（≥ 6 周）。
4. 对称性关节肿胀（≥ 6 周）。
5. 手部有典型的类风湿关节炎的放射学改变。
6. 皮下有类风湿结节。
7. 类风湿因子阳性（滴定度＞ 1 ： 32）。

具备 4 项以上者，可诊断为典型类风湿关节炎。

实验室检查显示 RA 患者的 T 细胞功能受损。RA 由巨噬细胞和滑膜内衬细胞释放的炎症介质和细胞因子介导。患者的 CD4+ T 辅助细胞被活化。细胞因子包括 TNF-α、IL-1 和 IL-6。类风湿因子在 80% 的 RA 病例中可检测到，是一种自身抗体，与 IgG 分子的 Fc 部分起反应。但类风湿因子并不特异，也可见于其他自身免疫疾病患者，无症状的普通人群中也有较低的阳性率。与类风湿因子相比，抗瓜氨酸肽抗体对于 RA 诊断的敏感性更高、特异性更强。Felty 综合征包括自身免疫性中性粒细胞减少、脾大和 RA。关节腔穿刺可得不透明草黄色渗出液，其中中性粒细胞可达（10 ～ 50）$\times 10^9$/L 或更高，细菌培养阴性。疾病活动期可见白细胞胞质中含有类风湿因子（RF）和 IgG 补体复合物形成包涵体细胞，称类风湿细胞（ragocyte）。渗出液中补体的相对浓度（与蛋白质含量相比较）降低，RF 阳性。

（三）组织形态特点

受累淋巴结表现为淋巴结结构基本保存，显著的反应性滤泡增生，滤泡大小和外形不一。大的生发中心常有显著的“星空现象”，伴嗜酸性物质沉积，后者常 PAS 阳性，一些病例可见营养不良性钙化。常有髓索滤泡间区浆细胞增多，且多数病例很显著。常见胞质内小球（Russell 小体）。生发中心有套区围绕。可见散在免疫母细胞、中性粒细胞和组织细胞，甚至结节病样肉芽肿。微静脉的内皮细胞增生。免疫抑制治疗可导致滤泡增生不明显，髓质和滤泡间区扩大。

RA 患者的肺内可出现间质性和结节性淋巴浆细胞浸润，浸润灶内可累及生发中心。类风湿结节可见于滑膜、软组织或肺，伴有反应性淋巴浆细胞浸润（图 25-1-11、图 25-1-12）。

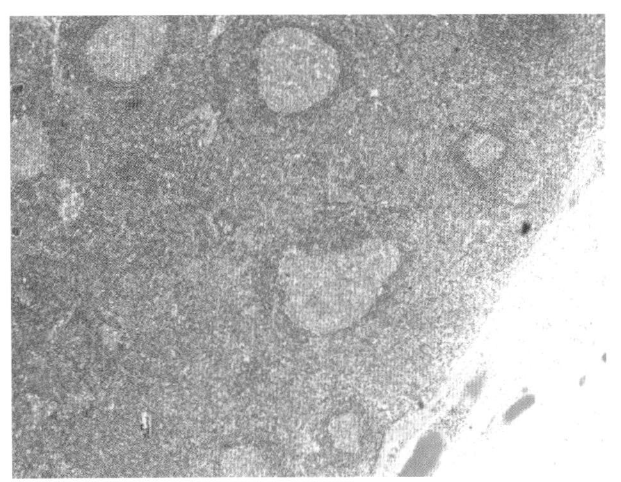

图 25-1-11　淋巴结结构基本保存，淋巴滤泡增生明显（HE 染色）

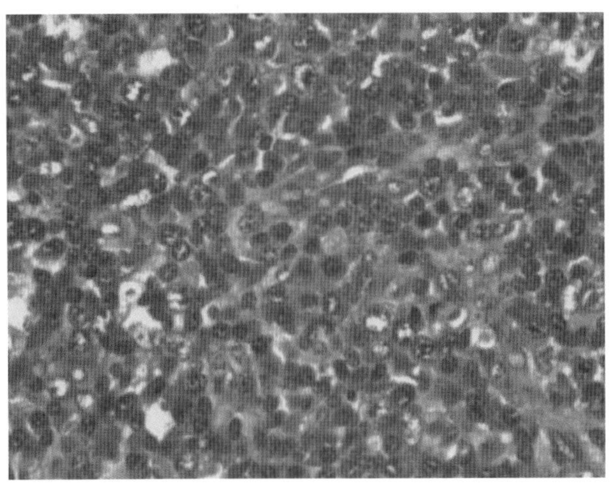

图 25-1-12　滤泡间区可见多量浆细胞（HE 染色）

（四）免疫表型

病变由 T、B 细胞混合构成。B 细胞表达多型免疫球蛋白轻链。生发中心 B 细胞表达 B 系抗原、CD10 和 BCL6，不表达 BCL2。滤泡树突状细胞网表达滤泡树突状细胞标记，如 CD21、CD23 或 CD35。滤泡间区含许多 T 细胞和浆细胞。免疫母细胞一般位于滤泡间区，常弱表达 CD30。浆细胞表达多克隆胞质免疫球蛋白轻链和浆细胞相关标记（如 CD38、CD138）（图 25-1-13、图 25-1-14）。

（五）遗传学检查

约 20% 病例的生发中心或滤泡间区可见散在 EBER 原位杂交阳性细胞。分子检测发现 T 细胞受体基因和免疫球蛋白受体基因多克隆性重排。

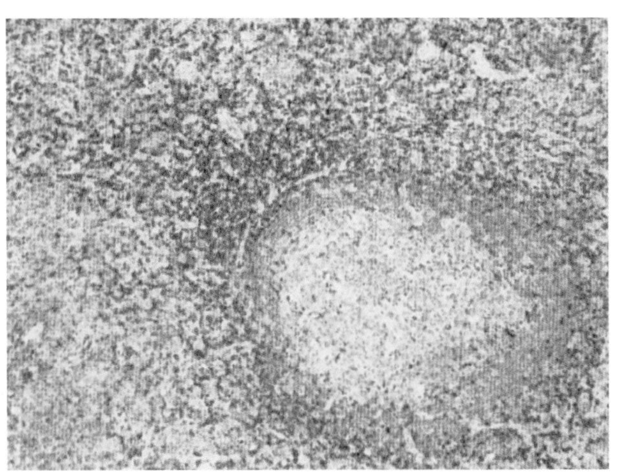

图 25-1-13　CD3 示滤泡间区 T 细胞增生（IHC 染色）

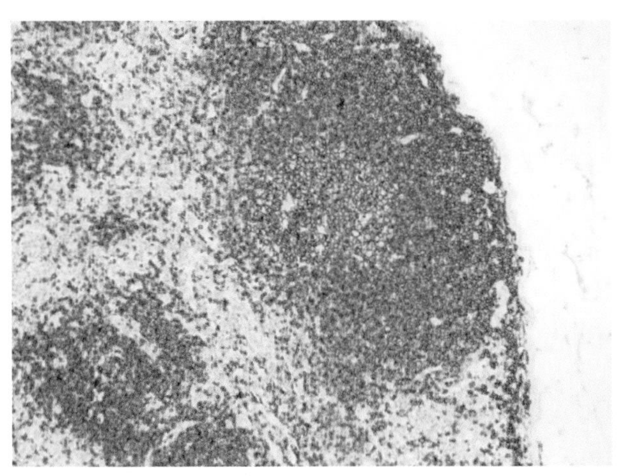

图 25-1-14　CD20 示淋巴滤泡 B 细胞阳性（IHC 染色）

（六）综合诊断

RA 的诊断主要根据临床表现、实验室检查结果，结合其诊断标准，淋巴结病理学改变无特异性诊断价值。

（七）鉴别要点

根据淋巴结病理形态改变，需要与以下疾病鉴别：

1. 浆细胞型 Castleman 病　淋巴结结构基本保存，表现为滤泡结构（特别是生发中心萎缩、套区增厚的滤泡）存在，部分淋巴窦、髓索结构存在；滤泡间区有较多数量的浆细胞增生，且浆细胞通常分化成熟出现 Russell 小体。可以伴有不同程度的血管增生、间质胶原化。形态学与 RA 有类似之处，但 RA 有其特征性临床表现，与浆细胞型 Castleman 病迥然不同。

2. 传染性单核细胞增多症　是以发热、咽喉部疼痛、全身浅表淋巴结肿大为临床特征的全身性疾病。淋巴结活检可见淋巴结结构保存、血管增生，实质与淋巴窦内免疫母细胞、不成熟和成熟浆细胞显著增生，增生细胞有明显的核分裂活性，偶见RS样细胞，形态学易与RA混淆。

3. 伴浆细胞样分化的淋巴瘤或浆细胞瘤　淋巴结结构完全破坏，相对单一性异型浆细胞样淋巴细胞弥漫性增生，易与RA淋巴结病理形态学改变相鉴别。

（八）预后

RA患者发生淋巴瘤的风险升高，约为普通人群的2倍，以弥漫大B细胞淋巴瘤最常见。很难分清淋巴瘤风险的升高是由疾病本身，还是由治疗所致。已经明确，RA的治疗与EBV（+）淋巴组织增生性疾病风险升高相关，其中包括弥漫大B细胞淋巴瘤和经典型霍奇金淋巴瘤。

第二节　淋巴结反应性噬血细胞综合征

（一）定义

反应性噬血细胞综合征（reactive hemophagocytic syndrome，RHS）是由T细胞介导的组织细胞异常增生并吞噬各种血细胞的一类病征。一般分为肿瘤性和非肿瘤性两类，此节讨论非肿瘤性RHS。表现为血细胞减少和器官内组织细胞浸润，常伴有噬红细胞现象，如未治疗可导致死亡。

（二）临床表现

临床可表现为发热、血细胞减少、肝脾肿大、代谢异常、脑病和器官衰竭。出现这些症状的原因包括细胞因子水平升高，组织细胞和CD8+ T细胞高度活化并浸润多个器官，导致器官进行性损伤。实验室检查包括血清铁蛋白升高、甘油三酯升高和凝血功能异常。

当满足如下8条标准中的至少5条时，可诊断为RHS。包括：发热；脾大；血细胞减少；高甘油三酯血症或低纤维蛋白原血症；骨髓、脾脏或淋巴结中见噬血细胞现象；NK细胞活性降低或无；血清铁蛋白升高；可溶性CD25升高（表25-2-1）。穿孔素缺陷的患者存在NK细胞活性降异常。可溶性CD25水平升高提示T细胞活化，可用于诊断和随访。注意，其中有几条标准不具有特异性。此外，CD163是血红蛋白-触珠蛋白复合物的受体，也是清道夫巨噬细胞的标志物，有人提出可溶性CD163是监测RHS患者的有用指标。

表 25-2-1　RHS 的诊断标准

1. 发热
2. 脾大
3. 血细胞减少（2系或3系） （a）血红蛋白＜90g/L （b）血小板＜100×10^9/L （c）中性粒细胞＜1×10^9/L
4. 高甘油三酯血症（≥3.0mmol/L）或低纤维蛋白原血症（≤1.5g/L）
5. 骨髓、淋巴结或脾脏中见噬红细胞现象，无恶性肿瘤证据
6. NK细胞活性降低或无
7. 血清铁蛋白≥500μg/L
8. 可溶性CD25（IL-2R）≥2400U/ml

注：诊断RHS要求满足8个条件中的5条即可。

（三）组织形态特点

淋巴结结构保留，窦内充满形态温和的小淋巴细胞和组织细胞，组织细胞无异型性及核分裂象。部分组织细胞吞噬红细胞，少数可吞噬淋巴细胞和中性粒细胞。骨髓或受累器官内可见大量吞噬有红细胞的组织细胞，这种吞噬现象是活化组织细胞的标志。淋巴结内的噬血细胞现象没有骨髓中明显（图25-2-1、图25-2-2）。

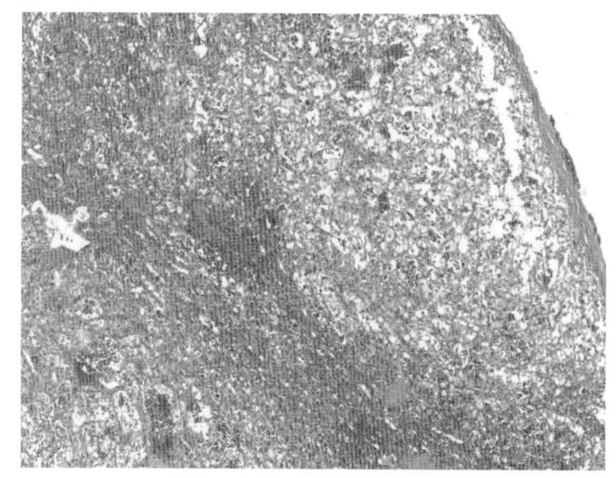

图25-2-1　脾脏结构破坏，未见明显脾小体结构，脾窦充血明显（HE染色）

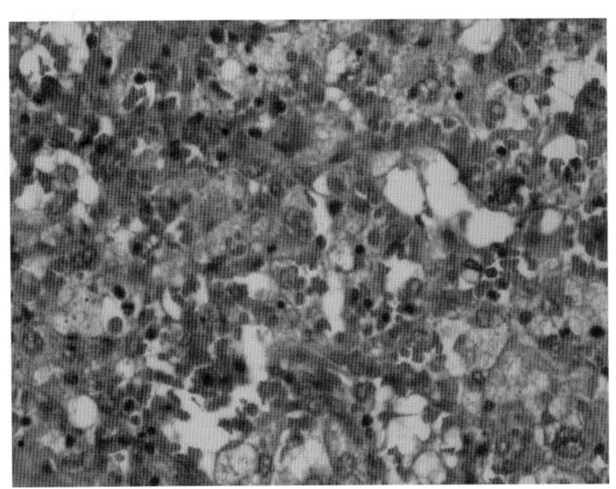

图 25-2-2 脾窦内见大量泡沫状组织细胞增生，并吞噬红细胞及淋巴细胞（HE 染色）

（四）免疫表型

病变由 T、B 细胞和组织细胞混合构成。组织细胞表达相关标志物，如 CD68、CD163 和溶菌酶，偶尔表达 S-100，不表达 CD1a。背景中的淋巴细胞主要为成熟 T 细胞免疫表型，无异常表达。浸润灶内常见细胞毒性淋巴细胞，表达 CD8、CD56 或 TIA1，散在分布少量 B 细胞表达 B 系抗原，如 CD20 等。

（五）遗传学检查

增生的淋巴细胞为多克隆性。

（六）综合诊断

根据组织细胞协会提出的以上诊断标准即可做出诊断。

（七）鉴别要点

根据淋巴结活检病理形态学，需与以下疾病鉴别。

1. 组织细胞肉瘤 淋巴结结构破坏，瘤细胞异型性明显，瘤细胞表达 CD68、CD163、S-100 及溶菌酶。淋巴结反应性噬血细胞综合征中的组织细胞无异型性，增生的组织细胞常见吞噬红细胞及淋巴细胞现象。

2. T 细胞或 NK/T 细胞淋巴瘤 原发于淋巴结的 NK/T 细胞淋巴瘤罕见，常有坏死，瘤细胞异型性更为明显，背景中常有嗜酸性粒细胞、浆细胞混杂。瘤细胞除表达 CD3、CD56 及细胞毒性分子外，EBER 原位杂交阳性。淋巴结反应性噬血细胞综合征中增生的 T 淋巴细胞无异型性，尽管可以表达 CD56 和细胞毒性分子，但 EBER 原位杂交阴性，属反应性增生的细胞毒性 T 细胞。

（八）预后

患者预后差，尤其是未经治疗者。3 年生存率约为 55%。治疗组患者死亡率约为 20%，与感染（包括真菌）和中性粒细胞减少有关。

（梅开勇）

第三节 免疫母细胞增生性淋巴结病

（一）定义

免疫母细胞增生性淋巴结病（immunoblastic hyperplastic lymphadenopathy）是以免疫母细胞增生为特征的副皮质区淋巴结病。其组织病理学图像易与恶性淋巴瘤混淆。常见以下几种类型：疫苗后淋巴结炎、病毒性淋巴结炎、抗痉挛药物性淋巴结病。

（二）临床表现

儿童接种牛痘、脑炎、麻疹等病毒性疫苗后 1 ～ 2 周，表现为接种侧腋窝或颈部淋巴结肿大，有时伴有低热，局部疼痛。带状疱疹和流行性腮腺炎等病毒感染，均可引起局部淋巴结肿大。癫痫患者长期服用苯妥英钠等药物，可引起淋巴结肿大。

（三）组织形态特点

本病最主要的组织学改变是大量增生的免疫母细胞散布于弥漫增生的副皮质淋巴细胞背景中，呈斑点状或撒胡椒粉状。副皮质增生的背景细胞以小淋巴细胞为主，混有免疫母细胞、浆母细胞、浆细胞、嗜酸性粒细胞、组织细胞及中心母细胞等，分裂象可见。淋巴窦部分或全部闭合，小血管内皮细胞肿胀，少数增生淋巴滤泡。偶可见坏死灶。服用麻疹疫苗后淋巴结可以见到多核巨细胞。

（四）免疫表型

增生免疫母细胞 B 淋巴细胞标记阳性，也可 CD30 阳性，强弱不一。背景细胞 T 淋巴细胞也增多。

（五）遗传学检查

IgH 与 TCR 基因重排阴性。

（六）综合诊断

本病的诊断相对较难，需密切结合临床病史和病理组织学形态及免疫组化结果，综合诊断。

（七）鉴别要点

本病与霍奇金淋巴瘤（HL）富于淋巴细胞型的鉴别，最主要的区别点是增生的免疫母细胞与霍奇金淋巴瘤 RS 细胞不同。前者体积小，核缺乏异型性，核仁小，形态单一，极少有双核，分布较均匀。后者约为免疫母细胞的 2 倍，核形态不规则，有的呈爆米花样，另有单核和双核的 RS 细胞。HL 背景细胞为非活化小淋巴细胞，少有增生滤泡。此外，必须注意特殊的临床病史。

第四节　血管淋巴组织增生伴嗜酸性粒细胞浸润

（一）定义

血管淋巴组织增生伴嗜酸性粒细胞浸润（angiolymphoid hyperplasia with eosinophilia，AHE）为发生于皮肤（好发于头颈部，尤其是耳周）、软组织、唾液腺、淋巴结等处的反应性增生病变，多见于女性。又名上皮样血管瘤、组织细胞样血管瘤。

（二）临床表现

AHE 临床表现多为皮肤局部结节，位于皮内者直径一般不超过 1cm，位于皮下者可达 5 ～ 10cm。单发，亦可多发，多者可达 30 余个，结节呈顽固性，缓慢生长，可有反复出血，切除者偶有局部复发，但无转移的报道。可有痒和疼痛等症状，但无发热；外周血嗜酸性粒细胞可增高。局部彻底切除可治愈。

主要见于女性头、颈、面部皮肤，皮下组织及黏膜，尤其是耳廓周围的颈部皮肤，骨骼肌、唾液腺、骨、眼眶、淋巴结、阴茎、乳腺、纵隔、心脏、深部软组织、手、腿、躯干及外周大动脉等处亦可累及。

（三）组织形态特点

发生于不同部位的病变基本类同，大体为无包膜肿块，且与周围组织无明显分界。显微镜下，由增生血管构成的中央区内及其周围有大量炎细胞浸润，可见丰富的嗜酸性粒细胞和有生发中心的淋巴滤泡。增生细胞有时呈小叶实性结构。HE 染色其基本病变表现为两方面。

1. 小血管增生扩张　小血管呈分支状，或仅见内皮细胞构成的实质性条索或内皮细胞团，或者由内皮细胞围成的不完整的腔隙，内皮细胞明显肿胀，呈双层或多层排列，或突入腔内呈乳头状、呈双层或多层排列者，其内层细胞质呈伊红色，外层者则淡而透明。血管外被细胞亦呈增生状（图 25-4-1）。

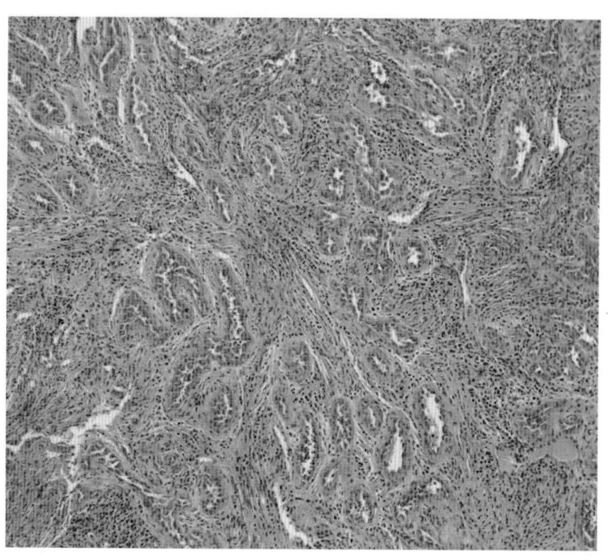

图 25-4-1　内皮细胞明显肿胀，见淋巴细胞、嗜酸性粒细胞浸润

2. 淋巴样细胞增生浸润　此改变在病变的不同阶段，有一定的差异。早期病变有一定界限，

无增生淋巴滤泡，仅有少量淋巴细胞和多少不等的嗜酸性粒细胞浸润；多数病例增生血管较多，但也有较少者；外周血中的嗜酸性粒细胞有增多。Wells 将同一病例的早、晚期活检作对比，发现早期主要病变为明显的毛细血管增生，并以血管受压为其特征，常有束状的疏松纤维围绕。而晚期病变或深部病变与周围组织界限不清，淋巴细胞明显增生，并有滤泡形成；相反，毛细血管则减少并有萎缩，有的血管腔可见血栓形成，纤维组织胶原化，并有含铁血黄素沉积。

（四）免疫表型

无特殊有意义的免疫组化表型。

（五）遗传学检查

无特殊有意义的基因检查。

（六）综合诊断

诊断要点为有特殊的上皮样或组织细胞样内皮细胞，有时浸润的炎症细胞很少或没有。需结合临床进行综合诊断。

（七）鉴别要点

1. Kimura 病 早先曾认为两者是同一种疾病，但现在认为两者明显不同，特别是 Kimura 病缺乏上皮样（组织细胞样）内皮细胞，但其确是血管淋巴组织增生伴嗜酸性粒细胞浸润的形态学标志。Kimura 病是一种病因不明的炎症性地方性疾病，主要流行于东方国家，但也见于世界其他地区，包括美国和欧洲。Kimura 病通常表现为头颈部皮下组织或大唾液腺的包块，并常伴有局部淋巴结肿大。有时淋巴结肿大是 Kimura 病的唯一表现。显微镜下，受累淋巴结生发中心明显增生，少数可呈进行性转化。这些生发中心常有明显的血管增生并包含多核细胞、间质纤维化和蛋白性物质沉积。也可见成熟嗜酸性粒细胞广泛浸润，偶尔形成嗜酸性脓肿。其淋巴结副皮质区常可见玻璃样变小血管，以及不同程度的窦和副皮质区硬化。在副皮质区还可见浆细胞和肥大细胞数量增多，同时伴有后微静脉增生（图 25-4-2、图 25-4-3）。

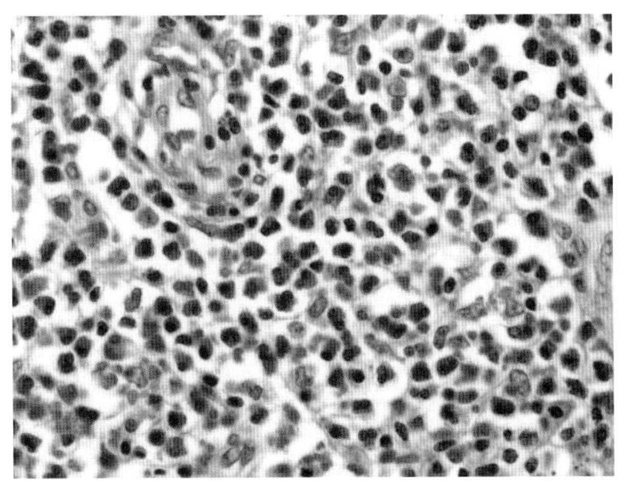

图 25-4-2 多量嗜酸性粒细胞浸润

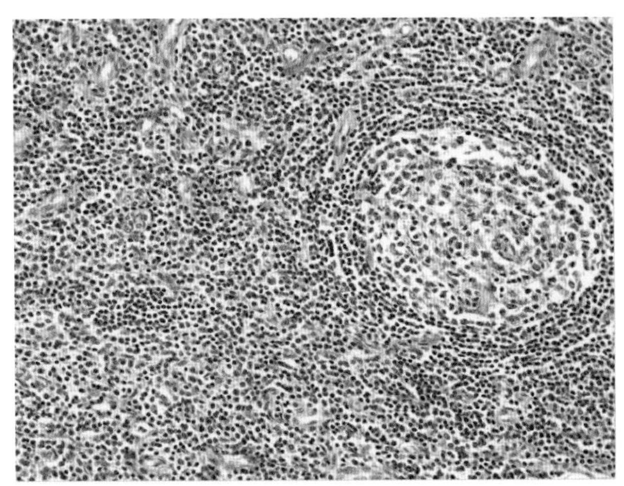

图 25-4-3 淋巴结生发中心明显增生

2. 淋巴结嗜酸性肉芽肿 仅为单纯的嗜酸性细胞增多。

3. 化脓性肉芽肿 浸润细胞多样，包括中性粒细胞等。

第五节 淋巴结生发中心进行性转化

（一）定义

淋巴结生发中心进行性转化（progressive transformation of germinal centers，PTGC）是以反应性淋巴滤泡增生为背景，出现特殊巨大生发中心的淋巴结病，原因不明。

（二）临床表现

PTGC 一般相似于反应性增生性淋巴结肿大，

无特有的临床症状表现，多见于青年，单个或多个淋巴结肿大。切除可复发。

（三）组织形态特点

1. 在反应性淋巴滤泡增生（RLFH）背景中单个或多个生发中心扩大，可至一般生发中心的 3～5 倍。

2. 套区小淋巴细胞伸入生发中心呈地图状。

3. 易伴发结节性淋巴细胞为主型霍奇金淋巴瘤（NLPHL）。

（四）免疫表型

与一般淋巴滤泡标记相同。

（五）遗传学检查

IgH 与 TCR 基因重排阴性。

（六）综合诊断

儿童、青少年男性，单发于颈部、腹股沟及腋下淋巴结，临床无特殊症状，在反应性淋巴滤泡背景中可见单个或数个 PTGC，免疫组化与一般淋巴滤泡相同。

（七）鉴别要点

1. 与一般反应性生发中心的鉴别　PTGC 形态具有相对一致性，而反应性生发中心常有不同阶段的分期出现。

2. PTGC 与 NLPHL 的鉴别　二者如果同时存在于一个淋巴结其鉴别意义不大，如果 PTGC 单独出现就不能误为 NLPHL。前者缺乏 L/H 型 RS 细胞且有套区，背景淋巴结结构保存。而后者相反，再做 CD20 的免疫组化，瘤性结节多数有阳性 L/H 型 RS 细胞。

第六节　良性结节硬化型淋巴结肿大

（一）定义

良性结节硬化型淋巴结肿大（benign nodular sclerosis with lymphadenopathy）系淋巴结组织被纤维束分割成岛状结节之病变。此型病变的发生原因尚不清楚。

（二）临床表现

本病好发于中老年。一般多发生于腹股沟淋巴结，颈部淋巴结偶有发生。发生于腹股沟者均伴有会阴部、肛门或下肢的慢性炎症，发生于颈部者常伴有口腔的慢性炎症。慢性淋巴结炎反复发作，纤维组织增生，不能自行消退，亦不进行性增大。

（三）组织形态特点

1. 一般淋巴结直径＜ 2cm，质较硬，与周边组织可粘连。

2. 包膜纤维增厚，有胶原化倾向，呈束带状伸入淋巴结内穿插，将正常淋巴组织分割成大小不一、形态不规则的岛状。纤维隔中可见小血管、淋巴细胞、浆细胞及嗜酸性粒细胞浸润。未见组织坏死（图 25-6-1）。

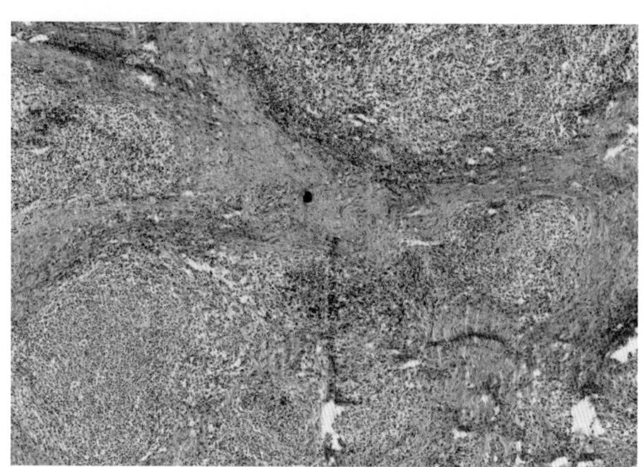

图 25-6-1　纤维组织分割正常淋巴组织成大小不一、形态不规则的岛状

3. 结节性淋巴组织为正常 T 区与淋巴滤泡组成，淋巴滤泡可有或无，亦可残留部分淋巴结组织。无异型淋巴细胞。

（四）免疫表型

应用 T、B 细胞标记可显示 T 细胞与 B 细胞免疫功能分布区。κ、λ 标记为多克隆性。CD30、CD15 阴性。

（五）遗传学检查

IgH 与 TCR 基因重排阴性。

（六）综合诊断

结合发病部位及临床表现进行综合诊断。

（七）鉴别要点

1. 与结节硬化型经典型霍奇金淋巴瘤（NSCHL）的鉴别 后者可见以陷窝型RS细胞为主的系列HRS细胞（图25-6-2），HRS细胞CD30阳性，CD15阳性/阴性，CD20阴性。但良性结节硬化型淋巴结肿大中没有腔隙型RS细胞，相反，可见到正常淋巴滤泡。

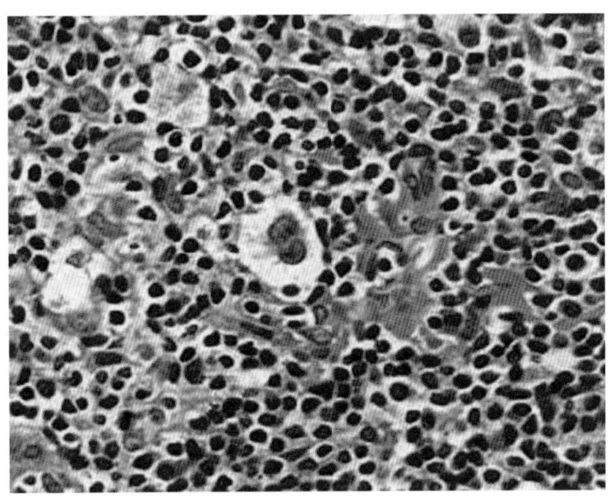

图25-6-2 RS细胞

2. 与非霍奇金淋巴瘤（NHL）结节硬化的鉴别 后者十分少见，由各型不成熟的淋巴瘤细胞组成，瘤结节为克隆性异型淋巴细胞，IgH与TCR基因重排单克隆性。

（刘 倩 范波涛）

第七节 IgG4相关性疾病

一、概 述

IgG4相关性疾病（IgG4-related disease）是一种与IgG4相关、可累及多个器官或组织、好发于中老年男性（＞60岁）的慢性进行性系统性疾病。自2001年首次在胰腺报道以来，不断有其他器官单独、同时或先后受累的报道，疾病谱不断扩大，几乎可以累及任何器官。不同部位病变的组织形态特征高度相似，即致密或斑驳的淋巴浆细胞浸润；车辐状纤维化；闭塞性静脉炎。该病发病机制不明，有报道约49.7%的患者有过敏性疾病的病史，提示过敏与疾病发生有一定关系，遗传易感性、环境因素、微生物等诱导的过敏反应可能在发病中起一定作用。激素治疗效果好且反应迅速。

二、临床表现

该病好发于中老年男性，年龄多在60岁以上。患者一般情况良好，发热、体重减轻、全身不适等系统性症状少见，以多器官受累为主。最常见受累部位包括胰腺、肝胆管、涎腺、眼眶周围软组织、泪腺、淋巴结（纵隔、腹腔内、腋窝），其他受累部位包括纵隔、腹膜后、大动脉、肺、肾、乳腺、上消化道、软组织、皮肤、中枢神经系统、前列腺、甲状腺等。临床表现可多样，通常表现为一个或多个器官受累引起的症状，如累及胰胆管则表现为无痛性、阻塞性黄疸，部分患者伴糖尿病，肝脏受累时引起肝功能异常；累及眼眶时表现为单侧或双侧长期无痛性眼眶肿胀，没有明显的视力损害和干燥性角膜炎；累及肺和胸膜时表现为肺部阴影，偶有咳嗽、咯血、呼吸困难；累及肾脏时表现为肾功能受损，可伴蛋白尿；累及腹膜后表现为输尿管、盆腔静脉受压，导致肾积水、下肢水肿；常多个淋巴结受累，体积增大，但通常＜2cm，多伴有其他器官或部位病变同时或先后发生；累及脑垂体时表现为垂体功能减退，尿崩症或局部肿物效应（头痛、视物模糊）；累及甲状腺时易引起甲状腺功能减退。

约70%的患者血清IgG4升高（＞135mg/ml），升高程度与受累器官数量呈正相关，单个器官或部位受累时血清IgG4可正常；血清IgG、IgE多升高，乳酸脱氢酶（LDH）、C反应蛋白、血清白介素-6正常或轻度升高，可有低浓度的自身抗体（抗核抗体、类风湿因子、抗平滑肌抗体等），血沉增快，外周血嗜酸性粒细胞升高。

通常引起受累器官或部位弥漫增大或局限性肿块，累及管道时引起管腔不规则狭窄；累及胰腺时表现为胰腺弥漫/节段/局限性增大，引起胰管弥漫/节段/局灶性狭窄；累及肝胆管系统时表现为肝门肿块、肝内外胆管狭窄，以远端胆管狭窄为主；累及肺脏时表现为孤立或多个肺部结节，或支气管周围肺实变，肺门淋巴结肿大；累及涎腺、泪腺时表现为双侧或单侧腺体弥漫性增大或肿块；累及肾脏时表现为界限不清的结节状肿物；累及脑垂体时表现为垂体柄增厚或垂体肿物。

三、病理形态

（一）一般组织形态特点

淋巴结外IgG4相关性疾病通常边界不清，可累及周围软组织。组织形态主要特征性改变：①致密或斑驳状淋巴浆细胞浸润，浆细胞数量显著增加，伴或不伴淋巴滤泡；②纤维化，至少局部呈车辐状排列；③闭塞性静脉炎，血管壁及管腔内淋巴浆细胞浸润，管腔完全或部分闭塞（除肺外与受累静脉伴行的动脉很少受累）。第①条是诊断的必备条件，后两者可同时具备或具备其中之一。但淋巴结、肺、小涎腺、泪腺的病变车辐状纤维化和闭塞性静脉炎往往不明显甚至缺乏。次要特征：①静脉炎，但血管腔没有闭塞；②程度不等的嗜酸性粒细胞浸润。有文献报道病变内常见炎细胞围绕及浸润神经的现象。根据淋巴浆细胞浸润和硬化性成分所占比例不同，形成假性淋巴瘤样、混合型、硬化型模式。目前认为这些模式可以随病程的发展而改变，从假性淋巴瘤样到混合型，最后形成硬化型模式（表25-7-1）。以下分别介绍常见受累器官或组织的病理组织学形态。

表25-7-1 淋巴结外IgG4相关性疾病形态学谱系

	假性淋巴瘤样模式	混合型模式	硬化型模式
淋巴成分	淋巴和浆细胞致密浸润，常散在反应性滤泡	淋巴和浆细胞中等程度浸润，常散在反应性滤泡	淋巴细胞和浆细胞斑片状聚集，伴/不伴淋巴滤泡形成
硬化	相对少	明显，形成宽条带和纤细条带	硬化组织构成病变主要成分
静脉炎	罕见	有或无	常见闭塞性静脉炎
病变边界	局限或边界不清	局限或边界不清	边界不清
部位	泪腺、涎腺、皮肤、乳腺	多种部位	腹膜后（纤维化），纵隔（纤维化）；眼眶（炎性硬化性病变）

1. 胰腺、涎腺、泪腺、乳腺等外分泌腺 组织学表现为小叶间隔硬化（图25-7-1A）。小叶间、小叶内及导管周围有数量不等的浆细胞、小淋巴细胞和不定量嗜酸性粒细胞浸润，间质内可见淋巴滤泡，生发中心不规则。小叶腺泡萎缩，残留小叶内导管，间质不同程度硬化，可形成席纹状形态（图25-7-1B）。随着病程发展，广泛硬化导致小叶结构消失。几乎总可以找到静脉炎，表现为静脉壁的炎性细胞浸润，或伴有管腔的纤维性闭塞，静脉周围的动脉总不受累及。弹力纤维染色可以显示闭塞性静脉。常见到淋巴浆细胞包绕及浸润神经。

2. 肝胆管系统

胆管系统：多与胰腺同时受累，主要累及肝外胆管，尤其是胰腺内部分胰管，也可累及肝内胆管。受累胆管表现为透壁性淋巴浆细胞浸润伴数量不等的嗜酸性粒细胞、管壁及管周纤维化、闭塞性静脉炎，胆管腺及浆膜下组织的纤维炎性病变。

胆囊：常与IgG4相关性胆管炎、胰腺炎共同发生。特征性病变主要累及胆囊壁外层和浆膜下，形成炎性结节。

肝脏：病变常发生在肝门部，以胆管为中心形成特征性组织学形态，形成肝门肿物。IgG4相关性肝病活检可见5种形态：肝门炎症伴或不伴界板肝炎；大胆管阻塞；肝门硬化；小叶性肝炎和小胆管胆汁淤积。

3. 肺和胸膜 肺组织病变可表现几种形态学模式：实性结节型、支气管血管型和肺泡间隙型。实性结节型包括周围或肺门膨胀性病变，呈现硬化和淋巴及浆细胞浸润，累及周围肺泡间隙。若病变发生在肺门，支气管发生硬化性炎症，并累及支气管腺体。支气管血管型特征是淋巴及浆细胞沿淋巴管的分布浸润、肺泡间隔扩张，并沿支气管血管束、小叶间隔和胸膜扩散 。在肺泡间隙型中，淋巴及浆细胞浸润局限在肺泡间隙，组织学上不能与非特殊类型间质性肺炎区别。与其他部位只累及静脉相比，肺病变中动脉经常受累。受累血管有特征性的内皮炎，表现为淋巴及浆细胞浸润内膜下层，导致血管腔狭窄和闭塞。脏胸膜或壁胸膜可以受累，常以纤维性增厚并伴有慢性炎性细胞浸润，出现纤维蛋白渗出物。

4. 肾脏 肾脏病变形态学特点是节段性小管间质性肾炎伴有大量 IgG4 阳性浆细胞浸润、纤维化和小管萎缩。

5. 中枢神经系统 中枢神经系统受累少见，报道最多见为脑垂体受累。表现为垂体间质内淋巴细胞和浆细胞呈片状或弥漫浸润。脑膜周围，尤其是硬脑膜，可见纤维化和斑片状的慢性炎细胞浸润。

6. 腹膜后、纵隔 因为位置深，发现时多为病程晚期。组织学形态表现为弥漫纤维硬化，多灶性淋巴浆细胞浸润及静脉炎。腹膜后纤维化常累及腹主动脉。

（二）IgG4 相关性淋巴结病组织学形态

根据病变的组织形态改变主要分为 5 种模式：多中心 Castleman 病样（Ⅰ型）、滤泡增生型（Ⅱ型）、滤泡间扩张型（Ⅲ型）、生发中心进行性转化型（Ⅳ型）和结节性炎性假瘤样（Ⅴ型）。其共同特点是滤泡间区或滤泡生发中心大量 IgG4 阳性的浆细胞，伴程度不等的嗜酸性粒细胞浸润。Ⅰ型（多中心 Castleman 型）病变，组织结构保留，滤泡不同程度萎缩伴透明血管穿过。滤泡间高内皮血管增生，大量浆细胞浸润，不定量嗜酸性粒细胞浸润。Ⅱ型病变淋巴结正常反应性滤泡增生，滤泡间区大量浆细胞浸润。Ⅲ型表现为滤泡间区扩张，滤泡散在。扩大的间区可见明显的高内皮静脉、小淋巴细胞、免疫母细胞、浆母细胞、浆细胞和嗜酸性粒细胞。Ⅳ型病变中可见部分体积增大几倍的淋巴结，套区增厚，生发中心模糊，内可见浆细胞。Ⅴ型结节样炎性假瘤型最少见，局部被硬化组织形成的结节所代替，并混有淋巴细胞、浆细胞和嗜酸性粒细胞。除Ⅴ型外其余各型淋巴结病很少见到硬化性改变。

四、免疫组化

T 淋巴细胞是病变中小淋巴细胞主要成分，其内散在大量浆细胞（图 25-7-1 C、D），其中 IgG 和 IgG4 阳性的浆细胞数量丰富（图 25-7-1 E、F），B 细胞结节或斑片样分布。

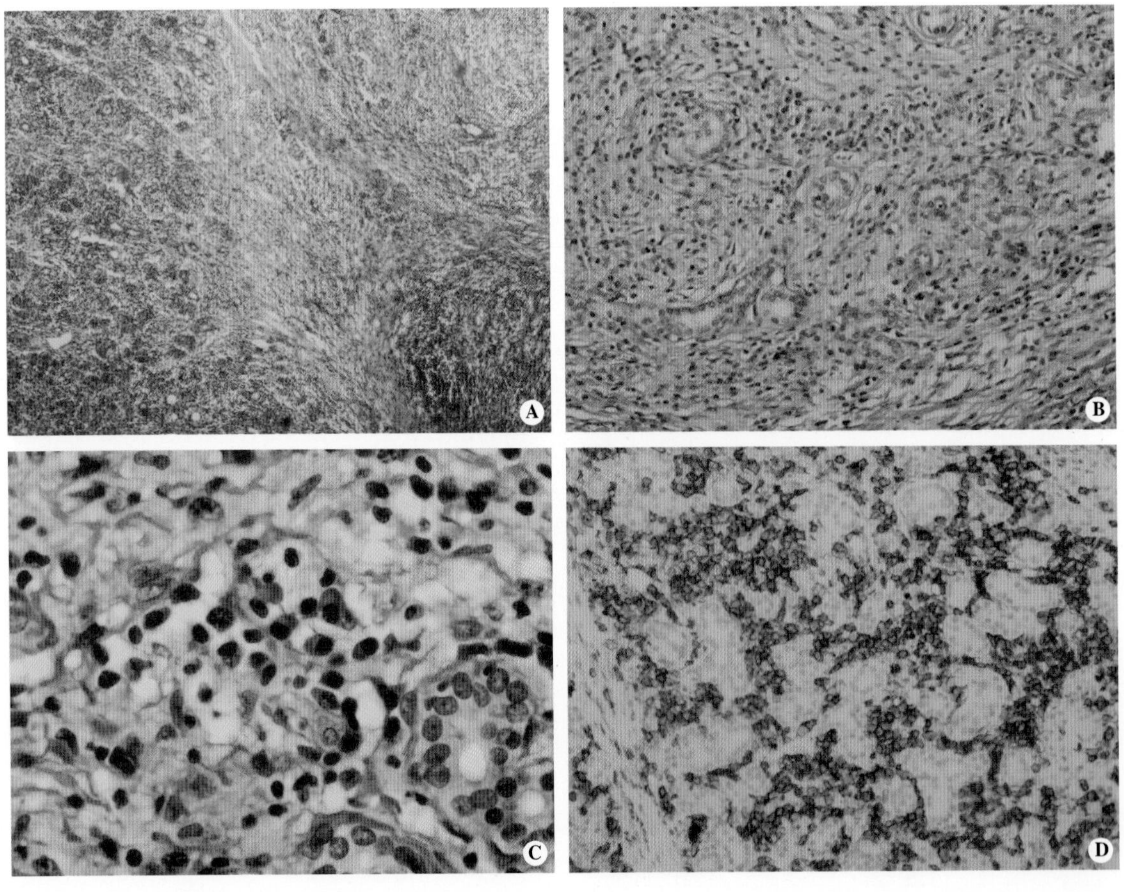

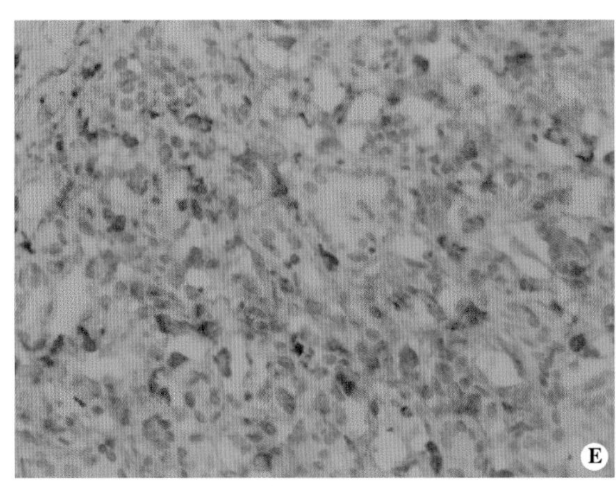
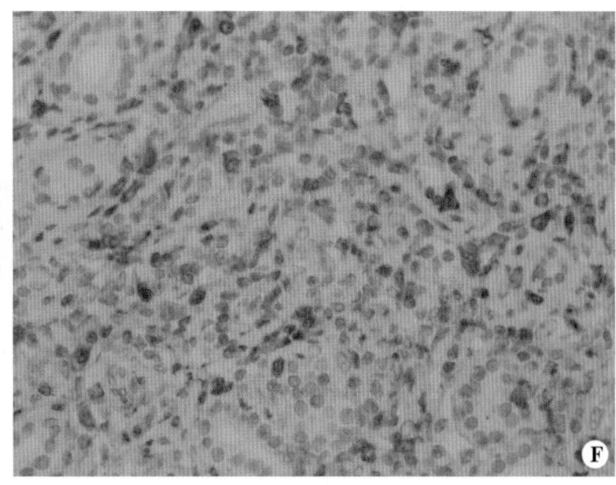

图 25-7-1　涎腺小叶间纤维组织旋涡样增生（HE 染色）（A）；涎腺小叶内腺泡几乎完全萎缩，残留小叶内导管，间质纤维组织增生（HE 染色）（B）；涎腺间质大量浆细胞浸润（HE 染色）（C）；CD38 阳性浆细胞显著增多（IHC 染色）（D）；IgG 阳性浆细胞显著增多（IHC 染色）（E）；IgG4 阳性浆细胞大量增多（＞ 50/HPF，IgG4/IgG ＞ 40%）（IHC 染色）（F）

五、诊断标准

血清 IgG4 升高对疾病诊断缺乏特异性。有报道我国以血清 IgG4 2.2g/L 为临界值，能较好地对疾病进行诊断。适当的组织特征结合大量 IgG4 阳性浆细胞始终是诊断的金标准。如果没有组织标本，影像学、胰腺外器官受累和类固醇治疗效果理想都有助于诊断此病。诊断标准中对病变组织内每高倍镜视野 IgG4 阳性浆细胞数量的界值仍存在差异。为了保证诊断的特异性，陈国璋教授提出以下诊断标准：病变内 IgG4 阳性浆细胞最密集处的 IgG4 阳性细胞＞ 50/HPF；IgG4 阳性细胞数 /IgG 阳性细胞数＞ 40%，同时具有组织病理形态学特征（表 25-7-2）。

表 25-7-2　IgG4 相关性疾病的组织学诊断标准

（必须符合下列所有标准）

项目	内容
适当的形态	
结外部位	淋巴及浆细胞浸润伴或不伴淋巴滤泡形成；硬化；有或无静脉炎；除了肺部，动脉总是不受累及；没有明显的肌成纤维细胞增生
淋巴结	浆细胞增多；常见反应性淋巴滤泡，或伴有透明血管型滤泡，或滤泡间区扩张伴活化的淋巴细胞
IgG4 阳性浆细胞绝对值	＞ 50/HPF
IgG4 阳性细胞 / IgG 阳性细胞	＞ 40%

注：①小的活检标本中不一定见到所有组织学特征；②对于 IgG4+ 或 IgG+ 细胞的计算，要选择阳性细胞高度密集的区域；③从 3 个高倍视野（HPF）内阳性细胞的总数，计算出每 HPF 的平均值；④一个 HPF 的面积是 0.196 mm^2（400 倍，目镜视野 20mm）。

六、鉴别诊断

（一）原发性硬化性胆管炎

IgG4 相关性疾病累及胆管时，需要与原发性硬化性胆管炎鉴别。原发性硬化性胆管炎多发生于年轻人（20 ～ 50 岁），患者多伴有溃疡性结肠炎，是进展性疾病，类固醇激素治疗无效，需要肝移植。组织形态表现为“向心性”炎症，胆管上皮破坏；而 IgG4 相关性胆管炎表现为“离心性”炎，胆管上皮通常不受累，常伴微小纤维性结节。

（二）各器官的恶性肿瘤

因 IgG4 相关性疾病在受累器官多形成肿块，且部分恶性肿瘤血清 IgG4 升高，如部分胰腺癌、胆管癌，与该部位的恶性肿瘤难以鉴别。需进行穿刺或活检鉴别。

（三）多中心 Castleman 病

该病多发生于中老年人，男性多于女性，患者全身症状明显，发热、体重减轻、盗汗、厌食，常见中至重度贫血，实验室检查 IgM、IgA、C 反应蛋白、白细胞介素 6 常升高，可伴有 IgG4 升高，但 IgG4 阳性浆细胞数量少，患者预后差。IgG4 相关性淋巴结病 Castleman 病型患者一般情况良好，实验室检查 IgG、IgG4、IgE 升高，类固醇激素治疗效果好，预后好。

（四）血管免疫母细胞性T淋巴瘤

该病多发生于老年人，全身症状重，发热、体重减轻、皮疹、多克隆性高γ球蛋白血症、胸腹水。组织形态表现为淋巴结结构破坏，滤泡树突状细胞常围绕高内皮血管增生，异型成簇透明细胞片状浸润，免疫组化常见CD4、PD-1（CD279）、BCL6、CD10、CXCL13、ICOS阳性。而IgG4相关性淋巴结病滤泡间扩张型易与血管免疫母细胞性淋巴瘤混淆，其没有异型成簇的透明细胞，患者一般情况良好，IgG4阳性浆细胞数量明显增多。

（五）Wegener肉芽肿

该病为自身免疫性疾病，波及全身多个系统，部分病例血清IgG4升高，鼻窦、眼窝、眶周处组织活检IgG4阳性浆细胞＞30个/HPF，IgG4阳性细胞/IgG阳性细胞＞40%，极易造成误诊。Wegener肉芽肿病理特点是坏死性肉芽肿伴坏死性血管炎，病变部位见成片坏死区，坏死区周边部位见上皮样组织细胞，可见丰富的固缩核和细胞碎片、不规则的小脓肿及部分巨细胞。而上皮样肉芽肿、巨细胞几乎不出现在IgG4相关性疾病中，除非同时合并结节病时可见到。一般只在IgG4相关性疾病发生溃疡、糜烂时才可见到中性粒细胞微脓肿和坏死带，这种情况多发生于上呼吸消化道病变。形态学出现中性粒细胞浸润、坏死、上皮样肉芽肿及巨细胞更倾向为Wegener肉芽肿。

（六）炎性假瘤

中等量淋巴细胞、浆细胞均匀分布于病变中，梭形细胞（肌成纤维细胞和梭形组织细胞）明显，通常无静脉炎，免疫组化Actin或CD68阳性，IgG4阳性浆细胞少。而IgG4相关性疾病硬化组织中成纤维细胞、肌成纤维细胞不明显，IgG4阳性浆细胞丰富，静脉炎中多可见到。

七、治疗及预后

主要治疗药物包括激素、免疫抑制剂及生物制剂药物。激素是本病的一线治疗药物，无禁忌情况下可作为治疗首选。传统免疫抑制剂能起到辅助激素减量及维持疾病稳定的作用，或用于复发或难治性患者，但循证医学证据尚不充分。病情较重或受累器官多的患者起始治疗时也可联合激素使用。极少数病情严重和难治性患者使用激素冲击或利妥昔单抗治疗。治疗后大部分患者腺体肿大部分或完全消退，或无进展，同时ESR、IgG4下降，但发生明显硬化的病例治疗效果较差。IgG4相关性疾病应答指数（0分：器官未累及，或已经缓解；1分：较上次评估改善；2分：持续未改善，仍活动；3分：新出现或复发；4分：加重）和血浆IgG4浓度可作为病情活动和治疗效果评估的指标。IgG4相关性疾病是系统性疾病，可同时或异时累及多个器官，患者均应随访。

（胡晓杰）

第八节 感染性淋巴结肿大

一、结 核 病

（一）概述

结核病是严重威胁人类健康的重要传染性疾病之一，世界卫生组织最新统计数据显示，2015年全球有超过1000万新发结核病患者，死亡人数达180万。

结核病是由结核分枝杆菌复合群（*Mycobacterium tuberculosis* complex，MTBC）引起的传染性疾病，为常见病之一，可发生在全身多种脏器，其中以肺门、颈部和肠系膜等处的淋巴结结核较多见，而活检标本中，以颈部和颌下淋巴结为多见。结核杆菌感染机体后，可引起细胞免疫反应和Ⅳ型变态反应。基本病变为渗出（浆液性或浆液纤维素性炎）、增生（结核结节）、干酪样坏死。

（二）组织形态特点

淋巴结的结核病变与发生于其他器官者同样可以渗出性或干酪样坏死为主，亦为以形成结核结节为特征的增殖性病变。结核结节约粟粒大小、灰白、界限清楚。镜下，结核结节主要由类上皮细胞构成，其间散布数量不等的朗汉斯巨细胞。结节周边部有多少不等的淋巴细胞及少量成纤维细胞，通常无中性粒细胞。嗜银染色可证明结节内网状纤维增生。结节中央往往可出现或多或少、红染无结构的干酪样坏死，抗酸染色可检出其内所含结核杆菌。

类上皮细胞为梭形或多边形细胞，常细胞突起互相连接，核圆形或卵圆形，淡染，含有1～2个小核仁，略似上皮细胞。抗酸染色亦可检出其胞质内的结核菌。该细胞来源于血液的单核细胞或组织内的巨噬细胞，吞噬结核杆菌后，经菌体释出的磷脂的作用，逐渐转化为类上皮细胞。朗汉斯巨细胞主要由类上皮细胞融合而成，为胞质丰富的多核巨细胞，核20～40个或更多，呈花环状或马蹄形排列于胞质周边。核的形态与类上皮细胞的大致相同。

淋巴结结核的主要类型有以下三种。

1. 干酪样结核性淋巴结炎　多见于儿童时期的肺门淋巴结结核，但也见于青年。肿大淋巴结切面灰黄易脆，宛如马铃薯。镜下，淋巴结组织几乎全部陷于干酪样坏死，仅在被膜下还有狭窄带状的淋巴组织残留，在干酪样坏死物质的边缘，可有少数类上皮细胞和朗汉斯巨细胞的出现，综合这些组织所见可以做出病理诊断。这些干酪样淋巴结有时可软化溃破形成结核性溃疡或瘘管，倘穿破血管即发生结核菌血道播散而成为引起粟粒结核病的病灶（图25-8-1～图25-8-4）。

2. 增殖性结核性淋巴结炎　是以形成增殖性结核结节为主的结核性淋巴结炎，呈慢性经过，淋巴结徐徐肿大，可至鸡蛋大或更大。多见于颈部淋巴结，也可见于腋下或腹股沟淋巴结。肉眼观，具有包膜，切面均质无结构，灰白带黄。镜下，

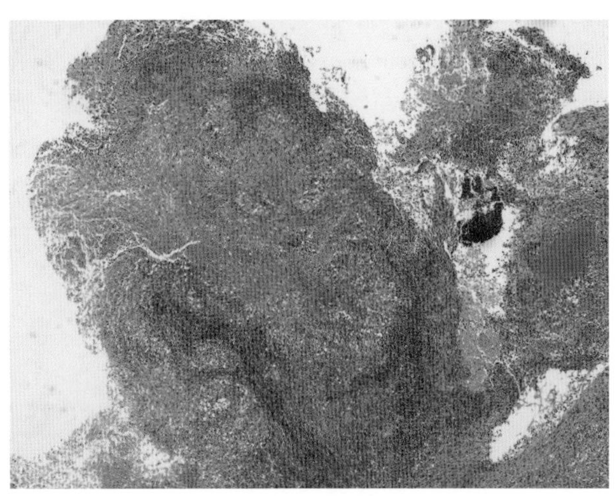

图25-8-1　结核病（1）
淋巴结结构破坏，可见多灶红染坏死区（HE染色）

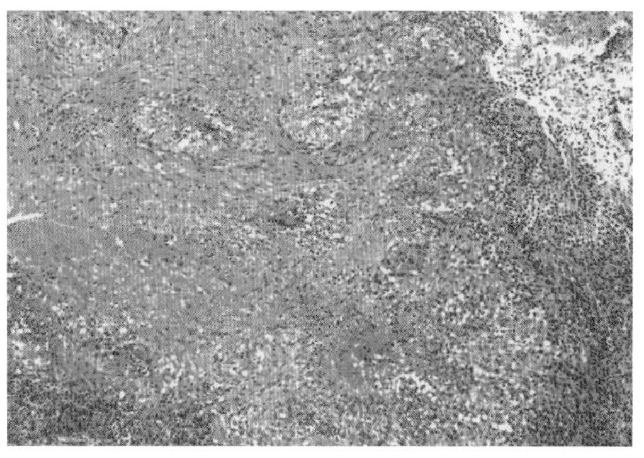

图25-8-2　结核病（2）
多灶红染坏死区、坏死周围上皮样组织细胞及Langhans多核巨细胞（HE染色）

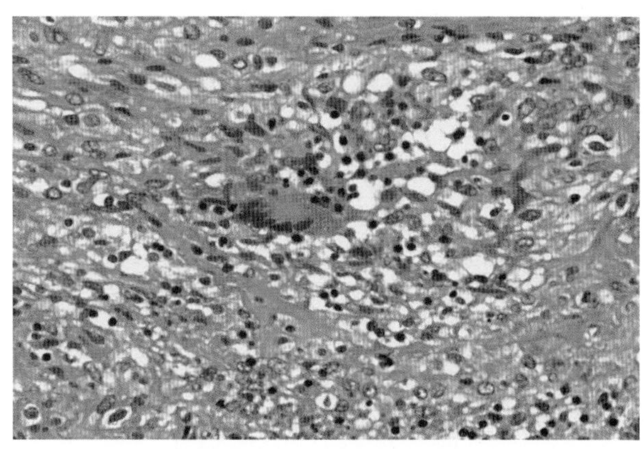

图25-8-3　结核病（3）
上皮样组织细胞及Langhans多核巨细胞（HE染色）

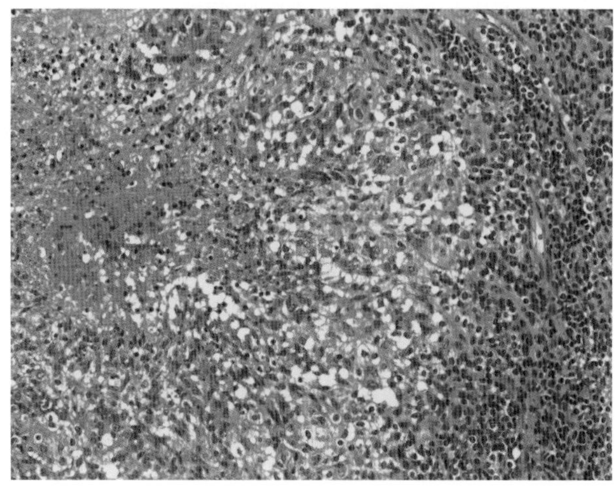

图25-8-4　结核病（4）
上皮样组织细胞及Langhans多核巨细胞，可见干酪样坏死（HE染色）
（以上图片由广州医科大学附属第二医院病理科梅开勇提供）

可见近圆形的和由于互相融合成为不规则形的增殖性结核结节。类上皮细胞为其主要构成成分，有的可完全由类上皮细胞构成（类上皮细胞性结

核结节），但通常都伴有或多或少的 Langhans 多核巨细胞。结节中央区域常可发现少量或微量的干酪样坏死物质。陈旧性结节的周边区可出现胶原纤维化，有时甚至整个结节可转化为伴随着玻璃样变的瘢痕组织。

3. 混合型结核性淋巴结炎 此型淋巴结干酪样病灶周围常出现一定厚度的结核性肉芽组织，其中甚至可夹杂着结核结节。类上皮细胞增生性反应较干酪样型淋巴结炎远为显著。此型较多见于锁骨上淋巴结结核，如向皮肤破溃时可形成瘘管。

（三）免疫组化染色特点

近年来，研究发现将识别分枝杆菌抗原的抗体用于免疫组织化学法（IHC）检查，可以提高结核病病理学诊断的敏感度。

IHC 是利用抗原 – 抗体的特异性结合反应原理，进行抗原或抗体检测和定位组织中目标蛋白质的一种技术方法。结核病 IHC 染色主要使用两种类型的抗体，第一种类型是针对不同细胞类型的抗体，如抗 CD68 抗体，可帮助区分类上皮细胞与上皮来源细胞，有助于确认肉芽肿结构，但对于结核病的诊断价值有限。第二种类型是针对结核分枝杆菌（MTB）特异抗原的抗体，这类抗体可在组织切片中显示 MTB 蛋白的表达，对结核病的诊断有帮助。

（四）遗传学检查

基于组织形态学及细菌学的传统病理学诊断虽然是结核病确诊的重要手段，但依然存在敏感度低及与其他疾病难于鉴别诊断等缺点。近年来，分子病理学的发展，将结核病病理学的研究与诊断引领到蛋白质、核酸等生物大分子水平。在核酸检测方面，多种 PCR 新技术相继问世，为结核病的分子病理学诊断提供了更多选择。这些新技术可以进一步提高诊断敏感度，同时能快速鉴别诊断结核病与非结核分枝杆菌病，还能进行分枝杆菌菌型鉴定与耐药基因突变检测。

（五）综合诊断

目前可应用于临床的结核病病理学诊断方法主要包括形态学诊断（HE 染色）、特殊染色（抗酸染色及真菌染色等）及分子病理基因检测等。抗酸染色及 MTB 基因检测是查找结核病病原学证据的主要手段。真菌染色主要用于结核病与真菌病的鉴别诊断。

近年来，随着基因检测技术的发展，分子生物学检测技术也逐渐应用于病理学诊断中。聚合酶链反应（polymerase chain reaction，PCR）是通过特异扩增目标基因片段而获得结果，具有敏感度高、可鉴别诊断结核病与非结核分枝杆菌（nontuberculous mycobacteria，NTM）病等优势。

（六）鉴别诊断

干酪样结核与梅毒树胶样肿有时极为相似，但后者坏死常不彻底，坏死灶内可见组织及细胞轮廓和较多的细胞碎屑，其周围有富含淋巴细胞和浆细胞的肉芽组织及纤维瘢痕。增殖性结核，特别是无干酪样坏死形成时，须与结节病及其他肉芽肿病变鉴别，必要时需做特异性病原检查方能确诊。

在早期，增生组织细胞活跃，核仁明显者可误诊为霍奇金淋巴瘤组织细胞为主型或 Lennert 淋巴瘤，但本症淋巴结正常结构存在，组织学上缺乏确切的恶性变依据。后两者正常结构被破坏，有系列性 RS 细胞或单一性小 T 淋巴细胞增生。Lennert 淋巴瘤 TCRβ 克隆性基因重排。

二、结　节　病

（一）概述

结节病（sarcoidosis）是一种不明原因的多系统性肉芽肿性疾病，以双侧肺门淋巴结肿大，肺浸润，眼和皮肤病变为特征，常累及年轻黑人妇女。大多数患者有外周淋巴结肿大。由于其发病率很低，常易误诊为肺结核、淋巴瘤等。早期诊断对结节病的治疗及预后有重要意义。

（二）临床表现

结节病发病呈世界性分布。最近报道，发病年龄分布呈双高峰：第 1 高峰为青年期，第 2 高峰为中年期。80% 的发病年龄为 25 ～ 45 岁，儿童和老年人罕见，女性稍多于男性。我国被认为是结节病发病率较低的地区，结节病在我国平均发病年龄为38.5岁，30～40岁占55.6%，男女发病率之比为5 ∶ 7。周围淋巴结受累以颈前、颈后、锁骨上淋巴结多见；腹股沟、腋窝、肘窝次之。淋巴结大小差异很大，常为孤立的、可活动，较韧，质如橡皮状，无痛。

（三）组织形态特点

本病组织病理学特征为淋巴结结构完全消失，与淋巴组织分界清楚的上皮样细胞肉芽肿形成。肉芽肿无坏死，但中心可有变性，可有朗汉斯巨细胞、Schaumann小体和星状小体。肉芽肿可被致密透明变的结缔组织包绕或取代。受累淋巴结缺乏或少有滤泡中心（图25-8-5、图25-8-6）。

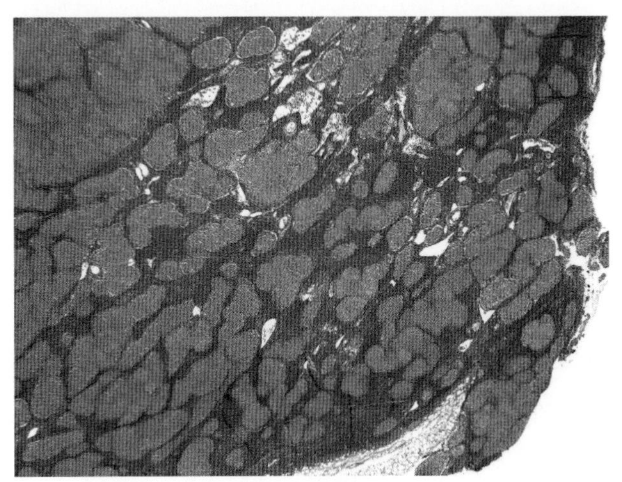

图25-8-5　结节病（1）

淋巴结结构完全消失，可见与淋巴组织分界清楚的肉芽肿形成（HE染色）

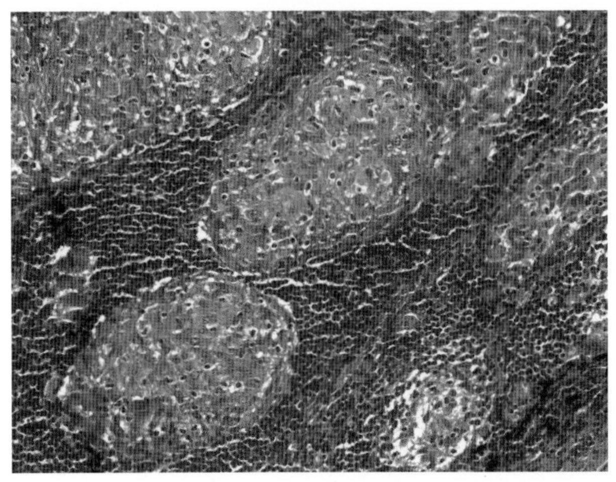

图25-8-6　结节病（2）

肉芽肿由上皮样组织细胞构成（HE染色）

（以上图片由广州医科大学附属第二医院病理科梅开勇提供）

应行特殊染色和培养以除外真菌和结核杆菌感染。在霍奇金淋巴瘤（HL）和非霍奇金淋巴瘤（NHL），甚至非造血系恶性肿瘤患者的受累或未受累淋巴结可合并结节病样肉芽肿。免疫病理学分析表明在肺和淋巴结等受损部位，活化的辅助（CD4+）淋巴细胞数量增加，而在外周血则减少。

（四）综合诊断

我国于1989年对结节病的临床诊断作了以下规定：①由于结节病属多脏器疾病，其症状随受累脏器而不同。在我国从临床角度来看诊断结节病应注意除外结核病或合并结核病，也应排除淋巴系统肿瘤或其他肉芽肿性疾病。②胸部X线片示双侧肺门及纵隔对称性淋巴结肿大，伴有或不伴有肺内网状、片状阴影。③组织活检证实或符合结节病。取材部位可以为浅表肿大淋巴结、纵隔肿大淋巴结。④Kveim-Siltzbach试验阳性反应。具有②、③或②、④条者可诊断为结节病。

（五）鉴别诊断

需与本病鉴别的肉芽肿性病变很多，如结核病、不典型分枝杆菌病、真菌病、弓形虫病等。其中，与增殖性结核（无干酪样坏死）的鉴别较常遇到，且颇为困难。仅凭组织学构象几乎不可能区分，抗酸染色帮助亦不大。采用本病患者脾脏提取物接种于可疑患者真皮内的Kveim试验有助于确诊，结节病患者阳性率可高达60%～90%。血管紧张素转化酶在该病患者病变组织及血清中均升高，亦可用于与结核病的鉴别。只有经仔细排除上述各种可能混淆的疾病后，结合本病的临床特点方可做出诊断。

（六）预后

结节病的预后不一，约20%的结节病患者症状持续存在。约2/3的结节病患者可以自然缓解。若2年不能自行缓解，一般提示存在慢性或持续性原因。应注意对本病患者的长期随访。

三、弓形体病

（一）概述

弓形体病（toxoplasmosis）是由弓形体（*Toxo-*

plasma gondii）引起的人畜共患性原虫病，在我国畜牧业区比较多见，在其他地区亦有散发，但常不被人们重视。随着人们生活方式的改变，以前多发生在牧区的弓形体病，现在也因人们食用生肉或烤制不熟的肉制品而逐渐在城市中发病增多。此外，它也可为化疗等免疫低下者的继发病。

（二）临床表现

Piringer-Kuchinka 淋巴结炎，浅淋巴结肿大，病变多累及颌下和颈后淋巴结，多为单侧，可为单个或成群。轻度肿大，直径多在 3cm 以内。患者有不规则发热，乏力，少数有腹痛和咳嗽等症状。有的患者无自觉不适。

（三）组织形态特点

本病最突出的组织学特征为类上皮样组织细胞构成的小病灶散布于淋巴结内，类上皮细胞的数量多不超过 20 个，细胞淡染，排列松散，有时可互相连接成串，小病灶轮廓不规则，但界限较分明。少数病例可出现少量类似 Langhans 巨细胞的多核巨细胞，但病灶远较结核结节为小，且无干酪样坏死和纤维化等，较易与结核结节区分。此类小病灶广泛散布于淋巴结皮质、副皮质及髓质内，特别是出现于滤泡发生中心，此为弓形体病较为特异性的淋巴结病变（图 25-8-7、图 25-8-8）。

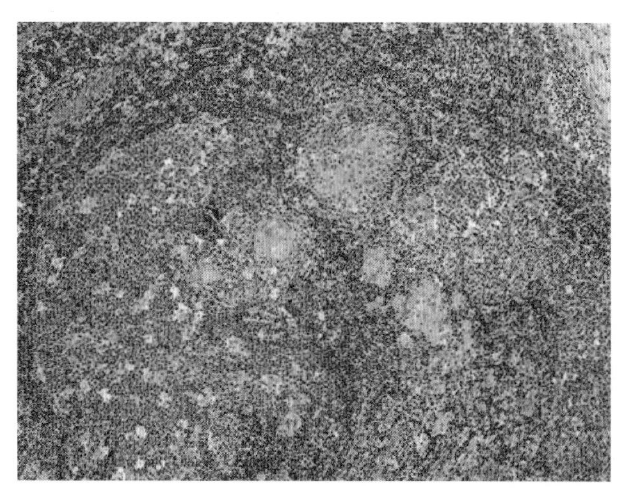

图 25-8-7　弓形体病（1）

淋巴结滤泡生发中心扩大，滤泡旁见肉芽肿形成（HE 染色）

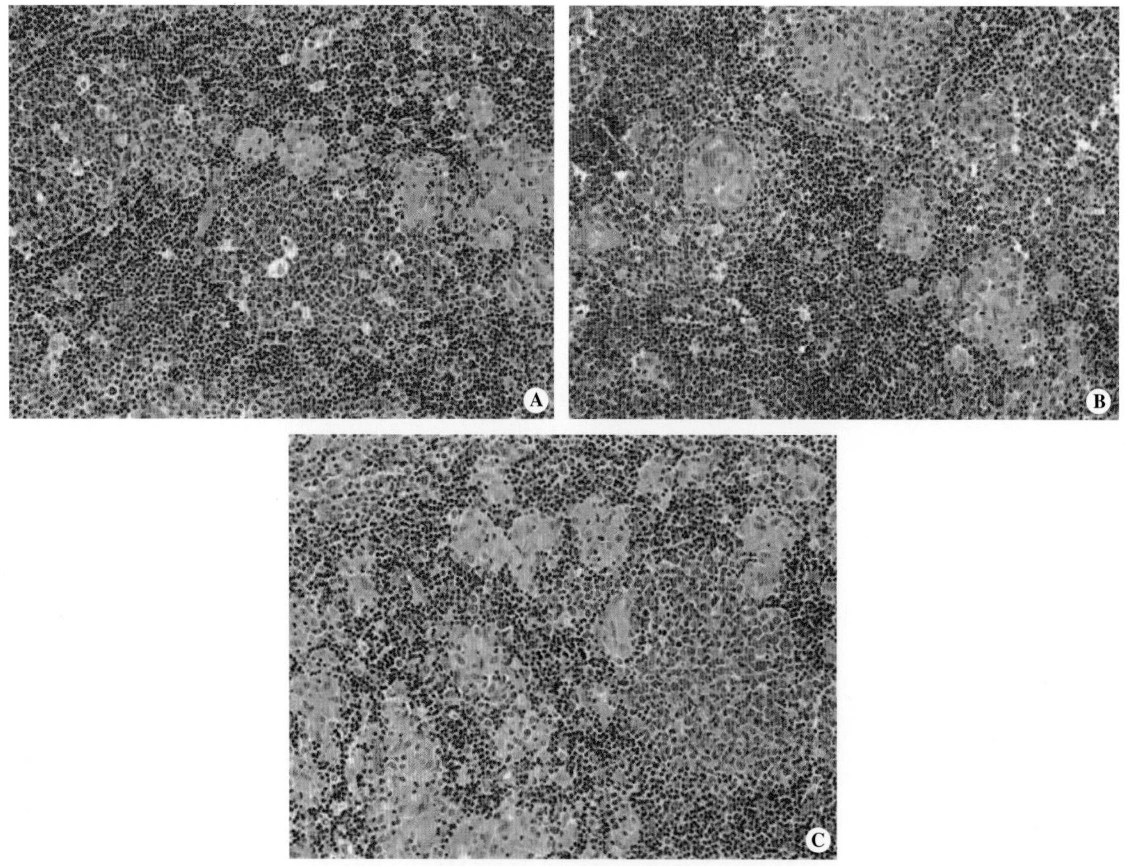

图 25-8-8　弓形体病（2）

淋巴结滤泡生发中心扩大，滤泡旁及滤泡内见肉芽肿形成（HE 染色）（A ～ C）

（以上图片由广州医科大学附属第二医院病理科梅开勇提供）

淋巴滤泡增生、生发中心扩大亦为弓形虫病淋巴结炎常出现的变化。

此外，淋巴结的边缘窦和髓窦常明显扩张并充盈单核样B细胞。窦内细胞若发生坏死则见吞噬现象。髓质内还可见免疫母细胞和浆细胞散在浸润，被膜也可有较多淋巴细胞和浆细胞浸润。类上皮细胞内外可见到（油镜下）月牙或香蕉形滋养体，但在组织切片往往成断面，不易识别和检测确诊。

本病有检出包囊的文献报道。包囊为直径约为60μm的圆形结构，囊壁薄，囊内充满滋养体，包囊周围无细胞反应。包囊破裂后，在其邻近组织内可找到滋养体。

（四）免疫组化特点及基因检测

滤泡和单核样B细胞CD20（+），单核样B细胞和滤泡生发中心BCL2（–），其余区域BCL2（+）；上皮样组织细胞CD68（+）、S-100（–）。亦可应用抗弓形体抗体免疫组化法来鉴定，但太陈旧的蜡块可致假阴性。

新近亦可应用弓形体PCR-DNA检测确诊。

（五）综合诊断

当淋巴结内散布由类上皮细胞增生构成的小病灶，滤泡增生、生发中心扩大和扩张的淋巴窦内充盈单核样B淋巴细胞时，应考虑弓形虫病淋巴结炎的可能。同时，需要详细了解患者是否有相关的流行病学史，并建议患者做血清学检查了解弓形体的抗体是否阳性，如果多次检查均为阳性，结合病史、形态学、免疫组化或弓形体PCR-DNA检测，可做出诊断。

（六）鉴别诊断

如淋巴结内可见组织细胞及类上皮细胞灶性增生，应注意与猫抓病、结节病、结核、嗜酸性细胞增生性淋巴肉芽肿等疾病相鉴别。亦应与淋巴组织细胞为主型HL和Lennert淋巴瘤相鉴别。但弓形体病淋巴结结构正常，可找到弓形体病原体，而后两者相反，正常结构破坏。

Lennert淋巴瘤为外周非特殊性T细胞淋巴瘤的变异型。在异型小T淋巴细胞背景中成簇上皮样组织细胞散布，有时可见类RS细胞。淋巴结正常结构破坏。免疫组化检测，背景淋巴细胞CD3阳性、CD45RO阳性、CD30阴性，组织细胞CD68阳性、CD163阳性。

个别患者在弓形体病消退区有局灶血管增生，似Kaposi肉瘤。

（七）治疗及预后

该病目前尚无理想的治疗药物，磺胺类、乙胺嘧啶、复方新诺明和螺旋霉素等对增殖期弓形虫有抑制作用。世界卫生组织推荐用乙胺嘧啶和磺胺甲氧嘧啶联合治疗。

本病为全身性疾病，呈世界性分布，人群普遍易感，但多为隐性感染。发病者由于弓形体寄生部位及机体反应性不同，临床表现较复杂，有一定病死率及致先天性缺陷率。近年确认本病为艾滋病重要的致命性机会性感染。

四、猫　抓　病

（一）概述

猫抓病（cat-scratch disease）是由猫抓伤或咬伤所引起的以皮肤原发病变及局部淋巴结炎性肿大为特征的感染性疾病，是相对常见的引起区域性浅表淋巴结肿大的人畜共患病。

猫抓病最早由巴黎大学儿科医师Robert Debre于1931年描述，其结合多年的诊治经验，认为该病与猫的抓伤密切相关，并于1950年将这种猫抓伤后出现的区域性浅表淋巴结肿大性疾病命名为猫抓病。猫抓病可出现多种临床症状，淋巴结病变不特异，易与多种相似病变混淆而误诊。目前家庭饲养猫等宠物日趋增多，应引起重视。

（二）临床特点

病原体经猫抓伤（60%）、咬伤（10%）或其他皮肤损伤（如木屑、荆棘等刺伤）接种于皮肤而感染。受伤后7～12天，局部皮肤出现水疱或脓疱，继而结痂。数天或数月（1～3个月）后，局部所属淋巴结肿大伴轻度疼痛。受累淋巴结常见部位依次为腋下、颈部和腹股沟处，也可见于其他部位淋巴结。有时抓破不明显，易被人们忽视。全身症状不明显，文献中有过并发肉芽肿性结膜炎、血小板性紫癜及中枢神经系统症状的病例报道。

（三）组织形态特点

肉眼所见：淋巴结中等肿大、质软，切面可见皮髓质内散布大小和形状不一的灰黄色病灶。

镜下所见：主要特征为肉芽肿性小脓肿形成。受累淋巴结表现出基本一致的病理改变——早期组织坏死、中期微脓肿形成、晚期肉芽肿形成。各期病变相继发生，常同时存在，导致病理表现具有复杂性和多样性的特点。

淋巴结的早期病变主要为组织细胞增生及滤泡增生，生发中心扩大，有时可见淋巴窦扩张充盈大量单核样 B 细胞。增生的组织细胞逐渐演变为类上皮细胞并聚集形成肉芽肿病。脓肿常位于中央，其外周的类上皮细胞呈栅栏状排列，类上皮细胞间有少量多核巨细胞。结节外常有多数转化淋巴细胞、浆细胞、免疫母细胞和成纤维细胞等（图 25-8-9、图 25-8-10）。

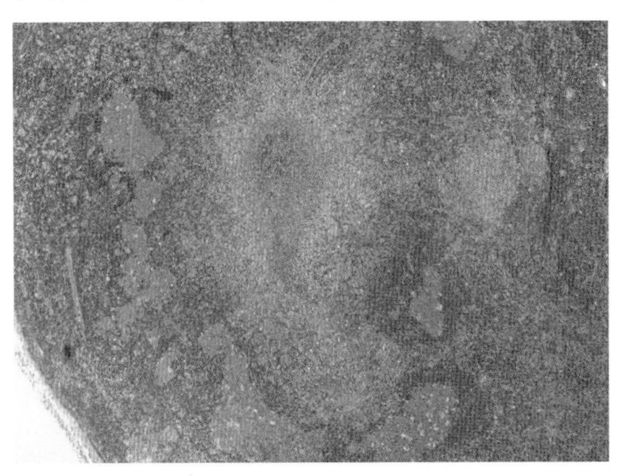

图 25-8-9 猫抓病（1）
淋巴结滤泡生发中心扩大，滤泡间区可见化脓性肉芽肿形成（HE 染色）

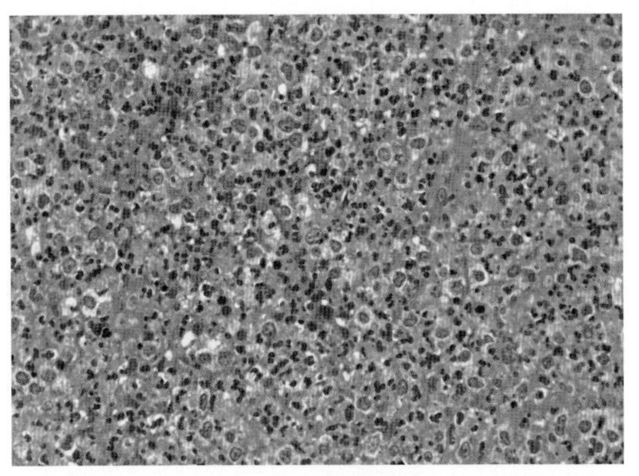

图 25-8-10 猫抓病（2）
化脓性肉芽肿由上皮样组织细胞及中性粒细胞构成（HE 染色）
（以上图片由广州医科大学附属第二医院病理科梅开勇提供）

受累淋巴结内可有 Warthin-Starry 银染阳性的多形性小杆状物，尤其在化脓前的小血管和淋巴管周围更为丰富。

（四）免疫组化染色特点

免疫组织化学单克隆抗体（Bh-mAB）法具有良好的特异性，通过对人体组织中汉赛巴尔通体菌体抗原的检测，可确定人体汉赛巴尔通体的感染，结果直接、客观，实验方法简便易行，可作为常规病理活检工作中较理想的确诊猫抓病的实验方法。在典型微脓肿性肉芽肿周围，其上皮样细胞显示 CD68 阳性，其间夹有 CD3 阳性的 T 淋巴细胞散在分布，肉芽肿外围有 B 淋巴细胞包绕。

（五）PCR 检测

使用 PCR 技术检测人体组织中感染的汉赛巴尔通体，目前被认为是最直接、准确、有效的方法，因而被视为判断汉赛巴尔通体感染的“金标准”。PCR 法具有敏感性高、特异性强的特点，通过对人体组织中汉赛巴尔通体基因序列的检测，可确定人体汉赛巴尔通体的感染，但是 PCR 法对实验室条件及仪器设备要求高，检测结果受检测材料、引物设计、PCR 反应条件等多因素影响，加之获得人体活检组织具有创伤性，因而 PCR 法虽被视为“金标准”，却不被推荐为首选方案。

（六）综合诊断

1977 年美国病理学年鉴中提出临床诊断标准：

（1）有猫抓伤且有眼或皮肤的原发病损。

（2）猫抓病皮试阳性。

（3）淋巴结活检具有特征性病理形态改变。

（4）实验室检查排除其他致淋巴结肿大原因。

至少具有 4 条中的 3 条可做出诊断。鉴于已证实汉赛巴尔通体是猫抓病的首要病原体，目前多数文献对猫抓病的确诊遵循特征性临床表现结合特异性病原学证据的诊断原则。

（七）鉴别诊断

1. 与组织细胞性坏死性淋巴结炎的鉴别。后者无猫抓、咬伤史和猫抓病特殊临床症状。淋巴结病灶中为组织细胞和坏死核碎片，无中性粒细胞浸润。坏死周无类上皮细胞栅栏状排列。病灶中无汉赛巴尔通体病原体。

2. 与淋巴结结核的鉴别。后者无猫抓或猫抓病病史而常有肺结核史。淋巴结病灶一般为干酪样坏死，坏死周为类上皮细胞和多核朗汉斯巨细胞。病灶中很少有中性粒细胞浸润，可查到抗酸杆菌而无汉赛巴尔通体病原体。

3. 与非特殊化脓菌感染淋巴结炎的鉴别。二者病理改变同为化脓性坏死灶，但后者无类上皮细胞成栏栅状排列。最主要的病原菌不同，后者为革兰氏球菌或杆菌。

4. 性病性淋巴肉芽肿：本病的淋巴结病变与猫抓病的淋巴结变化十分相似，难以区别，均以星形脓肿伴肉芽肿形成为特点。两者的区别关键在于病史。本病多见于热带及温带地区，我国较少见，主要通过两性接触传播，患者多有在生殖器部位发生丘疹（初感灶）的病史。

5. 早期淋巴、组织细胞增生活跃，偶可误为恶性组织细胞增生症，但若注意到养猫或猫抓史，并且皮肤病变与淋巴结肿大同时发生，一般不难鉴别。

6. 其他如淋巴瘤、淋巴结梅毒和淋巴结麻风等各有其特点，可资鉴别。

（八）预后

对于免疫力正常的人群，猫抓病呈自限性病程，预后良好，绝大多数患者在半年内康复，不留后遗症。对于免疫力缺陷的患者，如不采取积极的抗生素治疗，则可能引起复发和死亡。治疗主要是以预防继发感染、对症处理减少并发症为主。

五、布鲁杆菌病

（一）概述

布鲁杆菌病（简称布病）是由布鲁杆菌属细菌侵入机体引起的人畜共患的传染－变态反应性疾病。人类对布病的认识和深入了解，目前还不过一百多年的历史。1860 年，Morston 对布病作了系统的描述，并根据临床特点和尸体解剖所见在临床上作为一个独立的传染病提出来，称为“地中海弛张热”，以后在该病患者或动物体内分离到细菌，命名为“布氏菌”，将此病称为“布鲁氏菌病”，又名波浪热、马耳他热等。布鲁杆菌属是一类革兰氏阴性的短小杆菌，无芽胞形成。该菌对光、热、常用化学消毒剂等均很敏感；日光照射 10 ～ 20min、湿热 60℃ 10 ～ 20min、3% 漂白粉澄清液等数分钟即可将其杀灭。

（二）临床表现

布鲁杆菌为兼性胞内寄生菌，人感染后常表现为慢性持续性感染，不易治愈，常出现神经官能样表现，急性者很少见。淋巴结内的布鲁杆菌可间隔一定时间（数小时或数天）进入血液循环，引起菌血症及临床症状。

（三）组织形态特点

在淋巴结内形成多处较小的结核肉芽肿样反应性增生病灶。病灶中央常有微小坏死，外围类上皮细胞呈放射状排列，偶可见融合的较大结节。病原菌在淋巴结内继续繁殖并侵入血液，经血流进入富有网状内皮细胞的骨髓、肝、脾、肾等，亦形成多数同样的小肉芽肿。

病变淋巴结中度或明显肿大，质软，切面偶见黄色小坏死灶。镜下除见上述小肉芽肿样类上皮细胞反应性增生病灶外，尚可见皮质内滤泡增生，窦组织细胞增生，髓质内组织细胞、转化淋巴细胞及免疫母细胞的弥漫增生。时有少量嗜酸性粒细胞及浆细胞浸润。

（四）综合诊断

除见淋巴结内小肉芽肿样类上皮细胞反应性增生病灶外，流行病学资料及职业对于协助诊断本病亦有重要价值。血、骨髓、脓液等培养的阳性结果为确诊的依据。

（五）鉴别诊断

当多种细胞成分弥漫增生较为突出且伴较多嗜酸性粒细胞出现时易误为霍奇金病，应仔细确认有无喝未经消毒的牛、羊奶及病畜接触史。血清学试验及病原菌培养可助确诊。

六、性病性淋巴肉芽肿

（一）概述

性病性淋巴肉芽肿（lymphogranuloma venereum，LGV），又称腹股沟淋巴肉芽肿（lymphogranuloma inguinale）或第四性病。本病是由沙眼衣原体所致，主要通过性接触传播，偶可经污染或实验室意外传播。表现为早期生殖器初疮、局部淋巴结病、晚期象皮肿和直肠狭窄等。本病以热带及亚热带多见，在我国很少见。

（二）临床表现

1. 早期生殖器初疮 在生殖器部位如男性的包皮、冠状沟、龟头、阴茎，女性的小阴唇、阴道口、尿道口发生 5 ～ 6mm 的疱疹或丘疹，称为初疮。破溃后形成溃疡，无明显自觉症状。如初疮发在尿道，可并发尿道炎，有黏液或脓液排出。损害多为单发，可有多个；数天后可自行痊愈而不留瘢痕。同性恋男性可发生原发性肛门或直肠感染。因 LGV 病原是专性细胞内病原体，直肠黏膜组织学检查可见细胞性肉芽肿，伴有滤泡和广泛的炎症，酷似节段性回肠炎（Crohn 病）。口淫者初疮可见于口腔，往往不被注意。

2. 中期淋巴结病 初疮出现 1 ～ 4 周后发展至第二期，表现为腹股沟淋巴结病。通常只累及单侧（占 2/3），亦可为双侧（占 1/3）。发炎的淋巴结肿大，开始侵犯 1 ～ 2 个淋巴结，后侵犯多个，与周围组织粘连，可融合在一起形成大的团块，质硬，疼痛并有压痛，肤色变为紫红色，称为“第四性病性横痃”。肿大的淋巴结被腹股沟韧带上下分开形成“沟槽征”（groove sign），有诊断意义。经 1 ～ 2 周后淋巴结软化破溃，排出黄色脓液，并形成许多瘘管，似“喷水壶状”。愈后留有瘢痕，亦可不化脓而自然吸收消退。

在中期过程中，可出现全身症状，如发热、寒战、肌痛、头痛、恶心、呕吐、关节痛等。皮肤可有多形红斑、结节性红斑，并可出现眼结膜炎、无菌性关节炎、假性脑膜炎、脑膜脑炎及肝炎等。脑脊液和血液中也曾发现过 LGV 病原体感染，提示发生了感染播散。

3. 晚期生殖器象皮肿和直肠狭窄

（1）生殖器象皮肿：发生在发病 1 ～ 2 年或更晚。由于淋巴结慢性炎症，淋巴回流障碍，女性患者出现阴唇象皮肿，少数男性出现阴茎或阴囊象皮肿。表面可出现疣状增殖或息肉，可有直肠阴道瘘或阴道尿道瘘，组织破坏，溃疡，形成瘢痕。

（2）肛门直肠综合征：女性如初疮发生于阴道内，阴道内近端 1/3 淋巴多流向会阴及直肠下部淋巴结，故常在会阴、肛门或直肠下段发生病变，有肛周脓疡、肛瘘、直肠狭窄。通常发生在肛门上方 2 ～ 6cm，症状可有疼痛、脓血便及里急后重。肛检可触到坚硬增厚病变。临床和 X 线检查常误诊为癌肿。生殖器象皮肿及肛门直肠综合征可继发癌变。

（三）组织形态特点

出现于淋巴结内的所谓星形脓肿，一般认为是本病的特征性病变。最初出现由类上皮细胞增生构成的多数散在的小岛样病灶，灶内可出现少数多核巨细胞。随着这些病灶的增大，在其周围可出现含有多数浆细胞浸润的慢性肉芽组织。类上皮细胞团块的中央区陷于坏死后，涌现出多量中性粒细胞并夹杂着巨噬细胞成为脓肿。这些中央脓肿的形状带角，三角形或四角形，成为具有一定特征性的星形脓肿，其周边的类上皮细胞和成纤维细胞呈栅栏状排列。由于脓肿的不断增大、互相融合，星形特征逐渐消失，组织切片不易检出病原体。随着病程的延长（数周至数月后），成纤维细胞活跃增生，可导致病变淋巴结明显瘢痕化。严重的淋巴结瘢痕化及淋巴管阻塞，在女性患者可引起外阴部的水肿和象皮肿（性病性淋巴肉芽肿、女阴象皮肿），在男性可引起阴茎象皮肿。

（四）遗传学检查

随着分子生物学检测技术的发展与应用，LGV 的实验室诊断有了新的进展，依据于 PCR 的基因分型可对沙眼衣原体进行 L 型的鉴定，使 LGV 的诊断更具特异性和准确性。

（五）综合诊断

本病的诊断有赖于病史（有无不洁性交史）、

症状体征和病原体的分离检查及血清学检查。患者早期生殖器部位有“初疮”，随后腹股沟淋巴结疼痛肿大。男性有“沟槽征”、“喷水壶状”瘘管及瘢痕形成。女性有直肠周围炎，外阴象皮肿及直肠狭窄，补体结合试验 1 ∶ 64 以上或分离培养到沙眼衣原体 L1、L2、D 型等可以诊断。分子生物学检测技术在性病性淋巴肉芽肿的诊断与鉴定中发挥着重要的作用。

（六）鉴别诊断

本病的淋巴结病变和猫抓病很相似，需要参照临床病史加以鉴别。腹股沟淋巴肉芽肿和腹股沟肉芽肿并非同一疾病，不可混淆。后者系皮肤的原发性疾病，是由一种短粗、革兰氏阴性、具有厚荚膜的细菌引起的，通称此病原体为 Donovan 小体（肉芽肿杜诺凡菌）。患者接触感染后，在腹股沟或外阴部皮肤发生丘疹，以后发展为蘑菇样肉芽肿或匐形溃疡，治愈后该部位变形。镜下，腹股沟肉芽肿为非特殊性肉芽组织，富有中性粒细胞和巨噬细胞。在 Giemsa 染色或镀银切片上，于巨噬细胞（直径 25 ～ 90μm）胞质内可找到较多 Donovan 小体（HE 切片上不易找到）。骨盆内淋巴结往往肿大，有浆细胞、中性白细胞和巨噬细胞浸润，巨噬细胞胞质内也可含有 Donovan 小体。此病患者的 Frei 试验阴性。

与有淋巴结炎的其他性病相鉴别，梅毒性腹股沟淋巴结炎质硬、不痛、不破溃，可发现梅毒螺旋体；软下疳的腹股沟淋巴结炎较痛，脓液较多，病原检查为杜克雷嗜血杆菌。另外，尚需与丝虫病所致的象皮肿、霍奇金病、直肠癌等相鉴别。

（七）预后

LGV 为慢性系统性感染，早期疗效良好，晚期严重的淋巴结受累常为不可逆。因此，早期发现与治疗尤为重要。

七、梅　　毒

（一）概述

梅毒（syphilis）是由梅毒螺旋体（*Treponema pallidum*，TP）感染引起的一种慢性传染病，主要通过性接触、血液传播和垂直传播，危害性极大。

20 世纪 60 年代，我国已基本消灭了性病。80 年代以来，随着对外交流的增多，梅毒的发生率也逐渐上升，发病地区不断扩大，危害日益严重。

（二）临床表现

梅毒性淋巴结病常在早期梅毒时出现。通常为局部淋巴结肿大，主要为腹股沟淋巴结肿大，也可为颈部淋巴结及扁桃体肿大，表现为非化脓性反应性增生改变，多被误诊为非特异性淋巴结炎或淋巴结反应性增生或肿瘤等。尽管在组织切片上可证明螺旋体的存在，但 HIV 感染患者的血清学分析可为阴性。

（三）组织形态特点

淋巴结被膜显著增厚、闭塞性血管内膜炎及血管周围炎和浆细胞浸润是梅毒性淋巴结病相对特征性的病理学改变。

第一期梅毒：肿大淋巴结抽出液中可含有螺旋体。镜下，淋巴组织内毛细血管显著增生，同时伴随以淋巴细胞、浆细胞和巨噬细胞等为主的炎性细胞浸润，可见少数嗜酸性粒细胞，但一般不见嗜中性粒细胞。病变为非特异性，故需结合病史、华氏反应及康氏反应阳性，或检出梅毒螺旋体方可确诊。

第二期梅毒：可出现全身淋巴结肿大，临床上常把肱骨内上髁淋巴结肿大视为诊断标准之一。肿大淋巴结内含有大量螺旋体。病理组织学显示，伴随毛细血管损伤的毛细血管增生更为显著。巨噬细胞多见，并可出现 Langhans 多核巨细胞。有时可见较为特殊的小动脉增殖性内膜炎。

第三期梅毒（感染 8 ～ 25 年后）：主要病变为树胶肿，也可发生于淋巴结（如肛门部或颈部），肿大淋巴结切面呈黄色，酷似结核性干酪样病灶但带有橡皮样弹性，病灶呈地图样分布，大小悬殊。镜下与结核结节结构相似，中央为干酪样坏死，但坏死不如结核结节时彻底，弹力纤维染色尚可见原有血管壁的轮廓。坏死周围的梅毒性肉芽组织内含有大量的淋巴细胞和浆细胞，类上皮细胞和朗汉斯巨细胞较少或无，此点亦与结核结节有别。淋巴结被膜及皮质内小血管炎性病变较为突出，主要表现为动脉内膜炎即血管周围炎。树胶肿晚期可被吸收或纤维化，但极少钙化。偶见无干酪样坏死的肉芽组织和脓肿形成。Warthin-Starry 或 Levaditi 染色能较好地显示血管壁及坏死组织内的梅毒螺旋体，淋巴结印片免疫荧光法显示效果更佳（图 25-8-11、图 25-8-12）。

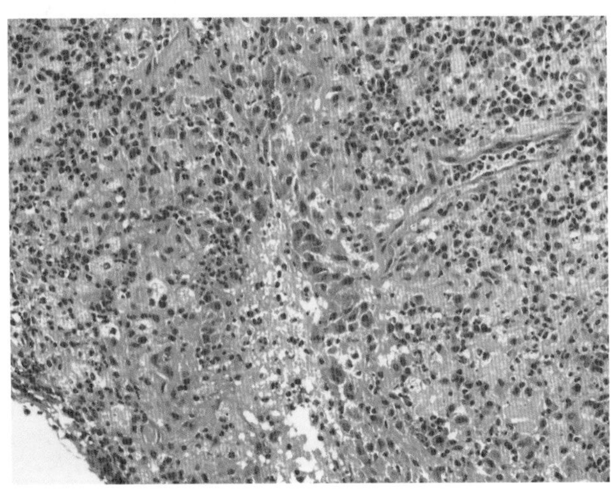

图 25-8-11 梅毒（1）
可见上皮样组织细胞构成的肉芽肿，中央有坏死（HE 染色）

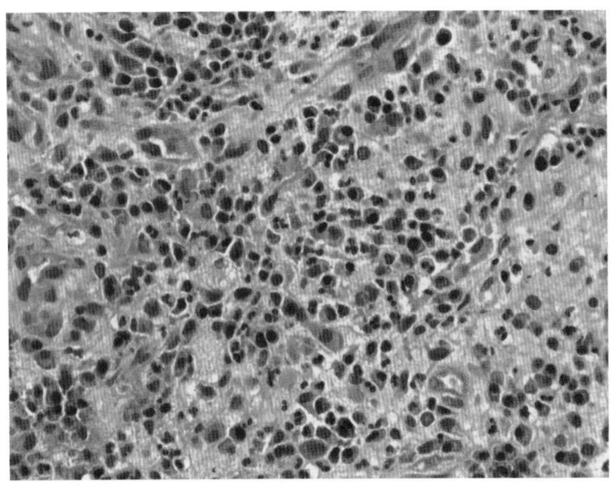

图 25-8-12 梅毒（2）
病变内见大量浆细胞及多量中性粒细胞（HE 染色）
（以上图片由广州医科大学附属第二医院病理科梅开勇提供）

（四）基因检测

结合活检淋巴结做 PCR 和 Southern 印迹杂交以检测梅毒螺旋体的 DNA，对于梅毒的确诊与分期更有价值。

（五）综合诊断

病理形态上，闭塞性血管内膜炎、血管周淋巴细胞、浆细胞浸润和淋巴结被膜显著增厚是梅毒性淋巴结炎相对特征性的组织学表现。结核样肉芽肿、巨淋巴滤泡增生及细胞小灶性坏死是诊断的参考性指标。

梅毒性淋巴结病的病理改变是诊断的主要依据，确诊要结合梅毒血清学检查。

（六）鉴别诊断

梅毒性淋巴结病需与以下疾病相鉴别。

1. 淋巴结反应性增生 在排除了肿瘤性病变和特异性淋巴结病变的基础上，大多数淋巴结增生性病变属于非特异性淋巴结反应性增生。但是一旦发现淋巴结被膜增厚、血管增生显著和浆细胞明显浸润要高度警惕梅毒性淋巴结病，要及时进行梅毒血清学检查。

2. 滤泡性淋巴瘤 梅毒性淋巴结病常伴有滤泡显著增生，但滤泡大小不一，滤泡结构和极性存在；而滤泡性淋巴瘤的滤泡大小相对一致，滤泡背靠背，滤泡内细胞成分相对单一，缺少着色体巨细胞和极性。免疫组化检测可以帮助区分，滤泡性淋巴瘤滤泡内细胞 BCL2、CD10 呈阳性，而梅毒性淋巴结病增生的滤泡 BCL2 阴性。

3. 巨大淋巴结增生症（Castleman 病） 血管透明型 Castleman 病淋巴滤泡的套细胞增生明显，形成特征性的“洋葱样”同心圆改变，淋巴结内小血管增生明显，可穿入淋巴滤泡中，生发中心内小血管壁玻璃样变；浆细胞型 Castleman 病滤泡间区及副皮质区可见较多浆细胞浸润。但是 Castleman 病没有血管内皮增生肿胀和血管闭塞，缺乏血管壁浆细胞浸润现象。

4. 上皮样细胞肉芽肿性病变（淋巴结结核、性病性淋巴肉芽肿、结节病等） 淋巴结结核可见典型的干酪样坏死，多核巨细胞不仅数量多，细胞内的细胞核也较多；梅毒性淋巴结病肉芽肿的多核巨细胞数量少，细胞核亦较少，一般不见干酪样坏死。性病性淋巴肉芽肿总能找到特征性的“星形脓肿”，中央为凝固性坏死和大量中性粒细胞浸润，上皮样组织细胞环绕坏死灶呈栅栏状排列。结节病中的肉芽肿性结节密集，相互之间紧密相邻，一般无干酪样坏死，多核巨细胞少见，可出现特征性 Schaumann 小体和星状小体，血管紧张素转换酶检查阳性有助于确诊。

5. 组织细胞性坏死性淋巴结炎　淋巴结皮质、副皮质区呈现边界清楚的碎屑性坏死，不见坏死细胞的完整残影，坏死灶常近于楔形，一般无肉芽肿性病变。临床全身淋巴结肿大常伴有发热、肌痛、皮疹等表现。

（七）预后

梅毒一旦确诊，须遵循早期、规范、足量的原则，尽快给予驱梅治疗。临床研究表明，早期梅毒病程越短，治愈越快。治疗前血清学滴度越高，治疗后滴度下降越快。

19 世纪 40 年代，青霉素的发现和使用使得梅毒的治疗取得了巨大进步。目前治疗首选药物仍是青霉素。青霉素治疗梅毒疗效稳定，使用方便，价格低廉，不良反应小且耐药率低。

八、皮病性淋巴结病

（一）概述

皮病性淋巴结病（dermatopathic lymphadenopathy，DL）又称皮病性淋巴结炎，是广泛性脱屑性皮肤炎症伴发的以淋巴结组织细胞等增生及嗜脂黑色素为特征的病变。近年认为本病是淋巴结内 T 淋巴细胞对于经指突状网状细胞处理后呈递的皮肤抗原的增生性反应。

（二）临床表现

DL 可以发生于各个年龄阶段，女性发病率较高，中老年人多发，临床表现为无痛性或痛性浅表淋巴结肿大。多有脱屑性皮炎或皮肤瘙痒及多发性肿瘤性皮疹。病变引流区淋巴结肿大，一般直径＜ 2cm，多见于腋下或腹股沟、颈部淋巴结。

（三）病理形态特点

淋巴结的组织病理示非特异性炎性反应，淋巴结结构保存，副皮质区结节状扩大呈透明淡染区，充以大量的指突状网状细胞、Langerhans 细胞和组织细胞。当组织细胞吞有中性脂肪及类脂质时呈泡沫状，当吞有黑色素时则出现棕色团块状颗粒，有时呈细微的粉末状，Giemsa 染色呈绿色，有些病例还可见含铁血黄素沉着，黑色素及脂肪沉着为本病特点。增生淡染细胞包绕增生淋巴滤泡，分界清楚（图 25-8-13、图 25-8-14）。

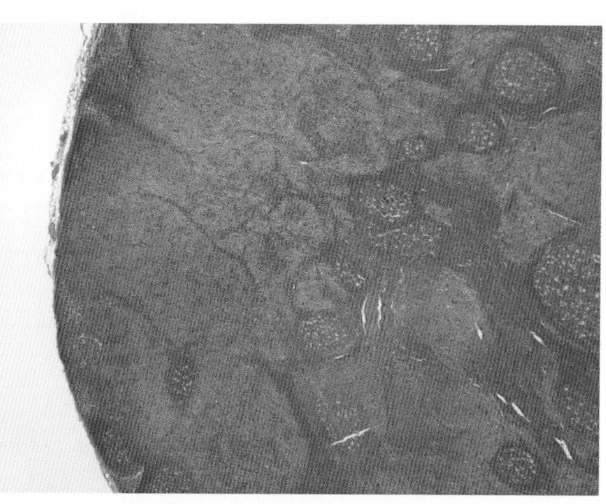

图 25-8-13　皮病性淋巴结病（1）
淋巴结结构破坏，皮质区及副皮质区可见淡染细胞增生呈结节状（HE 染色）

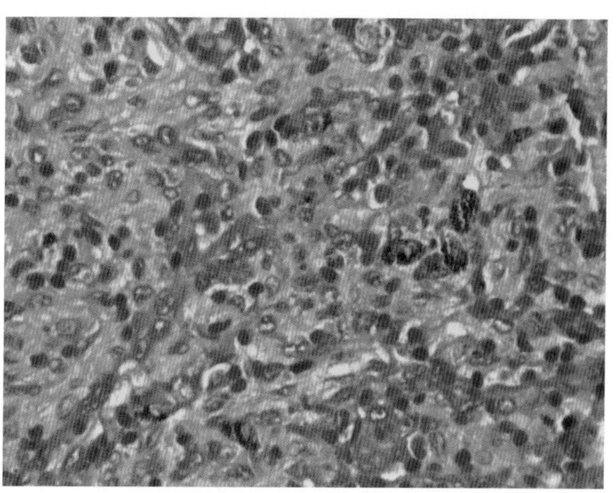

图 25-8-14　皮病性淋巴结病（2）
组织细胞及 Langerhans 细胞增生，部分组织细胞胞质内可见色素（HE 染色）

（四）免疫组化特点

免疫组化检查显示 S-100、CD1a、Vimentin 及 CD68 阳性表达，CK 和 EMA 等多为阴性，HMB45 与 Melan-A 阴性。

组织细胞 CD68 与 CD163 阳性，交错突细胞（IDC）CD68 与 S-100 阳性，LC S-100 与 CD1a 阳性（图 25-8-15、图 25-8-16）。

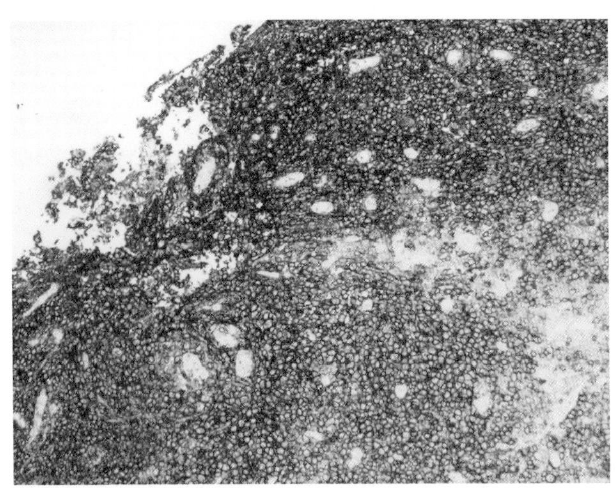

图 25-8-15 皮病性淋巴结病 CD1a（+）（IHC 染色）

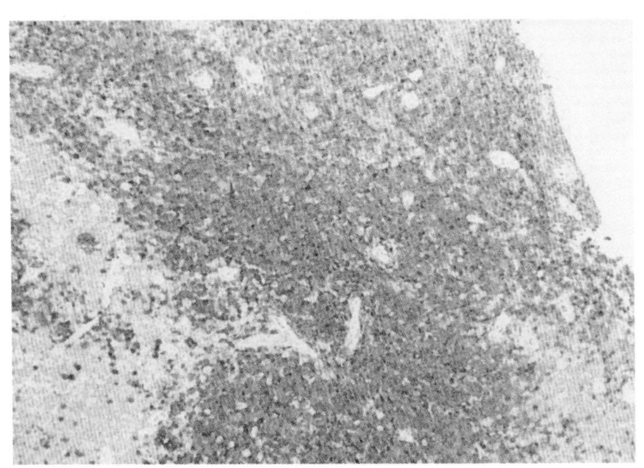

图 25-8-16 皮病性淋巴结病 S-100（+）（IHC 染色）
（以上图片由广州医科大学附属第二医院病理科梅开勇提供）

（五）综合诊断

根据临床病史、组织学形态特征及免疫组化结果可以诊断 DL。

（六）鉴别诊断

1. 与组织细胞肉瘤或单核细胞白血病累及淋巴结鉴别 后两者组织细胞有异型变和克隆性，通常骨髓、血、肝、脾有肿瘤改变。

2. 与蕈样霉菌病（MF）累及淋巴结鉴别 与淋巴结早期蕈样霉菌病的鉴别有时很困难，特别是增生的细胞中出现少量不典型的脑回样细胞时。后者通常先有皮肤的蕈样霉菌病病变存在，故仔细分析皮肤病变的性质是诊断的关键。

3. 与淋巴结转移性恶性黑色素瘤鉴别 后者瘤细胞异型明显，成片成巢。免疫组化 HMB45 阳性，Melan-A 阳性。

4. 与朗格汉斯细胞组织细胞增生症（LCH）鉴别 后者一般副皮质区不扩大，增生朗格汉斯细胞（LC）从淋巴窦成片增生后侵入副皮质区，伴嗜酸性粒细胞浸润，皮病性淋巴结病则 LC 少量散在浸润，不成片，无嗜酸性粒细胞浸润。

5. 与霍奇金淋巴瘤鉴别 无典型 Reed-Steinberg（RS）细胞，有黑色素存在，免疫组化染色 S-100、CD1a、CD20 及 CD15 阳性，以及有皮肤病病史等可资鉴别。

6. 与系统性红斑狼疮鉴别 患者也可以有皮肤病变，肿大淋巴结也显示滤泡间区扩大，但主要是免疫母细胞增生和浆细胞浸润，并可伴有坏死和中性粒细胞浸润，但无明显组织细胞增生，可与本病鉴别。

7. 与指状突网状细胞肉瘤鉴别 淋巴结中增生的组织细胞恶性倾向明显，表现为大小不等，形态不规则，异型性明显，并有吞噬红细胞、细胞碎片及含铁血黄素等现象，但无皮肤原发皮疹和淋巴结内黑色素，确诊需结合免疫组化和电镜资料。

（七）预后

本病虽属良性，但若在蕈样肉芽肿病程中出现此变化，则预后较差。

目前 DL 的治疗没有标准指南，主要按特异性皮损处理，除非有局部压迫症状及怀疑恶性肿瘤，一般无须进一步处理，随着皮肤病的治愈，淋巴结肿大也随之消失。

（罗彦英）

参考文献

韩志海 . 2017. 结节病的诊疗概述 . 中国临床医学杂志，45（10）：1-3.
唐神结，高文 . 2011. 临床结核病学 . 北京：人民卫生出版社 . 135.
张海青，车南颖 . 2014. 我国结核病病理学诊断和研究的现状与展望 . 中国防痨杂志，36（9）：793-797.
张盼盼，赵继志，王木，等 . 2017. IgG4 相关性疾病 346 例临床特征分析 . 中华内科杂志，56（9）：644-649.
张伟，薛峰，刘孟春，等 . 2016. 36 例 IgG4 相关性疾病的临床分析 . 中华肾脏病杂志，32（4）：253-258.
中华医学会结核病学分会，结核病病理学诊断专家共识编写组 . 2017. 中国结核病病理学诊断专家共识 . 中华结核和呼吸杂志，40（6）：

419-425.

朱梅刚，詹姆斯·黄. 2012. 淋巴组织增生性病变良恶性鉴别诊断. 广州：广东科技出版社. 219-220.

Chang SY，Keogh KA，Lewis JE，et al. 2013. IgG4-positive plasma cells in granulomatosis with polyangiitis（Wegener's）：a clinicopathologic and immunohistochemical study on 43 granulomatosis with polyangiitis and 20 control cases. Hum Pathol，44（11）：2432-2437.

Deshpande V，Zen Y，Stone JH，et al. 2012. Consensus statement on the pathology of IgG4-related disease. Modern Pathology，25：1181-1192.

Kleynberg RL，Schiller GJ. 2012. Secondary hemophagocytic lymphohistiocytosis in adults：an update on diagnosis and therapy. Clin Adv Hematol Oncol，10（11）：726-732.

Mills SE，Greenson JK，Hornick JL，et al. 2017. 斯滕伯格诊断外科病理学（上卷）. 6 版. 回允中，译. 北京：北京大学医学出版社. 69-70.

Rosai A. 2014. 外科病理学（上卷）. 10 版. 郑杰，主译. 北京：北京大学医学出版社. 186-187.

Wallace ZS，Deshpande V，Mattoo H，et al. 2015. IgG4-related disease：clinical and laboratory features in one hundred twenty-five patients. Arthritis Rheumatol，67（9）：2466-2475.

第二十六章

淋巴结转移性肿瘤

理论上，各种恶性肿瘤均可发生淋巴结转移。不同组织来源的肿瘤淋巴结转移发生率存在较大的差异，其中以癌、恶性黑色素瘤和生殖细胞瘤等较为常见，而肉瘤、中枢神经系统肿瘤等则少见。但亦存在例外，如上皮样肉瘤、滑膜肉瘤、血管肉瘤和腺泡状横纹肌肉瘤等，可有较高的淋巴结转移率。

肿瘤淋巴结转移主要经输入淋巴管至淋巴结被膜下窦，再经髓质淋巴窦侵入髓质和皮质，最终取代整个淋巴结。在多数情况下，根据淋巴引流途径可找到肿瘤原发灶（表 26-0-1），但是亦存在因淋巴逆流或分流导致对侧或交叉转移等情况。此外，有少数恶性肿瘤病例始终无法找到原发灶。

表 26-0-1　不同部位淋巴结转移性肿瘤常见或可能的来源

淋巴结转移性肿瘤产生部位	原发肿瘤常见或可能的来源
颈上、颈后区	鼻咽、扁桃体、舌、口底、甲状腺、喉、头面部皮肤等
颈下区	肺、食管、消化道等
左锁骨上区	消化系统（食管、胃、结肠、肝、胆、胰等）
右锁骨上区	肺等
腋窝区	乳腺、上肢、躯干等
腹股沟区	外阴、下肢、子宫、卵巢、阴茎、前列腺、直肠、肛门等

在淋巴结转移性肿瘤病例中，受累淋巴结常沿淋巴引流区域分布，逐渐增大，数目增多。初期，肿大淋巴结散在，可推动；后期，肿瘤组织侵出淋巴结被膜，相互融合形成团块，与周围组织粘连而固定。显微镜下，淋巴结转移性癌具有一些共同的特点：肿瘤细胞常呈灶性成片或巢状分布，多数首先累及淋巴结的边缘窦，然后波及淋巴结的其他区域，这一特点除了在极少数淋巴瘤中偶能见到外，在绝大部分淋巴结原发性淋巴瘤中却很少见。其他鉴别点：①生长方式：转移性癌因膨胀性生长，周围淋巴组织受挤压，两者之间有明显界限，无淋巴细胞过渡现象，而且淋巴细胞都是成熟的，癌细胞之间常夹杂淋巴细胞；而恶性淋巴瘤与周围残存的淋巴组织界限不清，分化好良好的癌细胞和周围小淋巴细胞间有过渡现象。②与血管及网状纤维的关系：由于细胞呈巢状生长，血管可随癌巢的形状而略显现一弯曲的弧度。网状纤维分布于癌巢周边部，细胞之间常无网状纤维包绕。恶性淋巴瘤的血管呈较直的树枝状分布，细胞散于其间，并无细胞互相紧靠排列和紧贴血管的倾向。但须注意不要把增生的高内皮静脉看成腺癌，也要避免将胚胎发育过程中残余腺结构看成腺癌（例如，唾腺管或子宫内膜腺体夹入淋巴组织）。由于癌细胞往往首先进入边缘窦，要细心鉴别窦细胞和侵入窦内的细胞。分化差的癌或肉瘤，不论其组织来源，与恶性淋巴瘤均很难鉴别，此时采用免疫组化或分子检测可以协助诊断。

淋巴结转移性肿瘤的组织学形态与原发瘤之间可存在一定程度的变异，但是某些较特异的组织学特征对其组织来源仍具有一定的提示作用，例如，腺样结构和胞质内黏液，角化珠和细胞间桥，胆汁、黑色素颗粒和砂粒体等。

免疫组化染色对协助判断转移性肿瘤的组织来源具有重要的意义。但是，必须认识到目前临床使用的绝大多数抗体往往仅具有相对的组织特异性（表 26-0-2）。此外，在肿瘤恶性演进过程中，其免疫表型亦可发生不同程度的改变。

临床病史、肿瘤的组织学形态特征和多种抗体组合免疫组化染色的应用，有助于明确淋巴结转移性肿瘤的来源。

表 26-0-2　一些具有组织特异性的抗体及其应用情况

抗体	阳性定位	组织来源	表达情况
Thyroglobulin	细胞质	甲状腺	在绝大多数甲状腺乳头状癌和滤泡癌中表达，但在甲状腺未分化癌中有不同程度的表达缺失，可仅有个别细胞阳性；此外，在骨髓白血病母细胞中可有少数细胞阳性
TTF-1	细胞核	甲状腺、肺	主要表达于甲状腺和肺肿瘤；在部分非小细胞肺癌和少数子宫内膜腺癌中亦可表达；在肝细胞癌中可出现非特异性胞质染色
Calcitonin	细胞质	甲状腺髓样癌、喉类癌	在大于 80% 的甲状腺髓样癌和 2/3 以上的喉类癌中表达
PSA/PAP	细胞质	前列腺	主要表达于前列腺癌；在部分乳腺癌、小汗腺癌中亦可表达
HepPar1	细胞质	肝细胞癌	在 80% ～ 90% 的肝细胞癌中表达；在胃印戒细胞癌和极少数乳腺癌、结肠腺癌、胰腺导管癌中亦可表达
GCDFP-15	细胞质	乳腺癌	主要表达于乳腺癌；在部分涎腺、汗腺肿瘤中亦可表达
OCT-3/4	细胞核	生殖细胞瘤	主要表达于精原细胞瘤、无性细胞瘤和胚胎性癌
PAX-2	细胞核	肾、女性生殖系统	主要表达于肾肿瘤和女性生殖系统非黏液性肿瘤
MyoD1	细胞核	横纹肌肉瘤	主要表达于发育中的横纹肌母细胞；成熟的横纹肌细胞多数不表达

第一节　上皮组织来源肿瘤

一、淋巴结乳腺癌转移

（一）概述

淋巴道是乳腺癌扩散的主要途径。超过半数的中晚期乳腺癌患者就诊时已发生淋巴结转移。乳腺癌多数按淋巴回流路径，沿着乳腺内淋巴管网向腋窝淋巴结、锁骨下淋巴结等逐级转移。但在少数病例中亦存在跳跃式或逆行转移的现象。临床上，以腋窝淋巴结、颈部淋巴结肿大最为常见。据国内文献报道，晚期和复发性乳腺癌患者中下颈部淋巴结转移比例可高达 29.3%。

（二）临床表现

临床表现包括：①患者多为女性；②可因触及肿大的腋窝或颈部淋巴结而就诊；③通过检查常可发现乳房内肿物；④在较为少见的隐匿性乳腺癌中，部分患者可以淋巴结肿大作为唯一临床表现，而临床体检、影像学甚至乳腺切除术后病理检查均未发现肿瘤原发灶。

（三）组织形态特点

1. 肉眼病变　淋巴结肿大，形态不规则，当癌组织侵出被膜后，可相互融合形成团块。切面呈灰白色，可见出血、坏死，质硬。

2. 光镜病变　淋巴结结构部分甚至全部破坏，被癌组织取代。在多数情况下，淋巴结转移性肿瘤的组织学形态与乳腺癌原发灶相似，可呈实性、腺管样、簇状、条索状或微乳头状（图 26-1-1）等，癌细胞具有一定的异型性。

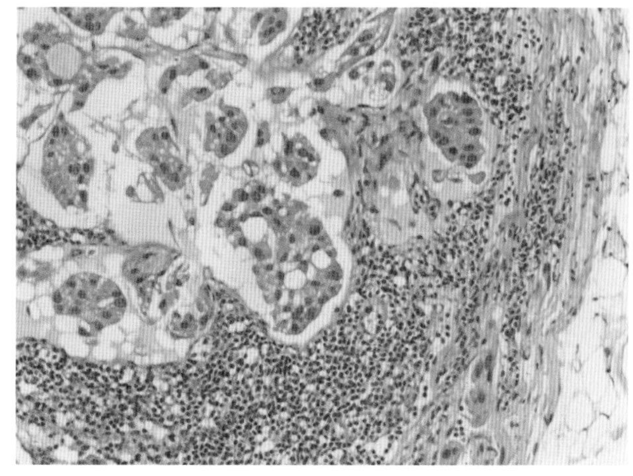

图 26-1-1　淋巴结（乳腺）浸润性微乳头状癌转移

（四）免疫表型

GATA-3、GCDFP-15、Mammaglobin、ER、PR、CK7 抗体阳性，CK20、Villin 抗体阴性，有

助于支持肿瘤来源于乳腺癌。

（五）综合诊断

主要依靠临床病史、组织学形态特征和免疫组化染色做出判断。

（六）鉴别要点

本病需要与转移性肺癌、转移性胃癌和转移性卵巢癌等相鉴别。

二、淋巴结胃癌转移

（一）概述

胃的淋巴引流非常发达，胃壁各层均存在毛细淋巴管且彼此吻合成网，因而肿瘤容易在胃壁内蔓延并发生转移。晚期胃癌淋巴结转移常见，甚至在早期胃癌亦可出现淋巴结转移。根据日本的资料，早期胃癌淋巴结转移的发生率为10%～25%。胃癌淋巴结转移发生率与肿瘤大小、生长方式、浸润深度及分化程度等相关。一般而言，胃癌沿着胃周淋巴管网逐级转移至腹主动脉旁淋巴结，经胸导管进入下腔静脉，并可到达左锁骨上、脐旁等远处淋巴结。临床上，以左锁骨上淋巴结（Virchow 淋巴结）肿大最为常见。

（二）临床表现

临床表现包括：①患者多为中老年人；②可因触及肿大的 Virchow 淋巴结而就诊；③早期胃癌患者可无症状；④进展期胃癌患者常有腹痛、食欲减退、体重减轻、腹部包块、腹水等消化道肿瘤症状和体征。

（三）组织形态特点

1. 肉眼病变 淋巴结肿大，常粘连融合形成团块状。切面灰白色，可见出血和坏死，质硬。

2. 光镜病变 淋巴结结构破坏，淋巴结内肿瘤的组织学形态多与肠型或弥漫型胃癌相似，呈腺管样、实性或弥漫性生长（图 26-1-2），亦可形成细胞外黏液湖。发生胃癌转移的淋巴结通常存在不同程度的促纤维增生、淋巴细胞浸润和结节病样肉芽肿等间质反应。

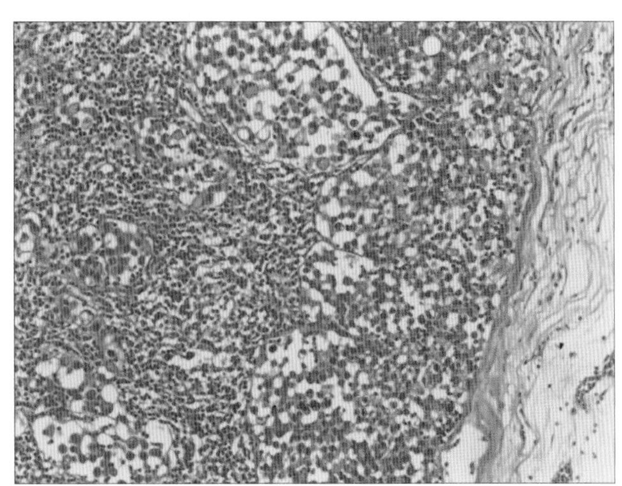

图 26-1-2 淋巴结（弥漫型）胃癌转移

（四）免疫表型

CK7、Villin、CEA 抗体阳性，CK20 抗体阴性，有助于支持肿瘤来源于胃癌。根据文献报道，部分胃癌亦可表达 CDX-2 和 CK20 抗体。胃癌通常不表达 ER、GCDFP-15、TTF-1 抗体，可与转移性乳腺癌、肺癌相鉴别。

（五）综合诊断

主要依靠临床病史、组织学形态特征和免疫组化染色做出诊断。

（六）鉴别要点

本病需要与转移性肺癌、转移性乳腺癌和转移性卵巢癌等鉴别。

三、淋巴结肺癌转移

（一）概述

淋巴道转移是肺癌最常见的扩散途径。根据尸检统计，50% 以上的肺癌病例可见肺门淋巴结转移。肺癌淋巴结转移发生率与肿瘤部位、组织学类型等相关，其中小细胞癌、腺癌、大细胞癌发生淋巴结转移的概率高于鳞状细胞癌，中央型高于周围型。多数情况下，肺癌沿肺内淋巴管网向肺门或隆突下淋巴结、纵隔淋巴结逐级转移，并可到达锁骨上、颈部等远处淋巴结。据文献报道，约有12% 的肺癌病例初诊时即发现有颈部淋巴结转移。

（二）临床表现

临床表现包括：①患者多为中老年人；②常有吸烟史；③可因触及肿大的锁骨上或颈部淋巴结而就诊；④通过检查常可发现肺内肿物。

（三）组织形态特点

1. 肉眼病变　淋巴结肿大，切面灰白，质硬，可见坏死。

2. 光镜病变　淋巴结结构破坏，被癌组织取代。肺小细胞癌转移者，通常见胞质稀少，深染的瘤细胞呈片状、带状排列，核分裂易见，常伴坏死和人工挤压现象（图 26-1-3）。肺腺癌转移者，癌组织多呈腺泡状、乳头状生长。肺鳞状细胞癌转移者，癌巢内通常可见细胞间桥、角化等结构特征。

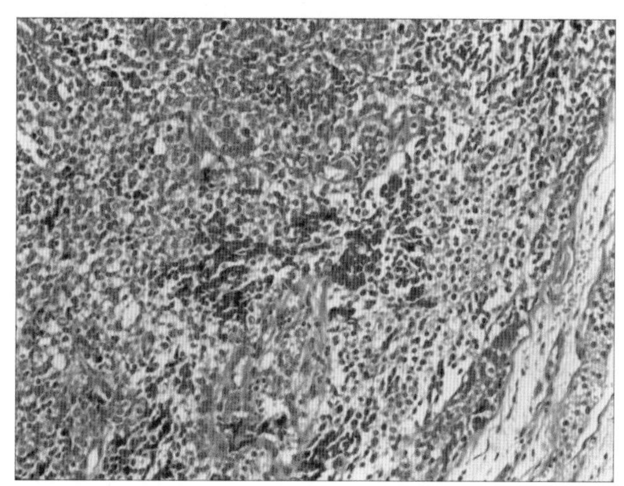

图 26-1-3　淋巴结肺小细胞癌转移

（四）免疫表型

TTF-1、CD56、Syn、CgA 抗体阳性，有助于支持肿瘤来源于肺小细胞癌。TTF-1、NapsinA、CK7 抗体阳性，CK20、Villin 抗体阴性，有助于支持肿瘤来源于肺腺癌。

（五）综合诊断

主要依靠临床病史、组织学形态特征和免疫组化染色做出诊断。

（六）鉴别要点

本病需要与转移性乳腺癌和转移性卵巢癌等相鉴别。

四、淋巴结肝癌转移

（一）概述

肝癌最常见的转移方式是血行转移，其次是淋巴道转移。据文献报道，在肝癌手术切除患者中淋巴结转移率为 1.6% ～ 5.9%，而尸检中肝癌淋巴结转移率可高达 25.5% ～ 32.9%。一般认为，肝癌沿肝内淋巴管向肝门淋巴结、门静脉腔间隙淋巴结逐级转移至腹主动脉旁淋巴结，经胸导管进入下腔静脉，并可到达左锁骨上、颈部等远处淋巴结。

（二）临床表现

临床表现包括：①患者多为中老年男性；②症状：肝区痛、食欲减退、腹胀、消瘦、乏力、出血倾向；③体征：肝大、腹水、黄疸；④血清甲胎蛋白（AFP）升高；⑤影像学检查常可发现肝脏肿物。

（三）组织形态特点

1. 肉眼病变　淋巴结肿大，切面灰黄、灰白，质硬，可见坏死。

2. 光镜病变　淋巴结结构破坏，被癌巢取代；癌组织可呈梁索状、片状、弥漫、实性或假腺管样排列，间质可有丰富的毛细血管或血窦；癌细胞呈多角形，胞质丰富，细颗粒状，可含胆汁小滴，细胞核大，核仁明显；分化程度差者，细胞多形，可见奇异的单核或多核巨细胞，病理性核分裂象易见（图 26-1-4）。

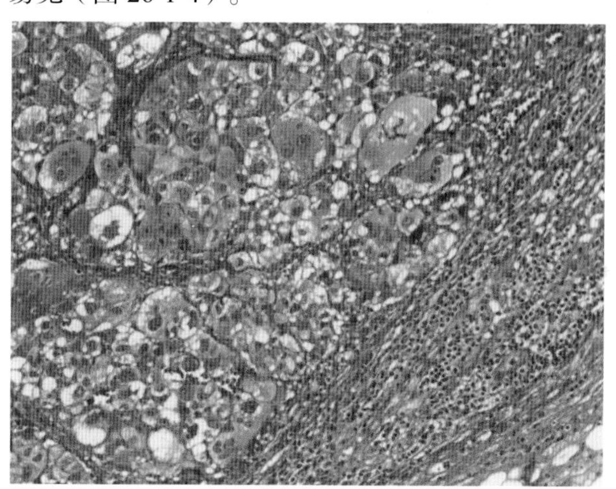

图 26-1-4　淋巴结肝细胞癌转移

（四）免疫表型

HepPar1、Glypican-3、CK8/18、AFP、HSP70抗体阳性，CD10、多克隆CEA抗体呈丛管状阳性，有助于支持肿瘤来源于肝细胞癌。

（五）综合诊断

主要依靠临床病史、组织学形态特征和免疫组化染色做出判断。

（六）鉴别要点

本病需要与胃、肠、胰腺等器官来源的肝样腺癌相鉴别。

五、淋巴结卵巢癌转移

（一）概述

淋巴道转移是卵巢癌最常见的播散途径之一。根据文献报道，卵巢癌腹膜后淋巴结转移率分别为Ⅰ期4.2%、Ⅱ期35.7%、Ⅲ期41.3%、Ⅳ期87.5%。卵巢癌淋巴引流途径包括：①沿卵巢门、卵巢悬韧带上行，注入腰淋巴结或腹主动脉旁淋巴结；②沿阔韧带下行，注入髂内、髂外或髂总淋巴结；③沿圆韧带，注入髂外尾部和腹股沟淋巴结。腹主动脉旁和盆腔淋巴结是卵巢癌淋巴转移的主要部位。此外，晚期卵巢癌患者也可发生体表淋巴结转移，常见部位依次为锁骨上、腹股沟、腋窝和颈部淋巴结。

（二）临床表现

临床表现包括：①患者多为中老年女性；②症状：腹痛、腹胀，当肿瘤蒂扭转时可导致急腹症；③体征：下腹部肿块，腹水，肿瘤破裂可导致腹膜刺激征；④血清糖类抗原125（CA125）、人附睾分泌蛋白4（HE4）升高；⑤影像学检查常可发现附件包块。

（三）组织形态特点

1. 肉眼病变 淋巴结肿大，切面灰白，质硬，可见坏死。

2. 光镜病变 淋巴结结构破坏，被癌巢取代；组织学类型以浆液性腺癌为主，其次为透明细胞癌和黏液性腺癌。

（四）免疫表型

CA125、CK7、WT-1、P53、ER、PR抗体阳性，CK20、Villin抗体阴性，有助于支持肿瘤来源于卵巢癌。

（五）综合诊断

主要依靠临床病史、组织学形态特征和免疫组化染色做出诊断。

（六）鉴别要点

本病需要与转移性甲状腺癌、转移性肺癌、转移性乳腺癌等相鉴别。

第二节　间叶组织来源肿瘤

一、淋巴结横纹肌肉瘤转移

（一）概述

横纹肌肉瘤是具有骨骼肌分化倾向的原始间叶性恶性肿瘤，好发于头颈部、躯干、四肢和泌尿生殖道等部位。肿瘤生长迅速，常呈浸润性或破坏性生长，容易发生转移。根据文献报道，横纹肌肉瘤血道转移率为49.21%，淋巴道转移率为24.56%。其中，腺泡状横纹肌肉瘤在疾病早期即可发生淋巴结和远处转移，并可以此作为首发症状。

（二）临床表现

临床表现包括：①胚胎性横纹肌肉瘤好发于婴幼儿和儿童，其中位年龄8岁；腺泡状横纹肌肉瘤好发于10～25岁的青少年，其中位年龄16岁；多形性横纹肌肉瘤好发于中老年，其中位年龄50～56岁；患病率男女比例为（1.2～1.3）：1。②当肿瘤浸润或压迫周围脏器时可出现各种症状，如疼痛、眼球突出、排尿困难等。③受累部位形成肿块。④影像学检查有助于发现肿瘤原发灶。

（三）组织形态特点

1. 肉眼病变 淋巴结肿大，切面灰红、灰白，鱼肉样，质软。

2. 光镜病变　淋巴结结构破坏，瘤细胞主要在窦内浸润，肿瘤细胞形态与原发灶相似。胚胎性横纹肌肉瘤由小圆形原始间叶细胞和各分化阶段的横纹肌母细胞混合构成（图 26-2-1）；腺泡状横纹肌肉瘤以小圆形原始间叶细胞形成腺泡状结构为特征；多形性横纹肌肉瘤由异型性明显的大圆形、多边形和梭形细胞组成，常见坏死灶。

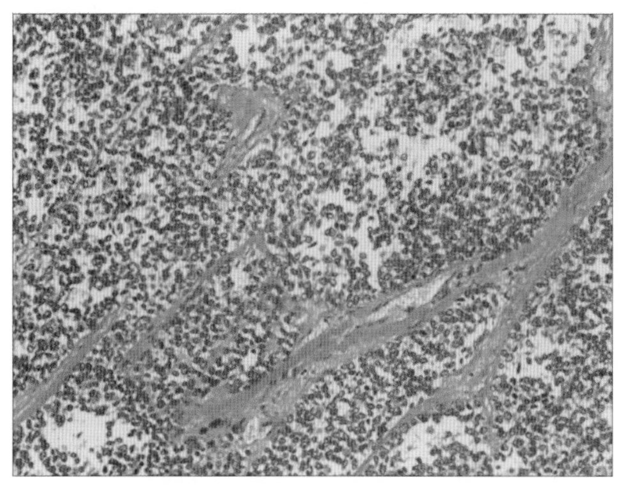

图 26-2-1　淋巴结横纹肌肉瘤转移

（四）免疫表型

Desmin、MSA、myogenin、MyoD1、myoglobin 抗体阳性，有助于支持肿瘤来源于横纹肌肉瘤。

（五）综合诊断

主要依靠临床病史、组织学形态特征和免疫组化染色做出诊断。

（六）鉴别要点

本病需要与恶性淋巴瘤、神经母细胞瘤、Ewing 肉瘤原始神经外胚层瘤（PNET）、促结缔组织增生性小圆细胞肿瘤等相鉴别。

二、粒细胞肉瘤

（一）概述

粒细胞肉瘤是发生在骨髓以外部位的原粒细胞（髓细胞）肿瘤，又称髓系肉瘤或绿色瘤。粒细胞肉瘤可发生于全身各处，常见部位包括淋巴结、皮肤、胃肠道、骨和软组织等。通常继发于粒细胞白血病，或与粒细胞白血病同时发生，偶尔先于粒细胞白血病出现，甚至在较长的时间内无粒细胞白血病继发。当临床上表现为急性髓系白血病时，受累淋巴结病变宜诊断为急性髓系白血病浸润。

（二）临床表现

临床表现为：①患者年龄分布较广，平均 56 岁（1 个月至 89 岁），男女比例为 1.2 ∶ 1；②当肿瘤浸润或压迫周围脏器时可出现各种症状，如疼痛、截瘫等；③受累部位形成肿块；④据文献报道，粒细胞肉瘤伴发于急性髓系白血病（AML）患者最常见，也可见于慢性粒细胞白血病（CML）和骨髓增生异常综合征（MDS）患者。

（三）组织形态特点

1. 肉眼病变　淋巴结肿大，可融合，切面灰红、灰白，鱼肉样，质软。

2. 光镜病变　淋巴结结构破坏，肿瘤细胞通常位于滤泡间区和髓窦，淋巴结包膜内可见单个瘤细胞呈列兵样排列，在结周可见瘤细胞呈脂膜炎样浸润；肿瘤由幼稚的粒细胞构成，瘤细胞形态相对一致，胞质中等，核圆形、不规则形或分叶状，核仁清晰；肿瘤细胞间可见散在分布的早幼、中幼嗜酸性粒细胞，具有诊断提示意义。

（四）免疫表型

MPO、溶菌酶、CD15、CD13、CD68KP-1 抗体阳性，有助于诊断。

（五）综合诊断

主要依靠临床病史、组织学形态特征和免疫组化染色做出诊断。

（六）鉴别要点

本病需要与淋巴母细胞性淋巴瘤、Burkitt 淋巴瘤、Ewing 肉瘤 /PNET、转移性横纹肌肉瘤等相鉴别。

三、淋巴结恶性黑色素瘤转移

（一）概述

恶性黑色素瘤是一类起源于神经嵴黑色素细胞的恶性肿瘤，常见于皮肤、黏膜、脉络膜等部位。肿瘤恶性程度高，容易出现转移，其中沿淋巴道转移多于血道转移。根据文献报道，恶性黑色素瘤淋巴结转移率可高达70.9%。

（二）临床表现

临床表现包括：①好发于中老年人，白色人种多见；②紫外线照射是主要危险因素；③多为原发性，少数由黑色素痣恶变而来；④少数病例（5%～15%）可只表现为转移性病变，难以找到原发灶；⑤临床上曾报道过发生淋巴结和远处转移后原发瘤完全消退的病例。

（三）组织形态特点

1. 肉眼病变 淋巴结肿大，切面呈黑色、黑褐色，常伴出血、坏死。

2. 光镜病变 淋巴结结构破坏，瘤细胞呈巢团状、条索状、腺泡状或乳头状排列；瘤细胞呈双向分化特点，既有梭形细胞又有上皮样细胞混合生长；部分瘤细胞可见胞质有深褐色的色素，亦可无色素；核圆形或椭圆形，核膜厚，核仁明显，常呈月牙样核或环抱现象；网状纤维无明显增多，纤维化少见（图26-2-2）。

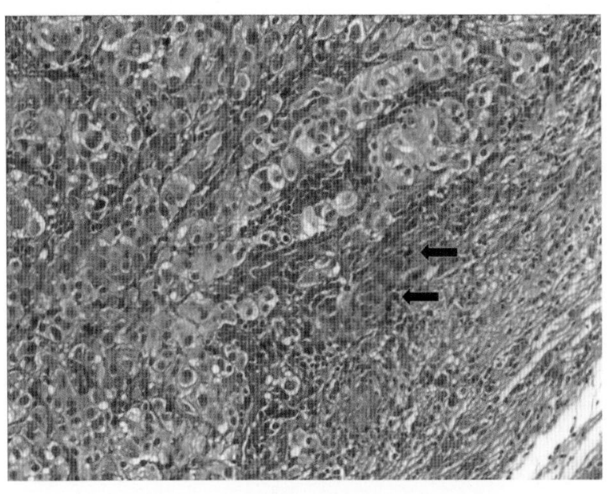

图26-2-2 淋巴结恶性黑色素瘤转移

（四）免疫表型

MITF、c-Met、CathepsinK、S-100、HMB45、MelanA抗体阳性，有助于支持肿瘤来源于恶性黑色素瘤。

（五）综合诊断

主要依靠临床病史、组织学形态特征和免疫组化染色做出诊断。

（六）鉴别要点

本病需要与淋巴结痣、淋巴结转移癌、恶性淋巴瘤等相鉴别。

（卢义生 叶伟标）

参考文献

陈剑，马金利，张盛箭，等. 2011. 局部晚期和复发性乳腺癌患者区域淋巴结转移分布特点及靶区勾画意义. 中华放射肿瘤学杂志，3：123-127.

韩立波，李进东，胡永校，等. 2003. 肺癌淋巴结转移特点的研究. 中华胸心血管外科杂志，19（5）：275-277.

Ikai I，Arii S，Okazaki M，et al. 2007. Report of the 17th nationwide follow-up survey of primary liver cancer in Japan. Hepatol Res，37（9）：676-691.

Watanabe J，Nakashima O，Kojiro M. 1994. Clinicopathologic study on lymph node metastasis of hepatocellular carcinoma：a retrospective study of 660 consecutive autopsy cases. Jpn J Clin Oncol，24（1）：37-41.

Yuki K，Hirohashi S，Sakamoto M，et al. 1990. Growth and spread of hepatocellular carcinoma：a review of 240 consecutive autopsy cases. Cancer，66（10）：2174-2179.

第五篇 分子遗传学技术

基因组技术助力血液疾病精准诊断

基因组（genome）指单倍体细胞中包括编码序列和非编码序列在内的全部DNA分子。基因组变异在血液系统疾病的发生发展过程中起着非常重要的作用。血液肿瘤发病的基因机制复杂，涉及多个基因变异在不同时期发挥不同的致病作用。近年来，随着基因组检测技术的快速发展和检测成本的不断下降，以及更加全面的血液肿瘤分子病理特征被发现，越来越多的基因组信息被应用于临床血液肿瘤诊疗工作当中，包括血液肿瘤诊断、分型、预后分层、疗效评估、检测微小残留病（minimal residual disease，MRD），以及指导个体化治疗等方面。基因检测是遗传性血液病最为准确的诊断标准，但约有1/2的致病基因尚未被发现。随着下一代测序（next generation sequencing，NGS）等高通量基因检测技术在临床的应用推广，将有更多的遗传性血液病基因被发现，更多的通过临床表型诊断的血液病从基因组学得到精准诊断。

人类基因组变异包括染色体畸变和基因结构变异。染色体畸变指DNA片段长度大于3Mb的基因结构变异，包括整倍体、非整数倍体、缺失、插入、倒位、易位等形式。基因结构变异指DNA片段在1kb～3Mb的基因结构变异，包括缺失、插入、重排、倒位及DNA拷贝数异常等。基因组变异导致蛋白表达异常是引起疾病的基础，血液肿瘤基因组变异除了上述不同形式的基因突变外，还可以通过表观遗传学的改变，引起蛋白表达异常。血液肿瘤的发生发展与DNA甲基化模式的变化密切相关，在骨髓增生异常综合征（myelodysplastic syndromes，MDS）和急性髓系白血病（acute myeloid leukemia，AML）等髓系血液肿瘤中，检测发现了癌基因的低甲基化和抑癌基因启动子超甲基化。通过对基因组甲基化程度及甲基化调节相关基因的检测，可用以指导血液肿瘤的诊断、预后判断以及去甲基化药物的个体化用药。

血液肿瘤相关基因数量众多，突变形式多样，因此分子诊断是一项复杂的工作。应综合检测的敏感性、特异性及成本等因素，根据基因突变形式选择最合适的基因检测技术平台。针对同一个分子标志物，根据不同临床诊断目的，需要选择不同的分子诊断技术。

荧光原位杂交（fluorescence *in situ* hybridization，FISH）是荧光标记的探针与待测样本细胞内的核酸进行原位杂交，通过荧光显微镜对荧光信号进行识别计数，在细胞遗传学水平对已知染色体或基因数量或结构异常进行可视化诊断。相对于染色体核型分析，FISH技术不需要细胞培养获取中期分裂象，操作简便，同时具有更高的敏感性，可以检测核型分析检测不出来的微缺失和易位，如MDS中5q缺失。与聚合酶链反应（PCR）比较，FISH技术不需要进行核酸扩增，从而能够减少假阳性和假阴性的发生，但敏感性相对差，不作为MRD监测应用。

以PCR为基础衍生出的多种体外核酸扩增技术在血液系统疾病诊断中获得了广泛应用。反转录PCR（reverse transcription PCR，RT-PCR）是用来检测mRNA的常用方法，在血液肿瘤中通常用于融合基因的检测。荧光定量PCR（fluorescent quantitative PCR，FQ-PCR），在PCR反应体系中加入荧光基团，通过标准曲线对未知模板核酸进行定量分析，通过对*bcr-abl*等融合基因和*NPM1*等突变基因的定量检测，进行MRD监测。数字

PCR（digital PCR）是通过微滴式独立反应体系、荧光信号判读，实现无须标准品的核酸分子绝对定量，在血液肿瘤MRD监测中具有较好的临床应用前景。多重连接探针扩增技术（multiplex ligation-dependent probe amplification，MLPA）的基本原理是探针和靶序列DNA进行杂交，对连接完好的探针进行扩增，产物通过毛细管电泳分离及数据收集，实现对待检DNA序列的定性和半定量分析。在血液系统疾病中MLPA通常用于检测已知基因大片段缺失或重复，如*IKZF1*基因重排、21号染色体内部扩增（iAMP21）等急性淋巴细胞白血病的相关基因突变，以及编码凝血因子Ⅷ的*F8*基因大片段缺失突变。

NGS通过高通量核酸测序，可实现高效的多基因多位点已知突变检测，也可以进行全基因组或全外显子组测序，发现新的未知突变。与Sanger测序相比较，NGS在通量、时效及突变检测敏感性方面有明显的优势，在临床和医学科研中应用广泛。目前，因具有良好的准确性，Sanger测序通常作为检出突变验证的金标准，也在遗传性血液病的胚系突变检测中得到了广泛应用。

染色体微阵列分析技术（chromosomal microarray analysis，CMA），也称基因芯片技术，是将大量已知的寡聚核苷酸序列（基因探针）规律地固定在支持物上形成DNA微阵列芯片，通过待测基因组与DNA库的杂交，可在全基因组范围内同时检测染色体数量变化，以及微缺失、微重复、单亲二倍体、嵌合体等，而这些变异通过传统的细胞核型分析和FISH是不能检出的。MDS诊断与治疗中国专家共识建议CMA可作为常规核型分析的有效补充，但CMA技术无法检测到染色体平衡易位。

近年来，以NGS为代表的基因组检测技术得到了快速发展，人们对血液系统等疾病发生发展的分子生物学机制认识得更加全面，从科学研究到临床应用，新的靶向药物也日新月异，精准全面的疾病诊断促进了实现更加科学的个体化治疗。

（胡　元）

第二十七章

PCR 技术

聚合酶链反应（polymerase chain reaction，PCR）技术是根据 DNA 半保留复制原理设计的一种生物体外核酸扩增技术，该技术在模板 DNA、引物、四种 dNTP 和 DNA 聚合酶等条件存在下，经多次重复变性、退火、延伸合成大量的新 DNA 链，是一种选择性 DNA 快速扩增技术，常用于基因检测与分子诊断。

人类对于核酸的研究已逾一百多年。Khorana 于 1971 年最早提出核酸体外扩增的设想。1973 年，台籍科学家钱嘉韵发现了稳定的 *Taq* DNA 聚合酶，为 PCR 技术的发展做出了基础性贡献。1985 年 Kary B. Mullis 等发明了聚合酶链反应，即简易 DNA 扩增法，在 *Science* 杂志上发表了关于 PCR 技术的第一篇学术论文。从此，PCR 技术得到了生命科学界的普遍认同，Mullis 也因此而获得 1993 年的诺贝尔化学奖。1988 年初，Keohanog 通过改进所使用的酶提高了扩增的真实性。之后，Saiki 等从水生嗜热杆菌内提取到一种耐热的 DNA 聚合酶，PCR 技术的扩增效率因此而大大提高，使得该技术成为遗传学与分子生物学分析的基石。

在检测特定分子异常（如突变、融合）时，通常需要在标本采集和核酸提取之后进行特定 DNA 片段的扩增。作为分子生物学的关键技术，PCR 技术的发展经历了终点 PCR、实时 PCR 和数字 PCR 三个阶段，实现了定性检测到绝对定量的转变。面对高 GC 模板和稀有突变的扩增难题，以及快速、高效和经济的需求，又诞生了极限 PCR、光 PCR、Cast PCR 和脉冲 PCR 等多种新型 PCR 技术。其中，定量 PCR 技术在各级临床实验室得到了迅速推广。在临床血液学中，PCR 已成为较领先的辅助诊断技术，可用于检测微小残留病（MRD）、证明细胞克隆性及其谱系、确定特定的基因重排、识别点突变等方面。

本章主要介绍 PCR 的基本原理与技术、PCR 实验室管理规范以及 PCR 的临床血液学应用。

第一节　技术原理

PCR 技术是以 DNA 或 cDNA（complementary DNA，以 RNA 为模板反转录而成）作为模板，上下游 DNA 引物结合到目标 DNA 的特定区域，DNA 聚合酶同时延伸 DNA 双链，经过反复的变性—退火—延伸等循环使目标序列呈指数级扩增，可将微量的 DNA 大幅扩增。

该技术是在模板 DNA、引物和四种脱氧核糖核苷酸存在的条件下，依赖于 DNA 聚合酶的酶促合成反应（图 27-1-1）。DNA 聚合酶以单链 DNA 为模板，借助一小段双链 DNA 来启动合成，通过一个或两个人工合成的寡核苷酸引物与单链 DNA 模板中的一段互补序列结合，形成部分双链。在适宜的温度和环境下，DNA 聚合酶将脱氧单核苷酸加到引物 3′—OH 末端，并以此为起始点，沿模板 5′→3′ 方向延伸，合成一条新的 DNA 互补链。

PCR 技术由变性—退火（复性）—延伸三个基本反应步骤构成（图 27-1-1）。

1. 变性　变性温度是决定 PCR 反应中双链 DNA 解链的温度，如果达不到变性温度就不会产生单链 DNA 模板，PCR 不会启动。变性温度低则变性不完全，DNA 双链会很快复性，因而减少产量。变性温度一般取 90 ～ 95℃。样品一旦达到此温度宜迅速冷却到退火温度。DNA 变性只需要几秒钟，以保持 *Taq* DNA 聚合酶的活力，加入 *Taq* DNA 聚合酶后最高变性温度不宜超过 95℃。模板 DNA 经加热至 93 ～ 97℃后，其双螺旋氢链解离成为单链，以便与引物结合，为下轮反应做准备。

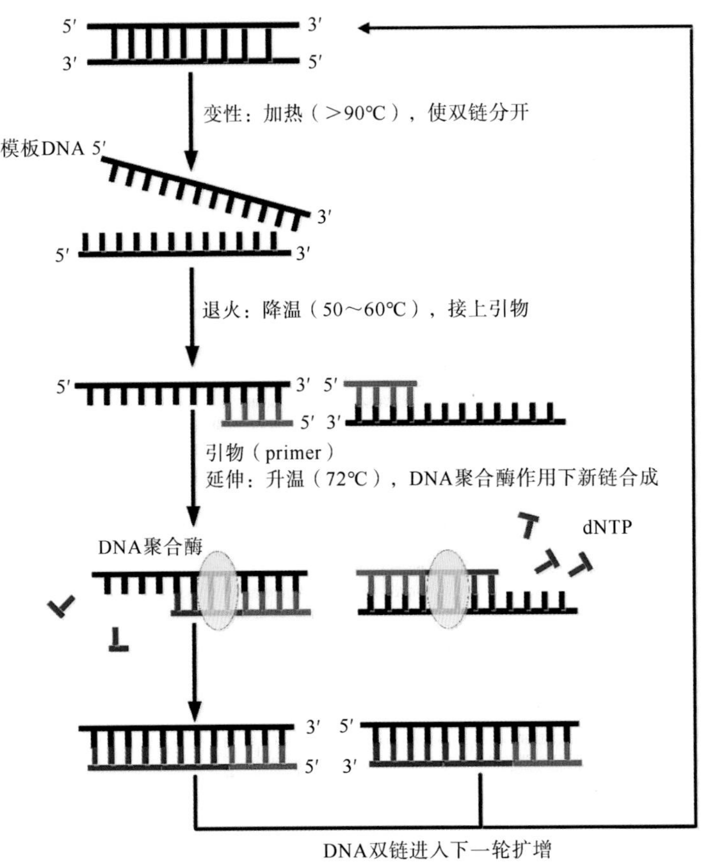

图 27-1-1 聚合酶链反应原理

2. 退火（复性） 退火温度决定 PCR 特异性与产量；温度高特异性强，但温度过高时引物不能与模板牢固结合，DNA 扩增效率下降；温度低产量高，但温度过低可造成引物与模板错配，非特异性产物增加。一般先由 37℃反应条件开始，设置一系列对照反应，以确定某一特定反应的最适退火温度，也可根据引物（G+C）% 含量推测，把握试验的起始点。一般试验中退火温度 T_a（annealing temperature）比扩增引物的解链温度 T_m（melting temperature）低 5℃，可按公式进行计算：

$$T_a = T_m - 5℃ = 4（G+C）+ 2（A+T）- 5℃$$

其中，A、T、G、C 分别表示相应碱基的个数。例如，20 个碱基的引物，如果（G+C）% 含量为 50%，则 T_a 的起点可设在 55℃。在典型的引物浓度时（如 0.2μmol/L），退火反应数秒即可完成，长时间退火则无必要。

模板 DNA 经加热变性成单链后，温度降至略低于引物 T_m 值（如 55℃左右），两条引物与模板 DNA 单链的互补序列即配对结合形成杂交链。

3. 延伸 在 70 ～ 75℃ DNA 模板－引物结合物在 DNA 聚合酶的作用下，以 dNTP 为反应原料，以靶序列为模板，按碱基互补配对与半保留复制原理，合成一条新的与模板 DNA 链互补的半保留复制链，而且新链又可成为下次循环的模板。每完成一个循环需 2 ～ 4min，2 ～ 3h 就能将目的基因扩增至 $2×10^6$ ～ $2×10^7$ 个拷贝。

第二节 影响 PCR 扩增的要素

一、PCR 反应的基本组分

PCR 反应的基本组分包括模板 DNA、特异性引物、*Taq* DNA 聚合酶、dNTPs 和含 Mg^{2+} 的反应缓冲液。

二、PCR 反应体系

按照 PCR 反应试剂盒说明书向 0.2ml 的无 RNA 酶的无菌反应管中依次加入一定量的 2× *Taq* PCR Mix、模板 DNA、引物和无 RNA 酶（RNasefree）ddH_2O。其中，2×*Taq* PCR Mix 含 *Taq* DNA 聚合酶、PCR 反应缓冲液、dNTPs 和 Mg^{2+} 等。

三、PCR 反应的基本步骤

1. 模板 DNA 变性 双链 DNA 模板加热到一定温度如 94℃时完全变性或解离成单链，同时引物自身和引物之间的局部双链也被解开。

2. 模板 DNA 与引物退火 经加热模板 DNA 变性成单链后，温度降至 55℃左右，寡聚核苷酸引物与模板单链按碱基互补配对原则特异性结合。

3. 引物延伸 温度升至 72℃，在 DNA 聚合酶的作用下，以引物为起始，合成与模板 DNA 互补的新链。

多次循环（25～30 次）后即可达到扩增特定 DNA 片段的目的。

四、PCR 反应程序设计与反应参数的确定

（一）程序设计

在 PCR 扩增仪上设定如下扩增程序。

预变性：90～95℃（3～5min）
变性：90～95℃（3～5min）
退火：45～65℃（3～5min）
延伸：72℃（3～5min）
（变性、退火、延伸：25～30 次循环）
最终延伸：72℃（3～5min）
保存：4℃

（二）反应参数的确定

PCR 反应的参数包括变性温度和时间、复性温度和时间、延伸温度和时间、循环数四个方面，在 PCR 反应中发挥着至关重要的作用。前 3 个要素前面已作叙述，在此着重介绍 PCR 反应循环数的确定。

循环数决定 PCR 扩增的产量。模板初始浓度低，可增加循环数以便达到有效的扩增量。但循环数并不是可以无限增加的。一般循环数为 25～30 个左右，DNA 扩增量明显增加，循环数超过 30 个以后，DNA 聚合酶活性逐渐达到饱和，产物的量不再随循环数的增加而增加，出现了所谓的“平台期”。如有需要，可将第一次 PCR 产物稀释后再进行扩增。

五、影响 PCR 反应的因素

1. DNA 模板 任何来源的各种构型的含量极低的 DNA 样品均可作为 PCR 模板，但是轻微的污染都可能影响 PCR 的最终结果。

2. 脱氧核苷三磷酸（dNTP） 4 种 dNTP 在 PCR 反应中浓度应相等，浓度过高会抑制 *Taq* DNA 酶活性，增加错配率。

3. 引物 引物是整个 PCR 反应的关键。引物的浓度一般是 0.1～0.5mmol/L，浓度过低会影响扩增的效率和产率，过高则易增加非特异性扩增从而形成引物二聚体。

引物设计原则如下：

（1）长度一般为 15～30bp。

（2）GC 含量一般为 45%～55%。

（3）两条引物退火温度接近，T_m 差值最好小于 5；引物内部或引物之间无互补，以免引起发夹结构和引物二聚体。

（4）核苷酸序列不连续。

4. Mg^{2+} 浓度 Mg^{2+} 是 DNA 聚合酶发挥作用必不可少的成分。最适浓度一般为 0.5～2.5mmol/L，过低无法启动扩增反应，过高则可能影响产物的特异性。

5. *Taq* DNA 聚合酶 该酶同时具有 5′→3′ 的 DNA 聚合活性和外切活性，反应最适终浓度为 2～2.5u/100μl，可以根据需要选择不同的 *Taq* 酶如扩增长片段的 *Taq* 酶、高速扩增的 *Taq* 酶等。

六、琼脂糖凝胶电泳检测 PCR 产物

（一）琼脂糖凝胶电泳原理

琼脂糖凝胶电泳是用琼脂糖作支持介质的一种电泳方法，具有“分子筛”和“电泳”的双重作用。DNA 分子在琼脂糖凝胶中电泳时有电荷效应和分子筛效应，在高于等电点的 pH 溶液中带负电荷，在电场中向正极移动。DNA 分子电泳的最适条件为电泳缓冲液的 pH 在 6～9、离子强度为 0.02～0.05mmol/L。常用 1% 的琼脂糖作为电泳

支持物，约可区分相差 100bp 的 DNA 片段，其容易制备，分离范围广，现已广泛应用于核酸的研究中。

实验室常用的核酸染色剂是溴化锭（EB），其染色效果好，操作方便，但是稳定性差，具有毒性，极易污染。电泳时 EB 可与 DNA 结合，电泳后在紫外光照射下可观察到荧光，从而可以对分离的 DNA 进行检测。

（二）琼脂糖凝胶电泳实验步骤

制胶完成后在梳孔中加入等体积的样品和 Marker，然后进行电泳，最后在凝胶成像系统或紫外灯下观察结果。

七、常规 PCR 技术的应用

常规 PCR 技术是一种用于体外扩增特定 DNA 片段的分子生物学技术，现多用于目的基因克隆、基因鉴定及基因突变检测等方面。

第三节　血液疾病监测中常见的 PCR 技术

随着分子生物学的深入研究，作为分子生物学的经典方法，PCR 技术因不同领域的不同需要，在各方面都得到了完善和发展。实时荧光定量 PCR（real-time fluorescent quantitative PCR，RQ-PCR）的出现，使 DNA 或 RNA 检测实现了从定性到定量的突破性进展。RQ-PCR 运用由计算机控制的新型、便携设备进行自动化操作，与传统 PCR 相比，具有重复性好、定量准确、更加特异灵敏且自动化程度高等特点，该技术现已在基础科学研究、医学诊断、药物研发及海关检验检疫等科研和实践领域得到广泛应用。

一、实时荧光定量 PCR 技术

（一）实时荧光定量 PCR 技术的原理

RQ-PCR 技术是在 PCR 技术的基础上，加入荧光报告基团和荧光猝灭基团（图 27-3-1），荧光染料可特异性地渗入 DNA 双链发出荧光信号，随着 PCR 的进行，扩增产物不断累积，荧光信号不断累积，可通过荧光强度的变化检测扩增产物量的变化，然后通过标准曲线对未知模板进行定量分析。整个反应过程可分为荧光背景信号（baseline）阶段、荧光信号指数扩增阶段（exponential phase）和平台期（plateau）3 个阶段（图 27-3-2）。在荧光背景信号阶段，背景信号可掩盖 PCR 扩增产生的弱荧光信号，因此无法判断产物量的变化；在荧光信号指数扩增阶段，PCR 扩增产物量的对数值与起始模板量之间存在线性关系；而在平台期，扩增信号达到稳定，扩增产物不再增加。

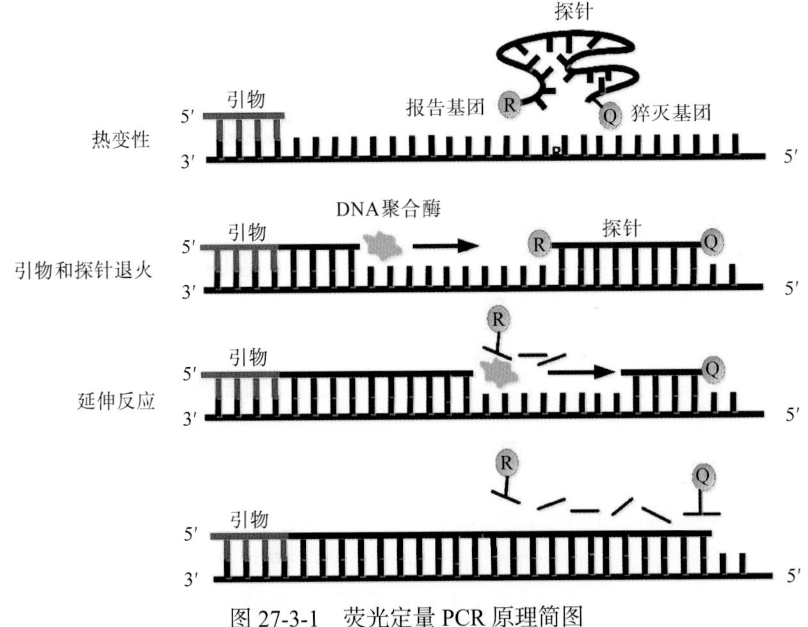

图 27-3-1　荧光定量 PCR 原理简图

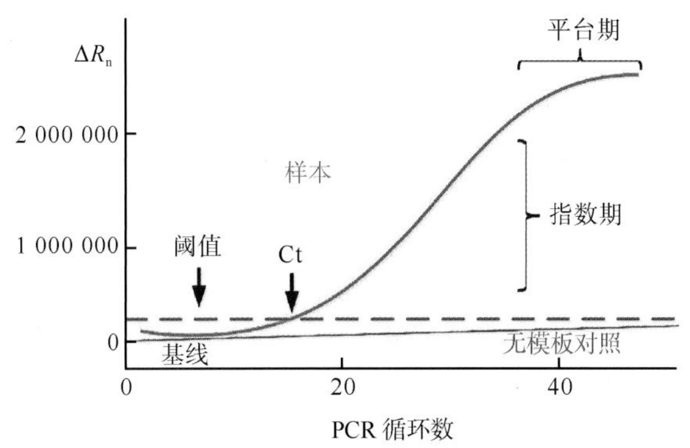

图 27-3-2　荧光定量 PCR 过程

为便于比较分析，引入两个基本概念（图 27-3-2）：荧光阈值（threshold）和阈值循环数（threshold cycle，Ct），前者是荧光扩增曲线上人为设定的一个值，缺省设置为 3 ～ 15 个循环的荧光信号标准差的 10 倍，Ct 值则是指每个反应管中荧光信号到达设定阈值时所经历的循环数，具有重现性。研究证明，模板起始拷贝数的对数与 Ct 值呈线性关系，起始拷贝数越多 Ct 值越小，因此，可根据已知拷贝数的标准品绘制出的标准曲线，对荧光信号进行实时监测获得待测样品的 Ct 值，即可计算出待测样品的起始拷贝数。

（二）实时荧光定量 PCR 技术的分类和特点

根据所用荧光物质的化学原理和检测特异性，将 RQ-PCR 技术分为非探针类和探针类两种，非探针类是利用荧光染料或特殊设计的引物对特异性或非特异性的 PCR 产物进行检测；而探针类是利用荧光素与寡聚核苷酸相连，对特异性的 PCR 产物进行检测。前者简便易行，而后者由于增加了探针的识别步骤，特异性更高。

1.DNA 染料法　目前有多种双链 DNA 结合染料可用于 RQ-PCR，如 EB、SYBR Green Ⅰ、SYBR Gold、Eva Green 等，其中 SYBR Green Ⅰ的应用最为广泛（图 27-3-3），最大吸收波长约为 497nm，最大发射波长约为 520nm，对 DNA 具有高亲和力，可与所有 DNA 双链的小沟结合，发出较强的荧光，在 qPCR 延伸阶段能够被检测到，具有较强的敏感性，操作简易且价格较低，所以应用广泛。但是在扩增过程中，由于 SYBR Green Ⅰ可与所有双链 DNA 结合，非特异性扩增产物和引物二聚体也能与之结合产生荧光信号而引起假阳性，准确性不如探针法。

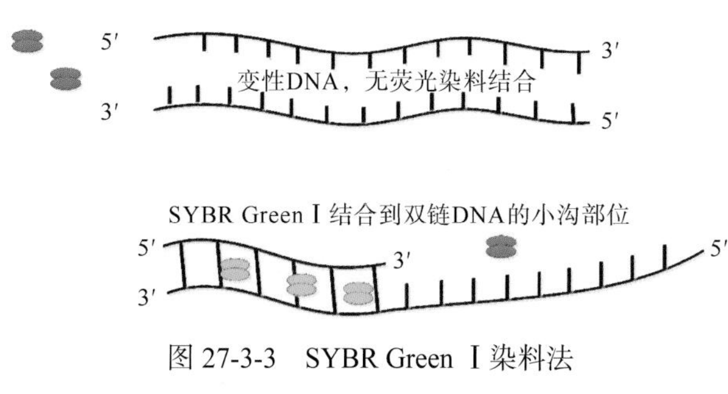

图 27-3-3　SYBR Green Ⅰ染料法

研究对比发现，Eva Green 比 SYBR Green Ⅰ具有更强的稳定性和敏感性，Eva Green 在饱和的情况下可以产生更强的荧光信号，并且适合高分辨率的熔解曲线分析。

2. 荧光探针法

（1）引物 / 探针法：引物 / 探针是将特异性引物和探针设计到同一个分子中的一段寡聚核苷酸。目前常用的引物 / 探针有 Scorpion 引物 / 探针和 LUX（light upon extention）引物。

Scorpion 引物 / 探针中包含一个发夹结构的探针和一条引物，发夹结构中的环状部分可与 DNA 靶序列特异性结合。发夹结构能够阻止引物二聚体的形成和非特异性扩增，而且荧光信号产生迅速，灵敏性和准确性相对较高。与之原理相似的还有 Amplifluor 引物 / 探针，二者的主要区别是 Amplifluor 引物 / 探针发夹结构的 3′ 端没有连接聚六乙二醇（HEG）阻滞剂。

LUX 引物上标记有荧光基团，引物同时起到荧光探针的作用，是较新的 RQ-PCR 技术。与 Scorpion 和 Amplifluor 引物 / 探针不同的是，该引物内部只有荧光报告基团和特异性引物，没有探针和荧光猝灭基团，因此，整个系统更加简单，灵敏度更强，但特异性不如 Scorpion 和 Amplifluor 引物 / 探针。

（2）探针法：水解探针的主要原理是将 DNA 探针结合在待扩增区域，扩增过程中，具有 5′→3′ 外切酶活性的 *Taq* 酶延伸引物链到 DNA 探针时，将 DNA 探针逐一降解，释放出荧光报告基团，因此，反应体系中的荧光强度与 PCR 产物呈正比。Taq 技术是应用较早、使用较广泛的水解探针技术，可以利用多种荧光基团如 FAM、HEX、TET 同时进行多重实时定量 PCR 分析，对设计要求较高，否则易形成引物二聚体，因猝灭不彻底产生残余荧光信号可导致本底信号较高，价格也较高。

TaqMan MGB（minor groove binding-TaqMan）探针法是近年在TaqMan探针的基础上发展来的方法。该探针的3′端增加了MGB修饰基团，该基团能与双链DNA的小沟部位结合，增强了探针与特异性靶序列的识别和结合能力，可将探针T_m值提高10℃左右，所以可以设计更短的探针进行检测，在降低合成成本的同时也提高了结果的准确性，并且该探针3′端与MBG相连的猝灭基团采用的是非荧光猝灭基团，本身不产生荧光，大大降低了本底信号的强度，提高了荧光信号的信噪比。

杂交探针也称FRET探针，包括一对识别同一条链相邻序列的寡聚核苷酸探针。其中，一个探针的5′端带有荧光猝灭基团，3′端附着一个磷酸基团来阻止其在复性时延伸，另一个探针的3′端带有荧光报告基团。只有两个探针都与模板正确杂交时，才会发生荧光猝灭，所以特异性相对较高；探针不会被水解，可以反复利用，还可以进行熔解曲线分析。但是此方法需要合成两个较长的探针，成本相对较高，两个探针与模板杂交，会影响PCR的扩增效率。

（3）核酸类似物法：核酸类似物是一种与天然RNA和DNA结构相似的混合物，目前常应用于qPCR技术中，一般来说，它们包含了天然DNA的所有优点，但在生物液体环境中更加稳定，提高了与互补核酸序列的亲和力。这些类似物包括PNAs（peptide nucleic acids）、LNAs（locked nucleic acids）、ZNAs（zip nucleic acids），以及非自然碱基（isoguanine，iG）等。

以锚定核苷酸探针LNA和肽核酸探针PNA为例，其工作原理与传统探针法相似。LNA探针包含核酸类似物，因此不易被核酸酶降解。LNA探针由LNA核苷酸和未经修饰的DNA或RNA核苷酸结合在一起共同构成，热稳定性强，提高了探针的T_m值，增强了对靶序列的特异性。PNA探针由非手性电中性的核酸类似物构成，其糖－磷酸骨架由肽单位代替，对核酸酶和蛋白酶有更强的耐受性，能在较低浓度的盐溶液中与DNA结合；PNA呈电中性，可降低DNA链的相互排斥作用，所以PNA探针对双链DNA和RNA具有更强的亲和力和特异性。

（三）实时荧光定量PCR的应用

近年来RQ-PCR技术凭借定量准确、简易高效、特异灵敏的特点，已广泛应用于科学研究和生产实践之中，尤其是分子生物学研究中的各个领域；RQ-PCR技术发展迅速，在病原体感染检测、无创产前检查、基因缺陷性疾病检测、血液疾病的诊断与微小残留监测中广泛应用。

1. 病原体感染检测 与传统PCR相比，RQ-PCR在病原体感染检测方面具有明显优势，除可对病原体等待检样品进行定性和准确定量外，还可动态检测潜在病原体的变化过程，为临床提供诊断和治疗依据。目前，该技术已成功应用于乙型肝炎病毒、人类免疫缺陷病毒、幽门螺杆菌及结核杆菌、人类乳头瘤病毒等多种病原体的检测研究，具有高特异性、高灵敏性，且检出阳性率高。

2. 无创产前检查 胞外胎儿DNA起源于胎盘中凋亡的滋养细胞，母体血液的DNA中有2%～6%来源于胎儿，在母体怀孕7周左右即可检测出胞外胎儿DNA。利用RQ-PCR技术检测孕妇外周血对胞外胎儿DNA进行分析可以实现无创产前检查，该方法灵敏、准确，并且避免了传统微创检查导致的约1%的流产风险。该技术的推广应用可逐步减少未来接受微创检查的孕妇数量和降低检查风险。

3. 基因缺陷性疾病检测 基因缺陷性疾病多为先天性遗传，其分子机制主要为基因混乱（genetic disorder），近年来RQ-PCR在检测灵敏度、多位点一次性检测等方面发展迅速，广泛应用于基因缺陷性疾病的检测领域。例如，钙网蛋白（CALR）基因2种类型的突变均可导致移码，使CALR产生不同的C端序列，与原发性血小板增多症和原发性骨髓纤维化密切相关。遗传性血栓形成倾向与凝血因子Ⅱ基因（G20210A）、凝血因子Ⅴ基因（G1691A）及亚甲基四氢叶酸还原酶基因（C677T和A1298C）中的4个点突变高度相关。Bogdanov等使用微芯片多重实时荧光定量PCR技术（micro-chipbased multiplex real-time PCR）检测该疾病，对多个突变位点进行同时检测，与传统方法相比，减少了DNA模板量，节约了成本，而且提高了检测效率。

4. 血液疾病的诊断与微小残留监测

（1）血液疾病的诊断：慢性粒细胞白血病（CML）Ph 染色体是 CML 的特征性异常染色体，其易位的后果是使位于 9q34 上的 *ABL* 原癌基因易位至 22q11 的 *BCR* 基因上，产生 *BCR-ABL* 融合基因，表达具有高酪氨酸激酶活性的 BCR-ABL 融合蛋白，该蛋白在 CML 发病中起重要作用，利用 qPCR 检测该融合基因可监测患者的预后。急性髓系白血病部分分化型（M2）的变异型 t（8；21）可产生一种融合基因 *AML1-ETO*，这种融合基因在 M2 中的发生率为 20% ～ 40%，在 M2b 中可达 90%，通过 RQ-PCR 检测该融合基因可准确鉴别这两种白血病。

急性早幼粒细胞白血病（APL）特异性染色体易位是 t（15；17）（q22；q21），易位的结果是使 15 号染色体上的 *PML* 原癌基因与 17 号染色体上的维 A 酸受体 α（RARα）基因融合产生 *PML-RAR*α 融合基因。临床上变异型 APL（M3v，M3b）与急性粒细胞白血病部分分化型（M2）较难鉴别。RQ-PCR 技术可监测该融合基因表达的变化情况，对治疗方案的选择有明确的指导作用。在经全反式维 A 酸（ATRA）治疗和化疗达完全缓解（CR）的 M3，*PML-RAR*α 融合基因阳性者极易在 10 个月内复发，而融合基因阴性者复发率低。

急性粒 – 单核细胞白血病（M4）中存在一类特殊类型的白血病，即 M4Eo，在 90% 以上的患者中可检测到 inv（16）（p13；q22），为第 16 号染色体长臂上的 *CBFβ* 基因与短臂上平滑肌肌球蛋白重链基因（*MYH11*）发生融合，产生融合基因 *CBFβ- MYH11*，表达该基因的患者预后较好，可用 RQ-PCR 技术检测该融合基因的表达变化情况来观察患者的预后。

（2）血液疾病微小残留监测：在血液系统当恶性细胞具备某种肿瘤特异的克隆性基因改变时，可使用 PCR 检测血液疾病 MRD。例如，T 细胞抗原受体（TCR）和 B 细胞抗原（Ig）在淋巴细胞发育过程中发生基因重排，由不同可变区（V）、多变区（D）、连接区（J）基因片段的随机组合形成特定的 V-（D）-J 片断，加上其连接处随机丢失或插入部分碱基形成的 N 区，使得重排具有高度多样性。因此，TCR/Ig 基因重排可作为检测 MRD 的可靠的标志分子。染色体易位产生的融合基因及其转录产物（mRNA）可作为检测 MRD 的标志物。常见的如位于染色体 9q34 的 Abelson 原癌基因（*abl*）易位至 22q11 的断裂点簇区（*bcr*），可形成 *bcr/abl* 融合基因。t（9；22）易位可见于 95% 的慢性粒细胞白血病（CML），依其特定的断裂点进行 PCR 检测具有高度特异性。而 t（15；17）易位见于 90% 以上急性髓细胞白血病（AML）-M3。急性早幼粒细胞白血病（APL）易位导致 15q24 的转录因子基因 *PML* 与 17q21 的 *RAR*α 基因融合，形成 *PML/RAR*α 融合基因，可作为标志物进行 MRD 检测。重排基因黑色素瘤优先表达抗原（PRAME）在一些 AML 和急性淋巴细胞白血病（ALL）中均有不同程度的表达。此外，25% 的 ALL 中可检测到 *tal-1* 基因缺失，也是 T 细胞淋巴瘤中最常见的分子缺失类型。*ras* 原癌基因点突变存在于近 20% 成人 ALL 和 6% 儿童 ALL 中，*N-ras* 基因突变可作为 ALL 的基因标志。*p53* 抗癌基因点突变可在 ALL 中发生，WTI 基因在各类白血病中高度表达，可以作为一个广谱的白血病标志物，用于 MRD 的检测。

（四）问题和展望

RQ-PCR 作为一种核酸定量技术，实现了传统 PCR 定性到精准定量的飞跃，现已广泛应用于生命科学、医学诊断等领域。但是目前该技术还存在一些局限性，如实验操作的规范性：实验过程中是否设计合理的对照和重复，样品数量上是否满足生物学重复和技术重复等。因各实验室制定的标准曲线存在差异，采用的统计方法也不尽相同，造成实验结果间缺乏可重复性和可比性。2013 年，科学家在 RQ-PCR 数据规范 MIQE（the minimum information of quantitative real-time PCR experiments）指南的基础上提出了 digital MIQE 指南，这就要求 RQ-PCR 的实验设计和操作更具规范性，获得重复性更好和精确度更高的数据。另外，该技术对设备要求较高、荧光探针价格较高等因素都需要在科技进步的基础上逐步改善。但随着科学的不断发展、仪器设备和试剂费用的降低以及相关知识普及，RQ-PCR 将成为未来分子生物学实验室必备的研究手段，在生命科学领域得到更加广泛的应用。

二、反转录 PCR 技术

反转录 PCR 又称为逆转录 PCR（reverse transcription-polymerase chain reaction，RT-PCR），是指一种将 RNA 的反转录和 cDNA 的聚合酶链式扩增反应（PCR）相结合的实验技术。该技术具有灵敏性高、操作简单等优点，用途广泛，常用于检测细胞 / 组织中基因表达水平、细胞中 RNA 病毒的含量和直接克隆特定基因的 cDNA 序列、克隆目的基因等方面。

（一）反转录技术的原理

RT-PCR 是指扩增模板为 RNA（如融合转录本），利用 RNA 依赖性的 DNA 聚合酶即反转录酶进行扩增的 DNA 聚合反应。cDNA 的合成是 RT-PCR 的关键环节。提取组织或细胞中的总 RNA，以 mRNA 为模板，采用 oligo（dT）或随机引物利用反转录酶反转录成合成互补的 DNA（cDNA），再按照常规 PCR 的方法以 cDNA 为模板，即可扩增出不含内含子的可编码完整基因的序列（图 27-3-4）。RT-PCR 使 RNA 检测的灵敏度提高了几个数量级，使一些极为微量 RNA 样品分析成为可能。

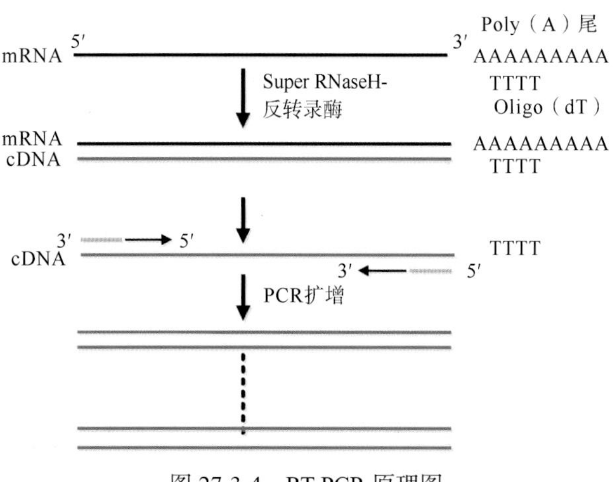

图 27-3-4　RT-PCR 原理图

（二）反转录体系

反转录体系包括以下主要组分：

1. 反转录酶　有两种不同的反转录酶可以催化 mRNA 合成 cDNA 链。一种来自纯化的禽成髓细胞瘤病毒（AMV），由两条肽链组成，具有聚合酶活性和很强的核糖核酸酶 H（RNase H）活性，最适温度是 42℃，最适 pH 8.3。在高反应温度时可消除 mRNA 的二级结构对反转录的阻碍，但高水平的 RNase H 的活性抑制 cDNA 产生同时限制其长度。另外，禽源反转录酶制剂可被核酸内切酶污染。

另一种来源于鼠白血病病毒（Mo-MLV），单肽链，有聚合酶活性和相对较弱的 RNase H 活性，最适温度 37℃，最适 pH 7.6，较弱的 RNase H 活性对于获得 2 ～ 3kb 的 mRNA 的全长 cDNA 有利。第一链反应前用氢氧化甲基汞破坏 mRNA 的二级结构对于鼠源反转录酶催化的反应可能更为重要。在合成 cDNA 第一链之前加入过量的巯基试剂，可使氢氧化甲基汞从 RNA 上解离。

2. 单价阳离子　离子条件基本上影响各种模板的转录效率。用钾离子可获得较长的转录产物。对于 cDNA 长度的反转录最适钾离子浓度为 140 ～ 150mm。

3. 二价阳离子　二价阳离子对于反转录酶活性是必需的。低于 4mm Mg^{2+} 未能观察到活性；产生全长转录产物的最适浓度是 6 ～ 10mm。

4. 脱氧核苷三磷酸　使用四种脱氧核苷三磷酸（dNTP）对于合成 cDNA 特别重要。常用的 dNTP 的浓度为 200 ～ 250μmol/L。

（三）反转录步骤

1. 总 RNA 的提取　该步骤非常关键，分为 TRIzol 法和试剂盒法。

（1）TRIzol 法

1）取细胞 1×10^7 个或组织 100mg，加入 1ml TRIzol，其中细胞需用 1ml 加样器吹打均匀，转移至 1.5ml 无 RNA 酶的 EP 管中。

2）向 1.5ml EP 管中加入 200μl 氯仿（氯仿：TRIzol=5：1）；上下颠倒混匀，室温静置 5min 左右。

3）4℃，12 000*g* 离心 15min。

4）吸取上层水相 400 ～ 500μl 于另一无 RNA 酶的 EP 管，加入等体积的异丙醇，温和混匀，室温静置 10min。

5）4℃，12 000*g* 离心 10min。

6）弃上清，加入 1ml 预冷的 75% 的乙醇，4℃，7500*g* 离心 5min。

7）弃上清，在空气中干燥 5 ～ 10mins（不能完全干燥），加入 20μl DEPC 水溶解 RNA（可在 55 ～ 60℃水中助溶 10 mins）。

8）紫外分光光度计测定总 RNA 浓度。

（2）试剂盒法：根据试剂盒说明书中的步骤进行提取，在此不作详述。

2. 反转录　反转录体系配置和程序设定通常参考所用反转录酶特性，具体步骤参考试剂说明书，此处不再详细赘述。

（四）PCR 反应

根据 PCR 扩增试剂盒说明书进行操作，步骤如下。

1. 取 0.5ml PCR 管，依次加入下列试剂。

cDNA：2μl。

上游引物（10pmol/L）：2μl。

下游引物（10pmol/L）：2μl。

dNTP（2mmol/L）：4μl。

10×PCR buffer：5μl。

Taq 酶（2u/μl）：1μl。

2. 加入适量的 ddH_2O，使总体积达 25μl。轻轻混匀，离心。

3. 设定 PCR 程序。在适当的温度参数下扩增 28 ～ 32 个循环。为了保证实验结果的可靠与准确，可在 PCR 扩增目的基因时，加入一对内参［如 3-磷酸甘油醛脱氢酶（G3PD）］的特异性引物，同时扩增内参 DNA 作为对照。

4. 电泳鉴定。行琼脂糖凝胶电泳，紫外灯下观察结果。

5. 密度扫描、结果分析。采用凝胶图像分析系统，对电泳条带进行密度扫描。

（五）注意事项

1. 在实验过程中注意低温处理，以防 RNA 降解，操作温和，避免 mRNA 的断裂。

2. 设置阴性对照以防非特异性扩增。

3. 内参的设定，主要用于靶 RNA 的定量。常用的内参有 G3PD、β-Actin 等，用以减少 RNA 定量、加样、各 PCR 反应体系中扩增效率不均一及各孔间的温度差等多因素所造成的误差。

4. PCR 不能进入平台期，出现平台效应与所扩增的目的基因的长度、序列、二级结构及目标 DNA 起始的数量有关。应通过单独实验来确定每一目标序列出现平台效应的循环数。

5. 防止 DNA 的污染。采用 DNA 酶处理 RNA 样品。在可能的情况下，将 PCR 引物置于基因的不同外显子，以消除基因和 mRNA 的共线性。

三、数　字　PCR

数字 PCR（digital PCR，dPCR）是近年来发展起来的一种新的核酸检测和定量的技术，是对传统 PCR 方法的技术革新，两者最主要的区别在于计算核酸拷贝数的方法不同。dPCR 方法采用了新的定量策略和实验思路，可以对核酸的拷贝数进行绝对定量，与 RQ-PCR 相比，不需要建立标准曲线，灵敏度和特异性、精确性更加出色。目前，这项技术在极微量核酸样本检测、复杂背景下稀有突变检测和表达量微小差异鉴定方面表现出的优势已被普遍认可，已有很多基于微滴或芯片的商业化 dPCR 平台广泛应用于分子生物学、医学等各个领域，并发挥着重要作用。

（一）dPCR 的原理

dPCR 的原理是将含有核酸模板的标准 PCR 反应体系，平均分配成上万个或数百万个 PCR 反应，分配到芯片或微滴中，使每个反应中尽可能含有一个 DNA 分子以进行单分子模板 PCR 反应，利用 TaqMan® 化学试剂及染料标记探针检测特定的靶序列，通过呈现两种信号类型的反应单元比例和数目，并通过统计学泊松分布的校准进行绝对定量。因此，dPCR 也称单分子 PCR，其检测过程主要包括两部分内容，即 PCR 扩增和荧光信号分析。PCR 扩增阶段的扩增程序、体系与普通 PCR 类似。在荧光信号分析阶段，采用终端检测，是对每个反应单元的荧光信号进行采集，然后直接计数或者借用泊松统计得到样品的原始浓度或含量（图 27-3-5）。

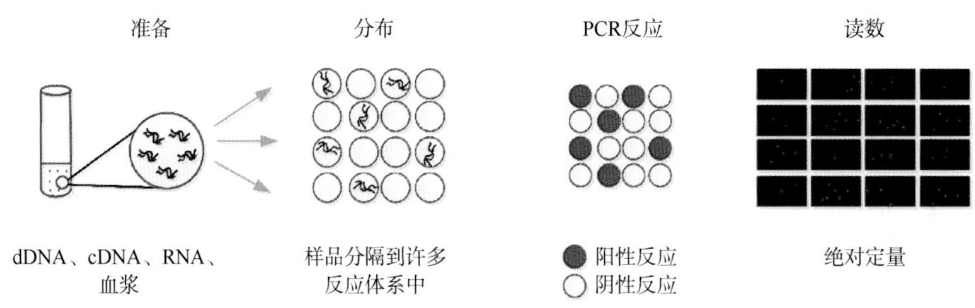

图 27-3-5 dPCR 实验原理

与 RQ-PCR 不同的是，整个 dPCR 过程不需要扩增标准曲线和管家基因，具有良好的准确度和重现性，可以实现真正意义上的绝对定量。dPCR 将 PCR 反应体系进行分液，通过读取荧光信号的有或无进行计数，直接得出样品的拷贝数，比 RQ-PCR 检测灵敏度更高。dPCR 通过分液，提高了 PCR 反应对抑制剂如十二烷基硫酸钠（SDS）、乙二胺四乙酸（EDTA）、肝素的耐受程度，特别是对于环境、粪便样本；然而，由于受到抑制剂的影响，qPCR 的扩增效率往往会偏低（表 27-3-1）。

表 27-3-1 不同类型 PCR 的比较

方法	原理	应用	优点	缺点
常规 PCR	以 DNA 或 cDNA 为模板，上下游 DNA 引物结合到目标 DNA 的特定区域，DNA 聚合酶同时延伸 DNA 双链，经过反复变性 – 退火 – 延伸，使目标序列呈指数级扩增，可将微量的 DNA 大幅扩增	目的基因克隆、基因鉴定及基因突变检测等	使目标序列呈指数级扩增，可将微量的 DNA 大幅扩增	反应产物需用琼脂糖凝胶电泳进行检测，稳定性差，毒性大且易污染
荧光定量 PCR（FQ-PCR）	扩增产物量与荧光信号强度成正比，通过反应的循环阈值及标准曲线对样品进行定量	病原体的检测与定量，基因表达的相对检测，单核苷酸多态性分析，肿瘤标志物的检测等	检测的动态范围广，应用范围广，成本较低	扩增效率易受 PCR 反应抑制剂的影响
反转录 PCR（RT-PCR）	扩增模板为 RNA，利用 RNA 依赖性的 DNA 聚合酶即反转录酶进行扩增的 DNA 聚合反应	检测细胞/组织中基因表达水平、细胞中 RNA 病毒的含量和直接克隆特定基因的 cDNA 序列、克隆目的基因等	较高的灵敏性、操作简单等，用途广泛	提取的 RNA 不稳定，需低温处理，易污染
数字 PCR（dPCR）	将 PCR 反应体系进行分液，PCR 扩增后，通过统计阳性反应和阴性反应的数目直接得出样品的拷贝数	病毒数量的绝对定量，拷贝数变异分析；罕见突变的检测；基因表达的定量分析；二代测序文库分析等	绝对定量，不需要标准曲线，灵敏度高，对 PCR 反应抑制剂的耐受能力更强	检测的动态范围更小，易产生假阳性，成本较高

根据分液方式不同，dPCR 主要分为三种：微流体数字 PCR（microfluidic digital PCR，mdPCR）、微滴数字 PCR（droplet digital PCR，ddPCR）和芯片数字 PCR（chip digital PCR，cdPCR）。三者分别通过微流体通道、微液滴或微流体芯片实现分液，分隔开的每一微小区域均可进行单独的扩增反应，其中 mdPCR 对 DNA 模板进行分液的微流控技术能实现样品纳升级或更小液滴的生成，但液滴需要特殊的吸附方式与 PCR 反应体系结合，已逐渐被取代；ddPCR 技术相对成熟，利用的是油包水微滴生成技术，目前的仪器主要有 Bio-Rad 公司的 QX100/QX200 微滴式 dPCR 系统和 RainDance 公司的 RainDrop™ dPCR 系统，前者利用油包水生成技术将含有核酸分子的反应体系生成 20 000 个纳升级微滴，PCR 扩增后，微滴分析仪逐个对每个微滴进行检测；cdPCR 利用微流控芯片技术将样品的制备、反应、分离和检测等集成到一块芯片上，目前的仪器主要有 Fluidigm 公司的 BioMark™ 基因分析系统和 Life Technologies 公司的 QuantStudio™ 系统，利用集成流体通路技术在硅片或石英玻璃上刻上许多微管和微腔体，通过不同的控制阀门控制溶液在其中的流动从而实现生

物样品的分液、混合、PCR 扩增，实现绝对定量。

（二）dPCR 的优势

1. 技术比较优势　常规 PCR 技术是将目的基因经过 PCR 扩增后，用凝胶电泳法对产物进行检测。凝胶电泳法检测只能判断扩增产物的分子大小，而无法推断起始样品中 DNA 的含量，无法定量分析。

RQ-PCR 可进行绝对定量和相对定量，绝对定量是在相同的条件下，目的基因测得的荧光信号量同已知浓度的标准曲线进行比较，得到目的基因的量，标准品可选择纯化的质粒 DNA 或体外合成的 ssDNA 等，而相对定量是通过内参等换算起始样品中 DNA 的相对含量。

dPCR 是第三代 PCR 技术，不需要标准品及制作标准曲线即可实现更灵敏、更准确的绝对定量。

2. dPCR 将泊松统计引入检测分析　由于 dPCR 是一种终端检测的分析方法，如果目标分子没有得到很好的离散，在一个反应室中存在不止一个目的 DNA，那么得到的浓度便不可信。泊松统计是对随机分布的一种描述方法，若反应室 / 液滴量和其中阴性比例已知，即可通过泊松模型获得初始浓度。所以，即使反应室没有达到饱和，研究者也可计算样品的起始分子数。同时，dPCR 能够有效避免反应抑制剂的影响。随着反应室的增加，反应受到抑制剂的影响越小，精确度越高。

（三）dPCR 的应用

1. 微生物检测　目前，对不同的 dPCR 平台和 qPCR 对 HIV DNA 的定量研究结果表明，dPCR 的定量结果更加准确；针对患者样本 HIV DNA 的检测，QX100 dPCR 的检出率为 80%，qPCR 的检出率为 62%。有研究发现，利用微滴式 dPCR 对戊型肝炎病毒的 RNA 进行定量，分析灵敏度为 80（IU）/ml，微滴式 dPCR 和 dPCR 对临床样本的定量有很好的一致性，秩相关系数 rs 为 0.89。因此，dPCR 可以对核酸的病毒载量进行绝对定量，且有较高的灵敏度。

现在，dPCR 已应用于一些病毒或致病菌的检测研究中，如乙型肝炎病毒（HBV）、肠病毒、腺相关病毒、巨细胞病毒、耐甲氧西林金黄色葡萄球菌、结核分枝杆菌、产志贺毒素大肠杆菌等。

2. 产前诊断　传统的产前诊断方法包括羊膜穿刺、绒毛膜取样等存在风险的侵入性方法和利用超声波或生物化学标记对样品进行筛查的方法。非侵入性产前诊断（无创产前诊断）对胎儿的影响较小，检测更加准确，成为目前新的诊断方法。有研究表明，通过比较 dPCR 和 RT-PCR 对孕妇血浆中胎儿游离 DNA（cell-free fetal DNA，cffDNA）的定量效果，发现微流体 dPCR 比 RT-PCR 的偏倚和变异系数更小，定量准确度是 RT-PCR 的 3.1 倍，灵敏度更高。此外，dPCR 还可以检测样本中罕见的基因突变，有研究通过 dPCR 检测 X 染色体的基因位点，成功识别了血友病的突变基因及胎儿的 Rh 血型。

3. 肿瘤诊断检测　microRNA（miRNA）是一类长度为 18 ～ 25 个核苷酸（nt）的非编码单链 RNA 分子，由内源基因编码，在细胞增殖、分化与凋亡过程中发挥重要作用，与癌症的发生密切相关，被认为是癌症标志物。2013 年，Ma 等利用微滴式 dPCR 技术对非小细胞性肺癌患者血浆中低丰度的 miRNA 的含量进行定量，发现 dPCR 定量比 qPCR 有更高的灵敏度，检测范围是 1 ～ 10^4 拷贝 /μl，可对血浆中 miR-21-5p 和 miR-335-3p 定量，而 qPCR 只能定量 miR-21-5p。2014 年，Li 等发现 dPCR 可以对痰标本中的 miR-31 和 miR-210 绝对定量，为肺癌的临床诊断提供了新的方法。有研究表明，dPCR 技术可检测样品中极微量的基因和罕见基因突变，如表皮生长因子及 *KRAS* 基因突变，对癌症进行诊断检测。

4. dPCR 在血液疾病诊断中的应用　目前，临床是利用细胞遗传学、RQ-PCR 和多参数流式细胞术（MFC）等方法进行 MRD 评估，而 N. M. Cruz 发现诸如 dPCR 等新技术可能提供了一种同时监测多个突变的方法，能够更精确地预测复发性克隆并处理进化和遗传异质性。dPCR 应用于癌症的等位基因突变和拷贝数变异等方面的检测，为癌症检测提供了新的诊断工具。Oehler 等对慢性白血病的相关基因 *ABL* 酪氨酸激酶结构域突变采用了 dPCR 进行绝对定量检测，并且建立了同时检测多个 *ABL* 酪氨酸激酶结构域突变的方法。Mary Alikian 通过评估用于检测慢性粒细胞白血病（CML）患者 *BCR-ABL1* 转录本的不同技术，认为未来 5 ～ 10 年，dPCR 分析可能成为癌症分子监测的一种方法，不仅对于CML，对其他白细胞和实体癌细胞也是如此。

（四）展望

dPCR作为核酸定量的新技术，具有独特的技术优势，已经成为分子生物学、微生物学等研究的重要工具。从应用的范围、实验的成本角度来看，dPCR虽不可能完全取代RQ-PCR，但可以进行精准的绝对定量分析，数据重现性极好，且样本量需求较低，在核酸检测与定量等方面有非常重要的补充作用，应用越来越广泛，研究者对其应用分析也日益关注。近期美国推出了一款可用于使用者分析dPCR数据的ddpcr软件，免费在线网址为https://daattali.com/shiny/ddpcr/。相关软件及网站的建立为dPCR技术的推广和应用提供了重要支持。随着dPCR技术和商品化平台的发展，dPCR的通量将会更高，成本更低，操作可能实现智能化，dPCR将在临床诊断与治疗、微生物检测等领域拥有更广阔的应用前景。

第四节　PCR实验室管理规范

PCR是一种体外核酸扩增技术，可使样品中模板DNA的拷贝数特异性地快速扩增10～10^7倍，基因表达检测的检测阈值降至1～10拷贝，为低拷贝临床标本检测提供了可能。RQ-PCR使PCR实现了从定性到定量的突破，具有特异性强、灵敏度高、简便快速等优点。近年来，PCR技术在临床医学检测中如肝炎、结核、艾滋病等病原微生物诊断，以及部分遗传性疾病和肿瘤的辅助诊断等方面得到了广泛应用。

一、PCR实验室管理

PCR实验室由卫生部管理，其标准化管理依据国家卫生部颁发的《医疗机构临床基因扩增管理办法》（卫办医政发[2010] 194号）、《临床基因扩增检验实验室工作规范》（卫检字[2002] 8号）、《临床基因扩增检验实验室基本设置标准》、《临床基因扩增检验实验室技术审核申请表》及《临床基因扩增检验实验室技术验收表》执行。

（一）实验室审核及设置

1. 医疗机构向省级卫生行政部门提出临床基因扩增检验实验室设置申请，并提交以下材料：

（1）《医疗机构执业许可证》复印件。

（2）医疗机构基本情况，拟设置的临床基因扩增检验实验室平面图以及拟开展的检验项目、实验设备、设施条件和有关技术人员资料。

（3）对临床基因扩增检验的需求以及临床基因扩增检验实验室运行的预测分析。

2. 省级临床检验中心或省级卫生行政部门指定的其他机构（以下简称省级卫生行政部门指定机构）负责组织医疗机构临床基因扩增实验室的技术审核工作。

3. 省级临床检验中心或省级卫生行政部门指定机构应当制订医疗机构临床基因扩增检验实验室技术审核办法，组建各相关专业专家库，按照《医疗机构临床基因扩增检验工作导则》对医疗机构进行技术审核。技术审核办法报请省级卫生行政部门同意后实施。

4. 医疗机构通过省级临床检验中心或省级卫生行政部门指定机构组织的技术审核的，凭技术审核报告至省级卫生行政部门进行相应诊疗科目项下的检验项目登记备案。

5. 省级卫生行政部门应当按照《医疗机构临床实验室管理办法》和《医疗机构临床检验项目目录》开展医疗机构临床基因扩增检验项目登记工作。

6. 基因扩增检验实验室设置应符合国家实验室生物安全有关规定。

（二）实验室设置和人员管理

在实验室设计上，建立单流向、一体化的PCR实验室是安全准确地进行基因扩增检验和保障生物安全的重要措施。实验室应具有合理的布局结构、标准的风向设置、严谨的防护措施、简明洁净的外观、合适的环境条件与参数等，具体包括建设好“3个实验区”（试剂准备区、标本制备区、PCR扩增区及各自缓冲区）和“3个系统”（单向气流控制系统、单向物品传送系统、生物安全控制系统）。对于人员管理，首先应制定一系列规章制度。检验人员须严格遵守操作规程，制定质量控制流程，严格执行查对制度和考核制度，具有实事求是的工作作风。

检验人员必须满足以下条件：

（1）经有资质的单位培训，考试合格取得上岗证后持证上岗。

（2）专业主管为本科以上学历和中级以上职称 3a 以上工作经历，应掌握相关学科知识与应用能力，与临床充分沟通。

（3）工作人员须有专业技术职称。

（4）培训单位须由省卫生厅指定，经卫生部临床检验中心认可。

二、实验室操作规程的规范化

（一）管理文件的规范化

管理文件包括质量手册、质量体系程序文件和标准操作程序（SOP）文件等。质量手册主要内容包括目录、批准页、前言、质量方针、组织结构、人员管理、实验室设施环境、仪器设备、生物防护措施、标准操作程序、标本管理、记录、报告、应急处理及实验室的工作制度等。SOP 文件是最具体、最具可操作性，也是使用频率最高的文件，使所有与实验室检验质量有关的环节都有章可循，要让每个操作人员都了解并严格遵照管理制度和标准操作程序执行。

（二）仪器设备的管理

仪器设备的管理包括建档管理（如仪器设备的一般情况，相关文件和损坏、故障、修理情况，报废处理及问题设备停用标识等）、仪器设备的分区专用、仪器设备的校检与定期维护和保养等，以保证检测的顺利进行。

（三）实验材料的购买和管理

PCR 检测应选用经有关机构检定批准上市的商业化试剂盒，且该试剂盒须生产许可证、产品注册证、经营许可证三证齐全。一次性 Tip 头必须使用有滤芯的 PCR 专用 Tip 头；试剂和耗材验收时须认真进行内外包装检查，包括污损破损情况、标识、产品名称、厂家名称、批准文号、生产日期、有效期、说明书和性能等检查。

实验材料的储存应遵循以下原则：PCR 检测试剂需存放在 –20℃冰箱，且分区放置，核酸提取液、阴阳性对照、定量标准及其他标本处理用试剂存放于标本处理区，而扩增反应体系试剂应存放于样品制备区。无菌处理前所用耗材存放于试剂制备区，日常工作量所需之外的需放至样品处理区和扩增区。

（四）PCR 检测的标本管理

标本接收时应核对标本和检验申请单的一致性，对标本状态、需核实的情况进行记录；样品废弃时，须保持容器完整，置于废弃标本处进行统一处理并做好登记。

（五）PCR 检测报告和存档

PCR 检测报告应该准确、清晰、客观；所有实验的原始资料均应存档；所有的记录均应规范登记在册；保存时间根据具体要求，原始登记表应记录试剂来源、批号，质控品来源及测定值，并注明是否在控；检验者及审核者应签名。如果实验结果对临床诊断有决定意义，其样本应留存，至少要与病历的保存期一致。规范化的管理和操作可保证实验结果的准确性和可靠性，而且便于各项数据资料的核实。

（六）传染性防护

来自患者的标本（血液、体液等）一般被认为具有感染性，要求标本在采集、运送过程中保证容器完好、无泄漏。处理标本的工作人员须做好防护工作，包括佩戴手套、防护服、帽子和口罩等。处理标本时，如果不慎接触到标本，必须做到立即彻底清洗等补救措施。

三、PCR 实验室的质量控制

PCR 技术现已广泛应用于多种疾病的检测，但该技术不同于一般临床检测，其灵敏性很高，所以标本、试剂和实验场地都有可能造成假阳性，因此对于实验条件过程要求非常严格。检验者必须严格按规程操作，防止一切可能的污染，包括以前的扩增产物、天然基因组 DNA、试剂配制、气溶胶、实验所用的器具等。一旦发生污染，实验即不能进行，而且查找污染源非常困难，因此避免发生污染重在预防，并贯穿于PCR检测的全过程。此外，由于标本处理操作问题，标本中存在抑制剂和基因突变所致的假阴性等情况也不可避免，这就需要通过稀释标本、结合其他检测以及与临床沟通等进行解决。因此，质量控制在PCR检测过程中非常重要。目前国内所用的核酸定量监测方法受DNA浓度、反应体系的批间差异等影响较大，因此必须进行方法学的精密度（批内变异）和重复性（批间变异）分析来规范PCR实验室的室内质控工作。

（一）室内质量控制

室内质量控制是指一个实验室内部对所有影响质量的各个环节进行系统控制。目的是控制本试验室常规工作的精密度，提高常规工作前后的一致性。临床PCR实验室应开展所有检测项目的室内质量控制，并做好相应的记录和分析。PCR检测包括标本采集、核酸提取、基因扩增、产物检测等步骤，每一步骤均应有相应的质控措施，其中最关键的标本采集和核酸提取步骤必须按照卫生部临床检验中心《临床基因扩增检验实验室工作规范》严格执行。室内质控需不断总结提高。

（二）室间质量评价

室间质量评价是实验室质量控制体系中的重要部分，也是保证患者检测结果报告的准确性和可靠性、各实验室间结果可比性的重要手段。卫生部临床检验中心组织的全国性室间质量评价活动现已扩展到细菌、免疫、血液、体液、治疗药物监测、分子诊断等领域。临床PCR实验室应积极参加省、市及卫生部临床检验中心组织的各项活动，如实验室室间质量评价、质量评价总结会议、研讨会和学习班，各医院间相互学习、沟通和交流等活动，不断改进和完善本实验室的质量管理。及时发现问题，做好失控分析和记录，找出问题所在，采取相应措施，力求实验室结果的准确性、可靠性、及时性及可比性，以便更好地服务于临床。

四、总　　结

随着PCR实验室管理方法的不断完善，新型试剂盒的相继推出，实验室设备的改良及实验方法的不断改进，PCR技术的应用越来越广泛。不同于常规的检验技术，PCR技术必须按照PCR实验室的一系列要求开展工作，才能保证操作的安全性和结果的可靠性。PCR技术已经开始逐渐应用于临床医学检验，并开始进入我国卫生机构的各级实验室，为临床某些疾病的早期诊断和治疗提供更好的服务。

第五节　PCR的临床血液病学应用

随着分子生物学研究的不断深入，作为分子生物学的经典方法，PCR在各方面都得到了完善和发展，RQ-PCR、dPCR等新型PCR技术的出现，实现了分子检测从定性到定量的突破性的进展，使得PCR在血液病基因分析、基因诊断、白血病分型、指导治疗、判断预后和微小残留病检测等血液学研究中的应用越来越广泛。

一、恶性血液病融合基因和基因突变的检测

白血病中染色体重排的常见原因有染色体易位和插入。染色体重排在分子水平上常形成融合基因。重排产生的融合基因及其融合蛋白是疾病的特异性分子标志。融合基因检测（图27-5-1）对于疾病的诊断、分型、治疗方案的选择、预后判断及微小残留病的检测都有重要的意义。

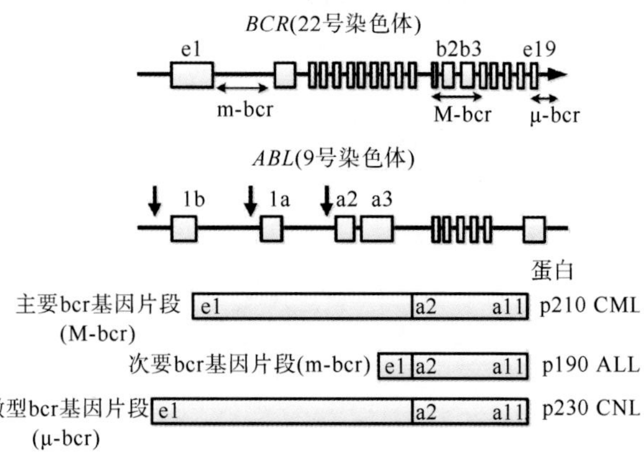

图27-5-1　*BCR-ABL*融合基因示意图

染色体易位涉及基因内部断裂以及易位后形成融合基因，与白血病和淋巴瘤的亚型有关。例如，

CML 的 t（9；22）（q34；q11）形成的 *bcr/abl*，APL 的 t（15；17）（q24；q21）形成的 *PML-RARα*，AML 的 t（21；8）（q22；q22）形成的 *AML-ETO*，ALL 的 t（1；19）（q23；p13）形成的 *PBX1-E2A* 等。因此，PCR 及其衍生技术检测染色体易位及融合基因形成常用于白血病筛查和 MRD 检测。

二、免疫球蛋白重链（IgH）基因和T细胞受体（TCR）基因重排的检测

IgH 和 TCR 的编码基因具有多态性。IgH 基因重排是产生个体多样性和独特性的主要原因。利用 PCR 及其衍生技术检测基因重排，敏感而特异，是进行疗效监测、判断预后、预防复发的重要技术手段。白血病细胞起源于造血干细胞，是单克隆性的。检测首先是用 PCR 方法对重排基因进行扩增，白血病细胞扩增产物经毛细管电泳后条带是单一的，而正常白细胞的扩增产物大小不等，呈模糊的阶梯状。B 淋巴细胞白血病约 80% 可检测到 IgH 基因重排，所以利用 PCR 方法检测 IgH 和 TCR 基因重排，有助于急性淋巴细胞白血病的分型及 MRD 的检测。Yokohama 等应用 PCR 技术扩增 IgH 互补决定区Ⅲ（CDR Ⅲ），只做患者特异性寡核苷酸探针，检测浸润性和无痛性淋巴瘤患者骨髓和外周血中瘤细胞的浸润。结果 11 例患者中有 7 例检测出瘤细胞骨髓浸润，6 例外周血中瘤细胞浸润；而形态学检查仅检测出 4 例。Galimberti 等将样本进行扩增、电泳后用 GeneScan 分析结果，按例数比 34/49 的 B 细胞非霍奇金淋巴瘤（NHL）患者、6/7 多发性骨髓瘤（MM）患者、1/2 霍奇金病（HD）患者和 4/4 急性淋巴细胞白血病患者检测结果为阳性，显示单克隆 IgH 基因重排。因此，有学者认为 PCR-GeneScan（PCR-GS）技术是检测 MRD 敏感、安全和廉价的方法。

三、遗传性血液病的诊断

血红蛋白病是常见的遗传性溶血性疾病，血友病是常见的遗传性出血性疾病。基因缺陷包括基因缺失、点突变、插入、倒位等。PCR 结合酶切位点分析点突变，即当点突变使某一酶切位点消失或在某一区域出现新的酶切位点时，可用该酶切点两侧的引物进行扩增，然后将扩增产物用适当的内切酶切割，根据电泳图谱来判断有无内切酶切点的改变。对于与限制性内切酶点无连锁的点突变，则可采用 PCR 结合特异寡核苷酸探针（ASO）斑点杂交法进行诊断。

α- 地中海贫血（简称 α- 地贫）是世界上最常见的人类单基因遗传性血液病。95% 以上的 α- 地贫是由 α- 珠蛋白基因大片断缺失（缺失型）所致。目前已鉴定的 α- 地贫缺失类型至少有 36 种，其中中国人占 8 种。东南亚缺失型（$--^{SEA}$）、右侧缺失型（$-\alpha^{3.7}$）和左侧缺失型（$-\alpha^{4.2}$）是中国人最常见的 3 种 α- 地贫缺失类型，累计占 α- 地贫的 85% 以上。通过引物设计，采用单管多重 PCR 技术可以快速检测 3 种常见缺失型 α- 地贫基因。针对地贫“已知突变”的基因诊断：在 DNA 分析技术的选择上，对于缺失型 α- 地贫和 β- 地贫，主要采用跨越缺失基因断裂点序列的 Gap-PCR 进行分析；对于点突变，则普遍采用反向点杂交 RDB 技术进行 β- 地贫和 α- 地贫的分析。多重连接探针扩增（multiplex ligation-dependent probe amplification，MLPA）技术则是另一种可选择的用于缺失型 α- 地贫和 β- 地贫的分子诊断技术，而进一步验证 RDB 的结果，可采用变性高效液相色谱分析（denaturing high performance liquid chromatography，DHPLC）或基于实时荧光 PCR 的探针熔解曲线分析法（melting curve analysis-based genotyping assay，MeltPro HBB assay）。尽管上述方法在地中海贫血中广泛应用，Southern 印迹杂交（Southern blot）技术和 DNA 测序技术仍然是诊断地贫基因大片段缺失和点突变的金标准。

血友病 A（hemophilia A，HA）是一种凝血因子Ⅷ（F Ⅷ）基因突变导致 F Ⅷ缺陷或功能障碍的 X 连锁隐性遗传病。导致 HA 的基因突变种类繁多，可由 DNA 点突变，大片段缺失、倒位或插入等引起。男性的发病率为 1/5000。除了重型血友病 A 中约 50% 为 F Ⅷ基因内含子倒位外，其他没有固定的点突变及突变热区。有研究者利用多重荧光短串联重复序列（short tandem repeat，STR）- 聚合酶链反应连锁分析方法进行了非内含子倒位 HA 携带者产前诊断。2005 年 Rossetti 等报道了通过倒位 PCR（I-PCR）技术来确定倒位热

点基因型的新方法。与长距离 - 聚合酶链反应 LD-PCR 相比，其优势在于 PCR 扩增的片段较短，为 559bp 和 487bp，大大降低了扩增难度，当由于 DNA 质差量少等原因 LD-PCR 无法完成检测时，I-PCR 技术往往能弥补其缺点。I-PCR 技术的实验步骤要比 LD-PCR 略微烦琐，耗时稍长一些，对于需及时做出产前诊断者有一定局限性。

遗传性血色病（hereditary hemochromatosis，HH）是一种铁代谢紊乱所致的常染色体隐性遗传病，多见于北欧地区的男性，发病率不足 2%，我国病例罕见。HH 的发生与 HFE 基因突变有关，其突变以 C282Y（282 位半胱氨酸突变为酪氨酸）最为常见，占 80% ～ 90%，其次为 H63D（63 位组氨酸突变为天冬氨酸）和 S65C（65 位丝氨酸突变为半胱氨酸），其他突变类型少见。有研究者采集患者外周血提取基因组 DNA，针对常见 HFE 基因突变区域设计引物进行 PCR，测序后分析基因序列。

四、HLA 基因多态性检测

人类白细胞抗原（HLA）基因多态性检测可采用 PCR 扩增产物的反相杂交（斑点杂交），该方法简便、有效。具体为将每个位点的所有寡核苷酸探针固定在固相支持物上，引物生物素化后，进行待测 DNA 基因扩增，从而得到生物素化的 DNA 放大产物。用此产物与膜上的探针杂交并进行显色或化学发光，这样每个样本只需杂交一次即可完成。此方法适合骨髓移植时的 HLA 基因配型及 HLA 基因与疾病相关性分析等。

五、肿瘤细胞多药耐药基因的检测

多药耐药性（multidrug resistance，MDR）是指肿瘤细胞接触某种药物后，对该药物和其他结构的作用机制不同的药物产生耐药性。研究表明，MDR 常与多药耐药基因（*MDR1*）过度表达有关，目前已建立 RT-PCR 法、Northern 印迹法、斑点印迹法、狭缝印迹法及原位杂交法从 mRNA 水平对患者进行检测，从而了解肿瘤细胞的耐药特性。研究发现，急性髓细胞白血病 *MDR1* 的表达与预后密切相关，即 MDR1 阳性者 CR 率低，生存期短，且易早期复发。

（张军花　王　丹　赵　强）

参考文献

冯兆民，舒跃龙 . 2017. 数字 PCR 技术及其应用进展 . 病毒学报，33(1)：103-107.

徐楠楠，胡佳学 . 2011. 实时荧光定量 PCR 技术的研究进展及应用 . 专论与综述，（11）：24-27.

赵强，郑磊 . 2016. 临床基因组学检验 . 北京：人民卫生出版社 .

中华医学会血液学分会 . 2014. 骨髓增生异常综合征诊断与治疗专家共识（2014 版）. 中华医学会杂志，35（11）：1042-1048.

Alikian M，Gale RP，Apperley J F，et al. 2017. Molecular techniques for the personalised management of patients with chronic myeloid leukaemia. Biomol Detect Quantif，11：4-20.

Attali D，Bidshahri R，Haynes C，et al. 2016. dd PCR：an R package and web application for analysis of droplet digital PCR data. F1000 Res，5：1411.

Bogdanov KV，Nikitin MM，Slyadnev MN. 2015. Allele polymorphism analysis in coagulation factors F2，F5 and folate metabolism gene MTHFR by using microchip-based multiplex real time PCR. Biomed Khim，61（3）：357-362.

Bosman KJ，Nijhuis M，van Ham PM，et al. 2015. Comparison of digital PCR platforms and semi-nested qPCR as a tool to determine the size of the HIV reservoir. Sci Rep，5：13811.

Cruz NM，Mencia-Trinchant N，Hassane DC，et al. 2017. Minimal residual disease in acute myelogenous leukemia. Int J Lab Hematol，39（Suppl 1）：53-60.

Devonshire AS，Honeyborne I，Gutteridge A，et al. 2015. Highly reproducible absolute quantification of *Mycobacterium tuberculosis* complex by digital PCR. Anal Chem，87（7）：3706-3713.

Li N，Ma J，Guarnera MA，et al. 2014. Digital PCR quantification of miRNAs in sputum for diagnosis of lung cancer. Cancer Res Clin Oncol，140（1）：145-150.

Lui EYL，Tan EL. 2014. Droplet digital PCR as a useful tool for the quantitative detection of Enterovirus 71. J Virol Methods，207：200-203.

Navarro E，Serrano-Heras G，Castaño MJ，et al. 2015. Real-time PCR detection chemistry. Clinica Chimica Acta，（439）：231.

Nicot F，Cazabat M，Lhomme S，et al. 2016. Quantification of HEV RNA by droplet digital PCR. Viruses，8（8）：233.

Wang T，Liu J H，Zhang J，et al. 2015. A multiplex allele-specific real-time PCR assay for screening of ESR1 mutations in metastatic breast cancer. Exp Mol Pathol，98（2）：152-157.

第二十八章

染色体荧光原位杂交技术

第一节　放射性同位素原位杂交

一、细胞遗传学技术促进了肿瘤研究

人类对染色体的研究已经进行了整整一个多世纪，但是直到20世纪50年代，才证实人类染色体是二倍体，有46条（图28-1-1）。

20世纪60年代，染色体处理和染色技术的发展，使人类能够利用细胞遗传学解决许多特殊的临床难题，包括遗传性疾病和肿瘤。

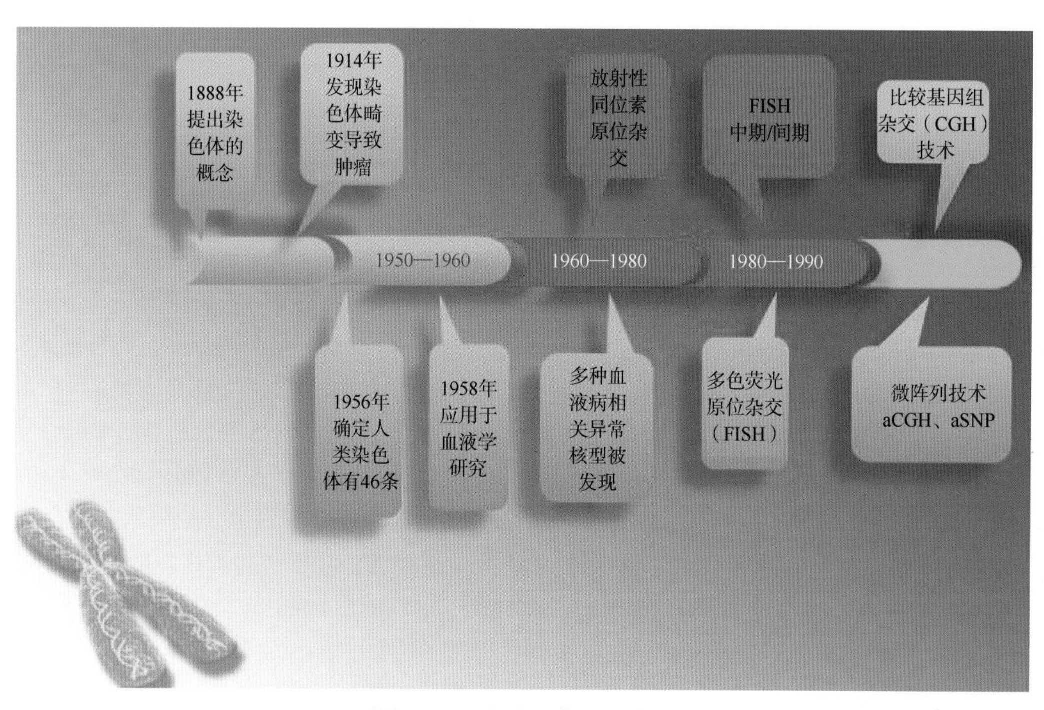

图28-1-1　细胞遗传发展简史

虽然带型技术可以鉴别单个染色体和检测细致的核型改变，但是这种分析主要依赖细胞遗传学技术人员的经验和主观判断；整个实验流程比较费时，对制备高质量的分裂期细胞要求非常严格（细胞铺片的染色体伸展性要好，要尽可能不出现染色体的重叠）。肿瘤细胞分裂指数低、生长速度缓慢、染色体形态不理想等因素，制约了肿瘤细胞遗传学的临床应用，迫使科学家探索新的方法研究染色体异常。

二、放射性同位素标记探针

自从1969年Gal等首先创造了以氚标记的探针对细胞学标本进行RNA-DNA原位杂交以来，

相关的研究工作获得了很快的进展。当时，应用高度特异性的放射性同位素标记探针，可以直接定位和检测细胞内出现的单拷贝基因的DNA顺序及20个转录单位的RNA，灵敏度非常高。

20世纪70年代以来，基因切割、拼接、重组、扩增、转化、表达等研究方法和技术的发展，使基因工程的研究进入到实际应用阶段，也使得放射性同位素原位杂交技术有了长足发展。

（一）放射性同位素探针标记

在基质中加入标记前体进行活体标记，随后分离核酸。这类方法需要较大数量的标记前体，且标记探针比活度较低。化学法标记核酸，包括硫酸二甲酯法、胞尿转化法、氢氚交换法、Randerath法标记RNA的3′端、碘标记核酸等。这些方法中除氢氚交换法外，其他方法均对核酸的某些基团进行了化学修饰，核酸的结构和功能都发生了变化，且产品的比活度也不够高，因此化学法已经被酶法取代。酶法标记核酸有缺口平移法、引物延伸法、聚合酶法、末端标记、标记寡核苷酸等。

（二）缺口平移法

DNA限制性内切酶Ⅰ使DNA的一条链产生缺口，露出3′-OH和5′-磷酸基端，以DNA的一条链为模板，将反应液中的游离核苷酸加到游离的3′-OH端。因此，从5′端开始沿DNA链顺序移去核苷酸，又按顺序将游离核苷酸加到3′-OH端上，引起缺口按5′→3′方向位移。如果反应液中存在放射性三磷酸核苷酸，在酶作用下，则被结合到DNA中，从而得到放射性同位素标记的DNA探针。缺口平移法不适于标记单链DNA，可用于标记线状或环状双链DNA。

（三）引物延伸法

引物延伸法标记DNA是利用DNA聚合酶Ⅰ Kleonw片段的聚合活性，从游离的3′-OH端开始合成一条新的互补于模板的DNA链。用引物延伸法标记放射性同位素探针，由于Klenow聚合酶缺乏5′→3′外切核酸酶活性，不会使结合的核苷酸降解，因而反应温度范围较宽，反应时间较灵活，也可用于标记不太纯的DNA片段。

（四）聚合酶法标记RNA

SP6 RNA聚合酶是一种SP6噬菌体编码的DNA为模板的RNA聚合酶，具有很强的启动子特异性，即只能转录SP6启动区下游的DNA。利用这一特性，可先将相应的DNA片段克隆到含RNA聚合酶启动区的适当载体中，然后在RNA聚合酶的作用下转录多克隆位点外的DNA，只要4种核苷酸中的1种核苷酸用放射性同位素标记则可获得标记的RNA。

三、放射性同位素原位杂交的特点

虽然放射性同位素原位杂交定位准确、灵敏度高，但放射性同位素标记探针半衰期很短且有放射性危害，因而应用范围受到限制。

第二节 荧光原位杂交概论

一、荧光原位杂交（FISH）简介

染色体荧光原位杂交（fluorescence *in situ* hybridization，FISH）将传统的细胞遗传学同DNA杂交技术结合，开创了一门新的学科——分子细胞遗传学。20世纪60年代，在FISH技术问世之前，放射性核素探针的原位杂交方法存在检测间期染色体和分裂期染色体上特定DNA和RNA序列的方法比较烦琐、分辨率有限、探针不稳定、放射性同位素的危害等不足，故应用有限。

20世纪80年代随着用非放射性半抗原如生物素进行核酸标记的技术的发展，FISH技术逐渐开展起来。1986年以后该技术被应用于分析细胞分裂期染色体的DNA序列。相对于放射性原位杂交来说，FISH稳定性好、操作安全、结果迅速、空间定位准确、干扰信号少、一张玻片可以标记多种颜色的探针。这些优点逐渐使FISH成为一种研究分子细胞遗传学很好的方法。

至20世纪90年代初，FISH已被普遍认为是细胞遗传学实验室的标准检测手段之一。最初开发的是识别位于染色体着丝粒区的α卫星DNA序列的单色探针，用于常规的染色体计数以及石蜡包埋组织中的细胞核分析。随后出现了由染色体特异性DNA文库和酵母人工染色体克隆构成的人类染色体涂染的FISH探针、识别单拷贝基因位点的探针，以及识别独特亚端粒DNA序列的各种探针。这些探针被广泛用于研究和临床检测。之后出现的多色FISH探针可同时识别多个基因组的目标，改进了FISH技术，包括光谱核型分析（SKY）和多色FISH。纤维FISH技术也是一种非常有用的高分辨率基因图谱及重排的染色体断点图谱绘制技术。

二、荧光原位杂交探针标记、实验原理

（一）FISH探针和标记技术

自20世纪80年代起，经过不断发展，半抗原、化学发光物质和荧光标记已经成为探针标记的主流，FISH技术也得到了进一步的发展。

1. 荧光素　荧光素主要是一种化学物质，它们在适当波长的照射下，每当吸收一个光子的能量就处于电子激发态，并产生一个部分激发态的能量散失和一个短暂的化学结构式构象变化，随后产生一个能量更低、波长更长的光子，这种能量与波长激发和转化的不同称为Stokes位移。检测系统的光源波长和激发光波长不同就形成一种特异的荧光图像，常用荧光素见表28-2-1。

表28-2-1　常用的荧光素

	M_r	Abs	Em
荧光素			
DEAC	350	432	472
FITC	600	491	515
RGr	620	515	530
R6G	550	524	552
Cy3	750	550	570
TAMRA	640	547	573
TxR	800	583	603
Cy5	800	649	670
半抗原			
BIO	550	—	—
DIG	600	—	—
DNP	400	—	—
BrdU	—		
适用于间接标记的荧光素			
OG-488	510	495	521
Alexa488	650	493	517
Cy3.5	1100	581	596
Cy5.5	1100	675	694
不适用的荧光素			
CB	600	396	410
AMCA	450	353	442

注：M_r为染色剂和半抗原的分子量，Abs为吸收峰（nm），Em为发射峰（nm）。

用荧光素标记探针时，选择的荧光素必须同使用的激发光的波长相吻合，一般使用三种光源——汞灯、氙灯和激光。汞灯和氙灯的发射光谱较宽，大部分商业化的探针荧光素一般都是匹配的汞灯，波长基本都在254nm、366nm、436nm、546nm等，而氙灯波长宽度更宽，从250nm至1000nm不等。

另外，荧光素不仅在激发态、发射态和光稳定性上，还在溶解性和溶解敏感性上，与蛋白共价键结合后或者在不同的pH溶液中激发和发射转移等方面各不相同，因此选用一种荧光素之前必须进行试验。若荧光素直接和探针结合后荧光素的效果不佳，可能是它影响了探针和靶基因的结合，但是当荧光素标记到第二抗体上时，通常效果就特别好；随着新的荧光素的不断发现，对于荧光素的选择也在不断地变化。

2. 标记方法　荧光素的标记方法有直接标记和间接标记两类，直接标记法是荧光素直接和探针连接，优点是可以快速得到实验结果，价格低廉；间接连接法是将荧光素和半抗原连接然后再与探针连接，优点是对实验环境要求较宽松，但是步骤复杂，所用试剂较多。

3. 常用荧光素

（二）FISH实验原理

基本原理　荧光原位杂交技术（FISH）是在细胞遗传学、分子遗传学和免疫学相结合的基础上发展起来的一项新技术，是基于碱基互补配对的原则，利用荧光标记的核酸探针与染色体上相应的特定核酸序列进行特异性结合，通过荧光显微镜观察荧光杂交信号，确定中期或间期细胞染色体数目或结构等是否异常的一种技术（图28-2-1）。

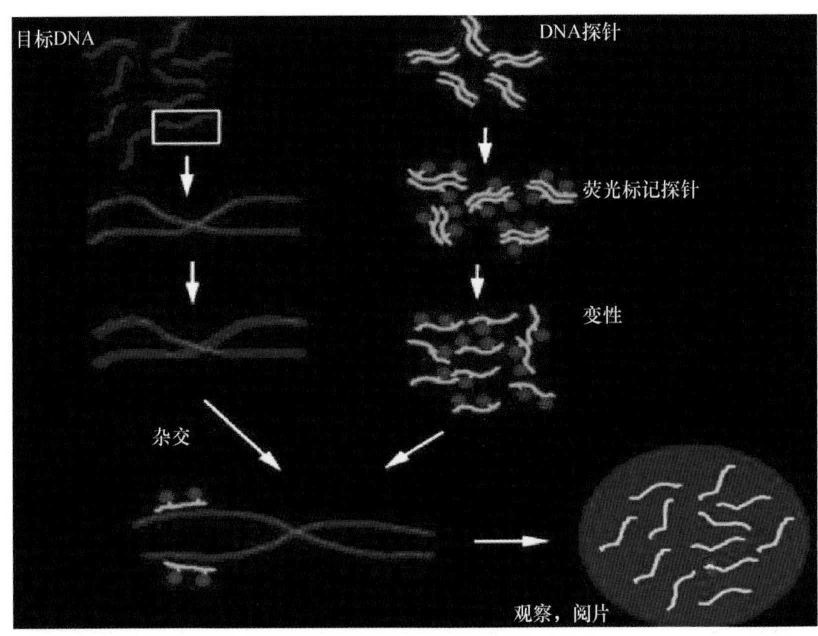

图 28-2-1 荧光原位杂交原理图

三、血液病中常见 FISH 探针类型

临床上用于 FISH 检测的探针大致分为染色体计数（着丝粒）探针（centromere-enumeration probes，CEP）、位点特异性识别探针（locus-specific identifier probes，LSI）、全染色体涂染（whole chromosome paint，WCP）探针。其中，CEP 和 LSI 探针中的双色单融合探针、双色双融合探针、断点分裂探针等，在血液病诊断与预后分型中最为常用。大多数细胞遗传学实验室主要使用染色体计数和特异性位点识别等标准的 FISH 方法。多色 FISH（multicolor FISH，M-FISH）、多显带（multicolor-banding，mBAND）FISH、SKY 和比较基因组杂交（comparative genomic hybridization，CGH）等其他更高级别的 FISH 技术也在逐渐开展；但是由于这些技术较为复杂，需要先进的成像软件或额外的成像系统（比常规 FISH 要求更高），并有赖于中期分裂象的分辨率和探针本身，限制了它们在实验室中的应用（图 28-2-2）。

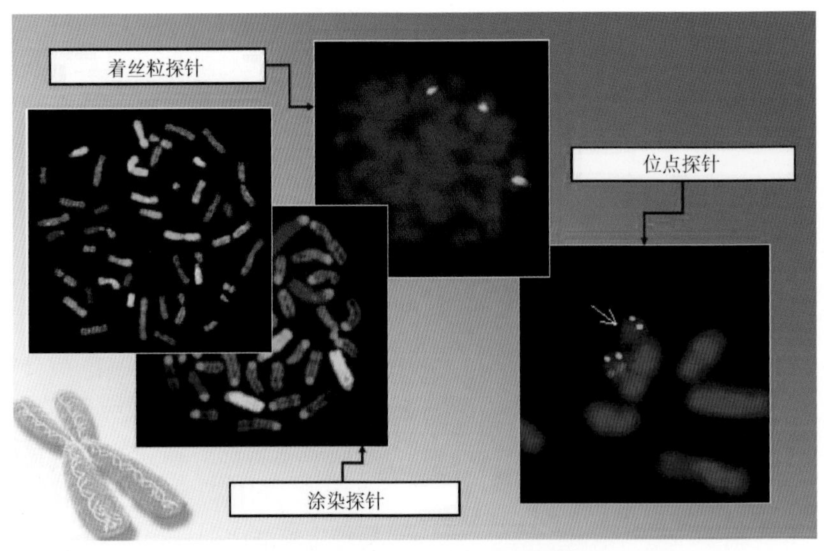

图 28-2-2 FISH 探针种类示意图

（一）融合探针

含有用两种不同颜色的荧光素标记的探针（一般用 Spectrum Green 和 Spectrum Orange 两种），分别对应两个独立的靶基因位点。两个独立的靶基因位点相互融合就会形成典型的两个融合信号（黄色）、一个正常的绿色信号及一个正常的红色信号。

例如，雅培（Vysis）公司检测 *BCR/ABL* 的双色双融合 FISH 探针——LSI BCR/ABL DCDF 易位融合探针，含有用 Spectrum Green 标记的 BCR 探针（22q11.2）和用 Spectrum Orange 标记的 ABL 探针（9q34）。ABL 探针从着丝粒方向的 *ASS* 基因延伸到端粒方向的 *ABL*，最后至外显子区域；BCR 探针由两个独立基因组靶标组成，跨越的区域从 *BCR* 基因的 5′ 端到 *BCR* 远端，中间间隔 300kbp 的间隙。*BCR-ABL* 融合为同时检测到 der（9）[BCR-ABL] 和 der（22）[BCR-ABL] 位点，产生双融合信号模式。在费城染色体阳性的细胞核中，除了两个融合信号外，每种颜色各有一个额外信号与正常的 9 号、22 号染色体相对应（图 28-2-3 ～图 28-2-5）。

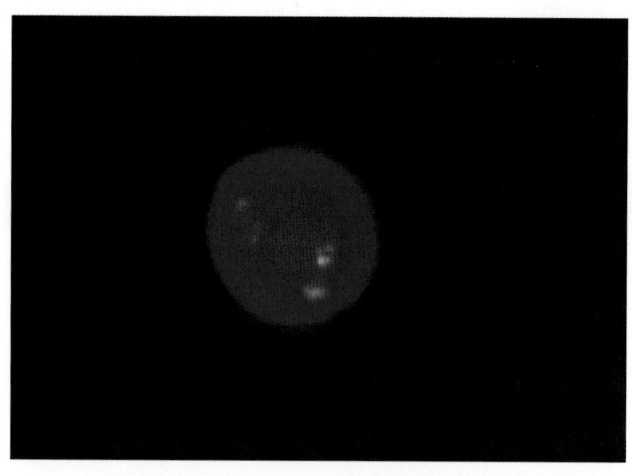

图 28-2-3 BCR/ABL 融合探针阴性

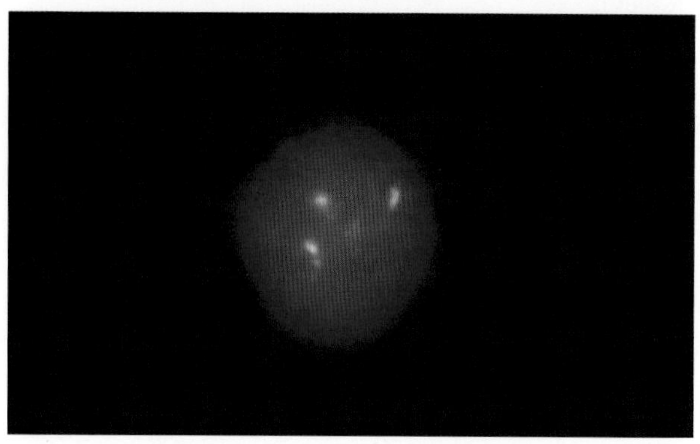

图 28-2-4 BCR/ABL 融合探针阳性

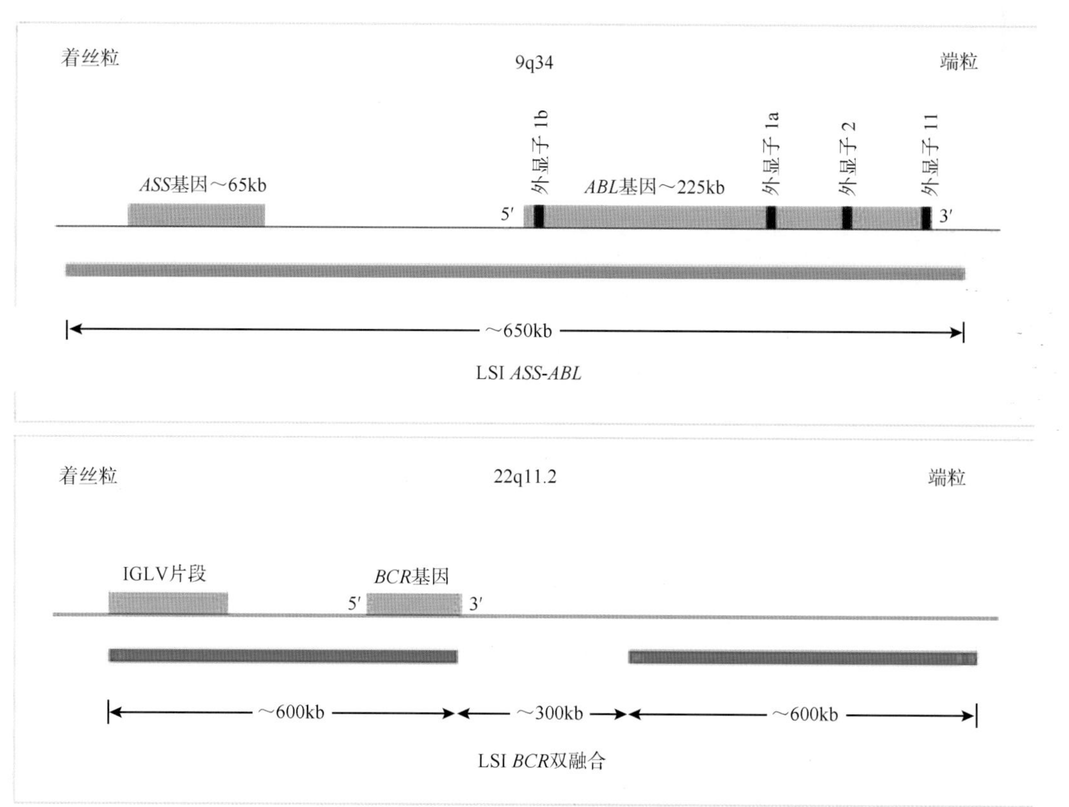

图 28-2-5 BCR/ABL 探针结构

其他血液肿瘤常用的融合基因探针参考表 28-2-2。

表 28-2-2 血液系统疾病常见的融合基因类型及相对应的探针

探针名	位点
BCR/ABL 探针	红：*ABL*（9q34） 绿：*BCR*（22q11）
AML1/ETO 探针	红：*ETO*（8q22） 绿：*AML1*（21q22）
PML/RARα 探针	红：*PML*（15q22） 绿：*RARα*（17q21.1）
TEL/AML1 探针	红：*AML1*（21q22） 绿：*TEL*（12p13）
IGH/MYC，CEP8 探针	红：*MYC*（8q24） 绿：*IGH*（14q32） 青：*CEP8*
IGH/BCL2 探针	红：*BCL2*（18q21） 绿：*IGH*（14q32）
IGH/CCND1 探针	红：*CCND1*（11q13） 绿：*IGH*（14q32）
IGH/MAF 探针	红：*MAF*（16q23） 绿：*IGH*（14q32）
IGH/FGFR3 探针	红：*FGFR3*（4p16） 绿：*IGH*（14q32）

（二）重排探针

用两种不同颜色荧光素标记的探针（一般用 Spectrum Green 和 Spectrum Orange 两种），分别标记靶基因的 5′ 和 3′ 端，如果靶基因并没有发生断裂，与其他基因重排时出现两个黄色融合信号，表示基因分离重排阴性；如果靶基因 5′ 端和 3′ 端断裂分开就会形成 Spectrum Green 和 Spectrum Orange 两种独立荧光信号，此即基因分离重排阳性（图 28-2-6、图 28-2-7）。

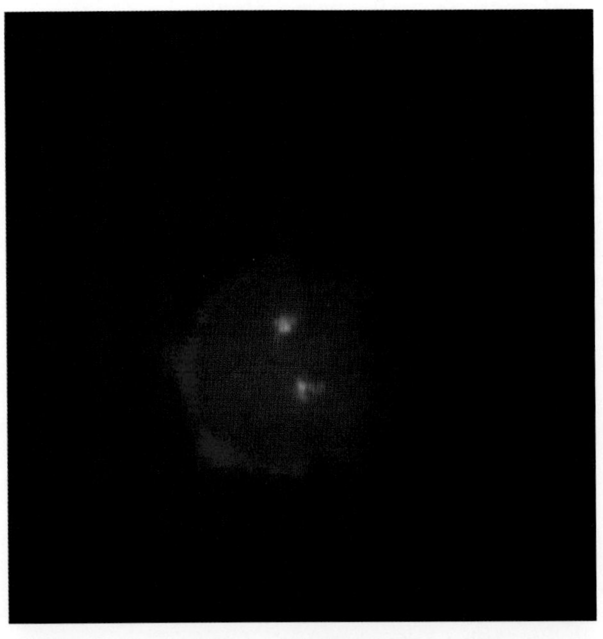

图 28-2-6 分离重排阴性

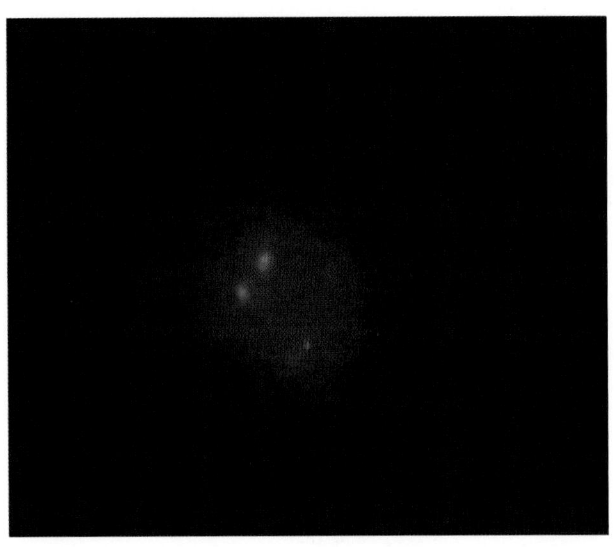

图 28-2-7 分离重排阳性

例如，*IGH* 基因重排。*IGH* 由一些不相连续的片段构成，包括 IGHV（可变区）、IGHC（恒定区）、IGHD（多变区）、IGHJ（链接区），定位在 14q32，其通过与伙伴基因形成融合基因，将伙伴基因置于其调节基因附近，从而导致伙伴基因的过表达，诱发相应的一系列病变反应。目前发现的与 *IGH* 重排相关的伙伴基因多达 43 个，融合探针只能检测到一种或少数几种特定的易位形式，而重排探针则可以同步检测到目标基因所有的易位形式。

B 淋巴细胞在分化发育过程中皆可发生 *IGH* 基因重排，正常 B 淋巴细胞为多克隆性基因重排，而恶性 B 细胞肿瘤为单克隆性（偶有寡克隆性）基因重排。与 *IGH* 基因重排相关的染色体易位普遍发生于多种 B 细胞恶性淋巴瘤中（图 28-2-8），如 t（11；14）（q13；q32）易位发生在 95% 的套细胞淋巴瘤（mantle cell lymphoma，MCL）中，t（14；18）（q32；q21）染色体易位发生在约 85% 的滤泡性淋巴瘤和 30% 的弥漫大 B 细胞 NHL 患者中，t（14；16）（q32；q23）和 t（4；14）（p16；q32）是多发性骨髓瘤中常见的染色体易位，t（8；14）（q24；q32）染色体易位发生在 80% 的 Burkitt 淋巴瘤中，它们分别形成融合基因造成相关基因的异常表达，导致恶性病变的发生。

IGH 分离重排探针含有用 Spectrum Green 标记的 *IGH* 基因 5′ 端（14q32.3）和用 Spectrum Orange 标记的 *IGH* 基因 3′ 端（14q32.3）（图 28-2-9）。

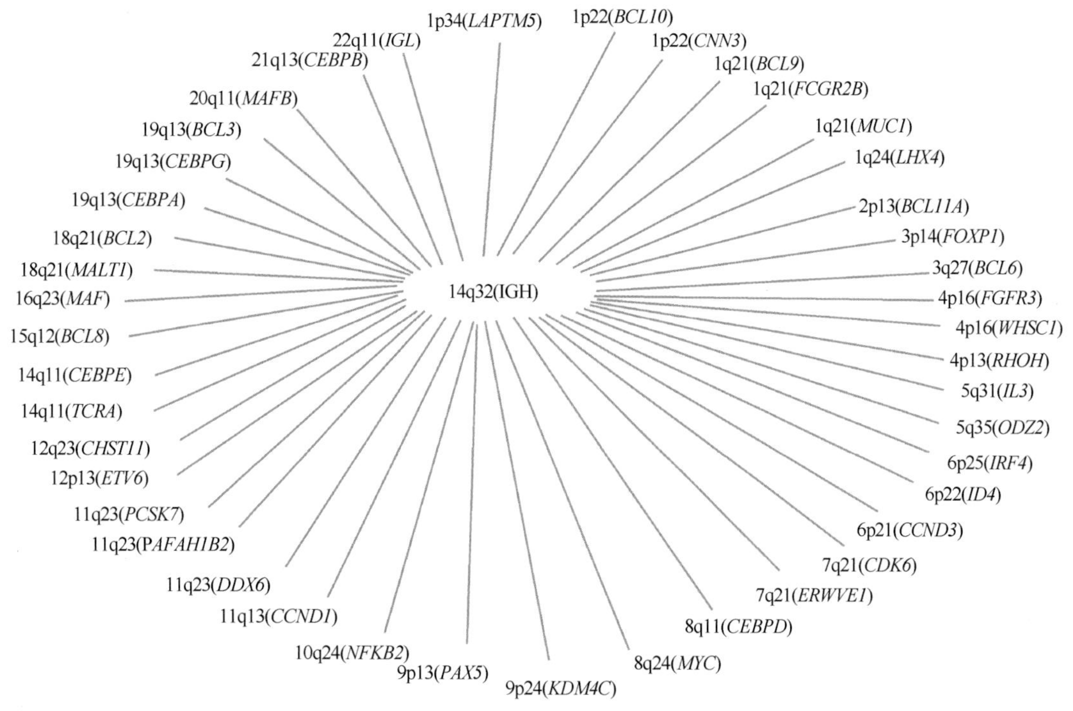

图 28-2-8　*IGH* 重排相关的伙伴基因

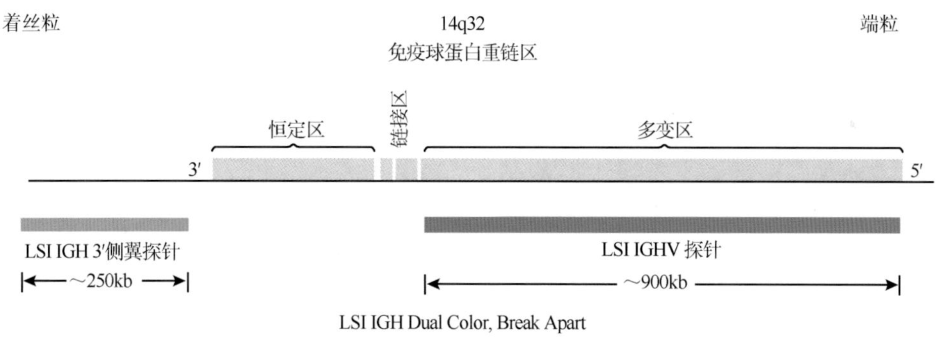

图 28-2-9　*IGH* 基因探针的结构

其他常用的染色体重排探针参见表 28-2-3。

表 28-2-3　常见的血液病分离探针

探针名	位点
MLL 探针	红：3′*MLL*（11q23）　绿：5′*MLL*
CBFB 探针	红：5′*CBFβ*（16q22）　绿：3′*CBFβ*
MYC 探针	红：5′*MYC*（8q24）　绿：3′*MYC*
IGH 探针	红：3′*IGH*（14q32）　绿：5′*IGH*
E2A 探针	红：5′*E2A*（19p13）　绿：3′*E2A*
PDGFRA 探针	红：*CHIC2*　绿：*FIP1L1*，*PDGFRα*（4q12）
PDGFRB 探针	红：5′*PDGFRβ*（5q31）　绿：3′*PDGFRβ*
ALK 探针	红：3′*ALK*（2p23）　绿：5′*ALK*

（三）染色体计数探针

从事血液系统疾病诊断的大多数细胞遗传学实验室主要使用染色体计数探针（CEP）和位点特异性识别探针，既可以检测基因的缺失也能检测基因的扩增。CEP 探针用一种荧光标记识别位于每条染色体着丝粒上高度重复的 α- 卫星 DNA 序列，这些探针产生大而亮的信号，能用于间期和中期细胞染色体计数，灵敏度为一般能检测到长度大于 1kbp 的基因组片段拷贝数的增加或者减少。

（四）染色体位点特异性识别探针

1. LSI 探针简介　LSI 探针可与特定染色体区

域或基因的单拷贝 DNA 序列杂交，用于鉴定相互易位、染色体倒位产生的融合基因，以及基因的缺失或扩增。LSI 探针通常是 200kb 左右，中期细胞的 LSI 探针显示为每条染色体上的两个离散的小信号。细胞核内 LSI 信号的增加表示重复或扩增，而 LSI 信号丢失则表示缺失。位点特异性探针的设计已经非常成熟，假阳性率和假阴性率也非常低（表 28-2-4）。

表 28-2-4 血液系统疾病中常见的位点特异性探针

探针名	位点
5q-/-5 探针	红：*EGR1*（5q31） 绿：*D5S23*，*D5S721*（5p15.2）
7q-/-7 探针	红：*D7S486*（7q31） 绿：*CEP 7*
20q- 探针	红：*D20S108*（20q12） 绿：20q13.12（*MYBL2*）
RB1 探针	红：*RB1*（13q14） 绿：13qter
ATM 探针	红：*ATM*（11q22.3）
P53 探针	红：*p53*（17p13.1） 绿：*CEP17*
CKS1B 探针	红：*CKS1B*（1q21） 绿：*CDKN2C*（1p32.3）
13q14/13q34 探针	红：*D13S319*（13q14.3） 绿：*13q34*

2. LSI TP53 探针 该探针用于检测和 *p53* 基因异常有关的多种血液肿瘤及实体瘤，其结构示意图见图 28-2-10。*p53* 基因因编码一种分子质量大约为 53kDa 的蛋白质而得名，它是一种抑癌基因。*p53* 基因定位于 17p13.1，长约 20kb，由 11 个外显子和 10 个内含子组成，其表达产物由 393 个氨基酸残基组成，包含多个功能域。N 端的转录激活结构域（activation domain，AD）AD1、AD2 位于氨基酸 1 ～ 50 位，与通用转录因子 TF11D 结合，作用于下游基因启动子中的 TATA box，达到转录激活的作用。*p53* 基因生长抑制结构域位于氨基酸 65 ～ 90 位，富含脯氨酸，可与含 SH3 结构域的蛋白质相互作用，将 *p53* 与信息传递途径连接

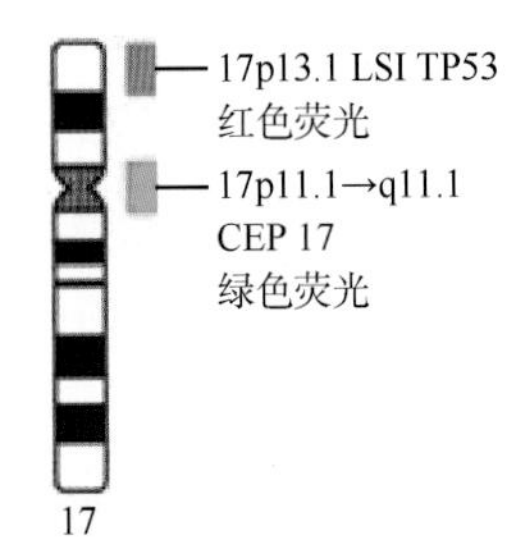

图 28-2-10 TP53 探针结构示意图
绿色荧光标记 CEP17，红色荧光标记 TP53

起来。一旦 *p53* 基因发生缺失或突变，P53 蛋白失活，细胞分裂失去节制，发生癌变，人类癌变中约有一半是由该基因的失活而导致的。

p53（17q13.5）基因缺失在多发性骨髓瘤（MM）和慢性淋巴细胞白血病（CLL）中属于较常见的遗传学改变。MM 是浆细胞异常增生的恶性肿瘤，总体上 MM 是一种不可治愈性疾病，中位发病年龄为 65 岁，中位生存时间为 3 ～ 5 年。CLL 是属于成熟淋巴细胞的克隆性恶性增殖，其中 B 细胞型占 90% 以上，少数为 T 细胞型。研究表明，*p53* 基因缺失在 B-CLL 中的发生率大约为 17%，在 MM 中的发生率为 9% ～ 33%。*p53* 基因缺失多与 17p13 缺失及复杂核型有关，同时在 CLL 和 MM 中出现 *p53* 基因缺失提示预后较差。

（五）染色体涂染探针

染色体涂染技术是用来自染色体特殊序列制备的探针，将整条染色体或染色体短臂或长臂涂染上特殊的荧光，以判断有无染色体异常的一种技术。特异染色体探针通常可以用重组的 DNA 文库制备；也可将流式细胞仪分检的特定染色体，经过 PCR 扩增 Alu 序列后，荧光标记制备；或对某条染色体进行显微切割 DNA 制备。

目前市场上可购得全部人类染色体（23 对）的涂染探针，该类全染色体涂染探针和整条靶染色体特异性进行杂交，可用来诊断染色体的结构，区分正常和易位染色体。

这类探针主要适用于观察伸展的靶序列（如一条或多条染色体或染色体片段），是分析分裂中期染色体结构异常的有效工具，但是由于其信号大而弥散，故不能用于分析间期细胞。另外，染色体涂染是一种相对不灵敏的技术，不能检测染色体微小的缺失、重复或者倒位。

第三节 原位杂交的临床血液病学应用

一、临床血液病中 FISH 技术适用范围

经过几十年的发展，现在血液肿瘤的 FISH 检查应用越来越广泛，其适用范围主要包括：

1. 确认由常规细胞遗传学发现的染色体异常以及确定随访的 FISH 信号模式。

2. 当临床和形态学提示有特定的染色体异常时，需要检测该染色体的异常，如急性早幼粒细胞白血病 t（15；17）。

3. 急性淋巴细胞白血病、慢性淋巴细胞白血病、多发性骨髓瘤等进行危险分层和治疗管理所需遗传学异常的 FISH 检测。

4. 检测染色体隐蔽易位或常规细胞遗传学不能发现的异常。

5. 检测石蜡包埋组织切片的淋巴瘤相关染色体易位。

6. 微小残留病的定量分析，通过大量分裂和不分裂细胞，评估细胞遗传学缓解和复发。

7. 异性骨髓移植患者植入状态的检测等。

由于简单便捷，FISH 技术已经成为临床医生判断病情预后、指导临床用药的一种重要方法。

二、技术特点

FISH 可以应用于不分裂细胞的靶基因组序列，以识别细胞周期阶段无关的染色体畸变。这种技术也称为间期 FISH（interphase FISH，iFISH），多用于临床标本的染色体计数和染色体重排的鉴定。间期 FISH 每次可分析间期细胞 500～1000 个，不受细胞是否分裂的影响，能更好地全面判断患者某种染色体异常比例；由于使用的是特异的探针，人为的判断误差大大减小；根据荧光信号判断结果，较染色体分析获得结果更加快速，重复性好。

在无法获得外周血或骨髓标本时，间期 FISH 可在骨髓涂片或者血涂片，淋巴结印片或离心细胞涂片上进行。FISH 也可在石蜡包埋的组织切片上进行，尤其是配合使用 4,6- 联脒 -2- 苯基吲哚（DIPI）等荧光细胞核染剂时。该技术对于保持组织结构具有优势，使基因型与表型相关。技术的不足为细胞重叠使分析困难和有细胞核被平截的假象。

FISH 也经常用于识别分裂中期染色体异常，探针信号直接定位到染色体上，以检测染色体的先天或获得性改变。

在临床中，FISH 可用于检测染色体结构或数目的异常，包括各种染色体缺失、增加、易位，基因的缺失、扩增及重排等。例如，用着丝粒探针或位点特异性探针可确认某条染色体的增加或缺失；用位点特异性探针可检测伴有特异性染色体改变并形成融合基因或某种基因异常的恶性血液病，如用融合基因探针可检测 *AML1/ETO* 等融合基因，用双色分离探针可检测 *CBFβ* 基因、*MLL* 基因及涉及的 IgH 基因等；用着丝粒 X 探针（CEPX）或着丝粒 Y 探针（CEPY），可快速获知不同性别造血干细胞移植后供者细胞在受者体内所占的比例，灵敏度达千分之一；应用染色体全长探针（涂染探针）对染色体的增加或缺失、复杂染色体的易位进行识别更为容易。

三、FISH 技术在血液肿瘤检测中的应用举例

（一）骨髓增生异常综合征

骨髓增生异常综合征（myelodysplastic syndromes，MDS）是起源于造血干细胞的一组异质性髓系克隆性疾病，特点是髓系细胞分化及发育异常，表现为无效造血、难治性血细胞减少、造血功能衰竭，高风险向急性髓系白血病（AML）转化。

MDS 常见的细胞遗传学异常与 AML 相似，常见的染色体核型变化是 5q–，其次是 –7 和 +8。还可见某些结构变化，如 t（1；3）、t（1；7）等。AML 中常见的 t（8；21）、t（15；17）、inv（16）在 MDS 中罕见，说明这些患者经历很短的白前期就发生了白血病。相反，在 MDS 中常发生的核型变化通常在 AML 中都存在。如果患者为难治性血细胞减少而无病态造血的形态学证据就可以拟诊 MDS，并建议对患者进行长期随诊，直至 MDS 形态学异常，一种重现性异常被认定后，就可以用 FISH 来检测这类患者以提高敏感性。但在另一些病例中，形态学无证据而细胞遗传学只有单一的 –Y、+8 或 20q– 等异常，则不是 MDS 的确切证据，不能诊断 MDS。另外，MDS 分子生物学的检查除了诊断特定的一些 MDS 类型外，其重要性还在于评估患者的预后（表 28-3-1）。

表 28-3-1 MDS 中常见细胞遗传学异常的意义

FISH 探针	检测意义
EGR1[5q31]	单独缺失提示生存期较长
D7S486（7q31）/CEP7	缺失一般提示生存期较短
CEP8	三体一般提示预后中等
del（20q）[D20S108（20q12）]	单独缺失提示生存期较长

（二）慢性淋巴细胞白血病

慢性淋巴细胞白血病（CLL）是一种原发于造血组织的恶性肿瘤。肿瘤细胞为单克隆的 B 淋巴细胞，形态类似正常成熟的小淋巴细胞，蓄积于血液、骨髓及淋巴组织中。

CLL 具有惰性的临床过程，不易治愈。但与急性白血病不同，CLL 的临床过程和转归具有高度异质性，约 1/3 患者经临床评估后并不需要积极治疗，正确诊断、预后判断、分层治疗对于 CLL 显示出重要意义。故美国国家综合癌症网络（NCCN）指南推荐：对初诊 CLL 需要用细胞常规核型分析或者 FISH 检测 t（11; 14）、t（11q; V）、+12、del（11q）等染色体有无异常。FISH 检查可以发现 80% 的 CLL 患者有核型异常。细胞遗传学特征是影响 CLL 预后的独立危险因素，对 CLL 患者预后判断非常有用，但是在分类中意义不大。唯一可能例外的是 12- 三体综合征，在其他的成熟 B 细胞白血病中则不常见。

现在 FISH 被视为 CLL 中重要的预后指标之一，尤其是伴 17q13 缺失的 CLL 与侵袭显著、化疗反应差、生存期短有关。因此，可以针对这类患者进行早期异体移植（表 28-3-2）。

表 28-3-2 CLL 中常见细胞遗传学异常的意义

FISH 探针	检测意义
P53[17p13.1]	缺失提示生存期较短
ATM[11q22.3]	缺失提示生存期较短
CEP12	三体提示生存期较短
13q14.3/13q34（D13S319/13q34）	单独缺失提示生存期较长

（三）多发性骨髓瘤

多发性骨髓瘤（MM）是一种恶性浆细胞病，其肿瘤细胞起源于骨髓中的浆细胞，而浆细胞是 B 淋巴细胞发育到最终功能阶段的细胞，因此多发性骨髓瘤可以归到 B 淋巴细胞淋巴瘤的范围。目前 WHO 将其归为 B 细胞淋巴瘤的一种，称为浆细胞骨髓瘤 / 浆细胞瘤。

目前国际上提出了多发性骨髓瘤的危险分层体系，并根据分层体系分层治疗，其中分子细胞遗传因素是建立分层的主要依据。因此，遗传畸变的检测，尤其是用 FISH 法，已经成为疾病初步评估的一个组成部分。选用合适的 FISH 组合探针可以用来建立疾病的类型分类。在骨髓瘤中，要结合准确识别浆细胞的技术。间期 FISH 可以与荧光免疫表型、形态学和其他染色或细胞分选方法（如使用 CD138 磁珠分选）相结合（表 28-3-3）。

表 28-3-3 多发性骨髓瘤（MM）中常见的细胞遗传学异常

FISH 探针	检测意义
RB1[13q14]	缺失提示生存期较短
P53[17p13.1]	缺失提示生存期较短
IGH[14q32]	IGH 基因检测，如发生 t（11; 14）易位或者无其他遗传改变患者，提示有较长生存期，如发生 t（4; 14）、t（14; 16）这两种易位，提示生存期较短
IgH/CCND1[t（11；14）（q13；q32）]	
IgH/MAF[t（14；16）（q32；q23）]	
IgH/FGFR3[t（4；14）（p16.3；q32.3）]	
CKS1B/CDKN2C	缺失或扩增提示生存期较短或疾病进程较快

（四）淋巴瘤

淋巴瘤可以分为霍奇金淋巴瘤（HL）和非霍奇金淋巴瘤（NHL），是一组起源于淋巴结或其他淋巴组织的恶性肿瘤。淋巴瘤的细胞形态极其复杂，在 2008 年 WHO 淋巴瘤新分类中有 80 个亚型。

FISH 检查对于存在特定遗传学异常的淋巴瘤的诊断非常有价值，对于其他淋巴瘤，FISH 可检测到的染色体异常可能有所帮助，但是其他更快更便宜的方法检测出相同的异常可能更具有意义，如免疫组化。需要注意的是，FISH 阳性结果很少为 100% 的疾病特异性，还需与其他诊断方法结合，以达到精确诊断（表 28-3-4）。

表 28-3-4　用于淋巴瘤诊断的 FISH 探针

染色体异常	FISH 探针	淋巴瘤类型
t（8；14）（q24；q32）	IGH/MYC	BL，DLBCL，FL，MCL，PLL
t（2；8）（p11；q24）	MYC 分离探针	BL，DLBCL，FL
t（8；22）（q24；q11）	MYC 分离探针	BL，DLBCL，FL
t（14；18）（q32；q21）	IGH/BCL2	DLBCL，FL
t（3；V）（q27；V）	BCL6 分离探针	DLBCL，FL
t（14；18）（q21；q21）	API2/MALT1	EMZL
t（8；14）（q32；q21）	MALT1 分离探针	EMZL
t（11；14）（q13；q32）	IHG/CCND1	MCL
t（2；V）（p32；V）	ALK 分离探针	ALCL
del（11）（q22）	ATM	CLL
del（13）（q14）	D13S316	CLL
del（17）（p13）	TP53	CLL
三体综合征	着丝粒探针	很多亚型

注：BL 为伯基特淋巴瘤；DLBCL 为弥漫大 B 细胞淋巴瘤；FL 为滤泡性淋巴瘤；MCL 为套细胞淋巴瘤；PLL 为幼淋巴细胞白血病；CLL 为慢性淋巴细胞白血病；EMZL 为结外边缘带 B 细胞淋巴瘤；MALT 为黏膜相关淋巴组织淋巴瘤；ALCL 为间变性大细胞淋巴瘤。

（王亮涛　赵　强）

参考文献

Grzasho N，Hajek R，Hus M，et al. 2017. Chromosome 1 amplification has similar prognostic value to del（17p13）and t（4；14）in multiple myeloma patients：analysis of real-life data from the Polish Myeloma Study Group. Leuk Lymphomo，58（9）：2089-2100.

Hakverdi S，Demirhan O，Tunc E，et al. 2013. Chromosome imbalances and alterations in the p53 gene in uterine myomas from the same family members：familial leiomyomatosis in Turkey. Asian Pac J Cancer Prev，14（2）：651-658.

Hosoki K，Ohta T，Natsume J，et al. 2012. Clinical phenotype and candidate genes for the 5q31. 3 microdeletion syndrome. Am J med Genet A，158A（8）：1891-1896.

Kumar SK，Dispenzieri A，Lacy MQ，et al. 2014. Continued improvement in survival in multiple myeloma：changes in early mortality and outcomes in older patients. Leukemia，28（5）t1122-1128.

Pitchford CW，Hettinga AC，Reichard KK. 2010. Fluorescence in situ hybridization testing for -5/5q，-7/7q，+8，and del（20q）in primary myelodysplastic syndrome correlates with conventional cytogenetics in the setting of an adequate study. Am J Clin Pathol，133（2）：260-264.

Tandon N，Rajkumar SV，Laplant B，et al. 2017. Clinical utility of the revised international staging system in unselected patients with newly diagnosed and relapsed multiple myeloma. Blood Cancer J，7（2）：e528.

第二十九章

MLPA 技术

在引起疾病的人类基因或基因组异常中，拷贝数变异是其中很重要的一种类型，涉及片段的大小从单个外显子到整条甚至多条染色体。多重连接探针扩增技术（multiplex ligation-dependent probe amplification，MLPA）是一种高通量的定性和相对定量的技术，于 2002 年由荷兰 MRC-Holland 公司的 Schouten 等首次报道，目前主要应用于特定基因组片段的拷贝数变异的检测，包括很多血液肿瘤在内的血液系统疾病，拷贝数变异都是比较常见的变异类型，涉及如急性淋巴细胞白血病相关的 *IKZF1*、*CDKN2A/CDKN2B*、*PAX5* 基因，慢性淋巴细胞白血病相关的 *TP53*、*ATM* 基因，血友病 *F8* 基因，地中海贫血 *HBA*、*HBB* 基因等。应用特殊设计的探针也可以检测少数特定位点的微小突变，如 MonoMAC 综合征 *GATA2* 基因中常见的微小变异 c.1192C ＞ T（p.R398W）和 c.1061C ＞ T（p.T354M）。多项研究显示 MLPA 技术在这些变异的检测中与其他技术相比都取得了很好的结果。

目前，应用于拷贝数变异检测的技术多种多样，临床检测中经常使用的技术包括染色体核型分析、荧光原位杂交（fluorescence *in situ* hybridization，FISH）、Southern 印迹杂交（Southern blot）、比较基因组杂交（comparative genomic hybridization，CGH）、单核苷酸多态性微阵列（SNP array）、实时荧光定量 PCR 和 MLPA 等。综合来看，MLPA 技术有分辨率高（可以检测到单个外显子水平的拷贝数变异，对于微小突变有时也可检测）、通量高（同时检测的片段数较多）、操作简便、成本较低等优势。当然，MLPA 技术也有一些不足之处，如不能检测平衡易位和倒位等染色体结构异常，同时它只能用于特定的片段（或位点）检测而不能用于大范围的筛查，对于一些突变比例较低（＜ 20%）的变异检测能力还有待提高。

第一节　MLPA 技术原理及实验

一、MLPA　原　理

MLPA 技术的基本原理包括特异探针和基因组 DNA 靶序列杂交、探针连接、PCR 扩增、扩增产物毛细管电泳，最终分析扩增产物的相对数量，并与对照样本结果比较从而反映所分析样本中靶序列的相对拷贝数（图 29-1-1）。

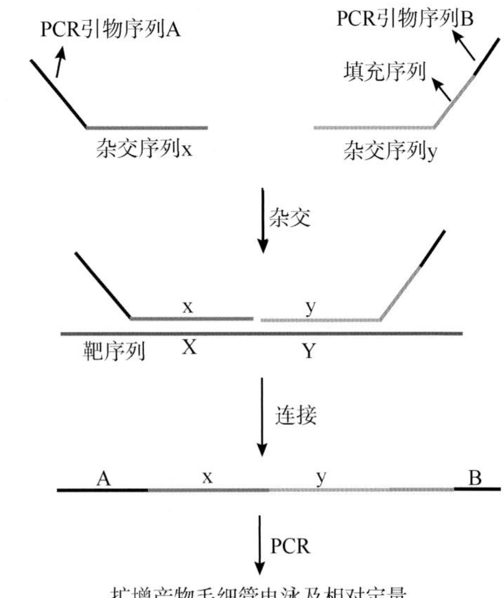

图 29-1-1　MLPA 技术基本原理示意图

在 MLPA 反应中，两个探针的杂交序列（x，

y）与靶序列进行杂交，之后使用连接酶连接两部分探针，连接反应完成后，用一对通用引物（A，B）扩增连接好的探针，每个探针的扩增产物的长度都是唯一的。最后，通过毛细管电泳分离扩增产物，分析各扩增产物的长度和丰度，从而得到检测结果。探针扩增产物的长度是人为设计的，每条片段对应一段特定的靶序列。如果检测的靶序列发生缺失、重复突变，相应探针的扩增产物的丰度会成比例降低或升高。

由于连接反应高度特异，只有当两个探针与靶序列完全杂交，即靶序列与探针特异性序列完全互补，连接酶才能将两段探针连接成一条完整的核酸单链，可以据此设计检测微小突变的探针，比如某一探针3′端末端涉及序列为突变后的碱基，则只有对应的靶序列上发生的点突变才可以配对及连接，才能被检测到。

二、MLPA 实 验

（一）MLPA 商品化的试剂盒探针

商品化的试剂盒一个反应可以包含多至 40 ～ 50 对的探针，除了所检测靶序列的探针外，还有其他一些重要作用的探针（表 29-1-1）。

表 29-1-1 MLPA 试剂盒中常见探针及其作用

探针名称	长度（nt）	作用
Q-fragments	64，70，76，82	当 DNA 量过低或连接失败时峰信号过高。当 4 个探针峰信号均≥ 33% 基准值时，反映 DNA 存在质量问题
D-fragments	88，92，96	92nt 峰信号作为基准值，若 88nt 或 96nt 峰信号低（≤ 40%），表明变性不完全
X-fragment Y-fragment	100，105	特异性针对 X、Y 染色体
检测探针	—	靶序列检测
参考探针（reference probe）	—	通常拷贝数是正常的，分布于多个染色体

（二）实验操作及结果判读

MLPA 的实验主要包括样本处理、杂交、连接、扩增和电泳分析，每次实验至少包含阳性对照、阴性对照（正常样本）和空白对照样本各一个。具体流程如下：

1. 样本处理 取 DNA 50 ～ 250ng（50 ～ 100ng 较好）5μl，98℃加热 5min，冷却至 25℃。

2. 杂交 将 1.5μl MLPA Buffer 和 1.5μl 探针的混合液加入上述变性 DNA 中，吹吸混匀，95℃孵育 1min，60℃杂交 16 ～ 20h。

3. 连接 设置 PCR 仪温度，使样本降温至 54℃，每份样本加入 32μl 连接酶混合液（包括 25μl dH_2O、2 种 Buffer 各 1.5μl 和连接酶 1μl），保持 54℃ 15 min（连接反应），98℃加热 5 min。

4. 扩增 上述每个样本管中加入 10μl 聚合酶混合液（7.5μl dH_2O 、2μl PCR 引物混合液和 0.5μl 聚合酶），轻轻吹吸混匀，按如下程序进行 PCR 反应：95℃ 30s、60℃ 30s、72℃ 60s 共 35 个循环，72℃延伸 20min，15℃短时保存。

5. 电泳分析 反应体系和条件设置依所用仪器而定，如 ABI-3130（xL），则为 0.7μl PCR 产物、0.2μl（LIZ）GS 500 size standard（分子量内标）和 9μl HiDi 混合，86℃加热 3min，4℃冷却 2min，选用 36mm 毛细管，60℃电泳 30min。

6. 结果判读 电泳结果使用软件（Coffalyser.Net、GeneMapper）进行分析。首先，应确保分子量内标条带大小和各对照样本结果符合预期，以及表 29-1-1 中所列质控探针符合质控要求。然后才能进行样本分析，电泳中不同大小片段的荧光强度转换成对应的电泳峰图，探针峰之间的比值（剂量商，Dosage Quotient，DQ）提示了拷贝数的变化，如果无拷贝数变化，则 DQ 应与参考样本一致，约为 1，那么当检测到 DQ 约为 0.5 时则提示存在一个杂合缺失。

检测结果与拷贝数状态的判定标准见表 29-1-2，当出现一些模棱两可的值时可以考虑重复实验。对各种检测结果进行举例如图 29-1-2 ～图 29-1-6 所示，其中图 29-1-2、图 29-1-3 中左图为峰图，右图为对应点图；其余各图中左图为点图，右图为对应峰图。峰图中红色箭头和红色虚线框指示发生拷贝数变化的探针峰的位置；点图中每个点对应一个探针峰，纵轴为 DQ 值。

表 29-1-2　DQ 与拷贝数的关系

DQ 分布	拷贝数
DQ=0	0（纯合缺失）
0.25 ～ 0.75	1（杂合缺失）
0.75 ～ 1.25	正常
1.25 ～ 1.75	3（杂合重复）
1.75 ～ 2.15	4（或者 1 拷贝变为 2 拷贝）

结果判断时还需注意，因为探针与模板结合区的微小突变也可影响二者结合，可能造成假阳性结果，必要时（如仅一个探针的信号提示缺失时）需进行 Sanger 测序进行验证。

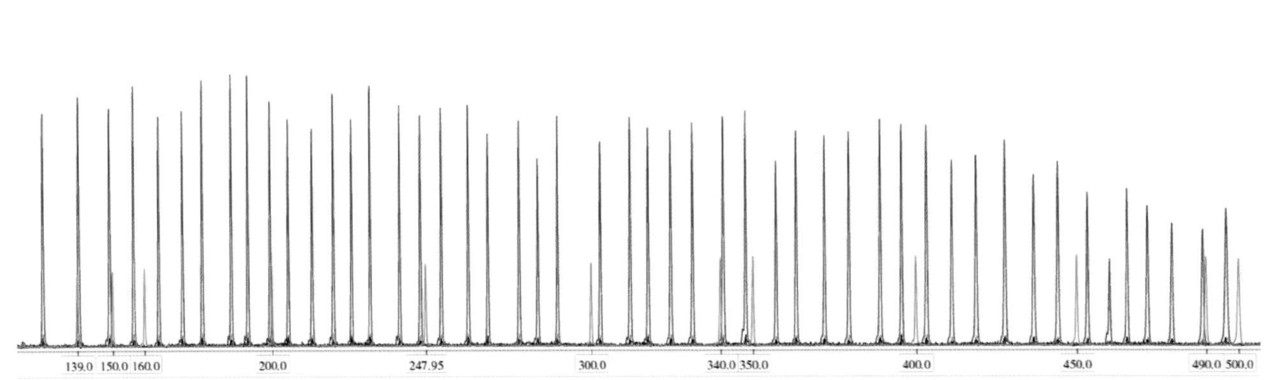

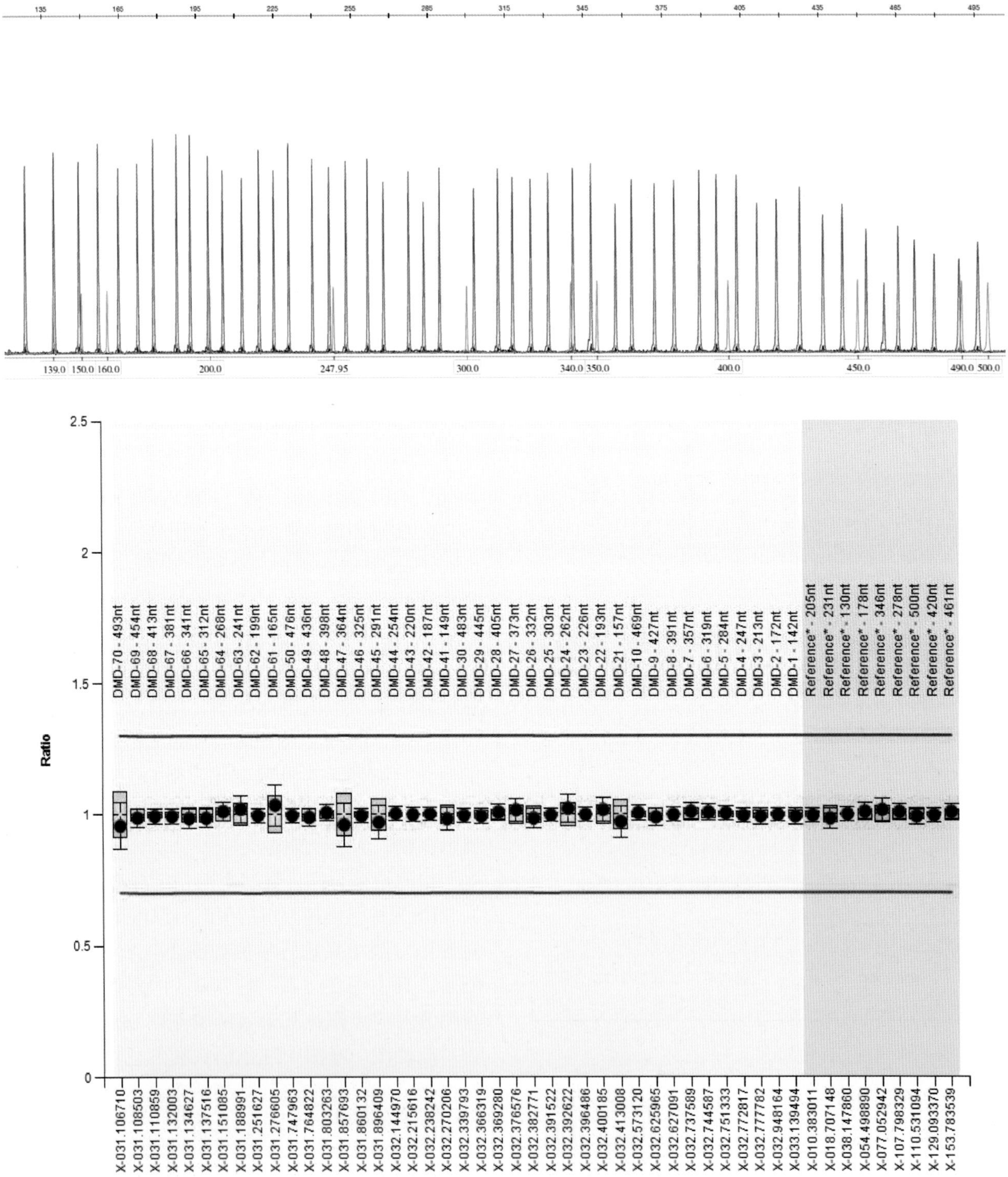

图 29-1-2　正常样本 MLPA 检测结果

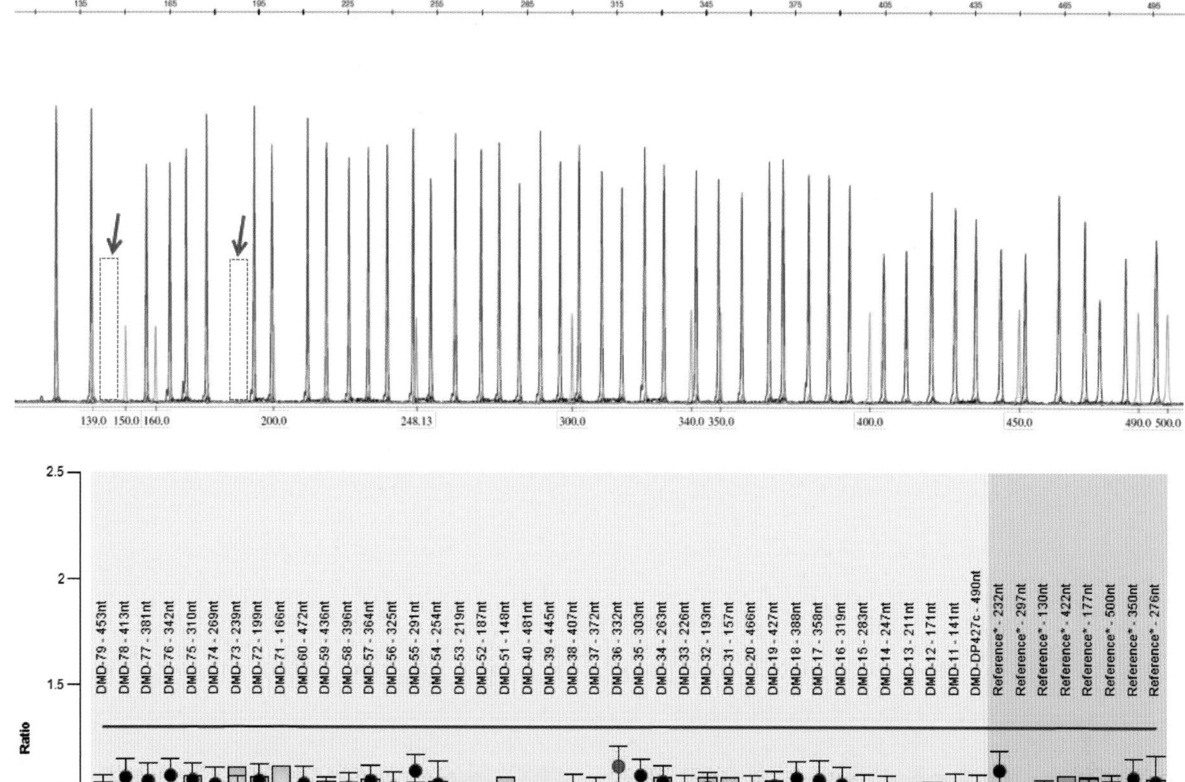

图 29-1-3　部分片段拷贝数为 0 的样本 MLPA 检测结果

图示为男性假肥大型肌营养不良患者 DMD 基因 51、52 号外显子缺失

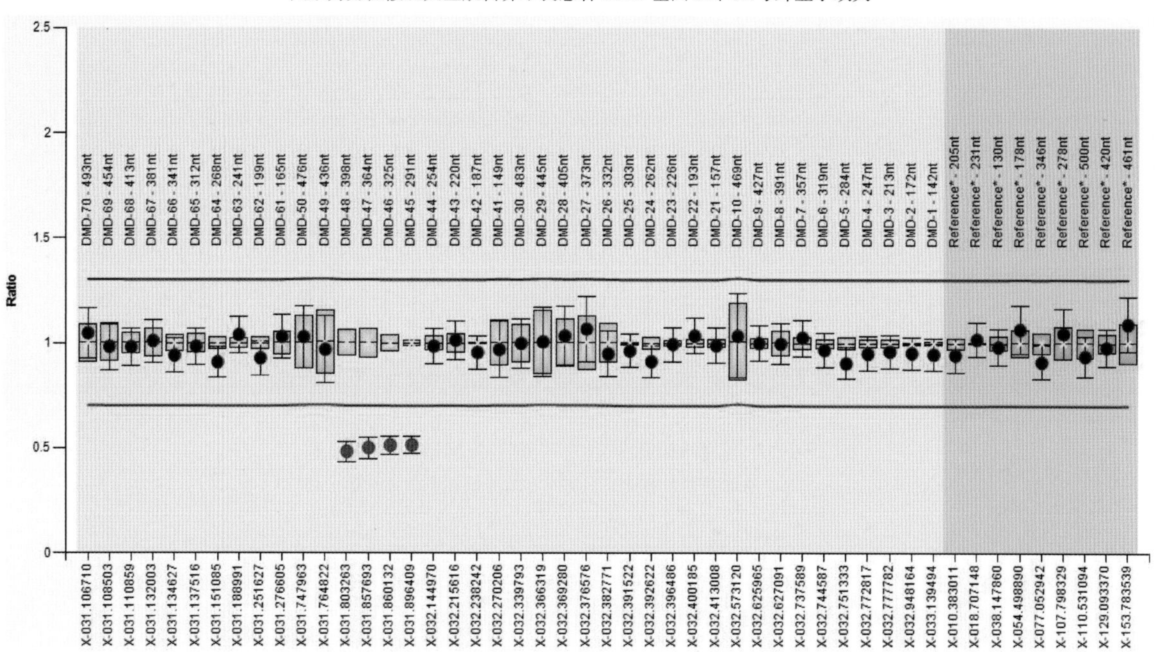

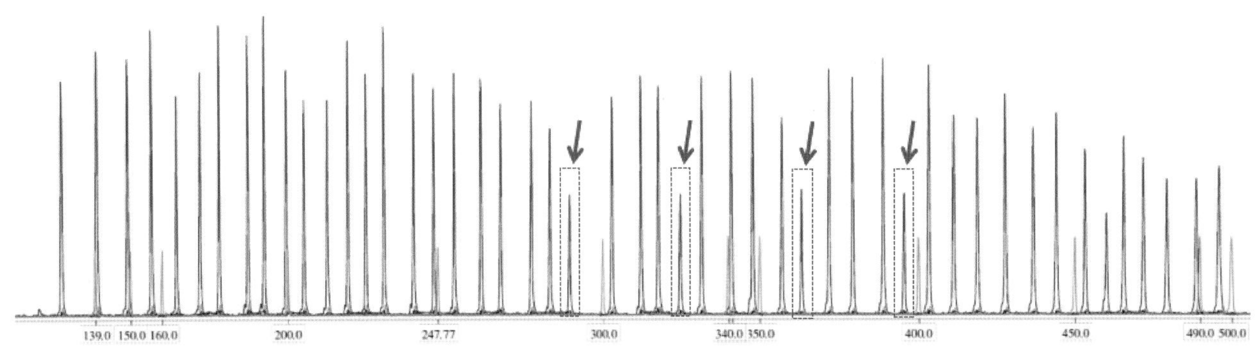

图 29-1-4　部分片段拷贝数为 1 的样本 MLPA 检测结果

图示为女性携带者 DMD 基因 45 ～ 48 号外显子杂合缺失

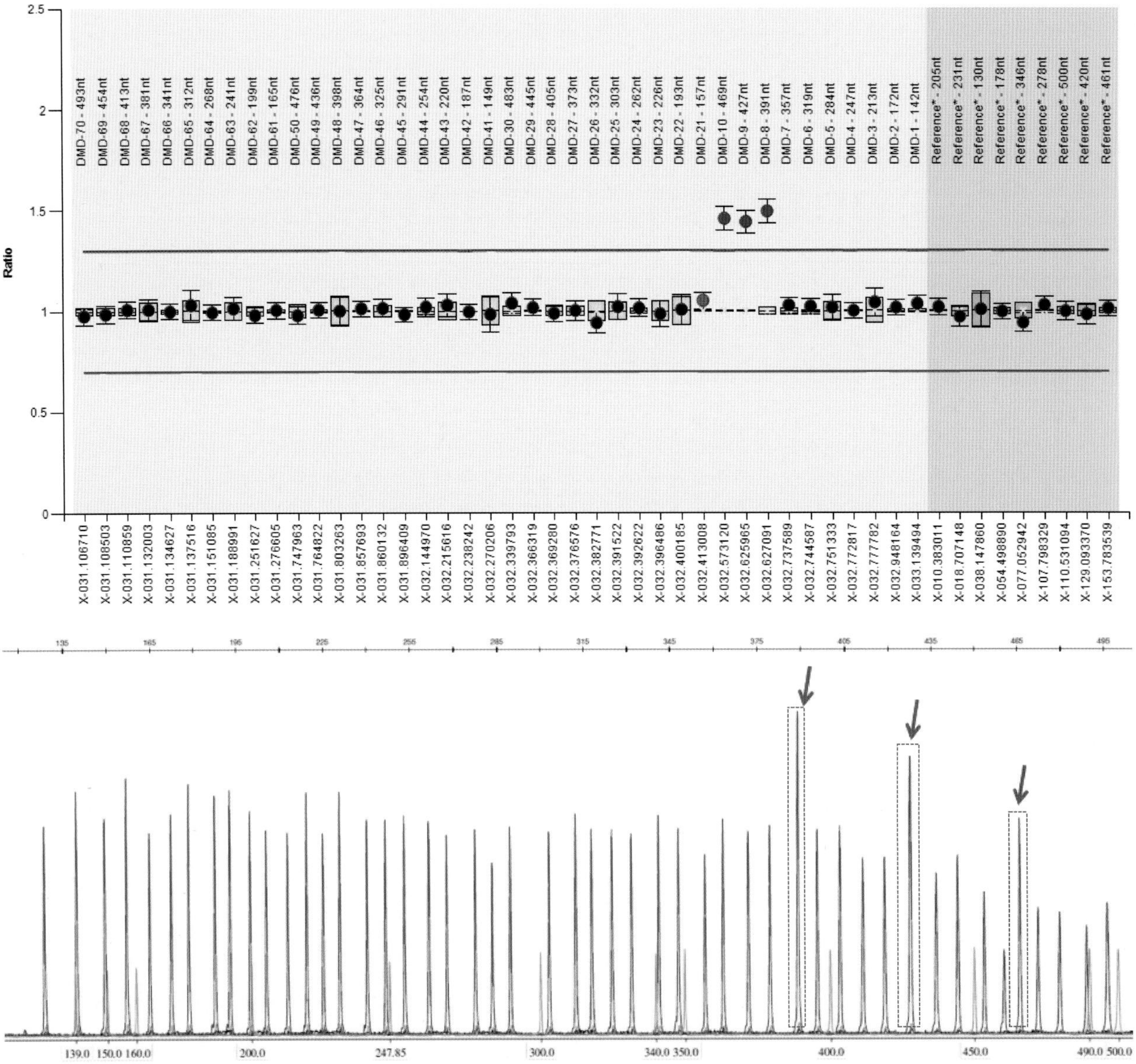

图 29-1-5　部分片段拷贝数为 3 的样本 MLPA 检测结果

图示为女性携带者 DMD 基因 8 ～ 10 号外显子杂合重复

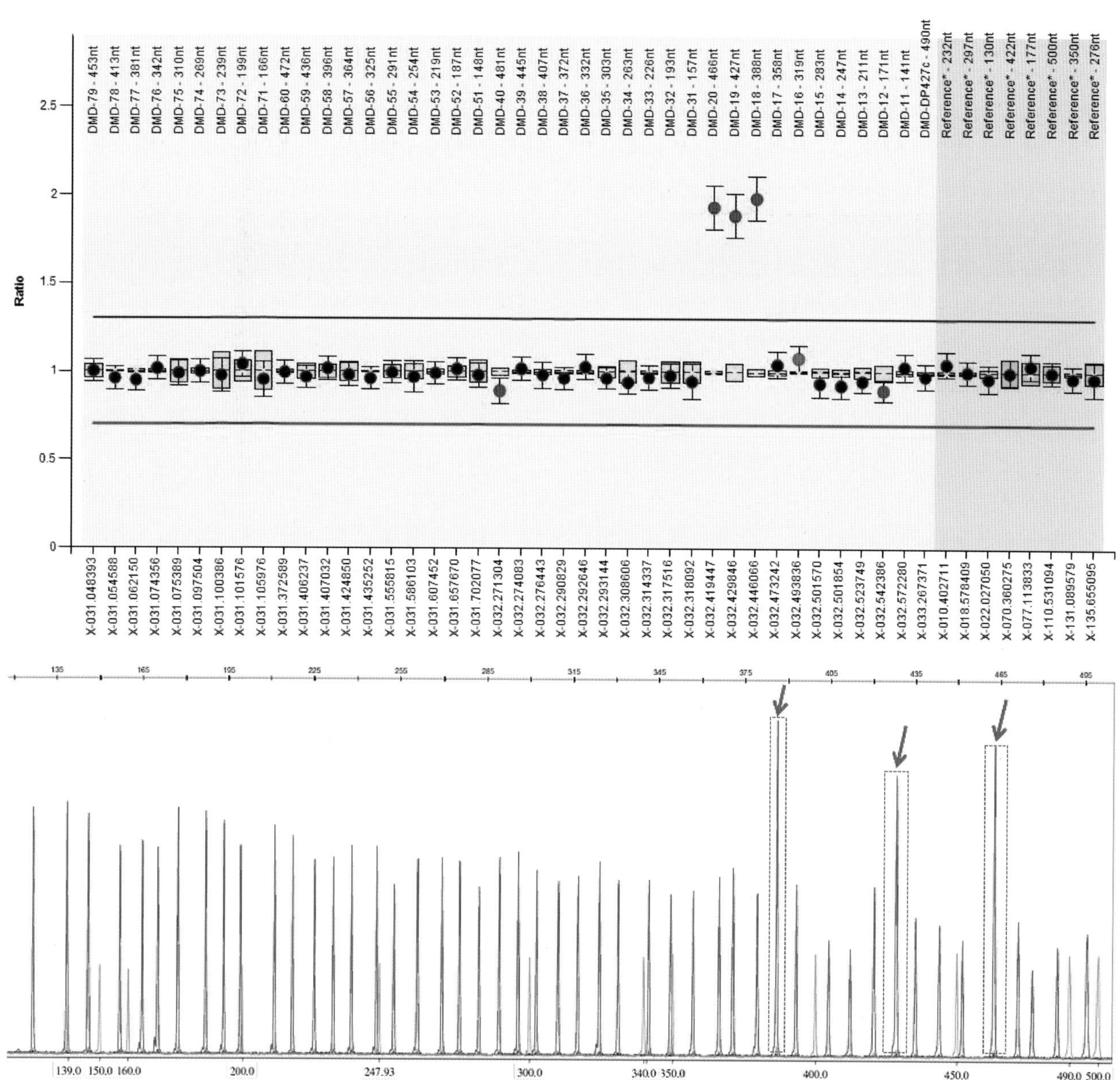

图 29-1-6 部分片段拷贝数为 4 的样本 MLPA 检测结果

图示为女性假肥大型肌营养不良患者 DMD 基因 18 ～ 20 号外显子纯合重复

第二节 MLPA 技术在常见血液病检测中的应用

一、血液肿瘤

儿童急性淋巴细胞白血病（ALL）是最常见的儿童肿瘤性疾病。在 ALL 患者中发现有很高比例的 *IKZF1* 基因部分或全部缺失，尤其是在儿童和成人 BCR-ABL1 阳性 ALL 患者中，*IKZF1* 基因缺失发生率高达 83.7%，且与 ALL 患者复发及不良事件显著相关。同时，在慢性粒细胞白血病（CML）B-ALL 急变期患者中也检测到 *IKZF1* 基因缺失，而在 CML 慢性期患者中则没有检测到，提示 *IKZF1* 基因缺失是 CML 患者 B-ALL 急变的重要促进因素。

IKZF1 基因定位于染色体 7p12.2，编码转录因子 Ikaros，共 8 个外显子（转录本号为 NM_006060.5，

外显子 1 不参与编码蛋白质），最常见的缺失为 4 ～ 7 号外显子缺失。同时，*IKZF1* 缺失患者中也发现存在高比例的 *PAX5* 或 *CDKN2A* 基因缺失。应用 MLPA 技术在部分 BCR-ABL1 阴性 B-ALL 患儿中检测到 *IKZF1* 缺失，在 Pre B-ALL 和 B-ALL 患者中检测到 *PAX5* 基因缺失，均为相应患者无病生存率（DFS）的独立危险因素。

在约 2% 的 B-ALL 儿童，以及较大年龄儿童和成人 Pre B-ALL 患者中检测到了 21 号染色体内部扩增（iAMP21），尽管发生扩增的片段大小有所不同，但是都包含 *RUNX1* 基因，每细胞总的拷贝数≥ 5 个。临床研究显示所有携带此类扩增的患者较未携带扩增的患者有更高的复发风险和更低的存活率。

慢性淋巴细胞白血病（CLL）是西方国家最常见的白血病，在亚洲相对少见。DNA 损伤应答通路中两个重要成员 TP53 和 ATM 的分子检测可以给化疗疗效及临床结果提供很好的预测信息。CLL 患者中，大部分 *TP53* 基因异常为 *TP53* 双等位基因缺陷，包含 1 个等位基因的缺失（17p 缺失）和另一个等位基因的微小变异。相对而言，ATM 则常为单等位基因缺失（11q 缺失）。

二、血友病 A

血友病 A，又称甲型血友病，是影响人类的最严重的遗传性出血性疾病，是由因子Ⅷ凝血活性缺乏引起的凝血障碍，根据患者血浆因子Ⅷ凝血活性残余的值可分为轻、中、重 3 型，分别占 HA 患者的 50%、10% 和 40%。血友病 A 是 X 连锁隐性遗传疾病，世界范围内男性发病率约为 1/5000，其中，约 2/3 有家族史，1/3 为散发病例。

因子Ⅷ由 *F8* 基因编码，*F8* 基因位于 Xq28，长度为 186kb，由 26 个外显子与 25 个内含子组成。目前已报道的 *F8* 基因的致病突变类型多种多样，如基因大片段的缺失 / 重复、大片段的倒位、无义突变、移码突变、剪接突变、错义突变等，不同的突变类型需要采用不同的技术进行检测。

大片段的倒位最常见的为内含子 22（intron 22）的倒位，可引起 43% ～ 45% 的重型血友病 A，其次为内含子 1（intron 1）倒位，可引起 2% ～ 5% 的重型血友病 A。*F8* 基因 Intron 22 中存在一个 *F8A* 基因，其转录方向与 *F8* 相反，同时 *F8* 基因上游约 400kb 及 500kb 处存在 2 个 *F8A* 的同源序列（分别记为 *A2* 和 *A3*），*F8A* 与 *A2* 或 *A3* 之间发生同源重组导致 Intron 22 倒位的产生（图 29-2-1）。

Lakich 等于 1993 年用 Southern 印迹方法进行 Intron 22 倒位检测，基于 *Bcl* Ⅰ限制性酶切反应和针对同源序列的特异性标记探针，检测基本步骤包括 *Bcl* Ⅰ限制性酶切、电泳及 Southern blot，最终结果正常样本信号出现于 21.5kb、16kb 和 14kb，

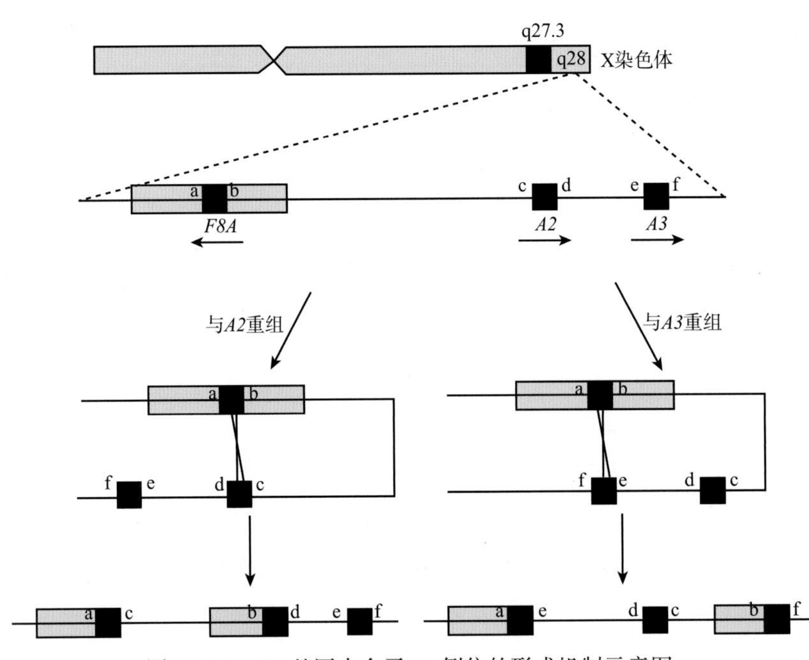

图 29-2-1　*F8* 基因内含子 22 倒位的形成机制示意图

而与 *A2* 发生同源重组后的信号出现于 20.0kb、17.5kb 和 14.0kb，与 *A3* 发生同源重组后的信号出现于 20.0kb、16.0kb 和 15.5 kb。这种方法操作复杂，耗时且成本较高，不利于实验室广泛开展。Liu 等报道了一种基于长距离 PCR（long-distance PCR，LD-PCR）的方法用于 Intron 22 倒位检测，该方法中共使用两对引物 P、Q 和 A、B，引物 P、Q 分别位于 *F8A* 同源序列上下游，A、B 则分别位于 *A2*（*A3*）上下游，正常男性样本中扩增片段的长度分别为 PQ 12kb、AB 10kb，电泳为相应的两条带，发生倒位时生成新的片段 PB 或 AQ 均为 11kb，则电泳出现 11kb 和 10kb 两条带。女性携带者则出现 12kb、11kb 和 10kb 3 条带。该方法操作相对简便，但是扩增长达 10kb 的片段对反应体系和条件的要求比较高，需要进行反复的优化。

为了克服这些劣势，Rossetti 等报道了一种基于反向 PCR（inverse-PCR）的方法，也有文献称为倒位 PCR 法。该方法基本原理包括 *Bcl* Ⅰ限制性酶切，T4 连接酶连接成环，然后进行多重 PCR 扩增。根据扩增产物片段大小进行结果判断，正常样本检测到 487bp 的条带，而男性患者样本仅检测到 559bp 的片段，女性携带者可以同时检测到两个大小的条带。

基因大片段的缺失 / 重复可以采用 MLPA 的方法，图 29-2-2 所示是一位男性血友病 A 患者的 *F8* 基因 MLPA 检测结果，显示其 20、21 和 22 号外显子区域存在大片段的半合子缺失突变，而图 29-2-3 中为其携带者母亲的检测结果。

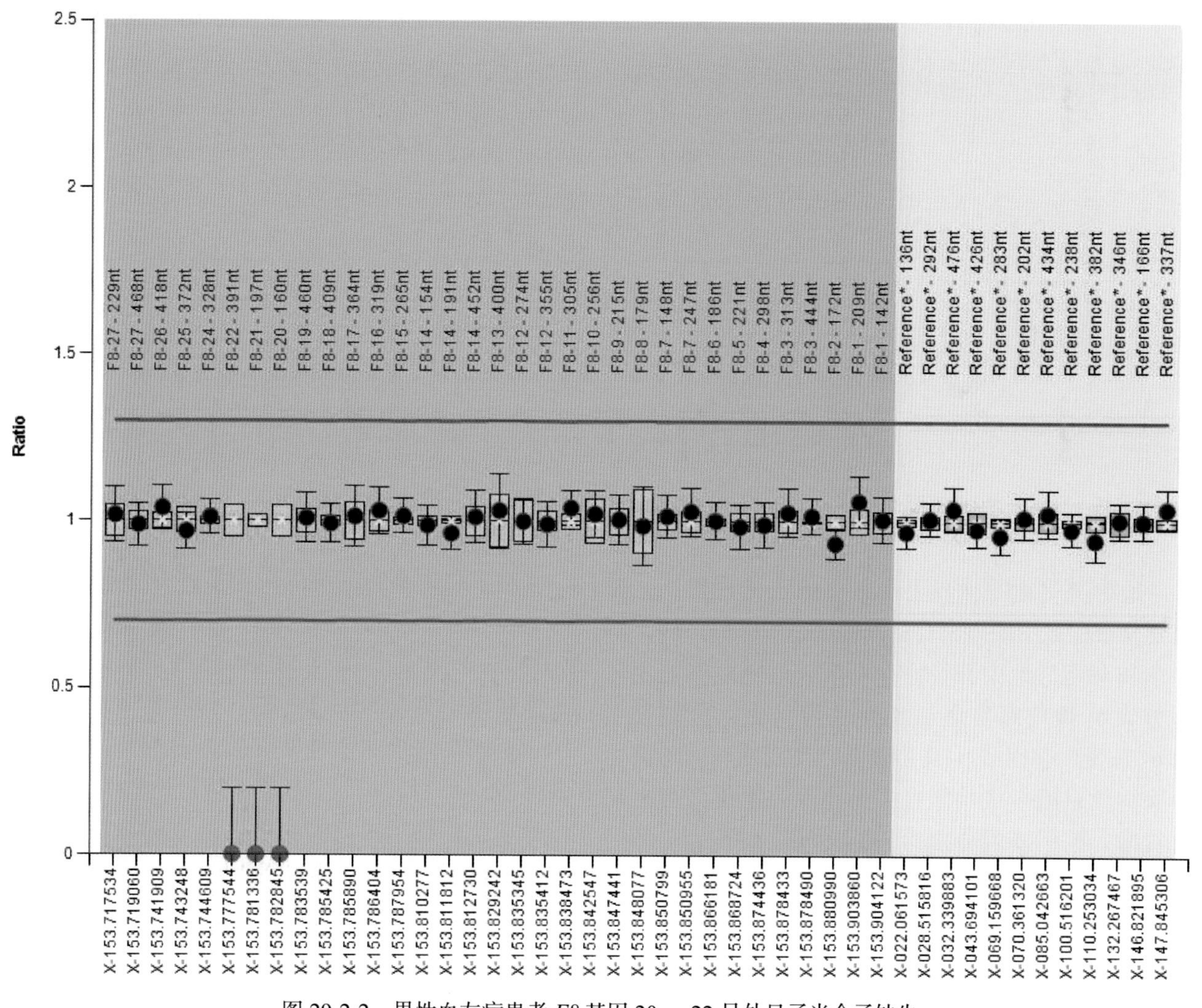

图 29-2-2 男性血友病患者 *F8* 基因 20 ～ 22 号外显子半合子缺失

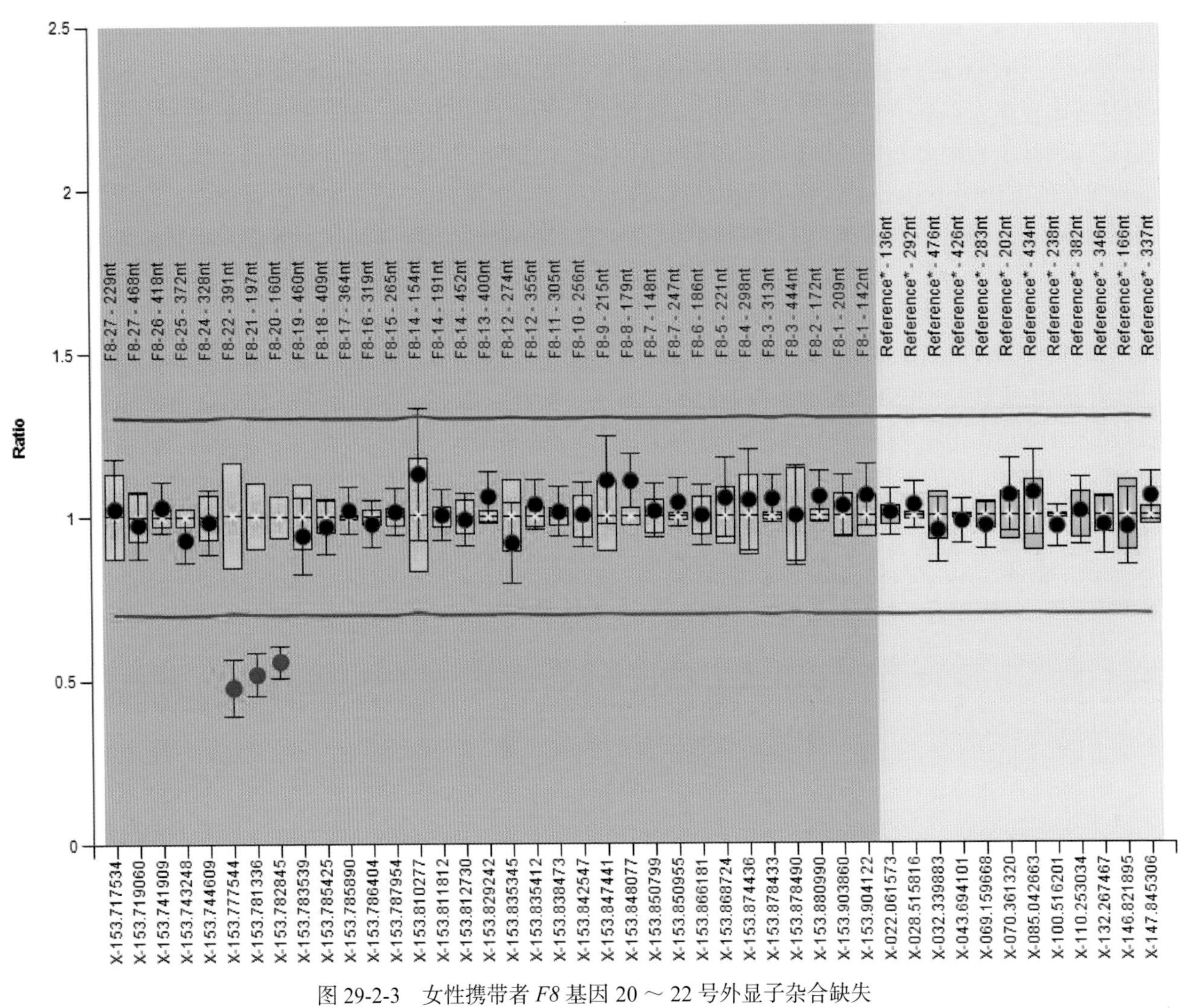

图 29-2-3 女性携带者 *F8* 基因 20 ～ 22 号外显子杂合缺失

三、地中海贫血

地中海贫血是世界上最常见的遗传病之一，主要分布在地中海国家及亚洲地区，我国的广西、广东和海南为地中海贫血高发区。地中海贫血主要分为 α- 地中海贫血和 β- 地中海贫血，分别是由 α- 珠蛋白基因或 β- 珠蛋白基因突变使相应珠蛋白肽链数目减少或功能丧失而导致的遗传性溶血性贫血，编码基因分别为 *HBA*（*HBA1*/*HBA2*）和 *HBB*，以常染色体隐性方式遗传。

α- 珠蛋白基因位于染色体 16p13.3，正常情况下每条染色体上均包含 2 个拷贝，即靠近端粒的 *HBA2* 和靠近着丝粒的 *HBA1*，其主要突变类型为基因缺失，占 70% ～ 80%，少数为微小突变；β- 珠蛋白基因位于染色体 11p15.3，主要为微小突变，少数为基因缺失。

对于缺失型突变可以采用多种方法进行检测，如 gap-PCR、多重 PCR 结合琼脂糖凝胶电泳、real-time PCR 等，但是 MLPA 技术可以同时检测缺失和微小突变。Baysal 等于 1994 年首次报道了用 gap-PCR 法检测两种常见的 α- 地中海贫血缺失型突变（$-\alpha^{3.7}$ 和 $-\alpha^{4.2}$），基本原理以检测 $-\alpha^{3.7}$ 为例，设计 3 条引物（P1，P2，P3）组成跨越缺失断裂点的两对扩增引物，当 3.7kb 缺失存在时，P1+P2 可以扩增出条带而 P1+P3 不能扩增，当缺失不存在时，P1+P2 由于距离太大而扩增不出，P1+P3 则可以扩增出条带（图 29-2-4）。

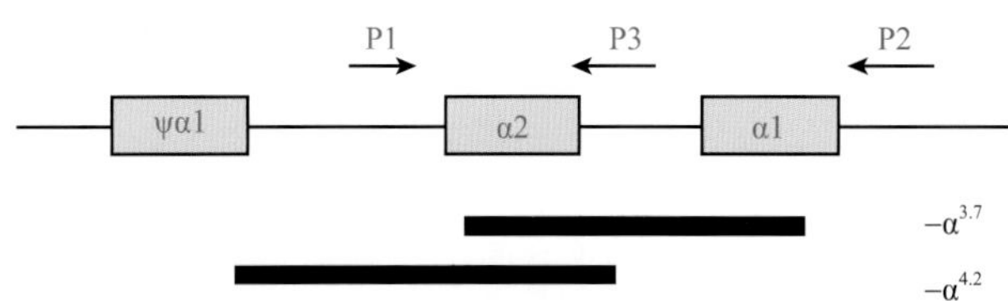

图 29-2-4　gap-PCR 技术检测 α- 地中海贫血缺失型突变示意图

文献报道了采用多重 PCR 法检测 α- 地中海贫血中国南方常见的缺失型突变，在同一管反应体系中加入 7 对引物，可同时检测 $--^{SEA}$、$-\alpha^{3.7}$、$-\alpha^{4.2}$ 等多种缺失突变。real-time PCR，即实时 PCR，其优点在于可以直接定量检测 α- 珠蛋白基因的拷贝数。具体做法有 SYBR Green Ⅰ染料结合产物熔解曲线分析，当 PCR 温度低于 T_m 值时，SYBR Green Ⅰ染料与双链 DNA 结合并释放荧光，当温度升至 T_m 值时，双链逐渐变性而导致荧光强度急剧下降。使用 MLPA 技术，除了可以检测上述缺失突变外，还可以检测常见的 Constant spring 突变（Hb CS）。图 29-2-5 和图 29-2-6 为 α- 地中海贫血 MLPA 检测结果的示意图。

除上述应用之外，MLPA 技术还可应用于多种血液病分子检测中，表 29-2-1 列举了部分血液病相关 MLAP 试剂盒，当然也有报道应用自行设计的探针进行 MLPA 检测的案例。

高通量测序技术近期得到了广泛应用，它主要是检测点突变等微小变异，但是通过算法计算覆盖深度并与正常样本对照，也可达到同时检出拷贝数变异（CNV）的目的，其较 MLPA 技术有

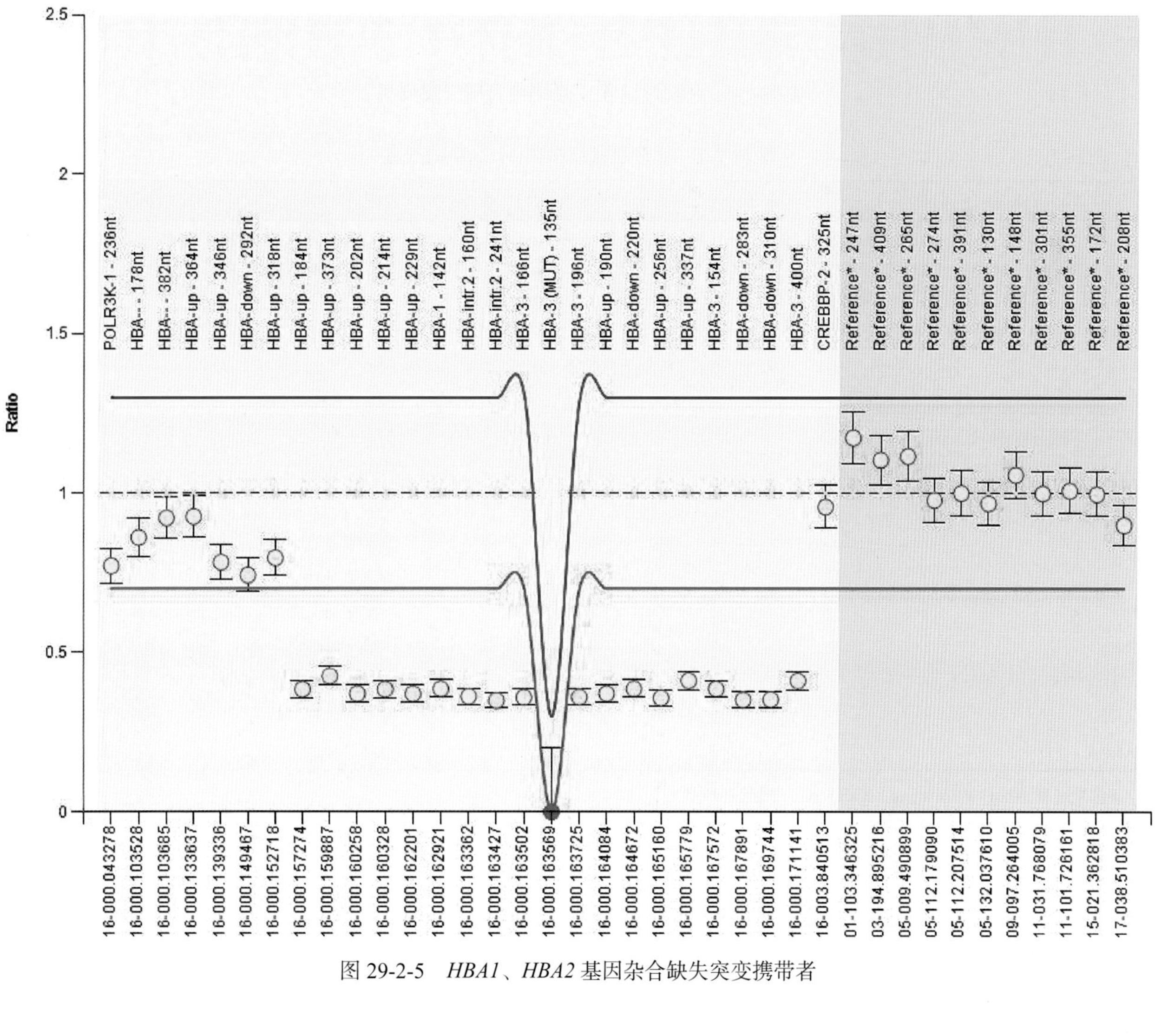

图 29-2-5　*HBA1*、*HBA2* 基因杂合缺失突变携带者

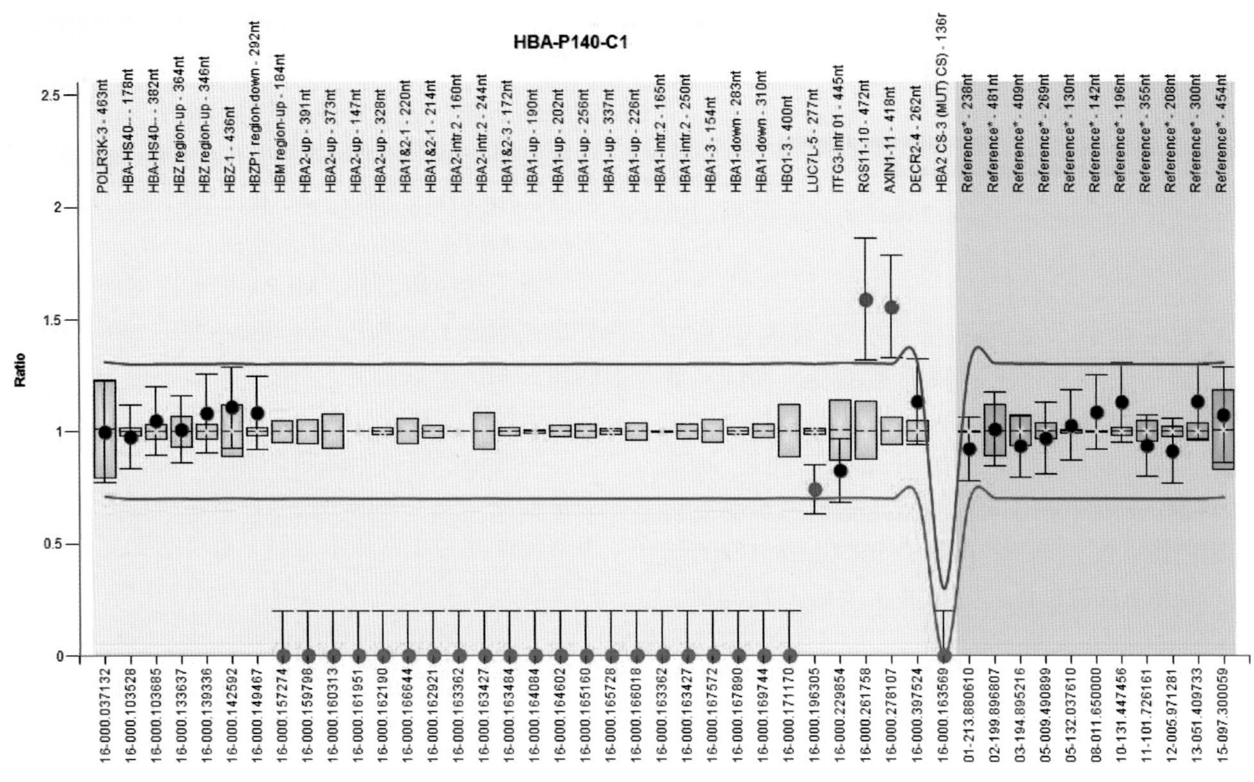

图 29-2-6 *HBA1*、*HBA2* 基因纯合缺失突变患者

表 29-2-1 部分血液病相关 MLAP 试剂盒

检测染色体区域 / 基因 / 突变	疾病	试剂盒编号[a]
2p（MYCN，ALK），5q（MIR145，EBF1，MIR146A），6q，7p12（IKZF1），7q，8q24（MYC），9p（MTAP，CDKN2A，CDKN2B，PAX5），10q23（PTEN），11q22（ATM），12p13（ETV6），12q，13q14（RB1，MIR15A，DLEU2，DLEU1），17p13（TP53），17q，Chr18，Chr 19，21q22（RUNX1）+JAK2 V617F	多种恶性血液病（ALL，AML，CLL，CML，MDS，各种淋巴瘤）	P377
IKZF1（IKAROS）	ALL	P335
iAMP21	ALL，AML，MDS	P327
Xp22.33 PAR1 region	ALL	P329
GATA2，TERC，TERT，CEBPA，RUNX1	MDS，AML	P437
ATM，Chr 12，13q14，TP53	CLL	P040
F8	血友病 A	P178
F9	血友病 B	P207
HBA	α- 地中海贫血	P140
HBB	β- 地中海贫血	P102
STX11，UNC13D，PRF1	家族性噬血细胞综合征	P028
FANCB	范科尼贫血	P113
FANCA	范科尼贫血	P031，P032

a 信息来源于 https: //www.mrc-holland.com，截至 2017 年 6 月。

检测范围广（全外显子或全基因组范围）、DNA 用量少（低至 5ng，而 MLPA 技术需至少 20ng）和同时检测微小变异的优势，但是如果不是特殊设计的探针，由于高通量测序技术本身对基因组上的特殊序列区（存在高度同源序列、假基因、GC 含量过高或过低等区域）检测质量不佳，故对于此类区域的 CNV 检测亦不及 MLPA 特殊设计的探针。近期，有学者将 MLPA 技术与高通量测序技术相结合开发了一种称为 digital MLPA 的技术，可以同时检测高达 1000 个目标序列，通量大大提高，并应用于 ALL 患者样本的检测，获得了很好的效果，其基本原理同 MLPA，只是最后的定量检测是通过高通量测序来完成，而不是之前的毛细管电泳。

（毕　欣　赵　强）

参考文献

邹尧，刘晓明，张丽，等 . 2015. IKZF1 基因拷贝数异常在儿童 BCR/ABL 阴性 B 系急性淋巴细胞白血病中的意义 . 中国当代儿科杂志，17（11）：1154-1159.

Benard-Slagter A，Zondervan I，de Groot K，et al. 2017. Digital multiplex ligation-dependent probe amplification for detection of key copy number alterations in T-and B-cell lymphoblastic leukemia. J Mol Diagn，19（5）：659-672.

Hsu AP，Sampaio EP，Khan J，et al. 2011. Mutations in GATA2 are associated with the autosomal dominant and sporadic monocytopenia and mycobacterial infection（MonoMAC）syndrome. Blood，118（10）：2653-2655.

Moorman AV，Ensor HM，Richards SM，et al. 2010. Prognostic effect of chromosomal abnormalities in childhood B-cell precursor acute lymphoblastic leukaemia：results from the UK Medical Research Council ALL97/99 randomised trial. Lancet Oncol，11（5）：429-438.

Mullighan CG，Miller CB，Radtke I，et al. 2008. BCR-ABL1 lymphoblastic leukaemia is characterized by the deletion of Ikaros. Nature，453（7191）：110-114.

Mullighan CG，Su XP，Zhang JH，et al. 2009. Deletion of IKZF1 and prognosis in acute lymphoblastic leukemia. N Engl J Med，360（5）：470-480.

Schwab CJ，Jones LR，Morrison H，et al. 2010. Evaluation of multiplex ligation-dependent probe amplification as a method for the detection of copy number abnormalities in B-cell precursor acute lymphoblastic leukemia. Genes Chromosomes Cancer，49（12）：1104-1113.

Stasevich I，Inglott S，Austin N，et al. 2015. PAX5 alterations in genetically unclassified childhood Precursor B-cell acute lymphoblastic leukaemia. Br J Haematol，171（2）：263-272.

Te Raa GD，Moerland PD，Leeksma AC，et al. 2015. Assessment of p53 and ATM functionality in chronic lymphocytic leukemia by multiplex ligation-dependent probe amplification. Cell Death Dis，6：e1852.

第三十章
染色体微阵列技术

第一节 概　　述

血液肿瘤细胞常发生复杂的基因组变化，这些变化包括基因突变、染色体重排、表观遗传学改变、染色体杂合性缺失（LOH）等。全面了解血液肿瘤细胞基因组变异，不仅有利于对血液肿瘤进行更精细的分型诊断、预后估计、制订治疗方案、随访监测，也有助于进一步研究其发病机制。

一、血液肿瘤的常规细胞遗传学检测

目前，血液肿瘤细胞遗传学诊断的技术平台以常规染色体显带技术（传统核型分析技术）与荧光原位杂交技术（FISH）为主。传统核型分析技术建立于1956年，历经多年完善与改进，现已为非常成熟的细胞遗传学分析手段。该技术通常以骨髓或外周血白细胞为标本，通过细胞培养、固定得到染色体悬液，染色体制片并显带及显微镜下核型分析等步骤了解肿瘤的染色体异常。1960年费城染色体（Ph染色体）的发现成为血液肿瘤细胞遗传学诊断的里程碑，Ph染色体为慢性粒细胞白血病（CML）的特征性遗传学改变，可作为CML的诊断依据，约95%的CML患者Ph染色体检测阳性，参见图30-1-1。除此之外，急性淋巴细胞白血病、淋巴瘤等血液肿瘤均可出现染色体易位、倒位、染色体数目改变等重现性遗传学异常。不仅如此，血液肿瘤也可同时发生复杂或罕见遗传学改变。这些血液肿瘤细胞遗传学改变，有助于临床医师对血液肿瘤的评估。

传统细胞遗传学检测结果的准确性受标本准备、处理、分析和报告等诸多环节的影响，例如，在细胞培养过程中始终需要面对细胞培养失败、优势细胞生长造成异常核型丢失的风险，并且传统细胞遗传学方法在判读时主要依靠人工主观判断，因此同一数据由不同人员解读有可能得到不同答案。

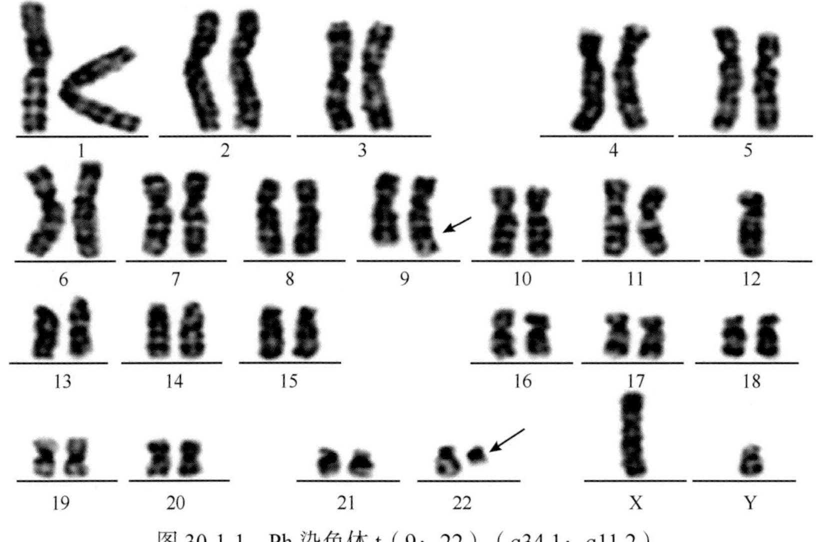

图30-1-1　Ph染色体t（9；22）（q34.1；q11.2）

FISH 技术通常以染色体悬液为检测样本，骨髓涂片与外周血涂片亦可，通常用以检测由染色体易位导致的融合基因、染色体数目异常及复杂的易位等。例如，急性髓系白血病常见的异常为t(9;22)(q34;q11.2)即*ABL/BCR*，t(15;17)(q22;q12)即*PML/RARα*，t(8;11)(q22;q22)即*AML1/ETO*等。少数情况下，当常规染色体显带分析失败时，结合骨髓细胞形态学检查的初步结果，选择合适探针对检测血液肿瘤细胞直接进行检测，往往可以进一步获取相关信息。

目前临床与血液肿瘤相关 FISH 探针已接近100种，可按需选择，但是 FISH 检测只能提供所使用探针所对应的特异结果，无法提供全面的染色体遗传学改变的信息。因此在《血液病细胞－分子遗传学检测中国专家共识》(2013年版)中特别指出 FISH 结果判读应该结合常规染色体显带结果，尤其是不相符的结果要综合判断。核型分析结果可以显示 FISH 探针以外的染色体异常，缺乏核型分析的整体结果，仅靠 FISH 结果有可能导致误判或其他染色体异常的漏检。

二、基因芯片技术在血液肿瘤中的应用

近年来分子生物学得到了突飞猛进的发展，聚合酶链反应(PCR)技术、测序技术、基因芯片技术，目前均可用于对肿瘤细胞的融合基因、突变基因及其他细胞遗传学改变进行检测。这些平台具有灵敏度高、特异性强、重复性佳的特点，成为血液肿瘤检验方法的热门选择。

广泛意义上的芯片类型有多种，包括 DNA 芯片、RNA 芯片、蛋白芯片、甲基化芯片、表达谱芯片等。临床上，对于血液肿瘤细胞的检测主要以 DNA 芯片为主，本章所提及的基因芯片、芯片、CMA 等均指 DNA 芯片。

基因芯片技术始于20世纪90年代，通过比对参考基因组得知待测基因组剂量相对变化，确定待测样本基因组遗传物质发生缺失与重复的拷贝数变异(CNV)信息。基因芯片相对传统核型分析、FISH 等常规血液病分子诊断方法，其分辨率、灵敏度均比较高，可以发现一些隐匿性的细胞遗传学改变，是传统细胞遗传学检测手段的一种完善与补充。基因芯片不仅可以发现传统核型分析及 FISH 方法测得的染色体不平衡结果，还可以提供更多、更细节的染色体异常变化的信息。

经过近20多年的完善发展，基因芯片技术越来越广泛地应用于血液肿瘤诊断中。目前，基因芯片主要依靠寡核苷酸(oligonucleotide)合成探针及单核苷酸多态性(SNP)探针提供覆盖全染色体组的基因信息。

与其他肿瘤分子诊断技术相比，基因芯片具备以下优势：①芯片实验对于组织 DNA 起始量要求相对较低，各种类型组织提取的 DNA 均适用；②能够对全基因组进行高分辨率的分析；③输出的原始数据是电脑客观分析计算后的结果，排除了人为主观因素的影响；④含有 SNP 探针的基因芯片可对拷贝数没有发生变化，但杂合性缺失的片段(ROHs 或 AOH 片段)进行检测；⑤目前已有很多可以对检测出 CNV 进行注释的数据库，能对 CNV 进行较完善的解释。

基因芯片并非十全十美，其缺陷包括：①基因芯片不能检测出剂量平衡的染色体重排；②肿瘤细胞在待测样本中含量不够高，有可能发生漏检；③芯片的结果仅能提示剂量的变化，对说明其结构如何发生则无能为力(如重复片段无法判断是串联重复还是插入其他染色体，此时需用 FISH 验证)；④检测局限于染色体片段四倍体及以下的拷贝数变化，但是需要指出的是，含有 SNP 探针的芯片更易判断染色体拷贝数变化；⑤肿瘤具有异质性，芯片结果可以检测到多处嵌合型的拷贝数异常，然而不能区分携带不同拷贝数异常的肿瘤细胞克隆。

第二节 技术原理、常用平台及质控

一、基本原理

基因芯片技术通常在覆盖高密度 DNA 探针的载玻片上完成，通过待测样本 DNA 与探针的结合、收集信号，经过相应的分析软件计算，得到待测样本染色体拷贝数变异的信息。

目前，市面上可选择的芯片种类繁多，所含探针数目从50万到460万个不等，其所能检测到 CNV 的阈值也不尽相同，可检测最小 CNV 大

小为 40bp，大小不等。依探针设置的原理，主流基因芯片平台分为两大类，一类为应用寡核苷酸合成探针的比较基因组芯片（array comparative genomic hybridization，aCGH），另一类为应用单核苷酸多态性探针的基因芯片（SNP-array）。

aCGH 应用较长的寡核苷酸合成探针（60bp）和目标 DNA 特异性结合，探针设置相对自由，可以置于基因组中任意位置。在检测中，等量的待测样本 DNA 与标准参考 DNA 被荧光染料标记为不同颜色（通常为红色和绿色），其后等量的待测 DNA 和参考 DNA 与同一张芯片上的探针结合，最后通过直接比对两种颜色的信号，可以得到待测 DNA 拷贝数的变化。

SNP 芯片中，SNP 探针仅能设置于基因组中 SNP 位点，探针分布受制于 SNP 位点的分布，若芯片同时需应用错配杂交的信号，探针本身长度亦将相应缩短（20 ～ 60bp）。在检测中，SNP 芯片仅需标记后的待测样本 DNA 与芯片探针结合，得到的信号与芯片本身的参考信号作比对，最后通过相应软件分析得出待测 DNA 拷贝数及 LOH 片段的信息。

无论是 aCGH 芯片还是 SNP 芯片，其探针设计均不能覆盖低拷贝重复（LCR）序列及高度重复序列 [如短散布元件（short interspersed element，SINE）、长散布元件（long interspersed element，LINE）]。假基因等在基因组中存在的高度同源区域，芯片探针也不能进行有效区别，或进行基因分型。

aCGH 芯片可以相对较全面地覆盖整个基因组，提供全基因组拷贝数变化的信息，然而不能对不涉及拷贝数剂量变化，以及仅涉及染色体杂合性（heterozygosity）的区域进行检测。后者通常发生于肿瘤样本失杂合性（loss of heterozygosity，LOH）、近亲结婚导致的连续性杂合性缺失（absence of heterozygosity，AOH）及单亲二倍体（uniparental disomy，UPD）的情况。SNP 芯片恰恰能弥补 aCGH 芯片不足，可以检测 LOH、AOH、UPD，但是受制于基因组中 SNP 位点的分布特征，SNP 芯片对整个基因组的覆盖程度不如 aCGH。两类芯片探针各有所长，目前各厂家基因芯片均倾向于在一芯片平台上同时设置两种类型的探针，已达到同时检测拷贝数变化及杂合性缺失区域的目的。两类芯片比较参考表 30-2-1。

表 30-2-1 aCGH 与 SNP 芯片平台比较

芯片平台	aCGH	SNP-arrays
探针长度	约 60bp，针对单序列的寡核苷酸	20 ～ 60bp 不等，两条针对不同序列的寡核苷酸
实验方法	一次杂交需标记待测样本与参照样本两种 DNA	仅待测 DNA 与探针杂交
分辨率	以探针分布设置为准，甚至可达外显子级别	受 SNP 位点分布影响，可能受背景信号影响
杂合性改变区域	不能检测 UPD 及 LOH 区域，不能检测近亲导致的 AOH	检测 UPD 及 LOH 区域，不能检测近亲导致的 AOH
平台完善度	可增加少量 SNP 位点	基本覆盖已知疾病相关的拷贝数变化区域，但未达到对外显子检测的级别

二、常见芯片厂家及芯片平台

常见芯片厂家及芯片平台见表 30-2-2。

表 30-2-2 常见芯片厂家及芯片平台

芯片		探针设计	平均探针间距	专用分析软件
Affymetrix	Affymetrix CytoScan 750K	550 000 拷贝数探针 +200 000 SNP	1.7kb	Affymetrix Chromosome Analysis Suite
	Affymetrix CytoScan HD	26 600 000 拷贝数探针 +750 000 SNP	0.88kb	
Agilent	SurePrint G3 Human CGH+SNP Microarray Kit，2×400K	292 097（CGH 探针）+119 091（SNP）	7kb	Agilent Genomics Workbench
	SurePrint G3 Human Genome CGH+SNP Microarray Kit，4×180K	110 712（CGH 探针）+59 647（SNP）	25kb	
Illumina	Infinium CoreExome BeadChip	547 644（SNP）	5.3kb	Illumina GenomeStudio and cnv-Partition

（一）Affymetrix 芯片（昂飞芯片）及数据示例

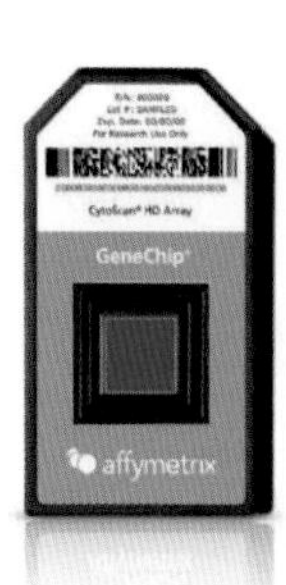

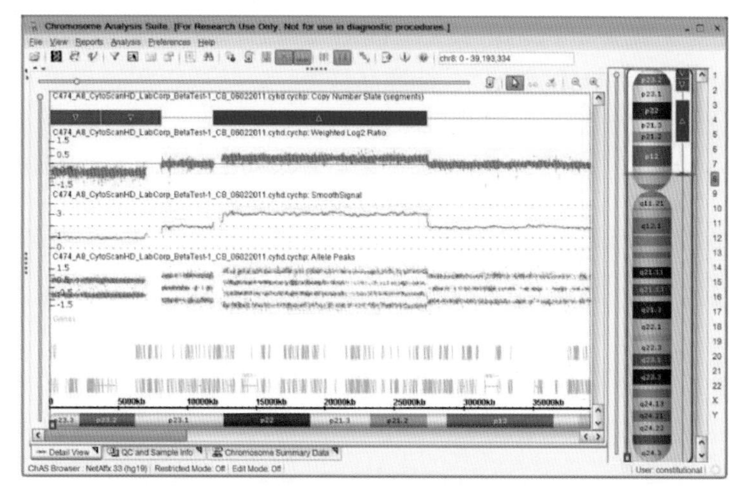

图 30-2-1　昂飞芯片示意图

图 30-2-1 左侧为 Affymetrix 品牌芯片外观，其探针打印于芯片中心的玻璃板上，不同类型的芯片探针数目不同，其中心玻璃板面积略有差异，每一芯片仅能对一例样本进行检测。

右侧为 Affymetrix 芯片分析软件（Affymetrix Chromosome Analysis Suite）主要界面。该例展示了样本 8 号染色体短臂末端复杂重排，拷贝数发生改变区域的提示具体位为：红色色块代表缺失，蓝色色块代表重复，同时可以看到拷贝数探针信号（Log2 Ratio）与 SNP 信号（allele peaks）均产生了与提示相一致的改变。

样本拷贝数正常为 2 时，Log2 Ratio 信号位于 0，Allel 信号分为 3 三道，分别位于 +0.5、0、–0.5。当 8p22.3p23.2 区域（红色色块提示）存在拷贝数缺失时，Log2 Ration 信号压低位于 –0.5，allele 信号分为 2 道，位于 +/–0.5。8p22p21.2 区域（蓝色色块提示）存在拷贝数重复，Log2 Ration 信号抬高位于 +0.5，allele 信号分为 4 道，位于 +1、+0.5、–0.5、–1。

（二）Angilent 芯片（安捷伦芯片）及数据示例

图 30-2-2 左侧为 Agilent SurePrint G3 Human 4×180K CGH+SNP Microarray 芯片外观，长条形玻璃片上有四处区域覆盖有探针，每一张芯片可同时对 4 例样本进行检测。右侧为其他规格 Agilent 芯片示意图，如 Agilent 2×400K 芯片，其探针数目更多，所需面积更大，因此一张玻璃片上仅有 2 处区域覆盖探针，每一张芯片可同时对 2 例样本进行检测。

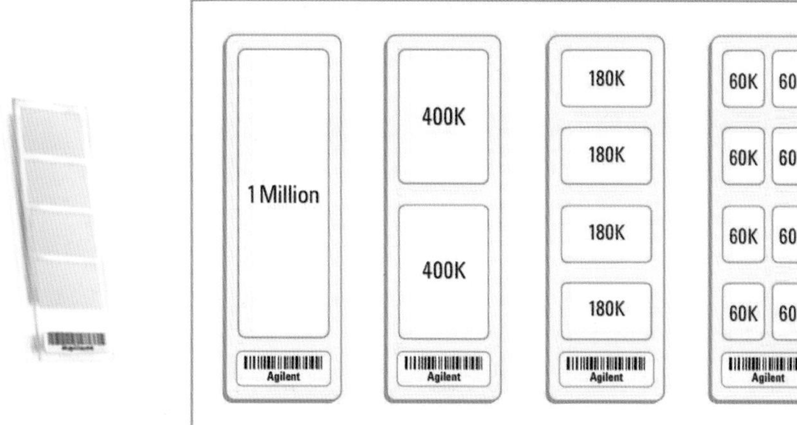

图 30-2-2　安捷伦芯片

图 30-2-3 为 Agilent 芯片分析软件（Agilent Genomics Workbench）的主要界面，该样本提示 17 号染色体短臂末端发生约 6Mb 缺失。CGH 实验过程中待测样本通常标记为绿色，标准品样本标记为红色，通过比较荧光信号相对多与少，以推测待测样本拷贝数变化。待测样本拷贝数正常时 CGH 红绿信号分布于 0 附近，大致相等；缺失时，绿色信号少，红色信号多，红色信号移动至 –1 附近，提示该区域缺失 1 个拷贝。同时，拷贝数正常时 SNP 信号组成为 AA、AB 及 BB SNP alleles，信号位于 0、1、2，而缺失时仅存在 A 与 B SNP alleles，SNP 信号仅存在于 0、1 位置。

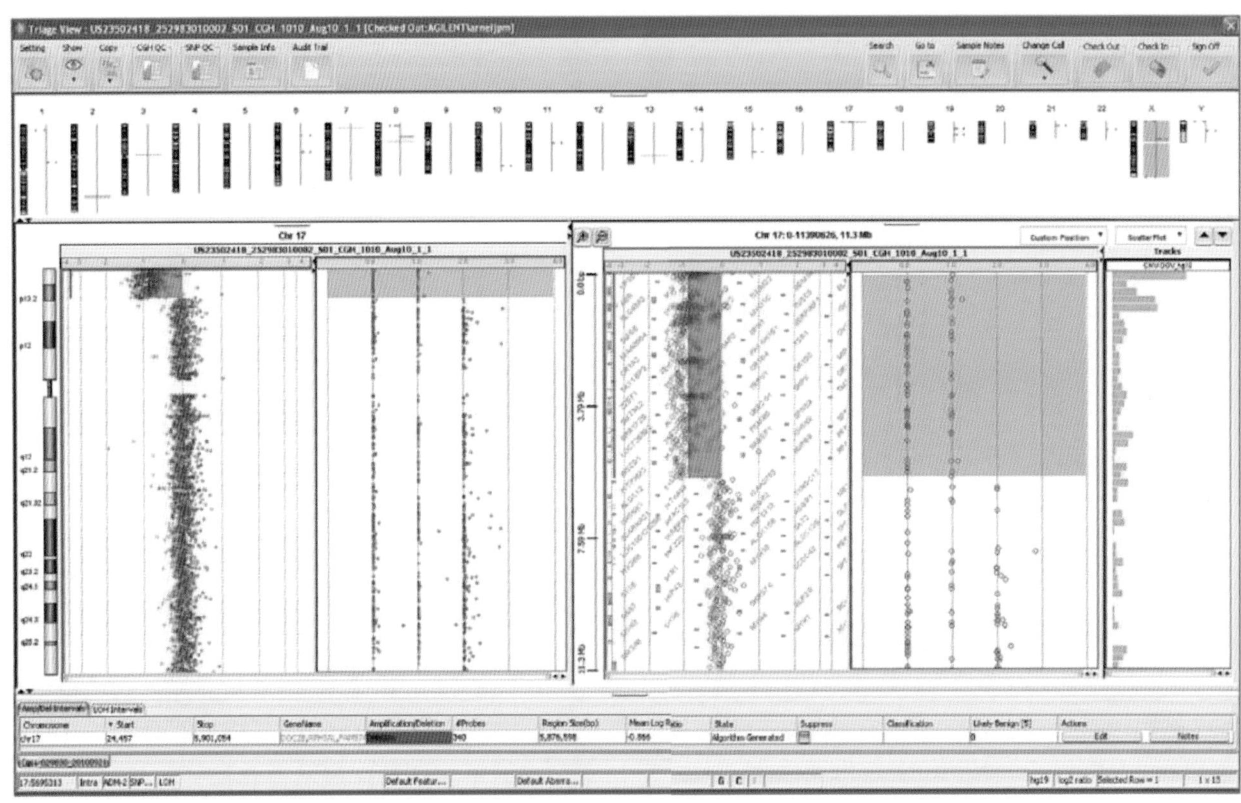

图 30-2-3　安捷伦分析界面

（三）Illumina 芯片及数据示例

Illumina 芯片为纯 SNP 探针芯片。芯片外观如图 30-2-4 所示，其余图片为染色体芯片信号细节图，分别显示缺失一个拷贝时的缺失信号（hemizygous deletion），失杂合性缺失片段信号（copy-neutral LOH），两个拷贝均发生缺失的纯合缺失信号（homozygous deletion），拷贝数为 3 的重复信号（duplication），以及其他发生较复杂的拷贝数变化的片段信号。

三、芯片实验室质量控制

芯片实验室质量控制包括以下方面。

（一）样本标签

样本标签应包括样本 ID、性别、标准品性别（CGH 芯片需要），以及其他有利于样本溯源的标记。

（二）样本处理

实验室需制定最低样本送检量、样本种类及 DNA 质量标准，该标准应达到可以实现临床检测的需要。实验室人员应熟练掌握 DNA 提取、DNA 纯化的实验操作，针对不同的送检样本类型，应用相应的最适方法提取 DNA。提取后的 DNA 需进行质量及浓度评估，如样本 DNA 状态不佳，需联系送检人员补送样本，而不能对样本直接进行后续芯片检测。

A. 缺失一个拷贝

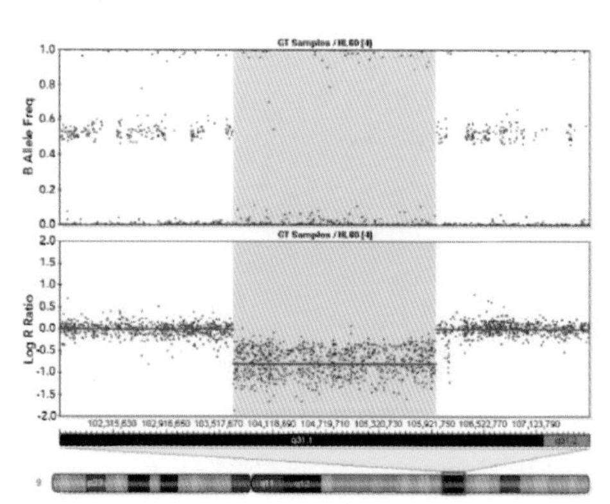

A hemizygous deletion (loss of one copy) is depicted in the ICB as a loss of heterozygotes in the B Allele Freq plot (top) and a loss of signal intensity in the Log R Ratio plot (bottom). In the region of the deletion (shaded), the log R ratio is log2 of 1/2, or -1.

B. LOH

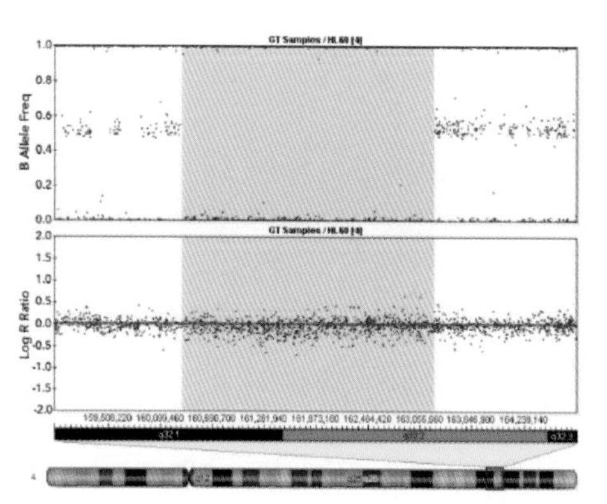

A region of copy-neutral LOH (shaded) is depicted by a loss of heterozygotes in the B allele frequency data but no change in the log R ratio (physical copy number).

C. 纯合缺失（缺失两个拷贝）

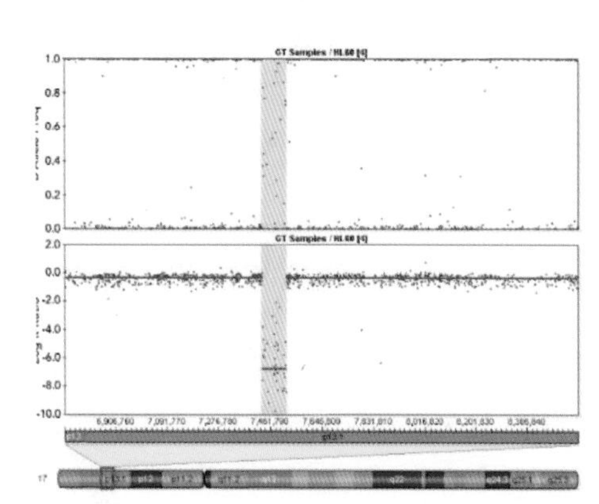

A region of homozygous deletion is where both copies of the chromosome have been lost (shaded). In this case, there are no SNPs present, so the genotyping data (B Allele Freq plot) appears like a "waterfall" as a result of noise in the absence of signal. The log R ratio in this region is the log2 of ~0/2, which is a highly negative value and is shown in the Log R Ratio plot as a large deflection downward.

D. 复杂缺失伴重复（两缺失片段间隔以一重复片段）

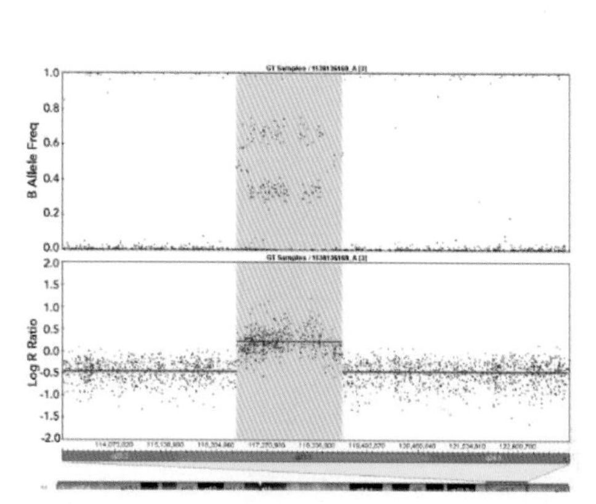

Regions of deletion (not shaded) are depicted by loss of signal intensity in the Log R Ratio plot to -0.5. An overlapping duplication (shaded) is depicted in the middle of the window by an increase in the Log R Ratio plot.

E. 重复

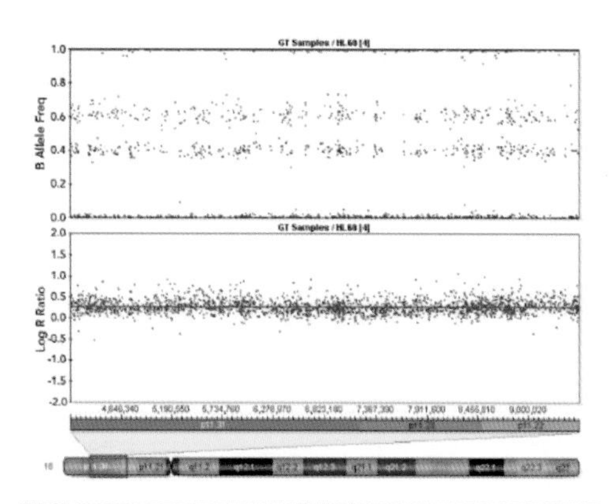

A duplicated region results in three total copies. This duplication is depicted by the B Allele Freq plot splitting into two new populations of data points representing the allelic ratios 1:2 and 2:1 (genotypes ABB and AAB). The duplication is also depicted by an increase in the log R ratio to ~0.4 (log2 of 3/2).

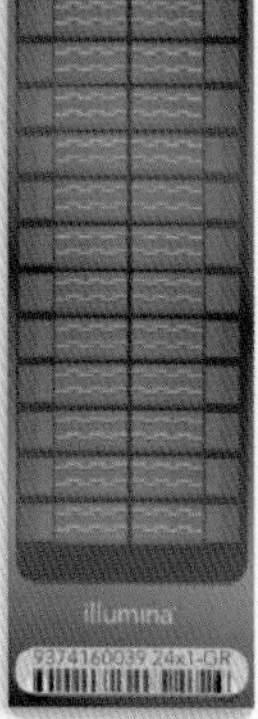

The Infinium CoreExome-24 v1.2 BeadChip

图 30-2-4 Illumina 数据示例及芯片外观

（三）芯片数据质控值

样本基因组异常片段的检出受到目标DNA（异常片段本身长度）及探针的影响（探针密度、探针间距），同时数据质量可影响芯片对异常片段的检出能力。芯片数据质控值（QC值）一般用于监测DNA标记、杂交效率、数据生成，以及其他平台特异参数等，可反映数据质量。芯片平台应制定数据质控值，以保证数据结果可用于临床疾病的评估。

数据质控值通常由芯片厂商提供，但是实验室可根据本身经验自行设置质控切值（cutoff value）。实验室需充分了解质控值不同项目的含义及其对数据的影响，以便在分析时对数据进行有效及准确的评估。

此外，芯片平台相关的实验仪器、设备需常规进行维护及调试，以免影响实验质控数据。

第三节　染色体微阵列肿瘤检测结果解读

一、背景知识的了解对解释报告有重要意义

在进行染色体微阵列结果解读之前，首先需要明确所选用芯片平台对基因组的覆盖程度、检测范围，同时对于常见的良性CNV区域、与临床疾病相关CNV及LOH区域要有所了解。在此基础上，才能对染色体微阵列的实验结果进行系统性的分析及解读。

肿瘤的分型可能需要微阵列的结果支持，临床医师在将肿瘤样本送检时，往往已有倾向性的分型诊断；微阵列的结果既可能支持这些诊断，也可能支持另一种分型结果。因此在分析时，我们需要对特定的诊断结果的发生机制、相应基因组变异类型有充分的了解，甚至对于特殊类型的相关关键基因的致病性及机制都要有所了解，才可能准确分析CMA检测结果及临床意义。可以参阅有关疾病与基因变异方面的文献，或是具有诊断、预后、治疗意义的基因变异的相关文献。

二、CNV片段大小对解读的影响

CNV片段通常涉及大量的基因，需进行详细的分析。大片段的CNV相应涉及更多的遗传物质的剂量改变，因此具备重要的临床意义。然而，若CNV片段涉及重要的癌基因，如重排片段打断了癌基因，或使癌基因发生缺失，即使CNV的片段较小亦可能同样具有重要的临床意义。

在肿瘤分型时，对CNV区域内含有的基因组内容进行分析，也能够提供必要的有效信息。现研究仍未明确其临床意义的肿瘤样本，如果其CNV区域包含原癌基因或抑癌基因，可能对后续研究具有重大的指导意义。

三、SNP探针可提供更多信息

SNP芯片平台可以检测ROH区，ROH区域拷贝数不发生变化而片段出现LOH（或AOH），此时可能具有临床意义。样本双亲若存在亲缘关系，基因组中会出现ROH片段，此类为先天性的AOH片段，这类ROH片段需与肿瘤状态下后天获得的LOH片段加以区分。通过对肿瘤样本（后天获得的LOH）与非肿瘤组织样本（先天性的LOH）的结果进行比对，即可区分出后天获得的可能具有肿瘤相关性的LOH片段。同时，若先天性的LOH区域含有抑癌基因，对于个体来说，可能具有较高的罹患遗传性肿瘤的风险。

四、参考数据库的应用

在考虑CNV的临床意义时，检测结果与参考数据库的比对也很重要。常用的数据库可参考表30-3-1。

表 30-3-1　CNV 解读常用数据库

	数据库	数据库地址
1	Database of Genomic Variants	http://dgv.tcag.ca/dgv/app/home
2	Online Mendelian Inheritance in Man	http: //www.ncbi.nlm.nih.gov/omim/
3	DECIPHER	https://decipher.sanger.ac.uk/
4	dbVar—database of Structural Variation	https://www.ncbi.nlm.nih.gov/dbvar
5	dbGaP—database of Genotypes and Phenotypes	https://www.ncbi.nlm.nih.gov/gap/
6	CancerGenes	https://doi.org/10.1093/nar/gkl811
7	National Cancer Institute	https://www.cancer.gov/
8	UCSC Genome Bioinformatics	http://genome.ucsc.edu/cgi-bin/hgGateway
9	The Cancer Genome Atlas	http://cancergenome.nih.gov/
10	Ensembl	http://uswest.ensembl.org/Homo_sapiens/Gene/Summary
11	The International Standards for Cytogenomics Arrays Consortium	https://www.iscaconsortium.org/
12	Wellcome Trust Sanger Institute	https://cancer.sanger.ac.uk/cosmic

五、CNV 解读结果分类

通过以上对微阵列数据结果进行系统的分析研究后，我们可以对数据中的 CNV 做出与临床肿瘤疾病相关性的解读。结果大致可分为致病性、临床意义不明、良性 CNV，由于肿瘤组织基因组的复杂性，又可进行更加具体的细分，参见表 30-3-2。

表 30-3-2　CNV 致病相关性分类

类型		结果分析
致病性	获得性 CNV	有明确文献记录其临床致病性，或有明确的肿瘤特异的遗传学改变
	胚系 CNV	具有明确的临床意义，如癌症风险相关的癌前基因改变，或是与先天遗传病综合征相关的拷贝数改变
临床意义不明	获得性临床意义不明 CNV，可疑致病性	无明确证据支持致病性，可能见于以下 CNV： 1. 同类肿瘤中仅一例有致病 CNV 改变的报道； 2. CNV 改变区域不涉及待确诊肿瘤，而涉及其他类肿瘤的致癌基因或抑癌基因； 3. CNVlog2 信号与待确诊肿瘤特异性 CNV 改变信号一致，然而并非已明确的该类肿瘤的特异性改变
	临床意义不明 CNV，可疑胚系改变	可参考《ACMG 遗传变异分类标准中文版专家共识》
	临床意义不明 CNV，无法分类	片段特征达到实验室报告标准，但无证据支持进一步分类
良性	1. 多项前瞻性研究中记载或数据库多例记载为良性的 CNV； 2. CNV 不含任何达到以上报告标准的基因组内容 注意：尽管某些癌症相关改变包含于已知 CNV 区域内，但其仍有可能并非良性改变	

第四节　基因芯片在血液肿瘤诊断中的应用

对血液肿瘤进行精确诊断，精确分型越来越趋向于使用多平台、多技术综合评估。以下举例旨在帮助读者理解基因芯片检测的结果对血液肿瘤的临床意义。

一、基因芯片在骨髓增生异常综合征中的应用

骨髓异常增生综合征患者常伴有遗传学改

变，并且其改变的复杂程度常与临床预后相关（表 30-4-1）。

表 30-4-1　骨髓异常增生常见细胞遗传学改变及预后

WHO 骨髓异常增生疾病分类	细胞遗传学改变
预后好（低危组）	细胞遗传学正常，孤立的 del（5q），孤立的 del（20q），−Y
预后差（高危组）	复杂的细胞遗传改变，＞3 个重现性异常，7 号染色体异常
预后中（中危组）	其他细胞遗传学异常

病例一：骨髓活检样本，同时进行传统核型分析与 CMA 检测。核型分析结果为 46，XY，无异常提示，然而染色体芯片发现较复杂遗传学改变，包括 5q 大片段缺失，12p 大片段缺失，17q11.2 处 2.36Mb 较小片段缺失。若临床仅参考核型分析的结果，可能得到良性预后的提示，而芯片的结果显示复杂遗传学异常，提示中等预后。

核型培养过程中，具有正常核型的细胞往往呈优势生长，掩盖了异常核型细胞，而基因芯片试验直接对送检物进行检测避免了培养过程中正常细胞的干扰，从而能够更准确地反映送检物的染色体基因组变化。该例结果说明染色体芯片可作为核型分析的有益补充，对骨髓异常增生综合征的患者提供更准确的预后参考（图 30-4-1、图 30-4-2）。

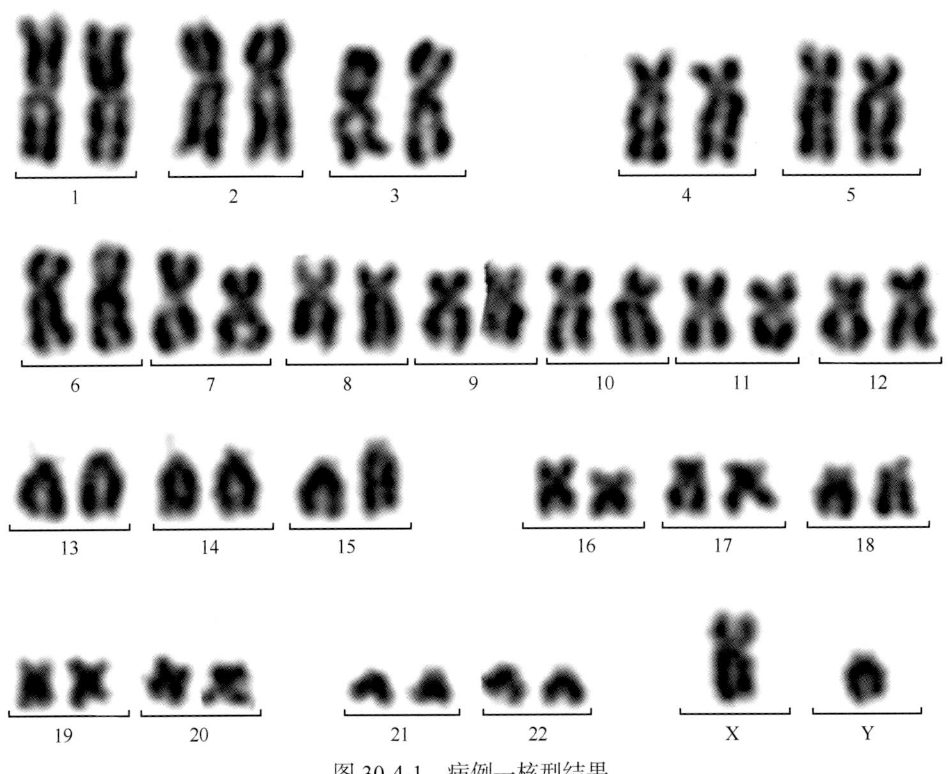

图 30-4-1　病例一核型结果

传统核型分析检测报告提示，46，XY，正常男性核型，未见异常遗传学改变

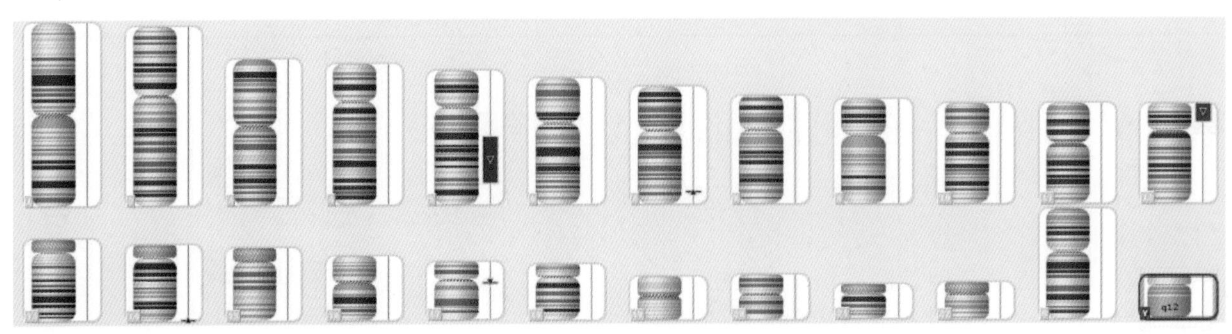

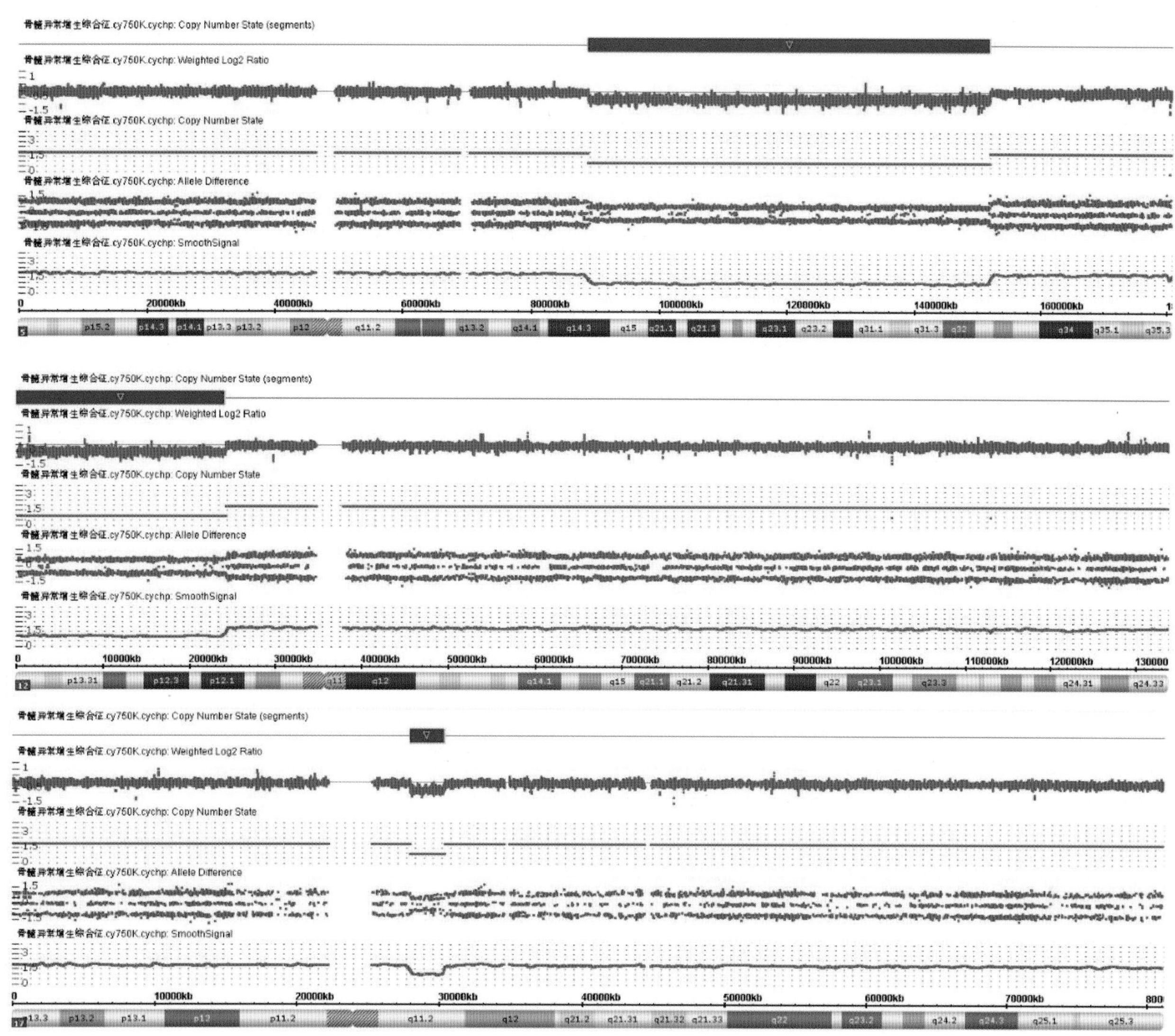

图 30-4-2　病例一基因芯片结果

使用 Affymetrix750K 芯片进行检测，结果提示 arr[hg19] 5q14.3q33.1（88，814，358-152，011，505）x1，12p13.33p12.1（173，786-24，190，256）x1，17q11.2（27，957，396-30，315，696）x1

二、基因芯片在急性髓系白血病中的应用

急性髓系白血病常可见到染色体变异，如染色体平衡易位导致的融合基因，该类细胞遗传学异常不能由 CMA 检测出，只能通过传统核型分析及 FISH、融合基因扩增实验检测。而其他类型 +8，–7，–5，或染色体内部小片段的缺失、重复等不平衡的细胞遗传学改变及染色体缺失杂合片段可由 CMA 检测得出。

FISH 及融合基因检测仅能针对目标基因进行检测，不能提供全基因组信息；传统核型分析可能面临培养失败、分辨率低的影响，因此，白血病患者送检传统细胞遗传学分析时，如果同步送检 CMA，则有助于发现其他类型细胞遗传学改变，对实际病情的预估具有一定的临床意义。AML 常见遗传变异见表 30-4-2。

表 30-4-2　AML 常见遗传变异

WHO 急性髓系白血病疾病分类		特异性异常	非特异性染色体细胞遗传学 / 基因异常
急性髓系白血病伴重现性遗传学异常		t（8；11）（q22；q22）；（*AML1/ETO*）	无 +8，+Ph，i（17q），+19， t（3；21）（q26；q22）（*EVI1/AML1*）
		inv（16）（p13q22）或 t（6；16）（p13；q22）；（*CBFβ/MYH11*）	
		t（15；17）（q22；q12）；（*PML/RARa*）	
		del（11q23）	
急性髓系白血病伴多系发育异常		无	–7/del（7q），–5/del（5q），+8，+9，+11，del（11q），del（12p），–18，+19，del（20q），+21，t（2；11），t（1；7），inv（3）（q21q26），t（3；3）（q21q26），ins（3；3），t（3；21）（q21q26），t（3；5）（q25；q34）
急性髓系白血病和骨髓增生异常综合征，治疗相关性	烷化剂 / 放射治疗相关	–7/del（7q），–5/del（5q）	1、4、12、14、18 号染色体非随机改变；复杂核型异常
	拓扑异构酶Ⅱ抑制剂相关性	t（4；11）（q21；q23），t（9；11），t（6；11），t（11；19）	t（8；21），t（3；21），inv（16），t（8；16），t（6；9），t（15；17）（q22q21）
急性髓系白血病，非特殊型	微分化型	无	复杂核型，+13、+8、+4、–7
	未成熟型	无	无
	半成熟型	del（12）（p11→p13），t（6；9）（p23；q34）；（*DEK/CAN*）	t（8；16）（p11；p13）
	急性粒 – 单核细胞白血病	inv（16）（p13q22）或 t（6；16）（p13；q22）；（*CBFβ/MYH11*）	del（11q23）
	急性单核细胞白血病	无	del（11q23），t（8；16）（p11；p13）
	急性红白血病	无	复杂多重结构异常，5 号，7 号最常受累
	急性原始巨核细胞白血病	无	inv（3）（q21；q26），t（1；22）（p13，q13），i（12p）
	唐氏综合征急性髓系白血病	无	+21，+8
	急性嗜碱性粒细胞白血病	无	12p 异常，T（6；9），Ph+，t（9，22）（q34；q11）
	急性全髓增殖伴骨髓纤维化		5 号，7 号染色体异常
	髓系肉瘤		t（8；21）（q22，q22），inv（16）（p13q22），t（16，16）（p13，q22），11q23 易位
急性未定系列白血病		无	Ph+，t（4；11）（q21；q23）
原发性血小板增多症		无	+8，del（13q）

表 30-4-2 中显示多种多样的染色体异常和白血病有关，采集全面的急性粒细胞白血病分子遗传学信息有助于危险度分级，而表 30-4-3 显示染色体异常与预后关系密切。

表 30-4-3　AML 遗传学改变与预后

年龄≥ 60 岁	预后	细胞遗传学改变
	良好	t（15；17）
	中等	累计＜ 3 种异常核型（无论是否具有 5，7，3q 异常）及正常核型
	不良	累计≥ 3 种染色体异常核型

续表

年龄＜60 岁	预后	染色体改变	基因变化
	良好	inv（16），t（8；21），t（15；17）t（16；16）	正常核型伴孤立的 *NPM1* 突变
	中等	正常核型，孤立 +8，孤立 t（9；11） 其他核型	t（8；21）或 inv（16）伴 *c-KIT* 突变
	不良	复杂核型≥ 3 种，–5、–7、5q–、7q–，11q23 异常除外 t（9；11），inv（3），t（3；3），t（6；9），t（9；22）	正常核型伴孤立 *FLT3-ITD* 突变

病例二：急性粒细胞白血病患者送检外周血做细胞遗传学分析。CMA 结果提示 8 号染色体嵌合重复，9 号染色体 q21.11q31.2 区域嵌合缺失，均为低比例嵌合，可能属于同一肿瘤细胞克隆。染色体核型分析提示：47，XY，+8，del（9）（q21q31）。两者结果一致，且证实异常 8 号染色体与 9 号染色体据来自于同一肿瘤细胞克隆（图 30-4-3、图 30-4-4）。

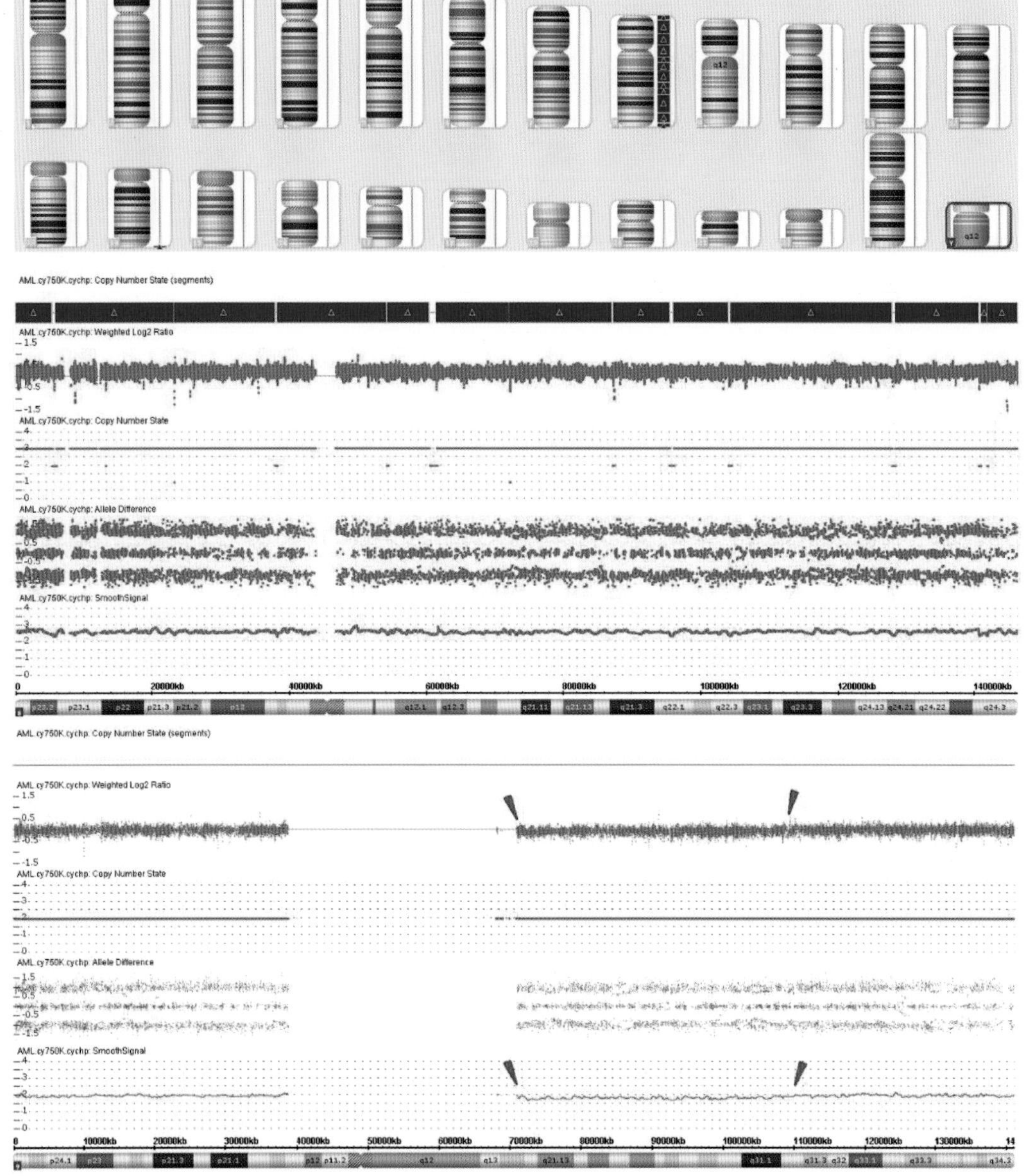

图 30-4-3　病例二基因芯片结果

使用 Affymetrix750K 芯片对急性粒细胞白血病患者外周血样本进行检测，结果提示存在 arr[hg19]（8）×3 及 arr[hg19] 9q21.11q31.2（71，013，800-110，005，831）×1 肿瘤细胞克隆

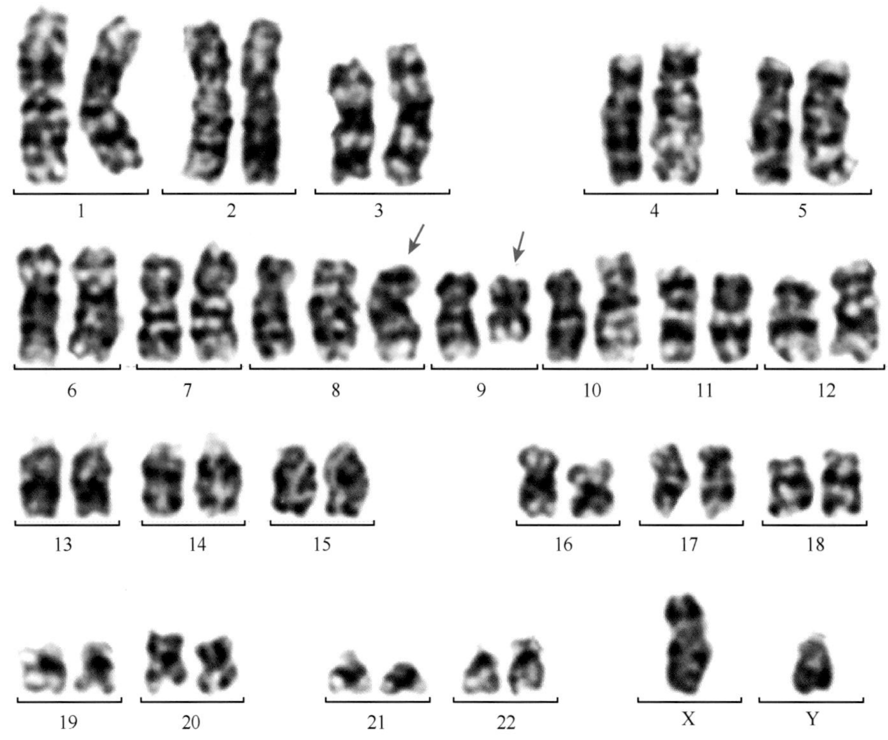

图 30-4-4 病例二外周血传统核型

传统核型分析结果提示 47，XY，+8，del（9）(q21q31）

病例三：急性粒细胞白血病患者，CMA 结果提示样本 9p 失杂合性改变（图 30-4-5）。恶性肿瘤细胞（包括白血病细胞）常可发现细胞染色体发生失杂合改变，染色体失杂合性检测的主要方法为染色体微卫星标记分析及染色体 SNP 芯片技术。虽然染色体失杂合性与肿瘤发生的机制目前尚未研究透彻，然而肿瘤细胞中 9p（CDKN2A/B），11q（ATM）及 17p（p53）常发生染色体失杂合性改变，这些区域为抑癌基因所在区域，发生失杂合缺失可能与肿瘤发生的二次打击学说中抑癌基因发生失活有关。

利用芯片技术可以收集更加全面的染色体失杂合性改变的状态，更多的样本信息的收集，有助于将来更加透彻地研究染色体失杂合性缺失的改变在肿瘤发生中的分子机制，甚至可能对临床后果、预后、治疗等方面产生重要的意义。

目前，传统形态学分析如骨髓涂片、外周血涂片和骨髓组织检测、免疫学分型仍然是血液系统肿瘤分型的重要依据。

对血液肿瘤进行分子平台检测，有助于得到全面的遗传学信息，如采用基因扩增、测序等检测手段对患者染色体畸变、融合基因进行检测，能够对骨髓细胞变化、造血系统成熟度提供更准确的分类依据；对于诊断困难的病例可能提供进一步的线索。

细胞遗传学检测，如传统核型分析及荧光原位杂交也是血液肿瘤诊断分层的重要因素。但是，CMA 往往可以提供重要的补充信息，对于一些肿瘤，如骨髓异常增生等，全面的细胞遗传学检查对疾病的预后治疗可能更具有指导意义。

因此，目前血液病诊疗专家共识均建议初次诊断时即进行完善的细胞遗传学检验，以了解疾病的基础遗传学改变，并且随着治疗的进展，还需要持续进行细胞遗传学分析，用以评估疗效及疾病的进展等。基因芯片检测作为传统遗传学检测强有力的补充手段，在血液肿瘤的综合诊断中扮演着日益重要的角色。

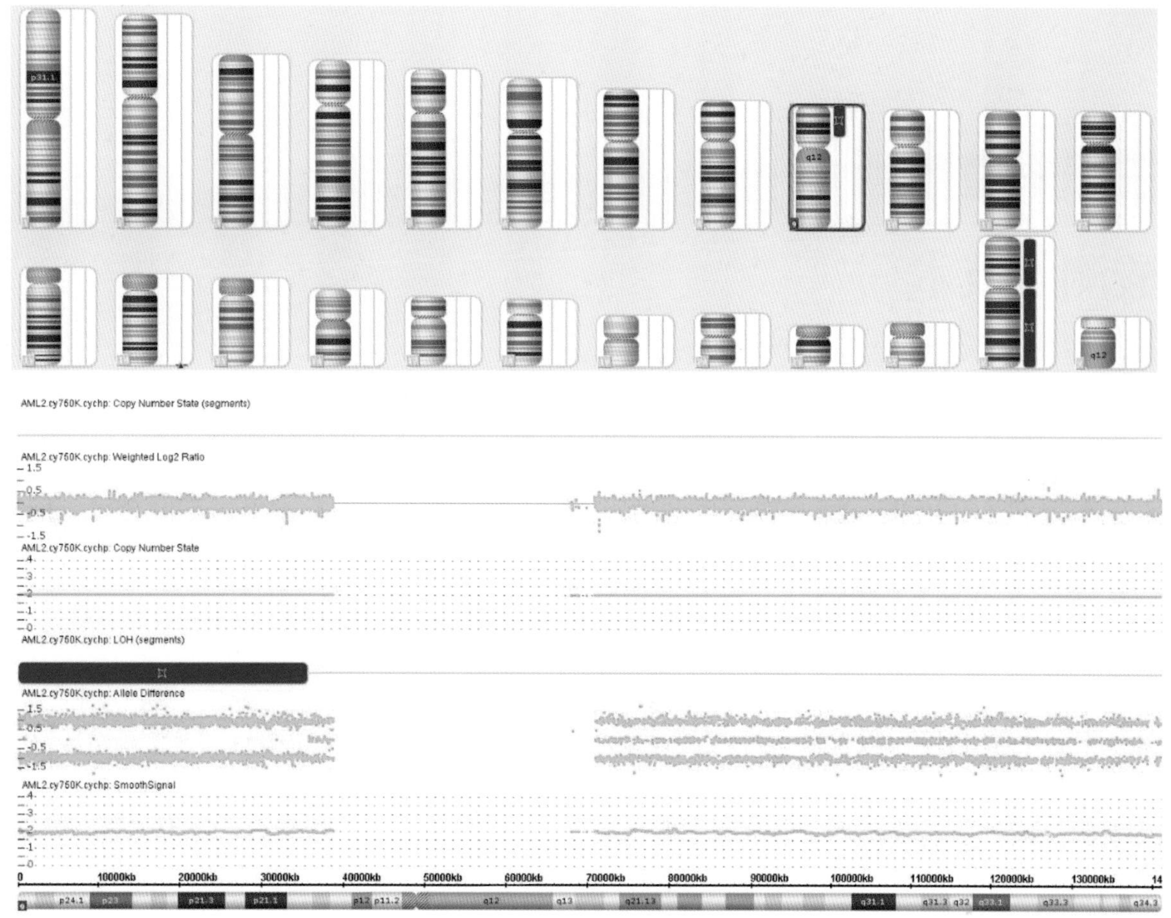

图 30-4-5　病例三基因芯片结果

使用 Affymetrix750K 芯片对 AML 患者骨髓样本进行检测，结果提示 arr[hg19] 9p24.3p13.3（216，123-35，740，222）hmz，男性样本 X 染色体均显示为纯合子。然而由于 CMA 不能检测平衡易位，该样本仍需进行传统核型分析，才能获得更全面的结构异常的遗传学信息

（陈梦帆　赵　强）

参考文献

中国医师协会检验医师分会 . 2016. 染色体核型检验诊断报告模式专家共识 . 中华医学杂志，96（12）：933-936.

中国医师协会检验医师分会造血与淋巴组织肿瘤检验医学 . 2016. 造血与淋巴组织肿瘤检验诊断报告模式专家共识 . 中华医学杂志，96（12）：918-929.

中华医学会血液学分会 . 2011. 成人急性髓系白血病（非急性早幼粒细胞白血病）中国诊疗指南 . 中华血液学杂志，32（11）：80.

中华医学会血液学分会实验诊断血液学学组 . 2013. 血液病分子生物学诊断技术中国专家共识（2013 年版）. 中华血液学杂志，34（7）：643-646.

Cooley LD，Lebo M，Li MM，et al. 2013. American College of Medical Genetics and Genomics technical standards and guidelines：microarray analysis for chromosome abnormalities in neoplastic disorders. Genetics in Medicine，15（6）：484-494.

Haraksingh RR，Abyzov A，Urban AE. 2017. Comprehensive performance comparison of high-resolution array platforms for genome-wide Copy Number Variation（CNV）analysis in humans. BMC Genomics，18：321.

Laframboise T. 2009. Single nucleotide polymorphism arrays：a decade of biological，computational and technological advances. Nucleic Acids Res，37（13）：4181-4193.

Schaaf CP，Wiszniewska J，Beaudet AL. 2011. Copy number and SNP arrays in clinical diagnostics. Annu Rev Genomics Hum Genet，12：25-51.

第三十一章

核酸测序技术

核酸是生物遗传信息的储存者和传递者，脱氧核糖核酸（DNA）的碱基序列决定了基因的表达及其功能，DNA 序列的改变可能意味着蛋白质结构的改变，致使蛋白质功能发生变化，最终导致疾病的产生。因此，核酸序列分析是现代分子生物学中的一项重要技术，是分析基因结构、功能及其相互关系的前提，也是临床疾病分子诊断最为精确的判断依据。经过几十年的研究，尤其是功能基因组学、表观遗传学等学科的发展，人们逐渐意识到基因与包括肿瘤在内的几乎所有疾病存在紧密联系。随着单个核苷酸多态性与人类基因组单体型计划的深入，越来越多的与人类疾病和特殊体质相关的基因型与变异被发现。精准医疗的提出，使得个人基因组测序技术更为重要。通过基因测序来进行疾病治疗，评估个人身体健康状况，成为未来医学发展的一个方向。

了解核酸测序，首先要了解什么是基因。基因是指含有产生一条多肽链或功能 RNA 所必需的全部核苷酸序列，即一段 DNA 序列。基因的不同，表现为其碱基组成和排列顺序的不同。采用一定的方法测定并分析靶基因的碱基组成和排列顺序（即 DNA 的一级结构）即为 DNA 测序。

1977 年 Sanger 等发明的 DNA 双脱氧链末端终止测序法，标志着第一代测序技术的诞生。在此后的几十年里，测序技术经历了突飞猛进的发展。第一代测序技术是建立在传统方法和自动化学基础上的荧光标记毛细管电泳技术。第二代测序技术是以焦磷酸测序、合成测序及芯片测序三大技术平台为代表的高通量测序技术。2008 年 4 月，Helico BioScience 公司的 Timothy 等在 *Science* 上报道了他们开发的真正单分子测序技术，也被称为第三代测序技术。目前还有 Pacific Biosciences 公司的测序技术，英国 Oxford Nanopore Technologies 公司的纳米孔测序技术。第三代测序技术尚处于不成熟期，离大规模应用于市场还有一段距离。

第一节　Sanger 测　序

DNA 双脱氧链末端终止测序法又称 Sanger 测序。经过 40 余年的逐步发展，现今传统测序技术也已实现自动化，采用四色荧光染料代替放射性核素对双脱氧核苷三磷酸（ddNTP）的标记，毛细管电泳分离 DNA 片段，使测序的便利性、安全性及获得的通量均大大提高。

一、Sanger 测序基本原理

Sanger 测序的基本原理是双脱氧链末端终止测序，利用 DNA 聚合酶不能够区分脱氧核苷酸三磷酸（dNTP）和双脱氧核苷三磷酸（ddNTP）（图 31-1-1）的特性，使 ddNTP 掺入到寡核苷酸链的 3′ 端。因为 ddNTP 不含有—OH 基团，不能与下一个核苷酸聚合延伸，从而终止 DNA 链的增长，然后利用聚丙烯酰胺凝胶电泳可以区分长度只差一个核苷酸的特性来得到 DNA 序列。

Sanger 测序实验操作原理是 DNA 模板在 DNA 聚合酶、引物、4 种 dNTP 存在的条件下进行复制时，在四个相互独立的反应体系中分别按一定比例引入 4 种 ddNTP，每管反应体系最终产生了一系列长度不等的以 ddNTP 为 3′ 端的 DNA 片段。反应终止后，分 4 个泳道进行凝胶电泳以分离长度不一的 DNA 片段，相邻的片段长度相

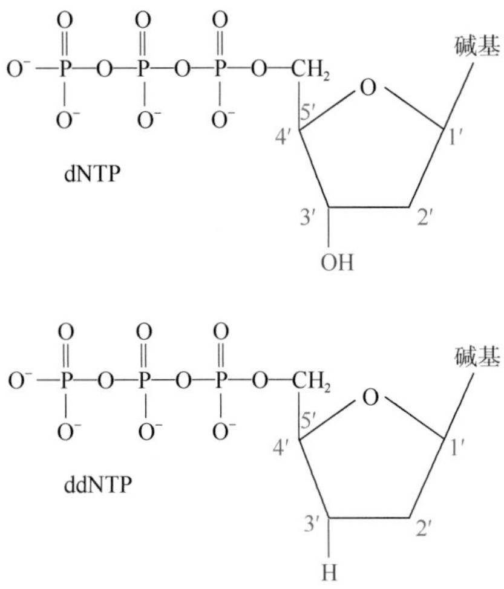

图 31-1-1　dNTP 和 ddNTP 结构示意图

差一个碱基，如图 31-1-2 所示。经过放射自显影后，根据片段大小排序，并对应相应泳道的碱基，就能读取合成片段的碱基排列顺序。

现在一般用于临床研究的是基于 Sanger 测序的自动测序仪，常见的是 ABI 3730XL 自动测序仪。ABI 3730XL 自动测序仪是基于毛细管电泳和荧光标记技术的 DNA 测序仪。3730XL 测序仪拥有 96 道毛细管，并用荧光标记代替同位素标记，从而大大提高了 DNA 测序的速度和准确性。4 种双脱氧核苷酸（ddNTP）的碱基分别用不同的荧光进行标记，在通过毛细管时不同长度的 DNA 片段上的 4 种荧光基团被激光激发，发出不同颜色的荧光，被 CCD 检测系统识别，并直接翻译成 DNA 序列。

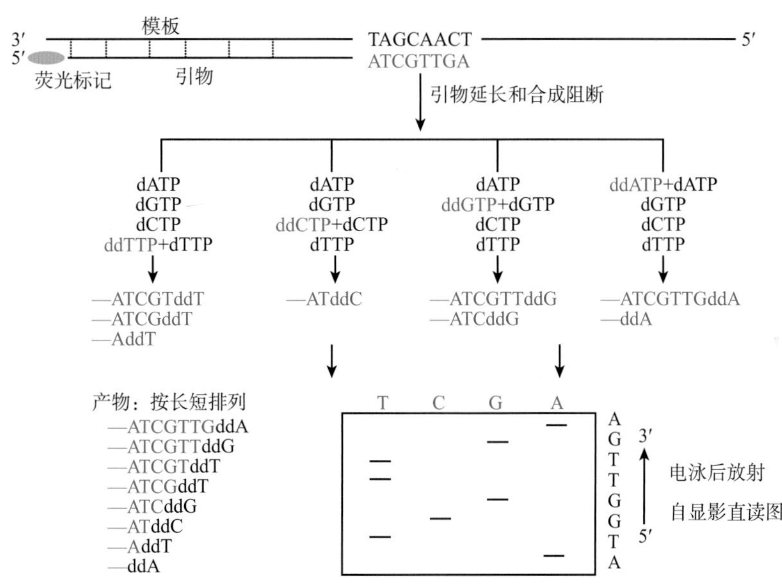

图 31-1-2　Sanger 测序原理示意图

二、Sanger 测序反应体系

Sanger 测序需要两个体系，PCR 反应体系和 DNA 测序体系。PCR 反应体系中的主要成分为 PCR 缓冲液、2.5mmol/L dNTPs、一对引物、*Taq* 酶、DNA 模板、H_2O。

DNA 测序的 4 组相互独立的测序反应体系中相同成分为 DNA 聚合酶、单链 DNA 模板（待测片段）、Mg^{2+}（1.5 ～ 2.0mmol/L）、带有 3′-OH 末端的单链寡核苷酸引物、dNTPs（dATP，dGTP，dCTP，dTTP），不同成分为 ddNTPs（ddATP，ddGTP，ddCTP，ddTTP）。调整每个测序反应中 dNTP 与 ddNTP 的比例，使引物的延伸在对应于待测模板 DNA 每个可能掺入的位置都有可能发生终止。

三、Sanger 测序实验步骤

不同的测序仪实验步骤略有差异，下面以 ABI 3730XL 测序仪为例，讲述 Sanger 测序实验步骤。

（一）DNA 的提取

一般采用试剂盒进行 DNA 提取。

（二）PCR 扩增与电泳

1. 配制 PCR 反应体系（25μl 体系）　DNA

模板（DNA浓度大于30ng/μl，浓度需要提前测定），PCR缓冲液，2.5mmol/L dNTPs，一对引物，*Taq*酶，H_2O。

2. 设置PCR反应程序 一般程序：96℃预变性2min，96℃ 30s，57℃ 30s，72℃ 2min，35个循环；72℃延伸5min；4℃/15℃ ∞。

3. 琼脂糖凝胶电泳 配制1.5%的琼脂糖凝胶，再分别取2μl loading buffer与4μl DNA扩增产物混合后进行电泳，160V 35min。电泳结束后，切胶回收DNA。

（三）PCR产物纯化

先配制消化液，分别取虾碱酶与外切酶1∶1混合。PCR产物离心后，每个孔中加入1μl以上消化液到PCR反应液中。纯化反应：上PCR仪进行程序反应，37℃ 60min，80℃ 15min，4℃/15℃ ∞。

（四）测序PCR反应

将PCR产物按要求配置好反应体系。PCR反应程序：96℃预变性2min；96℃ 10s，55℃ 5s，60℃ 90s，25个循环；4℃/15℃ ∞。

（五）测序产物纯化

1. 试剂准备。0.125mol/L EDTA-Na_2溶液：称取2.325g EDTA-Na_2·$2H_2O$于50ml离心管中，加入40ml去离子水，65℃水浴加热，间歇振荡几次至完全溶解，用去离子水定容至50ml，振荡10s混匀。

2. 将无水乙醇与蒸馏水混合配制成85%乙醇、70%乙醇，当天使用。

3. 测序反应板离心后，向每个反应孔中加入EDTA-Na_2溶液2.5μl，85%乙醇40μl，充分振荡3min，离心3000*g*，4℃，30min（EDTA作为金属离子螯合剂，能与测序PCR反应体系中的离子结合从而去除离子）。

4. 离心结束后将测序反应板倒置于吸水纸上，倒离心至离心力达到185*g*（或900r/min）时立即停止。

5. 每孔加入70%乙醇50μl，充分振荡1min，离心3000*g*，4℃，15min（DNA片段在70%的乙醇中溶解度低，能通过离心沉淀下来）。

6. 重复步骤4。

7. 避光风干15～30min，每孔加入10μl HIDI（变性处理，生物安全柜中进行），离心后在PCR仪中96℃反应2min，降温至4℃后取出。

（六）上机测序

变性结束后，上测序仪（ABI 3730）进行测序。创建样品板程序，载入样品板，调用上机程序，启动程序。

（七）分析数据

获得峰图后对其进行改名和分析，判断突变的有无及类别。目前使用软件Variant Report v1.1进行数据分析。

四、Sanger测序影响因素

（一）检测样本

目前临床上可用于检测的样本有外周血、骨髓和蜡块。外周血、骨髓的样本只能用EDTA或者肝素抗凝管。蜡块样本有以下情况的则不符合要求：非10%中性福尔马林固定的；标本有自溶、退变现象的；组织结构不清、组织内有大片出血、坏死现象的；组织含量＜20%的。

（二）DNA模板

对样本进行DNA提取时要注意防止污染，因为PCR反应很容易受污染物的抑制；提取完的DNA浓度和纯度都要达到要求，否则无法进行下步实验。

（三）PCR反应

做实验过程中，每次96孔板加样后都必须贴封口膜，离心混匀（2000*g*，1min），防止挂壁。EP管与96孔板等都为商品型一次性产品，注意标记板号、样本号和引物号。

（四）测序反应

此反应过程，只有一个引物，为避免加样过程中的液体消耗，体系需要超量配制。

（五）DNA 纯化

实验过程中需要上机测序前增加 DNA 纯化步骤，是将测序反应体系中除目标单链核酸片段之外的杂质尽可能去除，以减少 ABI 3730 毛细管电泳时杂质对峰图质量的影响，此过程一定要小心操作，不要造成人为的污染。

五、Sanger 测序的特点

（一）高准确性

Sanger 测序的过程细致，不易造成污染，且不需要建库，不会出现假阳性结果，质控环节多，结果严谨可靠。测序结果直观可视，可以分辨出碱基置换、颠换、缺失和插入 4 种变异形式。

目前基因检测方法包括荧光定量 PCR 中的 Taqman 探针法、普通 PCR 法、基因芯片法、二代测序法等，其中 Sanger 测序是金标准。科研领域发表基因检测相关文章，通常需要有 Sanger 测序验证数据予以支持。

（二）价格低廉

Sanger 测序具备“目标明确、结果精准、通量小”的特点，特别适用于临床测序。Sanger 测序可以进行单个突变位点检测，能任意选择单项测序，更利于个性化医疗，在临床上被广泛应用。

（三）灵敏度低

一般来说，在肿瘤标本中突变型等位基因的比例可以是 0 ～ 100% 之间的任一比例，而 Sanger 测序很难发现那些突变比例低于 10% ～ 15% 的标本，因此灵敏度比较低。

（四）通量小

Sanger 测序法只能逐段测序，能够测得的通量小。而且一代测序速度比较慢，检测时间比较长，时间成本比较高。

（五）局限性

Sanger 测序只能检测到部分突变形式，基因重排、融合、扩增均无法检测。

六、Sanger 测序的应用

医学测序中，Sanger 测序仍然是目前基因分型的常用方法。Sanger DNA 测序技术经过了 40 余年的不断发展与完善，现在已经可以对长达 1000bp 的 DNA 片段进行测序，而且对每一个碱基的读取准确率高达 99.999%。Sanger 测序目前有两大方面应用，一方面是应用于肿瘤诊断、病情监测、预后和治疗等临床实践中，另一方面是用于对高通量测序检测出的有临床意义的突变的认证。下面举几个具体应用实例。

（一）Sanger 测序用于 DMD 的点突变认证

杜氏肌营养不良（Duchenne muscular dystrophy，DMD）是一种 X 染色体连锁的隐性遗传病，也是一种严重的神经肌肉遗传性疾病。这种疾病 65% 左右与遗传有关，35% 是由新发生的个体突变引起。

DMD 的致病基因定位于 Xp21.1 → p21.3。该基因的缺失、重复或点突变会造成抗肌萎缩蛋白 Dystrophin 的合成受阻，使肌细胞膜失去完整骨架，造成肌细胞膜损伤，肌肉细胞进行性破坏。临床主要表现为骨骼肌进行性萎缩，肌力逐渐减退，丧失活动能力。临床上，首先对此类患者的基因进行高通量测序，检测到突变后，用 Sanger 测序来验证。根据 Sanger 测序结果来进行确诊，进一步确定治疗方案。

（二）Gilbert 综合征的检测

Gilbert 综合征又称为体质性肝功能不良性黄疸，属一种较常见的常染色体显性遗传病，临床表现为长期间歇性轻度黄疸，多无明显症状。此病的发病人群多为 15 ～ 20 岁青年，皮肤和巩膜轻中度黄染是唯一的体征。

Gilbert 综合征的致病基因是 *UGT1A1*，该基因主要编码胆红素尿苷二磷酸葡萄糖醛酸转移酶。*UGT1A1* 基因的编码序列的突变可导致 UGT 酶结构异常，从而引起结合功能的丧失或缺陷。设计引物，对 *UGT1A1* 基因进行测序，检测到外显子中有突变，且符合文献报道的情况，即可确诊为 Gilbert 综合征。

（三）Huntington 舞蹈病的检测

Huntington 舞蹈病（Huntington disease，HD）是一种常染色体显性遗传病，临床主要症状为进行性加重的舞蹈、认知障碍。HD 是由位于 4p16.3 的 IT15（interesting transcript 15）基因 1 号外显子的 GAG 重复序列的异常扩展突变引起的，正常人为 10 ～ 35 个重复序列，HD 为 36 个以上。

针对 Exon1（GAG）$_n$ 区域设计特异性引物，PCR 产物经纯化处理后克隆入特殊载体，挑取单克隆，测序，根据测序结果直接读取 GAG 重复数目，即可确诊。

（四）肿瘤靶向药物治疗突变基因位点检测

在非小细胞肺癌的治疗中，靶向药吉非替尼或者厄洛替尼用药前，必须要检测 *EGFR* 基因的状态。Sanger 测序可以针对 *EGFR* 基因突变热点所在的第 18，19，20，21 号外显子设计特异性扩增和测序引物，对这四种外显子进行直接测序，根据测序结果来判定药效结果。

第二节　第二代测序技术

近几年，DNA 测序技术获得突破式发展，尤其是高通量测序技术。二代测序技术被广泛应用于科学研究和临床诊断，产生了重要影响。目前基因测序的上游市场仍处于欧美公司垄断的局面，其中美国拥有全世界最多的测序仪。Genomeweb 2013 年全球测序仪器市场调查显示：Illumina 和 Thermo Fisher（2014 年收购 Life Technologies）两家测序仪公司的全球市场占有率接近 90%。

一、二代测序原理

第二代测序技术的核心原理是边合成边测序，目前在临床上应用比较广泛的二代测序平台包括 Illumina 公司的 HiSeq2000、MiSeq；美国 Life Technologies 公司的 Ion Torrent 个人化操作基因组测序仪（Proton）。下面就这两大测序平台，详细阐述其测序原理。

（一）Illumina 测序平台

Illumina 测序平台是基于桥式 PCR 和荧光可逆终止子的边合成边测序。主要流程如下：

1. 制备文库　首先 DNA 片段化，将 DNA 打断为短的片段。然后用末端修复酶处理，使 DNA 变为平末端，在 3′ 端加上特异的碱基 A。再利用碱基 A 的碱基互补配对原则，加上衔接子（adapter）。接下来是 PCR 扩增，使得 DNA 样本浓度达到上机要求，得到 DNA 文库。

2. 形成 DNA 簇　如图 31-2-1 所示，将 DNA 文库变性后得到单链 DNA，然后将其固定在芯片表面，进行桥式 PCR，经过多个桥式 PCR 循环反应之后，在芯片上的各个通道内产生不同的 DNA 簇，剪切掉反向链（reverse strands），只留下 5′→3′ 正向链（forward strands）形成的簇。再与测序引物退火，准备测序。

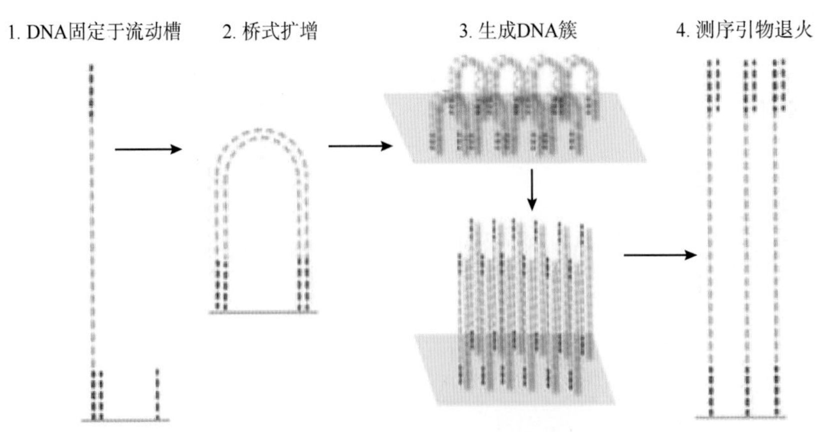

图 31-2-1　Illumina DNA 簇形成原理

3. 边合成边测序　如图 31-2-2 所示，测序过程是向反应体系中加入 DNA 聚合酶和 4 种荧光标记的 dNTP 可逆终止子，进行 DNA 合成时，每次只增加单个碱基，合成的同时检测其荧光信号确定碱基类型，之后切掉 dNTP 3′ 端延长终止基团，继续添加碱基进行测序反应，由此得到最终的碱基序列。

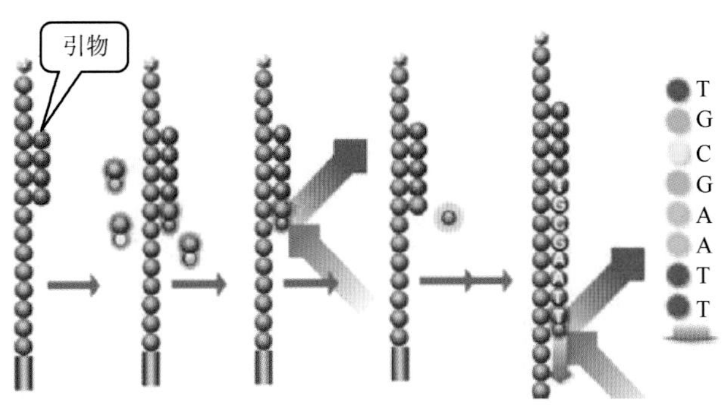

图 31-2-2　Illumina 边合成边测序原理

4. 数据分析　Illumina 基因分析仪的软件包可对数据进行初步分析，实现从图像捕获到强度信号值的转化，并经计算转换为碱基序列。进一步可通过 CASAVA 等软件得到含有质量评估的碱基序列，筛选出的高质量序列可通过与参考序列的比对，得到序列变异、定量等信息，并配合使用 Genome Studio 等软件实现数据可视化展示。此外，与其他第三方软件联合使用，可实现完整灵活的生物信息分析，如序列拼接、结构变异、定量、功能注释、功能分类、新基因及调控区域预测等，深入挖掘测序数据的生物学意义。

（二）Ion Torrent PGM 和 Proton 半导体测序

Ion Torrent PGM 和 Proton 测序，其核心技术是 Ion Torrent 公司开发的半导体测序。Ion Torrent 测序流程如下：

1. 文库构建　如图 31-2-3 所示，首先将 DNA 打断为短的片段，然后用末端修复酶对 DNA 进行末端修复，用连接酶直接将 DNA 与 adapter 连在一起，adapter 包括通用的 P1 接头和特异性的 Barcode 接头。然后进行 PCR 扩增，使 DNA 达到测序浓度，得到 DNA 文库。

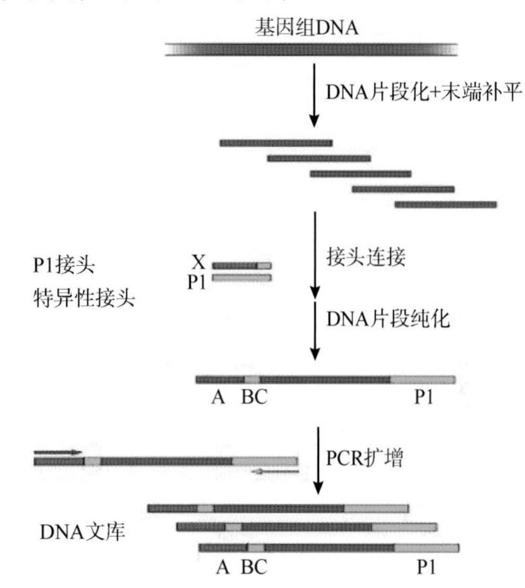

图 31-2-3　Ion Torrent 文库构建原理

2. 乳液 PCR　乳液 PCR 又叫作油包水 PCR，油包水是由不相混溶的一定长度的烃类分子、水、表面活性剂按照一定的比例混合所形成的微水相。一个理想的乳液 PCR 微反应体系应含有单个的模板、单个微珠（图 31-2-4）和 PCR 反应所需的引物、dNTP、酶、Mg^{2+} 等。由微珠上的引物和水相中的引物（每个引物都是经过生物素修饰的）介导 PCR 反应，乳液 PCR 最终得到的是带有 DNA 片段的磁珠。

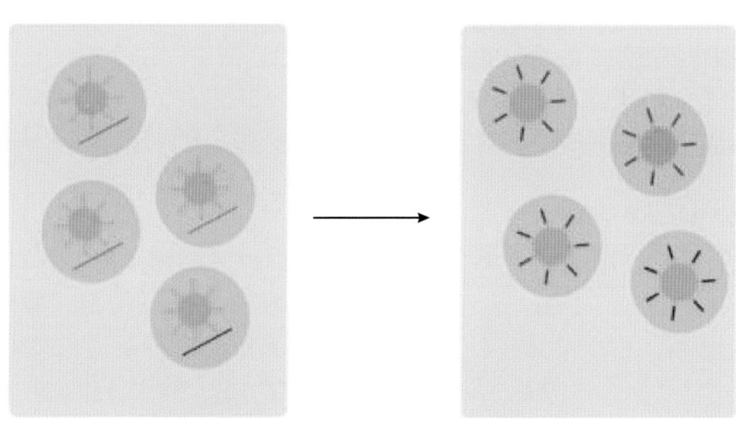

图 31-2-4　Ion Torrent 乳液 PCR 示意图

3. 测序过程 测序时，在半导体芯片微孔里固定DNA链，随后依次掺入ACGT，在DNA聚合酶的作用下，DNA链每延伸一个碱基，就会释放一个质子（图31-2-5），导致溶液的pH发生变化。离子传感器检测到pH变化后，即刻将化学信息转变为数字电子信息。若DNA链含有两个相同的碱基，则记录电压信号是双倍的。如果碱基不匹配，则无氢离子释放，也就没有电压信号的变化。此方法直接检测DNA的合成，因少了CCD扫描、荧光激发等环节，几秒钟就可检测合成插入的碱基，大大缩短了运行时间。

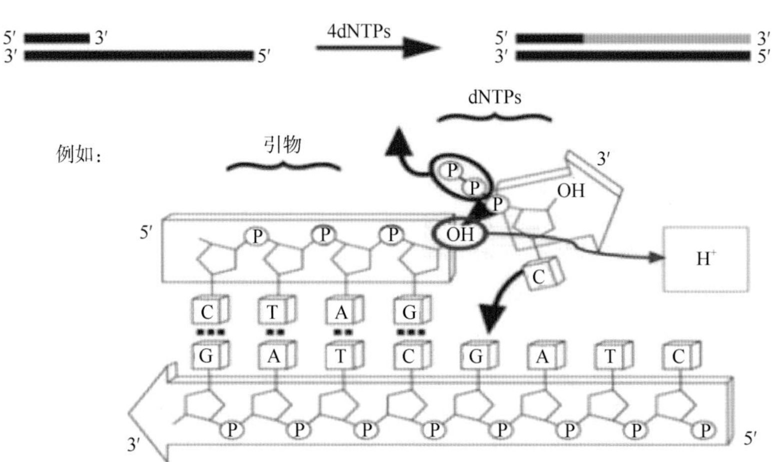

图31-2-5 Ion Torrent测序原理图

二、二代测序实验步骤

不同的测序平台测序步骤不同，下面以Life Technologies公司的Ion Torrent半导体测序仪的博奥试剂盒为例详细阐述。

（一）DNA提取

根据实验要求，采用合适的试剂盒进行DNA的提取。DNA提取完毕后，根据需要将DNA打断为小片段。

（二）文库构建

1. 末端修复 将DNA按照表31-2-1配制MIX，进行DNA的末端修复反应，25℃，20min。反应结束后用磁珠吸附DNA，然后用75%乙醇洗涤2次，最后用25μl TE进行洗脱。

表31-2-1 末端修复反应体系

组分	用量（μl）
DNA	39.5
末端修复缓冲液	10
末端修复酶	0.5
模板（PCR产物）	50

2. 接头连接 将DNA按照表31-2-2配制MIX，使DNA两端分别与特异性接头Barcode和通用接头P1连接，25℃，反应30min。反应结束后，向每个反应管中加入磁珠，静置5min，使磁珠吸附DNA，然后用75%乙醇洗涤2次，最后用18.2μl TE进行洗脱。

表31-2-2 接头连接反应体系

组分	反应体积（μl）
平末端DNA	25
无核酸酶水	16
连接缓冲液	5
dNTP	1
DNA连接酶	1
0.25×P1接头	1
0.25×标签X	1
反应体系总量	50

3. PCR扩增 按照表31-2-3配制PCR反应液，将反应液振荡混匀5s，瞬时离心。在PCR仪上按以下条件进行反应：72℃ 20min；95℃ 5min；（95℃ 15s，58℃ 15s，70℃ 1min）15个循环；70℃ 5min；4℃保持。

反应结束后，向每个反应管中加入磁珠，静置 5min，使磁珠吸附 DNA，上磁力架，75% 乙醇洗涤 2 次，晾干，用 50μl TE 进行洗脱。洗脱的 DNA 为构建好的文库，–20℃保存。

表 31-2-3　PCR 反应体系

组分	反应体积（μl）
连接接头的 DNA	18.2
PCR 扩增试剂	50
PCR 引物	1.8
反应体系总量	70

4. 荧光定量

（1）稀释样本。将待测文库振荡混匀，分别移取 1μl 样本溶液至相对应的装有 599μl 无核酸酶水的离心管中，涡旋振荡 10s，瞬时离心至管底。将已稀释的样本置于 4℃或冰上。

（2）配制反应液。按照表 31-2-4 中的反应体系配制反应混合液，按照每个样本做 3 次重复反应所需的量配制体系。取出标准品 1、标准品 2、标准品 3、标准品 4。向标准品反应孔中分别加入 2μl 的标准品 1 ~ 4，每个梯度的标准品重复 3 孔；向样本反应孔中加入 2μl 已稀释好的样本，每个样本重复 3 孔；每个反应板同时设置无模板对照反应孔，孔中加入 2μl 无核酸酶水。

表 31-2-4　荧光定量 PCR 反应体系

组分	单次反应所需用量（μl）
定量扩增试剂	10
无核酸酶水	7.2
P1 引物	0.4
P2 引物	0.4
MIX 体系总量	18

在荧光定量 PCR 扩增仪 7500 上设置程序：95℃ 1min；（95℃ 15s，65℃ 15s，72℃ 30s）35 个循环；95℃ 15s，65℃ 1min，95℃ 15s；同时设置在 72℃ 30s 这个阶段收集荧光信号。

在 Melting Curve Stage 阶段“65℃ 1min，95℃ 15s”，65℃到 95℃的升温过程中设置收集熔解曲线，如有收集熔解曲线方式选项，则选择“Step and hold”方式。设置反应体系为 20μl，单击“RUN”开始进行 qPCR 反应。

（三）乳液 PCR 和 ES 富集

定量 PCR 结束后，根据标准品作出的标准曲线来计算出每个样本的 DNA 含量，然后将 15 个样本等质量混合（即 pooling 文库），混合好的文库再稀释到 OT 机的上机浓度，然后根据表 31-2-5 配制反应液。将反应液加入过滤器中，然后上机。在 One Touch2 屏幕上选择“Run”，选择对应程序 Ion PI^{TM} HI-Q^{TM} Template OT2 200 Kit，选择“expert”，根据提示点击“Next”至程序运行，程序运行时间约 4.5h。

表 31-2-5　乳液 PCR 反应体系

组分	单次反应所需用量（μl）
乳液 PCR 缓冲液 I	2000
无核酸酶水	80
乳液 PCR 酶混合液	120
微珠溶液	100
pooling 文库	100
体系总体积	2400

程序运行结束后，对下机后的文库进行 2 次无核酸酶水的洗涤，然后向 8 连管中加入相应的反应试剂，上 ES 仪器，进行带有微珠的 DNA 的富集。

（四）上机测序

将富集到的 DNA 文库进行洗涤纯化，然后加入测序引物和上样缓冲液，在 PCR 仪上按以下程序对 ISP 样本溶液进行退火：95℃ 2 min，37℃ 2 min，20℃ hold。将退火后的文库加入 PI 芯片中高速离心，并进行后续洗涤，加入测序酶混合液，然后将芯片上机。在测序仪上选择 Ion PI^{TM} HI-Q^{TM} Sequencing 200 Kit 程序，点击“RUN”，进行测序。

（五）数据分析

在测序仪器运行 2.5h 后，测序过程结束。测序产生的数据，经过生物信息处理，筛选出有用的数据，经过软件处理，用数据库辅助测序比对拼接和确认测序结果。根据测序结果在临床上的意义，对结果进行分析与解读。

三、二代测序的注意事项

（一）DNA 提取

DNA 的纯度对于后面的测序至关重要，因此，在提取 DNA 时要采用最佳的方法。近几年，磁珠法提取 DNA 被广泛应用于二代测序的前处理过程。磁珠法具有独特分离作用的磁珠和缓冲液系统，磁珠强特异性吸附核酸，当条件改变时，磁珠释放吸附的核酸，能达到快速纯化的目的。为了达到很好的实验效果，建议首选磁珠法提取 DNA。

构建文库。文库构建过程中，一定要严格按照标准操作流程进行，防止人为因素引起的核酸污染造成测序结果的错误。现在的测序公司所采用的构建文库方法中，核酸的纯化过程几乎都是磁珠法。磁珠法在最后晾干磁珠时，一定要注意控制好时间，不要使磁珠过度干裂，否则会影响 DNA 的洗脱。

（二）DNA 的定量

定量过程对于多个样本同时测序的成功非常关键。想要同时测定多个不同的样本，就要将这些样本等质量混合，保证测序时每个样本都能够有足够的数据量，只有达到数据量的要求，才能满足对测序深度的要求，才能保证每个样本都能测序成功。这就要求在定量时，一定要准确测定待测样本的浓度。可以用分光光度计和荧光定量 PCR 方法进行定量，比较准确的方法是荧光定量 PCR，建议采用此方法。

（三）上机测序

对于 Proton 的测序仪来说，需要注意的是，芯片的成本比较高，一定要小心操作，在将样本打入芯片中时，要缓慢而有节律地打入，打入空气泡会严重影响测序结果。测序过程需 2.5h，需要将仪器接入 UPS 电源，以防断电，实验失败，造成巨大的损失。

（四）结果分析

测序产生的序列信息，经过生物信息处理得出最终的结果。需要注意的是，如果样本最终因数据量不足而不能判断结果，则需要重新构建文库并测序。如果实验过程中，阴阳性质控品的结果并未达到要求，也需要重新构建文库并测序。在同时测多个样本时，如果某个样本数据量极少，则说明并没有将 Barcode 与 DNA 相连，很可能是实验失误造成的，需要重新构建文库并测序。

四、二代测序的临床应用

二代测序技术已经成为生物学研究的重要工具，全基因组的测序、外显子测序、转录组测序、表观遗传学测序给生物学研究带来了巨大推动力。同时，在临床医学方面，二代测序技术也有非常广泛的应用，具体从以下几个方面进行阐述。

（一）病原微生物检测

现今临床微生物实验室大部分仍旧采用经典方法来进行大多数监测工作。病原微生物主要依靠形态特征、代谢特点、组成成分及机体反应性抗体等途径进行鉴别和检测，操作步骤烦琐、耗时。这些方法的局限性在于，难以检测病原体的变异体或新的病原体。而二代测序技术可以检测出此类病原体，在这方面有着广泛的应用。

（1）微生物群落的鉴定。相对于传统的培养分离法，依赖测序技术的宏观基因组分析能十分精确地揭示微生物种类和遗传的多样性，为微生物群落结构分析提供直观而全面的信息。Junemann 等对多名牙周炎患者治疗前后龈下菌斑样本中的细菌群落迁移进行分析，用 Ion Torrent PGM 对细菌 16S rRNA 基因 V6 高变区的扩增子进行测序，结果十分明确地揭示了治疗前后菌群中各种细菌的组成和迁移情况。今后，依赖测序技术的宏基因组分析将对于了解和监测、治疗由多种微生物引起的感染性疾病具有重要意义。

（2）微生物变异体的鉴定。Harmsen 等对 2011 年引发疫情的肠出血性大肠杆菌（EHEC）和 2001 年的 EHEC 进行基因测序，进行对比之后，找到了引发疫情的病原体的致病基因，对遏制疫情起到了重要作用。

（3）微生物耐药性检测。对已知微生物耐药基因进行测序，能够更直观、准确、细致地在分子水平显示耐药基因的变异，对于科研开发和临床用药具有重要的指导意义。Daum 等用二代测序对 26 例结核杆菌临床标本的 5 个耐药基因进行测序，结果发现了 2 个罕见突变和 3 个非典型突变。这对于科研开发新的药物有指导意义。

（二）个体基因组检测

人类的基因组中 99.9% 都是一致的，只有 0.1% 的序列有差异，正是这 0.1% 的差异造成个体罹患各种疾病的风险不同和对药物的反应不同。个体基因组序列的测定为个体化医疗提供了广泛的理论依据，而对不同肿瘤细胞系的基因组测序则能发现引起肿瘤的遗传学变异。Clark 等对具有高度变异 DNA 结构的神经胶质瘤细胞系 U87MG 进行了基因组测序，支持了肿瘤突变主要是由基因结构不稳定所引起的这一观点，并发现了 60 个新的恶性胶质瘤候选基因突变靶点。

随着精准医疗的迅速发展，根据个人的基因组差异，制定出最优的治疗方案，是个性化医疗的最终目的。这将给人们的健康水平和生活质量带来巨大的变革。

（三）遗传病检测

遗传病是由细胞中的基因突变引起的，按照遗传方式与遗传物质的关系，可将遗传病分为单基因遗传病、多基因遗传病和染色体异常遗传病等类型。突变类型包括点突变、缺失、插入突变和动态突变等多种形式。

周剑等应用 Ion Torrent PGM 测序平台对肌张力障碍患者进行肌张力障碍致病基因变异检测，发现二代测序具有通量高、操作简便、速度高等优点，可提高基因突变筛查水平，可以协助临床对肌张力障碍的鉴别诊断，提供指导作用。

（四）肿瘤检测

肿瘤发生时，一般表现为原癌基因激活、抑癌基因失去功能、DNA 复制修复的稳定性受到破坏。某些基因的突变也可影响相关肿瘤的治疗效果，如 *EGFR*、*JAK2*、*TP53* 等基因。随着转化医学的发展，大量具有临床意义的肿瘤相关基因将会被发现，因此，大范围地进行基因检测也是肿瘤治疗的有效手段。

在乳腺癌高危家族患者中，大多都有 *BRCA* 基因突变。*BRCA* 是抑癌基因，它的突变易导致乳腺癌，突变分布于整个编码序列，没有明显的突变热点，70% 的插入或者缺失导致编码序列的框移和提前终止。Chan 等用二代测序技术对 *BRCA* 基因进行测序，灵敏度为 98.9%，准确地识别了全部 3 个插入缺失位点。二代测序广泛用于临床疾病突变基因的筛查将对个体化医疗起到很大的推动作用。

第三节 第三代测序技术

鉴于一代和二代测序存在依赖于模板扩增以及序列读长短等缺点，为了补充和进一步完善测序技术，出现了第三代测序技术。第三代测序技术也称单分子 DNA 测序技术，是近 10 年发展起来的新一代测序技术，包括单分子实时测序、真正单分子测序、纳米孔测序等技术。

一、三代测序基本原理及特点

三代测序的技术原理主要分为两大技术类别：第一类是单分子荧光测序技术，包括美国 Heliscope Bioscience（Helicos）公司的真正单分子测序技术（true single molecular sequencing，SMS）和 Pacific Biosciences（PacBio）公司的单分子实时测序技术（single molecule real-time SMRT）。第二类是 Oxford Nanopore Technologies 公司的基于电信号的纳米孔测序技术。

（一）真正单分子测序技术

真正单分子测序技术以合成测序为理论基础，通过将待测序列打断成小片段，用末端转移酶阻断，并将这些标记好的片段杂交、定位，然后在聚合酶合成 DNA 时采集与聚合酶结合的标记核苷酸的荧光进行测序。数十个循环后，将测得的 DNA 序列拼接，即得到完整的基因序列，目前已有所应用。

（二）单分子实时测序技术

单分子实时测序技术是单分子荧光检测设备

以 SMRT 芯片为载体进行测序反应的荧光标记的边合成边测序技术。其原理是将打断的 DNA 片段加入 SMRT 芯片中，SMRT 芯片包含成千上万的纳米孔，这些纳米孔内锚定有 DNA 聚合酶，DNA 片段被 DNA 聚合酶捕获。当加入四种不同荧光标记的 dNTP 时，DNA 聚合酶首先捕获与模板匹配的 dNTP，此时被激光束激发荧光，识别荧光并记录核苷酸种类。随着 DNA 聚合酶的移动，得到待测序列。

（三）纳米孔测序技术

纳米孔测序技术与以往的测序技术不同，是基于电信号而不是光信号的测序技术。该技术的基本原理是目的 DNA 序列的核苷酸被核酸外切酶逐一切割下来，落入直径非常小的纳米孔中，此纳米孔只允许单个核苷酸通过，并且纳米孔内有共价结合分子接头。当单个核苷酸通过纳米孔时，电荷发生变化，短暂地影响流过纳米孔的电流强度（四种碱基影响的电流强度不同），灵敏的电子设备检测到电流并记录碱基，最终得到 DNA 序列。

二、三代测序的优势

相比于二代测序，三代测序具有以下优势：

（1）可以检测长序列。SMRT 测序平台的读长可以达到几千个碱基，纳米孔测序技术读长可达到上百万个碱基对，大大节省了后期生物信息学分析的时间。

（2）可以直接对 DNA 进行测序。测序过程无须进行 PCR 扩增，避免了 PCR 扩增带来的错误。

（3）可以直接检测 RNA 序列。以 RNA 为模板复制 DNA 的反转录酶可以进行实时观测。RNA 的直接测序，将大大降低体外反转录产生的系统误差。

（4）可以直接检测甲基化 DNA 序列。实际上 DNA 聚合酶复制 A、T、C、G 的速度是不一样的。以正常的 C 或者甲基化的 C 为模板，DNA 聚合酶停顿的时间不同。根据停顿时间的不同，可以判断模板的 C 是否甲基化。

三代测序在循环肿瘤 DNA（circulating tumor DNA，ctDNA）、单细胞测序中具有很大的优势。ctDNA 含量非常低，三代测序技术灵敏度高，能够监测 1ng 以下的 ctDNA。在单细胞级别，二代测序要把 DNA 提取出来打碎测序，三代测序能直接对单细胞原始 DNA 测序，细胞裂解原位测序，极大地改进了单细胞测序的效能。

三、三代测序的应用

三代测序中应用最广的是 SMRT 测序技术。SMRT 技术具有读长长的特点，所需时间短，能更快得到结果。SMRT 技术还能实时检测 DNA 聚合酶的工作状态，可以测定出 DNA 的甲基化，用于 DNA 甲基化研究，为表观遗传学的研究开辟一条新路。

三代测序可用于突变鉴定（SNP 检测）。单分子测序的分辨率很高，而且没有 PCR 扩增步骤，就没有扩增引入的碱基错误，该优势使其在特定序列的 SNP 检测、稀有突变及其频率测定中具有很大优势。例如，在医学研究中，对于 *FLT3* 基因是否为急性髓系白血病（AML）的有效治疗靶标一直存在疑虑。研究人员用单分子测序分析耐药性患者基因，意外发现耐药性与 *FLT3* 基因下游出现的稀有新突变有关，重新证明了 *FLT3* 基因是这种最常见白血病——急性髓系白血病的有效治疗靶标。凭借 PacBio 平均 3000bp 的读长，获得更多基因下游的宝贵信息，而基于单核酸分子的测序能够检测到低频率（低至 1%）罕见突变，正是这项成果的关键所在。

三代测序在医学领域推进了个体化医疗的进程。例如，加拿大安大略省癌症研究所通过 PacBio RS 系统进行临床样本的癌基因及癌症治疗敏感 / 抗性相关的遗传标记的测定，辅助患者的后续治疗方案。单分子测序的快速、超长读长使得人们可以在短时间内获得自己的基因组信息，也使得基因组测序费用大幅度降低，有望实现个性化医疗。

第四节　RNA 测　序

RNA 包括编码 RNA（mRNA）和非编码 RNA（ncRNA）如 tRNA、rRNA、snRNA、miRNA 等，非编码 RNA 不能被转录识别，不能翻译成蛋白质，但是能参与某些蛋白质翻译过程。分子生物学中心法则描述了从 DNA 到蛋白质的遗传信息流，DNA 是编码遗传信息的分子，蛋白质是行使具体生物学功能的分子，而 RNA 则被认为是联系 DNA 和蛋白质的桥梁。

RNA 测序（RNA-seq）又称为转录组测序。转录组是特定细胞或组织在特定时间或状态下转录出来的所有 RNA 的集合。最初的转录组研究主要以基因芯片微阵列技术为基础，由于基因芯片技术的检测范围取决于芯片上的探针信息，所以只能检测已知序列的特征，缺少发现新基因的能力，而高通量测序技术很好地弥补了这方面的不足。现阶段转录组的研究是借助于高通量的二代 DNA 测序技术（NGS）来完成的，分析测序结果进而解析转录组学中的复杂变化。

目前，以基因测序技术为核心的新技术平台支撑体系已经相对成熟和完善，如 Illumina 公司的 Solexa 测序技术、Life Technology 公司的 Ion Torrent 技术，以及美国螺旋生物科学公司的新型纳米孔测序技术等。RNA 测序技术平台随着 NGS 技术的不断更新和提高而日益成熟完善，其测序通量、测序长度、错配率、碱基配对读取能力等测序性能方面技术的提高均有利于转录组的研究。

一、RNA 测序原理

RNA 测序（RNA-seq）是指采用高通量测序技术对 mRNA、small RNA 和 ncRNA 全部或者其中一些进行测序分析的技术。RNA-seq 技术的原理：获得细胞总 RNA，然后根据实验需要，如检测 mRNA、ncRNA 或 small RNA 等，对 RNA 进行处理。处理好的 RNA 再进行片段化，然后反转录形成 cDNA 序列，构建 cDNA 文库，在 cDNA 片段两端接上接头，最后用高通量测序进行测序。具体流程如图 31-4-1 所示。

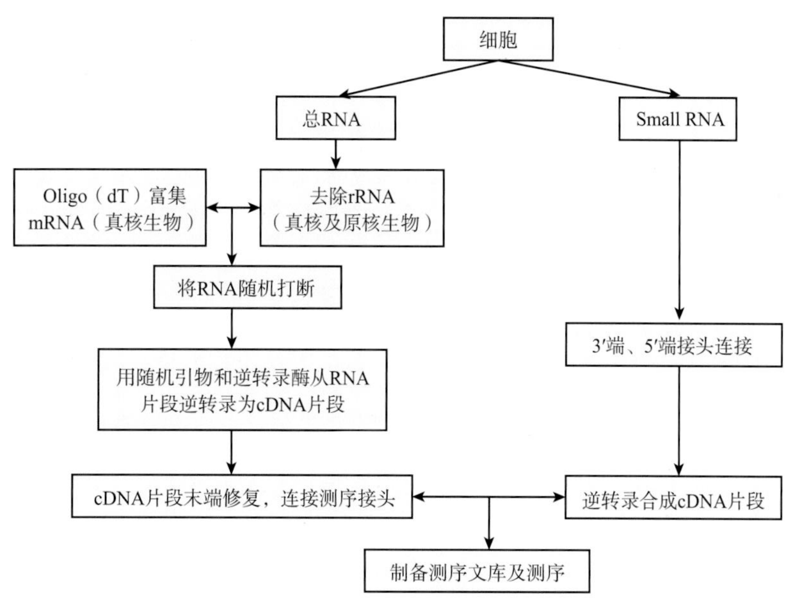

图 31-4-1　RNA 测序流程图

对于 cDNA 序列进行测序，获得大量的、高质量的测序读取片段（reads）数，通过一些比对方法来判断目的基因的转录水平。具体数据分析流程，如图 31-4-2 所示。

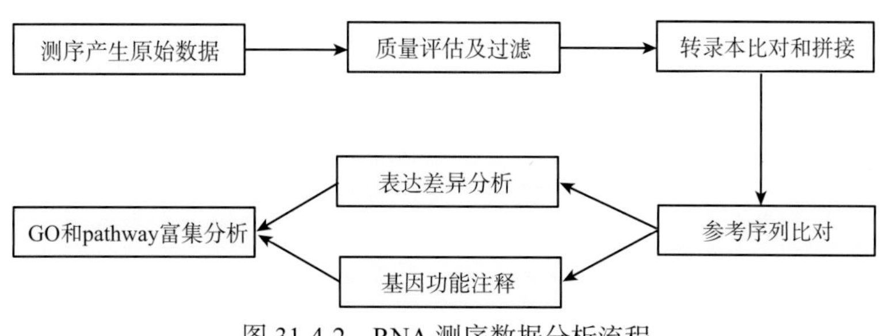

图 31-4-2　RNA 测序数据分析流程

二、RNA 测序的分类和特点

RNA 测序主要分为 mRNA 测序和 ncRNA 测序。mRNA 即 messenger RNA（信使 RNA），是由 DNA 经由转录而来，为下一步转译成蛋白质提供所需的信息。mRNA 测序可用于分析基因表达、编码区单核苷酸多态性（cSNP）、全新的转录、全新异构体、剪接位点、等位基因特异性表达和罕见转录等最全面的转录组信息。ncRNA 测序主要包括转运 RNA（tRNA）、核糖体 RNA（rRNA）、小核 RNA（snRNA）、核仁小分子 RNA（snoRNA）、细胞质小分子 RNA（scRNA）、不均一核 RNA（hnRNA）及小 RNA（microRNA，miRNA）的测序。ncRNA 具有调节基因表达的作用，如对染色体的结构，对 RNA 加工修饰及稳定性的影响，对转录和翻译的影响，甚至对蛋白质的转录及稳定性都有一定影响。大量的 ncRNA 表达，可通过染色体重组等多种机制广泛地调控下游基因的表达，从而促进肿瘤的发生、浸润和转移。近几年，ncRNA 测序越来越受到重视。

RNA 测序的特点主要有四个方面。第一，信号数字化。RNA 测序能检测到每个转录本的片段序列，在单核苷酸分辨率方面具有高的精确度，对于单个碱基差异、基因家族中所有的相似基因以及不同转录本因可变剪接造成的表达等情况都能检测到，能覆盖信号超高的动态变化范围。第二，灵敏度高。RNA 测序能检测到细胞中少至几个拷贝的稀有转录本。第三，广泛性。RNA 测序可对任意物种进行全基因组分析，不需要预先针对已知序列设计探针，就能对任何物种进行转录组分析，能够发现未知基因和新转录本，能够精确识别可变剪切位点和 cSNP、UTR 的区域。第四，范围更广。RNA 测序能检测高于 6 个数量级的动态检测范围，能同时鉴定和定量稀有和正常的转录本。

三、RNA 测序的应用

RNA-seq 技术利用新一代高通量测序技术的优势，已经广泛应用于医学研究领域，并取得了一定的进展。

（一）在胃肠癌中应用

大肠癌（colorectal cancer，CRC）分为结肠癌和直肠癌，是常见的消化道恶性肿瘤之一。肝转移是结直肠癌患者的主要死亡原因之一，早期预测、发现肝转移对于患者预后有重要意义。林国生等结合 RNA-seq、GO 和 KEGG 3 种分析结果显示直肠癌原发灶肿瘤组织中 REG 基因家族的下调可能是直肠癌异时性肝转移最主要的预警事件之一，REG1A、REG3A、REG1B 表达缺失可能是直肠癌肝转移潜在的预测指标。这是首次应用 RNA-seq 技术描述与直肠癌异时性肝转移相关的转录谱改变，有助于直肠癌异时性肝转移潜在预警因子的发现，并可为直肠癌异时性肝转移的治疗提供潜在治疗靶点。

近些年来，RNA-seq 技术在胃癌的分子机制、基因突变及融合基因的致瘤机制等方面取得了突出进展。Yoon 等利用 RNA-seq 技术、全基因组序列和高通量的 RNA 序列分析证实胃癌重复编码区和非翻译区中有 18 377 个微卫星（microsatellite，MS）突变，其中有 139 个特异表达下调的基因和非翻译区 MS 的突变相关联。有 90.5% 的 MS 突变发生在非翻译区，揭示了卫星不稳定性在胃癌发生中的重要作用，这对于胃癌的临床治疗具有指导意义。

（二）miRNA 测序在肿瘤中的应用

miRNA（microRNA）是一类长度为 19～24nt 的内源性单链非编码 RNA，通过与靶 mRNA 的特异性碱基互补配对，抑制靶 mRNA 的翻译或引起其降解，具有修饰转录后基因调控的功能。研究发现，miRNA 除参与正常造血及细胞生长、发育、增殖、凋亡、代谢外，还在疾病包括肿瘤的发生发展中起重要作用，如在肝癌、乳腺癌、血液肿瘤等多种恶性肿瘤中均检测到异常表达的 miRNA。

miR-451a 在子宫内膜异位症患者血清中的表达上调，被认为是子宫内膜异位症重要的分子标志物。miR-451a 还在甲状腺乳头状癌患者血浆中呈高表达，可能为甲状腺乳头癌的潜在标志物。

（三）miRNA 测序在白血病中的应用

miR-155 是一个典型的多功能 miRNA，不仅参与造血、炎症、免疫、病毒感染等多种生理病理过程，也与多种疾病，包括肿瘤的形成和发展有着密切的联系。miR-155 在肺癌、乳腺癌等多种恶性肿瘤，以及急性髓系白血病、多发性骨髓瘤、淋巴瘤等血液系统恶性肿瘤中呈高表达，被认为是隐匿性恶性肿瘤早期诊断的重要标志。miRNA 通过与靶基因的作用而发挥生物学功能，miRNA 靶向治疗作为肿瘤治疗的新策略具有广阔的前景。miRNA 测序能提供可靠、快速的数据结果，对肿瘤的诊断和治疗提供很大帮助。

Amodio 等发现 miR-29 家族成员在多种白血病中表达失调。miR-29 家族被认为是肿瘤细胞生长和存活的关键的调控因子。MiR-29c 在 CLL 中高表达，被认为是预后良好的信息，而 MiR-29a 和 MiR-29b 在 CLL 中低表达。MiR-29b 的表达水平可以用来预测地西他滨药物对 AML 患者的治疗效果，若 MiR-29b 表达水平升高，预示着治疗会有效果。RNA 测序能够提供 MiR-29b 的表达量信息，为疾病的诊断和治疗提供帮助。

第五节　测序结果解读

一、数据的结构

不同的测序平台所得最终数据结构略有不同，以 Ion Proton 平台测序所得数据为例进行详细介绍。根据 Ion 测序平台的建库原理，数据的建库过程是通过三次 PCR 所得。第一次 PCR 使 DNA 序列两端连上接头序列（adaptor），第二次 PCR 扩增是依据第一次的 adaptor 对序列的 5′ 端加入 forward barcode，3′ 端加入 reverse barcode，再依据 3′ 端的序列 PCR 引入 Ion 平台测序所需的引物 序列（primer），如图 31-5-1 所示。

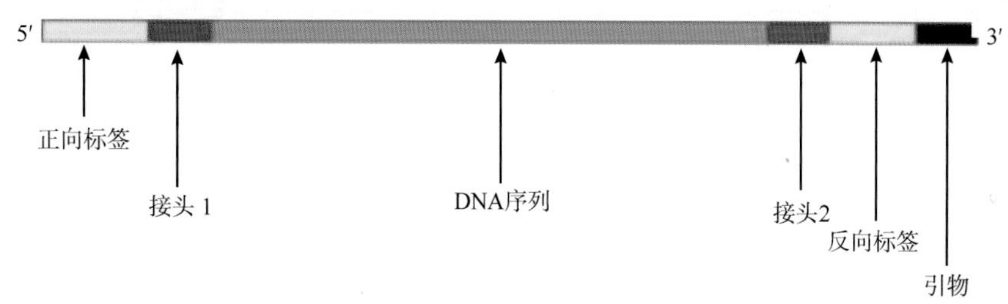

图 31-5-1　DNA 序列结构

根据测序公司所给的数据结构 adaptor 序列，不同样本的 barcode 序列，以及 3′ 端的 primer 都是已知的。不同样本的这三种结构除了 barcode 序列不一样，其他两种是一样的，通过 barcode 来区分不同的样本。

二、数据分析流程

高通量测序的数据分析包括基因组(DNA-seq)测序和转录组测序（RNA-seq）数据分析，二者有所区别。转录组数据分析流程已经在第三节介绍，这里介绍基因组测序数据的分析流程，如图 31-5-2 所示，主要包括：测序仪生成原始数据；根据样本标签（barcode）来拆分数据；对数据进行质量控制，去除低质量序列；将所得数据与参考基因组序列比对；进一步处理，进行序列的基因型判定和功能注释。

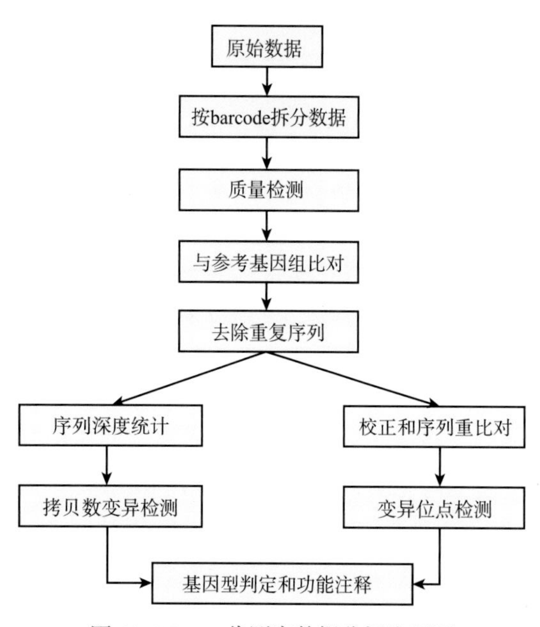

图 31-5-2　二代测序数据分析流程图

三、数据分析详细说明

流程图 31-5-2 的详解：

（一）拆分数据

原始下机数据（raw data）为 bcl 格式存储的二进制文件，使用 bcl2fastq 软件将下机数据转换为 fastq 格式。Fastq 格式数据格式为，第一行由‘@’开始，后面跟着序列的描述信息，这点和 fasta 格式相同；第二行为序列；第三行由‘+’开始，后面也可以跟着序列的描述信息；第四行是第二行序列的质量评估（quality values），字符数跟第二行的序列是相等的，如图 31-5-2 所示。根据样本标记的不同的标签 barcode，识别相应的样本，将不同的样本数据分开，切掉 barcode。

（二）数据的质量控制

该步骤的主要目的是对测序技术产生的数据进行质量评估，过滤掉质量较差的数据，提高后续分析的准确性。如果不去除低质量的测序数据，在后续的 SNP 检测中错误的位点会被认为是 SNP 位点即 SNP 的假阳性。质量控制软件有很多，比如 FastQC、CASAVA、PRINSEQ 等，完成数据的质量评估和过滤。此过程主要是去除低质量的 reads，切掉低质量的核苷酸，去掉包含未知核苷酸（N）的 reads 以及去除平均碱基质量过低的 reads，达到提高后续分析结果精度的目的。一般需要测序质量达到 Q ＞ 20 的 reads。

筛选后的数据，需要切除 primer、barcode，得到真正的 DNA 序列，然后进行后续处理。

（三）与参考基因组比对

获得质量较高的 DNA 测序数据后，首先需要将测序 reads 比对到参考基因组上如 hg19 基因组，这对于后续处理和分析来说是一个关键步骤。可以进行比对的软件很多，最常用的是 BWA、Bowtie2、NextGenMap、TMAP 等。使用 BWA 软件进行序列比对，产生相应的 BAM 文件，但这些 BAM 文件以二进制编码，一般无法被普通的文件编辑软件读取分析，需要进一步编译整理。可以进一步使用 Samtools 这一软件，将二进制的 BAM 文件转换成大部分分析软件读取的标准 SAM 文件。

（四）基因型判定和功能注释

与基因组比对后的数据分为两种：一种为比对上的数据，一种是与参考基因组不能比对上的数据。不能比对上的数据直接删除掉。对于比对上的数据，需要去掉重复序列，然后分别进行序列深度统计、校正和序列重比对。序列深度比对可以检测出基因拷贝数是否异常，如染色体的三倍体、染色体的缺失现象。序列校正和序列重比对可以发现序列中的变异位点，得到序列的 SNP 结果。然后对比对结果进行拆分排序合并，使比对结果转化为可视化的图表。

使用 GATK 软件寻找样本测序数据与参考基因组的差异，列出这些差异点，使用 Annovar 软件对这些变异位点进行功能注释，得到一个易于理解的变异位点列表。需要注意的是，高通量测序结果中的基因突变大多数都是无意义突变，因为人体内的基因随时都在发生着变异，大多数变异不会引起机体的病变，只有少数的基因变异会引起疾病的发生。

四、NGS 生物信息分析流程质量管理

实验室应建立生物信息学程序（pipeline）的书面质量管理计划文件。必须包含每次运行时检测和评估运行性能的指标和质控参数，以及定期（如每月、每季度）检测的指标和质控参数。指标和质控参数可包括但不限于标准品的突变类型及百分比。生物信息分析流程建立后，需要采用已知变异类型和变异频率的标准品进行验证，验证其特异度和灵敏度是否达到实验室要求。验证结果需要签名留底备案，还应该满足以下要求：第一，NGS 数据存储。实验室需要在生物信息分析过程中对原始数据及最后的结果数据进行标准化存储，并要保存相应的年限以备检查。第二，版本可追溯性。每份病例数据分析报告中，生物信息数据分析流程所涉及的软件、算法、参数及数据库的版本必须可溯源。第三，异常记录。实验室需要建立一个异常记录文档，用来记录偏离

NGS 生物信息分析标准分析流程的检测。

第六节　DNA 测序在血液疾病诊断中的意义

血液系统的疾病，尤其是白血病极大威胁着人类的健康。有效防治血液病、挽救癌症患者生命的关键在于“早发现、早诊断、早治疗”。肿瘤基因突变发生在早期，且取样广泛简单（组织、血液、骨髓、尿液等）、检查创伤小，在肿瘤早期筛查上有很大优势。

由于血液系统疾病在诊治过程中的独特性，DNA 测序的作用显得更加重要。目前，细胞形态学（morphology）、免疫学（immunology）、细胞遗传学（cytogenetics）和分子遗传学（molecular genetics）检查的联合使用，仍然是诊断血液系统疾病，尤其是白血病的“金标准”。但值得注意的是，细胞形态学、免疫学检测结果的判读不可避免地受到检验员的主观影响，其结论仅可为临床医师提供参考；同时，现有遗传学技术，如聚合酶链反应（PCR）、荧光原位杂交（FISH）、染色体核型分析，仅能针对极少数现已明确致病基因的血液肿瘤。然而 DNA 测序技术仍是未来认识血液系统疾病发病根源的必然途径，对于提示疾病发生、进展以及实现靶向药物治疗具有十分重要的临床意义。

一、在恶性肿瘤急性髓系白血病中的应用

急性髓系白血病（acute myeloid leukemia，AML）是髓系造血干 / 祖细胞恶性疾病，以骨髓与外周血中原始和幼稚髓系细胞异常增生为主要特征，临床表现为贫血、出血、感染和发热、脏器浸润、代谢异常等，多数病例病情急重，预后凶险，如不及时治疗常可危及生命。

2008 年，华盛顿大学圣路易斯医学院报道的全球首例急性髓系白血病（AML-MI）患者全基因组测序（whole genome sequencing，WGS）结果，这是 NGS 技术首次应用于临床医学，标志着血液系统肿瘤的研究正式迈向 NGS 时代。该研究证实了有 *FLT3* 及 *NPM1* 基因突变者疾病进展快。随后，NGS 技术开始用于血液系统疾病的诊治，历年来关于 NGS 在 AML 疾病中的应用如表 31-6-1 所示。

表 31-6-1　NGS 在 AML 疾病中的应用

研究者	发表年份	例数	主要发现
Ley 等	2008	1	*FLT3* 及 *NPM1* 基因突变者疾病进展快
Mardis 等	2009	1	*R132* 突变致抑癌基因 *IDH1* 失活
Ley 等	2010	281	*DNMT3A* 突变率为 22.1%，突变阳性者预后差
Wen 等	2011	171	*TET2* 突变预后较差
Grossmann 等	2012	1000	*TP53* 突变率为 8%，突变阳性者预后差
Wen 等	2012	45	AML 患者中有约 134 个融合基因，*CIITA-DEXI* 突变率为 48%
Conte 等	2013	7	发现 *NPM1*、*CEBPA*、*DNMT3A*、*TET2*、*IDH1* 及 *IDH2* 等基因突变
Masetti 等	2013	237	*CBFA2T3-GLIS2* 突变率为 4.8%
Masetti 等	2013	55	*DHH-RHEBL1* 突变率为 40%
Hou 等	2015	363	*TP53* 突变阳性预后较差
程焕臣等	2017	68	*TET2* 突变率为 55.9%，*CEBPA* 突变率为 11.8%，*DNMT3A* 突变率为 7.4%，*C-KIT* 突变率为 7.4%，*FLT3* 突变率为 7.4%

由表 31-6-1 可以得知，若患者出现 *DNMT3A*、*TET2*、*TP53* 突变，表示 AML 预后较差，若出现 *CIITA-DEXI*、*DHH-RHEBL1* 突变，则可以辅助诊断为 AML。运用二代测序这种高通量测序技术，可以同时测定 AML 疾病相关的基因的多种突变，快速、简便、准确地给予临床上的用药指导。目前，已经有关于 AML 肿瘤的二代测序的 panel，可以同时检测多种基因的突变情况，对 AML 相关的基因进行快速检测，辅助确诊，并对患者进行精准医疗。

二、在慢性淋巴细胞白血病中的应用

慢性淋巴细胞白血病（chronic lymphocytic leukemia，CLL）是一种淋巴细胞克隆性增殖的肿瘤性疾病，淋巴细胞在骨髓、淋巴结、血液、脾脏、肝脏及其他器官聚集。95% 以上的 CLL 为 B 细胞

的克隆性增殖（即 B-CLL），不到 5% 的病例为 T 细胞表型（即 T-CLL）。

2009 年，Rossi 等对 309 例 CLL 患者的全基因组进行测序，发现患者中 *TP53* 的突变率为 10%，并且 *TP53* 突变者疾病进展快，说明 *TP53* 突变患者的 CLL 预后差。2011 年，Quesada 等对 279 名 CLL 患者进行全外显子测序，发现 *SF3B1* 突变者预后差。2011 年，Fabbri 等对 120 例 CLL 患者进行全外显子测序后发现，*NOTCH1* 突变多见于 CLL 进展阶段，可以用来辅助判断 CLL 患者的病情发展状况。

2017 年，Landau 等对 61 位依鲁替尼治疗的 CLL 患者进行外显子组和转录组测序，发现 31% 的患者在治疗第一年出现克隆性移位（克隆癌细胞改变＞ 0.1）。在疾病进展过程中出现了新的 *BTK* 和 *PLCG2* 的突变，预示着耐药性克隆的出现。

三、在骨髓增生异常综合征中的应用

骨髓增生异常综合征（myelodysplastic syndromes，MDS）是起源于造血干细胞的一组异质性髓系克隆性疾病，特点是髓系细胞分化及发育异常，表现为无效造血、难治性血细胞减少、造血功能衰竭，高风险向急性髓系白血病（AML）转化。MDS 发病率为 10/10 万～ 12/10 万人口，多累及中老年人，50 岁以上的病例占 50% ～ 70%，男女之比为 2 ∶ 1。MDS 30% ～ 60% 转化为白血病，其死亡原因除白血病之外，多数是由于感染、出血，尤其是颅内出血。

2010 年，Nikoloski 等对 102 例 MDS 患者的全基因组进行测序，数据分析结果显示，*EZH2* 突变率为 26%，并且突变阳性者预后较差。瑞典科学家 Jadersten 等对 55 例患者进行基因组测序，发现 *TP53* 突变阳性者预后较差，病情容易恶化。2011 年，Walter 等进行全外显子测序，发现 150 例 MDS 患者的 *DNMT3A* 突变率为 8%，突变阳性者预后较差。Thol 等运用高通量测序对 193 名 MDS 患者的全基因组进行测序，结果发现 *ASXL1* 的突变率为 20.7%，突变阳性者预后较差。

2013 年，Polprasert 等对 94 位患者的全外显子进行高通量测序，结果发现 MDS 患者中，低危组患者伴随着 *DDX41* 基因突变，推荐使用来那度胺进行药物治疗。

2017 年，程焕臣、刘生伟等对 57 例 MDS 患者进行高通量测序，发现 MDS 患者突变率最高的基因为 *TET2*，突变率为 55.9%。其次，突变发生在 *U2AF1* 和 *SRSF2* 基因的突变率都为 10.5%。并且，在疾病进展时出现新的突变，但缓解后基因突变率也无明显变化。因此 NGS 可用于 MDS 预后及病情进展评估。

四、在急性淋巴细胞白血病中的应用

急性淋巴细胞白血病（ALL）是一种起源于淋巴细胞的 B 系或 T 系细胞在骨髓内异常增生的恶性肿瘤性疾病。异常增生的原始细胞可在骨髓聚集并抑制正常造血功能，同时也可侵及骨髓外的组织，如脑膜、淋巴结、性腺、肝等。ALL 儿童期（0 ～ 9 岁）为发病高峰，可占儿童白血病的 70% 以上，在成人中占成人白血病的 20% 左右。目前依据 ALL 不同的生物学特性制定相应的治疗方案已取得较好疗效，大约 80% 的儿童和 30% 的成人能够获得长期无病生存，并且有治愈的可能。

Asnafi 等 2009 年通过对患者进行全基因组测序，发现 141 名 T-ALL 患者中，*NOTCH1* 及 *FBXW7* 基因突变率分别为 62% 和 24%，并且突变者预后良好。临床上，可以将 *NOTCH1* 及 *FBXW7* 基因突变阳性作为 T-ALL 患者预后良好的标志。2013 年，Ltzykson 等通过对 ALL 患者全基因组测序，发现 NAMPT 为药物 STF-118804 的靶点。在 B-ALL 细胞系中，STF-118804 可高效降低细胞活力。在小儿 ALL 患者中分离白血病样本，STF-118804 降低其细胞活力的 IC_{50} 值为 3.1 ～ 32.3 nmol/L。

2015 年，Li 等对患者全外显子进行高通量测序，结果显示，在 381 位患者中，存在 ALL 耐药和复发的患者常伴有 *PRPS1* 基因突变。说明 *PRPS1* 基因突变是 ALL 患者耐药和复发的重要原因，可以作为后期治疗效果的参考指标。2015 年，Diouf 等对儿童 ALL 患者进行全外显子测序，发现 CEP72 启动子区域的 Rs924607 与长春新碱引起的神经病变的风险度相关。

五、在毛细胞白血病中的应用

毛细胞白血病（HCL）是一种特殊类型的慢性淋巴细胞白血病。此种病的本质尚未十分明确，多见于40岁以上男性。中数生存期为5～6年，最长可达30年。本病发病率占白血病的2%，男女发病比例（3.5～6）：1，发病年龄一般在40～60岁，男性平均发病年龄为49岁，女性为47岁。

2011年，Tiacci等通过大规模全外显子基因平行测序比对HCL患者肿瘤细胞与其外周血正常细胞，试图找到HCL相关基因突变，结果显示，全部HCL患者存在BRAF V600E基因突变。接下来，采集另外47例HCL患者和195例外周B细胞淋巴瘤/白血病患者的样本，使用Sanger测序进行验证，其突变率分别是100%和0，得出该突变对于HCL具有特异性诊断意义。该结论首次在第54届美国血液学年会（ASH）上以摘要形式报道，开启了对BRAF V600E抑制剂维罗非尼的研究。目前BRAF V600E突变已作为NCCN诊断HCL的2C级证据，一项对维罗非尼的多中心、开放、单臂临床Ⅱ期试验正在进行中。

六、华氏巨球蛋白血症

华氏巨球蛋白血症（WM）淋巴浆细胞淋巴瘤（LPL）是由小B淋巴细胞、浆细胞样淋巴细胞和浆细胞组成的淋巴瘤，常常侵犯骨髓，也可侵犯淋巴结和脾脏，并且不符合其他可能伴浆细胞分化的小B细胞淋巴瘤诊断标准。LPL侵犯骨髓同时伴有血清单克隆性IgM丙种球蛋白时诊断为WM。90%～95%的LPL为WM，仅小部分LPL患者分泌单克隆性IgA、IgG成分或不分泌单抗隆性免疫球蛋白。

2012年来自美国波士顿市达纳·法伯癌症研究所（Dana Farber Cancer Institute）的Treon等得出WM及LPL可能为同一疾病起源，是一类既具有先天遗传倾向又有后天环境因素参与的复杂疾病。目前NCCN指南已经将*MYD88 L265P*作为WM的诊断标准之一。关于抑制MYD88信号通路的药物正在研究中。

七、DNA测序在血液病诊断和疑难治疗中的作用

Y. Huang等通过外显子测序发现，在CML患者由加速期向急变期转化的过程中，存在*GATA2*基因突变。由此可见，DNA测序可用于研究患者病情发展过程中的基因突变，并将这种基因突变作为肿瘤分期诊断的标志。

在MPN患者中，*JAK2*突变和*BCR-ABL*易位通常是相互排斥不能同时存在的，分别导致原发性血小板增多症、真性红细胞增多症、骨髓纤维化和慢性粒细胞白血病。但是，有研究报道过这些基因畸变同时出现在同一个患者中。Kandarpa等通过对这种同时存在多基因畸变的患者的造血干细胞进行全外显子测序，最终证实这类MPN患者的造血干细胞中同时存在多种基因畸变，并且大多数患者的*BCR-ABL*易位是由MPN患者不稳定的基因组引起的继发性改变。全外显子基因测序证实了患者基因的改变，为患者的确诊和治疗都提供了依据。

在对于CML患者的治疗中，酪氨酸激酶抑制剂（TKIs）是一种重要的治疗方法，可以使患者的存活率显著提高，但BCR-ABL1激酶结构域中的*T315I*突变使患者对所有临床批准的TKIs耐药（ponatinib除外）。Korfi等通过全基因组测序发现，CML耐药患者存在*T315I*突变，并且在经过ABT-263（一种BCL2抑制剂）治疗后，病情得到缓解。由此可见，DNA测序可协助找到耐药患者的突变基因，为疾病治疗提供新的作用靶点，为肿瘤治疗提供新方向。

八、测序在血液疾病诊断中的应用前景

除了已经明确致病基因的慢性粒细胞白血病（CML）、急性早幼粒细胞白血病（APL）、真性红细胞增多症（PV）、原发性血小板增多症（ET）、原发性骨髓纤维化（PMF）等和发生在非DNA水平的原发免疫性血小板减少症（ITP）、再生障碍性贫血（AA）等，大多数血液系统疾病，无论是肿瘤性质还是遗传性疾病，可能都将通过基因组测序来揭示其关键的致病基因以及具有临床意义

的遗传学多态性。

血液疾病肿瘤的发生发展是多基因、多型态、多步骤相互协同作用的结果，多基因多型态组合检测有利于提高肿瘤诊断的敏感性和特异性。在国外，已经应用高通量测序技术整合白血病相关基因用于白血病的常规诊断。多基因联合检测基因突变谱的方法以白血病临床治疗指南为主要参考依据，结合白血病临床和科研的最新研究进展，基于高通量测序技术设计多基因联合检测 panel。患者出诊时采集一次样本就可以全面检测上百个和白血病相关的基因，再配合其他的临床方法，可以更加精确地对患者进行预后分层，让更多的患者有明确的治疗方案，能够针对性地选择化疗、自体造血干细胞移植或异体基因造血干细胞移植，达到精准医疗的目的。

（曹蒙蒙　赵　强）

参考文献

程焕臣，刘生伟，刘宇 . 2017. 二代测序在 AML/MDS 诊治中的应用 . 中国实验血液学杂志，25（6）：1631-1635.

李文轲，李丰余，张思瑶，等 . 2014. 基因组二代测序数据的自动化分析流程 . 遗传，36（6）：618-624.

田森，谭三勤，刘静茹，等 . 2017. 高通量测序技术分析急性髓系白血病血浆外泌体微 RNA 表达谱差异 . 中国生物化学与分子生物学报，33（2）：138-149.

杨悦，杜欣军，梁彬，等 . 2015. 第三代 DNA 测序及其相关生物信息学技术发展概况 . 食品研究与开发，36（10）：143-147.

张波，王征，杨举伦，等 . 2017. 临床分子病理实验室二代基因测序检测专家共识 . 中华病理学杂志，46（3）：145-148.

周剑，柳青，刘芳，等 . 2016. 应用 Ion Torrent PGM 测序平台进行遗传病 panel 测序研究 . 国际遗传学杂志，（6）：295-299.

Cosar E，Mamillapalli R，Ersoy GS，et al. 2016. Serum microRNAs as diagnostic markers of endometriosis：a comprehensive array-based analysis. Fertil Steril，106（2）：402-409.

Feng YX，Zhang YC，Ying CF. 2015. Nanopore-base fourth-generation DNA sequencing technology. Genomics Proteomics Bioinformatics，（1）：4-16.

Li M，Song Q，Li H，et al. 2015. Circulating miR-25-3p and miR-451a may be potential biomarkers for the diagnosis of papillary thyroid carcinoma. PLoS One，10（7）：e0132403.

Mohr AM，Mott JL. 2015. Overview of microRNA biology. Semin Liver Dis，35（1）：3-11.

Wen HX，Li YJ，Malek SN，et al. 2012. New fusion transcripts identified in normal karyotype acute myeloid leukemia. PLoS One，7（12）：e51203.

第六篇 血液病理诊断形态学与免疫学相关技术

第三十二章

骨髓检查技术

血液是在人体全身血管内具有营养作用的流动的液体，其中含有形的细胞成分和无形的营养成分。采指血或静脉血通过血细胞计数仪及血涂片瑞氏染色，1h 内即可了解外周血（即全身流动的）各类血细胞数量比例和形态有无异常。一般正常人血细胞数量和形态在正常范围（参考血液相关专业书正常值）。如果外周血出现幼稚（或原始）的粒系细胞、红系细胞、单核细胞或幼淋巴细胞显著增多；或粒、红、巨（血小板）3 系细胞显著减少，或淋巴细胞数量显著增多等均说明血象有异常；但是单凭外周血检查不能明确是哪一种血液病，因为较幼稚的异常细胞不一定都能进入外周血，有时急性白血病骨髓增生极度活跃，骨髓因伴网状纤维增生，外周血中确未见异常细胞增多。所以，诊断血液病必须常规做骨髓穿刺（bone marrow asperate，BMA）和骨髓活检（bone marrow biopsy，BMB），而且必须由血液临床医师经过专业培训后方可进行该技术的操作。

BMA 和 BMB 是血液系统肿瘤诊断中常用的技术。BMA 抽吸骨髓细胞做常规瑞氏染色对造血细胞的增生情况进行评估，对骨髓各类细胞形态的改变进行分类计数，观察各类骨髓细胞比例的变化，可以提示是哪一类造血细胞或非造血细胞发生了改变。结合 BMA 细胞化学染色、骨髓活检、免疫组化、流式分析、染色体分析、相关基因检测（见后）及临床表现等做出“MICM”综合诊断。其中，骨髓活检可以补充骨髓涂片抽吸易受影响的不足，可观察各细胞的形态和类型、骨髓增生程度、脂肪细胞增生情况、骨小梁与髓系幼稚细胞或小淋巴细胞灶在小梁间的分布模式、胶原纤维与网状纤维的增生程度与分布状况，尤其对于排除非造血肿瘤累及骨髓是金标准。骨髓活检加做免疫组化是对血液肿瘤流式细胞免疫分型（骨髓抽吸可受不明因素影响）不可替代的补充，而且骨髓活检及免疫组化结果可永久保存，对回顾性研究也具有重要价值。

第一节　骨髓穿刺细胞学

造血组织主要分布于扁平骨（颅骨、胸骨、肋骨、椎骨、髂骨）和长骨骨骺端的松质骨内骨小梁之间的区域。研究骨髓造血细胞的方法很多，如骨髓穿刺（BMA）、骨髓活检（BMB）、细胞化学、免疫组化，分子生物学及超微病理等。临床上最常采用 BMA 和 BMB 组织学方法。

一、骨髓穿刺的临床意义

BMA 为血液病诊断中一种常规检查技术。其主要用途为：

1. 抽取少量骨髓液制备成涂片，经瑞氏（Wright）染色后，光镜下观察骨髓细胞形态和数量有无异常，从而诊断疾病、观察疗效及判断预后。

2. 骨髓涂片还可进行原位杂交分子生物学研究，片尾的骨髓小粒可以做超微病理观察。

3. 骨髓液也可用于细胞遗传学、造血干细胞培养、药敏实验、流式细胞免疫分型、寄生虫或细菌学检查。

4. MBA 可为骨髓移植提供骨髓造血干细胞。临床上一般是由经过培训的医师来完成这种损伤性 BMA 检查。

二、骨髓穿刺的适应证

1. 外周血检查多次有异常。

2. 不明原因的肝、脾和淋巴结肿大或不明原因发热，或疑为血液肿瘤疾病。

3. 某些传染病或寄生虫病需要行骨髓细菌培养或做涂片寻找病原体，如疟原虫、利杜小体等。

4. 查明恶性肿瘤患者有无骨髓转移。

5. 类脂质沉积病，如戈谢(Gaucher)病或尼曼－匹克病时，查找戈谢细胞或尼曼－匹克细胞以便明确诊断。

6. 全血细胞减少患者的诊断和鉴别诊断。

7. 为骨髓移植者提供造血干细胞。

8. 严重血小板减少者并非禁忌证，只是在穿刺结束后局部应多加压一会儿。

三、骨髓穿刺检查的禁忌证

1. 凝血功能异常，如血友病、严重凝血功能障碍，以免引起局部严重迟发性出血。

2. 穿刺部位有炎症或畸形，应避开。

3. 晚期妊娠的妇女做髂骨穿刺要谨慎。

四、骨髓穿刺部位的选择

根据患者的不同情况可选择不同部位进行BMA检查。

1. 髂后上棘 是临床首选的穿刺部位。此部位表浅，易定位，无重要脏器，骨髓细胞丰富。穿刺点位于腰5和骶1水平旁开3cm有一圆钝的突起处。

2. 髂前上棘 穿刺点位于髂前上棘后1～2cm较平的骨面。适用于翻身困难或需多部位穿刺的患者。此部位骨质硬，骨髓腔小，易导致穿刺失败，有扎伤腹腔脏器危险。孕妇禁忌。

3. 胸骨 穿刺点位于第二肋间隙胸骨体的中线。适用于再生障碍性贫血的检查，需要多部位穿刺。60岁以上老年人，髂骨骨髓脂肪化，其他部位穿刺不成功患者可选此部位。胸骨后有重要脏器，风险大，应谨慎。

4. 胫骨 儿童可以选择胫骨做BMA。

五、骨髓穿刺的步骤和方法

（一）髂后上棘穿刺方法

选择BMA部位和体位如图32-1-1所示。初次操作者为保证成功，可用甲紫作一标记，并在上级医师的指导下进行。

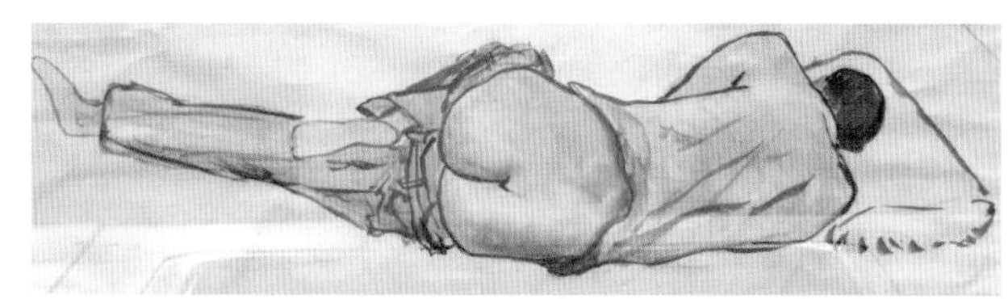

图32-1-1 骨髓穿刺时患者的姿势

1. 患者侧卧，上面的腿向胸部弯曲，下面的腿伸直，使骶腰部向后突出，髂后上棘明显突出于臀部之上，或相当于第5腰椎水平。旁开3cm左右处，用手按可知为一钝圆形突起处。

2. 局部常规先后用2%碘酊、75%乙醇消毒，戴消毒手套将孔巾盖于已消毒的局部，孔巾的孔口对准穿刺部位。

3. 2%利多卡因麻醉局部皮肤，要求以穿刺点为中心，对骨膜进行多点麻醉。在每次推注利多卡因时，一定要先进行抽吸，若无回血，则证明针头确实不在血管内时，方可推注利多卡因，以免利多卡因直接进入血循环而引起心律失常等严重不良反应。

4. 穿刺。术者以左手拇指和食指将穿刺部位两侧皮肤压紧固定，右手持穿刺针与骨面垂直，顺时针旋转刺入髂后上棘，达骨髓腔时有空松感。取出针芯，放于无菌盘内，接5ml干燥注射器抽取骨髓液0.2ml注于玻片上，最好另一人配合快速涂片6～8张。同时，按临床要求取骨髓液送检其他项目（如染色体检测、融合基因检测、干细胞培养等）。抽取骨髓液时用力不能过猛，否则易致骨髓液抽取过多，出现骨髓稀释。

若未能抽出骨髓，则可能是穿刺的深度或方向不合适或穿刺针的针尖堵在骨质上，此时应重新插上针芯，稍加旋转或再钻入少许或退出少许，之后拔出针芯，如见针芯带有血迹，重新接上注射器再行抽取，即可取得骨髓液。若仍抽不出骨髓，或抽出少许稀薄血液，则称为干抽。可能原因为操作不熟练、骨髓纤维化、骨髓成分太多导致太黏稠（如急性白血病等）。若排除技术因素，则应行骨髓活检（详见后）。

5. 操作结束，操作者左手取无菌纱布放于骨穿处，右手拔出穿刺针，压迫伤口数分钟止血，敷以消毒纱布，用胶布固定。

（二）胸骨穿刺方法

1. 穿刺前准备，同（一）。

2. 选择胸骨骨穿部位和体位。患者仰卧（不用枕头），取胸骨中线，相当于第二肋间水平，胸骨体上端为穿刺点。

3. 消毒和局部麻醉方法同（一）。

4. 穿刺。操作者左手拇指和食指固定穿刺部位，右手持穿刺针，将针头斜面朝向髓腔，针尖指向患者头部与骨面成 30° ～ 40° 角，右手缓慢旋转骨穿针刺入 0.5～1cm，骨穿针固定在骨内即可。

5. 抽取骨髓液制片和抽取其他用途的骨髓液，操作同（一）。

6. 操作结束，拔出穿刺针，压迫伤口数分钟止血，敷以消毒纱布，用胶布固定。

（三）骨髓穿刺效果的判断

1. 穿刺成功的骨髓 抽吸骨髓液时患者可感知锐痛，抽出的骨髓液外观红色、黏稠、有骨髓小粒和油滴。显微镜下涂片见有骨髓成分（如幼红细胞、幼粒细胞、巨核细胞、浆细胞、网状细胞等）。骨髓涂片中杆状核与分叶核细胞的比例大于血片中杆状核与分叶核的比例。

2. 取材失败（即骨髓稀释） 如抽出的骨髓与外周血一样，无小粒、油滴，为完全稀释；若骨髓小粒、油滴减少，骨髓特有有核细胞减少，分叶核比例增高，为部分稀释。

（四）骨髓穿刺注意事项

1. 做好骨穿前的一切准备工作，有禁忌证者不宜进行此种检查。

2. 注意皮肤消毒和无菌操作，严防骨髓感染。

3. 穿刺前检查注射器、穿刺针是否通畅等。注射器、穿刺针必须干燥，以免发生溶血。

4. 穿刺时部位要准确、固定，勿随意移动，骨穿针进入骨质后，不要摆动太大；胸骨穿刺不要用力过猛或穿刺过深，以防穿透胸骨内侧骨板，伤及心脏及大血管。

5. 一次穿刺失败需重新穿刺时，若穿刺针管已染血迹，应及时更换穿刺针。避免反复抽吸，当骨穿出现干抽现象时，可在负压下将注射器与穿刺针一起拔出，此时可获少许骨髓液供涂片用。

6. 骨髓液抽出后立即涂片，否则会很快凝固，影响涂片和分类。

（五）骨髓制片要求

1. 制片所用的玻片应清洁，推片的边缘要整齐。

2. 制出的涂片要有头、体、尾三部分，而且涂片要均匀一致。

3. 涂片的厚薄要适宜，如骨髓增生极度活跃时，制片要薄；骨髓增生减低时，制片要厚。以下因素与制片的厚薄有关：与取骨髓液量的多少有关，取的量多则制片要厚，取的量少则制片要薄；推片与玻片的角度越大则制片越厚，角度越小则制片越薄；推片推进的速度越快则制片越厚，速度越慢则制片越薄。

4. 当骨髓液抽取过多而可能有稀释时，为尽量减少稀释应采取如下措施：将骨髓液迅速滴于倾斜的玻片上，任其稀释的血液下流，用上方的骨髓液制片。

六、骨髓涂片的制备与观察

（一）涂片

涂制血膜时，用推片蘸取适中骨髓液，推片与玻片应成 30° 夹角，用力均匀而较快，且不可复推。血膜位于玻片中间 3/5 位置，如舌头状（图 32-1-2），切忌将血膜涂满整个玻片，因为玻片四周边缘都是显微镜观察不到的地方。涂片制成后，应将玻片在空中摇动，使之快干，但不宜将涂片在火上烘烤。

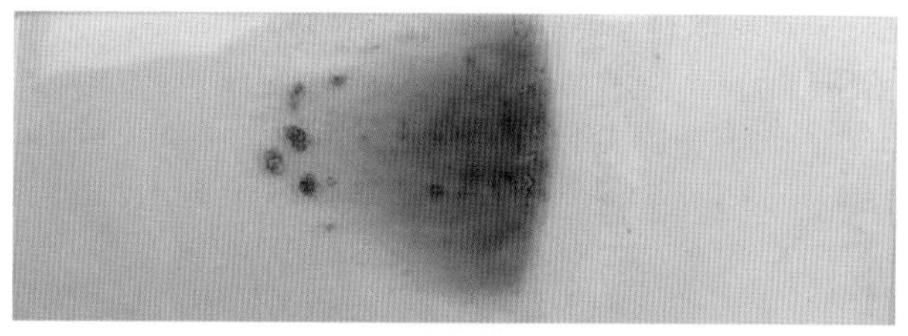

图 32-1-2 骨髓涂片在玻片上的位置及样式

（二）染色

1. 标本平放于染色架上。

2. 滴瑞氏染液于涂片上，用滴管将染液荡散，直至布满整个玻片为止，不要在涂片两端用蜡笔划线，以免漏掉应染之物。停顿 1min 左右，加入缓冲液，用护膜球来回轻吹，使之混匀。

3. 染液与缓冲液比例：染液量要充足，否则染液很快蒸发干燥而沉积于细胞上。染液与缓冲液之比在 1 ：（2 ～ 4），稀释度越大，则染色时间越长、细胞着色较为均匀。

4. 染色时间：通常染色 30 ～ 60min，但应视何种标本、涂膜厚薄、有核细胞多少等而定。再生障碍性贫血标本，有核细胞少，染色时间相对较短；白血病标本，骨髓增生极度活跃，染色时间应长些，有时长达 2h。染好的标本应放在低倍镜下观察，当有核细胞之核质红蓝分明时，则表示着色满意。

5. 冲洗。用自来水冲洗涂片，要轻轻摇动，使染液沉渣浮起冲走，切勿先倾去染液再用水冲，否则涂片上的许多染料将沉淀于涂膜上。冲洗时间不可过长，水冲力不可太大，以防脱色或涂膜脱落。冲洗之后标本竖置在片架上，于空气中自然晾干，备检。

（三）镜下观察

1. 低倍镜检查

（1）判断取材、涂片、染色是否满意：涂片太厚，细胞聚集不能展开，细胞形态不好辨认；涂片太薄，细胞全被推散，分布不匀，分类困难。染色太深，其结构不清，染色太浅，也不易辨认形态。良好的涂片应该是细胞恰好分开又不太分离，细胞染色后红蓝分明（图 32-1-3）。

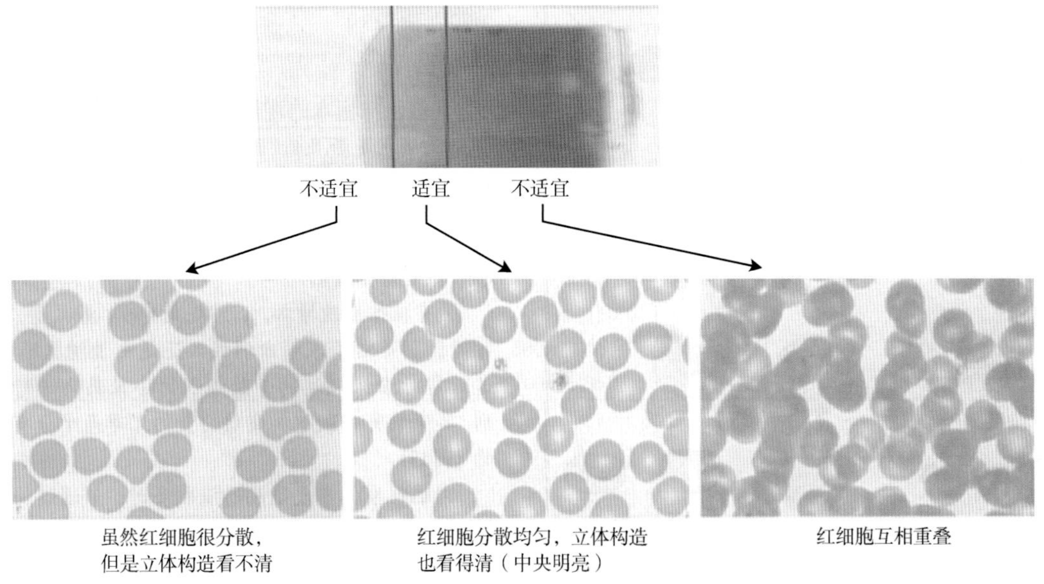

图 32-1-3 选择染色均匀的骨髓涂片观察体尾交界区

（2）判断增生程度：根据骨髓中有核细胞与成熟红细胞的大致比例，分为五级：①增生极度活跃；②增生明显活跃；③增生活跃；④增生减低；⑤增生重度减低。

（3）观察计数巨核细胞数目：正常成人在 1.5cm×3cm 骨髓涂片范围，有巨核细胞 7 ～ 136 个，平均 37 个。

2. 油镜检查 从血膜中部（体尾交界部）开始，由上至下（或由下至上），从头部向尾部迂回渐进，计数各类有核细胞至少 200 个，计算粒系各阶段总数和红系各阶段总数，然后算出粒和红两系比例。分类计数时，破坏细胞和核分裂细胞不计在内。对各系统细胞详细观察内容如下：

（1）粒细胞系：观察每一阶段细胞的比值、细胞的大小、细胞核形态及成熟度，胞质的颜色和内容物（空泡、吞噬物、颗粒、Auer 小体）。

（2）红细胞系：各阶段细胞比值，形态有无变异（如巨幼样变、多核、核出芽等），胞质量及颜色，是否有点彩、H-J 小体等，成熟红细胞大小、中心浅染区大小、形态变异等。

（3）单核和淋巴系：有无幼稚细胞，大小形态及胞质内有无空泡、包涵体等。特别要注意观察淋巴细胞胞质多少、颜色有何变异。

（4）浆细胞系：占有核细胞的百分数，有无浆母细胞、幼浆细胞，胞质有无其他病理改变。

（5）巨核细胞：用低倍镜将涂片从头至尾观察，计数全片共有多少巨核细胞，将 25 个巨核细胞置于油镜下辨认，分别描述其所处阶段。要注意巨核细胞的大小形态、成熟程度、胞质中的颗粒及有无空泡变性。描述血小板多少及其形态、分布。

（6）骨髓小粒和油滴：肉眼观察及描述油滴大小、多少，骨髓小粒有无及多少，结合显微镜观察骨髓小粒面积、细胞成分。具体分类见“骨髓小粒和油滴检查”。

（7）退化或破坏细胞：计数时通常不计在内，但片中破坏细胞过多，则应描述。

（8）特殊细胞：在观察巨核细胞的同时，还应注意涂片中有无细胞丛团和巨大病理细胞（如尼曼－匹克细胞、转移瘤细胞等）。

（9）分类不明细胞：在计数分类过程中，可能会见到个别有核细胞，其形态特异，不能归入系统，属分类不明细胞，其形态应详细描述。

（10）非造血细胞：包括组织嗜碱细胞、网状细胞、成骨细胞、破骨细胞等，对判断骨髓造血功能和某些疾病有一定的价值。

（11）寄生虫：如疟原虫、黑热病利杜小体等。

3. 骨髓小粒和油滴检查

（1）骨髓小粒。肉眼及低倍镜下观察分级：（–）无骨髓小粒；（+）骨髓小粒稀疏，相隔较远；（++）骨髓小粒较密集，涂片后于血膜尾部甚易发现；（+++）骨髓小粒十分密集，彼此紧密相连，涂片后于全片都易发现。

临床意义：骨髓小粒，正常骨髓中为（+–++）（图 32-1-4）；急、慢性髓细胞白血病中多为（++）或（+++），淋巴细胞白血病多数无小粒、无油滴。

骨髓小粒造血面积及细胞成分：慢性再生障碍性贫血（慢性再障）多在 50% 以下，以非造血细胞为主，造血细胞很少。各种白血病及增生性贫血多在 75% 以上，以造血细胞为主。老年人生理性脂肪化，骨髓小粒较空。婴幼儿骨髓小粒较满。

（2）油滴。肉眼及低倍镜下观察分级：（–）无油滴；（+）油滴少且小，呈细沙状，均匀分布，涂片后于血膜尾部有很少油滴；（++）油滴稍多且大，有的直径达 1mm 以上，涂片后于血膜尾部有油滴，不易干燥；（+++）油滴聚集成片。

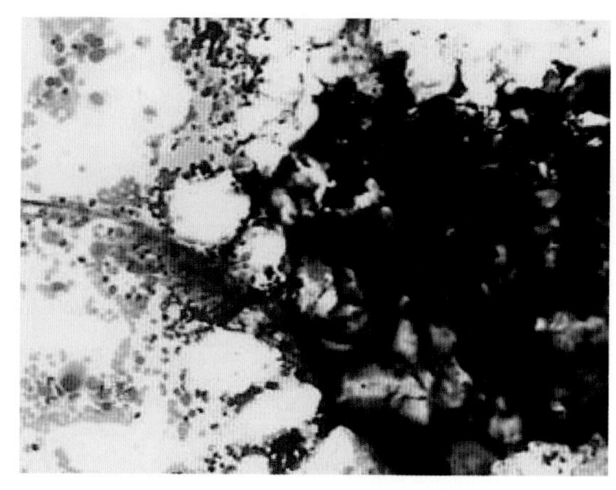

图 32-1-4　正常骨髓小粒

临床意义：①正常成人：骨髓一般为（+–++），婴幼儿为（– 或 +），老年人为（++–+++）生理性脂肪化。②慢性再障：最多见为（++ 或 +++）；各型急、慢性白血病多数为（–），少数为（+）。

七、细胞化学染色

细胞化学（或组织化学）是组织学的一个分支，是在形态学的基础上，应用相应的化学染色方法，研究细胞内的生物化学成分及其定位、定量及代谢功能状态的学科。细胞化学染色能提高血液病的诊断和鉴别诊断水平，对部分血液病的治疗及预后有重要的指导作用。1985 年血液学国际标准化委员会（ICSH）推荐了常用染色方法，结合笔者的实践经验，现将几种细胞化学染色方法介绍如下。

（一）铁染色

正常骨髓中存在一定量的储存铁，称为细胞外铁。它以铁蛋白和含铁血黄素的形式存在，主要分布在网状细胞内。幼红细胞中非血红素结合的含铁颗粒称细胞内铁，少数正常红细胞可含有铁小粒称为铁粒红细胞。铁染色（iron staining）的目的是了解体内铁的储存和利用情况。

1. 原理　亚铁氰化钾在酸性环境中能与骨髓中以含铁血黄素形成的细胞外铁及幼红细胞胞质中的细胞内铁作用，发生普鲁士蓝（Perl’s blue）反应，产生蓝色亚铁氰化铁沉淀，定位出组织中的含铁部位。

2. 操作步骤 选择有骨髓小粒的骨髓涂片用95% 乙醇固定 10min，晾干。浸入酸性亚铁氰化钾溶液中，置于 37℃ 温箱作用 30min。水洗，晾干后镜下观察骨髓小粒处细胞外铁。0.1% 番红花溶液复染 1 ～ 2min，水洗，晾干后镜下观看幼红细胞胞质内的细胞内铁。

3. 结果判断 细胞外铁：骨髓小粒和巨噬细胞的胞质内出现蓝色，颗粒状，小珠状或块状。

阳性程度参考标准：（–）无蓝色颗粒；（+）少量铁颗粒或仅偶见少数铁小珠；（++）较多铁颗粒及小珠；（+++）很多铁颗粒、小珠和少数小块；（++++）极多铁颗粒、小珠并有很多小块密集成堆。

铁粒幼细胞：幼红细胞的胞质内，出现蓝色颗粒的为铁粒幼细胞。

4. 正常参考结果 细胞外铁（+）～（++）。铁粒幼细胞 27% ～ 94%。

5. 环形铁粒幼细胞（RS） 1985 年全国第一次血细胞学术交流会提议的判定标准为有核红细胞胞质中铁颗粒＞ 6 个且环绕胞核＞ 1/2。2001 年 WHO 的标准为有核红细胞胞质中铁颗粒≥ 10 个且环绕胞核≥ 1/3。2008 年 WHO 的标准为有核红细胞胞质中铁颗粒≥ 5 个且环绕胞核≥ 1/3。2016 年 WHO 的标准为有核红细胞胞质中铁颗粒 5 个或 5 个以上环绕胞核排列并≥ 1/3 核周长。

6. 临床意义

（1）缺铁性贫血（IDA）时骨髓细胞内、外铁消失，铁染色（–），铁粒幼细胞低于正常范围 0 ～ 28%（平均 3.4%）。铁染色对 IDA 的诊断及指导铁剂治疗具有重要的辅助意义。

（2）铁粒幼细胞贫血：铁粒幼细胞增多且所含铁颗粒的数目增多，颗粒增大。

（3）真性红细胞增多症（PV）：PV 的骨髓细胞外铁多减少，继发性红细胞增多症的骨髓细胞外铁多正常，有助于二者的鉴别。

（4）再生障碍性贫血、巨幼细胞性贫血、白血病、血色病以及多次输血后，骨髓细胞外铁增加。

（5）慢性感染（如结核病、肺脓肿）、肝硬化、尿毒症、类风湿关节炎、系统性红斑狼疮、恶性肿瘤等的铁代谢多受影响，血清铁降低，骨髓细胞外铁增加。

（6）＜ 10% 的血小板减少患者有不同程度的铁减少，与患者长期失血有关。

（7）骨髓增生异常综合征（MDS）：MDS 伴单系病态造血（MDS-SLD）、MDS 伴多系病态造血（MDS-MLD）、MDS 伴原始细胞增多（MDS-EB）的骨髓铁染色可正常、减少和增高。RS 对于骨髓增生异常综合征伴环形铁粒幼细胞（MDS-RS）的诊断有重要意义。

（8）自身免疫性溶血性贫血（AIHA）、慢性粒细胞白血病（CML）时细胞外铁基本正常。

（9）少部分浆细胞胞质内可见铁颗粒。

（二）髓过氧化物酶（MPO）染色

1. 二盐酸联苯胺染色

（1）原理：细胞颗粒中的过氧化物酶，能将过氧化氢中的氧释放出来，氧化二盐酸联苯胺，形成金黄色沉淀而定位于过氧化物酶活性的部位。

（2）操作步骤：涂片冷固定 1min，蒸馏水冲洗，晾干。作用液（二盐酸联苯胺溶液）数滴将血膜盖满，再加等量稀释 H_2O_2，混匀。室温放置 10min，水冲，晾干。Mayer 苏木素复染 20min，水冲，0.5% 氨水返蓝，水冲，晾干。镜检。

（3）阳性结果：阳性反应物为金黄色，定位于酶活性部位，细胞核呈蓝色。

2. 二氨基联苯胺（DAB）染色（ICSH 推荐）

（1）原理：细胞颗粒中的过氧化物酶，能将过氧化氢中的氧释放出来氧化 DAB，形成金黄色沉淀定位于过氧化物酶活性的部位。

（2）操作步骤：涂片冷固定 1min，蒸馏水冲洗，晾干。加入 DAB 作用液室温放置 10min，水冲，晾干。Mayen 苏木素复染 5 ～ 10min，水冲，0.5% 氨水返蓝，水冲，晾干后镜检。

（3）结果：阳性物为棕黄色，细胞核为蓝色。

（4）临床意义：MPO 主要位于粒细胞的核膜、内质网、高尔基体和颗粒中，是粒系细胞的标志酶，原始细胞及幼淋巴细胞 MPO 为阴性；原始粒细胞 MPO 呈弱阳性，阳性反应物颗粒粗大，排列紧密，呈聚集状，分化差的原粒细胞则为阴性。自早幼粒细胞以后阳性增强，异常中幼粒细胞呈强阳性，阳性物充满胞质，部分阳性物在细胞核的凹陷处呈团块状反应。多颗粒异常早幼粒细胞（见于急性早幼粒细胞白血病，APL）和颗粒增多的早幼粒细胞 MPO 染色呈强阳性反应，多为（+++）～（++++）。嗜酸性粒细胞为强阳性。

中幼嗜碱性粒细胞多为阳性，成熟嗜碱性粒细胞为阴性。原始细胞及幼单核细胞呈阴性和弱阳性反应，阳性反应物颗粒细小，散在分布于细胞质与细胞核上。少部分髓系白血病中原始、早幼及中幼红细胞 MPO 可见弱阳性。巨核细胞、浆细胞为阴性，网状细胞多为阳性。Auer 小体多呈阳性。

（三）苏丹黑 B 染色

1. 原理　苏丹黑 B（Sudan black B，SBB）可溶解于细胞质内的含脂结构中，胞质中的中性脂肪、磷脂、胆固醇等脂类染色呈棕黑色或深黑色颗粒，定位于胞质中。

2. 试剂配制

（1）固定液：甲醛蒸气。

（2）苏丹黑 B 乙醇溶液：① A 液：0.3g 苏丹黑 B 溶于 100ml 无水乙醇中，振荡溶解后过滤。② B 液：16g 结晶酚溶于 30ml 无水乙醇中和 100ml 0.3% $Na_2HPO_4 \cdot 12H_2O$ 混匀。使用时，A 液、B 液为 3 ∶ 2 混合，过滤。

（3）0.2% 核固红复染液：0.2g 核固红加入 10% 硫酸铝 $[AL_2(SO_4)_3 \cdot 18H_2O]$100ml 中，混匀，置 37℃水浴加温 1h，连续振荡，使其充分溶解，过滤备用。

3. 操作步骤　将新鲜干燥涂片放入甲醛蒸气中，固定 5 ～ 10min。先自来水冲洗，后蒸馏水冲洗，晾干。置苏丹黑 B 乙醇溶液中 37℃温箱 1 ～ 2h。浸入 70% 乙醇中充分脱色 10min，晾干。放入 0.2% 核固红复染液中 20min，水洗，晾干后镜检。

4. 结果判断　阳性结果为胞质中出现棕黑色或深黑色颗粒。

5. 临床意义　各阶段淋巴细胞 SBB 染色均呈阴性反应。国内外均有报道急性淋巴细胞白血病（ALL）SBB 染色偶可见阳性，1984 年 S. A. Stass 报道 350 例 ALL 有 6 例阳性，占 1.7%，4 例为 L_1、2 例为 L_2，SBB 阳性率＞ 5%，最高 64%，而髓过氧化物酶（POX）和 NAS-DCE 均为阴性。分化不好的原粒细胞 SBB 阴性，分化较好的原粒细胞在核周 Golgi 器处开始出现弱阳性反应，阳性物颗粒粗大、聚集浓缩；早幼粒及下阶段粒细胞 SBB 为阳性，阳性强度（+++ ～ ++++）。异常中幼粒细胞 SBB 阳性物充满胞质，呈强阳性反应，部分阳性物在细胞核的凹陷处，呈团块状反应；APL 的 SBB 反应最强，强度为（+++）～（++++）。

原始及幼单核细胞 SBB 染色呈阴性或弱阳性，阳性物颗粒细小，散在分布于细胞质与细胞核上。Auer 小体表现强的嗜苏丹黑 B 染色。原红及幼红细胞 SBB 染色呈阴性，但在红系增高的 AL 中，少数原始、早幼及中幼红细胞可见 SBB 颗粒。原始、幼巨核细胞、浆细胞、戈谢细胞、尼曼－匹克细胞和组织嗜碱细胞 SBB 染色呈阴性。海兰细胞和网状细胞 SBB 染色阴性或阳性。

（四）过碘酸希夫（PAS）反应（又名糖原染色）

1. 原理　过碘酸能将血细胞内含有乙二醇基的多糖类物质氧化产生双醛基，后者与希夫染液中无色品红结合，产生粉红色化合物，定位于含多糖类物质的胞质中。阳性反应的强弱与细胞内乙二醇基的含量成正比。

2. 操作步骤　涂片在 95% 乙醇中固定 10min，晾干。放入 1% 过碘酸溶液中氧化 20min（暗处），水冲、晾干。置于希夫染液内 37 ℃温箱作用 45 ～ 60min。取出自来水洗 5min，晾干。Mayer 苏木素溶液复染 1 ～ 5min，水洗，晾干后镜检。

3. 结果判断　阳性结果为胞质内出现粉红色颗粒、珠状或块状，细胞核为蓝色。

4. 阳性程度参考标准

（1）粒细胞的分级标准：（–）胞质无阳性物。（+）胞质为粉红色，颗粒不明显，有薄而透明的感觉或在胞质边缘有极少的深红颗粒。（++）胞质为红色，厚而不透明，有颗粒，但数目较少，或在胞质边缘有很深的颗粒。（+++）胞质为深红色，其中红色颗粒很多或糖原呈片状，颗粒虽然很密，但似有空隙，胞质很厚。（++++）胞质呈紫红色，颗粒极密，无空隙。

（2）有核红细胞的分级标准：（–）无阳性反应物。（+）胞质中有少数分散的红色细小颗粒或呈浅红色的物质。（++）胞质中有 1 ～ 10 个中等大小的红色颗粒或弥漫较多的细小颗粒。（+++）胞质中有 11 ～ 20 个中粗红色颗粒或弥散很多的有一定空隙的深红色细小颗粒。（++++）胞质中红色颗粒极多，粗且致密，或呈紫红色。

（3）淋巴细胞的分级标准：（–）胞质内无粉红色的物质或颗粒。（+）胞质内有 10 个以下的中粗颗粒或弥漫的浅红色物质。（++）胞质内有

10个以上中粗颗粒至许多颗粒组成一个环冠，或有半圈粗颗粒，或有一个小珠或一个大块者。(+++)中粗颗粒组成两个环冠或由粗颗粒组成一个环冠或大块与珠组成半环。(++++)粗颗粒组成两个环，或块、珠绕核成一个完整的环。

5. 临床意义

(1)原始及幼淋巴细胞PAS染色阴性或阳性，阳性反应物为呈中粗颗粒、粗颗粒、珠状和块状围绕核周。

(2)原粒、早幼粒及中幼粒细胞呈阴性或弱阳性，阳性反应物多为细颗粒弥散状。多颗粒异常早幼粒细胞的PAS反应呈强阳性，阳性反应物为密集的细颗粒，弥散状，胞质边缘及外浆处多分布粗大颗粒，部分病例胞质内易见柴束状结晶，少数病例在细颗粒弥散状基础上可见1～2个小珠。

(3)嗜碱性粒细胞PAS部分为强阳性，阳性物多表现为粗颗粒、珠状、块状。与幼淋巴细胞PAS较难鉴别。嗜酸性粒细胞的颗粒呈阴性，颗粒周围呈阳性，部分嗜酸性粒细胞在白血病时颗粒呈阳性。

(4)原始及幼单核细胞PAS染色较粒细胞强，阳性反应呈弥散分布的粉红色细颗粒、中粗颗粒，胞质边缘及伪足处颗粒明显粗大，少部分在此基础上可见小珠，少数呈裙边样反应。

(5)原始巨核细胞PAS呈阴性或阳性，部分表现为强阳性，阳性反应物为中粗颗粒、粗颗粒，散在分布，部分可见小珠或块状。小巨核细胞呈细小颗粒，弥散状，边缘处为粗颗粒及小珠。

(6)红细胞系统：正常人为阴性。再生障碍性贫血多为阴性。红白血病及各类急性白血病的幼红细胞PAS多呈阳性反应，阳性率高，反应强。原、早红细胞为大粗颗粒、珠状、块状，中、晚幼红细胞为细颗粒，弥散状分布，成熟红细胞有时亦可为阳性。骨髓增生异常综合征、缺铁性贫血、珠蛋白生成障碍性贫血（海洋性贫血）的幼红细胞PAS染色阳性率也较高。溶血性贫血的幼红细胞PAS染色部分为弱阳性。巨幼细胞性贫血大多数病例为阴性，但有少数病例可见弱阳性和中等强度阳性。

(7)戈谢细胞呈强阳性反应。

(8)尼曼－匹克细胞为阴性或弱阳性，空泡中心阴性。

(9)非霍奇金淋巴瘤（NHL）PAS呈阴性或阳性反应，阳性反应物为中粗颗粒，粗颗粒散在分布。

(10)Reed-Sternberg细胞为弱阳性或阴性反应。

(11)骨髓内转移性腺癌细胞PAS呈强阳性反应，表现为红色颗粒或块状。

(五)氯乙酸AS-D萘酚酯酶染色

氯乙酸AS-D萘酚酯酶（naphthol AS-D chloroacetate esterase，NAS-DCE）通常被看成是成熟和未成熟粒细胞及组织嗜碱细胞的标志酶，能水解长链脂肪酸的酶。ICSH推荐两种染色方法。

1. 固紫酱GBC（fast Garnet GBC）法

(1)原理：细胞内的氯乙酸萘酚酯酶能水解基质液中的氯乙酸AS-D萘酚，所形成的AS-D萘酚与重氮盐偶联产生不溶性有色沉淀，定位于胞质内。

(2)操作步骤：骨髓片或血片用冷甲醛－甲醇溶液固定30s，水冲，晾干。涂片放入新鲜配制固紫酱作用液中20℃温箱30min，水冲，晾干。苏木素复染，水冲，晾干。

(3)结果：阳性反应物为红宝石颗粒，定位于胞质中。

2. 新品红法

(1)操作步骤：新鲜涂片冷甲醛－甲醇溶液固定30s，蒸馏水冲，晾干。放入配好的新品红作用液，置37℃孵育箱10min，水冲，晾干。用甲基绿溶液复染2min，水冲，晾干后镜检。

(2)结果判断：酶活性部位出现鲜艳红色沉淀，胞核为绿色。

3. 临床意义　原粒细胞NAS-DCE多呈阴性；少数分化好早幼粒细胞呈弱阳性反应；中幼粒至成熟粒细胞为强阳性；部分异常中幼粒细胞呈团块状反应；多颗粒异常早幼粒细胞表现最强，多为(+++)～(++++)，部分可见柴束样结晶。嗜酸性粒细胞阴性。嗜碱性粒细胞为阴性。原始单核细胞多呈阴性反应，幼稚单核细胞可见弱阳性和中等强度阳性，一般为(+)～(++)。原始和幼淋巴细胞呈阴性反应。大颗粒淋巴细胞表达阳性。浆细胞为阴性，个别多发性骨髓瘤(MM)

和浆细胞白血病时可见弱阳性反应。巨核细胞为阴性。戈谢细胞、尼曼－匹克细胞呈阴性。网状细胞阴性或弱阳性。组织嗜碱细胞呈强阳性。

（六）非特异性酯酶染色

非特异性酯酶（non-specific esterase，NSE）是一组能在酸性、中性或碱性 pH 条件下，水解各种短链脂肪酸酯或芳香酯的酶，为单核巨噬细胞的标志酶。它分布很广，几乎存在于所有血细胞，包括巨核细胞、浆细胞，甚至上皮细胞的溶酶体内。NSE 底物较多，如 α- 萘酚醋酸酯酶（α-naphthol acetate esterase，α-NAE），萘酚 AS 醋酸酯酶（naphthol AS acetate esterase，NASAE），醋酸 ASD 萘酚酯酶（naphthol ASD acetate esterase，NAS-DAE），α- 丁酸萘酚酯酶（alpha-naphthyl butyrate esterase，α-NBE）。根据 pH 不同分为中性、酸性和碱性非特异性酯酶。ICSH 推荐非特异性酯酶染色方法为 α- 丁酸萘酚酯酶染色和醋酸 ASD 萘酚盐固蓝 BB 法。

1. 醋酸 ASD 萘酚酯酶染色

（1）原理：血细胞中的醋酸萘酚酯酶在 pH 中性条件下，能水解基质液中的醋酸 ASD 萘酚产生 ASD 萘酚，再与重氮盐固兰 BB 偶联，形成不溶性蓝色沉淀，定位于胞质中。

（2）操作步骤：新鲜涂片用甲醛蒸气固定 5min，水洗，晾干。浸入作用液中，室温孵育 70min，水冲，晾干。甲基绿复染，水洗，晾干。

氟化钠抑制试验：取 20ml 作用液，加入 30mg 氟化钠（NaF），混匀。放一张涂片按上述方法染色。镜检时两张标本进行对照，用油镜计数 100 个被检细胞，分别计算出抑制前和抑制后的阳性率与阳性积分，并按下列公式计算抑制率。抑制率大于 50% 为抑制。

$$抑制率（\%）=\frac{抑制前阳性率（或阳性积分）-抑制后阳性率（或阳性积分）}{抑制前阳性率（或阳性积分）}\times 100$$

（3）结果判断：阳性结果为胞质中出现蓝色颗粒，细胞核为绿色。

2. α- 丁酸萘酚酯酶（α-NBE）染色

（1）原理：血细胞中的 α- 丁酸萘酚酯酶在 pH 碱性环境下，能将基质液中的 α- 丁酸萘酚水解产生 α- 萘酚，再与重氮盐偶联形成不溶性沉淀，定位于胞质内。

（2）操作步骤：新鲜干燥涂片在冷固定剂中固定 30s，水洗，晾干。置入基质液室温作用 45min，水洗，晾干。2% 甲绿溶液复染 1 ～ 2min，水洗，晾干后镜检。

（3）结果：氟化钠抑制实验操作步骤及计算方法同 NAS-DAE 染色。阳性结果为胞质中出现棕红色物质。

3. α- 萘酚醋酸酯酶（α-NAE）染色

（1）原理：在中性条件下，酯酶将醋酸萘酚水解，产生萘酚，与重氮盐偶联，产生不溶性的有色沉淀。

（2）操作步骤：干燥涂片用甲醛－丙酮缓冲液固定 30s，水冲，晾干。置 α-NAE 作用液 37℃孵育 60min，流水洗 5min，晾干。2% 甲基绿复染 20min，水冲，晾干后镜检。

（3）阳性程度参考：（－）胞质内无阳性反应物；（＋）胞质内有很弱的阳性反应物，颜色很淡，或阳性物约占胞质面积的 1/4；（++）胞质内阳性反应是显而易见的，颜色较深，阳性物约占胞质面积的 1/2；（+++）在（++）的基础上，阳性反应物深，但胞质内有空隙，阳性物约占胞质面积的 3/4；（++++）在（+++）的基础上，有很强的阳性反应，充满胞质，有时在细胞核上，占胞质面积的 4/4。

（4）非特异性酯酶临床意义：①原始单核细胞 α-NAE 多呈阳性，阳性物大部分为局灶型，少数呈颗粒型。幼单核细胞可呈阴性、弱阳性和强阳性。阳性物颜色鲜艳呈细小颗粒弥散状，加入 NaF 后，阳性率及指数明显降低或为阴性。②原始及早幼粒细胞阴性或弱阳性反应，酶型多为弥散型、局灶型。多颗粒异常早幼粒细胞部分呈强阳性反应，阳性物为弥散型。中幼粒细胞阴性或中等强度阳性，部分异常中幼粒细胞较强阳性，呈团块样反应。③原始及幼淋巴细胞 α-NAE 呈阴性或阳性反应，阳性反应物多为颗粒型或局灶型，部分可被 NaF 抑制。④原始及幼巨核细胞 α-NAE 部分可呈强阳性，表现为弥散型和颗粒型。易被 NaF 抑制，可用 α-丁酸萘酚盐实验来区别单核细胞和巨核细胞。⑤网状细胞 α-NAE 呈较强的阳性反应，阳性物多呈弥散状。浆细胞 α-NAE 呈强阳性，阳性反应物颗粒粗大或呈珠状。

（七）中性粒细胞碱性磷酸酶（NAP）染色

1. 萘酚 AS-BI 磷酸钠（ICSH 推荐方法）

（1）原理：萘酚 AS-BI 磷酸钠在 pH 9.5 条件下，被白细胞中的酶水解为磷酸和芳香萘酚，后者与偶氮盐耦合形成不溶性的染料。

（2）操作步骤：新鲜干燥血涂片在甲醛甲醇溶液中冷固定 5min，水冲，晾干。置萘酚 AS-BI 磷酸钠作用液中，37℃温箱 15min，水冲，晾干。Mayer 苏木素染液复染 10min，水洗。0.5% 氨水返蓝，水冲，晾干后镜检。

（3）阳性结果：成熟中性粒细胞胞质酶活性部位，可以看到紫红色颗粒，细胞核为蓝色。骨髓中网状内皮细胞呈强阳性反应。

结果判断：（–）胞质内无颗粒；（+）有很少数颗粒，约占胞质面积的 1/4；（++）中等数量颗粒，约占胞质面积的 1/2；（+++）细胞质内大量颗粒，约占胞质面积的 3/4；（++++）阳性物充满了胞质，无空隙。

正常参考结果：阳性率 66.28%±27.75%。

阳性指数：103.28±69.93（中国医科院血液病医院细胞化学室标准）。

此试验影响因素较多，因此各实验室应建立自己的正常值标准。

2. 萘酚 AS-MX 磷酸钠（ICSH 推荐方法）

（1）原理：萘酚 AS-MX 磷酸钠在 pH 9.5 条件下被白细胞中酶水解产生磷酸和芳基萘酚，后者再与偶氮盐偶联形成不溶性染料。

（2）操作步骤：取毛细血管或肝素化静脉血制备血片，空气中干燥。将干燥的血片浸泡在冰盒中的固定剂 5s，水洗，空气中晾干。置新配制的作用液中 37℃温浴 2h，水洗。藏红花番红 O 复染 2min，水冲。

（3）阳性结果：酶活性表现为不连续的分散的蓝色颗粒位于中性粒细胞胞质中，细胞核及胞质染成红到浅红色，很少的淋巴细胞可呈现很弱的反应，网状细胞强阳性反应，所有其他血细胞无反应。

结果判断：（–）无阳性颗粒；（+）5 个染料颗粒；（++）5 个以上至 30 个可以清楚计数的颗粒；（+++）30 个以上分布不匀的颗粒；（++++）30 个以上颗粒呈均匀分布，但在颗粒之间可以清楚辨别；（+++++）中性粒细胞胞质内充满颗粒，且颗粒之间不可清楚辨别。

正常值：阳性率＞ 68%；阳性指数 164 ～ 380。

3. 临床意义

（1）生理变化

1）年龄：NAP 活性在新生儿中很高，3 个月后开始降低，婴幼儿和儿童期仍略高于成人，60 岁以上老年期 NAP 活性降低。

2）应激状态：恐惧、紧张和剧烈运动等应激状态下 NAP 活性可增高。

3）性别：成年女性 NAP 活性较成年男性高，且随月经周期亦有改变，经前期增高，行经期降低，经后期恢复正常；妊娠 2 ～ 3 个月 NAP 积分值轻度增高，以后逐月呈阶梯式升高，分娩时达高峰，产后降至正常范围。

（2）病理变化

1）白血病类型的鉴别

急性髓系白血病：NAP 阳性率或阳性指数一般减低，亦可正常，并发感染时可稍增高。

急性淋巴细胞白血病（急淋）：NAP 积分明显增高，有利于急淋和急非淋的鉴别。

慢性粒细胞白血病（慢粒）：慢性期（无继发感染时）NAP 阳性率显著减低，甚至是“0”，缓解期可恢复正常范围，加速期和急变期 NAP 积分值可有不同程度增高。该检测可作为观察慢粒疗效和预后的一项指标，也是与类白血病反应鉴别的重要检测项目。

慢性淋巴细胞白血病（慢淋）、多发性骨髓瘤和原始神经母细胞瘤等，NAP 的阳性率和阳性指数往往增高。

2）其他血液病：再生障碍性贫血（再障）NAP 阳性率和阳性指数增高；阵发性睡眠性血红蛋白尿（PNH）一般减低；MDS 正常或减低。

真性红细胞增多症 NAP 阳性率和阳性指数正常或增高，继发性红细胞增多症 NAP 值正常或降低，是两者的鉴别方法之一。骨髓纤维化、原发性血小板增多症等 NAP 略有增高。

恶性组织细胞病 NAP 积分值明显减低，而反应性组织细胞增多时 NAP 往往增高，有助两者鉴别。

3）感染：细菌性感染时 NAP 积分值增高，

其中球菌性较杆菌性感染为高；急性感染较慢性感染高；病毒感染或寄生虫感染、立克次体感染NAP积分值一般正常或降低。该检测对鉴别细菌感染与其他感染有一定价值。

（八）酸性磷酸酶染色

酸性磷酸酶（acid phosphatase，AcP）是一组能在酸性pH条件下水解磷酸酯的酶，它定位于溶酶体中，并被认为是这些细胞器的标志酶。

1. 固紫酱GBC染色法（ICSH推荐方法）

（1）原理：在酸性条件下血细胞内的酸性磷酸酶能水解萘酚AS-BI磷酸，释放出萘酚AS-BI，再与重氮盐偶联，形成不溶性有色沉淀，定位于胞质内。

（2）操作步骤：新鲜干燥涂片冷固定30s，水洗5min，晾干。浸入基质液中，置于37℃温箱45min，水洗，晾干。苏木素溶液复染20min后水洗，0.5%氨水返蓝，水冲，晾干。镜检。

（3）抗酒石酸酸性磷酸酶染色（TRAP）

基质液配制：按AcP同样方法配制基质液10ml，加75mg酒石酸，用NaOH调至pH 5.0，过滤。立即使用。

（4）阳性结果：酶活性部位为紫红色。

2. 副品红染色法（ICSH推荐方法）

（1）操作步骤：两张新鲜干燥涂片冷固定30s，水洗5min，晾干。分别浸入两缸加酒石酸的基质液中，置于37℃温箱90min，水洗，晾干。苏木素溶液复染20min，水洗，0.5%氨水返蓝，水冲，晾干。镜检。

（2）结果判断：阳性结果为胞质中出现鲜红色颗粒沉淀。

3. 临床意义　毛细胞白血病（HCL）的多毛细胞呈阳性反应，个别病例可见阴性，阳性为中等强度或强阳性，并抗$L^{(+)}$-酒石酸。据文献报道和实验观察40%淋巴瘤具有抗酒石酸功能，特别是脾淋巴瘤、伴毛细胞的脾淋巴瘤具有较强耐酒石酸功能，较难与HCL相鉴别。少部分B-慢淋、慢粒急淋变和T-急淋等淋巴系统白血病也具有耐酒石酸功能。原始单核和幼单核细胞AcP为强阳性反应，个别病例可抗酒石酸；原粒细胞对AcP反应不一，部分原始及早幼粒细胞可见中等强度阳性，中幼粒细胞AcP反应较弱，异常早幼粒细胞较强。T-ALL AcP阳性率较高，颗粒粗大；B-ALL AcP呈阴性或弱阳性反应。浆细胞AcP呈较强的阳性反应，阳性物为大粗颗粒和珠状散在分布于细胞质内。巨核细胞呈较强的阳性反应。戈谢细胞AcP呈强阳性反应；尼曼－匹克细胞呈阴性或弱阳性反应。网状细胞AcP呈强阳性反应，并具有抗酒石酸功能。

八、骨穿的临床意义及评价

1. 骨穿的临床定义

（1）为血象异常的疾病提供诊断依据，可有如下几种情况：①肯定性诊断。通过骨穿可确定诊断，如各种白血病、骨髓转移癌、戈谢病、尼曼－匹克病等。②符合性诊断。骨穿结果可符合临床诊断，如原发性血小板减少性紫癜、再生障碍性贫血和多发性骨髓瘤等。③提示性诊断。骨穿结果可为临床诊断提供线索，如骨髓红系增生明显活跃，出现多染或破碎红细胞等，可提示溶血性贫血。④除外性诊断。恶性淋巴瘤和其他恶性肿瘤等可通过骨穿除外骨髓侵犯。⑤形态学描述。骨髓象有些改变，但不能明确诊断，可简述形态学主要特点供临床参考。

（2）用于血液病的疗效观察，如急性白血病是否完全缓解，再生障碍性贫血的骨髓是否恢复正常等。

（3）为某些细菌和原虫性传染病及某些代谢性疾病提供诊断依据。

2. 对骨穿的评价　骨穿是了解骨髓功能情况必不可少的检查方法。在许多病理情况下，血象并不能反映造血的真实情况。往往血象表现相同，而骨髓造血却截然不同，如血象表现都是3系（红细胞、白细胞和血小板）减少，而骨穿结果却截然不同：既可能是巨幼细胞贫血，也可能是再生障碍性贫血，或阵发性睡眠性血红蛋白尿；既可能是易转化为急性白血病的骨髓增生异常综合征，也可能是预后很差的急性白血病。因而骨穿是非常必要和极其重要的临床检查。但骨穿只能抽出某一局部的一点点骨髓成分，所以有时不能反映骨髓全貌，如再生障碍性贫血，有时可灶性造血，如骨穿刚好在造血岛上，可能会因骨髓造血活跃而误诊。又如多发性骨髓瘤患者骨髓中的肿瘤性浆细胞是呈瘤性跳跃性分布的，如穿刺部位刚好在骨髓瘤灶上，则浆细胞会很多，便可能明确诊断；如刚好穿刺在瘤灶以外的部位，浆细胞可能很少，则不能明确诊断。这样单看一次骨穿结果可能会影响诊断及疗效判断，常需多部位骨穿，必要时做骨髓活检。

附：瑞氏－吉姆萨混合液染色

（一）原理

染色原理既有物理的吸附作用，又有化学的亲和作用。各种细胞成分化学性质不同，对各种染料的亲和力也不一样。瑞氏染料中含有碱性亚甲蓝和酸性伊红两种成分（溶解于甲醇中形成甲醇染液的作用：一是溶解亚甲蓝和伊红；二是固定细胞形态），它们与细胞内的各种物质具有不同的亲和力，而使其显现出不同的色调，以利辨认。蛋白质是由若干个氨基酸组成的，而氨基酸是两性电解质，每个氨基酸分子中有一个羧基和一个氨基。这种既有羧基又有氨基的物质称为两性物质，当它们反应生成新化合物时，仍保持其两性性质。细胞核中脱氧核糖核酸与强碱性的组蛋白、精蛋白等形成核蛋白，这种强碱性物质与瑞氏染料中的酸性染料伊红有亲和力，故染成红色；但核蛋白中还有少量弱酸性蛋白与瑞氏染料中的亚甲蓝起作用，只因其量太少而不显蓝色，故细胞核呈紫色。血红蛋白、嗜酸性颗粒为碱性蛋白质，与酸性染料伊红结合，染成粉红色，称为嗜酸性物质；细胞核蛋白、淋巴细胞、嗜碱性粒细胞胞质为酸性，与碱性染料美蓝或天青结合，染成紫蓝色或蓝色，称为嗜碱性物质；中性颗粒呈等电状态，与伊红和亚甲蓝均可结合，染成淡紫红色，称为嗜中性物质，较幼稚细胞的胞质和细胞核的核仁含有酸性物质，与瑞氏染液中的碱性染料亚甲蓝有亲和力，故染成蓝色，当酸碱性物质各半时，则染成红蓝色或灰红色，即所谓多嗜性。

pH 对细胞染色有影响。细胞各种成分多含有蛋白质，由于蛋白质系两性电解质，所带电荷随溶液 pH 而定，在偏酸性环境中正电荷增多，易与伊红结合，染色偏红，红细胞和嗜酸性粒细胞染色偏红，细胞核呈淡蓝色或不染色；在偏碱性环境中负电荷增多，易与亚甲蓝或天青结合，染色偏蓝，所有细胞呈灰蓝色，颗粒呈深暗，嗜酸性颗粒呈暗褐，甚至棕黑色，中性颗粒偏粗，呈紫黑色。稀释染液必须用缓冲液，冲洗用水应近中性，否则可导致细胞染色呈色异常，形态难以识别，甚至错误。

（二）试剂配制

1. 瑞氏－吉姆萨混合液配制

（1）配制方法：取瑞氏染粉 1g，吉姆萨染粉 0.3g，置洁净研钵中，加少量甲醇（AR），研磨片刻，吸出上层染液。如此连续几次，共用甲醇 500ml。染液收集于棕色玻璃瓶中，加 10ml 甘油，每天早、晚各振摇 3min，共 5 天，存放一周后即可使用。

（2）贮存要求及有效期：棕色玻璃瓶常温保存；无相关资料显示其有效期，只描述混合后存放越久效果越佳。笔者所在实验室暂定其有效期为 2 年。过了 2 年有效期后需进行比对验证，结果可接受方可延长有效期。

2. 磷酸盐缓冲溶液配制

（1）1% 磷酸二氢钾溶液：称取 10g 磷酸二氢钾（KH_2PO_4）于 1000ml 容量瓶中，加蒸馏水至刻度。

（2）1% 磷酸氢二钠溶液：称取 10g 磷酸氢二钠（Na_2HPO_4）于 1000ml 容量瓶中，加蒸馏水至刻度。

（3）取 1% 磷酸二氢钾溶液 30ml 及 1% 磷酸氢二钠溶液 20ml 于 1000ml 容量瓶，加蒸馏水（950ml）至刻度，备用。

（4）配制完后，用精密 pH 试纸检测溶液的 pH 是否在要求的范围内（pH 6.4 ～ 6.8），若超出其规定范围，则用相应酸或碱溶液进行调整直至满足要求或重新配制。

（5）染色缓冲液 pH 参考范围：6.4 ～ 6.8；贮存条件及有效期：常温保存，一年有效。

（三）染色步骤

1. 将干燥血片平置于染色架上，确保血膜朝上。

2. 滴加染液数滴使铺满整个血片，约 1min。

3. 滴加 pH 6.4 ～ 6.8 磷酸盐缓冲溶液数滴（缓冲液约是染液的 2 ～ 4 倍），用吸耳球吹气使染液与缓冲液充分混合。

4. 染色 10 ～ 20min 后，用清水冲去染液，待干后贴上标签镜检。

（四）注意事项

1. pH 对细胞染色有影响。pH 6.4，染色偏红；pH 6.8，染色偏蓝。为此，应使用清洁中性的载玻片，稀释染液必须用 pH 6.4 ～ 6.8 的缓冲液。冲洗玻片必须用流水。

2. 未干透的血膜不能染色，否则染色时血膜易脱落。

3. 染色时间与染液浓度：染色时间与温度成反比，而与细胞数量成正比。

4. 冲洗时不能先倒掉染液，应用流水冲去，以防染料沉淀在血膜上。

5. 如血膜上有染料颗粒沉积，可加少许甲醇溶解，但需立即用水冲掉甲醇，以免脱色。

6. 染色过淡，可以复染。复染时应先加缓冲液，创造良好的染色环境，而后加染液，或加染液与缓冲液的混合液，不可先加染液。

7. 染色过深可用水冲洗或浸泡水中一定时间，也可用甲醇脱色。

8. 染色偏酸或偏碱时，均应更换缓冲液再重染。

（王立荣）

第二节　骨髓活检术

一、骨髓活检的临床意义

骨髓活体组织检查简称骨髓活检（BMB），又称环钻活检（trephine biopsy），是用骨髓活检针钻取骨髓活体组织进行病理学检查的一种技术。骨髓组织通过塑料或石蜡包埋组织制备成切片，用苏木素 - 伊红（HE）或苏木素 - 吉姆萨 - 伊红（HGE）染色光镜观察，或用 10% 中性甲醛固定石蜡包埋切片做免疫组化、聚合酶链反应（PCR）和（或）原位杂交（FISH）检测等诊断。对于肿瘤性疾病的诊断，骨髓活检病理诊断是金标准，对于非肿瘤性血液病可以提供骨髓组织原位的形态变化的信息资料供临床参考，从而可以排除某些疾病。实际上骨髓穿刺与骨髓活检同等重要，相辅相成互为补充，缺一不可。从现代血液病诊断模式来看，单纯依靠骨髓穿刺诊断血液病存在局限性（见第一章）。

二、骨髓活检的适应证

1. 骨穿干抽与混血。

2. 骨髓增殖性肿瘤，特别是考虑骨髓纤维化。

3. 骨髓增生异常综合征（MDS），尤其是考虑 MDS 合并骨髓纤维化，低增生性 MDS 等需要与再生障碍性贫血鉴别。

4. 血液肿瘤，包括各种的急慢性白血病、恶性淋巴瘤、多发性骨髓瘤、系统性肥大细胞增生症的诊断及治疗后疗效判定。

5. 考虑非血液系统恶性肿瘤骨髓转移。

6. 全血细胞减少患者的鉴别诊断。

7. 不明原因肝、脾和淋巴结肿大的鉴别诊断。

8. 患者长期慢性低热的病因鉴别。

三、骨髓活检的禁忌证

检查的禁忌证与 BMA 相同。

四、骨髓活检部位的选择

临床上骨髓活检的部位只有 2 处，髂后上棘和髂前上棘。胸骨和腰椎棘突的骨髓腔太小，特别是胸骨部位活检具有一定的危险性，所以这两个部位绝对不适合骨髓活检。

髂后上棘：位于腰 5 和骶 1 水平旁开约 3cm 处一圆钝的突起处，同髂骨穿刺部位和体位。

髂前上棘：位于髂前上棘后 1 ～ 2cm 较平的骨面（图 32-2-1），此处易于固定，操作方便。操作时患者取侧卧位。

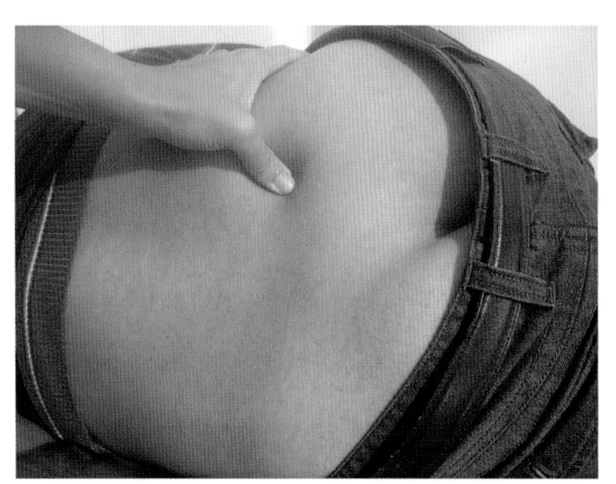

图 32-2-1 选择髂后上棘突起处活检

五、骨髓活检取材方法

骨髓活检的步骤和方法（髂后上棘活检术）

1. 消毒和麻醉操作同髂后上棘骨穿术。

2. 穿刺活检。操作者首先将具有内芯的手柄插入针座和针管中，然后左手拇指和食指固定活检部位，右手持活检针的手柄与骨面呈垂直方向，以顺时针方向旋转进针至一定深度，活检针固定即可，握住手柄，拔出针芯，在针座后端连接 1.5cm 或 2.0cm 接柱，再插入针芯，继续按顺时针方向进针，进针的深度与接柱长度相同（图 32-2-2），再转动几下，针管前端的沟槽可将骨髓组织断离。

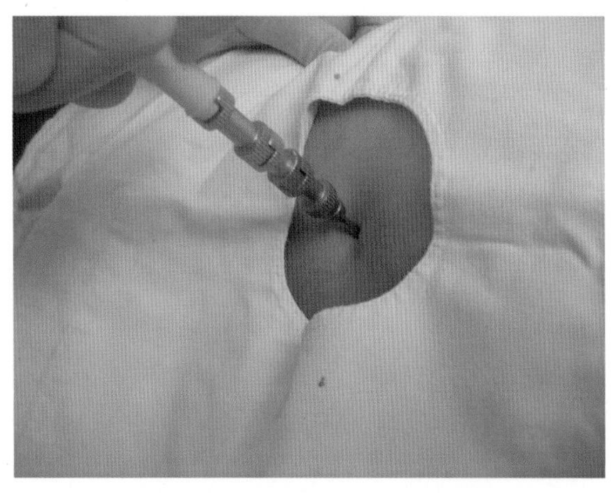

图 32-2-2 用活检针环钻活检取材

3. 收取和固定骨髓组织。活检针按顺时针方向缓慢退出体外，拔出针芯，取下接柱，再缓慢轻轻插入针芯，即可推出直径 2mm，长 1.5 ~ 2.5cm 的圆柱形骨髓组织（图 32-2-3），直接放入有 10% 中性甲醛固定液的小瓶中（如塑料包埋切片最好放入重铬酸钾 - 升汞 - 甲醛混合固定液中）送病理科检查。

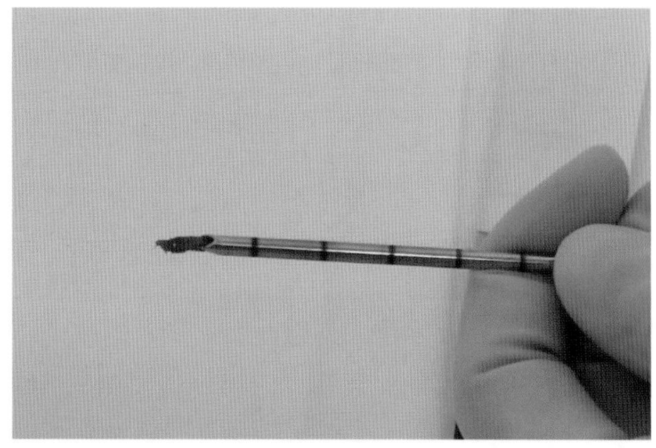

图 32-2-3 用铁针芯捅出针管内的骨髓活检组织

4. 操作结束，敷以消毒纱布，压迫伤口数分钟止血，用胶布固定。

六、骨髓活检取材质量的判定

满意的骨髓组织应为直径 2mm，长 1.5 ~ 2.5cm 的圆柱形（图 32-2-4），外观可见白色的骨皮质和红色的骨髓质。< 1cm 为不合格标本，尤其注意儿童骨皮质厚度在 1cm 左右，骨髓细胞太少没有诊断价值。

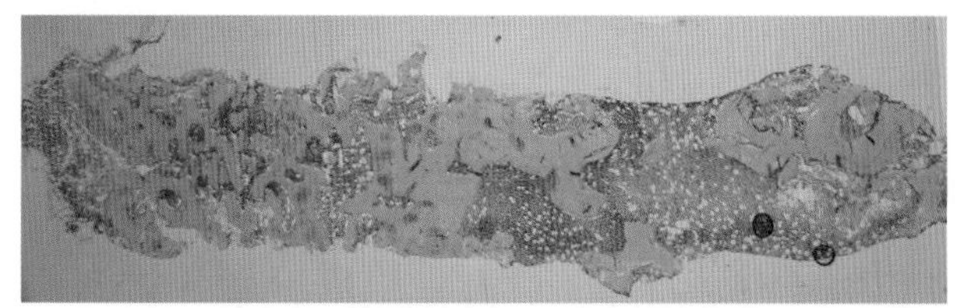

图 32-2-4 骨髓活检长度 1.5cm 以上

七、骨髓活检取材注意事项

1. 做好骨髓活检术前的一切准备工作，有禁忌证者不宜进行此种检查。

2. 因为胸骨和腰椎棘突的骨髓腔太小，特别是胸骨具有一定的危险性，所以这两个部位绝对不适于骨髓活检。

3. 开始进针不宜过深，使活检针能固定不倒即可，否则不易取得满意的骨髓组织。

4. 进针与退针时不宜反复旋转，应向一个方向旋转以保证骨髓组织块完整性，并防止退针时骨髓组织脱入针孔内。

5. 由于骨髓活检针的内径较大，抽取骨髓液的量难以控制，所以一般不用于抽取骨髓液做涂片检查；临床也应避免用一个活检针同时完成骨髓液抽取和骨髓活检，这样可能两种检查结果都不会太满意。

6. 若由于骨髓干抽而进行骨髓活检，在取出骨髓活检组织块时，可先将圆柱形骨髓组织块在干净的玻片上滚动，以制备出一张可供细胞学检查的骨髓片送血液病实验室检查，有时会弥补因干抽而无骨髓片的问题。然后再将骨髓组织块放入上述固定液中送病理科检查。

八、特殊染色和组织化学染色

特殊染色和组织化学染色是在HE染色的基础上发展起来的染色技术，是临床病理诊断中重要的辅助技术之一，许多常规HE染色难以诊断的疾病，可以通过应用特殊染色和组织化学染色进一步确诊。尽管目前免疫组化技术应用广泛，但是许多特殊染色和组织化学染色是免疫组化技术所不能替代的。特殊染色和组织化学染色技术的应用有助有提高病理诊断水平。

（一）吉姆萨（Giemsa）染色

1. 方法

（1）常规石蜡脱蜡至水。

（2）常规切片，厚度4μm。

（3）将烤干的切片放入适当稀释的Giemsa染液中40min左右。

（4）磷酸缓冲液（pH 7.2，0.01mol/L）分化，镜下检查着色情况，以着色清晰为度。然后水洗。再用95%乙醇迅速浸一次，再水洗。

（5）烤干封片。

2. 结果　红细胞呈橘红色，细胞核呈蓝色，中性颗粒呈紫色，酸性颗粒呈红色，嗜碱性颗粒呈深紫红色。

3. 试剂配制

（1）Giemsa染液配制

天青－伊红染料（粉末）	0.5g
甘油	33ml
甲醇	33ml

将粉末溶于少量甘油中，用研钵研磨至无颗粒为止，倒入其余甘油，混匀加热到56℃，90～120mim，然后加入甲醇，摇匀后放置棕色瓶中数天，过滤后即可应用，此液放置越久染色效果越好。

（2）Giemsa稀释液

Giemsa原液	20滴
PBS（pH 7.2，0.01mol/L）	50ml

（二）苏木素－吉姆萨－伊红（HGE）染色

1. 方法

（1）烤干的切片常规脱蜡。

（2）水洗至玻片清亮。

（3）Harris苏木素液染5～10min，水洗烤干。

（4）稀释的Giemsa液染40min（镜下观察染色深浅），水洗烤干。

（5）0.5%伊红Y液染30s，水洗。

（6）95%乙醇迅速洗一下（分化去背景），水洗烤干。

（7）再加入稀释的Giemsa液迅速浸一下，水洗，烤干。

（8）中性树胶封片。

2. 结果　细胞核深蓝色，胞质颜色层次丰富，原粒细胞、巨核及红系的幼稚细胞胞质蓝色。早、中、晚幼红、粒细胞等不同发育阶段的细胞胞质由蓝色逐渐变成红色，胞质中嗜中性颗粒及嗜酸性颗粒清楚。单核细胞胞质淡粉红、无颗粒。此法是骨髓塑料切片的最佳染色方法。可用此方法准确区分各系各阶段血细胞。

（三）苏木素－亚甲蓝－天青Ⅱ－伊红染色

此法与前述方法类似，可获色彩鲜艳的良好效果。

1. 方法

（1）切片入二甲苯（脱蜡），水洗。

（2）水洗至玻片干净。

（3）入苏木素稀释液（Delafield苏木素原液1ml加蒸馏水99ml），6～8h。若在37℃则1～2h，水洗烤干。

（4）亚甲蓝－天青Ⅱ－伊红水溶液染色30～120min（浓液）或4～8h（稀液）。

（5）蒸馏水洗，烤干。

（6）95% 乙醇迅速分化、水洗、烤干。

（7）树胶封片。

2. 结果 各类造血细胞胞核呈紫蓝色，胞质灰蓝至红色，红细胞呈红色。嗜酸性粒细胞核呈蓝色，胞质颗粒呈红色。中性粒细胞核呈紫蓝色，颗粒呈浅红色。嗜碱性粒细胞核呈蓝至蓝紫色，颗粒呈蓝紫色。单核细胞和淋巴细胞核蓝色，胞质呈浅蓝至灰蓝色。巨核细胞核呈深蓝色，胞质呈浅蓝色。

3. 染液配方及染色时间

	浓液（ml）	稀液（ml）
1% 亚甲蓝水溶液	5	1
1% 天青Ⅱ水溶液	5	1
1% 伊红水溶液	5	1
蒸馏水	85	97

混合后染色时间：浓液 30 ～ 120min，稀液 4 ～ 8h。

（四）May-Grunwald Giemsa 染色

此方法主要用于骨髓组织染色。

1. 方法

（1）染前常规（脱蜡至水）同前。

（2）56℃温箱中，用 pH 6.8 缓冲液处理切片 30min。

（3）1 ∶ 5 稀释（pH 6.8 缓冲液）的 May–GrunWald 染液染色 10 ～ 15min。

（4）缓冲液洗。

（5）1 ∶ 10 稀释（pH 6.8 缓冲液）的 Giemsa 染液染 1 ～ 2h。

（6）缓冲液洗。

（7）甘油－乙醚分化去除过多的蓝色，镜下控制分化。

（8）缓冲液洗，烤干，封片。

2. 结果 细胞核呈红蓝色；嗜酸性颗粒呈蓝色，红细胞呈橘红色。

3. 试剂配制

May-Grunwald 染料	0.3g
无水甲醇	100ml

将染料倒入 200ml 烧瓶内，加无水甲醇，50℃水浴中充分混合，室温冷却后摇动数次，放置 24h，过滤后即可用。

（五）甲基绿－派洛宁染色（Cook，1974）

此方法主要用于 RNA 和 DNA 染色，常用于显示淋巴细胞、浆细胞，尤其是免疫母细胞等。

1. 方法

（1）染前常规脱蜡至水，后蒸馏水洗。

（2）乙酸缓冲液（pH 4.8）浸洗。

（3）甲基绿－派洛宁染液染色 25min。

（4）乙酸缓冲液（pH 4.8）清洗，滤纸吸干。

（5）丙酮液分化（镜下控制分化）30s。

（6）纯丙酮：二甲苯 =1 ∶ 1 混合分化。

（7）烤干封片。

2. 结果 核糖核酸、浆细胞、免疫母细胞胞质颗粒呈红色，细胞核呈蓝绿色。

3. 试剂配制

（1）2% 甲基绿液

甲基绿	2g
蒸馏水	100ml

混匀后倒入分液漏斗中，加等量的氯仿，充分摇荡数分钟静置，小心打开分液漏斗开关，慢慢放掉下层紫色氯仿，关上开关。再倒入新氯仿摇荡，如此反复数次，至下层氯仿透明为止，并小心放掉透明的氯仿（需 5 ～ 6 次）上层为提纯的甲基绿原液，保存备用。

（2）2% 派洛宁 Y 液

派洛宁 Y	2g
蒸馏水	100ml

同样按甲基绿提纯法提纯。

（3）乙酸缓冲液（pH 4.8）

甲基绿 - 派洛宁染色液：

2% 甲基绿提纯液	9ml
2% 派洛宁 Y 提纯液	4ml
乙酸缓冲液（pH 4.8）	23ml
甘油	14ml

（六）六胺银染色

此方法主要用于显示卡氏肺囊虫体及孢子，显示各种基底膜及网状纤维。

1. 方法

（1）切片厚 5μm。

（2）常规脱蜡至水。

（3）蒸馏水洗 3 ～ 5 次。

（4）六胺银液先预热60℃（置于温箱内），然后放入切片作用15～20min（60℃）。

（5）蒸馏水洗。

（6）0.2%氯化金调色。

（7）蒸馏水洗。

（8）2%硫代硫酸钠浸泡5min。

（9）蒸馏水洗。

（10）可用淡绿或苏木素复染细胞核。

2. 结果 卡氏肺囊虫胞壁为黑色。网状纤维为黑色。血管及肾小球基底膜为黑色。

3. 六胺银染液配制

（1）六胺银原液：3%乌洛托品水溶液100ml，5%硝酸银水溶液5ml，用时将2种液体混合。

（2）六胺银染液：六胺银原液25ml，硼砂水溶液2ml，蒸馏水25ml。

（3）亮绿染液：亮绿0.2g，乙酸0.2ml，蒸馏水100ml。

以上按顺序配制后过滤。

（七）网状纤维（Gomori）染色

此方法主要用于区别肉瘤或癌，即区别间叶组织来源的肿瘤或上皮来源的肿瘤，显示肾小球、血管、上皮基底膜，判定骨髓纤维化程度等。

1. 方法

（1）染前常规脱蜡至水。

（2）0.5%酸性高锰酸钾水溶液氧化5～10min，水洗数次。

（3）1%～2%草酸液漂白1min，水洗数分钟。

（4）2%铁明矾水溶液浸1～15min，流水洗数分钟再经蒸馏水洗。

（5）氨银液浸1～3min，蒸馏水速洗2次。

（6）10%～20%甲醛还原3min，先蒸馏水洗，后自来水洗。

（7）常规脱水、透明。

（8）中性树胶封片（湿封）。

2. 结果 网状纤维呈黑色，胶原纤维深黄色或浅褐色，胞核灰黑色，深浅不一。

3. 染液配制

（1）0.5%高锰酸钾水溶液

高锰酸钾 0.5g

蒸馏水 100ml

（2）2%草酸

草酸 2g

蒸馏水 100ml

（3）2%铁明矾

硫酸铁胺 2g

蒸馏水 100ml

（4）氨银液配制：用小量杯盛入10%硝酸银液4份加入10%氢氧化钾1份（即出现灰黑色沉淀物）。将此溶液的总量用蜡笔暂记下来，再把上清液弃去，加蒸馏水洗涤，反复洗数次，弃上清液最后加蒸馏水达原来记下的数量，另取浓氨水不断滴加不断摇荡，直到溶液清亮，沉淀逐渐溶尽为止（滴加28%氨水时应一滴滴徐徐加入，视沉淀物即将溶尽尚留有少数细小颗粒时应停止滴加浓氨水），再次将10%硝酸银液滴入几滴至溶液复混浊再加一些浓氨水，使溶液再行变清，最后加蒸馏水3倍便可使用，可在4℃保存2周。

（八）网状纤维染色（Foot法）

1. 方法

（1）染前常规脱蜡至水。

（2）0.25%高锰酸钾水溶液1min，蒸馏水洗数次。

（3）1%草酸水溶液漂白1min，蒸馏水洗数次。

（4）2%硝酸银水溶液室温下（暗处）12～24h，蒸馏水速洗。

（5）氨银溶液30min，蒸馏水急洗2次。

（6）5%～20%中性甲醛液还原10～15min（中间更换1～2次新液），自来水洗。

（7）1%氧化金水溶液调色30s，蒸馏水洗数次。

（8）0.5%硫代硫酸钠水溶液2min，自来水洗。

（9）烤干，树胶封片。

2. 结果 网状纤维呈黑色或紫黑色。

3. 染液配制

（1）1%草酸水溶液

草酸 1ml

蒸馏水 100ml

（2）0.5%硫代硫酸钠水溶液

硫代硫酸钠 0.5g

蒸馏水 100ml

（3）0.25%高锰酸钾水溶液

高锰酸钾 0.25g

蒸馏水 100ml

（4）20% 中性甲醛液（pH 7）

40% 甲醛 120ml

磷酸二氢钠（$NaH_2PO_4 \cdot 2H_2O$） 4g

磷酸氢二钠（$Na_2HPO_4 \cdot 2H_2O$） 13g

蒸馏水 880ml

（5）2% 硝酸银水溶液

硝酸银 2g

蒸馏水 100ml

取 10% 硝酸银水溶液 10ml 加入 40% 氢氧化钠水溶液 10 滴（立即产生褐色沉淀物），用 28% 氨水慢慢逐滴滴入并不断摇动，约用 0.1ml 氨水即可溶解全部沉淀物，直至沉淀物几乎溶尽为止。为避免氨水过量应以能滤出一些沉淀物为妥。最后加入蒸馏水至 40ml，用时过滤。

（九）马松（Masson）三色染色

此方法主要用于平滑肌细胞、纤维细胞、软骨、黏液物质、神经胶质等的鉴别诊断。

1. 方法

（1）染前常规脱蜡至水。

（2）Harris 苏木素染色 10min，自来水洗。

（3）1% 盐酸乙醇分化。

（4）丽春红 - 品红溶液中染色 5min，蒸馏水洗。

（5）0.5% 醋酸水溶液冲洗。

（6）1% 磷钼酸液分化直至胶原纤维呈淡粉红色，肌纤维和纤维素仍呈鲜红色，大约需 5min。

（7）0.5% 醋酸水溶液冲洗。

（8）淡绿染液中染色直至胶原纤维呈绿色，需 2 ～ 5min。

（9）烤干封片。

2. 结果 胶原纤维、黏液、软骨呈绿色；肌细胞胞质、神经胶质、纤维素呈红色；红细胞呈红色，胞核呈蓝黑色。

3. 试剂配制

（1）丽春红 - 品红溶液

丽春红 0.7g

酸性品红 0.35g

冰醋酸 1.0ml

蒸馏水 99ml

（2）醋酸水溶液

冰醋酸 0.5ml

蒸馏水 99.5ml

（3）淡绿染液

淡绿 2.0g

冰醋酸 2.0ml

蒸馏水 98ml

（4）1% 磷钼酸液

磷钼酸 1g

蒸馏水 100ml

（十）过碘酸希夫（PAS）染色

此方法主要用于糖原酸性黏多糖、中性黏多糖、基底膜、脂褐素、脑苷脂、淀粉样物质、软骨、霉菌、脑垂体及免疫球蛋白的染色。

1. 方法

（1）染前常规脱蜡至水，蒸馏水洗。

（2）1% 过碘酸中氧化 10 ～ 20min，充分用蒸馏水洗。

（3）Schiff 试剂液处理 10min。

（4）流动自来水冲洗 10min。

（5）可用 Mayer 明矾苏木素液复染核 2 ～ 4min。

（6）常规脱水透明，中性树胶封片。

2. 结果 PAS 阳性物质呈玫瑰红或紫红色。细胞核呈蓝色。

3. 试剂配制

（1）1% 过碘酸（pH 3 ～ 5）

过碘酸 1g

蒸馏水 100ml

（2）Schiff 试剂液

碱性复红 0.5g

偏重亚硫酸钠 1g

1mol/L 盐酸 20ml

蒸馏水 200ml

先将 200ml 重蒸水煮沸，稍有火焰，加入 1g 碱性复红，再煮沸 1min。冷却至 50℃加入 20ml 1mol/L 盐酸，待 35℃时加入 2g 偏重亚硫酸钠。室温中 2h 之后见稍带红色，5h 之后变为无色液体。棕色瓶内装好，封口，放冰箱中保存待用。

（十一）阿尔辛蓝 - 过碘酸希夫染色（AB-PAS）

其特点是阿尔辛蓝（Alcian blue）与 PAS 共同染色，用于显示酸性黏液物质、中性黏液物质，前者被染成蓝色，后者被染成红色。

1. 方法

（1）染前常规脱蜡至水，蒸馏水洗。

（2）1% 阿尔辛蓝溶液染 5min，流动自来水洗。

（3）1% 过碘酸处理 5min（4 ～ 20℃为宜），蒸馏水洗。

（4）Schiff 试剂处理 8min，直接用亚酸钠液洗 3 次，每次 2min。

（5）流动自来水洗 10min。

（6）烤干封片。

2. 结果　酸性黏多糖呈蓝色，中性黏多糖呈红色，中性和酸性黏液混合物呈紫色。

3. 试剂配制　1% 阿尔辛蓝醋酸水溶液（pH 2.5 ～ 3.0）

阿尔辛蓝	1g
冰醋酸	3ml
蒸馏水	97ml

其他试剂（如 1% 过碘酸亚硫酸氢钠液，Schiff 试剂）参见 PAS 染色法。

（十二）阿尔辛蓝染色

此方法主要用于黏液物质的染色。

1. 方法

（1）染前常规脱蜡至水。

（2）阿尔辛蓝液染色 5min，流水冲洗。

（3）必要时 1% 中性红复染，水洗。

（4）烤干封片。

2. 结果　酸性黏液物质、肥大细胞呈蓝色，核呈红色。

3. 试剂配制　阿尔辛蓝 lg，蒸馏水 97ml，冰醋酸 3ml，临用前新鲜配制过滤使用，pH 为 2.5。

（十三）肥大细胞染色

显示肥大细胞胞质颗粒采用阿尔辛蓝法、中性红法、甲苯胺蓝法、硫堇法、亚甲蓝、PAS 等均可以。但常用的是甲苯胺蓝法，肥大细胞颗粒呈异染性，胞质颗粒呈紫红色，方法简单。

1. 方法

（1）染前常规脱蜡至水，蒸馏水洗。

（2）0.3% 甲苯胺蓝染液处理 2 ～ 4min，自来水速洗。

（3）烤干封片。

2. 结果　肥大细胞颗粒呈紫红色。

3. 试剂配制　甲苯胺蓝 0.3 ～ 0.5g，加 95% 乙醇 100ml。

（十四）铁染色或普鲁士蓝反应

铁染色主要是用于显示细胞内和间质三价铁的一种敏感方法。其染色原理为三价铁离子从蛋白中被稀盐酸分离出来与亚铁氰化钾反应生成蓝色的亚铁氰化铁，即普鲁士蓝反应，而后用酸性品红染液复染，使铁色素染成蓝色，细胞核染成红色。

反应式为

$$4FeCl_3+3K_4Fe(CN)_6 \longrightarrow Fe_4[Fe(CN)_6]_3+12KCl$$

应注意的是组织最好用 95% 乙醇或 10% 中性甲醛固定，防止用酸性固定液固定组织，否则铁色素被分解消失，出现假阴性。

1. 方法

（1）染前常规脱蜡至水。

（2）2% 亚铁氰化钾水溶液与 2% 盐酸水溶液 1 ∶ 1 混合过滤后滴在组织切片上 10 ～ 20min，水洗。

（3）0.5% 碱性品红乙醇溶液染胞核 3 ～ 5min，蒸馏水洗。

（4）烤干封片。

2. 结果　含铁血黄素显深蓝色，胞核着红色。

3. 试剂配制

（1）Perls 溶液：2% 亚铁氰化钾水溶液 25ml，2% 盐酸水溶液 25ml，两液分别贮存，临用时等量混合过滤使用。

（2）0.5% 碱性品红乙醇溶液：碱性品红 0.5g，50% 乙醇 100ml 混合。

（十五）淀粉染色（刚果红染色法）

此方法主要用于淀粉样物质的染色。

1. 方法

（1）染前常规脱蜡至水，蒸馏水洗。

（2）苏木素染色数分钟。

（3）1% 盐酸乙醇分化。

（4）流水冲洗 1min。

（5）1% 刚果红染色 20 ～ 30min，冰冻切片需染 15 ～ 20min。

（6）1% 碳酸锂处理 15s。

（7）80% 新乙醇分化至红色不退为止，流水冲洗 10min。

（8）烤干封片。

2. 结果 淀粉样物质呈红色，胞核呈蓝色。

3. 试剂配制

1% 刚果红染液

刚果红（粉剂）	1g
蒸馏水	100ml

（十六）核仁形成体区胶体银（AgNOR）染色

核仁形成体区（nucleolar organizer regions，NORs）是在细胞核仁中的 DNA 环，含有 rRNA（ribosomal RNA）基因，后者是通过 RNA 聚合酶 Ⅰ 转录而来的。NOR 相当于分裂间期细胞核仁的原纤维中心及围绕其周的微密原纤维成分，NOR 位于中心，而转录即发生在周围的微密纤维成分中。NOR 的数量与细胞分裂有关，此染色技术能从分子病理学水平反映细胞核 DNA 活性和细胞动力学变化。AgNOR 数量与疾病的预后及肿瘤的恶性程度有关，其检测意义与 Ki67、PCNA、BrdU 单抗检测增殖细胞基本一致。

1. 方法

（1）常规甲醛固定、脱水、包埋、切片（厚 3μm）（AgNOR 特染标本不宜用含汞的 PCF 固定剂固定）。

（2）染色前常规处理（石蜡切片，脱蜡至水）。

（3）切片入新配制的胶体银溶液，避光反应 40min。

（4）去离子水（双蒸水也可）洗去胶体银溶液。

（5）石蜡片需用乙醇脱水及透明，塑料切片烤干后即可用中性树胶封片。

2. 结果 胞核中阳性颗粒为黑色，大小不等，一至数个。光镜下（高倍）计数每个细胞核阳性颗粒数，观察其大小，分别统计 100 个细胞的结果。正常细胞核平均为 1 ～ 3 个颗粒，肿瘤细胞及增殖期细胞平均＞ 3 个，肿瘤细胞颗粒较大。图像分析仪检测可更准确。

3. 胶体银溶液的配制

甲液：明胶 2g，1% 甲酸 100ml，混合溶解。

乙液：50% 硝酸银溶液（避光保存）。

甲液与乙液 1 ∶ 2 混合后立即染色（避光）。

九、对骨髓活检的评价

骨髓活检（BMB）与骨髓穿刺（BMA）互为补充，特别是当骨髓干抽或穿刺失败时，骨髓活检成为了解骨髓造血情况的唯一检查方法。此外，骨髓活检是原封不动地把骨髓组织完整地移至体外，不仅能真实地展示各类细胞的分布情况和增生程度，还能观察骨小梁、血管、脂肪和结缔组织间的解剖关系。因 BMB 常用的苏木素和伊红染色对细胞形态的观察远不如涂片的瑞氏染色清楚，故需结合涂片及临床综合分析。如前述，骨髓增生程度或恶性细胞分布是不均一的，由于活检针孔仅 2mm 直径，取材长度往往不足 2.5cm，所取骨髓组织范围很有限，故检查者应有“阳性可以诊断，阴性不能排除”的意识。为了提高对恶性肿瘤的检出率，美国王君研究报道 1864 例双侧髂后上棘骨髓标本中 410 例（22%）有恶性肿瘤，其中 11.7%（48/410）两侧检出率不一致，不一致率依次为霍奇金淋巴瘤 39%，肉瘤 29%，癌 23%，非霍奇金淋巴瘤 9.2%，进一步说明了瘤细胞分布不均一。但双侧所检测到的瘤细胞形态是一致的。

（陈辉树　刘　硕　闫长松）

第三节　骨髓活检常规病理组织制片

一、常规组织制片技术

石蜡包埋切片技术是传统的病理制片方法，已有 100 多年的历史，利用石蜡切片可进行免疫组化检测，对临床诊断白血病 / 淋巴瘤起着重要作用。因此，病理诊断中，制片质量的好坏直接影响诊断的准确率，提高制片质量是病理工作者普遍关心的问题。

（一）固定

将病理活检组织浸泡于适宜的化学试剂，使组织和细胞内的蛋白质凝固、沉淀成不溶性，并使组织和细胞尽可能地保持原有形态结构和所含的各种物质成分，称为组织固定。

固定必须迅速、充分、透彻，有利于细胞内水分脱出和包埋剂进入。否则，浸透液和包埋剂不能充分浸入组织中，将导致包埋时组织周围的包埋剂聚合，而组织内无法聚合，骨髓稀软，无法切片。尤其含脂肪多的骨髓，固定不及时可导致细胞自溶、干涸，染色时细胞核不着色，影响观察。固定液的量应为组织的 4 倍以上。

中性福尔马林固定液配制

40% 甲醛	100ml
蒸馏水	900ml
无水磷酸氢二钠（Na_2HPO_4）	6.5g
磷酸二氢钠（$NaH_2PO_4 \cdot 12H_2O$）	4.0g

混合后调制 pH 7.2 ～ 7.4。

利用其渗透性强、对组织的作用均匀进行固定，但由于不同抗原的稳定性不同，以及对固定剂的耐受性的差异，组织固定时间最好在 12h 内，一般固定时间不应超过 24h，时间越长对组织抗原的破坏越明显。骨髓活检标本常规固定应在 4h 以上。

（二）取材

送检标本应在离体后立即放入固定液中固定，其中骨髓活检组织主要为髂骨穿刺组织，亦可见送检胸骨穿刺组织，长度应大于 1cm；淋巴组织取材需切除周围脂肪组织，根据淋巴大小，切开淋巴组织，以 1.5cm×1.5cm×（0.2 ～ 0.3）cm 为宜；确定取材的部位与块数，并根据不同的部位标记不同的编号，以便镜检时查对。

（三）骨质脱钙

组织内含有骨质，骨髓中含有骨小梁，因此需要进行脱钙处理。脱钙组织的厚度不宜超过 4mm。常用硝酸脱钙法，脱钙液浓度为 5%，脱钙时间为 1.5 ～ 2.5h。近年常用的改良脱钙液为 8% 甲酸和 12% 盐酸混合液，脱钙时间为 2.5 ～ 4h。脱钙至用针刺入组织无阻力感；脱钙后，需要流水冲洗至少 1 个小时。

骨髓活检标本脱钙是关键步骤，时间过久、过酸、冲洗不充分，将会严重损伤或破坏骨小梁间的造血细胞，使细胞收缩变形、脱颗粒乃至变性、溶解、坏死，影响染色结果。有时导致组织内环境酸碱度偏酸，造成伊红着色过重，组织染色偏红：如 HE 染色时，细胞核不易上色，而细胞质因伊红嗜酸性出现“一片红”现象。如脱钙不足，组织中钙盐残留过多，导致组织较硬无法切片或切片易碎不完整，染色时容易脱片。

（四）组织脱水

组织经固定和水洗后含有大量水分，水与石蜡不能混合，因此在浸蜡和包埋前，必须进行脱水。脱水是借某些溶媒置换组织内水分的过程。乙醇作为最常用的脱水剂，可以与水随意混合，脱水能力较强，并且可硬化组织。乙醇的穿透能力快，对组织有明显的收缩作用；为避免组织过度收缩，在用乙醇作为脱水剂时，应从低浓度开始，再依次增加其浓度；脱水时间与组织大小有关，对于骨髓组织，时间应相对短，一般为 70% 乙醇 20min，80% 乙醇 20min，95% 乙醇 20min，无水乙醇 15min×2。

（五）组织透明与浸蜡

为使石蜡能进入组织块，组织脱水后，必须经过一种既能与乙醇混合，又能溶解石蜡的溶剂，通过这种溶剂的媒介作用，以达到石蜡浸入组织块的目的。因组织块中的水分被溶剂（二甲苯）取代，其折光指数接近组织蛋白的折光指数，组织块变得透亮，即透明。二甲苯为常用透明剂，对组织的收缩性强，易使组织变硬变脆，所以透明时间不宜过长。石蜡温度控制在 56 ～ 58℃。

（六）组织脱水程序表

1. 组织固定	4h
2. 脱钙	1.5 ～ 4h
3. 流水冲洗	1h
4.70% 乙醇	20min
5.80% 乙醇	20min
6.95% 乙醇	20min
7. 无水乙醇Ⅰ	15min
8. 无水乙醇Ⅱ	15min
9. 二甲苯Ⅰ	15min
10. 二甲苯Ⅱ	20min
11. 石蜡Ⅰ	20min
12. 石蜡Ⅱ	20min

（七）组织包埋

组织经浸透剂浸透，用包埋剂（58 ~ 60℃）石蜡包裹的过程称为包埋。包埋时按最大最平的切面或有病灶的一面向下包埋；需要指定包埋面时应做记号标明，如皮肤组织，包埋面必须与组织面垂直，这样才能保证皮肤的各层结构都能被观察到；包埋数块组织时需要方向一致，组织间距离应紧贴，同时组织要居中。

（八）组织切片

将组织块固定于切片机上，先修蜡块使组织全部暴露于切面为止，之后切成 3μm 的组织切片置于洁净的特定温度的水面展平，捞至洁净的玻片上，再置 45℃温水中展平后捞至玻片的中间位置，将玻片放置到 60 ~ 65° 的烤箱中烤片 20 ~ 30min 即可。烤片时间要掌握好，时间不够染色过程中容易脱片。

（九）苏木素 - 伊红（HE）染色

1. 二甲苯Ⅰ	5min
2. 二甲苯Ⅱ	5min
3. 二甲苯Ⅲ	5min
4. 无水乙醇Ⅰ	5min
5. 无水乙醇Ⅱ	5min
6. 95% 乙醇	5min
7. 80% 乙醇	5min
8. 流水冲洗	1 ~ 2min
9. 苏木素液染色	3 ~ 5min
10. 流水稍洗去苏木素染液	2 ~ 3s
11. 1% 盐酸乙醇	2 ~ 3s
12. 流水洗	5 ~ 10min
13. 伊红液染色	1 ~ 2min
14. 流水稍洗	2 ~ 3s
15. 80% 乙醇	5min
16. 95% 乙醇	5min
17. 无水乙醇Ⅰ	5min
18. 无水乙醇Ⅱ	5min
19. TO Ⅰ	5min
20. TO Ⅱ	5min
21. 中性树胶封固（湿封）	

二、结　　果

胞核蓝色，胞质红色，成熟红细胞为红色。具体见图 32-3-1 和 32-3-2。

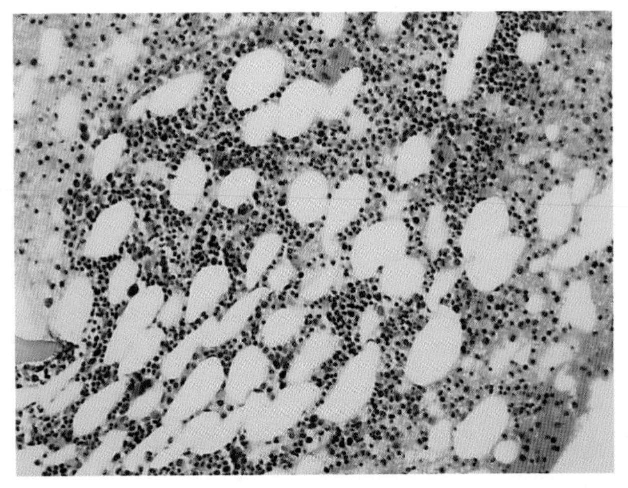

图 32-3-1　HE 染色（骨髓）

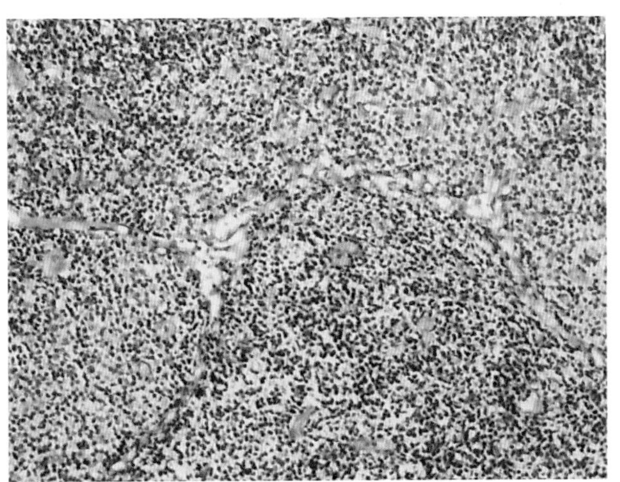

图 32-3-2　HE 染色（淋巴组织）

（刘　硕　闫长松）

参考文献

陈辉树 . 2010. 骨髓病理学 . 北京：人民军医出版社 . 253-270.

梁英杰，凌启波，张威 . 2011. 临床病理学技术 . 北京：人民卫生出版社 . 40-85.

王伯沄，李玉松，黄高昇，等 . 2000. 病理学技术 . 北京：人民卫生出版社 . 15-95.

中华医学会 . 2004. 临床技术操作规范 . 北京：人民军医出版社 . 27-37.

中华医学会 . 2004. 临床技术操作规范病理学分册 . 北京：人民军医出版社 . 27-37.

第三十三章

淋巴结穿刺技术

淋巴瘤的诊断是病理医生日常工作中的一大难题。毫无疑问，切除或切开活检是病理医生最希望得到的标本。在美国国立综合癌症网络（NCCN）指南中专家们也建议用切除或切开活检来诊断淋巴瘤。在不能做切除或切开活检时，用细针穿刺（fine needle aspiration，FNA）和空芯针活检（core needle biopsy，CNB）取材结合辅助诊断工具来诊断淋巴瘤也得到了指南的肯定。在临床实践中，细针穿刺和空芯针活检在诊断或排除恶性肿瘤中已普遍使用。在特异性较高的血清肿瘤指标无增高时，几乎所有肿瘤的临床鉴定鉴别诊断都应包括淋巴瘤。取材时必须考虑有淋巴瘤的可能性，从而考虑送检诊断淋巴瘤所需的辅助检查。单凭细胞形态学诊断淋巴瘤是非常困难的，进一步分类也几乎不可能。切除或切开活检创伤大和费用高，尤其是体内深部肿瘤，往往不为患者和临床医生首选。即使为表浅淋巴结肿大，细针穿刺和空芯针活检也逐渐成为医生和患者的首选，或者至少是初筛的取材方案。细针穿刺和空芯针活检取材安全、微创和便宜，患者容易耐受。根据细胞学的快速评估，若及时选择合适的辅助技术，包括流式细胞仪免疫表型分析、免疫组化、基因易位和重排的检测，细针穿刺和空芯针活检诊断淋巴瘤的准确率已经达到85%以上，淋巴瘤分型也超过90%。切除或切开活检通常在细针穿刺细胞学和空芯针活组织检查不能确诊或者排除淋巴瘤时才进一步选用，只占25%～35%的病例。本章将着重讨论细针穿刺和空芯针活检的细胞学和流式结果解读以及其他辅助检查的合理使用。

一、取材和送检

大多数细针穿刺是在表面可触及的颈部或腹股沟淋巴结上完成的。对于深部的淋巴结，如纵隔或腹部淋巴结，细针穿刺需要通过内镜或在影像引导下来完成。对于深层淋巴结，有时芯针活检都无法到达病变部位获取样本，细针穿刺尤其重要。内镜超声引导下的细针穿刺活检目前在许多内镜中心进行。支气管内超声引导纵隔淋巴结细针穿刺活检已被肺科医生广泛采用。

对于较表浅的淋巴结，取材通常使用带有21号针头的10～20ml的一次性注射器。取材时一般带上装有30ml左右的RPMI1640溶液50ml容量的塑料管。RPMI1640溶液是非常好的淋巴细胞保护液。如果没有RPMI1640，可以用生理盐水代替。穿刺吸出液体可以先制作涂片（图33-0-1）。然后用RPMI溶液或生理盐水冲洗注射器多次，确保注射器内没有残留标本（图33-0-2）。再反复穿刺，将吸取物冲洗到RPMI悬浮液，直至液体变浑浊。为了获取足够的细胞，淋巴结细针穿刺一般建议大约6次以达到最佳效果。细胞学实验室涂片通常用巴氏（Papanicolaou）方法来染色。必要时穿刺后用迪夫快速（Diff-Quick）方法染色，细胞涂片快速染色后可以马上在显微镜下观察，判断取材细胞多少、细胞成分及可能的鉴别诊断。如果淋巴瘤不在鉴别诊断中，可以不送检流式。

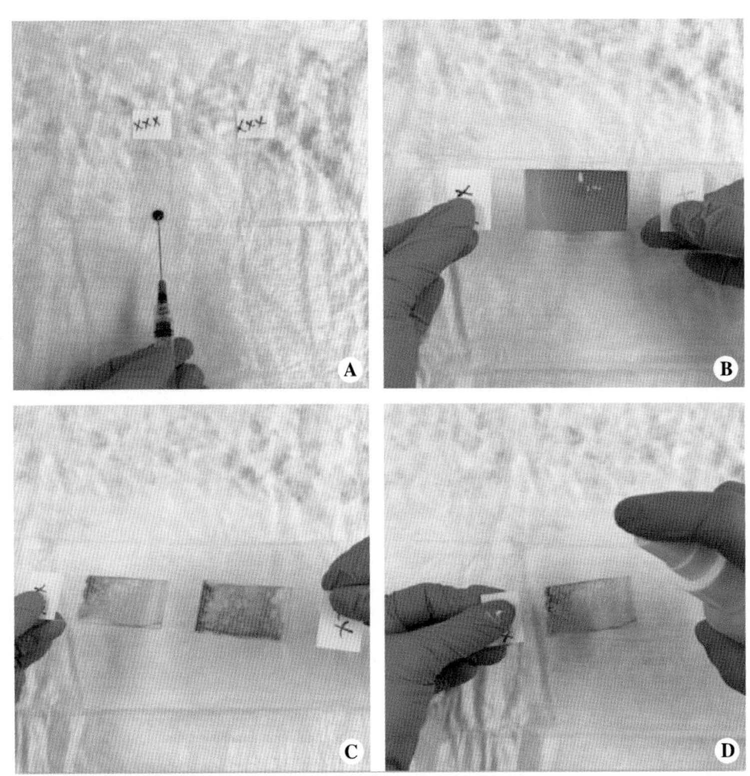

图 33-0-1　涂片制作

A. 将一小滴吸出的液体标本放在载玻片上；B. 放置另一个载玻片压住液体标本；C. 快速将载玻片拉开；D. 立即用 95% 乙醇喷雾固定载玻片，涂片制作完成

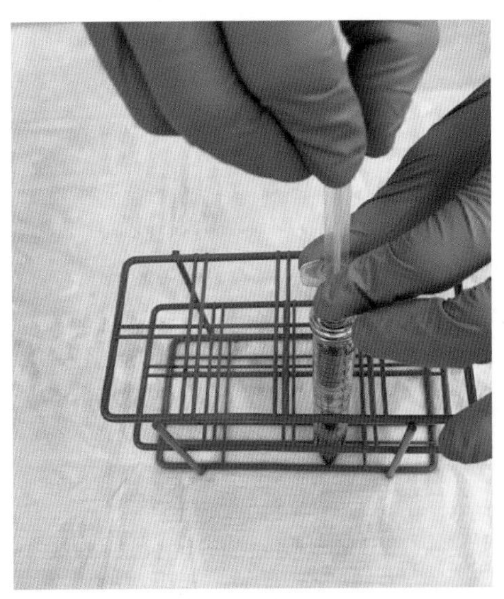

图 33-0-2　针头处理

用 RPMI 溶液或者生理盐水冲洗注射器多次，确保注射器内没有残留标本

为了制作细胞石蜡块，通常用网袋过滤 RPMI 悬浮液。这样抽出的肉眼可见的固体组织就会留在网袋（图 33-0-3A）。将网袋放入正确标记的组织学盒中，然后将盒子放入 10% 福尔马林液中固定并送至组织学实验室制作组织学切片（图 33-0-3B）。过滤后的 RPMI 悬浮液即可送往流式实验室做流式细胞仪检测（图 33-0-3C、D）。

空芯针活检可弥补细针穿刺细胞学诊断的局限性。针头最好用 19G 或更大的针头，争取得到 3 ～ 5 条，每条 5 ～ 10mm 长的组织条，根据组织的大小，可以将较完整的 2 ～ 3 条放入 10% 福尔马林液中固定制作组织学切片，如果要争取有较多的切片做免疫组化或 FISH，可以将每条组织分开包埋在不同石蜡块中。另外，将 1 ～ 2 个组织条放到 RPMI 悬浮液送往流式实验室做流式细胞仪检测。必要时可以考虑结合使用细针穿刺和空芯针活检。细针穿刺细胞涂片快速染色后可以立即在显微镜下观察判断取材的细胞多少、细胞成分及可能的鉴别诊断。若有必要，可以进一步使用空芯针活检取材。

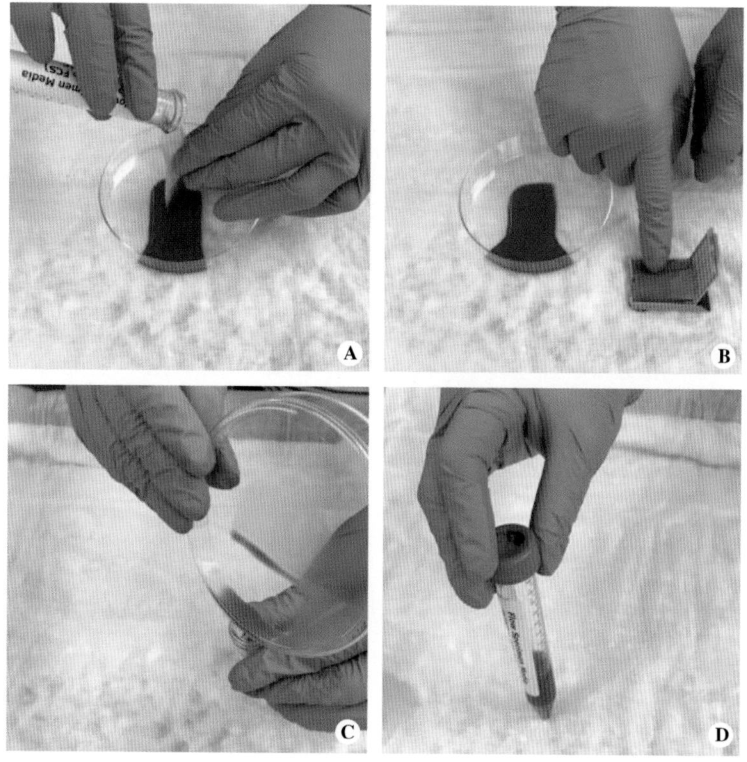

图 33-0-3　石蜡块制作和流式细胞仪送检

二、细胞形态学分析

这里着重讨论的是细针穿刺的细胞涂片。芯针活检的组织形态病理和细胞形态分析与切除活检的阅读方法基本一样，这里不再讨论。

静止状态的成熟淋巴细胞为小淋巴细胞。一般胞质少，除非伴浆样分化或单核细胞样改变。细胞核可为圆形，也可以不规则，染色质较深，无核仁，一般无明显的异型。淋巴细胞活化或转化后可成为大淋巴细胞。通常大淋巴细胞核高达小淋巴细胞核的 2 倍或 2 倍以上，可以为圆形或不规则，常有明显的异型性或多形性，染色较浅，可以有单个或多个核仁。反应性淋巴结增生的主要特征是细胞的多形性（图 33-0-4），但是不能凭淋巴细胞形态的多形性来排除淋巴瘤。当单形性淋巴细胞增生时，应怀疑低度恶性淋巴瘤（图 33-0-5）。大淋巴细胞胞质通常较丰富，当以大细胞为主伴有核的异型性及较多的淋巴腺样小体（胞质碎片）时，常为大 B 细胞淋巴瘤（图 33-0-6）。淋巴母细胞与成熟的淋巴细胞单靠形态学区别较困难。

高度恶性淋巴瘤细胞形态学异常非常明显，结合流式细胞术和免疫组织化学方法很容易做出诊断。细胞形态学分析对于低度恶性淋巴瘤的诊断具有挑战性。以小淋巴细胞为主时，不能排除淋巴瘤。当遇到单一小淋巴细胞增生时，应考虑有低度恶性淋巴瘤的可能，尤其是小细胞淋巴瘤。流式细胞术及免疫组织化学方法在区分良性反应性淋巴结增生与恶性淋巴瘤时显得至关重要。

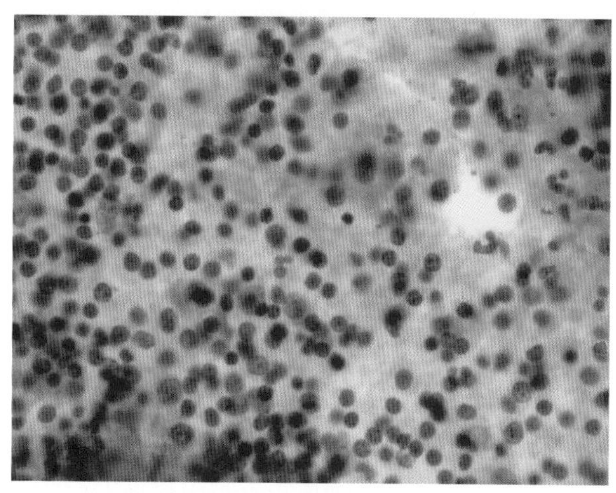

图 33-0-4　反应性淋巴细胞增生

细胞学表现为形态的多样性，淋巴细胞大小不一（巴氏染色）

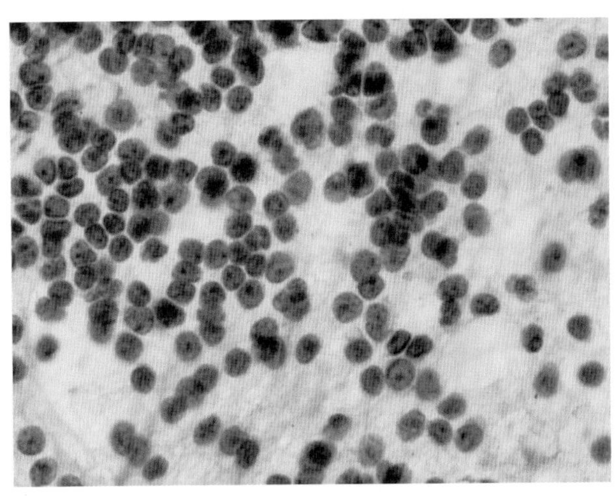

图 33-0-5 小细胞淋巴瘤
淋巴细胞形态缺乏多形性（巴氏染色）

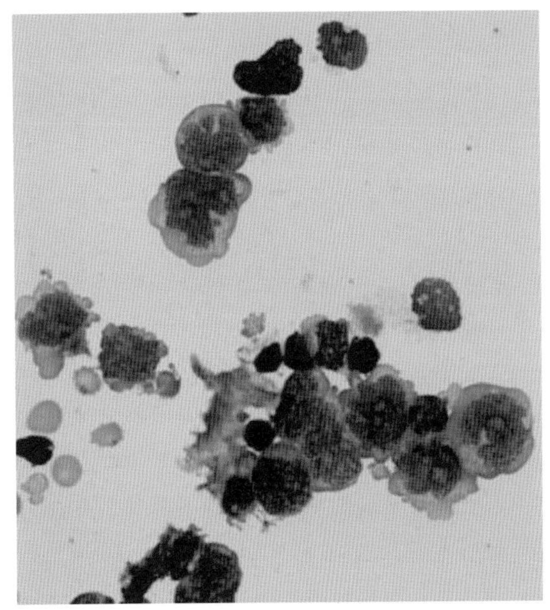

图 33-0-6 弥漫大 B 细胞淋巴瘤
单个细胞分布，以大淋巴细胞为主（瑞氏 - 吉姆萨染色）

三、流式细胞仪分析

流式细胞仪分析必须采用单细胞悬液。淋巴结细针穿刺的标本通常含有较好的单细胞悬液，很适合做流式分析。如果是组织块或条，通常需要进一步将细胞分散做成单细胞悬液。在做免疫染色之前，通常会进行细胞计数并用一部分细胞悬液通过离心的方式制作甩片，流式实验室一般用瑞氏 - 吉姆萨染色。血液病理医生会根据病史上细胞数量和甩片上细胞形态来决定是否做流式和如何选择抗体组合。如果单细胞数足够，通常会做淋巴瘤的常规套餐组合，包括常见的 B、T、NK 细胞的标志。如果有淋巴瘤的病史，检测是否有残留或复发可以根据病史来选择。如果细胞数量较少，可以只考虑做一管染色检测 B 细胞的克隆性，因为 B 细胞淋巴瘤较常见。若建立在流式的基础之上，小 B 细胞淋巴瘤的诊断则变得非常容易。反之，没有流式结果，诊断则困难得多，尤其是边缘区淋巴瘤。如果甩片上的细胞粘合在一起，不能形成单细胞分布，则提示上皮细胞病变，如果没有单个淋巴细胞，则不必要做流式（图 33-0-7）。来自腺体的标本，虽然伴有良性上皮细胞，若同时有淋巴细胞的存在，仍然应该考虑流式分析以便排除边缘区淋巴瘤（MZL）。如果甩片上的细胞聚在一起不紧密，细胞呈浆细胞样和（或）梭形、“盐和胡椒”样核染色质、细胞轻至中度多形性，则提示神经内分泌肿瘤，流式抗体组合最好包括 CD56 和 CD45（图 33-0-8）。神经内分泌肿瘤应该表现为 CD56 阳性，CD45 和其他淋系标志通常为阴性。如果甩片上的细胞形态提示浆细胞肿瘤，抗体组合需要考虑检测到浆细胞的标记（CD38，CD138）和胞内轻链是否有限制性的表达（图 33-0-9）。

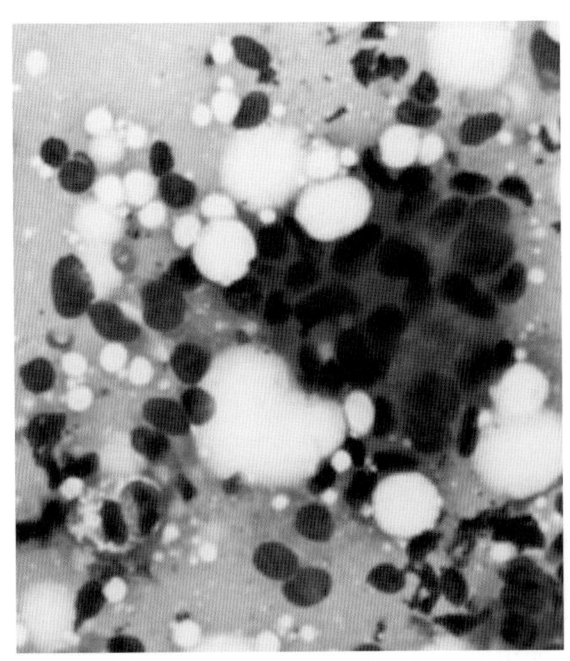

图 33-0-7 上皮细胞病变
细胞粘合在一起，不能分开成为单细胞分布，不伴有单个淋巴细胞（瑞氏 - 吉姆萨染色）

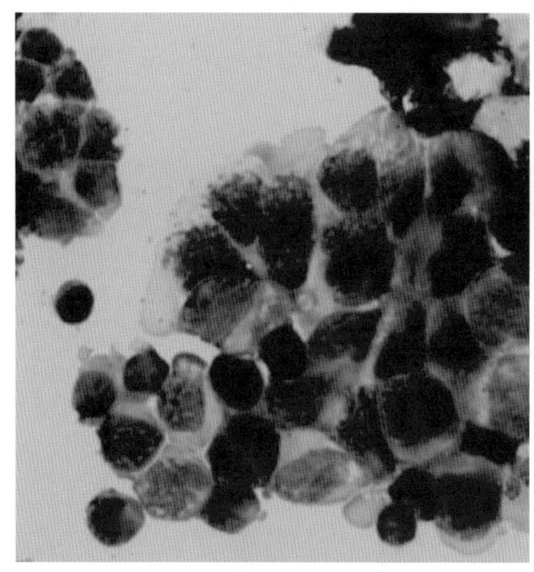

图 33-0-8　神经内分泌肿瘤

细胞松散聚集在一起，可以有少数单细胞（瑞氏 - 吉姆萨染色）

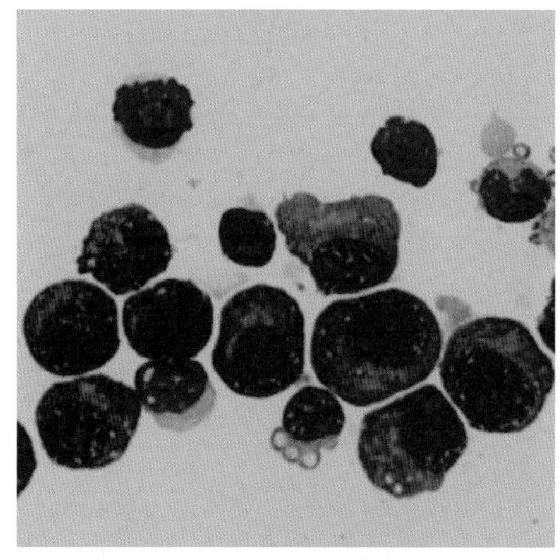

图 33-0-9　浆细胞骨髓瘤

单个细胞分布，以浆细胞为主（瑞氏 - 吉姆萨染色）

流式分析在检测单克隆淋巴细胞和抗原表达异常方面有着较其他方法无与伦比的优势。B 细胞的克隆性表现在 κ 和 λ 轻链阳性的 B 细胞比率（κ ： λ）上（图 33-0-10、图 33-0-11）。正常多克隆 B 细胞的 κ ： λ 比率在 1 ： 2 ～ 3 ： 1。当比率≥ 3 ： 1 或＜ 1 ： 2 时通常提示有单克隆性 B 细胞亚群存在。一个较纯的单克隆 B 细胞群往往只限制性表达 κ 或 λ 轻链。背景反应性多克隆 B 细胞的存在影响单克隆 B 细胞群的检测。少数 B 细胞 NHL 病例显示 κ ： λ 比率＜ 3 ： 1 或者＞ 1 ： 2。将不同 B 细胞亚群分开设门计算和比较它们的 κ ： λ 比率，可以用来减少漏诊少数单克隆 B 细胞亚群。值得注意的是，偶尔单克隆 B 细胞轻链的表达可能有部分甚至全丢失。B 细胞全部或大部分为单克隆 B 细胞时，尤其是当它们大大超过样本中的 T 细胞比例时流式细胞分析可以放心诊断为 B-NHL。淋巴组织标本有单克隆 B 细胞不伴有或只伴有少量多克隆 B 细胞通常提示弥漫性的 B 细胞增生，可以排除早期病变和局部侵犯。相反，若大部分 B 细胞为多克隆性 B 细胞，单克隆 B 细胞为少数时，可能的鉴别诊断应包括早期病变、局部侵犯、原位瘤变和反应性单克隆 B 细胞增生。

异常 T 细胞一般表现为一种或多种 T 细胞相关抗原（CD2，CD3，CD4，CD5，CD7，CD8）的表达增加、减低或丢失（图 33-0-12）。同样，异常 NK 细胞一般表现为一种或多种 NK 细胞相关抗原（CD2，CD7，CD56，CD16，CD57）的表达增加、减低或丢失（图 33-0-13）。由于抗原丢失，异常 T 和 NK 细胞群定性有时非常困难甚至几乎

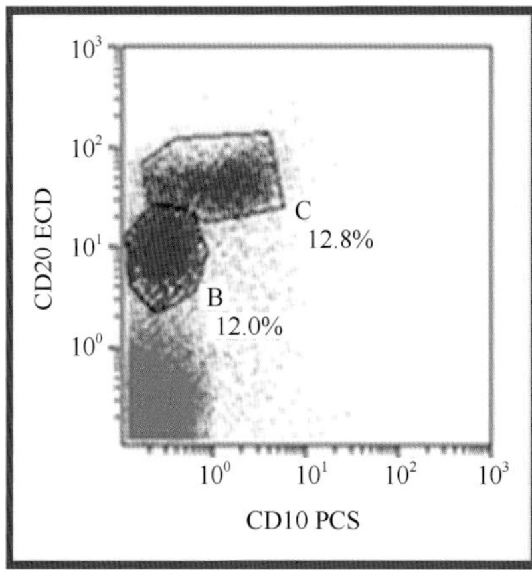

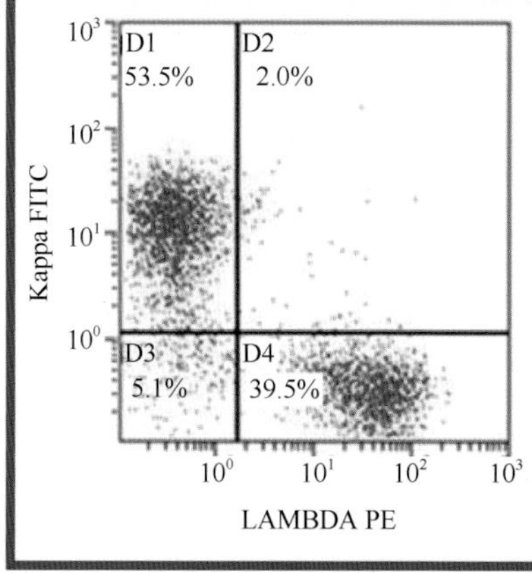

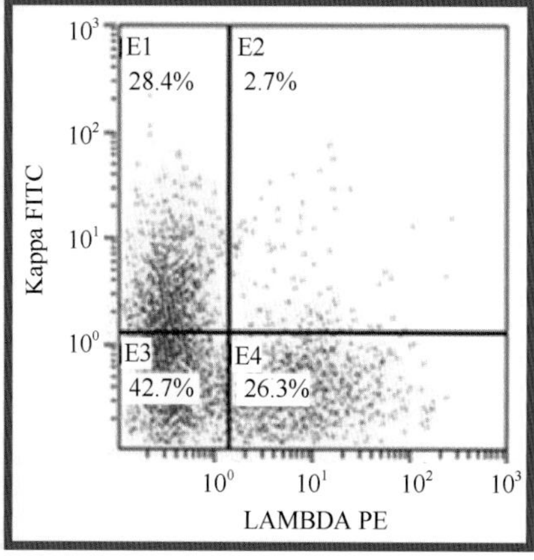

图 33-0-10　反应性增生流式细胞分析散点图

B 细胞有两群：CD10 阴性（以蓝色显示），轻链表达较强；CD10 阳性（以红色显示），轻链表达较弱。二者均无轻链限制性表达

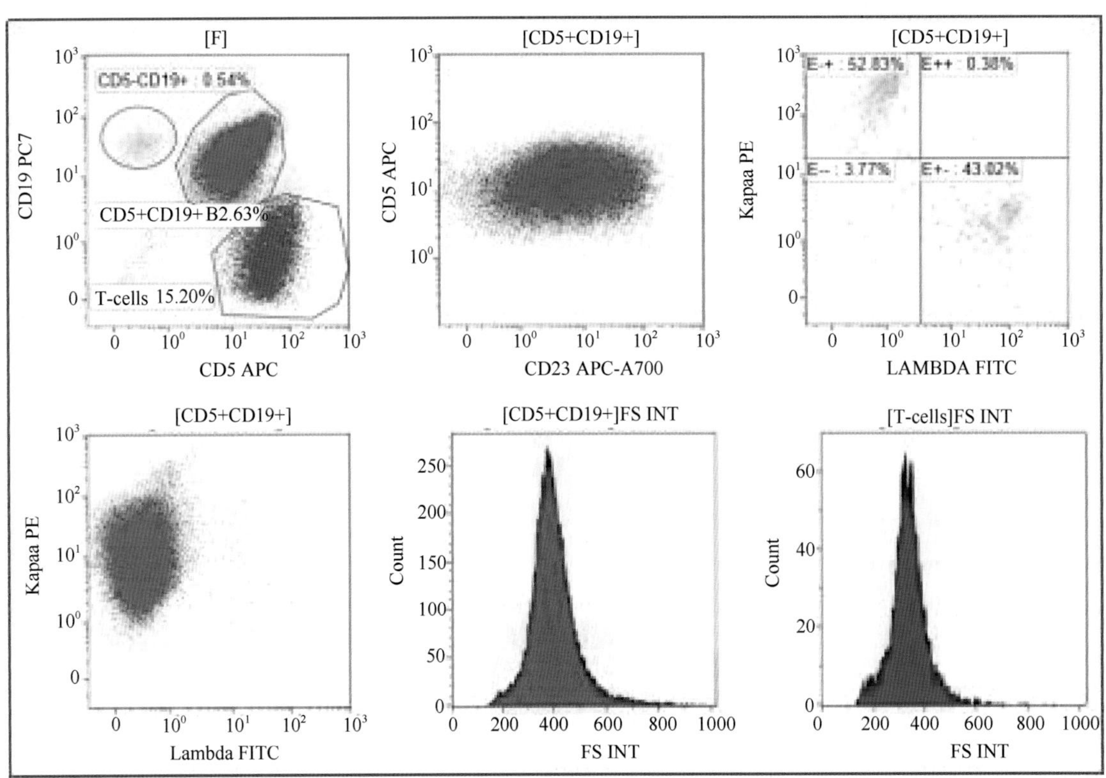

图 33-0-11　小 B 细胞淋巴瘤流式细胞分析散点图

单克隆 B 细胞（红色）占淋巴细胞的 82.63%，CD5+ CD23+ Kappa+ Lambda−。少量多克隆 B 细胞（蓝色）占淋巴细胞的 0.54%。单克隆 B 细胞和反应性 T 细胞的大小分布（FS INT）基本一致

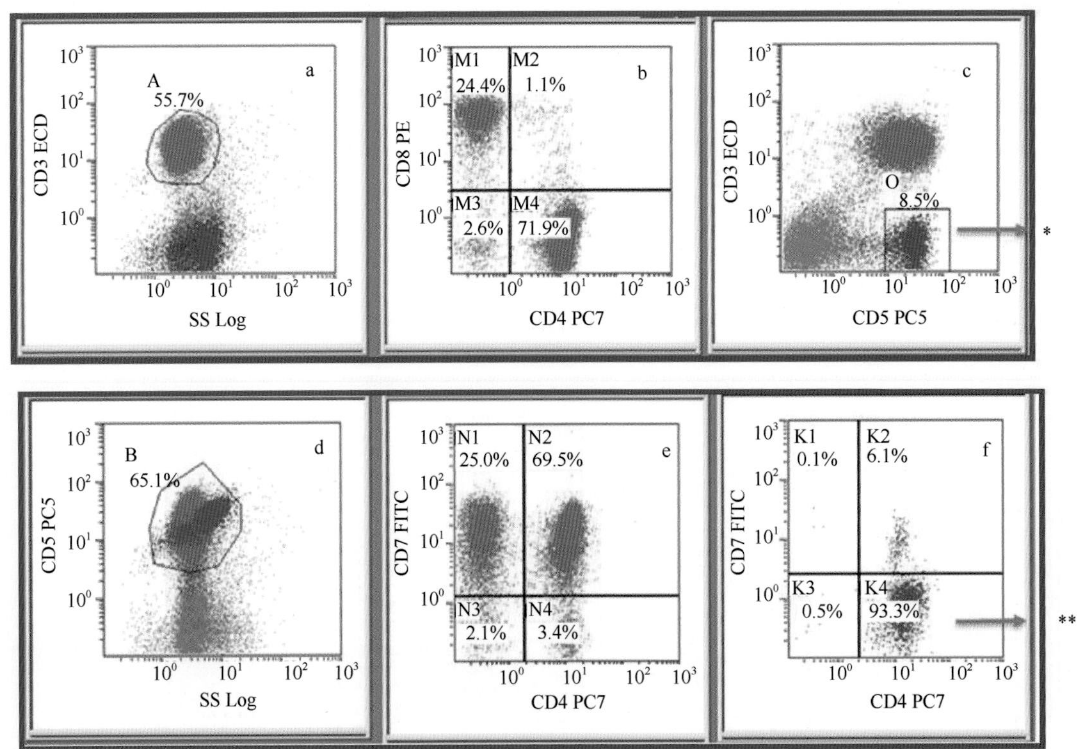

图 33-0-12　外周 T 细胞淋巴瘤流式细胞分析散点图

此标本中 T 细胞有不同亚群。正常的 T 细胞群以红粉色显示，CD4 ∶ CD8 的比例正常（b），CD5 和 CD7 表达正常（d，e）。异常的 T 细胞群以蓝色显示，表达 CD5（c，d）、CD4（f），但有显著的 CD3 丢失（a，c*）和 CD7 丢失（f**）。*CD5+CD3−；**CD4+CD7−

不可能，可以笼统称之为异常 T/NK 细胞群。淋巴瘤细胞常由某一亚群细胞克隆性增生所致，自然会导致细胞亚群的比例改变。然而 T 细胞各亚群（CD4+/CD8–，CD4–/CD8+，CD4+/CD8+，CD4–/CD8–）的比例和 NK 细胞的数量受许多生理性和免疫学因素的影响。

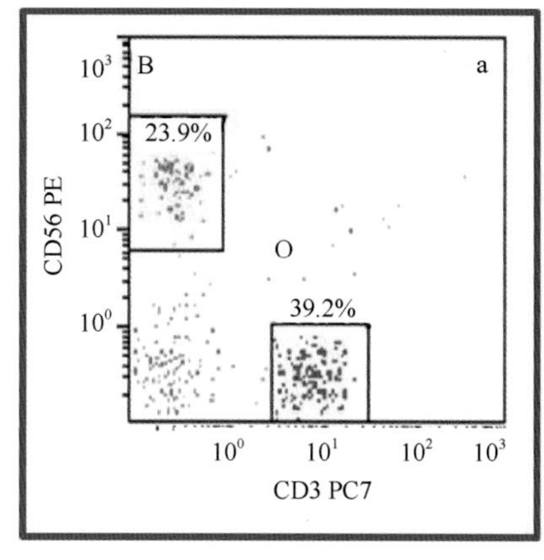

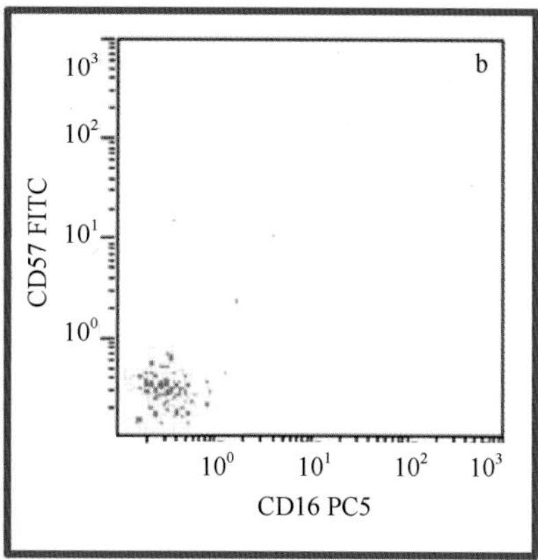

图 33-0-13　鼻型 N/T 细胞肿瘤流式细胞分析散点图

左图（a）显示的 B 门区的散点（粉红色）为 NK 细胞，CD56+CD3–，占总细胞的 23.9%；O 门区的散点为 T 细胞（蓝色），CD56–CD3+，占总细胞的 39.2%。右图（b）显示的散点为 B 门区的细胞，CD57–CD16–，可以定性为异常 NK 细胞（肿瘤细胞）

在胸腺和胸腺瘤组织中也可见较多的 CD4+/CD8+ 和 CD4–/CD8– 亚群。胸腺 T 细胞表达 TdT 和 CD1a，需要和 T 淋巴母细胞淋巴瘤鉴别。颈部肿块中检测表达 TdT 和 CD1aT 细胞，应考虑到有异位胸腺瘤的可能，以避免误诊为淋巴瘤。淋巴结中若存在较多的 CD4 和 CD8 双阴性的 TCRα/β 阳性 T 细胞，需要排除自身免疫性淋巴细胞增生性疾病，CD4+CD8+ T 细胞或 CD57 阳性 T 细胞显著增加，尽管无明显异常抗原表达，需要排除结节性淋巴细胞为主型霍奇金淋巴瘤（图 33-0-14）。流式 TCR-Vβ 表达谱分析是一种快速定量方法。 如果异常的 T 细胞表达 TCRα/β，可用流式来检测不同 T 细胞亚群中 Vβ 家族抗原的分布来评估克隆性。商业试剂盒 IOTEST Beta Mark TCR-Vβ 全套工具包含抗 24 种 TCR-Vβ 抗原的抗体，覆盖约 70% 正常人类 TCR-Vβ 的组成成分。在健康人群中，72% 的 CD4+/CD3+ T 细胞和 67% 的 CD8+/CD3+ T 细胞能与 TCR-Vβ 试剂盒中的抗体反应。与任何单一特异性 TCR-Vβ 抗体反应的 T 细胞的最大百分比为 14%。如果单个 Vβ 阳性的 T 细胞扩增比例异常高，多于 T 细胞亚群的 50%，或者超过 70% 的 T 细胞不能与任何 24 种 TCR-Vβ 抗体反应，表示有单克隆性 T 细胞群存在。因为 NK 细胞肿瘤不常见，大部分实验室不配备检测单克隆性 NK 细胞的抗体。淋巴结内 NK 细胞肿瘤通常具有较强的侵袭性和形态学的异型性，即使不做克隆性分析，也容易诊断。

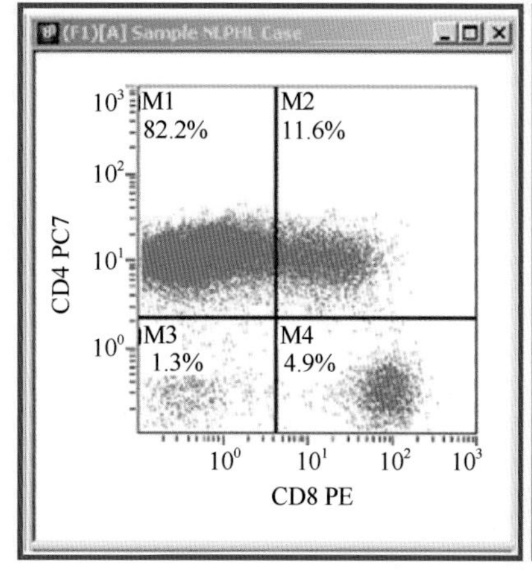

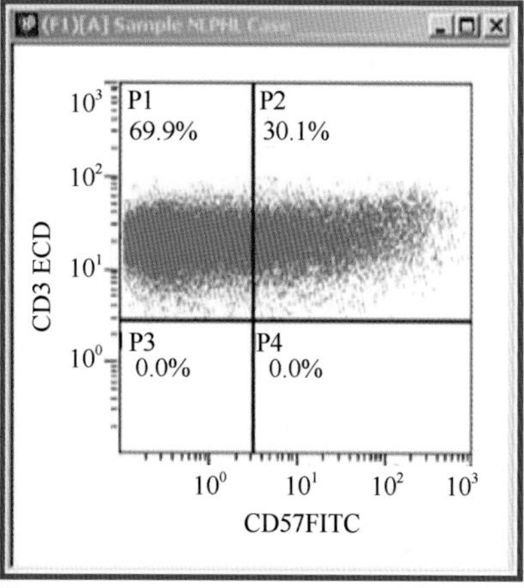

图 33-0-14　淋巴细胞为主型的霍奇金淋巴瘤流式细胞分析散点图

淋巴结中反应性 T 细胞 CD4 ： CD8 的比例显著增高和 CD4+CD8+（双表达）亚群增多（左图）；反应性 T 细胞中 CD57+ 亚群增多（右图）

流式细胞分析可以通过对细胞的散光测量来推测其大小。正常成熟小细胞中B细胞和T细胞大小分布非常接近，前向散光值（FSC）的分布基本一致。大细胞表现为FSC增加，因通常伴有胞质碎片，FSC的分布较宽广甚至少有出现多峰分布。值得一提的是，流式通过FSC来判断细胞的大小，细胞形态学大小的判断通常是根据细胞核的大小，二者有时会不一致。细胞胞质丰富但是胞核较小，在流式分析中可表现为FSC增大，可能被认为是大细胞。

四、细胞学和流式结果综合分析

（一）单克隆小B细胞为主

单凭细胞学特征不可能进一步分类。如果将细胞学特征与流式细胞分析结合起来，进一步分类并不太困难。根据CD5及CD10表达结果，常见为三种情况：CD10+/CD5–、CD10–/CD5+和CD10–/CD5–。CD10+/CD5–的小B细胞淋巴瘤通常为滤泡性淋巴瘤1～2级（FL Ⅰ～Ⅱ）。CD10–/CD5+小B细胞淋巴瘤通常包括小细胞淋巴瘤/慢性淋巴细胞白血病（SLL/CLL）和套细胞淋巴瘤（MCL），二者可能在细胞学上非常相似。而其他免疫表型有助于鉴别诊断。CD23和CD20在SLL/CLL中呈阳性，在MCL中呈阴性。CD79b通常在SLL/CLL不表达或弱表达。CD20和轻链在SLL/CLL中表达弱，在MCL中表达强。但是SLL/CLL有时不具有上述典型的免疫表型，尤其是伴有12号染色体三体时。检测到CD10–/CD5–小B细胞淋巴瘤首先考虑为MZL。但是在诊断MZL之前通常需要排除其他小B细胞NHL，特别是淋巴浆细胞淋巴瘤（LPL）、毛细胞白血病（HCL），甚至FL。考虑LPL时，应仔细检查涂片或甩片是否有浆细胞或浆样细胞存在，可以加做浆细胞的抗体组合看有无单克隆浆细胞并存。诊断时需要结合临床病史看有无IgM巨球蛋白血症。HCL也可鉴别诊断，尤其是肝脾脏的标本。必要时考虑加做CD103、CD11C和CD25。HCL可以表达CD10，FL有时可以失去CD10。CD10和CD5双表达偶尔可见，当凭流式和细胞学不能进行一步分类时，可以诊断为小细胞低级别的B-NHL。建议结合组织形态学和使用辅诊技术来进一步准确分类。若流式诊断为典型的CLL/SLL，应考虑加做流式的预后评估。CLL/SLL B细胞中ZAP-70表达≥20%，提示预后不良。CLL/SLL B细胞中CD38表达＜30%，提示预后较好。

（二）单克隆大B细胞为主

将细胞学特征与流式结果结合起来，有可能使鉴别诊断显而易见。CD10+/CD5–的大B细胞淋巴瘤包括弥漫大B细胞淋巴瘤（DLBCL）、伯基特淋巴瘤（BL）、高级别B细胞淋巴瘤（HGBL）和FL Ⅲb。BCL2可以通过流式来检测，CD10+ B细胞表达BCL2通常见于来源于滤泡中心的B细胞淋巴瘤。BL通常不表达BCL2。BL涂片常表现为单一中等大小的细胞，核圆，染色质粗糙，核仁多，蓝色的细胞质，胞质中空泡，常有凋亡小体和可见有丝分裂象。但是形态特点诊断特异性有限，进一步分类需要借助于组织学和其他辅诊手段。CD10–/CD5+大B细胞淋巴瘤的鉴别诊断包括SLL/CLL发生或弥漫大B细胞转化，DLBCL，MCL的多形性或母细胞亚型，SLL/CLL副免疫母细胞型。DLBCL和HGBL也可能不表达CD10和CD5，FL Ⅲb通常CD10阳性，但是它也可以丢失CD10。DLBCL在以大单克隆B细胞为主B-NHL中最常见，约有40%的成人NHL为DLBCL。DLBCL异质性较大，细胞形态多变，肿瘤细胞数量可多可少，细胞核非常不典型，常可为圆形或非常不规则，可有单个或多个突出的核仁和明显的细胞质。DLBCL流式中可以很容易检测到很多的大单克隆B细胞，也可能检测不到单克隆B细胞。在T细胞/组织细胞丰富的DLBCL中淋巴瘤细胞可能在标本中细胞总数不足10%。而且大细胞容易丢失和破碎。对比流式和细胞涂片或甩片的结果有助于解释阴性流式结果（图33-0-15）。

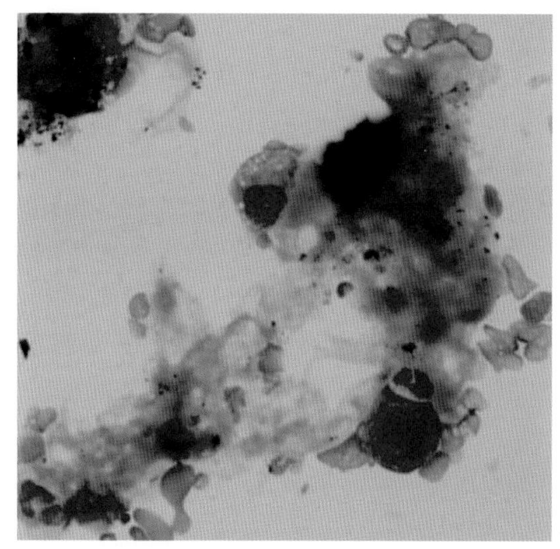

图 33-0-15　弥漫大 B 细胞淋巴瘤

单个细胞分布，少数大淋巴细胞异型性明显，有很多胞质碎片。流式可能检测不出肿瘤细胞（瑞氏－吉姆萨染色）

（三）大小不一的单克隆 B 细胞群

小细胞淋巴瘤伴有大细胞转化时通常会表现为不同数量和大小的单克隆 B 细胞。CD10+/CD5– 大小不一的单克隆 B 细胞常见于 FL Ⅲ a 或 FLI- Ⅱ伴有弥漫大 B 转化。CD10–/CD5+ MCL 伴有多形性和母细胞亚型，SLL/CLL 伴有副免疫母细胞增加。CD10–/CD5– 大小不一的单克隆 B 细胞需要考虑MZL伴有大细胞增加或伴大细胞转化。DLBCL也可能表现为有不同大小的单克隆B细胞。是否弥漫增生取决于形态学的淋巴细胞增生模式。尽管缺乏多克隆 B 细胞的背景，但基本上可以诊断为弥漫性增生。有多克隆 B 细胞存在时根据流式的结果来判断增生模式比较困难。淋巴组织可能有不同程度的弥漫性增生和不同程度的残留正常淋巴细胞。

（四）单克隆浆细胞群

当细胞形态分析中发现浆细胞或浆样淋巴细胞时，或者流式分析时发现有浆细胞增时，应考虑到加做浆细胞的相关抗体看看是否有单克隆浆细胞群存在，有单克隆浆细胞存在时应考虑到浆细胞肿瘤的可能性。若同时检测到单克隆 B 细胞群和单克隆浆细胞群，则应考虑是否同时有浆细胞肿瘤和 B 细胞肿瘤的可能。如果二者所表达的轻链不同则说明二者从病源学上不相关。若二者所表达的轻链同时为 κ 或者 λ，则应考虑到 B 细胞淋巴瘤伴浆样分化的可能（常见于边缘区 B 细胞淋巴瘤和淋巴浆细胞淋巴瘤）。当然，单克隆浆细胞和 B 细胞并存时即使表达的轻链一致，并不一定说明发生学上相关。

（五）异常成熟 T 细胞或 NK 细胞群

肿瘤细胞群占全部细胞样本的比例可变范围较大：可少于 5% 也可多于 90%。约 40% 的病例肿瘤细胞数量少于 20%。少数免疫表型异常细胞不管有无单克隆亚群存在也不要轻易诊断为淋巴瘤，反应性 T 细胞或者 NK 细胞群有部分抗原丢失很常见。当大部分 T 细胞或 NK 细胞表型异常且伴有单克隆亚群时应积极考虑到淋巴瘤的可能性和使用其他辅诊手段来确诊。T 细胞大小和形态对于淋巴瘤的进一步分类的意义不如在 B-NHL 的诊断分类中重要。大部分外周 T 细胞淋巴瘤的细胞形态可以表现为以小细胞为主，或者有较明显的多形性伴有不同程度的残留的反应性淋巴细胞和炎症性细胞。约 50% 的成熟 T 细胞或者 NK 细胞肿瘤有细胞大小的改变（中等到大细胞）。伴有中大细胞数量增加的 T/NK 细胞 NHL 主要包括结外 NK/T 细胞淋巴瘤鼻型、肠病相关的 T 细胞淋巴瘤（EATL）和间变性大细胞淋巴瘤（ALCL）。ALCL 有多变性，但找到马蹄形异型核异型细胞，应考虑为间变性大细胞淋巴瘤。值得注意的是，ALCL 也可能偶尔表现为以小细胞为主的或组织细胞较丰富的亚型。间变性大细胞淋巴瘤经处理制作单细胞悬液、流式抗体染色后，收集细胞在流式仪分析中常会发现肿瘤细胞丢失，检测不到（图 33-0-16）。外周 T 细胞淋巴瘤非特异型（PTCL，NOS）和血管免疫母细胞性 T 细胞淋巴瘤（AITL），在形态上可能没有明显的异型性。二者均可能检测到异常的T细胞群,若检测到异常CD10+ T细胞，应该考虑到和血管免疫母细胞性 T 细胞淋巴瘤和结内滤泡辅助 T 细胞肿瘤。然而反应性淋巴结中有时可以出现非肿瘤性的 CD10+ 的 T 细胞，若无其他抗原异常时不要轻易诊断为淋巴瘤。肝脾 T 细胞淋巴瘤表达 TCRγ/δ，ALCL 表达 CD30，EATL 表达 CD103，这些免疫表型有助于诊断和进一步分型。

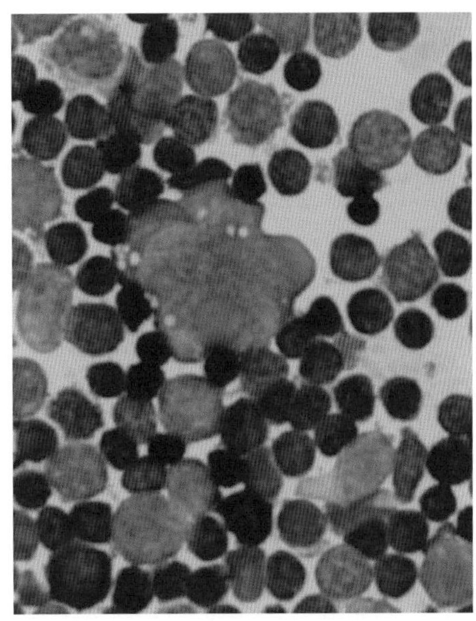

图 33-0-16 间变性大细胞淋巴瘤
单个细胞分布，以小淋巴细胞为主，有少数超大细胞。流式可能检测不出肿瘤细胞（瑞氏 - 吉姆萨染色）

（六）其他异常细胞群

流式细胞学诊断淋巴母细胞白血病 / 淋巴瘤（LBL）的敏感性和特异性几乎接近 100%。正常淋巴结中只有成熟淋巴细胞。若出现淋巴母细胞则可以诊断为淋巴母细胞淋巴瘤。B 淋巴母细胞，通常 CD45 弱阳性，CD34、TdT、CD19 阳性和 CD20 阴性，不表达轻链免疫球蛋白，与成熟 B 细胞容易区别。需要特别小心的是，如果标本来自纵隔或颈部，碰到未成熟 T 细胞时需要将胸腺 T 细胞和 T 淋巴母细胞淋巴瘤细胞进行鉴别诊断。因为二者均可 TdT 阳性和 CD1a 阳性。根据抗原表达模式，检查是否有不同发育阶段和逐步成熟过程的胸腺 T 细胞非常重要。另外，若在细胞涂片或者甩片上找到上皮成分则可证实胸腺瘤的诊断。大多数 LBL 患者伴有上腔静脉压迫综合征或肿瘤细胞溶解综合征，需要快速诊断及时治疗。积液细胞学标本应是取材首选。基于细胞形态学和流式细胞结果在当天即可以下诊断报告。淋巴结中或骨髓鞘外软组织中有髓母细胞的出现基本上可以诊断为髓系肉瘤。流式检测到 CD56+CD45– 细胞群应考虑到神经内分泌肿瘤和浆细胞肿瘤，结合形态学容易鉴别诊断。

（七）未检测到免疫表型异常的细胞

如果取材有代表性，流式未检测到抗原表达异常细胞，未检测到单克隆 B 细胞和 T 细胞群，细胞学涂片、流式细胞甩片未见异型细胞则基本上可以排除淋巴瘤的可能性。如仅有细胞穿刺标本，建议追踪或根据临床表现考虑进一步取材调查反应性增生或者淋巴结肿大的原因。如同时有芯针活检，可通过组织学分析反应性增生的病因并且建议做进一步的相关检测。未检测到免疫表型异常的细胞要考虑到假阴性结果的可能性。假阴性结果可能由多种原因造成，如大细胞破碎、细胞凋亡或坏死、淋巴结硬化、处理标本制作单细胞悬液无法得到完整的活细胞等。T 细胞肿瘤如 PTCL、AITL、 EATL 和 ALCL 不一定总是能检测到有异常免疫表型的 T 细胞。穿刺取材时因针头的位置和取样较大少，可造成抽样误差而导致漏诊。霍奇金淋巴瘤（HL）、原发胸腺大 B 细胞淋巴瘤、ALCL、组织树突状细胞肿瘤尤其如此，单凭穿刺细胞学和流式通常无法诊断。芯针活检的创伤小，患者耐受性好，对于淋巴瘤疑似病例应作为首选。一般建议采用 19 号或更大的活检针，至少取 3 ～ 4 个组织芯，每个组织芯长 5 ～ 10mm（总长 15 ～ 30mm 或更长），这样可以减小在有明显纤维化、广泛的坏死，或淋巴结部分受累的病变中由于采样不足导致的假阴性结果。尽管取材不错，由于样本缺乏具有诊断意义的细胞，如 HL 的里德 - 斯腾伯格（RS）细胞，所以阴性结果仍需要根据临床病情来考虑是否要进一步取材或随访。

（八）加做免疫组化和进一步的辅助诊断

若要精准分类，即使有流式结果，通常也离不开做免疫组化。因所用的抗体不一样和不同抗原决定簇的丢失，有些流式评价过的抗原免疫标记需要用免疫组化再进一步验证。某些抗原只能由免疫组化来检测，如 CyclinD1、SOX11、ALK、TIA1、颗粒酶 B 和穿孔素等。个别标志需要在组织中才能进行评估，如 CD21。EBV 的原位检测对于某些淋巴瘤的分类极为重要，必须考虑加做，当然首选标本材料应是芯针活检。如果没有芯针活检，则需要考虑是否用细胞包埋的蜡块来做，尽管此方法不能判断淋巴组织的大体结构和增生模式。做多做少可以根据鉴别诊断及分型的需要。组织学特征对于淋巴瘤的诊断至关重要，94% 的病例在芯针活检组织中都能很好地识别组织学模式：弥漫性、结节性和混合性等。免疫组织化学有助于模式识别。如果每个切片的切割厚度不超过 3 ～ 4μm，芯针活检标本可切出 20 ～ 30 个组织切片用于常规 HE 和潜在的免疫组织化学染色。如果将每一块组织分开包埋可做的切片更多。CD21 的染色有助于确定是否有残留淋巴滤泡。小芯针活检组织可能会遇到过度固定，并且由于细胞缩小，有时可能难以看清细胞学特征，如霍奇金淋巴瘤的 RS 细胞，CD45、 PAX5、CD30 和 CD15 等免疫组织化学染色可能有助于确定。Ki67 增殖指数通常需要用免疫组化来检测。CyclinD1 和 SOX11 的免疫组化有助于 SLL 和 MCL 的鉴别诊断。若诊断分型仍有困难可以考虑做 FISH 检测 t（11；14）。考虑 FL 时需要加做 CD20、CD10、BCL6、 BCL2、 CD21、HGAL 和 Ki67 等并通过 FISH 来检测 t（14；18）。DLBCL 需要免疫组化来分为两组：生发中心 B 细胞样（GCB）类型和非 GCB 类型，DLBCL 亚型还需要与其他大细胞淋巴瘤（如 FL Ⅲ b，BL、BL 样和高级别的 B 细胞淋巴瘤）区别。加做双击淋巴瘤的相关 FISH 检测有助于鉴别诊断和分类。BL、BL 样和高级别的 B 细胞淋巴瘤快速诊断临床意义重大，因为患者需要及时和积极的治疗。CLL/SLL 通常根据细胞学和流式来诊断，一般不需要求进一步活检取材。为了进一步协助 CLL/SLL 预后分析，如果有芯针标本，初诊时则考虑加做 FISH 探针组合检测有无染色体 13q14、11q、12q 和 17q 异常。

对淋巴瘤的诊断，10% ～ 20% 的病例需要进行 FISH 和（或）分子检测才能做最终的诊断和分类。如果有流式结果，用 PCR 检测单克隆 B 或 T 细胞增生的需求明显减少。若无流式结果指导，诊断和鉴别诊断的难度要大得多，尤其是以小细胞为主的淋巴增生性疾病，常需要进一步做切除或切开活检来诊断分型。

（九）建议做切除或切开活检

是否建议做切除或切开活检受许多因素的影响。如果做了流式，淋巴母细胞淋巴瘤的诊断非常容易，就不需做切除或切开活检。以小细胞或者大细胞为主的单克隆 B 细胞 NHL，通常不需做切除或切开活检。因为大部分需要做的免疫组化、FISH 和分子检测可以用穿刺或芯针活检细胞学的标本。若取材不够，不佳，或鉴别诊断不确定时，尤其是表浅的淋巴结肿大，则应积极建议做切除或切开活检。当单克隆 B 细胞数量太小，不能排除反应性增生、原位或部分侵犯，则切除或切开活检很有必要。混有不同大小单克隆 B 细胞的确切分类比较困难，是否伴有不同级别成分的存在（如 FL），伴有转化，或者不同 B 细胞淋巴瘤并存时，常需切除或切开活检。淋巴瘤初诊后通常会做全身的 PET-CT，进一步临床相关分析有时会发现临床情况和影像结果可能与病理诊断的结果不相符合，此时切除活检更显重要。滤泡性淋巴瘤 1 ～ 3 级的分布不均常导致分级不准，单凭针穿细胞学和芯针活检来分级时应慎重考虑。 针穿细胞学和芯针活检对于 T 细胞及 NK 细胞肿瘤、霍奇金淋巴瘤、组织树突状细胞瘤的诊断通常较困难，应积极建议切除和切开活检取材。

（James Huang　Ziying Zhang）

参考文献

Cozzolino I，Rocco M，Villani G，et al. 2016. Lymph node fine-needle cytology of non-Hodgkin lymphoma：diagnosis and classification by flow cytometry. Acta Cytol，60（4）：302-314.

Frederiksen JK，Sharma M，Casulo C，et al. 2015. Systematic review of the effectiveness of fine-needle aspiration and/or core needle biopsy for subclassifying lymphoma. Arch Pathol Lab Med，139（2）：245-251.

Peluso AL，Ieni A，Mignogna C，et al. 2016. Lymph node fine-needle cytology：beyond flow cytometry. Acta Cytol，60（4）：372-384.

第三十四章

脾脏相关检查技术

第一节　脾脏穿刺方法

一、概　　述

脾脏是机体最大的淋巴组织或免疫器官，不论是反应性淋巴组织增生或者是肿瘤性淋巴组织增生，都可引起脾脏不同程度肿大。脾脏原发良性或恶性肿瘤既可呈实性增大，也可呈囊性增大。对于脾脏肿大，临床首先应采用影像学检查，包括B超、CT、MRI、PET-CT等。大多可以区分肿瘤是囊性或是实性，良性或是恶性。但是，影像学检查不能替代病理组织形态学检查，更不能替代免疫组化检测，主要因为以下几点：①脾脏穿刺活检病理组织学（包括免疫组化）检查具有重要的临床表现意义，不但可以确定脾脏肿瘤的良恶性及肿瘤细胞来源，而且可确定淋巴组织肿瘤的类型并判定预后。②对某些脾脏淋巴瘤在放、化疗前后分别做穿刺活检病理组织学（包括免疫组化）检查还可以对比观察（图34-1-1），监测放、化疗效果，以调整化疗方案，从而获得精确的医疗效果。这比

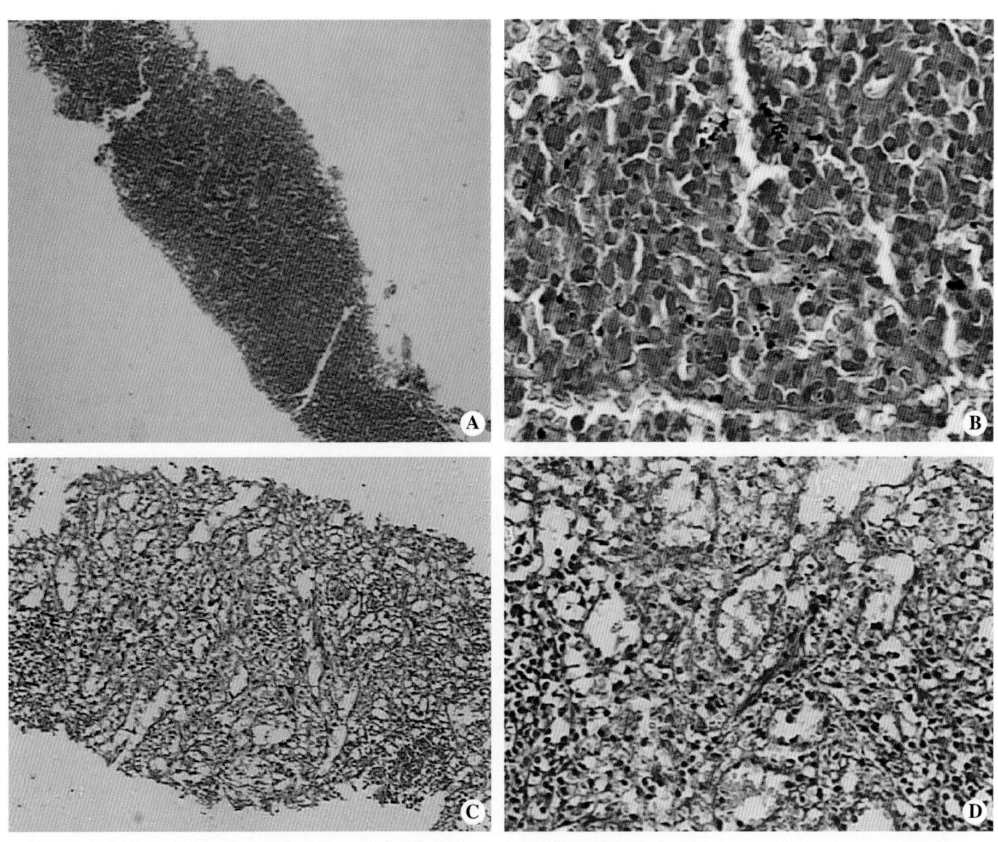

图34-1-1　脾脏小B细胞淋巴瘤患者化疗前穿刺活检组织切片示瘤细胞均匀密集增生（A）；图A切片高倍放大，淋巴瘤细胞单一性增生（B）；患者化疗3个疗程后脾穿刺活检组织切片示瘤细胞显著减少（C）；图C切片高倍放大示瘤细胞减少而稀疏（D）

影像学单纯观察脾脏大小或肿块大小更精确可靠，尤其脾脏穿刺淋巴组织还可做 PCR 和（或）FISH 检测。③脾脏穿刺活检可明确诊断，避免剖腹探查之苦。所以应根据脾穿刺活检的适应证或禁忌证，尽可能开展脾脏穿刺活检技术，为脾肿瘤的诊断提供直接的病理形态和免疫组化证据。

经皮脾脏穿刺活检术（percutaneous biopsy of the spleen），是在影像设备如超声、CT、MRI 等导引下，经脾脏体表相对应的皮肤，通过穿刺活检针获取病变脾脏组织的病理组织检查方法。经皮穿刺活检术对诊断脾恶性肿瘤的敏感性为 80% ～ 90%，其特异性为 83% ～ 100%。脾脏是一个由血窦组织、淋巴组织和纤维结缔组织构成的过滤血液（含淋巴液）的淋巴与免疫器官，由于脾被膜和血窦壁基本没有可以收缩的平滑肌，加之脾大常伴有血小板减少、凝血功能差，所以脾脏穿刺活检具有严重脾出血的风险。由此可以解释为何在血液病医院或血液科，罕见开展此技术。相反，在外科、普通内科或其他科（如儿科等）经常采用此技术做脾脏肿瘤的诊断。

二、适　应　证

1. 脾脏实质有实性占位性病变，且无脾亢（血液病）表现。

2. 影像学上不可解释的弥漫性脾大。

3. 某些血液病相关脾大，伴脾功能亢进表现，同时由于客观原因不宜做脾切除者。

4. 脾外未查见肿大淋巴结等可疑的淋巴组织肿块，外周血或骨髓流式分析疑为淋巴细胞肿瘤性增生，但骨髓活检或流式分析未见明显累及，无法明确诊断；或者其他非脾组织检查不能明确诊断者。

5. 可疑脾脏原发淋巴瘤。

6. 脾脏囊性或囊实性病变，需活检或抽液体化验确诊者。

7. 不明原因发热伴脾大而无可活检的体内外肿大淋巴结，且骨髓活检不能明确诊断时。

三、禁　忌　证

1. 血友病。

2. 大量腹水应慎用。

3. 脓毒血症者。

4. 凝血机制障碍和有出血倾向者。

5. 位于脾脏表面，各种影像学检查高度可疑脾海绵状血管瘤患者，应首先脾切除，不宜做脾穿刺。

四、主要器材及术前准备

术前必须常规与患者签订知情同意书（根据各医院相关规定执行，此处不做介绍）。

（一）主要器材

1. 设备　影像导向设备常采用超声（USG）及 CT。超声导向具有简便灵活、无放射性损伤的优点；CT 导向具有良好的密度分辨率和层面空间分辨率，适合于较为复杂部位的穿刺活检。

2. 穿刺针　临床应用的穿刺活检针有多种形状和规格，主要分为细胞抽吸针和组织切割针两大类。抽吸针主要是 Chiba 针，多为 20 ～ 22G，用于行抽吸活检，获取细胞学和微生物学材料；抽吸活检术细针穿刺较为安全，并发症少。另一类为组织切割针，一般为 14 ～ 18G，通过切割方式获取组织标本行病理检查，诊断敏感性与特异性较高，但并发症相对较高。

3. 定位器　穿刺活检借助定位器定位，可明显提高穿刺成功率。超声导向简便灵活，可行多方位扫描，不受体位限制，多不需借助定位导向即可完成活检术。CT 引导定位器的使用最常见的是自制的栅格，也可用废旧的聚乙烯导管作为材料，剪断拉直，排成每根间隔 1cm 的栅格，固定于胶布。操作时，可贴在与病灶相对应的皮肤外表，而后行 CT 扫描，根据图形上所示的导管截点选择合适的穿刺点进行穿刺。

（二）术前准备

术前必须了解患者的一般情况，仔细阅读患者的相关资料，如 CT、胸部 X 线及 B 超检查等，明确病灶与周围组织结构的关系；检查血小板和凝血酶原时间。穿刺前可向患者详细说明穿刺过程以取得合作，训练患者在平静呼吸下屏气。

五、技术与方法

（一）脾穿刺的步骤及要点

1. 根据病变的形态、大小和部位制定穿刺活检方案。

2. 采取合适的体位，便于穿刺进针取材，同时也要考虑患者的舒适性。

3. 在穿刺进针时，应尽量取距进针点的最短路径；穿刺需通过一段正常脾组织后再刺入病变区。

4. 进出针速度要迅速，在进出针的过程中嘱患者屏气。

5. 穿刺取材一般在病灶不同部位切取 2 ～ 3 个点，尽量切取实性部分，避免囊变坏死及空洞区。

6. 术后超声（或 CT、MRI）扫描观察有无出血、腹腔积液等并发症。

（二）脾穿刺的并发症及其处理

1. 脾脏损伤、破裂出血 脾穿刺活检术最常见的并发症为脾损伤出血，发生率为 5% ～ 11%。重者可出现脾破裂而并发腹腔大出血。预防脾穿刺出血并发症需结合患者出凝血功能检查及解剖位置，避开大血管进针。若出现大出血等严重并发症，可考虑行脾动脉栓塞术或外科手术切除。

2. 脾脓肿 受医源性或自身免疫性等因素影响，脾穿刺并发感染偶有发生，重者可导致脾脏或脾周脓肿形成。预防感染可严格遵从无菌操作规则进行。若发生脓肿，可行超声或 CT 定位穿刺抽脓术，可快捷、明了地解决患者的病痛。

3. 气胸、胸腔积液 气胸及胸腔积液的发生率较低，常见于脾上极病变的穿刺活检。应尽量避免经皮经胸腔穿刺，减少该并发症发生。倘并发少量气胸（≤ 20%），常不予特殊处理，休息观察；气胸＞ 20% 或出现胸腔积液，则考虑行胸腔闭式引流术治疗。

4. 结肠损伤 结肠损伤颇为少见，常因结肠位置较高或间位结肠，同时脾脏病变位置较低、较薄而导致结肠损伤。结肠损伤可予以胃肠减压，禁食、禁饮等处理，重者可行外科手术处理。

第二节 脾脏切除方法

一、概 述

脾脏是体内最大的淋巴组织免疫器官，同时又是一个血运丰富的网状内皮组织丰富的储血及破血器官。正常脾脏同时具有开放和闭合两套微血管系统，因微血管缺乏平滑肌，一旦破损难以自行止血。所以，如外伤性脾破损，一旦明确诊断都应做脾切除处理。脾脏的免疫功能此后可由淋巴结及其他淋巴组织和骨髓代偿。不论是良性肿瘤或恶性肿瘤，实性或是囊性肿物，如不经治疗大多患者的脾脏都会不断增大，随病情的进展，一方面会有自发脾破裂的危险，另一方面有可能导致脾功能亢进出现全血细胞减少的并发症。所以临床上基本不做脾修补或脾穿刺。

血液病外科病理检查中，脾切除标本较为常见，如脾脏原发淋巴瘤，尤其小 B 细胞淋巴瘤或毛细胞白血病等切除的脾脏，还有激素治疗不理想的自身免疫性血小板减少或溶血性贫血患者所切除的脾脏。脾脏标本的检查，首先要有较为翔实的临床病史资料，尤其血象骨髓象资料。脾脏外检也有其特殊性，基本上应按血液病诊断所需资料做相应的试剂、材料和取材准备。

二、大体观察

1. 称重 用托盘称重（g 或 kg）。

2. 测量 记录标本的大小（三维尺度，mm 或 cm）

3. 照相

（1）于标本下面铺垫色泽反差鲜明、协调的平整背景（纸或布），并须置放标尺和相关标本的病理号，必要时添加箭头等符号标志指示重点部位。

（2）一般用数码相机。

4. 形态描述

（1）脾大（弥漫性 / 结节性）。

（2）脾门

血管：动脉、静脉的长度，直径，管腔。

副脾：数目，大小，部位。

淋巴结：数目，大小，切面，质地。

（3）被膜：色泽、厚度、平滑、褶皱、灶性斑块、渗出物（纤维素）、纤维性粘连、凹陷（瘢痕）、梗死、裂口（部位、长度、深度、自然宽度、血凝块）。

（4）边缘：锐利、变钝。

（5）切面

一般观察：沿与脾脏长径一致方向间隔1～2cm做数个平行切面，观察颜色、质地（软硬度）、微隆起、边缘外翻、脾小体（是否明显，大小和密度）、小结节（数量、大小、分布、颜色）、出血、梗死（部位、形状、大小、颜色）、囊肿（囊内物颜色、稀稠度）、肿瘤、有无纤维条索或瘢痕组织。

恶性淋巴瘤：沿与脾脏长径一致方向，间隔3～4mm方向做数个平行切面，仔细检查有无结节性病变，应切取任何不同于脾小体的结节性病变制片。

脾脏切面主要可呈三种形态的改变：弥漫均质性、粟粒样（图34-2-1）和结节样。呈弥漫均质性改变者与弥漫性红髓疾病有关（伴有白髓减少或消失），主要见于一些代谢性疾病、红细胞疾病、白血病累及（慢性淋巴细胞白血病除外）和一些T细胞肿瘤等；呈粟粒样改变者与白髓扩大有关，主要见于白髓增生症、感染性疾病、慢性淋巴细胞白血病、某些低恶性的B细胞淋巴瘤等；结节样改变可为一个或多个，见于囊肿、血管瘤、大细胞淋巴瘤、霍奇金淋巴瘤或转移癌等。

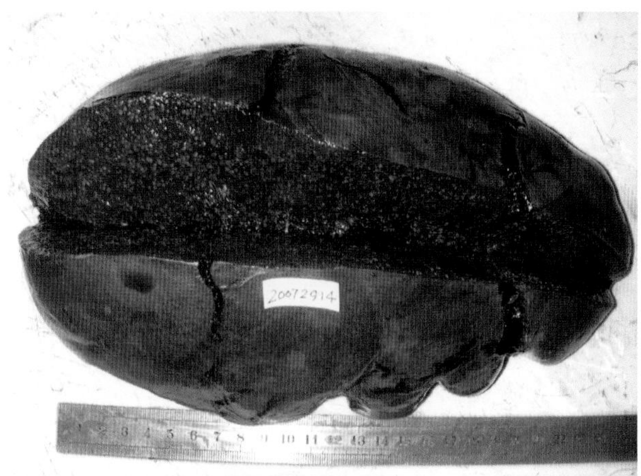

图34-2-1　脾原发性边缘区淋巴瘤切面可见粟粒状灰白色细小结节呈弥漫分布

（6）可附带肝楔形活检：检材的肝叶（临床表现提供）大小、表面（光滑、颗粒样、结节样）。

三、取　　材

脾大的病因复杂，疾病种类多，因此涉及的实验室检查项目也很多。尽管许多脾脏疾病在脾实质可形成结节或肿块，但也有很多疾病不见肿块，因此，在取材时，应仔细观察脾脏实质，任何可疑病变处都应取材病检。对于脾脏呈均质性改变的疾病，只需常规取材行石蜡包埋切片即可，若疑为某些肿瘤，尤其是造血系统肿瘤，还应取新鲜组织行相关检查以辅助诊断，如流式免疫分型、遗传学分析（基因重排或染色体核型分析）、冰冻切片及免疫组化、组织印片和透射电镜等。常规石蜡或塑料切片除做HE染色之外，还应做铁染色、PAS染色（观察脾窦基底膜，吞噬的脂类物质，血管壁变化，黏液物质）和银染色（观察脾窦基底膜和转移瘤等）等。冰冻切片和印片对于淋巴瘤可行多种单抗免疫组化分型。透射电镜对于淋巴瘤、白血病、戈谢病、尼曼-匹克病、毛细胞白血病、朗格汉斯组织细胞增生症都有重要的诊断价值。

1. 常规取材

（1）常规处理：1～5块（含包膜）。常规于脾脏两极、脾门及对侧、脾脏中央（不含包膜）取材共5块。组织块的面积通常在2cm×1.5cm以内，厚度不超过3mm（快速冰冻切片组织块的厚度应＜2cm）。

（2）肿瘤：1～4块（视肿瘤大小），其中至少有1块应包括包膜（或边缘）及其周围的脾组织。

（3）破裂处：沿与破裂口垂直方向取材（1～2块），破裂处边缘应保持原有状态（勿做修整）。

（4）梗死处：梗死与其外围的脾组织1～2块。

（5）其他病变处：酌情适量取材。

（6）副脾、脾门淋巴结：各1块。

（7）脾切除术中同时取肝活检：全部制片，整块或改切成2～3块（视检材大小）。

取材完毕后，按常规石蜡包埋组织切片的制备程序依次行水洗、脱水、透明、浸蜡、包埋、切片和染色。

2. 组织印片

（1）尚未固定的新鲜标本上切取1块1cm×1cm×0.3cm的组织块。

（2）一只手持已经乙醇洗净的载玻片，另一只手用镊子将该组织夹起（切面向上），并从玻片下方使组织块与玻片接触，稍微用力压印，在每张玻片上间断地压印3次（形成3个不透明的印迹），共制作4张印片。印迹不得过湿或含有过多血性液体。印（涂）片一定要薄，否则染色后细胞重叠，影响观察。

（3）摇动印片30～60s，使其干燥（勿加热或吹风），若摇动1min后印片仍不干燥，说明印片过厚，应弃之不用。

（4）将干燥的印片固定于甲醇中。

（5）制作淋巴结印片前，应先用滤纸吸去淋巴结切面上的血液、组织液。

3. 压片 选取微小薄片组织平铺于一张载玻片上，再用另一张载玻片叠加其上并予轻压。

4. 病原体培养

（1）用灼热的金属片烫灼拟做病原体培养的组织标本切面（形成无菌切面）。

（2）用无菌刀片（或手术刀）和无菌镊垂直地深入该无菌切面内切取1cm×1cm×1cm的组织，将其置于无菌容器内并无菌封装后送检。

5. 冷冻切片 切取的组织块大小适宜，厚度＜2mm，并尽快置于冷冻组织切片机上制备切片。

冷冻切片固定液

（1）乙醚－乙醇液：无水乙醚 1份

95%乙醇 1份

（2）乙醇－冰醋酸液：95%乙醇 100ml

冰醋酸 3～5滴

6. 电镜 在毛细胞白血病、朗格汉斯细胞组织细胞增生症、朗格汉斯细胞肉瘤及指状突细胞肿瘤等诊断中透射电镜具有重要意义。

（1）固定：在0～4℃下，将约为1mm^{3}的待检组织块固定于2%～4%戊二醛磷酸钠缓冲液中（pH 7.2～7.3，分子渗透压在380mmol/L左右），浸泡30～90min。

（2）漂洗：在4℃下，将经过戊二醛固定的组织块用0.1mol/L磷酸缓冲液漂洗1h或过夜，其间换液3次。

（3）四氧化锇后固定：在0～4℃下，将组织块置于四氧化锇磷酸缓冲固定液中浸泡60～120min。

（4）脱水：将组织块依序经30%（或50%）、70%、90%丙酮各10min，最后进入纯丙酮（更换3次，共10min），总计40min。

（5）浸透：组织块依序浸入①纯丙酮：树脂包埋剂（1∶1），室温下1h；②纯丙酮：树脂包埋剂（1∶2），室温下2h；③纯树脂包埋剂，室温下3h以上或过夜。

（6）聚合：将充分浸透的组织块，置于装满包埋剂的胶囊中，在37℃烤箱内聚合12h，然后在60℃烤箱内聚合24h。常用的树脂包埋剂有环氧树脂618、812、Spurr、K4M树脂等。使用环氧树脂812（Epon812）时，应避免潮气而影响聚合过程，否则有可能聚合不均匀、硬度和弹性不当等，影响超薄切片。

（7）切片：用超薄切片机先做半薄切片（1μm）或薄切片（3μm左右），进行光镜检查定位，然后再做超薄切片（40～50nm）。

（8）捞片和染色：用镊子夹取一个铜网，将满意的切片捞在铜网的中央，再先后用2%乙酸铀和6%柠檬酸铅染色30min。

（陈辉树）

参考文献

陈辉树，陈文杰. 1998. 脾肿大的病理与临床. 北京：北京医科大学中国协和医科大学联合出版社. 239-261.

陈辉树，姜洪池. 2012. 中国脾脏学. 北京：人民军医出版社. 500-506.

高永艳，李春伶，夏未，等. 2007. 超声引导下脾粗针穿刺活检的探讨性研究. 中国医学影像技术，23（7）：1049-1052.

中华医学会. 2007. 临床技术操作规范病理学分册. 北京：人民军医出版社. 120-121.

Cavanna L，Lazzaro A，Vallisa D，et al. 2007. Role of image-guided fine-needle aspiration biopsy in the management of patients with splenic metastasis. World J Surg Oncol，5：13.

Gómez-Rubio M，López-Cano A，Rendón P，et al. 2009. Safety and diagnostic accuracy of percutaneous ultrasound-guided biopsy of the spleen：a multicenter study. J Clin Ultrasound，37（8）：445-450.

Iwashita T，Yasuda I，Tsurumi H，et al. 2009. Endoscopic ultrasound-guided fine needle aspiration biopsy for splenic tumor：a case series. Endoscopy，41（2）：179-182.

Tam A，Krishnamurthy S，Pillsbury EP，et al. 2008. Percutaneous image-guided splenic biopsy in the oncology patient：an audit of 156 consecutive cases，19（1）：80-87.

Wilkins BS，Wright DH. 2000. Illustrated pathology of the spleen. New York：Cambridge University Press. 1-12.

第三十五章

免疫分型技术

第一节　流式细胞术

一、流式细胞仪的检测原理

待检测标本通过仪器的液流系统形成细胞流单行排列，有序地通过流式细胞仪的流动室，流式细胞仪有一个至多个激光器，激光器发射一定波长的激光束直接照射到液流内的细胞，由于细胞上结合有不同荧光染料，受到激光照射后会产生不同波长的光信号，继而被多个接收器接收并转换成电信号，通过直方图、散点图等图形呈现在屏幕上。

（一）液流系统

流式细胞仪的液流系统包含鞘液流和样品流。鞘液（sheath）有专门的配方，其基本特征就是等渗，作用是将样本细胞环绕，保证被环绕的细胞不会处于低渗或者高渗中以致死亡，样本细胞在鞘液的包裹下稳定地沿液流中央位置流动。

（二）光路系统

流式细胞仪的光路系统是流式细胞仪主要的系统，由激光器、光束成形系统及光信号收集系统组成，分析细胞时以激光照射细胞后接收到的光信号为基础，光信号包括散射光信号和荧光信号。

激光照射到样品流中的细胞后会产生散射光，如果细胞上结合有荧光染料，而这种荧光素刚好被这种波长的激光激发，荧光素就会向四周发射荧光。流式细胞仪采用的光信号分为散射光信号和荧光信号两种。散射光信号包括前向散射光（forward scatter，FSC）和侧向散射光（side scatter，SSC）（图 35-1-1）。

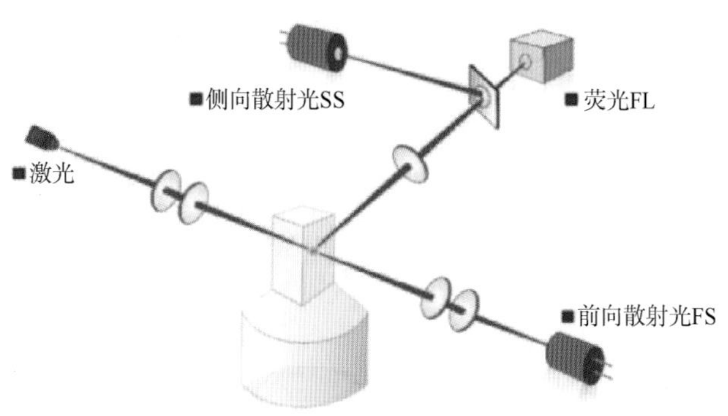

图 35-1-1　前向散射光（FSC）和侧向散射光（SSC）的检测原理

1. 前向散射光（FSC）　亦称为小角度散射光或 0°角散射光。它的值代表细胞的大小，强度与细胞的体积大小有关，细胞体积越大，其 FSC 值就越大。所以可以利用细胞的 FSC 值初步比较细胞的大小，利用 FSC 值对细胞进行分类和分群。

2. 侧向散射光（SSC）　亦称为 90°角散射光。它的值代表细胞的颗粒度，细胞越不规则，细胞表面的突起越多，细胞内能够引起激光散射的细胞器或颗粒生物越多，其 SSC 值就越大。其强度与细胞内部复杂程度有关。所以可以利用细胞的 SSC 值初步比较细胞的颗粒度。在流式分析中常用 FS-SS 设门分析（图 35-1-2）。

二、流式细胞术的基本操作

标本的准备：在血液学检测中流式细胞术适用的标本类型有骨髓液、外周血、各种体液（如脑脊液、胸腔积液、腹水）及人体组织（淋巴结、脾、肝等）。

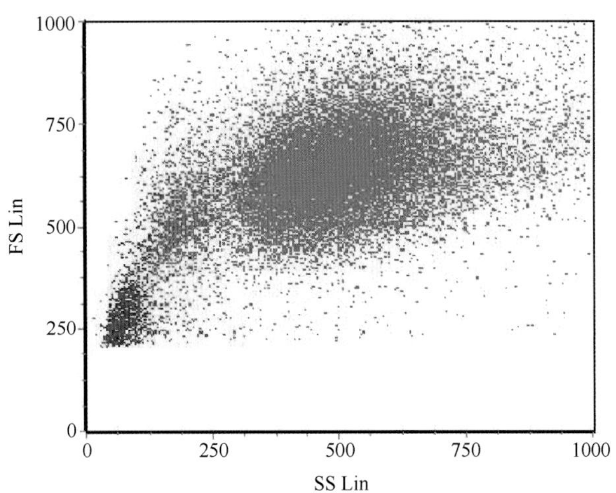

图 35-1-2 正常外周血 FSC 与 SSC 图
深蓝色为淋巴细胞，紫色为单核细胞，绿色为粒细胞

1. 外周血或骨髓

（1）保存方法：抽取标本后置于加有抗凝剂（肝素或 EDTA）的试管中，室温（15 ～ 25℃）保存，尽量 12h 内处理标本，如未能及时处理，放置时间＞ 24h 时，最好选择肝素抗凝管，并置于 4℃冰箱中保存。

（2）抗凝剂的选择：血标本可以使用 EDTA、葡萄糖枸橼酸或肝素抗凝。葡萄糖枸橼酸抗凝标本 72h 内细胞都是稳定的，肝素抗凝的标本 72h 内细胞是稳定的，EDTA 抗凝的标本 48h 内细胞是稳定的。

2. 体液 保存方法：抽取标本后置于肝素抗凝的管中，室温（15 ～ 25℃）保存，尽量于 12h 内处理完标本，标本储存于 4℃冰箱中，储存时间不宜超过 48h。

3. 各种组织细胞

（1）保存方法：新鲜切取的组织标本置于生理盐水或 PBS 中，如红细胞较多，则加入少量肝素抗凝剂。为了保持细胞活性，不宜选用甲醛、乙醇等固定组织。室温保存，尽量于 12h 内处理完标本。

根据抗原的标记部位不同，可以分为细胞膜上和细胞质内抗原染色，后者需要进行破膜处理。

（2）细胞膜上标记抗原

1）在试管中加入荧光素标记抗体（不同抗体根据说明书、细胞数确定用量），加入管底。

2）加血：加入骨髓或其他类型标本，振荡混匀，避光孵育 15min。

3）溶血：加入 FACS 溶血素，振荡混匀，避光孵育 5min。

4）离心：待标本透亮，离心（5min，1700r/min）。

5）洗涤：弃去上清，加 0.1% 小牛血清 PBS 缓冲液，振荡混匀，离心（5min，1700r/min）。

6）上机检测：弃去上清，加入 1% 多聚甲醛固定液 600μl，固定细胞，等待上机检测。

（3）细胞质内标记抗原：与膜上标记相比胞内标记需要进行破膜处理，在处理样本时要加入膜上抗体，然后在标记胞内抗体前进行破膜处理，即在细胞膜上打孔以便让荧光素标记的抗体自由通过细胞膜。对胞内抗原的检测，破膜是关键，如果破膜不完全会造成假阴性。处理步骤如下：

1）～ 5）：同细胞膜上标记抗原的处理方法。

6）破膜处理：弃去上清，加入破膜剂（1 ∶ 10）450μl，避光孵育 5min。

7）离心：加入 0.1% 小牛血清 PBS 缓冲液，离心（5min，1700r/5min）。

8）加入胞质内抗体：弃去上清，加入胞内抗体，避光孵育 30min。

9）上机检测：加入 600μl 含有 1% 多聚甲醛的固定液固定，等待上机。

常用的胞质内抗体有 TdT、MPO、cCD3、cCD79a、cKappa、cLambda 等。

三、数据分析和报告

获取数据后，通过采用合理的设门策略、选择单参数或多参数分析图，根据不同的临床情况对数据进行分析，并提出解释说明，结合临床、形态学和细胞遗传等资料，对疾病进行诊断。

1. 散射光设门 是利用前向散射光（FSC）和侧向散射光（SSC）进行设门，在 FSC-SSC 设门图中，淋巴细胞与有核红细胞 FSC、SSC 较小；单核细胞的 FSC、SCC 比淋巴细胞稍大。

2. 散射光和荧光设门

（1）CD45-SSC 设门：在 FSC-SCC 设门中，有时细胞较少无法将细胞分出界限，这时我们需要加入 CD45 来进行设门分析；CD45 是人类白细胞共同分化抗原，在流式分析中常用 CD45-SSC 来进行设门，如图 35-1-3 所示。在此 CD45-SSC 图中，淋巴细胞 CD45 最强，SSC 最低，单核细胞次之，然后是粒细胞，有核红细胞的 CD45 强度最小；图中红框内为原始细胞区域。

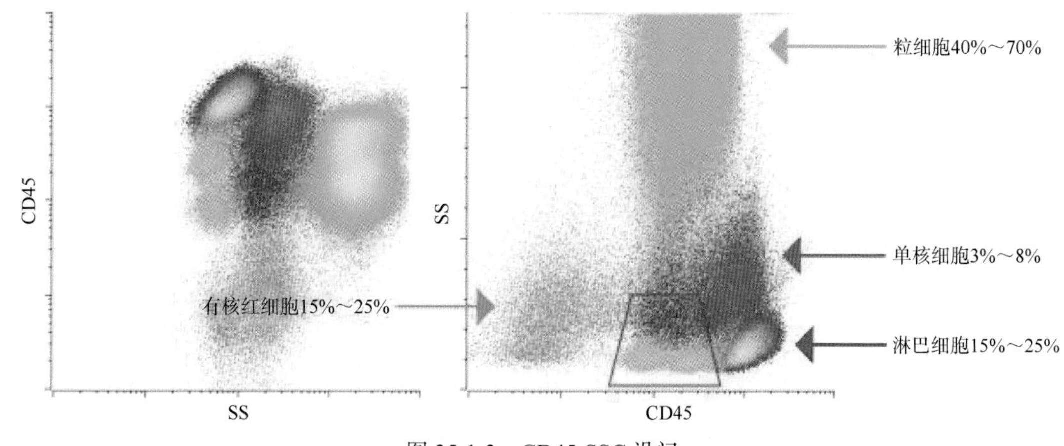

图 35-1-3　CD45-SSC 设门

在流式分析中有些疾病的 CD45-SSC 各有特点，如急性早幼粒细胞白血病（APL），在 CD45-SSC 中异常粒细胞 SSC 往往偏高，如图 35-1-4 所示；图中墨绿色部分为异常粒细胞。

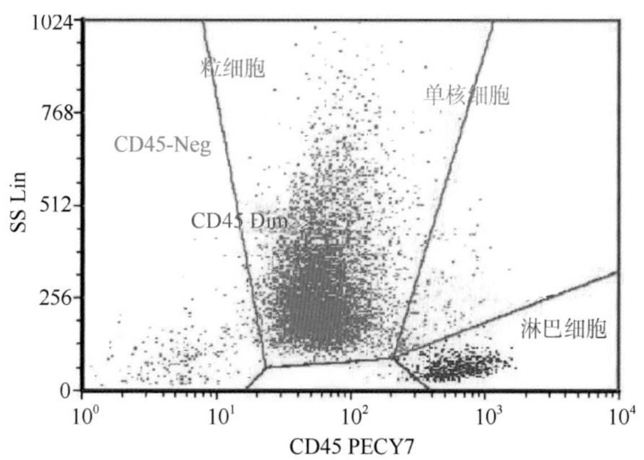

图 35-1-4　急性早幼粒细胞白血病（APL）的 CD45-SSC

在巨幼细胞贫血标本的 CD45-SSC 中，粒细胞往往会与 CD45 阴性区域（CD5-Neg）相连，如图 35-1-5 所示；图中墨绿色部分为粒细胞，绿色部位为 CD45 阴性区域。

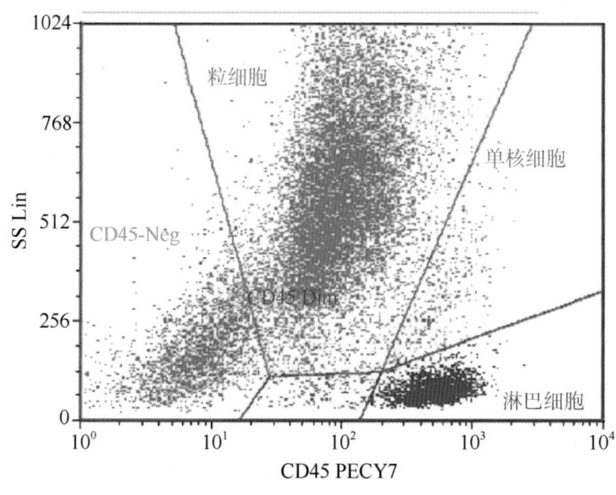

图 35-1-5　巨幼细胞贫血的 CD45-SSC

在急性白血病标本中，原始细胞会出现在 CD45 Dim 区域，如图 35-1-6 所示；图中红色部分为原始细胞。

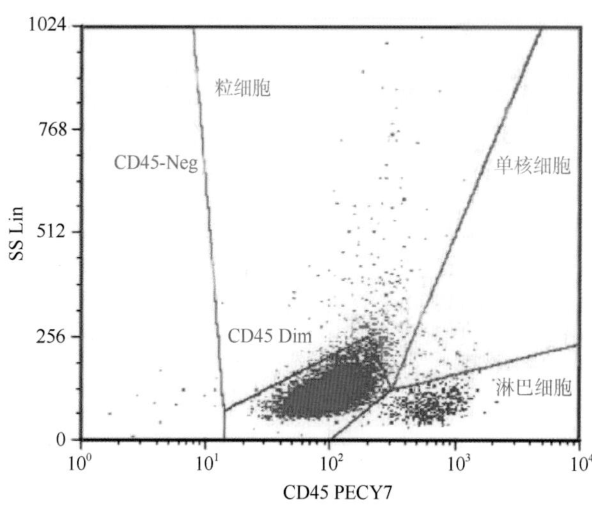

图 35-1-6　急性白血病的 CD45-SSC

（2）CD19（CD20）-SSC 或 CD19-CD45 设门：标记 CD19 进行设门主要是针对 B 淋巴细胞白血病 / 淋巴瘤，利用 CD19（CD20）-SSC 设门可以将 B 淋巴细胞区分出来，然后再分析 B 细胞中的轻链表达情况，如图 35-1-7 所示。

（3）CD45-CD38 或 CD38-CD138：标记 CD38 设门主要是用于多发性骨髓瘤（MM），MM 细胞经常出现在 CD45 阴性区域，通过 CD38-CD45 设门，将浆细胞找到，然后找到在 CD45-SSC 上的位置，通过反向设门，分析其他不含 CD38 抗体的管中的浆细胞，如图 35-1-8 所示。

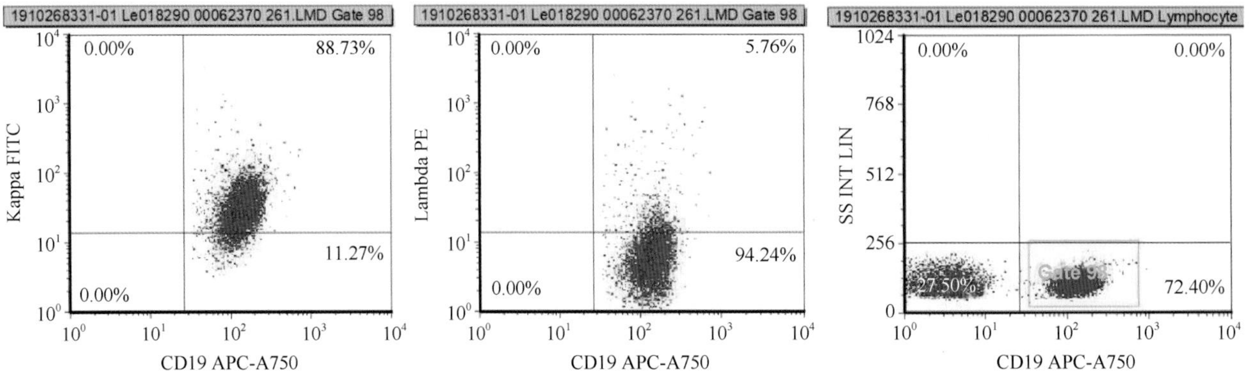

图 35-1-7　CD19（CD20）-SSC 设门

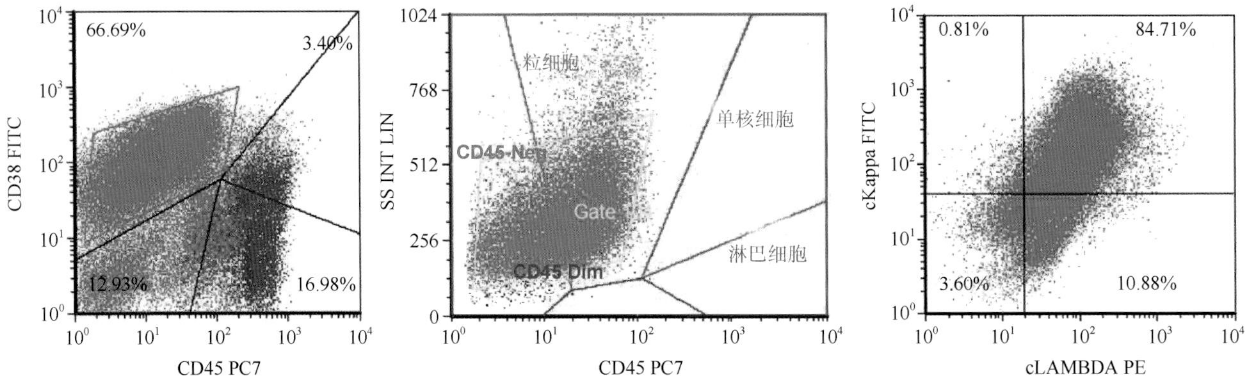

图 35-1-8　CD38-CD45 设门

（钟云峰）

第二节　骨髓活检组织免疫组化染色技术

一、概　　述

免疫组化技术在血液病理诊断中起着极为重要的作用。由于血液病的特殊性，免疫组化是血液病理极为重要的组成部分和诊断依据，其目的在于观察特殊的骨髓组织结构。取材标本主要为髂骨穿刺组织，特殊情况下亦可见胸骨穿刺组织，此类标本具有如下特点：

1. 取材组织为穿刺标本，体积小，在固定液中长时间浸泡容易影响染色质量。图 35-2-1 为染色较满意的骨髓组织 HE 切片。

2. 组织中存在大量骨质等较硬组织，与常规病理组织相比，除淋巴结类组织之外的几乎所有血液组织都需要在取材、固定后进行脱钙处理。

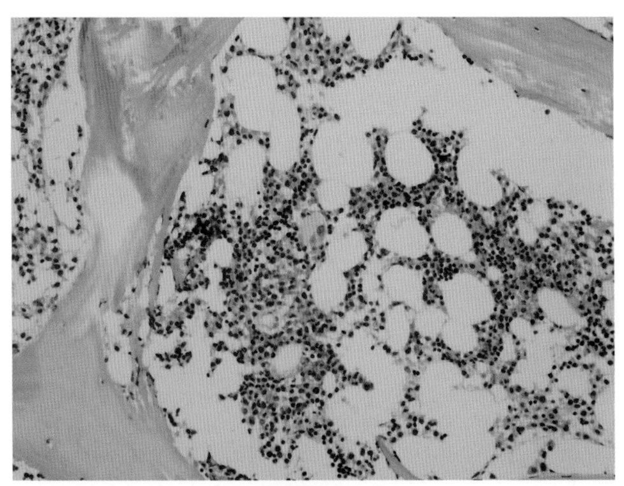

图 35-2-1　较好的骨髓组织 HE 染色镜下图片

3. 取材组织中除骨质外的各类细胞数量相对较少，这是由于诊断所需观察的组织结构存在于微细的骨小梁之间（图 35-2-2）。

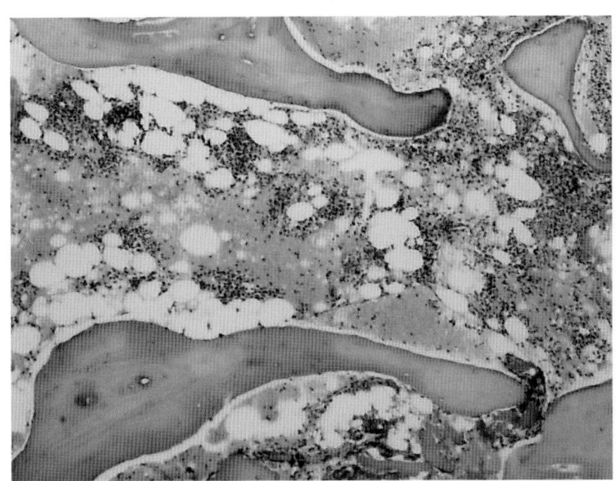

图 35-2-2　骨髓组织 HE 染色——骨小梁中间的组织

4. 取材组织中细胞种类丰富，包括骨髓干细胞、造血细胞、各类原始血细胞、巨核细胞等多种类型；另外，由于骨髓的造血功能具有持续性，细胞的分裂活跃。

二、制片流程（两步法）

1. 切片　血液病理免疫组化制片，切片厚度以 3μm 为宜。

2. 烤片　温度最好设在 65℃左右，时间约为 30min。

3. 手工染色过程

（1）二甲苯（Ⅰ）5min。

（2）二甲苯（Ⅱ）5min。

（3）二甲苯（Ⅲ）5min。

（4）100% 乙醇（Ⅰ）5min。

（5）100% 乙醇（Ⅱ）5min。

（6）95% 乙醇 5min。

（7）95% 乙醇 5min。

（8）85% 乙醇 3min。

（9）流水冲洗 5min。

（10）高压抗原修复 3 ～ 4min。

（11）封闭，以消除内源性过氧化物酶影响 10min。

（12）流水冲洗 10min。

（13）PBS 冲洗 3 次。

（14）手工滴加一抗，在 4℃环境下孵育 12h 或于 25℃环境下孵育 2h。

（15）PBS 冲洗干净未结合的一抗。

（16）手工滴加二抗，在 25℃环境下孵育 30min。

（17）PBS 冲洗干净未结合的二抗。

（18）手工显色（DAB）5 ～ 10min。

（19）蒸馏水冲洗 DAB 染色液。

（20）苏木素染色液衬染 2 ～ 3min。

（21）1% 盐酸乙醇分化液分化 2 ～ 5s。

（22）流水冲洗返蓝。

（23）80% 乙醇稍洗 30s。

（24）95% 乙醇（Ⅰ）1min。

（25）95% 乙醇（Ⅱ）1min。

（26）无水乙醇（Ⅰ）3min。

（27）无水乙醇（Ⅱ）3min。

（28）TO 生物透明剂（Ⅰ）5min。

（29）TO 生物透明剂（Ⅱ）5min。

（30）TO 生物透明剂（Ⅲ）5min。

（31）中性树胶封固。

三、制片要点

一张好的免疫组化玻片应当着色浓淡适宜，衬染对比鲜明，无非特异性染色，如图 35-2-3 所示。由于血液病理的特殊性，血液病理免疫组化染色需要注意的因素与要点更多，具体如下：

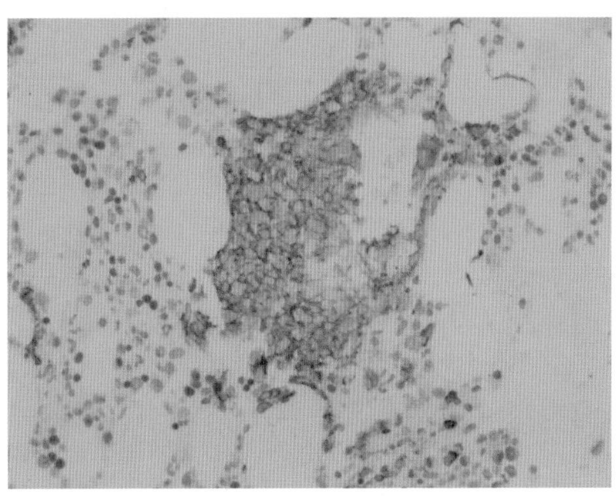

图 35-2-3　效果较好的免疫组化染色切片（CD20+）

1. 由于免疫组化制片前处理的特殊性与复杂性，必须选择黏附性载玻片。

2. 由于血液病理取材送检组织需要脱钙处理，长时间的脱钙液浸泡导致组织细胞的抗原破坏相较于普通病理取材更大；同时髂骨穿刺组织体积相对小，长时间的固定也会使细胞抗原的表达变弱。因此，血液病理组织的抗原修复应选择修复效果较强的高 pH 抗原修复液与高压抗原修复法，并适当延长抗原修复的时间。

3. 在封闭过程中，应注意封闭的时间与强度，由于髂骨穿刺组织的特殊性，封闭不足与封闭过度都会影响免疫组化制片的染色效果，前者会导致严重的非特异性染色，后者则会使组织整体呈弱阳性或假阴性，如图 35-2-4 所示。

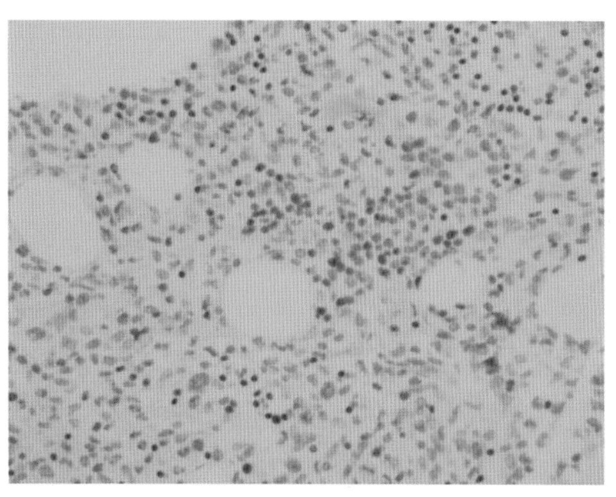

图 35-2-4 免疫组化染色呈假阴性（E-cad）

4. 由于血液病理组织的抗原破坏相较于普通病理组织更大，所以一抗的孵育时间相对于一般组织病理要更长；并对一抗与二抗的效价有更高的要求，用于血液病理免疫组化制片的抗体需要更加严格的保存条件，以此保证抗原与抗体的结合效果。

5. 血液病理免疫组化制片时，DAB 显色的时长与普通组织病理免疫组化相比更长，以保证免疫组化制片的质量，防止假阴性结果的产生。

6. 由于免疫组化制片时需要对各类细胞进行分辨，同时 DAB 染色液的着色相对较浅，需严格控制免疫组化制片时苏木素染色液的衬染强度，使整张切片对比清晰，便于观察。图 35-2-5 为非特异染色强的免疫组化切片。

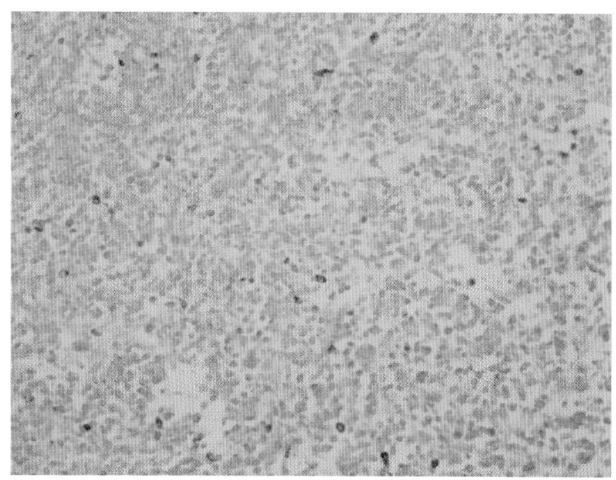

图 35-2-5 免疫组化染色背景深，非特异性染色严重（MPO）

（齐飞飞　闫长松）

参考文献

陈朱波，曹雪涛．2014．流式细胞术．北京：科学出版社．

梁英杰，凌启波，张威．2011．临床病理学技术．北京：人民卫生出版社．268-270．

刘艳荣．2013．实用流式细胞术・血液病篇．北京：北京大学医学出版社．

王伯沄，李玉松，黄高昇，等．2000．病理学技术．北京：人民卫生出版社．505-525，974-990．

中华医学会．2004．临床技术操作规范病理学分册．北京：人民军医出版社．36-37，171-181．

附录1

血细胞分化抗原

CD 抗原	其他名称	分子量（kDa）	表达细胞	配基 / 受体 / 关联	功能
CD1a	R4，T6，HTA1	49	皮质胸腺细胞、朗格汉斯细胞、树突状细胞	与 β_2 微球蛋白关联	非肽类抗原提呈
CD1b	R1，T6	45	皮质胸腺细胞、朗格汉斯细胞、树突状细胞	与 β_2 微球蛋白关联	非肽类抗原提呈
CD1c	R7、M241、T6	43	皮质胸腺细胞、朗格汉斯细胞、树突状细胞，B 细胞亚群	与 β_2 微球蛋白关联	非肽类抗原提呈
CD1d	R3	49	小肠上皮细胞、B 细胞亚群、树突状细胞	与 β_2 微球蛋白关联	非肽类抗原提呈
CD1e	R4	28	树突状细胞（细胞内）	与 β_2 微球蛋白关联	非肽类抗原提呈
CD2	T11，LFA-2，SR-BC-R	50	T 细胞、胸腺细胞、NK 细胞、B 细胞（小鼠）	CD58、CD48、CD59、CD15	黏附分子，激活 T 细胞
CD3γ	T3	20 ～ 26	胸腺细胞、成熟 T 细胞	与 CD3/TCR 复合物关联	传导 T 细胞活化信号，调节 TCR 表达
CD3δ	T3	21	胸腺细胞、成熟 T 细胞	与 CD3/TCR 复合物关联	传导 T 细胞活化信号，调节 TCR 表达
CD3ε	T3	20	胸腺细胞、成熟 T 细胞	与 CD3/TCR 复合物关联	传导 T 细胞活化信号，调节 TCR 表达
CD4	T4，L3T4，W3/25	55	胸腺细胞亚群，T 辅助 /T 诱导细胞、T 调节细胞、单核细胞、巨噬细胞	MHC- Ⅱ，HIV GP120，IL-16	T 细胞活化，胸腺细胞分化，HIV 受体
CD5	T1，Tp67，Leu-1，Ly-1	67	胸腺细胞、T 细胞、B 细胞亚群、B 细胞慢性淋巴细胞白血病	CD72，与 TCR 或 BCR 相关联	调节 T-B 淋巴细胞相互作用
CD6	T12	105 ～ 130	胸腺细胞、T 细胞、B 细胞亚群，神经细胞亚群	CD166，3A11	胸腺细胞发育，T 细胞活化
CD7	GP40	40	胸腺细胞，T 细胞，NK 细胞，干细胞		T 细胞共刺激
CD8a	T8，Lue-2，Ly-2	32 ～ 34	胸腺细胞亚群，细胞毒 T 细胞，NK 细胞，树突状细胞亚群	MHC- Ⅰ	MHC- Ⅰ分子共受体
CD8b	CD8，Lyt3	30 ～ 32	胸腺细胞亚群、细胞毒 T 细胞	MHC- Ⅰ	MHC- Ⅰ分子共受体
CD9	P24，MRP-1，DRAP-27	22 ～ 27	血小板，前 B 细胞，嗜酸性粒细胞，嗜碱性粒细胞，活化 T 细胞，内皮细胞，上皮细胞	与 CD63、CD81 和 CD82 相关联	细胞黏附、迁移，血小板活化
CD10	CALLA，NEP，GP100	100	B 和 T 细胞前体细胞，成纤维细胞，中性粒细胞		肽酶，调节 B 细胞生长
CD11a	LAF-1，integrin aL	180	所有白细胞	CD11a/CD18 与 CD54、CD102、CD50 结合	细胞间黏附，共刺激

续表

CD 抗原	其他名称	分子量（kDa）	表达细胞	配基 / 受体 / 关联	功能
CD11b	Mac-1，integrin aM	170	粒细胞，单核细胞，B 和 T 细胞，NK 细胞，树突状细胞	CD11b/CD18 与 CD54、iC3b、ECM 结合	细胞黏附，化学驱动，凋亡
CD11c	P150，9，CR4，integrin aX	150	单核细胞 / 巨噬细胞，NK 细胞，粒细胞，T 和 B 细胞亚群，树突状细胞	CD11b/CD18 与 CD54、iC3b、ECM 结合	细胞黏附
CDw12		90 ～ 120	粒细胞，巨核细胞，血小板，NK 细胞		不详
CD13	ANP，GP150	150 ～ 170	粒细胞，单核细胞及其前体细胞，内皮细胞，上皮细胞	冠状病毒，CMV，L-leucyl-β-napthylamine	锌结合金属蛋白激酶
CD14	LPS-R	53 ～ 55	单核细胞，巨噬细胞，朗格汉斯细胞，粒细胞（低）	LPS	LPS 和 LBP 复合物受体
CD15	Lewis（Lex）		粒细胞，单核细胞	CD62	细胞黏附
CD15s	sialyl Lewis X		粒细胞，单核细胞，内皮细胞，记忆 Th 细胞，活化 T/B 细胞，NK 细胞，HEV	CD62E	细胞黏附
CD15u	3′sunlfated Lewis X		粒细胞，单核细胞，T 细胞亚群，B 细胞亚群，内皮细胞，NK 细胞	CD62P	细胞黏附
CD15su	6′sunlfated Lewis X		粒细胞，单核细胞，T 细胞亚群，B 细胞亚群，内皮细胞，NK 细胞	CD62L	细胞黏附
CD16	FcγRIIIA，c 16a	50 ～ 65	中性粒细胞，NK 细胞，巨噬细胞	聚集的 IgG，IgG-Ag 复合物	低亲和力 Fcy 受体，介导吞噬和抗体依赖性细胞介导的细胞毒作用（ADCC）
CD16b	FcγRIIIB	48	中性粒细胞	IgG	
CD17			单核细胞，血小板，B 细胞亚群，粒细胞，树突状细胞，T 细胞		乳糖酰基神经酰胺，细胞表面的糖鞘酯
CD18	β2 整合素	95	白细胞	与 CD11a，b，c 相关联	细胞黏附
CD19	B4	95	B 细胞（不含浆细胞），滤泡树突状细胞	与 CD21，CD81 相关联	信号转导
CD20	B1，Bp35，Ly-44	33 ～ 37	B 细胞，T 细胞亚群		B 细胞活化和增殖
CD21	CR2，EBV-R，C3dR	145，110	成熟 B 细胞，T 细胞亚群，滤泡树突状细胞	C3d，EBV，CD23，CD19，CD81	信号转导
CD22	BL-CAM，Lyb8，Si-glec-2	130	B 细胞	P27sky，p53/56lyn，SHP1	B 细胞黏附，信号转导
CD23	FcεRII，BLAST-2，Ly-42	45	B 细胞，活化巨噬细胞，嗜酸性粒细胞，滤泡树突状细胞，血小板	IgE，CD21，CD11b，CD11c	IgE 低亲和力受体，CD19/CD21/CD81 配基
CD24	BA-1，HSA，Ly-52	35 ～ 45	B 细胞，粒细胞，上皮细胞，单核细胞	P- 选择素，CD24	调节 B 细胞增殖分化
CD25	Tac，p55，IL-2Ra，Ly-43	55	活化 T、B 和单核细胞；树突状细胞亚群，调节 T 细胞	IL-2	IL-2 受体 α 链，与 β、γ 链形成高亲和力 IL-2 受体
CD26	dipeptidyl pepti-dase Ⅳ（DPP Ⅳ）	110	成熟胸腺细胞，T 细胞（上调活化），B 细胞，NK 细胞，巨噬细胞，上皮细胞	腺苷脱氨酶，胶原蛋白	外肽酶，HIV 致病机制，T 细胞活化
CD27	T14，S152	50 ～ 55	T 细胞，髓质胸腺细胞，B 细胞亚群，NK 细胞	CD27，TRAAF2，TRAF5	共刺激 T/B 细胞活化

续表

CD 抗原	其他名称	分子量（kDa）	表达细胞	配基 / 受体 / 关联	功能
CD28	Tp44，T44	44	多数 T 细胞，胸腺细胞，浆细胞，NK 细胞	CD80（B7-1）CD86（B7-2）	共刺激
CD29	integrinβ1，GP Ⅱ a	130	T，B，单核细胞，粒细胞（低），血小板，肥大细胞，成纤维细胞，内皮细胞，NK 细胞	VCAM-1，MAdCAM-1，ECM	与整合素 α 亚单位、细胞黏附活化、胚胎形成和发育相关联
CD30	ki-I，Ber-H2	105	活化 T、B 细胞，单核细胞，活化 NK 细胞，RS 细胞	CD153	调节淋巴细胞增殖和细胞死亡
CD31	PECAM-1，endocam	130 ～ 140	单核细胞，血小板，粒细胞，内皮细胞，淋巴细胞亚群	CD31，CD38	细胞黏附
CD32	FCγRII，Ly-17	40	B 细胞，单核细胞，血小板，粒细胞，内皮细胞	聚集 IgG，磷酸化酶	调节 B 细胞功能，诱导吞噬和介质释放
CD33	P67，siglec-3	67	单核细胞，粒细胞，肥大细胞，髓系祖细胞	某些硅酸联结的碳氢化合物	含硅酸糖链血凝素活性，黏附
CD34	GP105 ～ 120，muco-sialin	105 ～ 120	造血干、祖细胞，内皮细胞	L- 选择素	细胞黏附
CD35	CR1，C3b/C4b-R	190 ～ 280	红细胞，B 细胞，单核细胞，中性粒细胞，嗜酸性粒细胞，滤泡树突状细胞，T 细胞亚群	C3b，C4b，iC3，iC4	C3b 和 C4b，介导黏附和吞噬
CD36	GP Ⅳ，GP Ⅲ b	85	血小板，单核 / 巨噬细胞，内皮细胞和红系前体细胞	氧化的 LDL，凝血酶致敏蛋白，胶原蛋白	清道夫受体，介导黏附和吞噬
CD37	GP52 ～ 40	40 ～ 52	成熟 B 细胞，T 细胞（低水平），单核细胞，粒细胞	CD53，CD81，CD82，MHC-Ⅱ	信号转导
CD38	T10，ADP-ribosyl-cyclase	45	大多数造血和非造血细胞，表达强度不同，浆细胞高表达	CD31	调节细胞活化，增殖和黏附
CD39		78	巨噬细胞，朗格汉斯细胞，树突状细胞，活化 B 细胞，NK 细胞，小神经胶质细胞	ADP/ATP	B 细胞黏附，保护活化细胞不溶解
CD40	Bp50	48	B 细胞，单核/巨噬细胞，滤泡树突状细胞，内皮细胞，成纤维细胞，角化细胞	CD154	共刺激 B 细胞生长、分化和独特型转化
CD41	GP Ⅱ b，α Ⅱ b 整合素	120/23 二聚体	血小板，巨核细胞	与 CD61 形成 GP Ⅱ b- Ⅲ a 复合物，与纤维蛋白质、纤连蛋白、vWF 及凝血酶致敏蛋白结合	血小板活化和聚集
CD42a	GP Ⅸ	17 ～ 22	血小板，巨核细胞	相互结合形成 vWF 及凝血酶受体	血小板黏附和活化
CD42b	GP Ⅰ bα	145	血小板，巨核细胞		
CD42c	GP Ⅰ bβ	24	血小板，巨核细胞		
CD42d	GP Ⅴ	82	血小板，巨核细胞		
CD43	sialophoorin，leuko-sialiin，GPL115	115 ～ 135	B 细胞 [除静止 B 细胞，血小板（低）]	CD54	抗黏附，结合 CD54 介导黏附
CD44	H-CAM，Pgp-1，EM-CR Ⅲ，CD44s，Ly-24	85	除血小板外的造血和非造血细胞	透明质烷	白细胞滚动、归巢和聚集
CD44R	CD44v	85 ～ 250	上皮细胞，单核细胞，活化白细胞上调表达	透明质烷	白细胞滚动、归巢和聚集
CD45	LCA，T200，B220，Ly-5	180 ～ 240	除红细胞和血小板外的造血细胞	半乳凝素 -1，与 CD2、CD3、CD4、CD45、AP 关联	T 和 B 细胞受体介导活化的关键分子

续表

CD 抗原	其他名称	分子量（kDa）	表达细胞	配基 / 受体 / 关联	功能
CD45RA		205～220	B 细胞，T 细胞亚群（原态 T 细胞），单核细胞，髓质胸腺细胞	含 A 外显子 CD45 异构体	T 和 B 细胞受体介导活化的关键分子
CD45RB		190～220	T细胞亚群，B细胞，单核细胞，巨噬细胞，粒细胞，树突状细胞，NK 细胞	含 B 外显子 CD45 异构体	T 和 B 细胞受体介导活化的关键分子
CD45RC		220	B 细胞，NK 细胞，CD8+ T 细胞，CD4+ T 细胞亚群，髓质胸腺细胞，单核细胞，树突状细胞	含 C 外显子 CD45 异构体	T 和 B 细胞受体介导活化的关键分子
CD45RO	UCHL-1	180	活化 T 和记忆 T 细胞，B 细胞亚群，单核 / 巨噬细胞，粒细胞，皮质胸腺细胞，树突状细胞亚群	CD22，非含 A、B、C 外显子 CD45 异构体	T 和 B 细胞受体介导活化的关键分子
CD46	MCP	64～68	白血病，血小板，内皮细胞，上皮细胞，胎盘滋养细胞，精子细胞和各种肿瘤细胞	C3b，C4b，麻疹病毒	C3b 和 C4b 溶蛋白切割因子-1 的辅因子，形成针对补体不适当激活的保护屏障
CD47	LAP	50～55	造血细胞，内皮细胞，上皮细胞，成纤维细胞，脑细胞，间充质细胞	CD172a，CD172g	黏附
CD48	Blast-1，BCM1，Sgp60	45	白细胞	CD2，Ly9	细胞黏附，T 细胞共刺激
CD49a	VLA-1a，α1 integrin	200	活化 T 细胞，单核细胞，黑色素瘤细胞，内皮细胞	与 CD29 联结，可与胶原和层粘连蛋白结合	黏附，胚胎发育
CD49b	VLA-2a，GPla，α2 integrin	160	白细胞，单核细胞，血小板，活化T细胞，上皮细胞，内皮细胞，NK 细胞亚型，巨核细胞	与 CD29 联结，可与胶原和埃可病毒 1 结合	黏附，血小板聚集，埃可病毒受体
CD49c	VLA-3a，α3 integrin	125	多数黏附细胞，B、T 细胞低表达	与 CD29 联结，可与胶原、层粘连蛋白 -5，纤维粘连蛋白结合	黏附，信号转导
CD49d	VLA-4，α4 integrin	150	B、T 细胞，胸腺细胞，单核细胞，嗜酸性粒细胞，嗜碱性粒细胞，NK 细胞，肥大细胞，树突状细胞，红系前体细胞	与 CD29 或 β7 整合素联结，可与纤维粘连蛋白 MAdCAM-1、VCAM-1 结合	黏附，细胞迁移，归巢和活化
CD49e	VLA-5a，α5 integrin	135，25	胸腺细胞，T 细胞，单核细胞，血小板，早期和活化 B 细胞，上皮细胞，内皮细胞	与 CD29 联结，可与纤维粘连蛋白和侵袭素结合	黏附，调节细胞生存和凋亡
CD49f	VLA-6a，α6 integrin	125	记忆 T 细胞，胸腺细胞，单核细胞，血小板，巨核细胞，上皮细胞，内皮细胞，滋养层细胞	与 CD29 或 β4（CD104）联结，可与纤维粘连蛋白和侵袭素结合	黏附，细胞迁移，胚胎发生
CD50	ICAM-3	120～140	白细胞，胸腺细胞，朗格汉斯细胞，内皮细胞	CD11a/CD18	黏附和共刺激
CD51	vitronectin receptor，integrin αV	125，24 二聚体	血小板，活化 T 细胞，内皮细胞，成骨细胞，黑色素瘤细胞，巨核细胞	与整合素 β1、β3，β5、β6 或 β8 联结，可与纤维蛋白原、凝血酶致敏蛋白、vWF 结合	黏附，信号转导
CD52	CAMPATH-1，HE5	25～29	胸腺细胞，淋巴细胞，单核 / 巨噬细胞，上皮细胞		其抗体用于溶解靶细胞
CD53	OX-44	32～42	白细胞，树突状细胞，成骨细胞，破骨细胞	VLA-4，MHC- Ⅱ	信号转导
CD54	ICAM-1	90/95	上皮细胞，内皮细胞，单核细胞，静止期淋巴细胞低表达，活化后表达上调	CD11a/CD18，CD11b/CD18，鼻病毒，CD43	白细胞从血管渗出，调节 T 细胞活化

续表

CD 抗原	其他名称	分子量（kDa）	表达细胞	配基 / 受体 / 关联	功能
CD55	DAF	80	造血和非造血细胞	C3b，C4b，CD97，柯萨奇病毒，埃可病毒	调节补体活化，受精保护分子或配基，信号转导
CD56	NCAM，Leu-19，NKH-1	175 ～ 220	神经组织，NK 细胞，T 细胞亚群，小细胞肺癌	NCAM，硫酸肝素	嗜同和嗜异黏附
CD57	HNK-1，Leu-7	110	NK 亚群，T 细胞亚群，T 细胞亚群，某些 B 细胞系	CD62L，CD62p	黏附
CD58	LFA-3	55 ～ 70	白细胞，红细胞，上皮细胞，内皮细胞，成纤维细胞	CD2	APC-T，杀伤细胞 - 靶细胞相互作用，共刺激
CD59	protectin，H19，1F5Ag	19 ～ 25	造血和非造血细胞	C8a，C9，lck，fyn	阻止补体多聚体形成，保护细胞免受补体介质溶解
CD60a	GD3		T 细胞亚群，胸腺细胞，黑色素细胞，神经胶质细胞，血小板，粒细胞		凋亡调节，共刺激
CD60b	9-0-sialy1 GD3		T 细胞亚群，活化 B 细胞，黑色素瘤细胞		共刺激
CD60c	7-0-sialgly1 GD3		T 细胞亚群		T 细胞活化
CD61	GP Ⅲ a，β3 integrin	110	血小板，巨噬细胞，内皮细胞，成纤维细胞，破骨细胞，肥大细胞	与 CD41 或 CD51 联结，可与纤维蛋白原、玻璃体结合蛋白、纤维粘连蛋白和 vWF 结合	介导细胞与不同基质蛋白黏附

附录 2

我国健康成人血象和骨髓象

一、血　　象

1. 红细胞、血红蛋白、血细胞比容和平均红细胞指数

	红细胞（$\times10^{12}$/L）		血红蛋白（g/L）		血细胞比容（%）		MCV	MCH	MCHC
	男	女	男	女	男	女			
综合平均值	4.84	4.28	141.6	127.5	45.1	40.1	88.6	28.3	32
范围*	1.15 ~ 5.37	3.83 ~ 4.82	134 ~ 157	113 ~ 137	42.2 ~ 47.5	35.7 ~ 42.7	85.1 ~ 93.2	27.0 ~ 30.8	30.5 ~ 34.7

* 为各报告中平均值的范围。

（引自易见龙 . 1963. 血液生理学的新发展 . 见：徐丰彦，胡旭初、生理学进展 . 上海：上海科学技术出版社）

2. 白细胞、白细胞分类和血小板

	白细胞（$\times10^{9}$/L）	白细胞分类（%）					血小板（$\times10^{9}$/L）
		中性粒细胞	嗜酸性粒细胞	嗜碱性粒细胞	淋巴细胞	单核细胞	
综合平均值	7.13	62.2	2.6	0.72	29.1	5.1	226
范围*	6.60 ~ 8.31	59.6 ~ 66.6	1.7 ~ 3.7	0.4 ~ 1.0	26.7 ~ 30.7	4.5 ~ 5.7	153 ~ 429

* 各报告中平均值的范围

（引自易见龙 . 1963. 血液生理学的新发展 . 见：徐丰彦，胡旭初、生理学进展 . 上海：上海科学技术出版社）

3. 我国健康成人血象参考值

红细胞（$\times10^{12}$/L）	男 4.0 ~ 6.0	女 3.5 ~ 5.5
血红蛋白（g/L）	男 120 ~ 160	女 110 ~ 150
血细胞比容（%）	男 40 ~ 50	女 35 ~ 45
网织红细胞（%）	0.5 ~ 1.5	
白细胞分类（%）		
中性粒细胞	50 ~ 70（其中杆状核粒细胞＜ 10）	
嗜酸性粒细胞	1 ~ 10（一般＜ 5）	
嗜碱性粒细胞	0 ~ 1.5（一般＜ 1）	
淋巴细胞	20 ~ 40	
单核细胞	3 ~ 8	
血小板（$\times10^{9}$/L）	100 ~ 350	

二、骨 髓 象

1. 各作者报告我国健康成人髂骨骨髓象简表

作者			浦权等	林修基等	血研所[1]	王声远等	徐惠玲等	刘葆华等	吴钟山等	成锐方等	山医二院[2]	张兆嶙等	刘志洁等	卢兴国等
报告时间（年）			1962	1962	1963	1964	1964	1964	1964	1965	1977	1981		2002
取材部位			髂前	髂后	髂前	髂前	髂前	髂前	髂前	髂前	髂后	髂前	髂前	髂后
例数			55	70	100	102	100	50	122	100	30	42	40	16
有核细胞计数（$\times 10^9$/L）				113	106	91		113	60					
粒系统（%）	原始粒细胞	均值	0.8	0.6	0.5	0.5	0.4	0.5	0.2	0.1		0.8	0.5	0.7
		最大值	2.0	1.4	1.2	1.2	1.9	1.3	0.8	0.6	0.4	1.5		1.8
	早幼粒细胞	均值	1.7	1.3	1.3	1.8	1.3	1.3	0.6	0.6	1.0	1.6	2.0	1.7
		最大值	3.5	2.6	2.8	4.4	3.2	2.2	1.8	4.0	2.8	3.5		3.2
	早幼粒＋中幼粒＋晚幼粒①		19.9	25.7	16.1	20.8	22.8	19.2	16.5	20.6	14.2	22.0	18.0	21.8
	杆状核＋分叶核②		34.7	29.1	32.3	34.4	31.8	31	34.7	38.2	31.0	33.4	36.6	30.1
	①/②		1/1.7	1/1.1	1/2.0	1/1.6	1/1.4	1/1.5	1/2.1	1/1.4	1/2.1	1/1.5	1/2	1/1.5
	嗜酸粒		4.3	2.0	2.9	3.3	3.6	5.4	5.3	8.9	1.5	3.9	3.4	2.3
	嗜碱粒	均值	0.4	0.04	0.2	0.1	0.1	0.2	0.3	0.07	1.4	0.2	0.1	0
		最大值	1.5		1.1	1.8	1.3	0.9	2.8	1.0	4.5	0.5		0.2
	总		60.1	57.4	52.9	59.1	58.8	56.3	57.1	57.9	48.1	58.2	57.8	54.1
红系（%）	中幼红		10.4	12.1	7.2	10.1	8.3	8.8	7.8	9.7	8.4	10.1	11.0	10.51
	晚幼红		7.5	7.5	11.8	7.3	12.0	10.9	11.5	10.2	13.3	9.1	6.2	12.43
	总		20.8	24.2	20.4	19.1	21.3	21.4	20.7	20.5	23.4	20.0	19.1	25.5
淋巴系统 %			17.3	16.9	22.8	19.0	20.3	20.8	20.5	20.6	21.8	20.0	19.7	17.5
其他细胞（%）	单核细胞	均值	1.7	0.7	2.9	1.0	1.1	2.6	0.8	0.6	2.1	1.2	1.0	0.9
		最大值	4.5		5.1	2.8	3.8	5.0	4.4	2.6	3.2	3.0		1.6
	浆细胞	均值	0.4	0.5	0.7	0.6	0.5	0.6	0.5	0.2	0.9	0.5	0.5	0.82
		最大值	1.2		1.4	1.2	1.5	1.5	2.0	1.4	1.4	1.5		1.4
	网状细胞	均值	0.2		0.2	0.9	0.3	0.3	0.2	0.03	0.7	0.9	0.4	0.26
		最大值	1.0		0.6	2.4	1.5	0.7	1.8	0.4	1.1	1.5		1.0
粒/红			3.0/1	2.3/1	2.7/1	3.0/1	2.8/1	2.7/1	3.0/1		（2～4.2）/1	3.0/1	3.0/1	2.2/1
巨核细胞/片	均值				36			46	21			12.4		79.1
	范围				7～133			0～209	0.4～63			4～29		26～166

1. 血研所：中国医学科学院血液病医院（血液学研究所）。

2. 山医二院：山西医科大学第二医院。

2. 我国健康成人髂骨骨髓象参考值

有核细胞增生程度	活跃～明显活跃	
粒/红	（2～4）/1	
粒系	总%	45%～70%
	原粒+早幼粒	＜5%
	早+中+晚/杆+分	1/（1.5～2.0）
	嗜酸	＜5%
	嗜碱	＜1%
红系	总%	15%～25%
		主要为中、晚幼红细胞（约1∶1）
巨核细胞	10～50个/片，可见血小板形成	
淋巴细胞	15%～25%，基本上均为成熟淋巴细胞	
单核细胞	＜5%	
浆细胞	＜2%	

附录3

血液肿瘤常见检测基因列表

1. 淋系肿瘤常见检测基因列表

疾病名称	基因名称	基因定位	外显子数	MIM 号
淋系肿瘤	*ABCB1*	7q21.12	32	171050
	APC	5q22.2	20	611731
	ARID1A	1p36.11	20	603024
	ARID1B	6q25.3	24	614556
	ARID2	12q12	24	609539
	ATM	11q22.3	69	607585
	B2M	15q21.1	4	109700
	BCL10	1p22.3	2	603517
	BCL2	18q21.33	5	151430
	BCL6	3q27.3	12	109565
	BCORL1	Xq26.1	20	300688
	BIRC3	11q22.2	9	601721
	BRAF	7q34	22	164757
	BTG1	12q21.33	2	109580
	BTK	Xq22.1	21	300300
	CARD11	7p22.2	26	607210
	CCND1	11q13.3	5	168461
	CCND3	6p21.1	7	123834
	CD28	2q33.2	4	186760
	CD58	1p13.1	7	153420
	CD79A	19q13.2	5	112205
	CD79B	17q23.3	6	147245
	CDKN2A	9p21.3	8	600160
	CDKN2B	9p21.3	2	600431
	CHD8	14q11.2	39	610528
	CIITA	16p13.13	27	600005
	CREBBP	16p13.3	33	600140
	CTCF	16q22.1	13	604167
	CXCR4	2q22.1	4	162643
	DNMT3A	2p23.3	34	602769

续表

疾病名称	基因名称	基因定位	外显子数	MIM 号
淋系肿瘤	*EGFR*	7p11.2	31	131550
	EP300	22q13.2	31	602700
	EPHA7	6q16.1	18	602190
	EZH2	7q36.1	25	601573
	FAS	10q23.31	15	134637
	FOXO1	13q14.11	5	136533
	GNA13	17q24.1	6	604406
	ID3	1p36.12	3	600277
	IDH2	15q26.1	12	147650
	IKZF1	7p12.2	15	603023
	IKZF2	2q34	15	606234
	IKZF3	17q12—q21.1	9	606221
	IRF4	6p25.3	10	601900
	IRF8	16q24.1	10	601565
	ITPKB	1q42.12	10	147522
	KDM6A	Xp11.3	32	300128
	KMT2C	7q36.1	65	606833
	KMT2D	12q13.12	56	602113
	KRAS	12p12.1	6	190070
	LYN	8q12.1	15	165120
	MAP2K1	15q22.31	13	176872
	MCL1	1q21.2	4	159552
	MEF2B	19p13.11	9	600661
	MFHAS1	8p23.1	5	605352
	MTOR	1p36.22	60	601231
	MYC	8q24.21	3	190080
	MYD88	3p22.2	5	602170
	NF1	17q11.2	58	613113
	NOTCH1	9q34.3	34	190198
	NOTCH2	1p12	34	600275
	NRAS	1p13.2	7	164790
	PIK3CA	3q26.32	23	171834
	PIK3CD	1p36.22	30	602839
	PIM1	6p21.2	6	164960
	PLCG2	16q23.3	33	600220
	PRDM1	6q21	11	603423
	PRF1	10q22.1	3	170280
	PRKDC	8q11.21	86	600899
	PTEN	10q23.31	10	601728
	RHOA	3p21.31	7	165390

续表

疾病名称	基因名称	基因定位	外显子数	MIM号
淋系肿瘤	*SF3B1*	2q33.1	27	605590
	SGK1	6q23.2	18	602958
	SOCS1	16p13.13	2	603597
	STAT3	17q21.2	24	102582
	STAT5B	17q21.2	22	604260
	STAT6	12q13.3	24	601512
	SYK	9q22.2	16	600085
	TAL1	1p33	8	187040
	TCF3	19p13.3	21	147141
	TET2	4q24	12	612839
	TNFAIP3	6q23.3	13	191163
	TNFRSF14	1p36.32	8	602746
	TP53	17p13.1	12	191170
	TRAF3	14q32.32	15	601896
	WHSC1	4p16.3	29	602952
	XPO1	2p15	31	602559
	ZAP70	2q11.2	19	176947
	NOTCH2	1p12	34	600275

2. 髓系肿瘤常见检测基因列表

疾病名称	基因名称	基因定位	外显子数	MIM号
髓系肿瘤	*ABL1*	9q34.12	12	189980
	ANKRD26	10p12.1	46	610855
	ASXL1	20q11.21	18	612990
	ATG2B	14q32.2	44	616226
	ATRX	Xq21.1	38	300032
	BCOR	Xp11.4	18	300485
	BCORL1	Xq26.1	20	300688
	BLM	15q26.1	25	604610
	BPGM	7q33	6	613896
	ABL1	9q34.12	12	189980
	BRAF	7q34	22	164757
	BRCA1	17q21.31	24	113705
	BRCA2	13q13.1	27	600185
	BRIP1	17q23.2	25	605882
	CALR	19p13.13	9	109091
	CBL	11q23.3	16	165360
	CDKN1A	6p21.2	6	116899
	CDKN2A	9p21.3	8	600160
	CDKN2B	9p21.3	2	600431
	CEBPA	19q13.11	1	116897

续表

疾病名称	基因名称	基因定位	外显子数	MIM 号
	CREBBP	16p13.3	33	600140
	CRLF2	Xp22.33	9	300357
	CSF1R	5q32	24	164770
	CSF3R	1p34.3	19	138971
	CUX1	7q22.1	34	116896
	DDX41	5q35.3	17	608170
	DKC1	Xq28	14	300126
	DNMT3A	2p23.3	34	602769
	EED	11q14.2	15	605984
	EGLN1	1q42.2	5	606425
	ELANE	19p13.3	6	130130
	EP300	22q13.2	31	602700
	EPOR	19p13.2	8	133171
	ETV6	12p13.2	14	600618
	EZH2	7q36.1	25	601573
	FBXW7	4q31.3	18	606278
	FLT3	13q12.2	27	136351
	GATA1	Xp11.23	6	305371
	GATA2	3q21.3	8	137295
	GFI1	1p22.1	11	600871
	GNAS	20q13.32	23	139320
	GNB1	1p36.33	14	139380
	GSKIP	14q32.2	6	616605
	HAX1	1q21.3	7	605998
	HRAS	11p15.5	7	190020
	ID3	1p36.12	3	600277
	IDH1	2q34	12	147700
	IDH2	15q26.1	12	147650
	IKZF1	7p12.2	15	603023
	IL7R	5p13.2	8	146661
	JAK1	1p31.3	29	147795
	JAK2	9p24.1	26	147796
	JAK3	19p13.11	25	600173
	KDM6A	Xp11.3	32	300128
	KIT	4q12	21	164920
	KMT2A	11q23.3	37	159555
	KMT2B	19q13.12	38	606834
	KMT2D	12q13.12	56	602113
	KRAS	12p12.1	6	190070
	LMO2	11p13	9	180385

续表

疾病名称	基因名称	基因定位	外显子数	MIM 号
	MPL	1p34.2	11	159530
	NF1	17q11.2	58	613113
	NOTCH1	9q34.3	34	190198
	NPM1	5q35.1	13	164040
	NRAS	1p13.2	7	164790
	NT5C2	10q24.32—q24.33	27	600417
	PAX5	9p13.2	11	167414
	PDGFRA	4q12	28	173490
	PDGFRB	5q32	24	173410
	PHF6	Xq26.2	10	300414
	PIGA	Xp22.2	7	311770
	PPM1D	17q23.2	7	605100
	PRPF8	17p13.3	43	607300
	PTEN	10q23.31	10	601728
	PTPN11	12q24.13	16	176876
	RAD21	8q24.11	14	606462
	RUNX1	21q22.12	13	151385
	SETBP1	18q12.3	15	611060
	SETD2	3p21.31	26	612778
	SETDB1	1q21.3	23	604396
	SF3B1	2q33.1	27	605590
	SH2B3	12q24.12	12	605093
	SMC1A	Xp11.22	26	300040
	SMC3	10q25.2	25	606062
	SRP72	4q12	20	602122
	SRSF2	17q25.1	4	600813
	STAG2	Xq25	39	300826
	STAT3	17q21.2	24	102582
	TAL1	1p33	8	187040
	TCF3	19p13.3	21	147141
	TERC	3q26.2	1	602322
	TERT	5p15.33	16	187270
	TET2	4q24	12	612839
	TP53	17p13.1	12	191170
	TPMT	6p22.3	10	187680
	U2AF1	21q22.3	11	191317
	VHL	3p25.3	4	608537
	WT1	11p13	11	607102
	ZRSR2	Xp22.2	14	300028

附录 4

常见免疫组化

1. 常见骨髓转移癌免疫组化筛查

前列腺癌	CK、PSA、P504s、PSAP、AR
乳腺癌	CK、CK7、CK19、ER、PR、Her-2、GCDFP-15、Mammaglobin、P120
肺腺癌	CK、EMA、CK7、CK17、CEA、TTF-1、Napsin-A、CEA
胃癌	CK、CK7、Her-2、CEA
结直肠癌	CK、CK8/18、CK20、Villin、CDX-2、CEA、CA19-9
卵巢癌	CK、CK7、WT-1、CA125、PAX8、P53
甲状腺癌	CK TTF-1、Tg、CK19、Galectin-3、HMB-1
小细胞癌	CK、CgA、Syn、CD56、NSE、ki67
鳞状细胞癌	CK、CK5/6、P40
恶性黑色素瘤	Vimentin、HMB45、S-100、Melan-A、CD117
血管肉瘤	Vimentin、CD31、CD34、Ⅷ因子、FLi-1 阳性
胃肠间质瘤	Vimentin、CD117、CD34、Dog-1、Nestin
神经母细胞瘤	CD56、NSE、PGP9.5、Syn
横纹肌肉瘤	Vimentin、Desmin、Myogenin、MyoD1
Ewing 肉瘤	Vimentin、CD99、FLi-1、PGP9.5、CD56、NSE、Syn、S-100
卡波西肉瘤	CD34，CD31，Vimentin
胶质瘤	Vimentin、Nestin、GFAP、S-100、AE1/AE3
恶性纤维组织细胞瘤	Vimentin、Lysozyme、CD68、CD163

2. 常用组织抗体总结

抗体及阳性部位	表达部位	诊断及鉴别诊断意义
CK5/6 质	鳞状、导管、肌上皮、间皮	鳞癌、间皮瘤与腺癌的鉴别；导管上皮的良恶性增生
CK7 质	腺及移行上皮 卵巢、乳腺、肺	腺癌及移行上皮细胞癌；加 CK20 胃肠道腺癌
CDX-2 核	肠上皮	浸润性结 / 直肠
CK14 质	复层上皮细胞	与 CK 联合应用，用于鉴别肿瘤来源于复层上皮
CD99 膜、质	Ewing 肉瘤标记	淋巴细胞，胸腺皮质细胞，卵巢的颗粒细胞，胰岛及睾丸的支持细胞
CK17 质	基底细胞、唾液腺的肌上皮	主要识别肺、子宫和口腔的鳞状细胞癌
CK20 质	胃肠道上皮、移行上皮	胃肠道上皮及其来源的肿瘤
c-MYC 核	与细胞周期密切相关	肿瘤方面的研究
Calretinin 质、核	神经组织	间皮瘤
Calponin 质	肌上皮（乳腺）	乳腺良恶性增生及平滑肌肿瘤

续表

抗体及阳性部位	表达部位	诊断及鉴别诊断意义
CEA 膜、质	上皮性肿瘤	腺上皮来源的腺癌
Dog-1 膜、质	选择性表达胃肠道间质瘤	胃肠道间质瘤
Desmin 质	骨骼肌心肌平滑肌及肌上皮	高分化高表达低分化低表达，前者来源肿瘤
EMA 质	上皮及上皮源性肿瘤	多数癌、间皮瘤、滑膜肉瘤、上皮样肉瘤
EGER 膜	复层及鳞状上皮的基底层	过表达预示乳腺癌、胃癌预后差
MC 膜	上皮性间皮瘤	间皮瘤的诊断“厚膜”
MSH6 核	突变导致不稳定性	结直肠癌的发生与其异常有关
Melan-A 质	胎儿、新生儿黑色素细胞	黑色素瘤及具有黑色素分化（梭形细胞癌）的其他肿瘤
Inhibin-a 质	抑制垂体促性腺激素	性索间质肿瘤
Galectin-3 核、质	间变性大细胞淋巴瘤	近年多与 CK19 联合用于甲状腺乳头状腺癌的诊断
GFAP 质	星形胶质细胞	星形胶质细胞肿瘤
HMB45 质	黑色素瘤细胞	黑色素瘤的特异性诊断
Hepa 质	正常肝细胞及多数肝细胞癌	肝细胞癌
Her2 c- cerbB2 胞膜	乳腺、卵巢、子宫内膜癌及消化道肿瘤预后的参考指标	乳腺癌靶向治疗抗体（完整包膜 ++ 以上的患者可以采用曲妥珠单抗治疗
EBV、LMP1 质	与 EB 病毒感染有关肿瘤	低分化鼻咽癌、霍奇金淋巴瘤、某些类型的 Tc 淋巴瘤
IgG4 胞质	IgG4 相关的硬化性疾病	组织中 IgG4+ 的浆细胞增多，IgG4/IgG ＞ 30%
OCT2 核	调节 B 细胞特异性因子	识别 B 及 B 细胞淋巴瘤
OCT3/4 核	胚胎肝细胞和生殖细胞	精原、中枢 S 生殖、卵巢无性细胞瘤及胚胎性癌
PD-1 质	生发中心 T 细胞	血管免疫母细胞性 T 细胞淋巴瘤较特异
PGP 质 / 核	神经内分泌肿瘤的标记物	浸润性结肠癌的指标，也可以作为胰腺癌预后标志
P40 核	肺鳞癌中敏感性高	用于鉴别肺鳞癌及肺腺癌
P53 核	抑癌基因（野生、突变型）	突变型 P53+，预后不良
P63 核	基底、乳腺肌上皮细胞	基底细胞癌、鳞癌、尿路移行细胞癌的标记
P16 核 / 质	肿瘤方面的研究	HPV 感染导致的 CIN 中，表达量与宫颈癌的发生有关
CK8/18 质	腺上皮来源肿瘤的首选标记物	上皮来源的转移性恶性肿瘤
CK19 质	子宫、羊膜上皮及间皮	腺癌的诊断，及转移性腺癌和肝癌的鉴别诊断
P120 膜 / 质	乳腺小叶癌细胞膜	乳腺癌
P57 核	部分性葡萄胎母系来源染色	部分性葡萄胎 +
PLAP 质胎盘碱性磷酸酶	正常胎盘，某些生殖系统、胃肠道肿瘤及肺癌中也表达	胎盘滋养叶细胞肿瘤、卵巢生殖细胞瘤、睾丸精原细胞瘤
SMA（actin）质	与平滑肌肌动蛋白 a 反应	标记平滑肌及其来源的肿瘤，与 Desmin 联合，标记肌源性来源肿瘤
TG 质	甲状腺滤泡细胞合成	用于原发性和转移性甲状腺癌的诊断、鉴别诊断
Vimentin 质	间叶细胞及其来源肿瘤	间叶来源的恶性肿瘤
Villin 质	肠道的刷状缘	与 CDX-2+ 联合，Vilin–；可明确是结肠部位
NSE 质	神经元细胞、神经内分泌细胞及肿瘤	可用于神经内分泌肿瘤的辅助诊断
NF 质	神经元、神经突起、外周神经细胞及交感神经节细胞	神经来源和具有神经分化的肿瘤，主要作为某些神经外胚层来源的肿瘤标记物
MSA 质	肌肉特异性肌动蛋白	肌源性肿瘤 +
S-100 核 / 质	神经源性	恶性黑色素瘤
ZAP-70 胞质	酪氨酸蛋白激酶	用于 CLL 的预后判断

3. 血液系统疾病免疫组化筛查

血液系统疾病	首选抗体	辅助（常规骨髓涂片备用）
骨髓增生异常综合征（MDS）	CD34、CD117、CD61	网染
淋巴瘤筛选	CD3、CD20、CD56	网染
小 B 细胞淋巴瘤	必须有流式或淋巴结表型	网染
①慢性淋巴细胞白血病 / 小细胞性淋巴瘤（CLL/SLL）	CD5、CD23、CD20	网染
②边缘区淋巴瘤	CD5–、CD20+、CD43（多为阴性）、AnnexinA1–	网染
③毛细胞白血病	CD5–、CD20+、CD43（多为阴性）、AnnexinA1+	网染
④淋巴浆细胞淋巴瘤	CD5–、CD20、CD38	网染，Kappa、Lambda
⑤套细胞淋巴瘤	CD5、CD20、CyclinD1	CCND1 原位杂交为金标准，网染
⑥滤泡性淋巴瘤	CD5–、CD10+、CD20	网染，BCL2
弥漫大 B 细胞淋巴瘤	CD10、CD20、MUM1、ki67	BCL6，网染
霍奇金淋巴瘤	CD20、CD15、CD30	网染，OCT2
间变性大细胞淋巴瘤	CD3、CD30、ALK	网染，EMA
T 细胞淋巴瘤	CD3、CD4、CD8、TIA-1、GraB、CD10、Cxcl13、CD56、PD-1	TCRr 基因重排，网染
急性髓系白血病	CD34、CD117、MPO、Lyso	NPM1 免疫组化判断预后，网染
急性淋系白血病	CD34、TDT、CD3、CD10、CD79a	网染
浆细胞骨髓瘤	CD138、Kappa、Lambda	CD38、CD56、CD79a、CD20，网染、刚果红染色
骨髓增殖性肿瘤	CD34、CD117、ki67	网染

4. 常用抗体意义

CD1a	主要用于 T 淋巴细胞白血病及淋巴瘤的免疫分型
CD2	泛 T 细胞标志
CD3	全 T 细胞标记，T 细胞增殖性疾病最特异的标志，成熟和部分初始 T 细胞中均表达
CD4	表达于辅助性 T 淋巴细胞、单核细胞、巨噬细胞、树突状细胞
CD5	表达于胸腺细胞、成熟 T 淋巴细胞、B 淋巴细胞亚型
CD7	主要表达于 T 淋巴细胞、NK 细胞和多能造血干细胞，是最早出现的 T 细胞标志，也可表达于 AML
CD8	抑制 / 细胞毒 T 细胞
CD10	前 B、前 T、生发中心 B 和成熟粒细胞。见于绝大多数 B-ALL、少数 T-ALL、多数滤泡性淋巴瘤、部分弥漫大 B 细胞淋巴瘤和 Burkitt 淋巴瘤
CD11c	强表达于毛细胞白血病和 AML-M5，CLL 和 MZL 也可表达
CD13	全粒细胞标志，大多数 AML 和少数 ALL 也可表达
CD14	成熟单核细胞标志，原始 / 幼稚单核阴性或弱表达
CD15	成熟粒细胞、霍奇金淋巴瘤 RS 细胞标志之一
CD20	前 B 细胞晚期和成熟 B 细胞标记。MM 表达预后不好
CD23	大多数 CLL/SLL 强表达，少部分 MCL、FL 和 DLBCL 也可表达
CD30	霍奇金 RS 细胞和大多数间变性大细胞淋巴瘤标志
CD34	造血干 / 祖细胞，是髓系早期细胞和 TdT+ 不成熟淋巴细胞的表面标记，大多数急髓和前体 B/T 淋巴细胞白血病
CD38	表达于前体 B 细胞、终末分化的浆细胞、髓系祖细胞、粒细胞、单核细胞和红系前体细胞
CD42b	表达于巨核细胞和血小板

续表

CD43	大多数 T 细胞，部分 B 细胞，但部分与髓系有交叉反应
CD45RO 和 CD45RA	分别为 T 细胞与 B 细胞标记
CD56	表达于 NK 细胞、部分 T 细胞和单核细胞，部分 MM 和 AML 伴 CD56 表达
CD61	表达于巨核细胞和血小板
CD79a	表达于 B 淋巴细胞，也可在浆细胞上出现
CD117	造血祖细胞、不成熟粒细胞和肥大细胞，见于大多数 AML，多数 AML-M5 可见其阴性
CD138	表达于浆细胞
CD235a	主要识别红细胞
ALK	间变性大细胞淋巴瘤标记
AnnexinA1	毛白与边缘区鉴别抗体
BCL2	表达于 T 细胞和部分 B 细胞，正常生发中心细胞阴性，主要鉴别 CD10+ 的 FL 和 Burkitt 淋巴瘤
CK	转移癌标记
CXCL13、PD-1	用于血管免疫母细胞性 T 细胞淋巴瘤辅助诊断（+CD4+CD10）
CyclinD1	细胞周期蛋白，多种肿瘤中高表达，可作为预后指标，主要用于 MCL，另见于 MM、HCL
GranzymeB	见于细胞毒 T 淋巴细胞和 NK 细胞中
ki67	增殖指数
κ、λ	用于浆细胞克隆性的判断
lyso	组织细胞标记，骨髓中与髓系有交叉
MPO	髓过氧化物酶，髓系指标
MUM1	见于浆细胞骨髓瘤、部分弥漫大 B 细胞淋巴瘤
TdT	末端脱氧核苷酸转移酶，大多 T-ALL 和 B-ALL、部分 AML 和少数淋巴瘤表达
TIA1	T 细胞或 NK 细胞来源的肿瘤表达阳性，注意髓系非特异着色

（杨小雨）

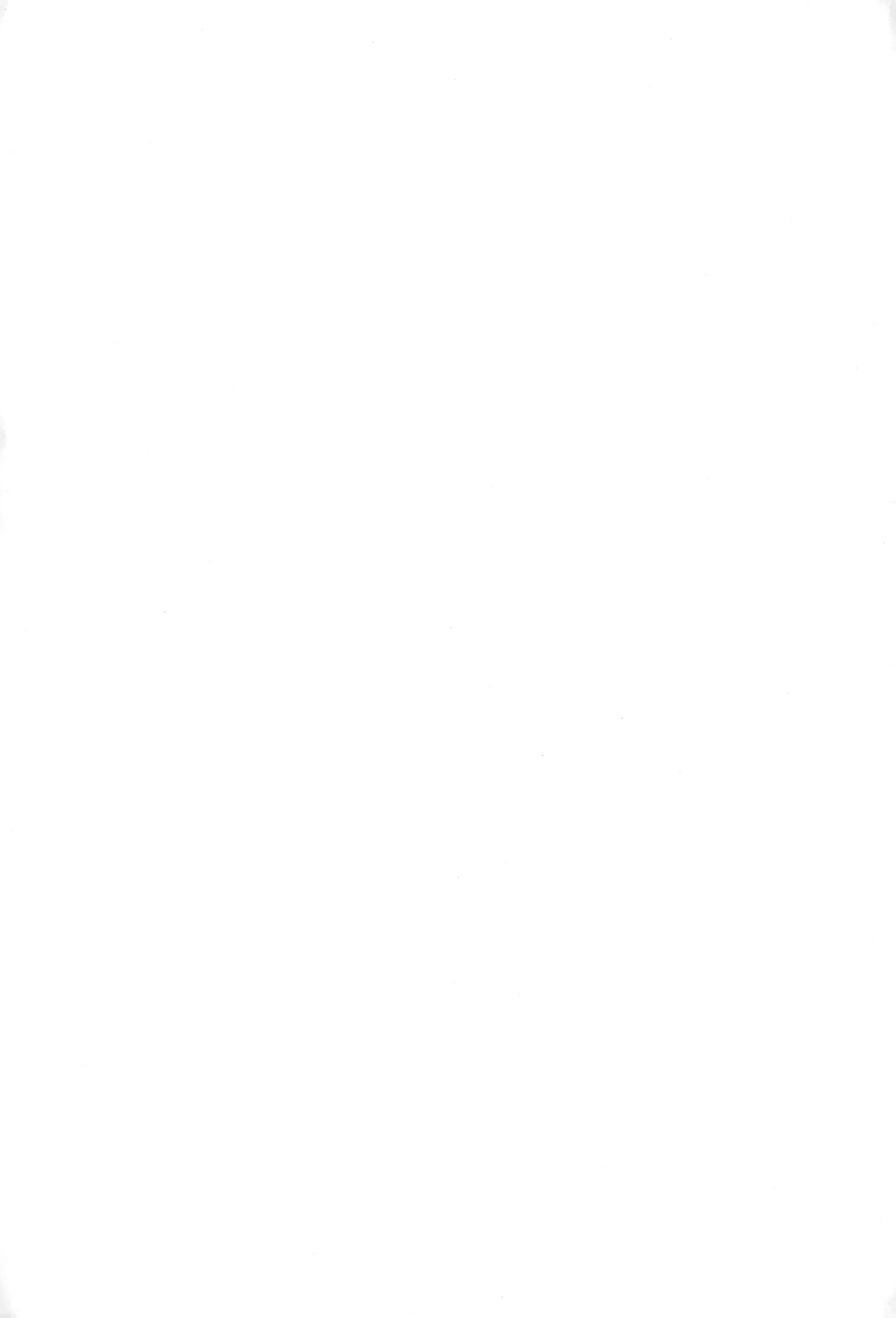